國醫

國醫典藏影印系列

國醫典藏影印系列

備急千金要方

唐 · 孫思邈 著

人民衛生出版社
· 北京 ·

圖書在版編目（CIP）數據

備急千金要方 /（唐）孫思邈著 . —北京：人民衛生出版社，2022.11

（國醫典藏影印系列）

ISBN 978-7-117-33932-2

Ⅰ. ①備… Ⅱ. ①孫… Ⅲ. ①《千金方》 Ⅳ. ①R289.3

中國版本圖書館 CIP 數據核字（2022）第 203256 號

人衛智網	www.ipmph.com	醫學教育、學術、考試、健康，購書智慧智能綜合服務平臺
人衛官網	www.pmph.com	人衛官方資訊發布平臺

國醫典藏影印系列

備急千金要方

Guoyi Diancang Yingyin Xilie

Beiji Qianjin Yaofang

著　　者： 孫思邈
出版發行： 人民衛生出版社（中繼綫 010-59780011）
地　　址： 北京市朝陽區潘家園南里 19 號
郵　　編： 100021
E - mail： pmph @ pmph.com
購書熱綫： 010-59787592　010-59787584　010-65264830
印　　刷： 三河市宏達印刷有限公司（勝利）
經　　銷： 新華書店
開　　本： 787 × 1092　1/16　**印張：** 36　**插頁：** 1
字　　數： 767 千字
版　　次： 2022 年 11 月第 1 版
印　　次： 2023 年 1 月第 1 次印刷
標準書號： ISBN 978-7-117-33932-2
定　　價： 198.00 元
打擊盜版舉報電話：010-59787491　E-mail：WQ @ pmph.com
質量問題聯系電話：010-59787234　E-mail：zhiliang @ pmph.com
數字融合服務電話：4001118166　E-mail：zengzhi @ pmph.com

出版者的話

中國的傳世古籍浩如烟海，汗牛充棟，其中中醫藥古典醫籍占有重要的地位。據不完全統計，存世的中醫藥古籍超過一萬種，若包括不同版本在內，數量更多。中醫藥古籍是傳承中華優秀文化的重要載體，是中醫文化寶庫中之瑰寶。這些珍貴的中醫文化遺産是當代中醫藥學繼承和創新的源泉，藴藏着精深的無可替代的學術價值和實用價值。保護和利用好中醫藥古籍，是弘揚中華優秀傳統文化、傳承中醫學術的必由之路。大凡古今醫家，無不是諳熟中醫藥古籍，并在繼承前人經驗的基礎上而成爲一代宗師。步入新時代，中醫的發展創新仍然離不開繼承，而繼承的第一步必須是學習古籍，奠定基礎，在此基礎上創立新説，真正做到傳承精華，守正創新。

人民衛生出版社自一九五三年成立以來即開始承擔中醫古籍出版工作。先後出版了影印本、點校本、校注本、校釋本等數百種古籍著作。通過近七十年的積澱，人衛社形成了中醫古籍整理規範，爲中醫藥教材、專著建設做了大量基礎性工作；并通過古籍整理，培養了一大批中醫古籍整理人才；同時，造就了一批治學嚴謹，并具有中醫古籍編輯職業素養的專業編輯隊伍，形成了編輯、排版、校對、印製各環節成熟的質量保證體系。多個項目獲得國家古籍整理出版資助，榮獲中國出版政府奬、國家科技進步奬等殊榮，并且形成了「品牌權威、名家雲集」「版本精良、校勘精準」「讀者認可、歷久彌新」的特點，贏得了讀者和行業内的一致認可與高度評價。

讀經典、跟名師、做臨床、成大醫是中醫人才成長的重要路徑。中醫古籍的影印最忠實於原著，也是中醫古籍整理的重要方法之一，具有較高的學術價值和文獻價值。爲了更好地貫徹落實中共中央辦公廳、國務院辦公廳於二〇二二年四月印發的《關於推進新時代古籍工作的意見》精神，滿足讀者學習和研究中醫古籍需要，我們精選了十種曾在我社二十世紀六十年代先後影印出版，頗受廣大讀者歡迎的中醫經典古籍影印本，作爲《國醫典藏影印系列》出版。其内容涉及中醫理論、中醫臨床、中藥等；所選版本，均爲傳世之本，部分品種現已成爲市場稀有的收藏之作。爲便於讀者研習和收藏，本次影印在版式上進行了擴印，對於影印本中不清楚的字進行描修等，并以精裝版面世。本次影印出版不僅具有實用價值，更具有珍貴的版本價值與文獻價值，期待本系列的出版，能真正起到讀古籍、築根基、做臨床、提療效的作用，爲推動我國中醫藥事業的發展與創新做出貢獻。

《國醫典藏影印系列》（十種）

《黄帝内經素問》
《黄帝内經靈樞》
《黄帝内經太素》
《注解傷寒論》
《金匱玉函經》
《神農本草經》
《本草綱目》（全二册）
《備急千金要方》
《千金翼方》
《外臺秘要》（全三册）

人民衛生出版社
二〇二二年八月

孫思邈著

備急千金要方

江戶醫學影北宋本

影宋本備急千金要方序

蓋聞醫經經方性命所繫固已為至鉅至急擇於醫經經方之書拔其精且善者槧版以被之宇內貽諸後世其為深仁廣澤更何如哉我
烈祖好生之德根之天性既圖治於聖經而尤深拳拳乎疾醫一職是以慶元鞬櫜以還乃遍蒐羅醫籍充諸書府尓来
世意佐求迨享保中屢刊布方書以貽後世天下沐其深仁廣澤蓋不唯如膏雨也寬政初載乃一新醫學比年以来百度畢張凡其所以教養勸勉之具靡不至焉但刊印醫書費皆出醫官私貲無有官刻也臣等濫竽醫僚大懼經方至急而不能擇其書之精且善者廣布諸天下後世無以稱我
大府
列代好生至意也嘗竊致之晉唐以降醫籍浩繁其存而傳于今者亦復何限求其可以扶翊長沙繩尺百世者蓋莫若孫思邈千金方者焉是書
皇國嚮傳唐代真本惜僅存第一卷其餘寥無聞焉若今世所傳係明人傳刻道藏本率意剗改疑誤宏多强分卷帙極失本真世亦往往傳元版文字頗正稍如可觀而仍不免時有疑誤則均未為精善也獨米澤大守上杉氏所藏宋槧一部較諸元版筆畫端楷更為清朗撿其欵諱其為北宋刊本不疑間有乾淳間補刻亦唯寥寥數紙則仍是為林億等校正之舊釐然可覆按也蓋是本元明以後久既屬絶響是以康熈中張璐撰千金方衍義稱照宋刻本校其文字却同明代坊刻乾隆四庫全書目亦特載道藏本則知其既佚也是本每卷有金澤文庫印記實係北條顯時舊藏原本距今五百餘年而此一部巋然獨存真為天壤間絶無僅有之秘笈矣臣等竊以為孫氏書之傳于今者未有若是本精且善者而及今不傳恐日後遂歸晦昧湮滅不可復問寧不大曠厥職上負
大府
列代好生至意乎將同人共商各捐私貲以付梓也曾聞之
朝而不圖
朝旨為發帑金俾刊之醫學臣等逢此盛舉尤屬曠典亟倩好手影寫選子弟才俊者讎對點勘靡日或輟於是僅半歲剞劂告竣其第四卷止存二葉今從元版補完其指義彩縫疑尚有

别風淮雨宜從他本校治者。詳加甄録。別爲考
異以附其後。庶乎得失兼明。来者有所考信焉。
蓋病情萬變。唯賴文字以見之。則一字或失。貽
誤不細。此録之所以不得已也。顧念臣等向校
刊元版千金翼方。置之醫學。嘗歎爲希覯。此刻
之成也。孫氏之書雙璧相合。再顯我
日域。不其偉歟。抑知物之顯晦。雖有數存焉。固
未必不應
昌期以煥發幽光。非偶然也。臣等不堪躍喜。敢
忘駑鈍。勉竭涓埃。竊幸醫學之日以益盛。人材
之日以益長。人人循眞人之津梁。究長沙之奧
窔。則凡在醫官。莫不欽賴。而在海内爲醫者。得
由以各明其術。尊其道焉。則
大府
列代之深仁廣澤。天下莫不霑濡。
當代紹述之功。衣被於宇内者。尤將永世而無
窮矣。嘉永二秊二月十五日。侍醫尚藥醫學教
諭法印臣多紀元堅。西城侍醫醫學教諭兼督
務法眼臣多紀元昕。内直醫官醫學教諭法眼
臣小島尚質等謹序。

新校備急千金要方序

昔神農徧嘗百藥，以辨五苦六辛之味，逮伊尹而湯液之劑
備，黃帝欲創九針以治三陰三陽之疾，得岐伯而砭艾之法
精。雖大聖人有意於拯民之瘼，必待賢明博通之臣，或爲之
先，或爲之後，然後聖人之所爲得行於永久也。醫家之務，經
是二聖二賢而能事畢矣。後之留意於方術者，苟知藥而不
知灸，未足以盡治療之體；知灸而不知針，未足以極表裏之變。
如能兼是聖賢之蘊者，其名醫之良乎。有唐眞人孫思邈者，
乃其人也。以上智之材，抱康時之志，當太宗治平之際，思所
以佐迺后庇民之事，以謂上醫之道，眞聖人之政，而王官之
一守也。而乃祖述農黃之旨，發明岐摯之學，經掇扁鵲之難，
方採倉公之禁，仲景黃素，元化綠袟，葛仙翁之必效，胡居士
之經驗，張苗之藥對，叔和之脉法，皇甫謐之三部，陶隱居之
百一，自餘郭玉、范汪、僧坦、阮炳，上極文字之初，下訖有隋之
世，或經或方，無不採摭，集諸家之所秘要，去衆說之所未至，
成書一部，揔三十卷，目録一通，藏腑之論，針艾之法，脉證之
辨，食治之宜，始婦人而次嬰孺，先脚氣而後中風、傷寒、癰疽、
消渴、水腫，七竅之痾，五石之毒，備急之方，養性之術，揔篇二
百三十二門，合方論五千三百首，莫不十全可驗，四種兼包。
厚德過於千金，遺法傳於百代，使二聖二賢之美不墜于地，
而世之人得以階近而至遠，上識於三皇之奧者，孫眞人善
述之功也。然以俗尚險怪，我道純正，不述剖腹易心之異，世
務徑省，我書浩博，不可道聽塗說而知。是以學寡其人，寖以
紛靡，賢不繼世，簡編斷缺，不知者以異端見黜，好之者以闕
疑輟功。恭惟
我朝以好生爲德，以廣愛爲仁，迺
詔儒臣正是墜學，臣等術謝多通，職專典校，於是請
内府之秘書，探道藏之別録，公私衆本，搜訪幾遍，得以正其
訛謬，補其遺佚，文之重複者削之，事之不倫者緝之，編次類
聚，朞月功至。綱領雖有所立，文義猶或疑阻，是用端本以正
末。如素問、九墟、靈樞、甲乙、太素、巢源、諸家本草、前古脉書、金
匱玉函、肘後備急、謝士秦删繁方、劉涓子鬼遺論之類，事關
所出，無不研核。尚有所闕，而又泝流以討源，如五鑒經、千金
翼、崔氏纂要、延年秘録、正元廣利、外臺秘要、兵部手集、夢得
傳信之類，凡所派別，無不考理，互相質正，反覆稽參，然後遺
文疑義煥然悉明。書雖是舊，用之惟新，可以濟函靈，裨
乃聖好生之治；可以傳不朽，副
上主廣愛之心。非徒爲太平之文致，寔可佐皇極之錫福。校
讎既成，繕寫伊始，恭以上進，庶備
親覽。太子右贊善大夫臣高保衡、尚書都官員外郎臣孫奇、
尚書司封郎中充秘閣校理臣林億等謹上。

新校備急千金要方例

千金方舊有例數十條。散在諸篇。凡用一法。皆宜徧知之。雖素熟其書者。臨事尚慮有所遺失。況倉卒遘疾。按證爲治。不能無未達之惑。及新加撰次。不可無法。今撮集舊凡。并新校之意。爲例一篇。次於今序之末。庶後之施用者。無疑滯焉。

凡和劑之法。有斤兩升合尺寸之數。合湯藥者。不可不知。按吴有複秤單秤。隨有大升小升。此制雖復紛紜。正惟求之太深。不知其要耳。陶隱居撰本草序録。一用累黍之法。神農舊秤爲定。孫思邈從而用之。孫氏生於隋末。終于唐永淳中。蓋見隋志唐令之法矣。則今之此書。當用三兩爲一兩。三升爲一升之制。世之妄者。乃爲古今之人大小有異。所以古人服藥劑多。無稽之言。莫此爲甚。今之用藥。定以三兩爲今一兩。三升爲今一升。方中雖皆復有用尺寸處。舊例已有準折斤兩法。今則不復重述也。

凡古方治疾。全用湯法。百十之中。未有一用散者。今世醫工。湯散未辨。宜其多說異端。承疑傳謬。按湯法㕮咀（嫣略臣切）。散法治篩（爲治擇擣篩）。卒病賊邪。須湯以蕩滌。長病痼疾。須散以漸漬。此古人用湯液煮散之意也。後世醫工。惟務力省。一切爲散。遂忘湯法。傳用既久。不知其非。一旦用湯。妄生疑訝。殊不知前世用湯。藥劑雖大。而日飲不過三數服。而且方用專一。今人治病。劑料雖薄。而數藥競進。每藥數服。以古較今。豈不今反多乎。又昔人長將藥者。多作煮散法。蓋取其積日之功。故每用一方寸匕爲一服。多不過三方寸匕。然而須以帛裹。煮時微微振動。是古人之意。豈須欲多服藥哉。又服丸之法。大率如梧子者二十丸。多不過三十四十丸。及服散者。少則刀圭錢五匕。多則方寸而已。豈服湯特多。煮散丸散則少乎。是知世人既不知斤兩升合之制。又不知湯液煮散之法。今從舊例。率定以藥二十古兩。水一小斗。煮取今一升五合。去滓。分三服。自餘利湯欲少水而多取數。補湯欲多水而少取數。各依方下別法。

凡古經方用藥。所有熬鍊節度。皆腳注之。今方則不然。撮合諸家之法。而爲合和一篇。更不於方下各注。各注則徒煩而不備。集出則詳審而不煩。凡合和者。於第一卷檢之。常用烏頭。止言炮裂。此物大毒。難循舊制。當依治歷節防己湯云。凡用烏頭。皆去皮熬令黑。乃堪用。不然至毒人。特宜慎之。又桂本畏火。所不可近。若婦人妊娠。又慮動胎。當依惡阻篇茯苓丸方云。妊娠忌桂。故熬而用之。又方中用大黄者。當依治癰疽地黄丸方云。薄切。五升米下蒸熟。暴乾用之。

凡諸方用藥。多出神農本經。但古今不同。詳略或異。施於達者。不假縷陳。與衆共之。事須詮詔。古文從簡。則茱萸渾於山吴。門冬隱於天麥。椒不判於秦蜀。荆圉分於牡蔓。今則檢從本草。各以一二而詳之。又近世用藥。相承其謬。若不辨正。爲損滋多。求真朱者。罕知朱砂之爲末。多以水銀朱充用。擇通草者。鮮知木通之別號。皆以通脱木爲名。以杜衡而當細辛。用黄耆而得苜蓿。白蒺藜蒺藜之僞。以刺者爲良。青木香木香之佳。以土者爲惡。桂心蓋取其枝中之肉。狗脊何尚乎金色之毛。山梔子梔子本爲一物。訶黎勒訶子元無二條。檳榔大腹古昔用之無別。枳實枳殼後世曲生異端。蚱蟬以聲而命名。用啞者則顯知其繆。胡麻以國而爲號。以烏者正得其真矣。南星虎掌名異而實同。茵蔯蒿茵蔯名同而實異。斯實藥家之消息。爲醫者可不留心。又如白朮一物。古書惟只言朮。近代醫家咸以朮爲蒼朮。今則加以白字。庶乎臨用無惑矣。

凡諸方中用藥，間復有不出本草舊經者，咸名醫垂記，或累世傳良，或博聞有驗，或自用得力，故孫氏不得而棄之，傳之方來，豈小補哉。

凡古名賢治病，多用生命以濟危急，雖曰賤畜貴人，至於愛命，人畜一也。損彼益己，物情同患，況於人乎。夫殺生求生，去生更遠。今之此方所以不用生命物為藥也。其䖟蟲、水蛭輩，市有先死者，可市而用之，不在此例。又云用雞子者，皆取先破者用之，完者無力。

凡古今病名，率多不同，緩急尋檢，常致疑阻，若不判別，何以示衆。且如世人呼陰毒傷寒，最為劇病，嘗深迹其由，然口稱陰毒之名，意指少陰之證，病實陰易之候，命一疾而涉三病，以此為治，豈不遠而。殊不知陰毒、少陰、陰易，自是三候，為治全別。古有方證，其說甚明，今而混淆，害人最急。又如腸風、藏毒、咳逆、慢驚，遍稽方論，無此名稱，深窮其狀，腸風乃腸痔下血，藏毒乃痢之蠱毒，咳逆者噦逆之名，慢驚者陰癇之病。若不知古知今，何以為人司命。加以古之經方，言多雅奧，以利為滯下，以蹷為腳氣，以淋為癃，以實為秘，以天行為傷寒，以白虎為歷節，以膈氣為膏肓，以喘嗽為欬逆，以強直為痓，以不語為癔，以緩縱為痱，以怔忪為悸，以痰為飲，以黃為癉，諸如此類，可不討論。而況病有數候相類，二病同名者哉，宜其視傷寒、中風、熱病、溫疫，通曰傷寒；膚脹、鼓脹、腸覃、石瘕，率為水氣；療中風，專用乎痰藥；指帶下，或以為勞疾；伏梁不辨乎風根；中風不分乎時疾。此今天下醫者之公患也，是以別白而言之。

凡方後舊有禁忌法，或有或無，或詳或略，全無類例，今則集諸藥反惡畏忌及諸雜忌為一篇，凡服餌者，於第一卷檢之。

凡下丸散，不云酒水飲者，本方如此，而別說用酒水飲，則是可通用三物服也。

凡諸方論，咸出前古諸家及唐代名醫，加減為用，而各有效，今則遍尋諸家，有增損不同者，各顯注于方下，庶後人用之，左右逢其原也。

凡諸卷有一篇治數病者，今則各以類次，仍於卷首目下注云某病附焉。

凡諸方與篇題各不相符者，卒急之際，難於尋檢，今則改其詮次，庶幾歷然易曉。

凡諸方有一方數篇重出，主治不殊者，則去之；各有治療者，則云方見某卷某篇。

凡諸篇類例之體，則論居首，脉次之，大方在前，單方次之，針灸法處末焉。緩急檢之，繁而不雜也。

婦人卷中有虛損一篇，補益一篇，事涉相類，詳而察之，亦自有條，諸丸大方皆在補益，諸湯與煎盡屬虛損。又頭面篇中備載風眩之治，小腸腑卷重出風眩一門，求之類例，不當複出。蓋前篇雜蹂諸家之法，廣記而備言之，後篇特記徐嗣伯十方，欲後人知所適從耳。

凡婦人之病，比之男子十倍難治，所以別立方也。若是四時節氣為病，虛實冷熱為患者，故與丈夫同也。其雜病與丈夫同者，散在諸卷。

凡小兒之病，與大人不殊，惟用藥有多少為異。其驚癇、客忤、解顱、不行等八九篇，合為一卷，自餘下利等方，並散在諸篇中，可披而得也。

凡針灸孔穴，已具明堂篇中，其逐篇諸穴，多有不與明堂同者，及明堂中所無者，亦廣記當時所傳得效者耳，故不必盡同舊經也。

凡諸卷中用字，文多假借，如乾字作干，屎字作矢，鋭字作兑，其類非一。今則各仍舊文，更不普加改定，亦從古之意也。

凡諸方論，今各檢見所從來及所流派，比欲各加題別，竊爲非醫家之急，今但按文校定，其諸書之名，則隱而不出，以成一家之美焉。

備急千金要方序

夫清濁剖判，上下攸分，三才肇基，五行俶落，萬物淳朴，無得而稱。燧人氏出，觀斗極以定方名，始有火化；伏羲氏作，因之而畫八卦，立庖廚，滋味既興，痾瘵萌起。大聖神農氏愍黎元之多疾，遂嘗百藥以救療之，猶未盡善。黄帝受命，創制九針，與方士岐伯、雷公之倫，備論經脉，旁通問難，詳究義理，以爲經論，故後世可得依而暢焉。春秋之際，良醫和、緩，六國之時則有扁鵲，漢有倉公、仲景，魏有華佗，並皆探賾索隱，窮幽洞微，用藥不過二三，灸炷不逾七八，而疾無不愈者。晋宋以來，雖復名醫間出，然治十不能愈五六，良由今人嗜慾泰甚，立心不常，婬放縱逸，有闕攝養所致耳。余緬尋聖人設教，欲使家家自學，人人自曉。君親有疾不能療之者，非忠孝也。末俗小人，多行詭詐，倚傍聖教而爲欺紿，遂令朝野士庶咸恥醫術之名，多教子弟誦短文，構小策，以求出身之道，醫治之術，闕而弗論，吁可怪也。嗟乎！深乖聖賢之本意。吾幼遭風冷，屢造醫門，湯藥之資，罄盡家産。所以青衿之歲，高尚兹典；白首之年，未嘗釋卷。至於切脉診候，採藥合和，服餌節度，將息避慎，一事長於已者，不遠千里伏膺取決。至於弱冠，頗覺有悟，是以親鄰中外有疾厄者，多所濟益，在身之患，斷絶醫門，故知方藥本草，不可不學。吾見諸方部帙浩博，忽遇倉卒，求檢至難，比得方訖，疾已不救矣。嗚呼！痛夭枉之幽厄，惜墮學之昏愚，乃博採群經，删裁繁重，務在簡易，以爲備急千金要方一部，凡三十卷。雖不能究盡病源，但使留意於斯者，亦思過半矣。以爲人命至重，有貴千金，一方濟之，德逾於此，故以爲名也。未可傳於士族，庶以貽厥私門。張仲景曰：當今居世之士，曾不留神醫藥，精究方術，上以療君親之疾，下以救貧賤之厄，中以保身長全，以養其生。而但競逐榮勢，企踵權豪，孜孜汲汲，唯名利是務，崇飾其末而忽棄其本，欲華其表而悴其内，皮之不存，毛將安附？進不能愛人知物，退不能愛躬知己，卒然遇邪風之氣，嬰非常之疾，患及禍至而後震慄，身居厄地，蒙蒙昧昧，戇若遊魂，降志屈節，欽望巫祝，告窮歸天，束手受敗，賫百年之壽命，將至貴之重器，委付庸醫，恣其所措，咄嗟喑嗚，厥身已斃，神明消滅，變爲異物，幽潜重泉，徒爲涕泣。痛夫！舉世昏迷，莫能覺悟，自育若是，夫何榮勢之云哉？此之謂也。

備急千金要方目録

朝奉郎守太常少卿充秘閣校理判登聞檢院上護軍賜緋魚袋臣林億等校正

備急千金要方目録

備急千金要方卷第一序例

朝奉郎守太常少卿充秘閣校理判登聞檢院上護軍賜緋魚袋臣林億等校正

大醫習業第一

凡欲爲大醫必須諳素問甲乙黄帝鍼經明堂流注十二經脉三部九候五藏六腑表裏孔穴本草藥對張仲景王叔和阮河南范東陽張苗靳邵等諸部經方又須妙解陰陽禄命諸家相法及灼龜五兆周易六壬並須精熟如此乃得爲大醫若不爾者如無目夜遊動致顛殞次須熟讀此方尋思妙理留意鑽研始可與言於醫道者矣又須涉獵群書何者若不讀五經不知有仁義之道不讀三史不知有古今之事不讀諸子覩事則不能默而識之不讀內經則不知有慈悲喜捨之德不讀莊老不能任眞體運則吉凶拘忌觸塗而生至於五行休王七耀天文並須探賾若能具而學之則於醫道無所滯礙盡善盡美矣

大醫精誠第二

張湛曰夫經方之難精由來尚矣今病有內同而外異亦有內異而外同故五藏六腑之盈虛血脉榮衛之通塞固非耳目之所察必先診候以審之而寸口關尺有浮沉絃緊之亂俞穴流注有高下淺深之差肌膚筋骨有厚薄剛柔之異唯用心精微者始可與言於玆矣今以至精至微之事求之於至麤至淺之思其不殆哉若盈而益之虛而損之通而徹之塞而壅之寒而冷之熱而溫之是重加其疾而望其生吾見其死矣故醫方卜筮藝能之難精者也既非神授何以得其幽微世有愚者讀方三年便謂天下無病可治及治病三年乃知天下無方可用故學者必須博極醫源精勤不倦不得道聽途說而言醫道已了深自誤哉凡大醫治病必當安神定志無欲無求先發大慈惻隱之心誓願普救含靈之苦若有疾厄來求救者不得問其貴賤貧富長幼妍蚩怨親善友華夷愚智普同一等皆如至親之想亦不得瞻前顧後自慮吉凶護惜身命見彼苦惱若已有之深心悽愴勿避嶮巇晝夜寒暑飢渴疲勞一心赴救無作功夫形迹之心如此可爲蒼生大醫反此則是含靈巨賊自古名賢治病多用生命以濟危急雖曰賤畜貴人至於愛命人畜一也損彼益己物情同患況於人乎夫殺生求生去生更遠吾今此方所以不用生命爲藥者良由此也其蝱蟲水蛭之屬市有先死者則市而用之不在此例只如雞卵一物以其混沌未分必有大段要急之處不得已隱忍而用之能不用者斯爲大哲亦所不及也其有患瘡痍下痢臭穢不可瞻視人所惡見者但發慚愧悽憐憂恤之意不得起一念蔕芥之心是吾之志也夫大醫之體欲得澄神內視望之儼然寬裕汪汪不皎不昧省病診疾至意深心詳察形候纖毫勿失處判針藥無得參差雖曰病宜速救要須臨事不惑唯當審諦覃思不得於性命之上率爾自逞俊快邀射名譽甚不仁矣又到病家縱綺羅滿

目勿左右顧眄絲竹湊耳無得似有所娛珍羞迭薦食如無味醽醁兼陳看有若無所以爾者夫壹人向隅滿堂不樂而況病人苦楚不離斯須而醫者安然懽娛傲然自得茲乃人神之所共恥至人之所不爲斯蓋醫之本意也夫爲醫之法不得多語調笑談謔諠譁道說是非議論人物衒燿聲名訾毁諸醫自矜己德偶然治差一病則昂頭戴面而有自許之皃謂天下無雙此醫人之膏肓也老君曰人行陽德人自報之人行陰德鬼神報之人行陽惡人自報之人行陰惡鬼神害之尋此貳途陰陽報施豈誣也哉所以醫人不得恃己所長專心經略財物但作救苦之心於冥運道中自感多福者耳又不得以彼富貴處以珍貴之藥令彼難求自衒功能諒非忠恕之道志存救濟故亦曲碎論之學者不可恥言之鄙俚也

治病略例第三

夫天布五行以植萬類人稟五常以爲五藏經絡腑輸陰陽會通玄冥幽微變化難極易曰非天下之至賾其孰能與於此觀今之醫不念思求經旨以演其所知各承家伎始終循舊省病問疾務在口給相對斯須便處湯藥按寸不及尺握手不及足人迎趺陽叁部不參動數發息不滿伍拾短期未知決診九候曾無髣髴明堂闕庭盡不見察所謂窺管而已夫欲視死別生固亦難矣此皆醫之深戒病者可不謹以察之而自防慮也古來醫人皆相嫉害扁鵲爲秦太醫令李醯所害即其事也壹醫處方不得使別醫和合脫或私加毒藥令人增疾漸以致困如此者非壹特須慎之寧可不服其藥以任天真不得使愚醫相嫉賊人性命甚可哀傷

夫百病之本有中風傷寒寒熱溫瘧中惡霍亂大腹水腫腸澼下痢大小便不通賁豚上氣欬逆嘔吐黃疸消渴留飲癖食堅積癥瘕驚邪癲癇鬼疰喉痺齒痛耳聾目盲金瘡踒折癰腫惡瘡痔瘻瘤癭男子五勞七傷虛乏羸瘦女子帶下崩中血閉陰蝕蟲蛇蠱毒所傷此皆大略宗兆其間變動枝葉各依端緒以取之又有冷熱勞損傷飽房勞驚悸恐懼憂恚怵惕又有産乳落胎墮下瘀血又有貪餌五石以求房中之樂此皆病之根源爲患生諸枝葉也不可不知其本末但向醫說男女長幼之病有半與病源相附會者便可服藥也男子者衆陽所歸常居於燥陽氣遊動強力施泄便成勞損損傷之病亦以衆矣若比之女人則十倍易治凡女子十四已上則有月事月事來日得風冷濕熱四時之病相協者皆自說之不爾與治悞相觸動更增困也處方者亦應問之凡用藥皆隨土地所宜江南嶺表其地暑濕其人肌膚薄脆腠裏開踈用藥輕省關中河北土地剛燥其人皮膚堅硬腠裏閉塞用藥重複世有少盛之人不避風濕觸犯禁忌暴竭精液雖得微疾皆不可輕以利藥下之一利大重竭其精液困滯著牀動經年月也凡長宿病宜服利湯不須盡劑候利之足則止病源未除者於後更合耳稍有氣力堪盡劑則不論也病源須服利湯取除者服利湯後宜將丸散時時助之凡病服利湯得差者此後慎不中服補湯也若得補湯病勢還復成也更重瀉之則其人重受弊也若初差氣力未甚平復者但消息之須服藥者當以平藥和之夫常患之人不妨行走氣力未衰欲將補益冷熱隨宜丸散者可先服利湯瀉除胷腹中擁積痰實然後可服補藥也夫極虛勞應服補湯者不過三劑即止若治風病應服治風湯者皆非三五劑可知也自有滯風洞虛即服十數劑乃至百餘日可差也故曰

實則瀉之，虛則補之。

夫二儀之內，陰陽之中，唯人最貴。人者，稟受天地中和之氣，法律禮樂，莫不由人。人始生，先成其精，精成而腦髓生。頭圓法天，足方象地，眼目應日月，五藏法五星，六腑法六律，以心爲中極。六腸長一丈二尺，以應十二時；小腸長二丈四尺，以應二十四氣；身有三百六十五絡，以應一歲；人有九竅，以應九州。天有寒暑，人有虛實；天有刑德，人有愛憎；天有陰陽，人有男女；月有大小，人有長短。所以服食五穀不能將節，冷熱鹹苦更相振觸，共爲攻擊，變成疾病。凡醫診候，固是不易，又問而知之，別病深淺，名曰巧醫。仲景曰：凡欲和湯合藥針灸之法，宜應精思，必通十二經脉，知三百六十孔穴，榮衛氣行，知病所在，宜治之法，不可不通。古者上醫相色，色脉與形不得相失，黑乘赤者死，赤乘青者生。中醫聽聲，聲合五音，火聞水聲，煩悶干驚；木聞金聲，恐畏相刑。脾者土也，生育萬物，迴助四傍，善者不見，死則歸之。太過則四肢不舉，不及則九竅不通，六識閉塞，猶如醉人。四季運轉，終而復始。下醫診脉，知病元由，流轉移動，四時逆順，相害相生，審知藏腑之微，此乃爲妙也。

診候第四

夫欲理病，先察其源，候其病機。五藏未虛，六腑未竭，血脉未亂，精神未散，服藥必活。若病已成，可得半愈。病勢已過，命將難全。

夫診候之法，常以平旦，陰氣未動，陽氣未散，飲食未進，經脉未盛，絡脉調均，氣血未亂，精取其脉，知其逆順，非其時不用也，深察三部九候而明告之。古之善爲醫者，上醫醫國，中醫醫人，下醫醫病。又曰：上醫聽聲，中醫察色，下醫診脉。又曰：上醫醫未病之病，中醫醫欲病之病，下醫醫已病之病。若不加心用意，於事混淆，即病者難以救矣。何謂三部？寸關尺也。上部爲天，肺也；中部爲人，脾也；下部爲地，腎也。何謂九候？部各有三，合爲九候。上部天，兩額動脉，主頭角之氣也；上部地，兩頰動脉，主口齒之氣也；上部人，耳前動脉，主耳目之氣也。中部天，手太陰，肺之氣也；下部地，手陽明，胷中之氣也；中部人，手少陰，心之氣也；下部天，足厥陰，肝之氣也；下部地，足少陰，腎之氣也；下部人，足太陰，脾之氣也。合爲九候。夫形盛脉細，少氣不足以息者死；形瘦脉大，胷中多氣者死；形氣相得者生；參五不調者病；三部九候皆相失者死。愚醫不通三部九候及四時之經，或用湯藥倒錯，針灸失度，順方治病，更增他疾，遂致滅亡。哀哉蒸民，枉死者半，可爲世無良醫，爲其解釋。經說：地水火風，和合成人。凡人火氣不調，舉身蒸熱；風氣不調，全身彊直，諸毛孔閉塞；水氣不調，身體浮腫，氣滿喘麤；土氣不調，四肢不舉，言無音聲。火去則身冷，風止則氣絕，水竭則無血，土散則身裂。然愚醫不思脉道，反治其病，使藏中五行共相尅切，如火熾然，重加其油，不可不慎。凡四氣合德，四神安和；一氣不調，百一病生；四神動作，四百四病同時俱發。又云：一百一病不治自愈，一百一病須治而愈，一百一病雖治難愈，一百一病真死不治。

張仲景曰：欲療諸病，當先以湯蕩滌五藏六腑，開通諸脉，治道陰陽，破散邪氣，潤澤枯朽，悅人皮膚，益人氣血。水能淨萬物，故用湯也。若四肢病久，風冷發動，次當用散，散能逐邪，風氣濕痺，表裏移走，居無常處者，散當平之。次當用丸，丸藥者，能逐風冷，破積聚，消諸堅癖，進飲食，調和榮衛。能參合而行之者，可謂上工。故曰：醫者意也。又曰：不須汗而彊汗之者，出其津液。枯竭而死。須汗而不與汗之者。使諸毛孔閉塞。令人悶絕而死。又不須下而彊下之者。令人開腸洞泄不禁而死。須下而不與下之者。使人心內懊憹脹滿煩亂浮腫而死。又不須灸而彊與灸者。令人火邪入腹。干錯五藏。重加其煩而死。須灸而不與灸之者。令人冷結重凝。久而彌固。氣上衝心。無地消散。病篤而死。

黃帝問曰。淫邪泮衍奈何。岐伯對曰。正邪從外襲內。而未有定舍。及淫於藏。不得定處。與榮衛俱行。而與魂魄飛揚。使人卧不得安而喜夢。凡氣淫於腑。則有餘於外。不足於內。氣淫於藏。則有餘於內。不足於外。問曰。有餘不足有形乎。對曰。陰盛則夢涉大水而恐懼。陽盛則夢蹈大火而燔焫。陰陽俱盛則夢相殺毀傷。上盛則夢飛揚。下盛則夢墮墜。甚飽則夢與（巢源云夢行）甚飢則夢取（巢源云夢卧）。肝氣盛則夢怒。肺氣盛則夢恐懼哭泣。心氣盛則夢喜笑及恐畏。脾氣盛則夢歌樂體重。手足不舉。腎氣盛則夢腰脊兩解而不屬。凡此十二盛者。至而瀉之立已。厥氣客於心。則夢見丘山煙火。客於肺。則夢飛揚。見金鐵之器奇物。客於肝。則夢見山林樹木。客於脾。則夢見丘陵大澤壞屋風雨。客於腎。則夢見臨淵沒居水中。客於膀胱。則夢見遊行。客於胃。則夢見飲食。客於大腸。則夢見田野。客於小腸。則夢見聚邑街衢。客於膽。則夢見鬬訟自刳。客於陰器。則夢交接鬬內。客於項。則夢見斬首。客於跨。則夢見行走而不能前進。及池渠穽窌中居。客於股。則夢見禮節拜跪。客於胞䐈。則夢見溲溺便利。凡此拾伍不足者。至而補之立已。善診候者亦可深思此意。乃盡善盡美矣。

史記曰。病有六不治。驕恣不論於理。壹不治也。輕身重財。貳不治也。衣食不能適。叄不治也。陰陽并藏氣不定。肆不治也。形羸不能服藥。五不治也。信巫不信醫。六不治也。生候尚存。形色未改。病未入腠裏。針藥及時。能將節調理。委以良醫。病無不愈。

處方第五

夫療寒以熱藥。療熱以寒藥。飲食不消以吐下藥。鬼疰蠱毒以蠱毒藥。癰腫瘡瘤以瘡瘤藥。風濕以風濕藥。風勞氣冷各隨其所宜。雷公云。藥有三品。病有三階。藥有甘苦。輕重不同。病有新久。寒温亦異。重熱膩滑鹹酢藥石飲食等。於風病爲治。餘病非對。輕冷麤澀甘苦藥草飲食等。於熱病爲治。餘病非對。輕熱辛苦淡藥飲食等。於冷病爲治。餘病非對。其大綱略顯其源流。自餘覩狀可知。臨事制宜。當識斯要。

藥對曰。夫衆病積聚。皆起於虛。虛生百病。積者五藏之所積。聚者六腑之所聚。如斯等疾。多從舊方。不假增損。虛而勞者。其弊萬端。宜應隨病增減。古之善爲醫者。皆自採藥。審其躰性所主。取其時節早晚。早則藥勢未成。晚則盛勢已歇。今之爲醫。不自採藥。且不委節氣早晚。只共採取。用以爲藥。又不知冷熱消息。分兩多少。徒有療病之心。永無必愈之効。此實浮惑。聊復審其冷熱。記其增損之主耳。虛勞而苦頭痛復熱。加枸杞萎蕤。虛而欲吐。加人參。虛而不安。亦加人參。虛而多夢紛紜。加龍骨。虛而多熱。加地黃牡蠣地膚子甘草。虛而冷。加當歸芎藭乾薑。虛而損。加鍾乳棘刺肉蓯蓉巴戟天。虛而大熱。加黃芩天門冬。虛而多忘。加茯神遠志。虛而驚悸不安。加龍齒紫石英沙參小草。冷則用紫石英小草。若客熱即用沙參龍齒。不冷不熱。無用之。虛而口乾。加麥門冬知母。虛而吸吸。加胡麻覆盆子柏子人。虛而多氣。兼微欬。加五味子大棗。虛而身彊。腰中不利。加磁石杜仲。虛而多冷。加桂心吴茱茰附子烏頭。虚而小便赤，加黄芩。虚而客熱，加地骨皮、白水黄耆。虚而冷，用隴西黄耆。虚而痰，復有氣，加生薑、半夏、枳實。虚而小腸利，加桑螵蛸、龍骨、雞肶胵。虚而小腸不利，加茯苓、澤瀉。虚而溺白，加厚朴。諸藥無有一一歷而用之，但據體性冷熱的相主對，聊叙增損之一隅，入處方者宜準此。

用藥第六

上藥一百二十種爲君，主養命以應天，無毒，多服久服不傷人。欲輕身益氣不老延年者，本上經。

中藥一百二十種爲臣，主養性以應人，有毒無毒，斟酌其宜。欲遏病補虚羸者，本中經。

下藥一百二十五種爲佐使，主治病以應地，多毒，不可久服。欲除寒熱邪氣，破積聚，愈疾者，本下經。

三品合三百六十五種，法三百六十五度，每一度應一日，以成一歲，倍其數，合七百三十名也。

凡藥有君臣佐使，以相宣攝合和者，宜用一君二臣三佐五使，又可一君三臣九佐使也。

又有陰陽配合，子母兄弟，根莖花實，草石骨肉，有單行者，有相須者，有相使者，有相畏者，有相惡者，有相反者，有相殺者。凡此七情，合和之時，用意視之，當用相須相使者良，勿用相惡相反者。若有毒宜制，可用相畏相殺者，不尔勿合用也。又有酸鹹甘苦辛五味，又有寒熱温凉四氣，及有毒無毒，陰乾暴乾，採造時月，生熟，土地所出，真僞陳新，並各有法。其相使相畏七情，列之如左，處方之日，宜善究之。

玉石上部

玉泉 畏款冬花

玉屑 惡鹿角

丹砂 惡磁石，畏鹹水

曾青 畏菟絲子

石膽 水英爲使，畏牡桂、菌桂、芫花、辛夷、白薇

雲母 澤瀉爲使，畏鮀甲及流水，惡徐長卿

鍾乳 蛇牀子、菟絲子爲使，惡牡丹、玄石、牡蒙，畏紫石英、蘘草

朴消 畏麥句薑

消石 火爲使，惡苦參、苦菜，畏女菀

芒消 石韋爲使，惡麥句薑

礬石 甘草爲使，惡牡蠣

滑石 石韋爲使，惡曾青

紫石英 長石爲使，畏扁青、附子，不欲鮀甲、黄連、麥句薑

白石英 惡馬目毒公

赤石脂 惡大黄，畏芫花

黄石脂 曾青爲使，惡細辛，畏蜚蠊、扁青、附子

白石脂 鷰糞爲使，惡松脂，畏黄芩

玉石中部

太一餘粮 杜仲爲使，畏鐵落、昌蒲、貝母

水銀 畏磁石

殷孽 惡防已，畏朮

孔公孽 木蘭爲使，惡細辛

陽起石 桑螵蛸爲使，惡澤瀉、菌桂、雷丸、蛇蛻皮，畏菟絲子

凝水石 畏地榆，解巴豆毒

石膏 雞子爲使，惡莽草、毒公

磁石 柴胡爲使，畏黄石脂，惡牡丹、莽草

玄石 惡松脂、柏子人、菌桂

理石 滑石爲使，畏麻黄

玉石下部

青琅玕 得水銀良畏雞骨殺錫毒

礜石 得火良棘針爲使惡虎掌毒公鶩屎細辛畏水

特生礜石 得火良畏水

方解石 惡巴豆

代赭 畏天雄

大鹽 漏蘆爲使

草藥上部

六芝 署預爲使得髮良惡恒山畏扁青茵蔯

天門冬 垣衣地黃爲使畏曾青

麥門冬 地黃車前爲使惡款冬苦瓠畏苦參青蘘

朮 防風地榆爲使

女萎萎蕤 畏鹵鹹

乾地黃 得麥門冬清酒良惡貝母畏蕪荑

菖蒲 秦艽秦皮爲使惡地膽麻黃

遠志 得茯苓冬葵子龍骨良殺天雄附子毒畏真珠蜚蠊藜蘆齊蛤

澤瀉 畏海蛤文蛤

署預 紫芝爲使惡甘遂

菊花 朮枸杞根桑根白皮爲使

甘草 朮乾漆苦參爲使惡遠志反甘遂大戟芫花海藻

人參 茯苓爲使惡溲疏反藜蘆

石斛 陸英爲使惡凝水石巴豆畏白殭蠶雷丸

牛膝 惡螢火龜甲陸英畏車前

細辛 曾青棗根爲使惡狼毒山茱萸黃耆畏滑石消石反藜蘆

獨活 蠡實爲使

柴胡 半夏爲使惡皂莢畏女菀藜蘆

菴藺子 荊子薏苡人爲使惡細辛乾薑

菥蓂子 得荊子細辛良惡乾薑苦參

龍膽 貫眾爲使惡防葵地黃

菟絲子 得酒良署預松脂爲使惡雚菌

巴戟天 覆盆子爲使惡朝生雷丸丹參

蒺藜子 烏頭爲使

防風 惡乾薑藜蘆白斂芫花殺附子毒

絡石 杜仲牡丹爲使惡鐵落畏菖蒲貝母

黃連 黃芩龍骨理石爲使惡菊花芫花玄參白鮮皮畏款冬勝烏頭解巴豆毒

沙參 惡防己反藜蘆

丹參 畏鹹水反藜蘆

天名精 垣衣爲使

决明子 蓍實爲使惡大麻子

芎藭 白芷爲使

續斷 地黃爲使惡雷丸

黃耆 惡龜甲

杜若 得辛夷細辛良惡柴胡前胡

蛇牀子 惡牡丹巴豆貝母

茜根 畏鼠姑

飛廉 得烏頭良惡麻黃

薇銜 得秦皮良

五味子 蓯蓉爲使惡萎蕤勝烏頭

草藥中部

當歸 惡藺茹畏菖蒲海藻牡蒙

秦艽 菖蒲爲使

黃芩 山茱萸龍骨爲使惡蔥實畏丹砂牡丹藜蘆

芍藥 雷丸爲使惡石斛芒消畏消石鼈甲小薊反藜蘆
乾薑 秦椒爲使惡黃連黃芩天鼠糞殺半夏莨菪毒
藁本 惡藺茹
麻黃 厚朴爲使惡辛夷石韋
葛根 殺野葛巴豆百藥毒
前胡 半夏爲使惡皂角畏藜蘆
貝母 厚朴白薇爲使惡桃花畏秦艽礜石莽草反烏頭
栝樓 枸杞爲使惡乾薑畏牛膝乾漆反烏頭
玄參 惡黃耆乾薑大棗山茱萸反藜蘆
苦參 玄參爲使惡貝母漏蘆菟絲子反藜蘆
石龍芮 大戟爲使畏蛇蛻皮吳茱萸
石韋 滑石杏人爲使得菖蒲良
狗脊 萆薢爲使惡敗醬
萆薢 薏苡爲使畏葵根大黃柴胡牡蠣前胡
瞿麥 蘘草牡丹爲使惡桑螵蛸
白芷 當歸爲使惡旋復花
紫菀 款冬爲使惡天雄瞿麥雷丸遠志畏茵蔯
白鮮皮 惡桑螵蛸桔梗茯苓萆薢
白薇 惡黃耆大黃大戟乾薑乾漆大棗山茱萸
紫參 畏辛夷
仙靈脾 署預爲使
款冬花 杏人爲使得紫菀良惡皂莢消石玄參畏貝母辛夷麻黃黃芩黃連黃耆青葙
牡丹 畏菟絲子
防己 殷孽爲使惡細辛畏萆薢殺雄黃毒
女菀 畏鹵鹹
澤蘭 防己爲使

地榆 得髮良惡麥門冬
海藻 反甘草

草藥下部

大黃 黃芩爲使
桔梗 節皮爲使畏白及龍膽龍眼
甘遂 瓜蔕爲使惡遠志反甘草
葶藶 榆皮爲使得酒良惡殭蠶石龍芮
芫花 決明爲使反甘草
澤漆 小豆爲使惡署預
大戟 反甘草
鉤吻 半夏爲使惡黃芩
藜蘆 黃連爲使反細辛芍藥五參惡大黃
烏頭烏喙 莽草爲使反半夏栝樓貝母白斂白及惡藜蘆
天雄 遠志爲使惡腐婢
附子 地膽爲使惡蜈蚣畏防風甘草黃耆人參烏韭大豆
貫衆 雚菌爲使
半夏 射干爲使惡皂莢畏雄黃生薑乾薑秦皮龜甲反烏頭
虎掌 蜀漆爲使畏莽草
蜀漆 栝樓爲使惡貫衆
恒山 畏玉札
狼毒 大豆爲使惡秦艽地榆
白斂 代赭爲使反烏頭
白及 紫石英爲使惡理石李核人杏人
雚菌 得酒良畏雞子
蕳茹 甘草爲使惡麥門冬
藎草 畏鼠婦

夏枯草 土瓜為使

狼毒 大豆為使 惡麥句薑

鬼臼 畏垣衣

木藥上部

茯苓茯神 馬藺為使 惡白斂 畏牡蒙地楡雄黃秦艽龜甲

栢子人 牡蠣桂心瓜子為使 畏菊花羊蹄諸石麪麴

杜仲 惡蛇蜕玄參

乾漆 半夏為使 畏雞子

蔓荊子 惡烏頭石膏

牡荊實 防風為使 惡石膏

五加皮 遠志為使 畏蛇蜕玄參

黃蘗 惡乾漆

辛夷 芎藭為使 惡五石脂 畏昌蒲蒲黃黃連石膏黃環

酸棗人 惡防已

槐子 天雄景天為使

木藥中部

厚朴 乾薑為使 惡澤瀉寒水石消石

山茱萸 蓼實為使 惡桔梗防風防已

吳茱萸 蓼實為使 惡丹參消石白堊 畏紫石英

秦皮 大戟為使 惡吳茱萸

占斯 解狼毒毒

梔子 解躑躅毒

秦椒 惡栝樓防葵 畏雌黃

桑根白皮 續斷桂心麻子為使

木藥下部

黃環 鳶尾為使 惡茯苓防已

石南 五加皮為使

巴豆 芫花為使 惡蘘草 畏大黃黃連藜蘆 殺斑猫毒

蜀椒 杏人為使 畏款冬

欒華 決明為使

溲疏 漏蘆為使

雷丸 荔實厚朴為使 惡葛根

皂莢 栢子為使 惡麥門冬 畏空青人參苦參

獸上部

龍骨 得人參牛黃良 畏石膏

龍角 畏乾漆蜀椒理石

牛黃 人參為使 惡龍骨地黃龍膽蜚蠊 畏牛膝

白膠 得火良 畏大黃

阿膠 得火良 畏大黃

獸中部

犀角 松脂為使 惡雚菌雷丸

羖羊角 菟絲子為使

鹿茸 麻勃為使

鹿角 杜仲為使

獸下部

麋脂 畏大黃 惡甘草

蟲魚上部

蜜蠟 惡芫花齊蛤

蜂子 畏黃芩芍藥牡蠣

牡蠣 貝母為使 得甘草牛膝遠志蛇牀良 惡麻黃吳茱萸辛夷

桑螵蛸 畏旋覆花

海蛤 蜀漆為使 畏狗膽甘遂芫花

龜甲惡沙參蜚蠊
蟲魚中部
伏翼莧實雲實爲使
蝟皮得酒良畏桔梗麥門冬
蜥蜴惡硫黃斑猫蕪荑
露蜂房惡乾薑丹參黃芩芍藥牡蠣
䗪蟲畏皂莢昌蒲
蠐螬蜚虻爲使惡附子
鼈甲惡礬石
鮀魚甲蜀漆爲使畏狗膽甘遂芫花
烏賊魚骨惡白斂白及
蟹殺莨菪毒漆毒
天鼠糞惡白斂白薇
蟲魚下部
蛇蛻畏磁石及酒
蜣蜋畏羊角石膏
斑猫馬刀爲使畏巴豆丹參空青惡膚青
地膽惡甘草
馬刀得水良
果上部
大棗殺烏頭毒
果下部
杏人得火良惡黃耆黃芩葛根解錫胡粉毒畏蘘草
菜上部
冬葵子黃芩爲使
菜中部
葱實解藜蘆毒
米上部
麻蕡麻子畏牡蠣白薇惡茯苓
米中部
大豆及黃卷惡五參龍膽得前胡烏喙杏人牡蠣良殺烏頭毒
大麥食蜜爲使
醬殺藥毒火毒

右一百九十七種有相制使其餘皆無故不備録

或曰古人用藥至少分兩亦輕差病極多觀君處方非不煩重分兩亦多而差病不及古人者何也荅曰古者日月長遠藥在土中自養經久氣味真實百姓少欲稟氣中和感病輕微易爲醫療今時日月短促藥力輕虛人多巧詐感病厚重難以爲醫病輕用藥須少痾重用藥即多此則醫之一隅何足怪也又古之醫有自將採取陰乾暴乾皆悉如法用藥必依土地所以治十得九今之醫者但知診脉處方不委採藥時節至於出處土地新陳虛實皆不悉所以治十不得五六者寔由於此夫處方者常須加意重復用藥藥乃有力若學古人徒自誤耳將來學者須詳熟之

凡紫石英白石英朱砂雄黃硫黃等皆須光明映澈色理鮮靜者爲佳不然令人身體乾燥發熱口乾而死

凡草石藥皆須土地堅實氣味濃烈不爾治病不愈

凡狼毒枳實橘皮半夏麻黃吳茱萸皆欲得陳久者良其餘唯須精新也

合和第七

問曰凡和合湯藥治諸草石蟲獸用水升數消殺之法則云何荅曰凡草有根莖枝葉皮骨花實諸蟲有毛翅皮甲頭足

尾骨之屬有須燒鍊炮炙生熟有定一如後法順方者福逆之者殃或須皮去肉或去皮須肉或須根莖或須花實依方鍊治極令淨潔然後升合秤兩勿令參差藥有相生相殺氣力有強有弱君臣相理佐使相持若不廣通諸經則不知有好有惡或醫自以意加減不依方分使諸草石強弱相欺入人腹中不能治病更加鬬爭草石相反使人迷亂力甚刀劍若調和得所雖未能治病猶得安利五藏於病無所增劇例曰諸經方用藥所有熬鍊節度皆脚注之今方則不然於此篇具條之更不煩方下別注也

凡藥治擇熬炮訖然後秤之以充用不得生秤

凡用石藥及玉皆碎如米粒綿裹内湯酒中

凡鍾乳等諸石以玉槌水研三日三夜漂鍊務令極細

凡銀屑以水銀和成泥

凡礜石赤泥團之入火半日乃熟可用仍不得過之不鍊生入藥使人破心肝

凡朴消礬石燒令汁盡乃入丸散芒消朴消皆絞湯訖内汁中更上火兩三沸烊盡乃服

凡湯中用丹砂雄黄者熟末如粉臨服内湯中攪令調和服之

凡湯中用完物皆擘破乾棗梔子之類是也用細核物亦打碎山茱萸五味子蕤核決明子之類是也細花子物正爾完用之旋復花菊花地膚子葵子之類是也米麥豆輩亦完用之

凡橘皮吴茱萸椒等入湯不㕮咀

凡諸果實人皆去尖及雙人者湯柔撻去皮仍切之用梔子者去皮用蒲黄者湯成下

凡麥門冬生薑入湯皆切三擣三絞取汁湯成去滓下之煑五六沸依如升數不可共藥煑之一法薄切用

凡麥門冬皆微潤抽去心

凡麻黄去節先別煑兩三沸掠去沫更益水如本數乃内餘藥不爾令人煩寸斬之小草瞿麥五分斬之細辛白前三分斬之膏中細剉也

凡牛膝石斛等入湯酒拍碎用之石斛入丸散者先以碪槌極打令碎乃入臼不爾擣不熟入酒亦然

凡桂厚朴杜仲秦皮木蘭之輩皆削去上虚軟甲錯取裏有味者秤之茯苓猪苓削除黑皮牡丹巴戟天遠志野葛等皆槌破去心紫菀洗去土暴乾乃秤之薤白葱白除青令盡莽草石南茵芋澤蘭剔取葉及嫩莖去大枝鬼臼黄連皆除根毛石韋辛夷拭去毛辛夷又去心蜀椒去閉口者及目用大棗烏梅皆去核用鬼箭削取羽皮

凡茯苓芍藥補藥須白者瀉藥唯赤者

凡菟絲子煖湯淘汰去沙土乾漉煖酒漬經一宿漉出暴微白擣之不盡者更以酒漬經三五日乃出更曬微乾擣之須臾悉盡極易碎

凡用甘草厚朴枳實石南茵芋藜蘆皂莢之類皆炙之而枳實去穰藜蘆去頭皂莢去皮子

凡用椒實微熬令汗出則有勢力

凡湯丸散用天雄附子烏頭烏喙側子皆煻灰炮令微拆削去黑皮乃秤之唯薑附湯及膏酒中生用亦削去皮乃秤之直理破作七八片

凡半夏熱湯洗去上滑一云十洗四破乃秤之以入湯若膏酒丸散皆煻灰炮之

凡巴豆去皮心膜熬令紫色桃人杏人葶藶胡麻諸有脂膏藥皆熬黄黑別擣令如膏指擨視泯泯爾乃以向成散稍稍

下曰中。合研擣。令消散。乃復都以輕絹篩之。須盡。又內臼中。依法擣數百杵也。湯膏中雖有生用者。並擣破。

凡用麥糵麴末大豆黃卷澤蘭蕪荑皆微炒。乾漆炒令煙斷。用烏梅入丸散者熬之。用熟艾者先炒細擘。合諸藥擣令細散。不可篩者內散中和之。

凡用諸毛羽齒牙蹄甲。龜鱉鯪鯉等甲皮肉骨角筋鹿茸等。皆炙之。蛇蛻皮微炙。

凡用斑猫等諸蟲。皆去足翅。微熬。用桑螵蛸中破炙之。牡蠣熬令黃色。殭蠶蜂房微炒之。

凡湯中用麝香犀角鹿角羚羊角牛黃。須末如粉。臨服內湯中。攪令調和服之。

凡丸散用膠。先炙使通體沸起燥。乃可擣。有不沸處更炙之。斷下湯直爾用之。勿炙。諸湯中用阿膠。皆絞湯畢。內汁中。更上火兩三沸。令烊。

凡用蜜。先火煎。掠去沫。令色微黃。則丸經久不壞。掠之多少。隨蜜精麤。遂至大稠。於丸彌佳。

凡丸中用蠟。烊投少蜜中。攪調以和藥。

凡湯中用餳糖。皆湯成下。諸湯用酒者。皆臨熟下之。

凡藥有宜丸者。宜散者。宜湯者。宜酒漬者。宜膏煎者。亦有一物兼宜者。亦有不入湯酒者。並隨藥性。不得違之。其不宜湯酒者。列之如左。

朱砂熟入　雌黃　雲母　陽起石酒入
礬石酒入　硫黃酒入　鍾乳酒入　孔公孽酒入
礜石酒入　銀屑　白堊　銅鏡鼻
胡粉　鉛丹　鹵鹹酒入　石灰酒入　藜灰

右石類一十七種

野葛　狼毒　毒公　鬼臼　莽草
蒴藋酒入　巴豆　躑躅酒入　皂莢酒入　雚菌
藜蘆　藺茹　貫衆酒入　蕪荑　雷丸
狼牙　鳶尾　蒺藜酒入　女苑　莫耳
紫葳酒入　薇銜酒入　白及　牡蒙　飛廉
蛇銜　占斯　辛夷　石南酒入　楝實
虎杖酒入單漬　虎掌　蓄根　羊桃酒入　麻勃
苦瓠　瓜蔕　陟釐　狼跋子酒入　雲實
槐子酒入　地膚子　蛇牀子酒入　青葙子　茺蔚子
王不留行　菥蓂子　菟絲子酒入

右草木之類肆拾捌種

蜂子　蜜蠟　白馬莖　狗陰　雀卵
雞子　雄鵲　伏翼　鼠婦　樗雞
螢火　蠮螉　殭蠶　蜈蚣　蜥蜴
斑猫　芫青　亭長　蛇膽　虻蟲
蜚蠊　螻蛄　馬刀　赭魁　蝦蟇
蝟皮　生鼠　生龜酒入　蝸牛　諸鳥獸酒入
蟲魚膏骨髓膽血屎溺

右蟲獸之類貳拾玖種

古秤唯有銖兩。而無分名。今則以拾黍爲壹銖。陸銖爲壹分。肆分爲壹兩。拾陸兩爲壹斤。此則神農之稱也。吳人以貳兩爲壹兩。隋人以叁兩爲壹兩。今依肆分爲壹兩稱爲定。方家凡云等分者。皆是丸散。隨病輕重所須。多少無定銖兩。叁種伍種。皆悉分兩同等耳。凡丸散云若干分兩者。是品諸藥宜多宜少之分兩。非必止於若干之分兩也。假令日服叁方寸匕。須差止。是三五兩藥耳。凡散藥有云刀圭者。拾分方寸匕之一。

準如梧桐子大也。方寸匕者，作匕正方一寸，抄散取不落為度。錢匕者，以大錢上全抄之。若云半錢匕者，則是一錢抄取一邊爾，並用五銖錢也。錢五匕者，今五銖錢邊五字者以抄之，亦令不落為度。一撮者，四刀圭也。十撮為一勺，兩勺為一合。以藥升分之者，謂藥有虛實輕重，不得用斤兩，則以升平之。藥升方作上徑一寸，下徑六分，深八分，內散藥，勿按抑之，正爾微動令平調耳。今人分藥不復用此。

凡丸藥有云如細麻大者，即胡麻也，不必扁扁，但令較略大小相稱爾。如黍粟者亦然，以十六黍為一大豆也。如麻子者，即今大麻子，準三細麻也。如胡豆者，今青斑豆也，以二大麻子準之。如小豆者，今赤小豆也，粒有大小，以三大麻子準之。如大豆者，以二小豆準之。如梧桐子者，以二大豆準之。一方寸匕散，以蜜和得如梧桐子十丸為定。如彈丸及雞子黃者，以十梧桐子準之。

凡方云巴豆若干枚者，粒有大小，當先去心皮，乃秤之，以一分準十六枚。附子、烏頭若干枚者，去皮畢，以半兩準一枚。枳實若干枚者，去穰畢，以一分準二枚。橘皮一分準三枚。棗有大小，以三枚準一兩。云乾薑一累者，以半兩為正。本草云一兩為正

凡方云半夏一升者，洗畢秤五兩為正。椒一升，三兩為正。吳茱萸一升，五兩為正。菟絲子一升，九兩為正。菴蕳子一升，四兩為正。蛇牀子一升，三兩半為正。地膚子一升，四兩為正。此其不同也。云某子一升者，其子各有虛實輕重，不可通以秤準，皆取平升為正。

凡方云桂一尺者，削去皮畢，重半兩為正。甘草一尺者，重二兩為正。云某草一束者，重三兩為正。一把者，重二兩為正。

凡云蜜一斤者，有七合。猪膏一斤者，一升二合。

凡湯酒膏藥，舊方皆云㕮咀者，謂秤畢擣之如大豆，又使吹去細末，此於事殊不允當。藥有易碎難碎，多末少末，秤兩則不復均平。今皆細切之，較略令如㕮咀者，乃得無末而片粒調和也。凡云末之者，謂擣篩如法也。

凡丸散先細切暴燥乃擣之，有各擣者，有合擣者，並隨方所言。其潤濕藥，如天門冬、乾地黃輩，皆先切暴乾，獨擣令偏碎，更出細擘暴乾。若值陰雨，可微火烘之，既燥，小停冷乃擣之。

凡濕藥燥皆大耗，當先增分兩，須得屑乃秤之為正。其湯酒中不須如此。

凡篩丸藥，用重密絹令細，於蜜丸即易熟。若篩散草藥，用輕疎絹，於酒中服即不泥。其石藥亦用細絹篩令如丸藥者。

凡篩丸散藥畢，皆更合於臼中，以杵擣之數百過，視其色理和同為佳。

凡煑湯，當取井華水，極令靜潔，升斗分量勿使多少，煑之調和，候火用心，一如鍊法。

凡煑湯，用微火令小沸。其水數依方多少，大略二十兩藥，用水一斗，煑取四升，以此為率。皆絞去滓而後酙量也。然則利湯欲生，少水而多取汁者，為病須使利，所以少水而多取汁；補湯欲熟，多水而少取汁者，為病須補益，是以多水而少取汁。好詳視之，不得令水多少。湯熟，用新布，兩人以尺木絞之，澄去垽濁，分再服、三服者，第二、第三服以紙覆令密，勿令泄氣。欲服以銅器於熱湯上暖之，勿令器中有水氣。

凡漬藥酒，皆須切細，生絹袋盛之，乃入酒密封，隨寒暑日數，視其濃烈，便可漉出，不必待至酒盡也。滓可暴燥微擣，更漬飲之，亦可散服。

凡建中、腎瀝諸補湯，滓合兩劑，加水煑竭飲之，亦敵一劑新藥。貧人當依此用，皆應先暴令燥也。

凡合膏先以苦酒漬令淹浹不用多汁密覆勿泄云晬時者周時也從今旦至明旦亦有止壹宿煮膏當三上三下以泄其熱勢令藥味得出上之使匝匝沸乃下之取沸靜良久乃止寧欲小生其中有薤白者以兩頭微焦黃爲候有白芷附子者亦令小黃色爲度猪肪皆勿令經水臘月者彌佳絞膏亦以新布絞之若是可服之膏膏滓亦堪酒煑飲之可摩之膏膏滓則宜以傅病上此蓋欲兼盡其藥力故也

凡膏中有雄黃朱砂輩皆別擣細研如麪須絞膏畢乃投中以物疾攪至于凝彊勿使沉聚在下不調也有水銀者於凝膏中研令消散胡粉亦爾

凡擣藥法燒香灑掃淨潔不得雜語喧呼當使童子擣之務令細熟杵數可至千萬杵過多爲佳

凡合腎氣署預及諸大補五石大麝香丸金牙散大酒煎膏等合時煎時並勿令婦人小兒産母喪孝固疾六根不具足人及雞犬六畜等見之大忌切宜慎之其續命湯麻黃等諸小湯不在禁忌之限比來田野下里家因市得藥隨便市上雇人擣合非止諸不如法至於石斛菟絲子等難擣之藥費人功力賃作擣者隱主悉盜棄之又爲塵埃穢氣入藥中羅篩麤惡隨風飄揚衆口嘗之衆鼻齅之藥之精氣壹切都盡與朽木不殊又復服餌不能盡如法服盡之後反加虛損遂謗醫者處方不效夫如此者非醫之咎自緣發意甚誤宜熟思之也

服餌第八

若用毒藥治病先起如黍粟病去即止不去倍之不去拾之取去爲度病在胷膈已上者先食而後服藥病在心腹已下者先服藥而後食病在四肢血脉者宜空腹而在旦病在骨髓者宜飽滿而在夜

凡服丸散不云酒水飲者本方如此是可通用也

凡服利湯欲得侵早凡服湯欲得稍熱服之即易消下不吐若冷則吐嘔不下若太熱即破人咽喉務在用意湯必須澄清若濁令人心悶不解中間相去如步行十里久再服若太促數前湯未消後湯來衝必當吐逆仍問病者腹中藥消散乃可進服

凡服湯法大約皆分爲三服取三升然後乘病人穀氣彊進一服最須多次一服漸少後一服最須少如此即甚安穩所以病人於後氣力漸微故湯須漸少凡服補湯欲得服三升半晝三夜一中間間食則湯氣溉灌百脉易得藥力凡服湯不得太緩太急也又須左右仰覆臥各一食頃即湯勢遍行腹中又於室中行皆可一百步許一日勿出外即大益凡服湯三日常忌酒緣湯忌酒故也凡服治風湯第一服厚覆取汗若得汗即須薄覆勿令大汗中間亦須間食不爾令人無力更益虛羸

凡丸藥皆如梧桐子補者十丸爲始從一服漸加不過四十丸過亦損人云一日三度服欲得引日多時不闕藥氣漸漬熏蒸五藏積久爲佳不必頓服早盡爲善徒棄名藥獲益甚少

凡人四十以下有病可服瀉藥不甚須服補藥必若有所損不在此限四十已上則不可服瀉藥須服補藥五十已上四時勿闕補藥如此乃可延年得養生之術耳其方備在第二十七卷中素問曰實即瀉之虛即補之不虛不實以經調之此其大略也凡有藏腑積聚無問少長須瀉則瀉凡有虛損無問少長須補即補以意量度而用之

凡服痔漏疳䘌等藥皆慎猪雞魚油等至差

凡服瀉藥。不過以利爲度。慎勿過多。令人下利無度。大損人也。

凡諸惡瘡。差後皆百日慎口。不爾即瘡發也。

凡服酒藥。欲得使酒氣相接。無得斷絶。絶則不得藥力。多少皆以知爲度。不可令至醉及吐。則大損人也。

凡服藥。皆斷生冷酢滑。猪犬雞魚油麪蒜及果實等。其大補丸散。切忌陳臭宿滯之物。有空青忌食生血物。天門冬忌鯉魚。白术忌桃李及雀肉葫荽大蒜青魚鮓等物。地黄忌蕪荑。甘草忌菘菜海藻。細辛忌生菜。菟絲子忌菟肉。牛膝忌牛肉。黄連桔梗忌猪肉。牡丹忌葫荽。藜蘆忌狸肉。半夏菖蒲忌飴糖及羊肉。恒山桂心忌生葱生菜。商陸忌犬肉。茯苓忌醋物。柏子人忌濕麪。巴豆忌蘆笋羹及猪肉。鱉甲忌莧菜。

凡服藥。忌見死尸及產婦穢污觸之。兼及忿怒憂勞。

凡餌湯藥。其粥食肉菜皆須大熟。熟即易消。與藥相宜。若生則難消。復損藥力。仍須少食菜及硬物。於藥爲佳。亦少進鹽醋乃善。亦不得苦心用力及房室喜怒。是以治病用藥力。唯在食治將息得力。太半於藥有益。所以病者務在將息節慎。節慎之至。可以長生。豈惟愈病而已。

凡服瀉湯及諸丸散酒等。至食時須食者。皆先與一口冷醋飯。須臾乃進食爲佳。

凡人忽遇風發。身心頓惡。或不能言。有如此者。當服大小續命湯及西州續命排風越婢等湯。於無風處密室之中。日夜四五服。勿計劑數多少。亦勿慮虚。常使頭面手足腹背汗出不絶爲佳。服湯之時。湯消即食粥。粥消即服湯。亦少與羊肉臛將補。若風大重者。相續五日五夜服湯不絶。即經二日停湯。以羹臛自補將息。四體若小差。即當停藥。漸漸將息。如其不差。當更服湯攻之。以差爲度。

凡患風服湯。非得大汗。其風不去。所以諸風方中。皆有麻黄。至如西州續命即用八兩。越婢六兩。大小續命或用一兩三兩四兩。故知非汗不差。所以治風非密室不得輒服湯藥。徒自悞耳。惟更加增。未見損減矣。

凡人五十已上大虚者。服三石更生。慎勿用五石也。四時常以平旦服一二升。暖飲。終身勿絶。及一時勿食蒜油猪雞魚鵝鴨牛馬等肉。即無病矣。

藥藏第九

存不忘亡。安不忘危。大聖之至教。求民之瘼。恤民之隱。賢人之用心。所以神農鳩集百藥。黄帝纂録針經。皆備預之常道也。且人疴瘵多起倉卒。不與人期。一朝嬰已。豈遑知救。想諸好事者。可貯藥藏用。以備不虞。所謂起心雖微。所救惟廣。見諸世禄之家。有善養馬者。尚貯馬藥數十斤。不見養身者有蓄人藥一錙銖。以此類之。極可愧矣。貴畜而賤身。誠可羞矣。傷人乎不問馬。此言安用哉。至如人或有公私使命。行邁邊隅。地既不毛。藥物焉出。忽逢瘴癘。素不資貯。無以救療。遂拱手待斃。以致夭歿者。斯爲自致。豈是枉横。何者。既不能深心以自衛。一朝至此。何歎惜之晚哉。故置藥藏法。以防危殆云爾。

石藥灰土藥水藥根藥莖藥葉藥花藥皮藥子藥五穀五果五菜諸獸齒牙骨角蹄甲皮毛尿屎等藥酥髓乳酪醍醐石蜜沙糖飴糖酒醋膠麴櫱豉等藥。

右件藥依時收採以貯藏之。蟲豸之藥不收採也。

秤斗升合鐵臼木臼絹羅紗羅馬尾羅刀砧玉槌瓷鉢大小銅銚鐺釜銅鐵匙等。

右合藥所須。極當預貯。

凡藥皆不欲數數曬暴。多見風日，氣力即薄歇。宜熟知之。
諸藥未即用者。候天大晴時。於烈日中暴之。令大乾。以新瓦器貯之，泥頭密封。須用開取。即急封之。勿令中風濕之氣。雖經年亦如新也。其丸散以瓷器貯。密蠟封之。勿令泄氣。則三十年不壞。諸杏人及子等藥。瓦器貯之。則鼠不能得之也。凡貯藥法，皆須去地三四尺，則土濕之氣不中也。

備急千金要方卷第一

備急千金要方卷第二 婦人方上

朝奉郎守太常少卿充秘閣校理判登聞檢院護軍賜緋魚袋臣林億等校正

求子第一 論六首 方十五首 灸法六首 轉女為男法三首

論曰夫婦人之別有方者以其胎妊生產崩傷之異故也是以婦人之病比之男子十倍難療經言婦人者衆陰所集常與濕居十四已上陰氣浮溢百想經心內傷五藏外損姿顏月水去留前後交互瘀血停凝中道斷絕其中傷墮不可具論生熟二藏虛實交錯惡血內漏氣脉損竭或飲食無度損傷非一或瘡痍未愈便合陰陽或便利於懸廁之上風從下入便成十二痼疾所以婦人別立方也若是四時節氣為病虛實冷熱為患者故與丈夫同也惟懷胎妊而挾病者避其毒藥耳其雜病與丈夫同則散在諸卷中可得而知也然而女人嗜欲多於丈夫感病倍於男子加以慈戀愛憎嫉妬憂恚染著堅牢情不自抑所以為病根深療之難差故養生之家特須教子女學習此三卷婦人方令其精曉即於倉卒之秋何憂畏也夫四德者女子立身之樞機產育者婦人性命之長務若不通明於此則何以免於夭枉者哉故傅母之徒亦不可不學常宜繕寫一本懷挾隨身以防不虞也

論曰人之情性皆願賢已而疾不及人至於學問則隨情逐物墮於事業詎肯專一推求至理莫不虛棄光陰沒齒無益夫婚姻養育者人倫之本王化之基聖人設教備論厥旨後生莫能精曉臨事之日昏爾若愚是則徒願賢已而疾不及人之謬也斯實不達賢已之趣而妄徇虛聲以終無用今具述求子之法以貽後嗣同志之士或可覽焉

論曰夫欲求子者當先知夫妻本命五行相生及與德合并本命不在子休廢死墓中者則求子必得若其本命五行相剋及與刑殺衝破并在子休廢死墓中者則求子了不可得慎無措意縱或得者於後終亦累人若其相生并遇福德者仍須依法如方避諸禁忌則所誕兒子盡善盡美難以具陳矣 禁忌法受胎時日推王相貴宿日法在二十七卷中

論曰凡人無子當為夫妻俱有五勞七傷虛羸百病所致故有絕嗣之殃夫治之法男服七子散女服紫石門冬丸及坐藥盪胞湯無不有子也

七子散 治丈夫風虛目暗精氣衰少無子補不足方

五味子 牡荊子 菟絲子 車前子
菥蓂子 石斛 署預 乾地黃
杜仲 鹿茸 遠志各八銖 附子
蛇牀子 芎藭各六銖 山茱萸 天雄
人參 茯苓 黃耆 牛膝各三銖
桂心十銖 巴戟天十二銖 蓯蓉十銖 鍾乳粉八銖

右二十四味治下篩酒服方寸匕日二不知增至二匕以知為度禁如藥法不能酒者蜜和丸服亦得一方加覆盆

子八銖求子法一依後房中篇。

朴消盪胞湯治婦人立身已來全不產及斷緒久不產三十年者方。

朴消　牡丹　當歸　大黃　桃人生用，各三銖

細辛　厚朴　桔梗　赤芍藥　人參

茯苓　桂心　甘草　牛膝　橘皮各一銖

虻蟲十枚　水蛭十枚　附子六銖

右十八味㕮咀。以清酒五升、水五升合煮。取三升。分四服。日三夜一。每服相去三時。更服如常。覆被取少汗。汗不出。冬日著火籠之。必下積血及冷赤膿如赤小豆汁。本為婦人子宮內有此惡物令然。或天陰臍下痛。或月水不調。為有冷血不受胎。若斟酌下盡。氣力弱大困。不堪更服。亦可二三服即止。如大悶不堪。可食酢飯冷漿一口即止。然恐去惡物不盡。不大得藥力。若能忍服盡大好。一日後仍著導藥。千金翼不用桔梗、甘草

治全不產及斷緒服前朴消湯後著坐導藥方。

皂莢　山茱萸千金翼作苦瓠　當歸各一兩　細辛

五味子　乾薑各二兩　大黃　礬石　戎鹽

蜀椒各半兩

右十味末之。以絹袋盛。大如指。長三寸。盛藥令滿。內婦人陰中。坐臥任意。勿行走急。小便時去之。更安新者。一日一度。必下青黃冷汁。汁盡止。即可幸御。自有子。若未見病出。亦可至十日安之。一本別有葶藶、砒霜各半兩。此藥為服朴消湯恐去冷惡物出不盡。以導藥下之。值天陰冷不疼。不須著導藥。亦有著鹽為導藥者。然不如此藥。其服朴消湯後。即安導藥。經一日外。服紫石門冬丸。

紫石門冬丸治全不產及斷緒方。

紫石英　天門冬各三兩　當歸　芎藭

紫葳　卷柏　桂心　烏頭　乾地黃

牡蒙千金翼作牡荊，外臺作牡蒙　禹餘糧　石斛　辛夷各二兩

人參　桑寄生　續斷　細辛　厚朴

乾薑　食茱萸　牡丹　牛膝各二十銖　柏子人一兩

署預　烏賊骨　甘草各一兩半

右二十六味末之。蜜和丸。酒服如梧桐子大十丸。日三。漸增至三十丸。以腹中熱為度。不禁房室。夫行不在。不可服。禁如藥法。比來服者。不至盡劑。即有娠。

白薇丸主令婦人有子方。

白薇　細辛　防風　人參　秦椒

白斂一云白芷　桂心　牛膝　秦艽　蕪荑

沙參　芍藥　五味子　白殭蠶　牡丹

蠐螬各一兩　乾漆　柏子人　乾薑　卷柏

附子　芎藭各二十銖　紫石英　桃人各一兩半　鍾乳

乾地黃　白石英各二兩　鼠婦半兩　水蛭

虻蟲各十五枚　吳茱萸十八銖　麻布叩𧄍頭一尺，燒

右三十二味末之。蜜和丸。酒服如梧子大十五丸。日再。稍加至三十丸。當有所去。小覺有異即停服。

論曰。古者求子。多用慶雲散、承澤丸。今代人絕不用此。雖未試驗。其法可重。故述之。

慶雲散主丈夫陽氣不足。不能施化。施化無成方。

覆盆子　五味子各一升　天雄一兩　石斛

白朮各三兩　桑寄生四兩　天門冬九兩　菟絲子一升

紫石英二兩

右九味。治下篩。酒服方寸匕。先食日三服。素不耐冷者。去寄生。加細辛四兩。陽氣不少而無子者。去石斛。加檳榔十五枚。

承澤丸。主婦人下焦三十六疾。不孕絕產方。

梅核人　辛夷（各一升）　葛上亭長（七枚）

澤蘭子（五合）　溲疏（二兩）　藁本（一兩）

右六味末之。蜜和丸。先食服如大豆二丸。日三。不知稍增。若腹中無堅癖積聚者。去亭長。加通草一兩。惡甘者。和藥先以苦酒搜散。乃內少蜜和為丸。

大黃丸。主帶下百病無子。服藥十日下血。二十日下長蟲及清黃汁。三十日病除。五十日肥白方。

大黃（破如米豆，熬令黑）　柴胡　朴消（各一升）　芎藭（五兩）

乾薑（一升）　蜀椒（二兩）　茯苓（如雞子大一枚）

右七味末之。蜜和丸如梧桐子大。先食服七丸。米飲下。加至十丸。以知為度。五日微下。

治女人積年不孕吉祥丸方。

天麻（一兩）　五味子（二兩）　覆盆子（一升）　桃花（二兩）

柳絮（一兩）　白朮（二兩）　芎藭（二兩）　牡丹（一兩）

桃人（一百枚）　菟絲子（一升）　茯苓（一兩）　楮實子（一升）

乾地黃（一兩）　桂心（一兩）

右十四味末之。蜜和丸如豆大。每服空心飲若酒下五丸。日中一服。晚一服。

消石大黃丸。治十二瘕癖。及婦人帶下絕產無子。并服寒食藥而腹中有癖者。當先服大丸下之。乃服寒食藥耳。大丸不下水穀。但下病耳。不令人虛極。方在第十一卷中。

治月水不利。閉塞絕產十八年。服此藥二十八日有子。金城太守白薇丸方。

白薇（三十銖）　人參　杜蘅（古今錄驗用牡蠣）　牡蒙（各十八銖）

牛膝（半兩）　細辛（三十銖）　厚朴　半夏（各十八銖）

沙參　乾薑（各半兩）　白殭蠶（十八銖）　秦艽（半兩）

蜀椒（一兩半）　當歸（十八銖）　附子（一兩半）　防風（一兩半）

紫菀（十八銖）

右十七味末之。蜜和。先食服如梧子大三丸。不知稍增至四五丸。此藥不長將服。覺有娠則止。用之大驗。（崔氏有桔梗、丹參十八銖）

白薇丸。主久無子。或斷緒。上熱下冷。百病皆治之方。

白薇（十八銖）　紫石英（三十銖）　澤蘭　太一餘粮（各二兩）

當歸（一兩）　赤石脂（一兩）　白芷（一兩半）　芎藭（一兩）

藁本　石膏　菴䕡子　卷柏（各二十銖）

蛇牀子（一兩）　桂心（二兩半）　細辛（三兩）　覆盆子

桃人（各二兩半）　乾地黃　乾薑　蜀椒

車前子（各十八銖）　蒲黃（二兩半）　人參（一兩半）　白龍骨

遠志　麥門冬　茯苓（各二兩）　橘皮（半兩）

右二十八味末之。蜜和。酒服十五丸如梧子大。日再。漸增以知為度。亦可至五十丸。慎猪雞生冷酢滑魚蒜驢馬牛肉等。覺有娠即停。三月正擇食時。可食牛肝及心。至四月五月不須。不可故殺。令子短壽。遇得者大良。

治婦人絕產。生來未產。蕩滌府藏。使玉門受子精。秦椒丸方。

秦椒　天雄（各十八銖）　玄參　人參　白斂

鼠婦　白芷　黃耆　桔梗　露蜂房

白殭蠶　桃人　蠐螬　白薇　細辛

蕪荑（各一兩）　牡蒙　沙參　防風　甘草

牡丹皮　牛膝　卷栢　五味子　芍藥

桂心　大黃　石斛　白朮各二十銖　栢子人
茯苓　當歸　乾薑各一兩半　澤蘭　乾地黃
芎藭各一兩十八銖　乾漆　白石英　紫石英
附子各二兩　鍾乳二兩半　水蛭七十枚　蝱蟲百枚　麻布叩複頭七寸燒

右四十四味末之蜜丸酒服十丸如梧子日再稍加至二十丸若有所去如豆汁鼻涕此是病出覺有異即停

婦人絕子灸然谷五十壯在內踝前直下一寸婦人絕嗣不生胞門閉塞灸關元三十壯報之

婦人妊子不成若墮落腹痛漏見赤灸胞門五十壯在關元左邊二寸是也右邊二寸名子户

婦人絕嗣不生灸氣門穴在關元傍三寸各百壯

婦人子藏閉塞不受精疼灸胞門五十壯

婦人絕嗣不生漏赤白灸泉門十壯三報之穴在横骨當陰上際

論曰陰陽調和二氣相感陽施陰化是以有娠而三陰所會則多生女但妊娠二月名曰始膏精氣成於胞裏至於三月名曰始胎血脉不流象形而變未有定儀見物而化是時男女未分故未滿三月者可服藥方術轉之令生男也

治婦人始覺有娠養胎并轉女爲男丹參丸方

丹參　續斷　芍藥　白膠　白朮
柏子人各二兩　人參　芎藭　乾薑各三十銖
當歸　橘皮　吳茱萸各一兩十八銖　白芷
冠纓燒灰各一兩　蕪荑十八銖　乾地黃一兩半　甘草二兩
犬卵一具乾　東門上雄雞頭一枚

右十九味末之蜜和丸酒服十丸日再稍加至二十丸如梧子大

又方　取原蠶矢一枚井花水服之日三

又方　取弓弩弦一枚絳囊盛帶婦人左臂一法以繫腰下滿百日去之

又方　取雄黃一兩絳囊盛帶之要女者帶雌黃

又方　以斧一柄於産婦卧牀下置之仍繫刃向下勿令人知如不信者待雞抱卵時依此置於窠下一窠兒子盡爲雄也

妊娠惡阻第二　論二首　法二首　方四首

論曰何以知婦人妊娠脉平而虚者乳子法也經云陰搏陽別謂之有子此是血氣和調陽施陰化也診其手少陰脉動甚者妊子也少陰心脉也心主血脉又腎名胞門子户尺中腎脉也尺中之脉按之不絶法妊娠也三部脉沉浮正等按之無絶者有娠也

妊娠初時寸微小呼吸五至三月而尺數也

妊娠四月欲知男女者左疾爲男右疾爲女左右俱疾爲産二子又法左手沉實爲男右手浮大爲女左右手俱沉實猥生二男俱浮大猥生二女尺脉若左偏大爲男右偏大爲女左右俱大産二子大者如實狀又法左手尺中浮大者男右手尺中沉細者女若來而斷絶者月水不利又法左右尺俱浮爲産二男不然女作男生俱沉爲産二女不爾男作女生又法得太陰脉爲男得太陽脉爲女太陰脉沉太陽脉浮又遣妊娠人面南行還復呼之左迴首者是男右迴首者是女又看上圊時夫從後急呼之左迴首是男右迴首是女又婦人

妊娠其夫左乳房有核是男。右乳房有核是女。

妊娠欲知將產者。懷妊離經。其脉浮。設腹痛引腰脊。為今出也。但離經者不病也。又法。欲生。其脉離經。夜半覺痛。日中則生也。

論曰。凡婦人虛羸。血氣不足。腎氣又弱。或當風飲冷太過。心下有淡水者。欲有胎而喜病阻。所謂欲有胎者。其人月水尚來。顏色肌膚如常。但苦沈重憒悶。不欲食飲。又不知其患所在。脉理順時平和。則是欲有娠也。如此經二月日後。便覺不通。則結胎也。阻病者。患心中憒憒。頭重眼眩。四肢沈重懈墮。不欲執作。惡聞食氣。欲噉鹹酸果實。多卧少起。世謂惡食。其至三四月日已上。皆大劇吐逆。不能自勝舉也。此由經血既閉。水漬於藏。藏氣不宣通。故心煩憒悶。氣逆而嘔吐也。血脉不通。經絡否澀。則四肢沈重。挾風則頭目眩也。覺如此候者。便宜服半夏茯苓湯數劑。後將茯苓丸。淡水消除。便欲食也。既得食力。體強氣盛。力足養胎。母便健矣。古今治阻病方有十數首。不問虛實冷熱長少。殆死者活於此方。半夏茯苓湯

治妊娠阻病。心中憒悶。空煩吐逆。惡聞食氣。頭眩重。四肢百節疼煩。沈重多卧少起。惡寒汗出。疲極黃瘦方。

半夏三十銖　茯苓　乾地黃各十八銖　橘皮
細辛　人參　芍藥　旋復花　芎藭
桔梗　甘草各十二銖　生薑三十銖

右十二味。㕮咀。以水一斗。煑取三升。分三服。若病阻積月日不得治。及服藥冷熱失候。病變客熱煩渴。口生瘡者。去橘皮細辛。加前胡知母各十二銖。若變冷下痢者。去乾地黃。入桂心十二銖。若食少。胃中虛生熱。大便閟塞。小便赤少者。宜加大黃十八銖。去地黃。加黃芩六銖。餘依方服一劑。得下後。消息看氣力冷熱增損。方調定。更服一劑湯。便急服茯苓丸。令能食便強健也。忌生冷醋滑油膩菘菜海藻。

茯苓丸　治妊娠阻病。患心中煩悶。頭眩重。憎聞飲食氣。便嘔逆吐悶顛倒。四肢垂弱。不自勝持。服之即效。要先服半夏茯苓湯兩劑。後可將服此方。

茯苓　人參　桂心熬　乾薑　半夏
橘皮各一兩　白朮　葛根　甘草　枳實各二兩

右十味。末之。蜜和為丸。如梧子。飲服二十丸。漸加至三十丸。日三。肘後不用乾薑半夏橘皮白朮葛根。只五味。又云妊娠忌桂。故熬。

治妊娠惡阻嘔吐不下食方。

青竹茹　橘皮各十八銖　茯苓　生薑各一兩
半夏三十銖

右五味。㕮咀。以水六升。煑取二升半。分三服。不差頻作。

治妊娠嘔吐不下食橘皮湯方。

橘皮　竹茹　人參　白朮各十八銖
生薑一兩　厚朴十二銖

右六味。㕮咀。以水七升。煑取二升半。分三服。不差重作。

養胎第三 論二首 方二十三首 禁忌一首 逐月養胎二十首

論曰。舊說凡受胎三月。逐物變化。禀質未定。故妊娠三月。欲得觀犀象猛獸珠玉寶物。欲得見賢人君子盛德大師。觀禮樂鍾鼓俎豆軍旅陳設。焚燒名香。口誦詩書古今箴誡。居處簡靜。割不正不食。席不正不坐。彈琴瑟。調心神。和情性。節嗜慾。庶事清淨。生子皆良。長壽忠孝。仁義聰惠。無疾。斯蓋文王胎教者也。

論曰。兒在胎。日月未滿。陰陽未備。腑藏骨節皆未成足。故自初訖于將產。飲食居處。皆有禁忌。

妊娠食羊肝令子多厄
妊娠食山羊肉令子多病
妊娠食驢馬肉延月
妊娠食騾肉産難
妊娠食兔肉犬肉令子無音聲并缺脣
妊娠食雞子及乾鯉魚令子多瘡
妊娠食雞肉糯米令子多寸白蟲
妊娠食椹并鴨子令子倒出心寒
妊娠食雀肉并豆醬令子滿面多䵟黯黑子
妊娠食雀肉飲酒令子心淫情亂不畏羞恥
妊娠食鼈令子項短
妊娠食冰漿絶胎
妊娠勿向非常地大小便必半産殺人

徐之才逐月養胎方。

妊娠一月名始胚飲食精熟酸美受御宜食大麥無食腥辛是謂才正

妊娠一月足厥陰脉養不可針灸其經足厥陰内屬於肝肝主筋及血一月之時血行否澀不爲力事寢必安靜無令恐畏

妊娠一月陰陽新合爲胎寒多爲痛熱多卒驚舉重腰痛腹滿胞急卒有所下當預安之宜服烏雌雞湯方

烏雌雞一隻治如食法　茯苓二兩　吳茱萸一升　芍藥
白朮各三兩　麥門冬五合　人參三兩　阿膠二兩
甘草一兩　生薑一兩

右十味㕮咀以水一斗二升煑雞取汁六升去雞下藥煎取三升内酒三升并膠烊盡取三升放温每服一升日三

若曾傷一月胎者當預服補胎湯方

細辛一兩　乾地黄　白朮各三兩　生薑四兩　大麥
吳茱萸各五合　烏梅一升　防風二兩

右八味㕮咀以水七升煑取二升半分三服先食服寒多者倍細辛茱萸若熱多渴者去細辛茱萸加栝樓根二兩若有所思去大麥加柏子人三合一方有人參一兩

妊娠二月名始膏無食辛臊居必靜處男子勿勞百節皆痛是爲胎始結

妊娠二月足少陽脉養不可針灸其經足少陽内屬於膽主精二月之時兒精成於胞裏當慎護驚動也

妊娠二月始陰陽踞經有寒多壞不成有熱即萎悴中風寒有所動摇心滿臍下懸急腰背強痛卒有所下乍寒乍熱艾葉湯主之方

艾葉　丹參　當歸　麻黄各二兩　人參
阿膠各三兩　甘草一兩　生薑六兩　大棗十二枚

右九味㕮咀以酒三升水一斗煑減半去滓内膠煎取三升分三服一方用烏雌雞一隻宿肥者治如食法割頭取血内三升酒中相和雞以水一斗二升先煑取汁去雞内藥煎取三升内血酒并膠煎取三升分温三服

若曾傷二月胎者當預服黄連湯方

黄連　人參各一兩　吳茱萸五合　生薑三兩
生地黄五兩一方用阿膠

右五味㕮咀以酢漿七升煑取三升分四服日三夜一十日一作若頗覺不安加烏梅一升加烏梅者不用漿直用水耳一方用當歸半兩

妊娠三月名始胎當此之時未有定儀見物而化欲生男者操弓矢欲生女者弄珠璣欲子美好數視璧玉欲子賢良端

坐淸虛，是謂外象而內感者也。

妊娠三月，手心主脉養，不可針灸其經。手心主內屬於心，無悲哀思慮驚動。

妊娠三月為定形，有寒大便青，有熱小便難，不赤即黃，卒驚恐憂愁嗔怒喜頓仆，動於經脉，腹滿，繞臍苦痛，或腰背痛，卒有所下，雄雞湯方。

雄雞一隻治如食法　甘草　人參　茯苓
阿膠各二兩　黃芩　白朮各一兩　麥門冬五合
芍藥四兩　大棗十二枚，擘　生薑一兩

右十一味，㕮咀，以水一斗五升，煮雞減半，出雞，內藥，煮取半，內淸酒三升并膠，煎取三升，分三服，一日盡之，當溫臥。一方用當歸、芎各二兩，不用黃芩、生薑。

若曾傷三月胎者，當預服茯神湯方。

茯神　丹參　龍骨各一兩　阿膠　當歸
甘草　人參各二兩　赤小豆二十粒　大棗二十枚

右九味，㕮咀，以酢漿一斗，煮取三升，分四服，先食服。七日後服一劑。腰痛者，加桑寄生二兩。深師有薤白二兩，麻子一升。

妊娠四月，始受水精以成血脉，食宜稻粳，羹宜魚雁，是謂盛血氣，以通耳目，而行經絡。

妊娠四月，手少陽脉養，不可針灸其經。手少陽內輸三焦。四月之時，兒六腑順成，當靜形體，和心志，節飲食。

妊娠四月，有寒，心下慍慍欲嘔，胸膈滿，不欲食；有熱，小便難，數數如淋狀，臍下苦急；卒風寒，頸項強痛，寒熱；或驚動身軀，腰背腹痛，往來有時，胎上迫胸，心煩不得安，卒有所下，菊花湯方。

菊花如雞子大一枚　麥門冬一升　麻黃　阿膠三兩
人參一兩半　甘草　當歸各二兩　生薑五兩
半夏四兩　大棗十二枚

右十味，㕮咀，以水八升，煮減半，內淸酒三升并阿膠，煎取三升，分三服，溫臥，當汗，以粉粉之，護風寒四五日。一方用烏雌雞一隻，煮水煎藥。

若曾傷四月胎者，當預服調中湯方。

白芍藥四兩　續斷　芎藭　甘草各一兩
白朮　柴胡各三兩　當歸一兩半　烏梅一升
生薑四兩　厚朴　枳實　生李根白皮各三兩

右十二味，㕮咀，以水一斗，煮取三升，分四服，日三夜一，八日後復服一劑。

妊娠五月，始受火精以成其氣，臥必晏起，沐浴浣衣，深其居處，厚其衣裳，朝吸天光，以避寒殃，其食稻麥，其羹牛羊，和以茱萸，調以五味，是謂養氣，以定五藏。

妊娠五月，足太陰脉養，不可針灸其經。足太陰內輸於脾。五月之時，兒四肢皆成，無大飢，無甚飽，無食乾燥，無自炙熱，無勞倦。

妊娠五月，有熱，苦頭眩，心亂嘔吐；有寒，苦腹滿痛，小便數，卒有恐怖，四肢疼痛，寒熱，胎動無常處，腹痛悶頓欲仆，卒有所下，阿膠湯主之方。

阿膠四兩　旋復花二合　麥門冬一升　人參一兩
吳茱萸七合　生薑六兩　當歸　芍藥
甘草　黃芩各二兩

右十味，㕮咀，以水九升，煮藥減半，內淸酒三升并膠，微火煎取三升半，分四服，日三夜一，先食服，便愈。不差再服。一方用烏雌雞一隻，割取咽血，內酒中，以水煮雞，以煎藥減

半內酒并膠煎取三升半分四服
曾傷五月胎者當預服安中湯方
黃芩一兩 當歸 芎藭 人參
乾地黃各二兩 甘草 芍藥各三兩 生薑六兩
麥門冬一升 五味子五合 大棗三十五枚 大麻人五合
右十二味㕮咀以水七升清酒五升煮取三升半分四服
日三夜一七日復服一劑
妊娠六月始受金精以成其筋身欲微勞無得靜處出遊於野數觀走犬及視走馬食宜鷙鳥猛獸之肉是謂變腠理紉筋以養其力以堅背膂
妊娠六月足陽明脉養不可針灸其經足陽明內屬於胃主其口目六月之時兒口目皆成調五味食甘美無大飽
妊娠六月卒有所動不安寒熱往來腹內脹滿身體腫驚怖忽有所下腹痛如欲產手足煩疼宜服麥門冬湯方
麥門冬一升 人參 甘草 黃芩各二兩
乾地黃三兩 阿膠四兩 生薑六兩 大棗十五枚
右八味㕮咀以水七升煮減半內清酒二升并膠煎取三升分三服中間進糜粥一方用烏雌雞一隻煮水以煎藥
若曾傷六月胎者當預服柴胡湯方
柴胡四兩 白朮 芍藥一方作紫葳 甘草各二兩
茯苓一兩 芎藭二兩 麥門冬二兩 乾地黃五兩
大棗三十枚 生薑六兩
右十味㕮咀以水一斗煮取三升分四服日三夜一中間進糜粥勿食生冷及堅硬之物七日更服一劑
妊娠七月始受木精以成其骨勞身搖肢無使定止動作屈伸以運血氣居處必燥飲食避寒常食稻粳以密腠理是謂養骨而堅齒
妊娠七月手太陰脉養不可針灸其經手太陰內屬於肺主皮毛七月之時兒皮毛已成無大言無號哭無薄衣無洗浴無寒飲
妊娠七月忽驚恐搖動腹痛卒有所下手足厥冷脉若傷寒煩熱腹滿短氣常苦頸項及腰背強葱白湯主之方
葱白長三四寸十四莖 半夏一升 生薑八兩 甘草
當歸 黃芪各三兩 麥門冬一升 阿膠四兩 人參一兩半
黃芩一兩 旋復花一合
右十一味㕮咀以水八升煮減半內清酒三升及膠煎取四升服一升日三夜一溫臥當汗出若不出者加麻黃二兩煮服如前法若秋後勿強責汗一方以黃雌雞一隻割咽取血內酒中煮雞取汁以煎藥
若曾傷七月胎者當預服杏人湯方
杏人 甘草 麥門冬 吳茱萸各一升
鍾乳 乾薑各二兩 五味子五合 紫菀一兩
粳米五合
右九味㕮咀以水八升煮取三升半分四服日三夜一中間進食七日服一劑一方用白雞一隻煮汁煎藥
妊娠八月始受土精以成膚革和心靜息無使氣極是謂密腠理而光澤顏色
妊娠八月手陽明脉養不可針灸其經手陽明內屬於大腸主九竅八月之時兒九竅皆成無食燥物無輒失食無忍大起
妊娠八月中風寒有所犯觸身體盡痛乍寒乍熱胎動不安常苦頭眩痛繞臍下寒時時小便白如米汁或青或黃或使寒慄腰背苦冷而痛目䀮䀮芍藥湯主之方

芍藥　生薑各四兩　厚朴二兩　甘草　當歸
白朮　人參各三兩　薤白切一升
右八味㕮咀以水五升清酒四升合煮取三升分三服日
再夜一一方用烏雌雞煮汁以煎藥
若曾傷八月胎者當預服葵子湯方
葵子二升　生薑六兩　甘草二兩　芍藥四兩　白朮
柴胡各三兩　大棗二十枚　厚朴二兩
右八味㕮咀以水九升煮取三升分三服日三十日一劑
一方用烏雌雞一隻煮水以煎藥
妊娠九月始受石精以成皮毛六腑百節莫不畢備飲醴食
甘緩帶自持而待之是謂養毛髮致才力
妊娠九月足少陰脈養不可針灸其經足少陰內屬於腎腎
主續縷九月之時兒脈續縷皆成無處濕冷無著炙衣
妊娠九月若卒得下痢腹滿懸急胎上衝心腰背痛不可轉
側短氣半夏湯方
半夏　麥門冬各五兩　吳茱萸　當歸
阿膠各三兩　乾薑一兩　大棗十二枚
右七味㕮咀以水九升煮取三升去滓內白蜜八合微火
上溫分四服痢即止一方用烏雌雞一隻煮汁以煎藥
若曾傷九月胎者當預服豬腎湯方
豬腎一具　白朮四兩　茯苓　桑寄生　乾薑
乾地黃　芎藭各三兩　麥門冬一升　附子中者一枚　大豆三合
右十味㕮咀以水一斗煮腎令熟去腎內諸藥煎取三升
半分四服日三夜一十日更一劑
妊娠十月五藏俱備六腑齊通納天地氣於丹田故使關節
人神皆備但俟時而生

妊娠一月始胚二月始膏三月始胞四月形體成五月能動
六月筋骨立七月毛髮生八月藏腑具九月穀氣入胃十月
諸神備日滿即產矣宜服滑胎藥入月即服
養胎臨月服令滑易產丹參膏方
丹參半斤　芎藭　當歸各三兩　蜀椒五合有熱者以大麻人五合代
右四味㕮咀以清酒溲濕停一宿以成煎豬膏四升微火
煎膏色赤如血膏成新布絞去滓每日取如棗許內酒中
服之不可逆服至臨月乃可服舊用常驗
甘草散令易生母無疾病未生一月日預服過三十日行步
動作如故兒生墮地皆不自覺方
甘草二兩　大豆黃卷　黃芩一方作茯苓
乾薑　桂心　麻子人
大麥櫱一方用粳米　吳茱萸各三兩
右八味治下篩酒服方寸匕日三煖水服亦得
千金丸主養胎及產難顛倒胞不出服一丸傷毀不下產餘
病汗不出煩滿不止氣逆滿以酒服一丸良一名保生丸方
甘草　貝母　秦椒　乾薑　桂心
黃芩　石斛　石膏　粳米一作糯米　大豆黃卷各六銖
當歸十三銖　麻子三合
右十二味末之蜜和丸如彈子大每服一丸日三用棗湯
下一方用蒲黃一兩
治妊娠養胎令易產蒸大黃丸方
大黃三十銖蒸　枳實　芎藭　白朮　杏人各十八銖
芍藥　乾薑　厚朴各十二銖　吳茱萸一兩
右九味末之蜜丸如梧桐子大空腹酒下二丸日三不知
稍加之

滑胎令易產方。

車前子一升　阿膠八兩　滑石二兩

右三味，治下篩，飲服方寸匕，日再。至生月乃服，藥利九竅，不可先服。

妊娠諸病第四（此篇有十章　方八十九首　灸法三首）

胎動及數墮胎第一（方六首　灸法一首）

治妊娠二三月上至八九月，胎動不安，腰痛，已有所見方。

艾葉　阿膠　芎藭（肘後不用芎）　當歸各三兩　甘草一兩

右五味，㕮咀，以水八升，煮取三升，去滓，内膠令消，分三服，日三。

治妊娠胎動去血，腰腹痛方。

芎藭　當歸　青竹茹各三兩　阿膠二兩

右四味，㕮咀，以水一斗半，煮銀二斤，取六升，去銀，内藥煎取二升半，内膠令烊，分三服。不差，重作。一方用甘草二兩。

治妊娠胎動不安，腹痛，葱白湯方。

葱白切，一升　阿膠二兩　當歸　續斷　芎藭各三兩

右五味，㕮咀，以水一斗，先煮銀六七兩，取七升，去銀，内藥煎取二升半，下膠令烊，分三服。不差，重作。

治妊娠胎動，晝夜叫呼，口噤唇搴，及下重痢不息方。

艾葉㕮咀，以好酒五升，煮取四升，去滓，更煎取一升，服。口閉者，格口灌之，藥下即差。亦治妊娠腰痛，及妊娠熱病，并妊娠卒下血。

治妊娠六七月，胎不安常服，旋復花湯方。

旋復花一兩　厚朴　白朮　黄芩　茯苓　枳實各三兩　半夏　芍藥　生薑各二兩

右九味，㕮咀，以水一斗，煮取二升半，分五服，日三夜二。先食服。

治妊娠數墮胎方。

赤小豆末，酒服方寸匕，日二。亦治妊娠數月，月水尚來者。

又妊娠三月，灸膝下一寸七壯。

漏胞第二（方四首）

治妊娠下血如故，名曰漏胞，胞乾便死方。

生地黄半斤，㕮咀，以清酒二升，煮三沸，絞去滓，服之。無時，能多服佳。（姚大夫加黄雌雞一頭，治如食法；崔氏取雞血和藥中服）

治妊娠血下不止，名曰漏胞，血盡子死方。

乾地黄擣末，以三指撮酒服，不過三服。

又方

生地黄汁一升，以清酒四合，煮三四沸，頓服之。不止頻服。

又方

乾地黄四兩　乾薑二兩

右二味，治下篩，以酒服方寸匕，日再，三服。

子煩第三（方二首）

治妊娠常苦煩悶，此是子煩，竹瀝湯方。

竹瀝一升　防風　黄芩　麥門冬各三兩　茯苓四兩

右五味，㕮咀，以水四升，合竹瀝，煮取二升，分三服。不差，再作。

又方　時時服竹瀝，隨多少，取差止。

心腹腰痛及脹滿第四（方二十首）

治妊娠心痛方。

青竹皮一升，以酒二升，煮三兩沸，頓服之。

又方　破生雞子一枚，和酒服之。

又方

青竹茹一升　羊脂八兩　白蜜三兩

右三味，合煎，食頃服如棗核大三枚，日三。

又方　蜜一升，和井底泥，泥心下。

又方　燒棗二七枚，末，尿服之，立愈。

治姙娠腹中痛方。

生地黃三斤，擣絞取汁，用清酒一升，合煎減半，頓服。

又方

燒車釭脂，內酒中服，亦治姙娠欬嗽并難產三日不出。

又方　頓服一升蜜，良。

治姙娠腹中滿痛入心，不得飲食方。

白朮六兩　芍藥四兩　黃芩三兩

右三味，㕮咀，以水六升，煮取三升，分三服，半日令藥盡，微下水，令易生，月飲一劑為善。

治姙娠忽苦心腹痛方。

燒鹽令赤熱，三指撮，酒服之，立產。

治姙娠傷胎結血心腹痛方。

服小兒尿二升，頓服之，立差，大良。

治姙娠中惡心腹痛方。

新生雞子二枚，破著杯中，以糯米粉和如粥，頓服。亦治姙娠卒胎動不安，或但腰痛，或胎轉搶心，或下血不止。

又方　水三升，洗夫靴，剔汁，溫服。

治姙娠中蠱心腹痛方。

燒敗鼓皮，酒服方寸匕，須臾自呼蠱主姓名。

治姙娠腰痛方。

大豆二升，以酒三升，煮取二升，頓服之。亦治常人卒腰痛。

又方

麻子三升，以水五升，煮取汁三升，分五服。亦治心痛。

又方

榆白皮三兩　豉二兩

右二味，熟擣，蜜丸如梧桐子大，服二七丸。亦治心痛。

又方　燒牛屎焦，末，水服方寸匕，日三服。

又方　地黃汁八合，酒五合，合煎，分溫服。

治姙娠脹滿方。

服秤鎚酒良。燒之淬酒中服。亦治姙娠卒下血。

傷寒第五　方十六首

治姙娠傷寒頭痛壯熱肢節煩疼方。

石膏八兩　前胡　梔子人　知母各四兩

大青　黃芩各三兩　葱白切，一升

右七味，㕮咀，以水七升，煮取二升半，去滓，分五服，別相去如人行七八里，再服，不利。

治姙娠頭痛壯熱心煩嘔吐不下食方。

生蘆根一升　知母四兩　青竹茹三兩　粳米五合

右四味，㕮咀，以水五升，煮取二升半，稍稍飲之，盡更作，差止。

治姙娠傷寒服湯後頭痛壯熱不歇，宜用此拭湯方。

麻黃半斤　竹葉切，一升　石膏末，三升

右三味，以水五升，煮取一升，去滓，冷用以拭身體，又以故布揄頭額胸心，燥則易之。患瘧者加恒山五兩。

治姙娠傷寒方。

葱白十莖　生薑二兩，切

右二味，以水三升，煮取一升半，頓服取汗。

治妊娠中風寒熱，腹中絞痛，不可針灸方。

鯽魚一頭，燒作灰，擣末，酒服方寸匕，取汗。

治妊娠遭時疾，令子不落方。

取竈中黄土，水和塗臍，乾復塗之。一方酒和塗方五寸。又泔清和塗之，並佳。

又方　犬尿泥塗腹，勿令乾。

治妊娠熱病方。

車轄脂，酒服大良。

又方

葱白五兩　頭豉二升

右二味，以水六升，煮取二升，分二服，取汗。

又方

葱白一把，以水三升，煮令熟，服之，取汗，食葱令盡。亦主安胎。若胎已死者，須臾即出。

又方　水服伏龍肝一雞子大。

又方　井底泥，泥心下三寸，立愈。

又方　青羊屎塗腹上。

治大熱煩悶者方。

葛根汁二升，分三服，如人行五里進一服。

又方　槐實燒灰，服方寸匕，酒和服。

又方　燒大棗七枚，末，酒和服。

瘧病第六　方二首

治妊娠患瘧湯方。

恒山二兩　甘草一兩　黄芩三兩　烏梅十四枚　石膏八兩

右五味，㕮咀，以酒水各一升半，合漬藥一宿，煮三四沸，去滓。初服六合，次服四合，後服二合，凡三服。

又方

恒山　竹葉各三兩　石膏八兩　粳米一百粒（崔氏、外臺作糯米，集驗、救急作秫米）

右四味，㕮咀，以水六升，煮取二升半，去滓，分三服。第一服取未發前一食頃服之，第二服取臨欲發服之，餘一服用以塗頭額及胸前五心。藥滓置頭邊。當一日勿近水及進飲食，過發後乃進粥食。

下血第七　方十一首

治妊娠忽暴下血數升，胎燥不動方。

榆白皮三兩　當歸　生薑各二兩　乾地黄四兩　葵子一升（後不用）

右五味，㕮咀，以水五升，煮取二升半，分三服，不差更作服之，甚良。

治妊娠卒驚奔走，或從高墮下，暴出血數升，馬通湯方。

馬通汁一升　乾地黄四兩　當歸三兩　阿膠四兩　艾葉三兩

右五味，㕮咀，以水五升，煮取二升半，去滓，内馬通汁及膠令烊，分三服，不差重作。

治妊娠二三月，上至七八月，其人頓仆失踞，胎動不下，傷損腰腹痛欲死，若有所見，及胎奔上搶心，短氣，膠艾湯方。

阿膠二兩　艾葉三兩　芎藭　芍藥　甘草　當歸各二兩　乾地黄四兩

右七味，㕮咀，以水五升，好酒三升，合煮取三升，去滓，内膠更上火令消盡，分三服，日三，不差更作。

治妊娠卒下血方。

葵子一升，以水五升，煮取二升，分三服，差止。

又方

生地黄切一升，以酒五升煮取三升，分三服。亦治落身後血。

治妊娠僵仆失據，胎動轉上搶心，甚者血從口出，逆不得息，或注下血一斗五升，胎不出，子死則寒熨人腹中，急如產狀，虛乏少氣，困頓欲死，煩悶反覆，服藥母即得安，下血亦止，其當產者立生，蟹爪湯方。

蟹爪一升　甘草　桂心各二尺　阿膠二兩

右四味，㕮咀，以東流水一斗煮取三升，去滓，內膠烊盡，能爲一服佳。不能者食頃再服之。若口急不能飲者，格口灌之，藥下便活也。與母俱生，若胎已死，獨母活也。若不僵仆，平安妊娠無有所見，下血服此湯即止。或去桂，不安胎，亦未必爾。

治妊娠胎墮，下血不止方。

丹參十二兩，㕮咀，以清酒五升煮取三升，溫服一升，日三。

又方　地黄汁和代赭末，服方寸匕。

又方　桑蠍蟲矢燒灰，酒服方寸匕。

治半產下血不盡，苦來去，煩滿欲死，香豉湯方

香豉一升半，以水三升煮三沸，漉去滓，內成末鹿角一方寸匕，頓服之，須臾血自下。鹿角燒亦得。

小便病第八　方十五首　灸法一首

治妊娠小便不利方。

葵子一升　榆白皮一把，切

右二味，以水五升煮五沸，服一升，日三。

又方

葵子　茯苓各一兩

右二味，末之，以水服方寸匕，日三，小便利則止。仲景云：妊娠有水氣，身重，小便不利，洒淅惡寒，起即頭眩。

治妊娠患子淋方。

葵子一升，以水三升煮取二升，分再服。

又方　葵根一把，以水三升煮取二升，分再服。

治妊娠小便不通利方。

蕪菁子十合，爲末，水和服方寸匕，日三服。

治妊娠尿血方。

黍穰燒灰，酒服方寸匕，日三服。

治婦人無故尿血方。

龍骨五兩，治下篩，酒服方寸匕，空腹服，日三，久者二十服愈。

又方

爪甲　亂髮

右二味，竝燒末等分，酒服方寸匕，日三。飲服亦得。

又方

鹿角屑　大豆黄卷　桂心各一兩

右三味，治下篩，酒服方寸匕，日三服。

又方

取去爪甲燒作灰，酒服之。

又方

取故舡上竹茹，暴乾，擣末，酒服方寸匕，日三。亦主遺尿。

治婦人遺尿不知出時方。

白薇　芍藥各一兩

右二味治下篩酒服方寸匕日三

又方

胡鷰窠中草燒末酒服半錢匕亦治丈夫

又方

礬石　牡蠣各二兩

右二味治下篩酒服方寸匕亦治丈夫

又方　燒遺尿人薦草灰服之差

又灸橫骨當陰門七壯

下痢第九方八首　灸法一首

治姙娠下痢方

酸石榴皮　黄芩　人參各三兩　櫸皮四兩

粳米三合

右五味㕮咀以水七升煮取二升半分三服

治姙娠患膿血赤滯魚腦白滯臍腹絞痛不可忍者方

薤白一升切　酸石榴皮二兩　阿膠二兩

黄蘗三兩產寶作黄連　地榆四兩

右五味㕮咀以水七升煮取二升半分三服不差更作

治姙娠下痢方

白楊皮一斤㕮咀以水一大升煮取二小升分三服

又方　燒中衣帶三寸末服之

又方

羊脂如棋子大十枚溫酒一升投中頓服之日三

治姙娠注下不止方

阿膠　艾葉　酸石榴皮各二兩

右三味㕮咀以水七升煮取二升去滓內膠令烊分三服

治姙娠及產已寒熱下痢方

黄連一升　梔子二十枚　黄蘗一斤

右三味㕮咀以水五升漬一宿煮三沸服一升一日一夜令盡嘔者加橘皮一兩生薑二兩亦治丈夫常痢

治婦人痢欲痢輒先心痛腹脹滿日夜五六十行方

麴　石榴皮　黄蘗一作麥蘗　烏梅

黄連　艾各一兩　防巳二兩　阿膠

乾薑各三兩　附子一兩

右十味末之蜜和丸飲服如梧子大二十丸日三漸加至三十四十丸

婦人水泄痢灸氣海百壯三報

水腫第十方五首

治姙娠體腫有水氣心腹急滿湯方

茯苓　白朮各四兩崔氏無朮　黄芩三兩　旋復花二兩

杏人三兩

右五味㕮咀以水六升煮取二升半分三服

治姙娠腹大胎間有水氣鯉魚湯方

鯉魚一頭重二斤　白朮五兩　生薑三兩　芍藥

當歸各三兩　茯苓四兩

右六味㕮咀以水一斗二升先煮魚熟澄清取八升內藥煎取三升分五服

治姙娠毒腫方

蕪菁根淨洗去皮擣酢和如薄泥勿令有汁猛火煮之二沸適性薄腫以帛急裹之日再易寒時溫覆非根時用子若腫在咽中取汁含咽之

又方

燒牿牛屎酢和傅之乾則易亦可服方寸匕日三

治姙娠手脚皆腫攣急方。

赤小豆五升　商陸根一斤，切

右二味，以水三斗，煮取一斗，稍稍飲之，盡更作。一方加澤漆一斤。

產難第五 論一首　論法一首　六條　方二十一首

論曰：產婦雖是穢惡，然將痛之時及未產、已產，並不得令死喪污穢家人來視之，則生難；若已產者，則傷兒也。

婦人產乳，忌反支月，若值此月，當在牛皮上，若灰上，勿令水血惡物著地，則殺人。及浣濯衣水，皆以器盛，過此忌月乃止。

凡生產不依產圖，脫有犯觸，於後母子皆死；若不至死，即母子俱病，庶事皆不稱心。若能依圖無所犯觸，母即無病，子亦易養。

凡欲產時，特忌多人瞻視，惟得二三人在傍待，總產訖，乃可告語諸人也。若人眾看之，無不難產耳。

凡產婦第一不得匆匆忙怕，傍人極須穩審，皆不得預緩預急，及憂悒，憂悒則難產。若腹痛眼中火生，此兒迴轉，未即生也。兒出訖，一切人及母皆忌問是男是女。兒始落地，與新汲井水五咽，忌與暖湯物，勿令母看視穢污。

凡產婦慎食熱藥熱麵，食常識此。飲食當如人肌溫溫也。

凡欲臨產時，必先脫尋常所著衣，以籠竈頭及竈口，令至密，即易產也。

凡產難及子死腹中，并逆生與胞胎不出，諸篇方可通檢用之。

治產難，或半生，或胎不下，或子死腹中，或著脊及坐草數日不產，血氣上搶心，母面無顏色，氣欲絕者方。

成煎豬膏一升　白蜜一升　淳酒二升

右三味，合煎取二升，分再服，不能再服，可隨所能服之。治產後惡血不除，上搶心痛煩急者，以地黃汁代醇酒。

治難產方。

槐枝二升，切　瞿麥　通草各五兩　牛膝四兩　榆白皮切　大麻人各一升

右六味，㕮咀，以水一斗二升，煮取三升半，分五服。

治產難累日，氣力乏盡，不能得生，此是宿有病方。

赤小豆二升　阿膠二兩

右二味，以水九升，煮豆令熟，去滓，內膠令烊，一服五合，不覺更服，不過三服即出。

又方

槐子十四枚　蒲黃一合

右二味，合內酒中，溫服，須臾不生，再服之。水服亦得。

又方

生地黃汁半升　生薑汁半升

右二味，合煎熟，頓服之。

治產難及日月未足而欲產者方。

知母一兩，為末，蜜丸如兔屎，服一丸，痛不止，更服一丸。

治產難方。

吞皂莢子二枚。

治產難三日不出方。

取鼠頭燒作屑，井花水服方寸匕，日三。

又方

車軸脂吞大豆許兩丸。

又方

燒大刀鐶，以酒一杯沃之，頓服即出。救死不分免者。

又方

燒藥杵令赤，內酒中飲之。

治難産方。

取廁前已用草二七枚燒作屑水調服之。

又方　令夫唾婦口中二七過立出。

難産針兩肩井入一寸寫之須臾即分免。

羚羊角散治産後心悶是血氣上衝心方

羚羊角一枚燒作灰下篩以東流水服方寸匕。若未差須臾再服取悶差乃止。

又方　羖羊角燒作灰以溫酒服方寸匕。不差須臾再服。備急方以治産難

治産乳運絕方。

半夏一兩擣篩丸如大豆內鼻孔中即愈。此是扁鵲法。

又方　神麴末水服方寸匕亦治産難

又方　赤小豆擣為散。東流水服方寸匕。不差更服。

又方　含釅醋潠面即愈。凡悶即潠之愈。

又方　取釅醋和産血如棗許大服之。

治心悶方。

産後心悶。眼不得開。即當頂上取髮如兩指大強以人牽之。眼即開。

子死腹中第六 論一首 方十七首

論曰。凡婦人産難死生之候。母面赤舌青者兒死母活。母脣口青。口兩邊沫出者母子俱死。母面青舌赤。口中沫出者母死子活。

治動胎及産難子死腹中并妊兩兒一死一生。令死者出。生胎安神驗方。

蟹爪一升　甘草二尺　阿膠三兩

右三味以東流水一斗。先煮二物得三升。去滓內膠令烊。頓服之。不能分再服。若人困拗口內藥。藥入即活。煎藥作東向竈用葦薪煮之。

治子死腹中不出方。

以牛屎塗母腹上立出。

治子死腹中方。

取竈下黃土三指撮以酒服之立出。土當著兒頭上出。亦治逆生及橫生不出手足先見者。

治胎死腹中真朱湯方。

熟真朱一兩　榆白皮切，一升

右二味。以苦酒三升。煮取一升頓服死胎立出。

又方　服水銀三兩立出

又方　三家雞卵各一枚。三家鹽各一撮。三家水各一升。合煮。令産婦東向飲之立出。

又方　取夫尿二升。煮令沸飲之。

又方　吞槐子二七枚亦治逆生

又方　酢二升。拗口開灌之即出。

治産難子死腹中方

瞿麥一斤以水八升。煮取一升服一升。不出再服

治胎死腹中乾燥著背方。

葵子一升　阿膠五兩

右二味以水五升。煮取二升。頓服之。未出再煮服。

治妊娠未足月而胎卒死不出。其母欲死方。

以苦酒濃煮大豆。一服一升。死胎立出。不能頓服。分

再服一方用醇酒煮大豆亦治積聚成瘕

治姙娠胎死腹中若子生胞衣不出腹中引腰背痛方

甘草一尺　蒲黃二合　筒桂四寸　香豉二升

雞子一枚

右五味以水六升煮取一升頓服之胎胞穢惡盡去大良

治姙娠得病須去胎方

以雞子一枚鹽三指撮和服立下（凡與阮河南、療難産同）

又方　麥蘖一升末和蜜一升服之立下

又方　七月七日神麴三升醋一升煮兩沸宿不食旦頓服即下

又方　大麥麴五升酒一斗煮三沸去滓分五服令盡當宿勿食其子如糜令母肥盛無疾苦千金不傳

逆生第七　論一首　方十四首

論曰凡産難或兒横生側生或手足先出可以針錐刺兒手足入一二分許兒得痛驚轉即縮自當回順也

治逆生方

以鹽塗兒足底又可急搔之并以鹽摩産婦腹上即愈

又方　以鹽和粉塗兒足下即順（子母秘録云鹽和胡粉）

又方　梁上塵取如彈丸許二枚治末三指撮溫酒服之

治逆生及横生不出手足先見者

燒蛇脫皮末服一刀圭亦云三指撮面向東酒服即順

又方　以蟬殼二枚治爲末三指撮溫酒服（崔氏、外臺、子母秘録作彈丸二枚爲末酒服）

又方　取夫陰毛二七莖燒以猪膏和丸如大豆吞之兒手即持丸出神驗

又方　蛇蛻皮燒灰猪膏和丸東向服

又方　以手中指取釜底墨交畫兒足下即順生

又方　取父名書兒足下即順生

治横生及足先出者方

取梁上塵竈突墨酒服之

又方　取車缸中脂書兒脚下及掌中

治縱横生不可出者方

菟絲子末酒若米汁服方寸匕即生車前子亦好服如法上

又方　水若酒服竈突黑塵

治産時子但趨穀道者方

熬鹽熨之自止

胞胎不出第八　方二十二首

治産兒胞衣不出令胞爛牛膝湯方

牛膝　瞿麥各一兩　滑石二兩（一方用桂心一兩）

當歸一兩半　通草一兩半　葵子半升

右六味㕮咀以水九升煮取三升分三服

治産難胞衣不出横倒者及兒死腹中母氣欲絶方

半夏　白斂各二兩

右二味治下篩服方寸匕小難一服横生二服倒生三服兒死四服亦可加代赭瞿麥各二兩爲佳

治胎死腹中若母病欲下之方

取榆白皮細切煮汁三升服之即下難生者亦佳

又方

牛膝三兩　葵子一升

右二味，以水七升，煮取三升，分三服。

又方

生地黃汁一升　苦酒三合

令暖服之。不能頓服，分再服亦得。

又方

澤蘭葉三兩　滑石五兩　生麻油二合

右三味，以水一升半，煮澤蘭取七合，去滓，内麻油、滑石，頓服之。

治胞衣不出方。

取小麥合小豆煮令濃，飲其汁，立出。亦治横逆生者。

治逆生胎不出方。

取竈屋上墨，以酒煮一兩沸，取汁服。

治胞衣不出方。

取瓜瓣二七枚，服之立出，良。

又方　苦酒服眞朱一兩。

又方　服蒲黃如棗許，以井花水。

又方　生男吞小豆七枚，生女者十四枚，即出。

又方　取水煮弓弩弦，飲其汁五合，即出。亦可燒灰，酒和服。

又方　雞子一枚，苦酒一合，和飲之，即出。

又方　墨三寸，末之，酒服。

又方　取宅中所埋柱，掘出，取坎底當柱下土大如雞子，酒和服之，良。

治産後胞不時出方。

又方　井底土如雞子中黃，以井花水和服之，立出。

治子死腹中若衣不出，欲上搶心方。

取井中黃土，丸如梧桐子，吞之，立出。又治兒不出。

急取蟻蛭土三升，熬之令熱，囊盛熨心下，令胎不得上搶心，甚良。

又方

末竈突中墨三指撮，以水若酒服之，立出，當著兒頭生。

又方　取炊蔽當户前燒，服之。

又方　取夫内衣蓋井上，立出。

下乳第九 方二十一首

治婦人乳無汁鍾乳湯方。

石鍾乳　白石脂各六銖　通草十二銖　桔梗半兩，切　消石六銖，一方用滑石

右五味，㕮咀，以水五升，煮三沸，三上三下，去滓，内消石，令烊，分服。

治婦人乳無汁漏蘆湯方。

漏蘆　通草各二兩　石鍾乳一兩　黍米一升

右四味，㕮咀，米宿漬，揩撻取汁三升，煮藥三沸，去滓，作飲之，日三。

治婦人乳無汁單行石膏湯方。

石膏四兩，研，以水二升，煮三沸，稍稍服，一日令盡。

又方

通草　石鍾乳

右二味，各等分，末，粥飲服方寸匕，日三。後可兼養兩兒。通草横心者是，勿取羊桃根，色黃無益。一方二味，酒五升漬一宿，明旦煮沸，去

滓，服一升，日三。夏冷服，冬温服。

治婦人乳無汁，麥門冬散方。

麥門冬　石鍾乳　通草　理石

右四味，各等分，治下篩。先食酒服方寸匕，日三。

治婦人乳無汁，漏蘆散方。

漏蘆（半兩）　石鍾乳　栝樓根（各一兩）　蠐螬（三合）

右四味，治下篩。先食糖水服方寸匕，日三。

又方

麥門冬　通草　石鍾乳　理石　土瓜根　大棗　蠐螬

右七味，等分，治下篩。食畢用酒服方寸匕，日三。

治乳無汁方。

石鍾乳（四兩）　甘草（二兩，一方不用）　漏蘆（三兩）　通草（五兩）　栝樓根（五兩）

右五味，㕮咀，以水一斗，煑取三升，分三服。一云用栝樓實一枚。

又方

母猪蹄一具，麄切，以水二斗，煑熟，得五六升汁，飲之。不出更作。

又方

猪蹄（二枚，熟炙，搥碎）　通草（八兩，細切）

右二味，以清酒一斗浸之，稍稍飲盡。不出更作。（外臺猪蹄不炙，以水一斗煑取四升，入酒四升，更煑飲之。）

又方

栝樓根切一升，酒四升，煑三沸，去滓，分三服。

又方

取栝樓子尚青色大者一枚，熟擣，以白酒一斗，煑取四升，去滓，温服一升，日三。黄色小者用二枚亦好。

又方

石鍾乳　通草（各一兩）　漏蘆（半兩）　桂心　甘草　栝樓根（各六銖）

右六味，治下篩。酒服方寸匕，日三，最驗。

又方

石鍾乳　漏蘆（各二兩）

右二味，治下篩。飲服方寸匕，即下。

又方

燒鯉魚頭末，酒服三指撮。

又方

燒死鼠作屑，酒服方寸匕，日三，立下，勿令知。

下乳汁鯽魚湯方。

鯽魚（長七寸）　猪肪（半斤）　漏蘆（八兩）　石鍾乳（八兩）

右四味，切猪肪，魚不須洗治，清酒一斗二升合煑，魚熟藥成，絞去滓，適寒温，分五服。即乳下，飲其間相去須臾一飲，令藥力相及。

治婦人乳無汁，單行鬼箭湯方。

鬼箭五兩，以水六升，煑取四升，一服八合，日三。亦可燒作灰，水服方寸匕，日三。

治婦人乳無汁方。

栝樓根（三兩）　石鍾乳（四兩）　漏蘆（三兩）　白頭翁（一兩）　滑石（二兩）　通草（二兩）

右六味，治下篩。以酒服方寸匕，日三。

治婦人乳無汁，甘草散方。

甘草（兩）　通草（三十銖）　石鍾乳（三十銖）　雲母（二兩半）　屋上散草（二把，燒作灰）

右五味。治下篩。食後。温漏蘆湯服方寸匕。日三。乳下止。

又方

土瓜根治下篩服半錢匕日三乳如流水

備急千金要方卷第二

備急千金要方卷第三婦人方中

朝奉郎守太常少卿充秘閣校理判登聞檢院上護軍賜緋魚袋臣林億等校正

虛損第一論一首 方二十一首 三條

論曰：凡婦人非止臨產須憂，至於產後，大須將慎，危篤之至，其在於斯。勿以產時無佗，乃縱心恣意，無所不犯。犯時微若秋毫，感病廣於嵩岱。何則？產後之病，難治於餘病也。婦人產訖，五藏虛羸，惟得將補，不可轉瀉。若其有病，不須駃藥，若行駃藥，轉更增虛，就中更虛，向生路遠。所以婦人產後百日已來，極須殷懃，憂畏勿縱心犯觸，及即便行房。若有所犯，必身反強直，猶如角弓反張，名曰蓐風，則是其犯候也。若似角弓，命同轉燭。凡百女人，宜好思之。苟或在微不慎，戲笑作病，一朝困臥，控告無所。縱多出財寶，遍處求醫，醫者未必解此。縱得醫來，大命已去，何處追尋？學者於此一方，大須精熟，不得同於常方耳。特忌上廁便利，宜室中盆上佳。

凡產後滿百日，乃可合會，不爾，至死虛羸，百病滋長，慎之。

凡婦人皆患風氣，臍下虛冷，莫不由此早行房故也。

凡產後七日內，惡血未盡，不可服湯，候臍下塊散，乃進羊肉湯。有痛甚切者，不在此例。後三兩日消息，可服澤蘭丸。比至滿月，丸盡為佳。不爾，虛損不可平復也。全極消瘦不可救者，服五石澤蘭丸。凡在蓐，必須服澤蘭丸補之，服法必七日外，不得早服也。

凡婦人因暑月產，乳取涼太多，得風冷，腹中積聚，百病競起，迄至於老，百方治不能差，桃人煎主之。出蓐後服之，婦人縱令無病，每至秋冬須服一兩劑，以至年內常將服之佳。

亦產訖可服四順理中丸方。

甘草二兩　人參　白朮　乾薑各一兩

右四味，末之，蜜和丸如梧子，服十丸，稍增至二十丸。新生藏虛，此所以養藏氣也。

桃人煎，治婦人產後百疾，諸氣補益悅澤方。

桃人一千二百枚，擣令細熟，以上好酒一斗五升，研濾三四遍，如作麥粥法，以極細為佳。內長項瓷瓶中，密塞以麪封之，內湯中，煮一伏時，不停火，亦勿令火猛，使瓶口常出在湯上，無令沒之。熟訖出，溫酒服一合，日再服。丈夫亦可服之。

治婦人虛羸短氣，胸逆滿悶風氣，石斛地黃煎方。

石斛四兩　生地黃汁八升　桃人半升　桂心二兩

甘草四兩　大黃八兩　紫菀四兩　麥門冬二升

茯苓一斤　淳酒八升

右十味，為末，於銅器中炭火上熬，內鹿角膠一斤，耗得一斗，次內飴三斤，白蜜三升，和調，更於銅器中釜上煎，微耗，以生竹攪，無令著，耗令相得，藥成。先食酒服如彈子一丸，日三，不知，稍加至二丸。一方用人參三兩。

治婦人產後欲令肥白，飲食平調，地黃羊脂煎方。

生地黃汁一斗　生薑汁五升　羊脂二斤　白蜜五升

右四味，先煎地黃，令得五升，次内羊脂合煎，減半，内薑汁復煎，令減，合蜜著銅器中，煎如飴。取雞子大一枚，投熱酒中服，日三。

地黃酒，治產後百病，未產前一月當預釀之，產訖蓐中服之方。

地黃汁一升　好麴一斗　好米二升

右三味，先以地黃汁漬麴令發，準家法醖之至熟，封七日，取清服之。常使酒氣相接，勿令斷絶。慎蒜、生冷、酢滑、猪、雞、魚，一切婦人皆須服之。但夏三月熱，不可合，春秋冬並得合服。地黃并滓内米中炊合用之，一石十石一準此一升爲率。先服羊肉當歸湯三劑，乃服之佳。

治產後虚羸喘乏，白汗出，腹中絞痛，羊肉湯方。

肥羊肉三斤去脂　當歸一兩姚氏用葱白　桂心二兩　芍藥四兩子母秘錄作葱白　甘草二兩　生薑四兩　芎藭三兩子母秘錄作豉一升　乾地黃五兩

右八味，㕮咀，以水一斗半先煮肉，取七升，去肉，内餘藥，煮取三升，去滓，分三服。不差重作。千金翼有葱白一斤。子母秘錄若胸中微熱加黃芩、麥門冬各一兩；頭痛加石膏一兩；中風加防風一兩；大便不利加大黃一兩；小便難加葵子一兩；上氣欬逆加五味子一兩。

治產後虚羸喘乏，乍寒乍熱，病如瘧狀，名爲蓐勞，猪腎湯方。

猪腎一具去脂四破，無則用羊腎代　香豉綿裹　白粳米　葱白各一斗

右四味，以水三斗，煮取五升，去滓，任情服之。不差更作。廣濟方有人參、當歸各二兩，爲六味。

羊肉黃耆湯，治產後虚乏補益方。

羊肉三斤　黃耆三兩　大棗三十枚　茯苓　甘草　當歸　桂心　芍藥　麥門冬　乾地黃各一兩

右十味，㕮咀，以水二斗煮羊肉，取一斗，去肉，内諸藥，煎取三升，去滓，分三服，日三。

鹿肉湯，治產後虚羸勞損補乏之方。

鹿肉四斤　乾地黃　甘草　芎藭各三兩　人參　當歸各二兩　黃耆　芍藥　麥門冬　茯苓各二兩　半夏一升　大棗二十枚　生薑二兩

右十三味，㕮咀，以水二斗五升，煮肉取一斗三升，去肉，内藥，煎取五升，去滓，分四服，日三夜一。

治產後虚乏，五勞七傷，虚損不足，藏腑冷熱不調，麞骨湯方。

麞骨一具　遠志　黃耆　芍藥　乾薑　防風　茯苓一作伏神　厚朴各三兩　當歸　橘皮　甘草　獨活　芎藭各二兩　桂心　生薑各四兩

右十五味，㕮咀，以水三斗，煮麞骨，取二斗，去骨，内藥，煎取五升，去滓，分五服。

當歸芍藥湯，治產後虚損，逆害飲食方。

當歸一兩半　芍藥　人參　桂心　生薑　甘草各一兩　大棗二十枚　乾地黃一兩

右八味，㕮咀，以水七升，煮取三升，去滓，分三服，日三。

治產後虚氣，杏人湯方。

杏人　橘皮　白前　人參各三兩　桂心四兩　蘇葉一升　半夏一升　生薑十兩　麥門冬一兩

右九味，㕮咀，以水一斗二升，煮取三升半，去滓，分五服。

治產後上氣及婦人賁豚氣，積勞，藏氣不足，胸中煩躁，關元以下，如懷五千錢狀方。

厚朴　桂心　當歸　細辛

芍藥　石膏各三兩　甘草　黄芩

澤瀉各二兩　吴茱萸五兩，千金翼作大黄　乾地黄四兩

桔梗三兩　乾薑一兩

右十三味，㕮咀，以水一斗二升，煑取三升，去滓，分三服，服三劑佳。

治產後七傷，虚損少氣，不足，并主腎勞寒冷，補益氣，乳蜜湯方。

牛乳七升，無則用羊乳　白蜜一升半　當歸　人參

獨活各三兩　大棗二十枚　甘草　桂心各二兩

右捌味，㕮咀諸藥，以乳蜜中，煑取三升，去滓，分四服。

治產後虚冷七傷，時寒熱，體痛乏力，補腎，并治百病，五石湯方。

紫石英　鍾乳　白石英　赤石脂

石膏　茯苓　白朮　桂心

芎藭　甘草各二兩　薤白六兩　人參

當歸各三兩　生薑八兩　大棗二十枚

右拾伍味，五石並末之，諸藥各㕮咀，以水壹斗二升，煑取三升六合，去滓，分六服。若中風，加葛根、獨活各二兩，下痢加龍骨一兩。

三石湯，主病如前方。

紫石英二兩　白石英二兩半　鍾乳二兩半　生薑

當歸　人參　甘草各二兩　茯苓

乾地黄　桂心各三兩　半夏五兩　大棗十五枚

右十二味，三石末之，㕮咀諸藥，以水一斗二升，煑取三升，去滓，分四服。若中風，加葛根四兩。

內補黄耆湯，主婦人七傷，身體疼痛，小腹急滿，面目黄黑，不能食飲，并諸虚乏不足，少氣，心悸不安方。

黄耆　當歸　芍藥　乾地黄

半夏各三兩　茯苓　人參　桂心

遠志　麥門冬　甘草　五味子

白朮　澤瀉各二兩　乾薑四兩　大棗三十枚

右十六味，㕮咀，以水一斗半，煑取三升，去滓，一服五合，日三夜一服。

治產後虚羸，盜汗，濇濇惡寒，吴茱萸湯方。

吴茱萸三兩，以清酒三升漬一宿，煑如蟻鼻沸，減得三升許，中分之，頓服一升，日再，間日再作服。亦治產後腹中疾痛。

治產後體虚寒熱，自汗出，猪膏煎方。

猪膏一升　清酒五合　生薑汁一升　白蜜一升

右四味，煎令調和，五上五下，膏成，隨意以酒服方寸匕，當炭火上熬。

鯉魚湯，主婦人體虚，流汗不止，或時盜汗方。

鯉魚二升　葱白切，一升　豉一升　乾薑二兩　桂心二兩

右五味，㕮咀四物，以水一斗，煑魚取六升，去魚，内諸藥，微火煑取二升，去滓，分再服，取微汗即愈。勿用生魚。

治產後風虚，汗出不止，小便難，四肢微急，難以屈伸者，桂枝加附子湯方。

桂枝　芍藥各三兩　甘草一兩半　附子二枚

生薑三兩　大棗十二枚

右六味，㕮咀，以水七升，煎取三升，分爲三服。

虚煩第二　方十一首

薤白湯，治產後胷中煩熱逆氣方。

薤白　半夏　甘草　人參
知母各二兩　石膏四兩　栝樓根三兩　麥門冬半升

右八味，㕮咀，以水一斗三升，煮取四升，去滓，分五服，日三夜二。熱甚，即加石膏、知母各一兩。

竹根湯　治產後虛煩方。

甘竹根細切，一斗五升，以水二斗，煮取七升，去滓，内小麥二升、大棗二十枚，復煮麥熟三四沸，内甘草一兩、麥門冬一升。湯成去滓，服五合。不差更服，取差。短氣亦服之。

人參當歸湯　治產後煩悶不安方。

人參　當歸　麥門冬　桂心
乾地黃各一兩　大棗二十個　粳米一升　淡竹葉三升
芍藥四兩

右九味，㕮咀，以水一斗二升，先煮竹葉及米，取八升，去滓，内藥，煮取三升，去滓，分三服。若煩悶不安者，當取豉一升，以水三升，煮取一升，盡服之，甚良。

甘竹茹湯　治產後内虛，煩熱短氣方。

甘竹茹一升　人參　茯苓　甘草各一兩　黃芩三兩

右五味，㕮咀，以水六升，煮取二升，去滓，分三服，日三。

知母湯　治產後乍寒乍熱，通身溫壯，胷心煩悶方。

知母三兩　芍藥　黃芩各二兩　桂心　甘草各一兩

右五味，㕮咀，以水五升，煮取二升半，分三服。一方不用桂心，加生地黃。

竹葉湯　治產後心中煩悶不解方。

生淡竹葉　麥門冬各一升　甘草二兩　生薑
茯苓各三兩　大棗十四個　小麥五合

右柒味，㕮咀，以水壹斗，先煮竹葉、小麥，取八升，内諸藥，煮取三升，去滓，分三服。若心中虛悸者，加人參二兩；其人食少無穀氣者，加粳米五合；氣逆者，加半夏二兩。

淡竹茹湯　治產後虛煩，頭痛短氣欲絶，心中悶亂不解，必效方。

生淡竹茹一升　麥門冬五合　甘草一兩
小麥五合　生薑三兩產寶用乾葛　大棗十四枚產寶用石膏三兩

右六味，㕮咀，以水一斗，煮竹茹、小麥，取八升，去滓，乃内諸藥，煮取一升，去滓，分二服，羸人分作三服。若有人參，入一兩；若無人參，内茯苓一兩半亦佳。人參、茯苓皆治心煩悶及心虛驚悸，安定精神，有則為良，無自依方服壹劑，不差更作。若氣逆者，加半夏二兩。

赤小豆散　治產後煩悶，不能食，虛滿方。

赤小豆三七枚，燒作末，以冷水和，頓服之。

治產後煩悶，蒲黃散方。

蒲黃以東流水和方寸匕，服，極良。

蜀漆湯　治產後虛熱往來，心胷煩滿，骨節疼痛，及頭痛壯熱，晡時輒甚，又如微瘧方。

蜀漆葉一兩　黃耆五兩　桂心　甘草
黃芩各一兩　知母　芍藥各二兩　生地黃一斤

右八味，㕮咀，以水一斗，煮取三升，分三服。此湯治寒熱，不傷人。

芍藥湯　治產後虛熱頭痛方。

白芍藥　乾地黃　牡蠣各五兩　桂心三兩

右四味，㕮咀，以水一斗，煮取二升半，去滓，分三服，日三。此湯不傷損人，無毒。亦治腹中拘急痛。若通身發熱，加黃芩二兩。

中風第三論一首 方三十首

論曰：凡產後角弓反張，及諸風病，不得用毒藥，惟宜單行一兩味，亦不得大發汗，特忌轉瀉吐利，必死無疑。大豆紫湯產後大善。

治產後百病及中風痱痙，或背強口噤，或但煩熱苦渴，或頭身皆重，或身癢，劇者嘔逆直視，此皆因虛風冷濕及勞傷所為，大豆紫湯方。

大豆五升　清酒一斗

右二味，以鐵鐺猛火熬豆，令極熱，焦烟出，以酒沃之，去滓，服一升，日夜數過服之，盡更合，小汗則愈，一以去風，二則消血結，如妊娠傷折，胎死在腹中三日，服此酒即差。

治產後百日中風痙，口噤不開，并治血氣痛，勞傷，補腎，獨活紫湯方。

獨活一斤　大豆五升　酒一斗三升

右三味，先以酒漬獨活再宿，若急須，微火煮之，令減三升，去滓，別熬大豆極焦，使煙出，以獨活酒沃之，去豆，服一升，日三夜二。

小獨活湯，治如前狀方。

獨活八兩　葛根六兩　甘草二兩　生薑六兩

右四味，㕮咀，以水九升，煮取三升，去滓，分四服，微汗佳。

甘草湯，治在蓐中風，背強不得轉動，名曰風痙方。

甘草　乾地黃　麥門冬　麻黃各二兩
芎藭　黃芩　栝樓根各三兩　杏人五十枚
葛根半斤

右九味，㕮咀，以水一斗五升，酒五升，合煮葛根，取八升，去滓，內諸藥，煮取三升，去滓，分再服，一劑不差，更合良。千金翼崔

獨活湯，治產後中風，口噤不能言方。氏有前胡三兩

獨活五兩　防風　秦艽　桂心
白朮　甘草　當歸　附子各二兩
葛根三兩　生薑五兩　防己一兩

右十一味，㕮咀，以水一斗二升，煮取三升，去滓，分三服。

雞糞酒，主產後中風及百病，并男子中一切風，神效方。

雞糞一升，熬令黃　烏豆一升，熬令聲絶，勿焦

右二味，以清酒三升半，先淋雞糞，次淋豆，取汁，一服一升，溫服取汗，病重者凡四五日服之，無不愈。

治產後中風，發熱，面正赤，喘氣，頭痛，竹葉湯方。

淡竹葉一握　葛根三兩　防風二兩　桔梗
甘草　人參各一兩　大附子一枚　生薑五兩
大棗十五枚　桂心一兩

右十味，㕮咀，以水一斗，煮取二升半，去滓，分三服，日三，溫覆使汗出，若頸項強者，用大附子，若嘔者，加半夏四兩。

防風湯，治產後中風，背急短氣方。千金翼作裹急短氣

防風五兩　當歸　芍藥　人參　甘草
乾薑各二兩　獨活　葛根各五兩

右八味，㕮咀，以水九升，煮取三升，去滓，分三服，日三。

鹿肉湯，治產後風虛，頭痛，壯熱，言語邪僻方。

鹿肉三斤　芍藥三兩　半夏一升　乾地黃二兩
獨活三兩　生薑六兩　桂心　芎藭各一兩
甘草　阿膠各一兩　人參
茯苓各四兩，千金翼作茯神　秦艽　黃芩
黃耆各三兩

右十五味，㕮咀，以水二斗，煮肉得一斗二升，去肉，内藥煎取三升，去滓，内膠令烊，分四服，日三夜一。

治產後中風獨活酒方

獨活一斤　桂心二兩　秦艽五兩

右三味，㕮咀，以酒一斗半，漬三日，飲五合，稍加至一升，不能多飲，隨性服。

大豆湯，主產後卒中風，發病倒悶不知人，及妊娠挾風，兼治在蓐諸疾方。

大豆五升，炒令微焦　葛根　獨活各八兩　防已六兩

右四味，㕮咀，以酒一斗二升，煮豆取八升，去滓，内藥煮取四升，去滓，分六服，日四夜二。

五石湯，主產後卒中風，發疾口噤，倒悶吐沫，瘈瘲眩冒不知人，及濕痹緩弱，身體痙，妊娠百病方。

白石英　鍾乳　赤石脂　石膏各二兩

紫石英三兩　牡蠣　人參　黃芩

白术　甘草　栝樓根　芎藭

桂心　防已　當歸　乾薑各二兩

獨活三兩　葛根四兩

右十八味，末五石，㕮咀諸藥，以水一斗四升，煮取三升半，分五服，日三夜二。一方有滑石、寒水石各二兩，棗二十枚。

四石湯，治產後卒中風，發疾口噤，瘈瘲悶滿不知人，并緩急諸風毒痹，身體痙強，及挾胎中風，婦人百病方。

紫石英　白石英　石膏　赤石脂各三兩

獨活　生薑各六兩　葛根四兩　桂心

芎藭　甘草　芍藥　黃芩各二兩

右十二味，㕮咀，以水一斗二升，煮取三升半，去滓，分五服，日三夜二。

治婦人在蓐得風，蓋四肢苦煩熱，皆自發露所為。若頭痛，與小柴胡湯；頭不痛，但煩熱，與三物黃芩湯。小柴胡湯方。

柴胡半斤　黃芩　人參

甘草各三兩　生薑二兩　大棗十二枚

半夏半升

右七味，㕮咀，以水一斗二升，煮取六升，去滓，服一升，日三服。

三物黃芩湯方。

黃芩　苦參各二兩　乾地黃四兩

右㕮咀，以水八升，煮取二升，去滓，適寒溫，服一升，日二。多吐下蟲。

治產後腹中傷絕，寒熱恍惚，狂言見鬼，此病中風內絕，藏氣虛所為，甘草湯方。

甘草　芍藥各五兩　通草三兩，產寶用當歸

羊肉三斤

右四味，㕮咀，以水一斗六升，煮肉取一斗，去肉，内藥煮取六升，去滓，分五服，日三夜二。

羊肉湯，治產後中風，久絕不產，月水不利，乍赤乍白，及男子虛勞冷盛方。

羊肉二斤　成擇大蒜去皮，切，三升　香豉三升

右三味，以水一斗三升，煮取五升，去滓，内酥一升，更煮取三升，分溫三服。

葛根湯，治產後中風，口噤痙痹，氣息迫急，眩冒困頓，并產後諸疾方

葛根　生薑各六兩　獨活四兩

當歸三兩　甘草　桂心

茯苓　石膏　人參
白朮　芎藭　防風（各貳兩）
右拾貳味，㕮咀，以水壹斗貳升，煮取叁升，去滓，分叁服，日叁。

治產後中風防風酒方。
防風　獨活（各壹斤）　女萎
桂心（各貳兩）　茵芋（壹兩）　石斛（伍兩）
右陸味，㕮咀，以酒貳斗，漬叁宿，初服壹合，稍加至叁肆合，日叁。

治產後中風木防已膏方。
木防已（半升）　茵芋（伍兩）
右貳味，㕮咀，以苦酒玖升，漬壹宿，猪膏肆升，煎叁上叁下，膏成，炙手摩千遍，差。

治產後中柔風，舉體疼痛，自汗出者，及餘百疾方。
獨活（捌兩）　當歸（肆兩）
右貳味，㕮咀，以酒捌升，煮取肆升，去滓，分肆服，日叁夜壹，取微汗。（葛氏單行獨活，小品加當歸。若上氣者，加桂心貳兩，不差更作。）

治產後中風流腫浴湯方。
鹽（伍升，熬令赤）　雞毛（壹把，燒作灰）
右貳味，以水壹石，煮鹽作湯，內雞毛灰，著湯中，適冷暖以浴，大良。又浴婦人陰冷腫痛。凡風腫面欲裂破者，以紫湯壹服，差。神效。紫湯是炒黑豆作者。

治產後中風頭面手臂通滿方。
大豆叁升，以水陸升，煮取壹升半，去豆，澄清，更煎取壹升，內白朮捌兩、附子叁兩、獨活叁兩、生薑捌兩，添水壹斗，煎取伍升，內好酒伍升，合煎取伍升，去滓，分伍服，日叁夜貳，間粥，頻服叁劑。

茯神湯，治產後忽苦心中衝悸，或志意不定，恍恍惚惚，言語錯謬，心虛所致方。
茯神（四兩）　人參　茯苓（各三兩）
芍藥　甘草　當歸
桂心（各一兩）　生薑（八兩）　大棗（三十枚）
右九味，㕮咀，以水一斗，煮取三升，去滓，分三服，日三，甚良。

遠志湯，治產後忽苦心中衝悸不定，志意不安，言語錯誤，惚惚憒憒，情不自覺方。
遠志　人參　甘草　當歸
桂心　麥門冬（各二兩）　芍藥（一兩）　茯苓（五兩）
生薑（六兩）　大棗（三十枚）
右十味，㕮咀，以水一斗，煮取三升，去滓，分三服，日三。羸者分四服。產後得此，正是心虛所致，無當歸用芎藭；若其人心胸中逆氣，加半夏三兩。

茯苓湯，治產後暴苦心悸不定，言語謬錯，恍恍惚惚，心中憒憒，此皆心虛所致方。
茯苓（五兩）　甘草　芍藥　桂心（各二兩）
生薑（六兩）　當歸（二兩）　麥門冬（一升）　大棗（三十枚）
右八味，㕮咀，以水一斗，煮取三升，去滓，分三服，日三。無當歸可用芎藭。若苦心志不定，加人參二兩，亦可內遠志二兩。若苦煩悶短氣，加生竹葉一升，先以水一斗三升，煮竹葉取一斗，內藥。若有微風，加獨活三兩、麻黃二兩、桂心二兩，用水一斗五升。若頸項苦急，背膊強者，加獨活、葛根各三兩，麻黃、桂心各二兩，生薑八兩，用水一斗半。

安心湯，治產後心衝悸不定，恍恍惚惚，不自知覺，言語錯誤，虛煩短氣，志意不定，此是心虛所致方。

遠志　甘草各二兩　人參　茯神
當歸　芍藥各三兩　麥門冬一升　大棗三十枚

右八味，㕮咀，以水一斗，煮取三升，去滓，分三服，日三。若苦虛煩短氣者，加淡竹葉二升，水一斗二升，煮竹葉取一斗，内藥。若胷中少氣者，益甘草爲三兩，善。

甘草丸，治産後心虛不足，虛悸，心神不安，吸吸乏氣，或若恍恍惚惚，不自覺知者方。

甘草三兩　人參二兩　遠志三兩　麥門冬二兩
昌蒲三兩　澤瀉一兩　桂心一兩　乾薑二兩
茯苓二兩　大棗五十枚

右十味，末之，蜜丸如大豆，酒服二十丸，日四五服，夜再服。不知，稍加。若無澤瀉，以白术代之。若胷中冷，增乾薑。

人參丸，治産後大虛心悸，志意不安，不自覺，恍惚恐畏，夜不得眠，虛煩少氣方。

人參　甘草　茯苓各三兩　麥門冬
昌蒲　澤瀉　署預　乾薑各二兩
桂心一兩　大棗五十枚

右十味，末之，以蜜、棗膏和丸如梧子，未食酒服二十丸，日三夜一。不知，稍增。若有遠志，内二兩爲善。若風氣，内當歸、獨活三兩，亦治男子虛損心悸。

大遠志丸，治産後心虛不足，心下虛悸，志意不安，恍恍惚惚，腹中拘急痛，夜卧不安，胷中吸吸少氣，内補傷損，益氣，安定心神，亦治虛損方。

遠志　甘草　茯苓　麥門冬
人參　當歸　白术　澤瀉
獨活　昌蒲各三兩　署預　阿膠各二兩
乾薑四兩　乾地黄五兩　桂心三兩

右十五味，末之，蜜和如大豆，未食温酒服二十丸，日三。不知，稍增至五十丸。若太虛，身體冷，少津液，加鍾乳三兩，爲善。

心腹痛第四 方二十六首

蜀椒湯，治産後心痛，此大寒冷所爲方。

蜀椒二合　芍藥一兩　當歸　半夏
甘草　桂心　人參　茯苓各二兩
蜜一升　生薑汁五合

右十味，㕮咀，以水九升，煮椒令沸，然後内諸藥，煮取二升半，去滓，内薑汁及蜜，煎取三升，一服五合，漸加至六合。禁勿冷食。

大巖蜜湯，治産後心痛方。

乾地黄　當歸　獨活　甘草
芍藥　桂心　細辛　小草各二兩
吴茱萸一升　乾薑三兩

右十味，㕮咀，以水九升，煮取三升，内蜜五合，重煮，分三服，日三。胡洽不用獨活、桂心、甘草。千金翼不用蜜。

乾地黄湯，治産後兩脅滿痛，兼除百病方。

乾地黄　芍藥各三兩　當歸　蒲黄各二兩
生薑五兩　桂心六兩　甘草一兩　大棗二十枚

右八味，㕮咀，以水一斗，煮取二升半，去滓，分服，日三。

治産後苦少腹痛，芍藥湯方。

芍藥六兩　桂心三兩　甘草二兩　膠飴八兩
生薑三兩　大棗十二枚

右六味，㕮咀，以水七升，煮取四升，去滓，内膠飴令烊，分三服，日三。

當歸湯治婦人寒疝虛勞不足若產後腹中絞痛方

當歸二兩　生薑五兩　芍藥二兩子母秘錄作甘草　羊肉一斤

右四味㕮咀以水八升煮羊肉熟取汁煎藥得二升適寒溫服七合日三金匱要略胡洽不用芍藥名小羊肉湯

治產後腹中疾痛桃人芍藥湯方

桃人半升　芍藥　芎藭　當歸　乾漆　桂心　甘草各二兩

右七味㕮咀以水八升煮取三升分三服

羊肉湯治產後及傷身大虛上氣腹痛兼微風方

肥羊肉二斤如無用麞鹿肉　茯苓　黃耆　乾薑各三兩　甘草　獨活　桂心　人參各二兩　麥門冬七合　生地黃五兩　大棗十二枚

右十一味㕮咀以水二斗煮肉取一斗去肉內藥煮取三升半去滓分四服日三夜一千金翼無乾薑

羊肉當歸湯治產後腹中心下切痛不能食往來寒熱若中風乏氣力方

羊肉三斤　當歸　黃芩肘後用黃耆　芎藭　甘草　防風各二兩肘後用人參　芍藥三兩　生薑四兩

右八味㕮咀以水一斗二升先煮肉熟減半內餘藥取三升去滓分三服日三胡洽以黃耆代黃芩白朮代芍藥名大羊肉湯子母秘錄以桂心代防風加大棗十七枚

羊肉杜仲湯治產後腰痛欬嗽方

羊肉四斤　杜仲　紫菀各三兩　五味子　細辛　款冬花　人參　厚朴　芎藭　附子　萆薢　甘草　黃耆各二兩　當歸　桂心　白朮各三兩　生薑八兩　大棗三十枚

右十八味㕮咀以水二斗半煮肉取汁一斗五升去肉內藥煎取三升半去滓分五服日三夜二

羊肉生地黃湯治產後三日腹痛補中益藏強氣力消血方

羊肉三斤　生地黃切二升　桂心　當歸　甘草　芎藭　人參各二兩　芍藥三兩

右八味㕮咀以水二斗煮肉取一斗去肉內藥煎取三升分四服日三夜一

內補當歸建中湯治產後虛羸不足腹中疞痛不止吸吸少氣或苦小腹拘急痛引腰背不能飲食產後一月日得服四五劑爲善令人丁壯方

當歸四兩　芍藥六兩　甘草二兩　生薑六兩　桂心三兩　大棗十枚

右六味㕮咀以水一斗煮取三升去滓分三服一日令盡若大虛內飴糖六兩湯成內之於火上飴消若無生薑則以乾薑三兩代之若其人去血過多崩傷內竭不止加地黃六兩阿膠二兩合八種湯成去滓內阿膠若無當歸以芎藭代之

內補芎藭湯治婦人產後虛羸及崩傷過多虛竭腹中絞痛方

芎藭　乾地黃各四兩　芍藥五兩　桂心二兩　甘草　乾薑各三兩　大棗四十枚

右七味㕮咀以水一斗二升煮取三升去滓分三服日三不差復作至三劑若有寒苦微下加附子三兩治婦人虛羸少氣傷絕腹中拘急痛崩傷虛竭面目無色及唾吐血甚良

大補中當歸湯治產後虛損不足腹中拘急或溺血少腹苦痛或從高墮下犯內及金瘡血多內傷男子亦宜服之方

當歸　續斷　桂心　芎藭
乾薑　麥門冬各三兩　芍藥四兩　吴茱萸一升
乾地黄六兩　甘草　白芷各二兩　大棗四十枚

右十二味㕮咀以酒一斗漬藥一宿明旦以水一斗合煮取五升去滓分五服日三夜二有黄耆入二兩益加

桂心酒治產後疹痛及卒心腹痛方

桂心三兩以酒三升煮取二升去滓分三服日三

生牛膝酒治產後腹中苦痛方

生牛膝五兩以酒五升煮取二升去滓分二服若用乾牛膝根以酒漬之一宿然後可煮

治產後腹中如弦當堅痛無聊賴方

當歸末二方寸匕內蜜一升煎之適寒溫頓服之

吴茱萸湯治婦人先有寒冷胷滿痛或心腹刺痛或嘔吐食少或腫或寒或下痢氣息綿惙欲絶產後益劇皆主之方

吴茱萸二兩　防風　桔梗　乾薑
甘草　細辛　當歸各十二銖　乾地黄十八銖

右八味㕮咀以水四升煮取一升半去滓分再服

蒲黄湯治產後餘疾胷中少氣腹痛頭疼餘血未盡除腹中脹滿欲死方

蒲黄五兩　桂心　芎藭各一兩　桃人二十枚
芒消一兩　生薑　生地黄各五兩　大棗十五枚

右八味㕮咀以水九升煮取二升半去滓內芒消分三服日三良驗

敗醬湯治產後疹痛引腰腹中如錐刀所刺方

敗醬三兩　桂心　芎藭各一兩半　當歸一兩

右四味㕮咀以清酒二升水四升微火煮取二升去滓適寒溫服七合日三服食前服之千金翼只用敗醬一味

芎藭湯治產後腹痛方

芎藭　甘草各二兩　蒲黄　女萎各一兩半
芍藥　大黄各三十銖　當歸十八銖　桂心
桃人　黄耆千金翼作黄芩　前胡各一兩　生地黄一升

右十二味㕮咀以水一斗酒三升合煮取二升去滓分四服日三夜一

獨活湯治產後腹痛引腰背拘急痛方

獨活　當歸　桂心　芍藥
生薑各三兩　甘草二兩　大棗二十枚

右七味㕮咀以水八升煮取三升去滓分三服服相去如人行十里久進之

芍藥黄耆湯治產後心腹痛方

芍藥四兩　黄耆　白芷　桂心
生薑　人參　芎藭　當歸
乾地黄　甘草各二兩　茯苓三兩　大棗十枚

右十二味㕮咀以酒水各五升合煮取三升去滓先食服一升日三千金翼無人參當歸芎藭地黄茯苓爲七味

治產後腹脹痛不可忍者方

煮黍粘根爲飲一服即愈

治婦人心痛方

布裹塩如彈丸燒作灰酒服之愈

又方　燒秤錘投酒中服亦佳

又方　炒大豆投酒中服佳

惡露第五 方二十九首

乾地黃湯。治產後惡露不盡。除諸疾。補不足方。

乾地黃三兩　芎藭　桂心　黃耆
當歸各二兩　人參　防風　茯苓
細辛　芍藥　甘草各一兩

右十一味，㕮咀。以水一斗，煮取三升。去滓。分三服。日再夜一。

桃人湯。治產後往來寒熱。惡露不盡方。

桃人五兩　吳茱萸二升　黃耆　當歸
芍藥各三兩　生薑　醍醐百鍊酥　柴胡各八兩

右八味，㕮咀。以酒一斗，水二升，合煮取三升，去滓，適寒溫，先食服一升。日三。

澤蘭湯。治產後惡露不盡。腹痛不除。小腹急痛。痛引腰背。少氣力方。

澤蘭　當歸　生地黃各二兩　甘草一兩半
生薑三兩　芍藥一兩　大棗十枚

右七味，㕮咀，以水九升，煮取三升，去滓，分三服。日三。墮身欲死，服亦瘥。

甘草湯。治產乳餘血不盡。逆搶心胸。手足逆冷。脣乾腹脹短氣方。

甘草　芍藥　桂心　阿膠各三兩　大黃四兩

右五味，㕮咀。以東流水一斗，煮取三升，去滓。內阿膠令烊。分三服。一服入腹中。面即有顏色。一日一夜盡此三升，即下腹中惡血一二升，立瘥。當養之如新產者。

大黃湯。治產後惡露不盡方。

大黃　當歸　甘草　生薑
牡丹　芍藥各三兩　吳茱萸一升

右七味，㕮咀，以水一斗，煑取四升，去滓，分四服，一日令盡。
加人參二兩，名人參大黃湯。

治產後往來寒熱，惡露不盡，柴胡湯方。

柴胡八兩　桃人五十枚　當歸　黃耆
芍藥各三兩　生薑八兩　吳茱萸二升

右七味，㕮咀，以水一斗三升，煑取三升，去滓，先食服一升，日三。千金翼以清酒一斗煑。

蒲黃湯。治產後餘疾，有積血不去，腹大短氣，不得飲食，上衝胸脅。時時煩憒逆滿。手足悁疼。胃中結熱方。

蒲黃半兩　大黃　芒消　甘草
黃芩各一兩　大棗三十枚

右六味，㕮咀，以水五升，煑取一升。清朝服，至日中下。若不止，進冷粥半盞即止。若不下。與少熱飲自下。人羸者半之。千金翼名大黃湯，而不用芒消。

治產後餘疾惡露不除。積聚作病。血氣結搏。心腹疼痛。銅鏡鼻湯方。

銅鏡鼻十八銖，燒末　大黃二兩半　乾地黃　芍藥
芎藭　乾漆　芒消各二兩　亂髮如雞子大，燒
大棗三十枚

右九味，㕮咀，以水七升，煑取二升二合，去滓。內髮灰、鏡鼻末，分三服。

小銅鏡鼻湯。治如前狀方。

銅鏡鼻十銖，燒末　大黃　甘草　黃芩
芒消　乾地黃各二兩　桃人五十枚

右七味，㕮咀。以酒六升，煑取三升，去滓。內鏡鼻末，分三服。亦治遁尸心腹痛。及三十六尸疾。

治產後兒生處空流血不盡小腹絞痛梔子湯方。

梔子三十枚以水一斗煮取六升內當歸芍藥各二兩蜜五合生薑五兩羊脂一兩於梔子汁中煎取二升分三服日三。

治產後三日至七日腹中餘血未盡絞痛強滿氣息不通生地黃湯方。

生地黃五兩 生薑三兩 大黃 芍藥 茯苓 細辛 桂心 當歸 甘草 黃芩各一兩半 大棗二十枚

右十一味㕮咀以水八升煮取二升半去滓分三服日三。

治新產後有血腹中切痛大黃乾漆湯方。

大黃 乾漆 乾地黃 桂心 乾薑各二兩

右五味㕮咀以水三升清酒五升煮取三升去滓溫服一升血當下若不差明旦服一升滿三服病無不差。

治產後血不去麻子酒方。

麻子五升擣以酒一斗漬一宿明旦去滓溫服一升先食服不差夜服一升不吐下忌房事一月將養如初產法。

治產後惡物不盡或經一月半歲一歲升麻湯方。

升麻三兩以清酒五升煮取二升去滓分再服當吐下惡物勿怪良。

治產後惡血不盡腹中絞刺痛不可忍方。

大黃 黃芩 桃人各三兩 桂心 甘草 當歸各二兩 芍藥四兩 生地黃六兩

右八味㕮咀以水九升煮取二升半去滓食前分三服

治產後漏血不止方。

露蜂房 敗船茹

右二味等分作灰取酪若漿服方寸匕日三

又方

大黃三兩 芒消一兩 桃人三十枚 水蛭三十枚 虻蟲三十枚 甘草 當歸各二兩 䗪蟲四十枚

右八味㕮咀以水三升酒二升合煮取三升去滓分三服當下血。

又方

桂心 蠐螬各二兩 栝樓根 牡丹各三兩 豉一升

右五味㕮咀以水八升煮取三升去滓分三服。

治產後血不可止者方。

乾昌蒲三兩以清酒五升漬煮取三升分再服即止

治產後惡血不除四體並惡方。

續骨木二十兩破如筭子大以水一斗煮取三升分三服相去如人行十里久間食粥或小便數或惡血下即差此木得三遍煮。

治產後下血不盡煩悶腹痛方。

羚羊角燒成炭刮取三兩 芍藥二兩熬令黃 枳實一兩細切熬令黃

右三味治下篩煮水作湯服方寸匕日再夜一稍加至二匕

又方

鹿角燒成炭擣篩煮豉汁服方寸匕日三夜再稍加至二七不能用豉清煮水作湯用之。

又方

擣生藕取汁飲二升甚驗。

又方

生地黃汁一升酒三合和溫頓服之。

又方

赤小豆擣散取東流水和服方寸匕不差更服。

治產後血瘕痛方。

古鐵一斤，秤鐵斧頭鐵杵亦得，炭火燒令赤，內酒五升中，稍熱服之，神妙。

治婦人血瘕心腹積聚，乳餘疾，絕生，小腹堅滿，貫臍中熱，腰背痛，小便不利，大便難，不下食，有伏虫，臚脹，癰疽腫，久寒留熱，胃管有邪氣方。

半夏一兩六銖　石膏　藜蘆　牡蒙　茯苓各十八銖　桂心　乾薑各一兩　烏喙十八銖　巴豆六十銖研如膏

右九味，末之，蜜丸如小豆，服二丸，日三。及治男子疝病。

治婦人血瘕痛方。

乾薑一兩　烏賊魚骨一兩

右二味，治下篩，酒服方寸匕，日三。

又方　末桂，溫酒服方寸匕，日三。

下痢第六方十九首

膠蠟湯　治產後三日內下諸雜五色痢方。

阿膠一兩　蠟如博棊三枚　當歸一兩半　黃連二兩　黃蘗一兩　陳廩米一升

右六味，㕮咀，以水八升，煮米，蟹目沸，去米，內藥，煮取二升，去滓，內膠蠟令烊，分四服，一日令盡。

治產後餘寒下痢，便膿血赤白，日數十行，腹痛，時時下血，桂蜜湯方。

桂心二兩　蜜一升　附子一兩　乾薑　甘草各二兩　當歸二兩　赤石脂十兩

右七味，㕮咀，以水六升，煮取三升，去滓，內蜜，煎一兩沸，分三服，日三。

治產後下赤白，腹中絞痛湯方。

芍藥　乾地黃各四兩　甘草　阿膠　艾葉　當歸各八兩

右六味，㕮咀，以水七升，煮取二升半，去滓，內膠令烊，分三服。

治產後赤白下久不斷，身面悉腫方。

大豆一升微熬　小麥一升　吳茱萸一升半　蒲黃一升

右四味，以水九升，煮取三升，去滓，分三服。此方神驗，亦可以水五升、酒一斗，煎取四升，分四服。

治產後痢赤白，心腹刺痛方

薤白一兩　當歸二兩　酸石榴皮三兩　地榆四兩　粳米五合

右五味，㕮咀，以水六升，煮取二升半，去滓，分三服。必效方加厚朴一兩，阿膠、人參、甘草、黃連各一兩半

治產後下痢赤白，腹痛，當歸湯方。

當歸三兩　乾薑　白朮各二兩　芎藭二兩半　甘草　白艾熟者　附子各一兩　龍骨三兩

右八味，㕮咀，以水六升，煮取二升，去滓，分三服，一日令盡。

治產後下痢兼虛極，白頭翁湯方。

白頭翁二兩　阿膠　秦皮　黃連　甘草各二兩　黃蘗三兩

右六味，㕮咀，以水七升，煮取二升半，去滓，內膠令烊，分三服，日三。

治產後早起中風冷，泄痢及帶下，鼈甲湯方。

鼈甲如手大　當歸　黃連　乾薑各二兩　黃蘗長一尺廣三寸

右五味，㕮咀，以水七升，煮取三升，去滓，分三服，日三。千金翼加

白頭翁一兩

龍骨丸　治產後虛冷下血及穀下晝夜無數，兼治產後惡露不斷方。

龍骨四兩　乾薑　甘草　桂心各二兩

右四味，末之，蜜和，暖酒服二十丸如梧子，日三。一方用人參、地黃各二兩。

阿膠丸　治產後虛冷洞下，心腹絞痛，兼泄瀉不止方。

阿膠四兩　人參　甘草　龍骨　桂心　乾地黃　白术　黃連　當歸　附子各二兩

右十味，末之，蜜丸如梧子，溫酒服二十丸，日三。

澤蘭湯　治產後餘疾，寒下凍膿，裏急，胸脇滿痛，欬嗽嘔血，寒熱，小便赤黃，大便不利方。

澤蘭二十四銖　石膏二十四銖　當歸十八銖　遠志三十銖　甘草　厚朴各十八銖　藁本　芎藭各十五銖　乾薑　人參　桔梗　乾地黃各十二銖　白术　蜀椒　白芷　柏子人　防風　山茱萸　細辛各九銖　桑白皮　麻子人各半升

右二十一味，㕮咀，以水一斗五升，先内桑白皮，煮取七升半，去之，内諸藥，煮取三升五合，去滓，分三服。

治產後下痢，乾地黃湯方

乾地黃三兩　白頭翁　黃連各一兩　蜜蠟一方寸　阿膠如手掌大一枚

右五味，㕮咀，以水五升，煮取二升半，去滓，内膠蠟令烊，分三服，日三。《千金翼》用乾薑一兩。

治產後忽著寒熱下痢，生地黃湯方。

生地黃五兩　甘草　黃連　桂心各一兩　大棗二十枚　淡竹葉二升，一作竹皮　赤石脂二兩

右七味，㕮咀，以水一斗，煮竹葉，取七升，去滓，内藥，煮取二升半，分三服，日三。

治產後下痢，藍青丸方。

藍青熬　附子　鬼臼　蜀椒各一兩半　厚朴　阿膠　甘草　艾葉　龍骨　黃連　當歸各三兩　黃蘗　茯苓　人參各一兩

右十四味，末之，蜜和丸如梧子，空腹，每服以飲下二十丸。一方用赤石脂四兩。

治產後虛冷下痢，赤石脂丸方。

赤石脂三兩　當歸　白术　黃連　乾薑　秦皮　甘草各二兩　蜀椒　附子各一兩

右九味，末之，蜜丸如梧子，酒服二十丸，日三。《千金翼》作散，空腹飲服方寸匕。

治產後下痢，赤散方。

赤石脂三兩　桂心一兩　代赭三兩

右三味，治下篩，酒服方寸匕，日三，十日愈。

治產後下痢，黑散方。

麻黃　貫衆　桂心各一兩　甘草三兩　乾漆三兩　細辛二兩

右六味，治下篩，酒服五撮，日再，五日愈。麥粥下尤佳。

治產後下痢，黃散方。

黃連二兩　黃芩　䗪蟲　乾地黃各一兩

右四味，治下篩，酒服方寸匕，日三，十日愈。

治產後痢，龍骨散方。

五色龍骨 黄檗根皮蜜炙令燋 代赭
赤石脂 艾各一兩半 黄連二兩
右六味治下篩。飲服方寸匕。日三。

淋渴第七方九首

治産後小便數兼渴。栝樓湯方。
栝樓根 黄連各二兩 人參三兩 大棗十五枚
甘草二兩 麥門冬二兩 桑螵蛸二十枚 生薑三兩
右八味㕮咀。以水七升。煮取二升半。分三服。

治産後小便數。雞肶胵湯方。
雞肶胵二十具 雞腸三具洗 乾地黄 當歸
甘草各二兩 麻黄四兩 厚朴 人參各三兩
生薑五兩 大棗二十枚
右十味㕮咀。以水一斗。煮肶胵及腸大棗。取七升。去滓。内諸藥。煎取三升半。分三服。

治婦人結氣成淋。小便引痛。上至小腹。或時溺血。或如豆汁。或如膠飴。每發欲死。食不生肌。面目萎黄。師所不能治方。
貝齒四枚燒作末 葵子一升 石膏五兩碎 滑石二兩末
右四味。以水七升。煮二物。取二升。去滓。内二末及猪脂一合。更煎三沸。分三服。日三。不差再合服。

治産後卒淋氣淋血淋石淋。石韋湯方。
石韋二兩 榆皮五兩 黄芩二兩 大棗三十枚
通草二兩 甘草二兩 葵子二升 白朮産寶用芍藥
生薑各三兩
右九味㕮咀。以水八升。煮取二升半。分三服。集驗無甘草生薑崔氏同産寶不用薑棗

治産後淋澀。葵根湯方。
葵根二兩 車前子一升 亂髮燒灰 大黄各一兩
冬瓜練七合作汁 通草三兩 桂心 滑石各一兩
生薑六兩
右九味㕮咀。以水七升。煮取二升半。分三服。千金翼不用冬瓜練

治産後淋。茅根湯方。
白茅根一斤 瞿麥四兩 地脉二兩 桃膠
甘草各一兩 鯉魚齒一百枚 人參二兩 茯苓四兩
生薑三兩
右九味㕮咀。以水一斗。煮取二升半。分三服。

治産後淋。滑石散方。
滑石五兩 通草 車前子 葵子各四兩
右四味治下篩。酢漿水服方寸匕。稍加至二匕。

治産後虚渴少氣力。竹葉湯方。
竹葉三升 甘草 茯苓 人參各一兩 小麥五合
生薑三兩 大棗十四枚 半夏三兩 麥門冬五兩
右九味㕮咀。以水九升。煮竹葉小麥。取七升。去滓。内諸藥。更煎取二升半。一服五合。日三夜一。

治産後渴不止。栝樓湯方。
栝樓根四兩 人參三兩 甘草二兩崔氏不用 麥門冬三兩
大棗二十枚 土瓜根五兩崔氏用蘆根 乾地黄二兩
右七味㕮咀。以水一斗二升。煮取六升。分六服。

雜治第八方五十九首 灸法九首

治婦人勞氣食氣。胃滿吐逆。其病頭重結痛。小便赤黄。大下氣方。
烏頭 黄芩 巴豆各半兩 半夏三兩
大黄八兩 戎鹽一兩半 䗪蟲 桂心

苦參各十八銖　人參　消石各一兩

右十一味，末之。以蜜、青牛膽拌和，擣三萬杵。丸如梧子。宿不食，酒服五丸。安卧須臾當下。下黄者小腹積也；青者疝也；白者内風也；如水者留飲也；青如粥汁膈上邪氣也；血如腐肉者傷也；赤如血者乳餘疾也；如蟲刺者蠱也。下已必渴，渴飲粥，飢食酥糜。三日後當温食，食必肥濃。三十日平復。亦名破積烏頭丸。主心腹積聚氣悶脹，疝瘕内傷瘀血，産乳餘疾及諸不足。

治婦人汗血、吐血、尿血、下血，竹茹湯方。

竹茹二升　乾地黄四兩　人參　芍藥　桔梗　芎藭　當歸　甘草　桂心各一兩

右九味，㕮咀。以水一斗，煮取三升，分三服。

治婦人自少患風，頭眩眼疼方。

石南一方用石韋　細辛　天雄　茵芋各二兩　山茱萸　乾薑各三兩　署預　防風　貫衆　獨活　蘼蕪各四兩

右十一味，㕮咀。以酒三斗漬五日。初飲二合，日三，稍稍加之。

治婦人經服硫黄丸，忽患頭痛項冷，冷歇又心胸煩熱，眉骨眼眥癢痛，有時生瘡，喉中乾燥，四體痛癢方。

栝樓根　麥門冬　龍膽各三兩　大黄二兩　土瓜根八兩　杏人二升

右六味，末之，蜜丸。飲服如梧子十枚，日三服。漸加之。

治婦人患癖，按時如有三五箇而作水聲，殊不得寢食，常心悶方。

牽牛子三升，治下篩。飲服方寸匕，日一服。三十服後可服好硫黄一兩。

治婦人忽與鬼交通方。

松脂二兩　雄黄末一兩

右二味，先烊松脂，乃内雄黄末。以虎爪攪，令相得。藥成，取如雞子中黄。夜卧，以著熏籠中燒，令病人取自昇其上，以被自覆，惟出頭，勿令過熱，及令氣得泄也。

厚朴湯，治婦人下焦勞冷，膀胱腎氣損弱，白汁與小便俱出者方。

厚朴如手大，長四寸，以酒五升，煮兩沸，去滓。取桂一尺，末之，内汁中調和。一宿勿食，旦頓服之。

温經湯，主婦人小腹痛方。

茯苓六兩　芍藥三兩　薏苡人半升　土瓜根三兩

右四味，㕮咀。以酒三升漬一宿，旦加水七升，煎取二升，分再服。

治婦人胸滿，心下堅，咽中帖帖，如有炙肉臠，吐之不出，咽之不下，半夏厚朴湯方。

半夏一升　厚朴三兩　茯苓四兩　生薑五兩　蘇葉二兩

右五味，㕮咀。以水七升，煮取四升，分四服。日三夜一。不差頻服。一方無蘇葉、生薑。

治婦人氣方。

平旦服烏牛尿，日一止。

治婦人胸中伏氣，昆布丸方。

昆布　海藻　芍藥　桂心　人參　白石英　款冬花　桑白皮各二兩　茯苓　鍾乳　柏子人各二兩半　紫菀　甘草各一兩　乾薑一兩六銖　吴茱萸　五味子　細辛各一兩半　杏人百枚　橘皮　蘇子各五合

右二十味末之，蜜和酒服二十丸如梧子，日再，加至四十丸。

治婦人無故憂恚，胷中迫塞，氣不下方。

芍藥　滑石　黃連　石膏　前胡　山茱萸各一兩六銖　大黃　細辛　麥門冬各一兩　半夏十八銖　桂心半兩　生薑一兩

右十二味末之，蜜丸如梧子，酒服二十丸，加至三十丸，日三服。

婦人斷產方。

蠶子故紙方一尺，燒為末，酒服之，終身不產。

又方

油煎水銀一日勿息，空肚服棗大一枚，永斷，不損人。

治勞損產後無子，陰中冷溢出，子門閉，積年不差，身體寒冷方。

防風一兩半　桔梗三十銖　人參一兩　菖蒲　半夏　丹參　厚朴　乾薑　紫菀　杜蘅各十八銖　秦艽　白斂　牛膝　沙參各半兩

右十四味末之，白蜜和丸如小豆，食後服十五丸，日三服。不知，增至二十丸，有身止。夫不在，勿服之。服藥後七日，方合陰陽。

治產後癖瘦，玉門冷，五加酒方。

五加皮二升　枸杞子二升　乾地黃　丹參各二兩　杜仲一斤　乾薑三兩　天門冬四兩　蛇牀子一升　乳牀半斤

右九味㕮咀，以絹袋子盛，酒三斗漬三宿，一服五合，日再，稍加至十合佳。

治子門閉，血聚腹中，生肉癥，藏寒所致方。

生地黃汁三升　生牛膝汁一斤　乾漆半斤

右三味，先擣漆為散，內汁中攪，微火煎為丸，酒服如梧子三丸，日再。若覺腹中痛，食後服之。

治產勞，玉門開而不閉方。

硫黃四兩　吳茱萸一兩半　菟絲子一兩六銖　蛇牀子一兩

右四味為散，以水一升煎二方寸匕，洗玉門，日再。

治產後陰道開不閉方。

石灰一斗，熬令燒草，以水二斗投之，適寒溫，入汁中坐漬之，須臾復易，坐如常法。已效，千金不傳。

治婦人陰脫，黃芩散方。

黃芩　蝟皮　當歸各半兩　芍藥一兩　牡蠣　竹皮各二兩半　狐莖一具，千金翼用松皮

右七味治下篩，飲服方寸匕，日三。禁舉重、房勞，勿冷食。

治婦人陰脫，硫黃散方。

硫黃　烏賊魚骨各半兩　五味子三銖

右三味治下篩，以粉其上，良，日再三粉之。

治婦人陰脫，當歸散方。

當歸　黃芩各二兩　芍藥一兩六銖　蝟皮半兩　牡蠣二兩半

右五味治下篩，酒服方寸匕，日三。禁舉重，良。

治產後陰下脫方。

蛇牀子一升，布裹炙熨之，亦治產後陰中痛。

治婦人陰下脫若脫肛方。

羊脂煎訖，適冷暖以塗上，以鐵精傅脂上，多少令調，以火炙布暖，以熨肛上，漸推內之。末磁石，酒服方寸匕，日三。

治產後陰下脫方。

燒人屎爲末，酒服方寸匕，日三。

又方

燒弊帚頭爲灰，酒服方寸匕。

又方

皂莢（半兩） 半夏 大黃 細辛（各十八銖） 蛇牀子（三十銖）

右伍味，治下篩，以薄絹囊盛，大如指，內陰中，日二易，即差。

又方

鼈頭伍枚，燒末，以井花水服方寸匕，日叄。

又方

蜀椒 吴茱萸（各一升） 戎鹽（如雞子大）

右叄味，皆熬令變色，治末，以綿裹如半雞子大，內陰中，日壹易，貳拾日差。

治陰下挺出方。

蜀椒 烏頭 白及（各半兩）

右叄味，治末，以方寸匕綿裹內陰中，入叄寸，腹中熱易之，日壹度，明旦乃復著，十日愈。（廣濟方不用蜀椒）

治產後藏中風，陰腫痛，當歸洗湯方。

當歸 獨活 白芷 地榆（各三兩）

敗醬（千金翼不用） 礬石（各二兩）

右陸味，㕮咀，以水壹斗半，煮取伍升，適冷煖，稍稍洗陰，日叄。

治產後陰腫痛方。

熟擣桃人傅之，良，日叄度。

治男女陰瘡膏方。

米粉（一酒杯） 芍藥 黃芩 牡蠣

附子 白芷（各十八銖）

右陸味，㕮咀，以不中水猪膏壹斤，煎之於微火上，叄下叄上，候白芷黃，膏成，絞去滓，內白粉，和令相得，傅瘡上，并治口瘡。

治陰中痛生瘡方。

羊脂（一斤） 杏人（一升） 當歸 白芷 芎藭（各一兩）

右五味，末之，以羊脂和諸藥，內鉢中，置甑內蒸之，三升米頃藥成，取如大豆，綿裹內陰中，日一易。

治陰中癢如蟲行狀方。

礬石（十八銖） 芎藭（一兩） 丹砂（少許）

右三味，治下篩，以綿裹藥著陰中，蟲自死。

治男女陰蝕略盡方。

蝦蟇 兔屎

右二味等分，爲末，以傅瘡上。

又方

當歸 芍藥 甘草 蛇牀子（各一兩，一方用芎藭） 地榆（三兩）

右五味，㕮咀，以水五升，煮取二升，洗之，日三夜二。

又方

蒲黃（一升） 水銀（一兩）

右二味，研之，以粉上。

又方

肥猪肉十斤，以水煮取熟，去肉，盆中浸之，冷易，不過三兩度。亦治陰中癢有蟲。

治男女陰中瘡濕癢方。

黃連 梔子 甘草 黃蘗（各一兩） 蛇牀子（二兩）

右五味，治下篩，以粉瘡上，無汁，以猪脂和塗之，深者用綿裹內瘡中，日二。

治陰中癢入骨困方。

大黃　黃芩　黃耆各一兩　芍藥半兩
玄參　丹參各十八銖　吳茱萸十八銖
右七味，治下篩，酒服方寸匕，日三。
又方
狼牙兩把，以水五升，煮取一升，洗之，日五六度。
治陰瘡方。
蕪荑　芎藭　黃芩　甘草　礬石
雄黃　附子　白芷　黃連
右九味各六銖，㕮咀，以豬膏四兩合煎，傅之。
治女人交接輒血出方。
桂心　伏龍肝各二兩
右二味爲末，酒服方寸匕，立止。
治童女交接，陽道違理，及爲他物所傷，血出流離不止方。
取釜底墨少許，研胡麻以傅之。
又方　燒青布并髮灰傅之，立愈。
又方　燒蠒絮灰傅之。
治合陰陽輒痛不可忍方。
黃連一兩半　牛膝　甘草各一兩
右三味，㕮咀，以水四升，煮取二升，洗之，日四度。
治女人傷於丈夫，四體沉重，噓吸頭痛方。
生地黃八兩　芍藥五兩　香豉一升
葱白一升　生薑四兩　甘草二兩
右六味，㕮咀，以水七升，煮取二升半，分三服。不差重作。慎房
事。集驗方無生薑甘草
治婦人陰陽過度，玉門疼痛，小便不通，白玉湯方。
白玉一兩半　白朮五兩　澤瀉　茯苓各二兩　當歸五兩

右五味，㕮咀，先以水一斗煎玉五十沸，去玉，內藥，煎取二
升，分再服，相去一炊頃。
治動胎見血，腰痛，小腹疼，月水不通，陰中腫痛方。
蒲黃二兩　葱白一斤切　當歸二兩切　吳茱萸
阿膠各一兩
右五味，以水九升，煮取二升半，去滓，內膠令烊，分三服。
治姙娠爲夫所動欲死，單行竹瀝汁方。
取淡竹斷兩頭節，火燒中央，器盛兩頭得汁，飲之立效。
治傷丈夫苦頭痛，欲嘔，心悶，桑根白皮湯方。
桑根白皮半兩　乾薑二兩　桂心五寸　大棗二十枚
右四味，㕮咀，以酒一斗，煮取三升，去滓，分三服，適衣无令
汗出。
治嫁痛單行方。
大黃十八銖，以好酒一升，煮三沸，頓服之良。
治小戶嫁痛連日方。
甘草三兩　芍藥半兩　生薑十八銖　桂心六銖
右四味，㕮咀，以酒二升，煮三沸，去滓，盡服神效。
又方　牛膝五兩，以酒三升，煮取半，去滓，分三服。
治小戶嫁痛方。
烏賊魚骨燒爲屑，酒服方寸匕，日三。
治陰寬大令窄小方。
兔屎　乾漆各半兩　鼠頭骨二枚　雌雞肝二個陰乾百日
右四味，末之，蜜丸如小豆。月初七日，合時著一丸陰頭，令徐
徐內之，三日知，十日小，五十日如十五歲童女。
治陰冷令熱方。
內食茱萸於牛膽中令滿，陰乾百日，每取二七枚，綿

裹之。齒嚼令碎，内陰中。良久熱如火。

月水不利，賁豚上下，并無子。灸四滿三十壯。穴在丹田兩邊，相去各一寸半。丹田在臍下二寸是也。

婦人胞落頽。灸臍中三百壯。

又灸身交五十壯。三報。在臍下横文中。

又灸背脊當臍五十壯。

又灸玉泉五十壯。三報。

又灸龍門二十壯。三報。在玉泉下，女人入陰内外之際。此穴卑，今廢不針灸。

婦人胞下垂注陰下脱。灸俠玉泉三寸。隨年壯。三報。

婦人陰冷腫痛。灸歸來三十壯。三報。俠玉泉五寸是其穴。

婦人欲斷産。灸右踝上一寸三壯。即斷。

備急千金要方卷第三

重刊孫眞人備急千金要方卷之四 婦人方下

補益第一 論一首 方十四首

論曰：凡婦人欲求美色，肥白罕比，年至七十與少不殊者，勿服紫石英，令人色黑，當服鍾乳澤蘭丸也。

柏子人圓 治婦人五勞七傷，羸冷瘦削，面無顏色，飲食減少，貌失光澤，及產後斷緒無子，能久服，令人肥白，補益方。

柏子人 黃耆 乾薑 紫石英各貳兩

蜀椒壹兩半 杜仲 當歸 甘草 芎藭各肆拾貳銖

厚朴 桂心 桔梗 赤石脂 蓯蓉

五味子 白朮 細辛 獨活 人參

石斛 白芷 芍藥各壹兩 澤蘭貳兩陸銖 藁本

蕪荑各拾捌銖 乾地黃 烏頭一方作牛膝 防風各叁拾銖

鍾乳 白石英各貳兩

右三十味，爲末，蜜和，酒服二十丸如梧子，不知加至三十丸。千金翼無烏頭，有龍骨、防葵、茯苓、秦艽各半兩，爲三十三味，并治產後半身枯悴。

大五石澤蘭圓 治婦人風虛寒中，腹內雷鳴，緩急風頭痛，寒熱，月經不調，繞臍惻惻痛，或心腹痞堅，逆害飲食，手足常冷，多夢紛紜，身體痹痛，榮衛不和，虛弱不能動搖，及產後虛損，並宜服此方。

鍾乳 禹餘粮 紫石英 甘草 黃耆各貳兩半

石膏 白石英 蜀椒 乾薑各貳兩 澤蘭貳兩陸銖

當歸 桂心 芎藭 厚朴 柏子人

乾地黃 細辛 茯苓 五味子 龍骨各壹兩半

石斛 遠志 人參 續斷 白朮

防風 烏頭各叁拾銖 山茱萸 紫菀各壹兩 白芷

藁本 蕪荑各拾捌銖

右三十二味，爲末，蜜和丸如梧子大，酒服二十丸，加至三十丸。千金翼有陽起石貳兩

小五石澤蘭圓 治婦人勞冷虛損，飲食減少，面無光色，腹中冷痛，經候不調，吸吸少氣無力，補益溫中方。

鍾乳 紫石英 礬石各壹兩半 白石英 赤石脂

當歸 甘草各肆拾貳銖 石膏 陽起石

乾薑各貳兩 澤蘭貳兩陸銖 蓯蓉 龍骨 桂心各貳兩半

白朮 芍藥 厚朴 人參 蜀椒

山茱萸各叁拾銖 柏子人 藁本各壹兩 蕪荑拾捌銖

右二十三味，爲末，蜜和丸如梧子大，酒服二十丸，加至三十丸，日三。

增損澤蘭圓 治產後百病，理血氣，補虛勞方。

澤蘭 甘草 當歸 芎藭各肆拾貳銖

附子 乾薑 白朮 白芷 桂心

細辛各壹兩 防風 人參 牛膝各叁拾銖 柏子人

乾地黃 石斛各叁拾陸銖 厚朴 藁本

蕪荑各半兩 麥門冬貳兩

右二十味，爲末，蜜和丸如梧子，空腹酒下十五丸，至二十丸。

大補益當歸圓 治產後虛羸不足，胸中少氣，腹中拘急疼痛，或引腰背痛，或所下過多，血不止，虛竭乏氣，晝夜不得眠，及崩中，面目脫色，唇乾口燥，亦治男子傷絕，或從高墮

下。內有所傷。藏虛吐血。及金瘡傷犯皮肉方。

當歸　芎藭　續斷　乾薑　阿膠

甘草各肆兩　白朮　吳茱萸　附子　白芷各叁兩

桂心　芍藥各貳兩　乾地黃拾兩

右十三味爲末。蜜和丸如梧子大。酒服二十丸。日三夜一。不知加至五十丸。若有真蒲黃加一升。絕妙。

白芷圓　治產後所下過多。及崩中傷損。虛竭少氣。面目脫色。腹中痛方。

白芷伍兩　乾地黃肆兩　續斷

當歸　阿膠各叁兩　附子壹兩　乾薑

右七味爲末。蜜和丸如梧子大。酒服二十丸。日四五服。無當歸。芎藭代。入蒲黃一兩妙。無續斷。大薊根代。

紫石英柏子人圓　治女子遇冬天時行溫風。至春夏病熱頭痛。熱毒風虛。百脈沈重。下赤白。不思飲食。而頭眩心悸。酸嘶恍惚。不能起居方。

紫石英　柏子人各叁兩　烏頭　桂心

當歸　山茱萸　澤瀉　芎藭　石斛

遠志　寄生　蓯蓉　乾薑　甘草各貳兩

蜀椒　杜蘅一作杜仲　辛夷各壹兩　細辛壹兩半

右十八味爲末。蜜和丸如梧子。酒服二十丸。漸加至三十丸。日三服。一方用牡蠣一兩。

鍾乳澤蘭圓　治婦人久虛羸瘦。四肢百體煩疼。臍下結冷。不能食。面目瘀黑。憂恚不樂。百病方。

鍾乳叁兩　澤蘭叁兩陸銖　防風肆拾貳銖

人參　柏子人　麥門冬　乾地黃　石膏

石斛各壹兩半　芎藭　甘草　白芷　牛膝

山茱萸　薯蕷　當歸　藁本各叁拾銖　細辛

桂心各壹兩　蕪荑半兩　艾葉拾捌銖

右二十一味爲末。蜜和丸如梧子。酒服二十丸。加至四十丸。日二服。

大澤蘭圓　治婦人虛損。及中風餘病。疝瘕。陰中冷痛。或頭風入腦。寒痺筋攣緩急。血閉無子。面上遊風去來。目淚出。多涕唾。忽忽如醉。或胃中冷逆。胸中嘔不止。及泄痢淋瀝。或五臟六腑寒熱不調。心下痞急。邪氣欬逆。或漏下赤白。陰中腫痛。胸脅支滿。或身體皮膚中澀如麻豆。苦癢痰癖。結氣。或四肢拘攣。風行周身。骨節疼痛。目眩無所見。或上氣惡寒。洒淅如瘧。或喉痺。鼻齆。風癇癲疾。或月水不通。魂魄不定。飲食無味。并產後內衄。無所不治。服之令人有子。

澤蘭貳兩陸銖　藁本　當歸　甘草各壹兩拾捌銖

紫石英叁兩　芎藭　乾地黃　柏子人

五味子各壹兩半　桂心　石斛　白朮壹兩陸銖

白芷　蓯蓉　厚朴　防風　薯蕷

茯苓　乾薑　禹餘粮　細辛　卷柏各壹兩

蜀椒　人參　杜仲　牛膝　蛇床子

續斷　艾葉　蕪荑各拾捌銖

赤石脂　石膏各貳兩　一有枳實拾捌銖　門冬壹兩半

右三十二味爲末。蜜和爲丸如梧子大。酒服二十丸至四十丸。久赤白痢。去乾地黃石膏麥門冬柏子人。加大

麥蘗　陳麴　龍骨　阿膠　黃連各壹兩半。有鍾乳加三兩良

小澤蘭圓 治産後虛羸勞冷。身體尫瘦方。

澤蘭貳兩陸銖　當歸　甘草各壹兩拾捌銖　芎藭

柏子人　防風　茯苓各壹兩　白芷　蜀椒

藁本　細辛　白朮　桂心　蕪荑

人參　食茱萸　厚朴各拾捌銖　石膏貳兩

右十八味。爲末。蜜和丸如梧子大。酒服二十丸。日三服。稍加至四十丸。無疾者。依此方春秋二時常服一劑。甚良。有病虛羸黃瘦者。服如前。一方無茯苓石膏。有芍藥乾薑。胡洽十五味無柏子人人參食茱萸除細辛桂心乾薑生用外盡熬令變色爲末蜜丸如彈子大內暖酒中服之千金翼無茯苓食茱萸有乾薑壹兩

紫石英天門冬圓 主風冷在子宮。有子常墮落。或始爲婦便患心痛。仍成心疾。月水都未曾來。服之肥充。令人有子。

紫石英　天門冬　禹餘粮各叁兩　蕪荑

烏頭　蓯蓉　桂心　甘草　五味子

柏子人　石斛　人參　澤瀉一作澤蘭　遠志

杜仲各貳兩　蜀椒　卷柏　寄生　石南

雲母　當歸一作辛夷　烏賊骨各壹兩

右二十二味。爲末。蜜和爲丸梧子大。酒服二十丸。日二服。加至四十丸。

三石澤蘭圓 治風虛不足。通血脉。補寒冷方。亦名石斛澤蘭丸

鍾乳　白石英各肆兩　紫石英　防風

藁本　茯神各壹兩陸銖　澤蘭貳兩陸銖

黃耆　石斛　石膏各貳兩　甘草　當歸

芎藭各壹兩拾捌銖　白朮　桂心　人參

乾薑　獨活　乾地黃各壹兩半　白芷

桔梗　細辛　柏子人　五味子　蜀椒

黃芩　蓯蓉　芍藥　秦艽　防葵各壹兩

厚朴　蕪荑各拾捌銖

右三十二味。爲末。蜜和丸如梧子大。酒服二十丸。加至三十丸。日二三服。

大平胃澤蘭圓 治男子女人五勞七傷。諸不足。定志意。除煩滿。手足虛冷羸瘦。及月水往來不調。體不能動等病方。

澤蘭　細辛　黃耆　鍾乳各叁兩　柏子人

乾地黃各貳兩半　大黃　前胡　遠志

紫石英各貳兩　芎藭　白朮　蜀椒各壹兩半

白芷　丹參　梔子一本用枳實　芍藥

桔梗　秦艽　沙參　桂心　厚朴

石斛　苦參　人參　麥門冬　乾薑各壹兩

附子陸兩　吳茱萸　麥蘗各伍合　陳麴壹升　棗伍拾枚作膏

右三十二味。爲末。蜜和丸如梧子大。酒服二十丸。加至三十丸。令人肥健。一本無乾薑有當歸叁兩

澤蘭散 治産後風虛方。

澤蘭玖分　禹餘粮　防風各拾分　石膏　白芷

乾地黃　赤石脂　肉蓯蓉　鹿茸　芎藭各捌分

藁本　蜀椒　白朮　柏子人各伍分

桂心　甘草　當歸　乾薑各柒分　蕪荑

細辛　厚朴各肆分　人參叁分

右二十二味，治下篩，酒服方寸匕，日三，以意增之。

月水不通第二 方二十一首

桃人湯 治婦人月水不通方。

桃人 朴消 牡丹皮 射干 土瓜根

黄芩 芍藥 大黄 柴胡各四兩 牛膝

桂心各二兩 水蛭 虻蟲各七十枚

黄芩各三兩

右十三味，㕮咀，以水九升，煮取二升半，去滓，分三服。

乾薑圓 治婦人寒熱羸瘦，酸消怠惰，胸中支滿，肩背脊重痛，腹裏堅滿積聚，或痛不可忍，引腰小腹痛，四肢煩疼，手足厥逆，寒至肘膝，或煩滿，手足虚熱，意欲投水中，百節盡痛，心下常苦懸痛，時寒時熱，惡心，涎唾喜出，每愛鹹酸甜苦之物，身體或如雞皮，月經不通，大小便苦難，食不生肌。

乾薑 芎藭 茯苓 消石

杏人 水蛭 虻蟲 桃人

蠐螬 䗪蟲各一兩 柴胡 芍藥

人參 大黄 蜀椒 當歸各二兩

右十六味，為末，蜜和丸如梧子，空心飲下三丸，不知加至十丸。千金翼以療婦人瘕結脅肋下疾

乾漆湯 治月水不通，小腹堅痛不得近方。

乾漆 萎蕤 芍藥 細辛

甘草 附子各一兩 當歸 桂心

芒消 黄芩各二兩 大黄三兩 吳茱萸一升

右十二味，㕮咀，以清酒一斗浸一宿，煮取三升，去滓，内消烊盡，分為三服，相去如一炊頃。

芒消湯 治月經不通方。

芒消 丹砂末 當歸 芍藥

土瓜根 水蛭各二兩 大黄三兩 桃人一升

右八味，㕮咀，以水九升，煮取三升，去滓，内丹砂、芒消，分為三服。

治月經不通，心腹絞痛欲死，通血止痛方。

當歸 大黄 芍藥各三兩 吳茱萸

乾地黄 乾薑 芎藭 虻蟲 水蛭各二兩

細辛 甘草 桂心各一兩 梔子十四枚 桃人一升

右十四味，㕮咀，以水一斗五升，煮取五升，分為五服。一本有牛膝、麻子人各三兩。

桃人湯 治月經不通方。

桃人一升 當歸 土瓜根 大黄 水蛭

虻蟲 芒消各二兩 牛膝 麻子人 桂心各三兩

右十味，㕮咀，以水九升，煮取三升半，去滓，内消令烊，分為三服。肘後無當歸、麻子人，用牡丹、射干、黄芩、芍藥、柴胡各三兩，為十三味。千金翼無虻蟲

前胡牡丹湯 治婦人盛實，有熱在腹，月經瘀閉不通，及勞熱熱病後，或因月經來得熱，不通方。

前胡 牡丹 玄參 桃人 黄芩

射干 旋復花 栝樓根 甘草各二兩 芍藥

茯苓 大黄 枳實各三兩

右十三味，㕮咀，以水一斗，煮取三升，分為三服。

乾地黄當歸圓 治月水不通，或一月再來，或隔月不至，或多或少，或淋瀝不斷，或來而腰腹刺痛不可忍，四體噓吸

不欲食心腹堅痛有青黃黑色水下或如清水不欲行動
舉體沉重惟思眠臥欲食酸物虛乏黃瘦方
乾地黃叁兩 當歸 甘草各壹兩半 牛膝 芍藥
乾薑 澤蘭 人參 牡丹各壹兩陸銖
丹參 蜀椒 白芷 黃芩 桑耳
桂心各壹兩 䗪蟲肆拾枚 芎藭壹兩拾捌銖 桃人貳兩
水蛭 虻蟲各柒拾枚 蒲黃貳合
右二十一味為末蜜和丸如梧子大每日空心酒下十
五丸漸加至三十丸以知為度一本無

牡丹圓 治婦人女子諸病後月經閉絕不通及從小來不
通并新產後瘀血不消服諸湯利血後餘疢未平宜服之
取平復方
牡丹叁兩 芍藥 玄參 桃人
當歸 桂心各貳兩 虻蟲 水蛭各伍拾枚
蠐螬貳拾枚 瞿麥 芎藭 海藻各壹兩
右十二味為末蜜和丸如梧子大酒下十五丸加至二
十丸血盛者作散服方寸匕腹中當轉如沸血自化成
水去如小便赤少除桂心用地膚子一兩

黃芩牡丹湯 治女人從小至大月經未嘗來顏色萎黃氣
力衰少飲食無味方
黃芩 牡丹 桃人 瞿麥 芎藭各貳兩
芍藥 枳實 射干 海藻 大黃各叁兩
虻蟲柒拾枚 水蛭伍拾枚 蠐螬拾枚
右十三味㕮咀以水一斗煮取三升分三服服兩劑後
灸乳下一寸黑貟際各五十壯

治月經不通方
取葶藶一升為末蜜丸如彈子大綿裹內陰中入三
寸每丸一宿易之有汁出止

乾漆圓 治月經不通百療不瘥方
乾漆 土瓜根 射干 芍藥各壹兩半 牡丹
牛膝 黃芩 桂心 吳茱萸 大黃
柴胡各壹兩陸銖 桃人 鼈甲各貳兩 䗪蟲
蠐螬各肆拾枚 水蛭 虻蟲各柒拾枚 大麻人肆合
亂髮雞子大貳枚 菴䕡子貳合
右二十味為末以蜜和為丸每日酒下十五丸梧子大
漸加至三十丸日三仍用後浸酒服前丸藥

浸酒方
大麻子叁升 菴䕡子貳升 桃人壹升 竈屋炲煤肆兩
土瓜根 射干各陸兩 牛膝捌兩 桂心肆兩
右八味㕮咀以清酒三斗絹袋盛藥浸五宿以一盞下
前丸藥甚良或單服之亦好

當歸圓 治女人臍下癥結刺痛如蟲所齧及如錐刀所刺
或赤白帶下十二疾腰背疼痛月水或在月前或在月後
當歸 葶藶 附子 吳茱萸 大黃各貳兩
黃芩 桂心 乾薑 牡丹 芎藭各壹兩半
細辛 秦椒 柴胡 厚朴各壹兩陸銖
牡蒙一方無 甘草各壹兩 虻蟲 水蛭各伍拾枚
右十八味為末蜜和丸如梧子大空心酒下十五丸日

再有胎勿服之。

鼈甲圓　治女人小腹中積聚，大如七八寸盤面，上下周流，痛不可忍，手足苦冷，欬噫腥臭，兩脇熱如火炙，玉門冷如風吹，經水不通，或在月前，或在月後，服之三十日便瘥，有孕，此是河內太守魏夫人方。

鼈甲　桂心各壹兩半　蜂房半兩　玄參　蜀椒
細辛　人參　苦參　丹參　沙參
吳茱萸各拾捌銖　䗪蟲　水蛭　乾薑
牡丹　附子　皂莢　當歸　芍藥
甘草　防葵各壹兩　蠐螬貳拾枚　蝱蟲　大黃各壹兩陸銖

右二十四味，爲末，蜜和丸如梧子大，酒下七丸，日三，稍加之，以知爲度。

又方　治婦人因產後虛冷堅結積在腹內，月經往來不時，苦腹脹滿，繞臍下痛，引腰背，手足煩，或冷熱，心悶不欲食。

鼈甲壹兩半　乾薑　赤石脂　丹參　禹餘粮
當歸　白芷一方用朮　乾地黃各壹兩陸銖　代赭
甘草　鹿茸　烏賊骨　殭蠶各拾捌銖
桂心　細辛　蜀椒　附子各壹兩

右十七味，末，蜜和丸如梧子大，空心酒下五丸，加至十丸。

禹餘粮圓　治婦人產後積冷堅癖方。

禹餘粮　烏賊骨　吳茱萸　桂心　蜀椒各貳兩半
當歸　白朮　細辛　乾地黃　人參
芍藥　芎藭　前胡各壹兩陸銖　乾薑叁兩
礬石陸銖　白薇　紫菀　黃芩各拾捌銖　䗪蟲壹兩

右十九味，爲末，蜜和丸如梧子，空心酒若飲下二十丸，日二，不知則加之。

牡蒙圓　治婦人產後十二癥病，帶下無子，皆是冷風寒氣，或產後未滿百日，胞胳惡血未盡，便利於懸圊上及久坐，濕寒入胞裏，結在小腹，牢痛，爲之積聚，小如雞子，大者如拳，按之跳手隱隱然，或如蟲嚙，或如針刺，氣時搶心，兩脇支滿，不能食，飲食不消化，上下通流，或守胃管痛，連玉門背膊，嘔逆短氣，汗出，少腹苦寒，胞中創，欬引陰痛，小便自出，子門不正，令人無子，腰胯疼痛，四肢沈重淫躍，一身盡腫，乍來乍去，大便不利，小便淋瀝，或月經不通，或下如腐肉，青黃赤白黑等如豆汁，夢想不祥方。亦名紫蓋丸

牡蒙　厚朴　消石　前胡　乾薑
䗪蟲　牡丹　蜀椒　黃芩　桔梗
茯苓　細辛　葶藶　人參　芎藭
吳茱萸　桂心各拾捌銖　大黃貳兩半　附子壹兩陸銖　當歸半兩

右二十味，爲末，蜜和，更擣萬杵，丸如梧子大，空心酒服三丸，日三，不知則加之，至五六丸，下赤白青黃物如魚子者，病根出矣。

治月經不通，結成癥瘕，如石，腹大骨立，宜此破血下癥方。

大黃　消石各陸兩　巴豆　蜀椒各壹兩　代赭
柴胡熬變色　水蛭　丹參熬令紫色　土瓜根各叁兩
乾漆　芎藭　乾薑　蝱蟲　茯苓各貳兩

右十四味，爲末，巴豆別研，蜜和丸如梧子，空心酒服二丸，未知加至五丸，日再服。千金翼無柴胡、水蛭，用䗪蟲、土瓜根

大䗪蟲圓治月經不通六七年。或腫滿氣逆。腹脹瘕痛。宜服此。數有神驗方。
䗪蟲肆伯枚　蠐螬壹升　乾地黄　牡丹　乾漆
芍藥　牛膝　土瓜根　桂心各肆兩　吴茱萸
桃人　黄芩　牡蒙各叁兩　茯苓　海藻各伍兩
水蛭叁伯枚　芒消壹兩　人參壹兩半　葶藶伍合
右十九味爲末。蜜和丸如梧子大。每日空心酒下七丸。不知加之。日三服。千金翼無芒消人參

桂心酒治月經不通。結成癥瘕方。
桂心　牡丹　芍藥　牛膝　乾漆
土瓜根　牡蒙各肆兩　吴茱萸壹升　大黄叁兩　黄芩
乾薑各貳兩　蝱蟲貳伯枚　䗪蟲　蠐螬　水蛭各柒拾枚
亂髮灰　細辛各壹兩　殭蠶伍拾枚　大麻人　竈突墨各叁升
乾地黄陸兩　虎杖根　鼈甲各伍兩　菴䕡子貳升
右二十四味㕮咀。以酒四斗分兩甕。浸之七日。併一甕盛。攪令調。還分作兩甕。初服二合。日二。加至三四合。

虎杖煎治腹內積聚。虚脹雷鳴。四肢沈重。月經不通。亦治丈夫病方。
取高地虎杖根細剉二斛。以水二石五斗。煑取一大斗半。去滓。澄濾令淨。取好淳酒五升和煎。令如餳。每服一合。消息爲度。不知則加之。

又方治月經閉不通。結瘕。腹大如甕。短氣欲死方。
虎杖根百斤去頭去土暴乾切　土瓜根　牛膝各取汁二斗
右三味㕮咀。以水一斛浸虎杖根一宿。明旦煎取二斗。內土瓜牛膝汁。攪令調勻。煎令如餳。每以酒服一合。日再夜一。宿血當下。若病去止服。

桃人煎治帶下經閉不通方。
桃人　䗪蟲各壹升　朴消伍兩　大黄陸兩
右四味爲末。別治桃人。以醇苦酒四升內銅鐺中。炭火煎取二升。下大黄桃人䗪蟲等。攪勿住手。當欲可丸。下朴消。更攪勿住手。良久出之。可丸乃止。取一丸如雞子黄。投酒中。預一宿勿食。服之。至晡時下。如大豆汁。或如雞肝凝血蝦蟇子。或如膏。此是病下也。

治月經不通。臍下堅結。大如杯升。發熱往來。下痢羸瘦。此爲氣瘕。一作血瘕若生肉癥。不可爲也。療之之方。
生地黄叁拾斤取汁　乾漆壹斤爲末
右二味。以漆末內地黄汁中。微火煎。令可丸。每服酒下如梧子大三丸。不知加之。常以食後服。

治月經不通甚極閉塞方。
牛膝壹斤　麻子叁升蒸　土瓜根叁兩　桃人貳升
右四味㕮咀。以好酒一斗五升浸五宿。一服五合。漸加至一升。日三。能多益佳。

治產後風冷。留血不去。停結。月水閉塞方。
桃人　麻子人各貳升　菴䕡子壹升
右三味㕮咀。以好酒三斗。浸五宿。每服五合。日三。稍加至一升。

五京圓治婦人腹中積聚。九痛七害。及腰中冷引小腹。害食。得冷便下方。

乾薑　蜀椒各叁兩　附子壹兩　吳茱萸壹升
當歸　狼毒　黄芩　牡蠣各貳兩
右八味爲末，蜜和丸如梧子，初服三丸，日二，加至十丸。
此出京氏五君，故名五京。久患冷困，當服之。

雞鳴紫圓 治婦人癥瘕積聚方。
皂莢壹分　藜蘆　甘草　礬石　烏喙
杏人　乾薑　桂心　巴豆各貳分　前胡
人參各肆分　代赭伍分　阿膠陸分　大黄捌分
右十四味爲末，蜜丸如梧子，雞鳴時服一丸，日益一丸，至五丸止，仍從一起。下白者風也，赤者癥瘕也，青微黄者心腹病。

遼東都尉所上圓 治臍下堅癖，無所不治方。
恒山　大黄　巴豆各壹分　天雄貳枚　苦參
白薇　乾薑　人參　細辛　狼牙
龍膽　沙參　玄參　丹參各叁分　芍藥
附子　牛膝　茯苓各伍分　牡蒙肆分
藋蘆陸分　一方云貳兩叁分
右二十味爲末，蜜丸，宿勿食，服五丸，日三。大羸瘦，月水不調，當二十五日服之，下長蟲，或下種種病，出二十五日，服中所苦悉愈，肌膚盛，五十日萬病除，斷緒者有子。

牡蠣圓 治經閉不通，不欲飲食方。
牡蠣肆兩　大黄壹斤　柴胡伍兩　乾薑叁兩　芎藭
茯苓各貳兩半　蜀椒拾兩　葶藶子　芒消　杏人各伍
水蛭　蝱蟲各半兩　桃人柒拾枚
右十三味爲末，蜜丸如梧子大，飲服七丸，日三。

當歸圓 治腰腹痛，月水不通利方。
當歸　芎藭各肆兩　蝱蟲　烏頭
丹參　乾漆各壹兩　人參　牡蠣
土瓜根　水蛭各貳兩　桃人伍拾枚
右十一味爲末，以白蜜丸如梧子大，酒下三丸，日二服。

消石湯 治血瘕，月水留瘀血大不通，下病散堅血方。
消石　附子　蝱蟲各叁兩　大黄　細辛
乾薑　黄芩各壹兩　芍藥　土瓜根　丹參
代赭　蠐螬各貳兩　大棗拾枚　桃人貳升　牛膝壹斤
朴消肆兩
右十六味㕮咀，以酒五升、水九升漬藥一宿，明日煎取四升，去滓，下朴消、消石烊盡，分四服，相去如炊頃。去病後食黄鴨羹，勿見風。

赤白帶下崩中漏下第三 論一首　方六十五首　灸法八首

論曰：諸方說三十六疾者，十二癥、九痛、七害、五傷、三痼不通是也。何謂十二癥？是所下之物，一曰狀如膏，二曰如黑血，三曰如紫汁，四曰如赤肉，五曰如膿痂，六曰如豆汁，七曰如葵羹，八曰如凝血，九曰如清血，血似水，十曰如米泔，十一曰如月浣乍前乍却，十二曰經度不應期也。何謂九痛？一曰陰中痛傷，二曰陰中淋瀝痛，三曰小便即痛，四曰寒冷痛，五曰經來即腹中痛，六曰氣滿痛，七曰汁出陰中如有蟲齧痛，八曰脅下分痛，九曰腰胯痛。何謂七害？一曰窮孔痛不利，二曰中寒熱痛，三曰小腹急堅痛，四曰藏不仁。五曰子門不端引背痛。六曰月浣乍多乍少。七曰害吐。何謂五傷。一曰兩脇支滿痛。二曰心痛引脇。三曰氣結不通。四曰邪思洩利。五曰前後痼寒。何謂三痼。一曰羸瘦不生肌膚。二曰絕產乳。三曰經水閉塞。病有異同，具治之方。

白堊圓 治女人三十六疾方。又方見後

白堊　龍骨　芍藥各拾捌銖　黃連　當歸
茯苓　黃芩　瞿麥　白斂　石韋
甘草　牡蠣　細辛　附子　禹餘粮
白石脂　人參　烏賊骨　藁本　甘皮
大黃已上各半兩

右二十一味，為末，蜜和丸如梧子大，空腹飲服十丸，日再。不知，加之二十日知，一月百病除。若十二瘕，倍牡蠣、禹餘粮、烏賊骨、白石脂、龍骨。若九痛，倍黃連、白斂、甘草、當歸。若七害，倍細辛、藁本、甘皮，加椒、茱萸各一兩。若五傷，倍大黃、石韋、瞿麥。若三痼，倍人參，加赤石脂、礬石、巴戟天各半兩。合藥時隨病增減之。

治女人腹中十二疾：一曰經水不時，二曰經來如清水，三曰經水不通，四曰不周時，五曰生不乳，六曰絕無子，七曰陰陽減少，八曰腹苦痛如刺，九曰陰中寒，十曰子門相引痛，十一曰經來凍如葵汁狀，十二曰腰急痛。凡此十二病得之時因與夫卧起，月經不去，或卧濕冷地，及以冷水浴，浴當時取快，而後生百疾，或瘡痍未瘥，便合陰陽，及起早作勞，衣單席薄，寒從下入方。

半夏　赤石脂各壹兩陸銖　蜀椒
乾薑　吳茱萸　當歸　桂心
丹參　白斂　防風各壹兩　藋蘆半兩

右十一味，為末，蜜和丸如梧子大，每日空心酒服十丸，日三。不知，稍加，以知為度。

白石脂圓 治婦人三十六疾，胞中痛，漏下赤白方。

白石脂　烏賊骨　禹餘粮　牡蠣各拾捌銖
赤石脂　乾地黃　乾薑　龍骨　桂心
石韋　白斂　細辛　芍藥　黃連
附子　當歸　黃芩　蜀椒　鍾乳
白芷　芎藭　甘草各半兩

右二十二味，為末，蜜和丸如梧子大，每日空心酒下十五丸，日再。一方有黃蘗半兩。

小牛角䚡散 治帶下五賁：一曰熱病下血，二曰寒熱下血，三曰經脉未斷為房事則血漏，四曰經來舉重傷任脉下血，五曰產後臟開經利。五賁之病，外實內虛方。

牛角䚡壹枚，燒令赤　鹿茸　禹餘粮
當歸　乾薑　續斷各貳兩　阿膠參兩
烏賊骨　龍骨各壹兩　赤小豆貳升

右十味，治下篩，空腹以酒服方寸匕，日三。千金無鹿茸、烏賊骨

龍骨散 治淳下十二病絕產：一曰白帶，二曰赤帶，三曰經水不利，四曰陰胎，五曰子藏堅，六曰藏癖，七曰陰陽患痛，八曰內強，九曰腹寒，十曰藏閉，十一曰五藏酸痛，十二曰夢與鬼交。宜服之。淳下一本作腹下

龍骨參兩　黃蘗　半夏　竈中黃土

桂心　乾薑（各貳兩）　石韋　滑石（各壹兩）
烏賊骨　代赭（各肆兩）　白殭蠶（伍枚）
右十一味，治下篩，酒服方寸匕，日三。白多者加烏賊骨、殭蠶各二兩；赤多者加代赭五兩；小腹冷加黄蘗二兩；子藏堅加乾薑、桂心各二兩。已上各隨病增之。服藥三月有子即住藥，藥太過多生兩子。當審方取好藥。寡婦童女不可妄服。

治女人帶下諸病方。

大黄（蒸三斗米下）　附子　茯苓　牡蒙
牡丹　桔梗　葶藶（各叁兩）　厚朴　芎藭
人參　當歸　䗪蟲　蜀椒　吳茱萸
柴胡　乾薑　桂心（各半兩）　細辛（貳兩半）
右十八味，為末，蜜和丸如梧子大。每日空心酒服二丸，不知加之，以腹中温温為度。（一本有麻子叁兩、澤蘭半兩，而無蜀椒、葶藶。）

治帶下百病無子，服藥十四日下血，二十日下長蟲及清黄汁出，三十日病除，五十日肥白方。

大黄（破如豆粒，熬令黑色）　柴胡　朴消（各壹斤）
芎藭（伍兩）　乾薑　蜀椒（各壹升）　茯苓（如雞子大，壹枚）
右七味，為末，蜜丸如梧子大。先食米飲服七丸，不知加至十丸，以知為度。

治帶下方。

枸杞根（壹斤）　生地黄（伍斤）
右二味，㕮咀，以酒一斗煑取五升，分為三服。水煑亦得。

治婦人及女子赤白帶方。

禹餘粮　當歸　芎藭（各壹兩半）　赤石脂　白石脂
阿膠　龍骨　石韋（壹兩陸銖）　烏賊骨　黄蘗
白斂　黄芩（一用黄連）　續斷　桑耳　牡蠣（各壹兩）
右十五味，為末，蜜丸梧子大。空心飲下十五丸，日再，加至三十丸為度。

白馬蹄圓　治女人下焦寒冷，成帶下赤白浣方。

白馬蹄　鼈甲　鯉魚甲　龜甲　蜀椒（各壹兩）
磁石　甘草　杜仲　萆薢　當歸
續斷　芎藭　禹餘粮　桑耳　附子（各貳兩）
右十五味，為末，蜜丸梧子大。以酒服十丸，加至三十丸，日三服。（一本無龜甲）

白馬毦散　治帶下方。（下白者取白馬毦，下赤者取赤馬毦，隨色取之）

白馬毦（貳兩）　龜甲（肆兩）　鼈甲（拾捌銖）　牡蠣（壹兩拾捌銖）
右四味，治下篩，空心酒下方寸匕，日三服，加至一匕半。

治五色帶下方。

服大豆紫湯，日三服。（方見前三卷風篇中）

又方　燒馬左蹄為末，以酒服方寸匕，日三服。

又方　燒狗頭和毛皮骨為末，以酒服方寸匕。

又方　煑甑帶汁服一杯良。

又方　燒馬蹄底護乾為末，以酒服方寸匕，日三。

雲母芎藭散　衛公治五崩身瘦，欬逆煩滿，少氣，心下痛，面生瘡，腰痛不可俛仰，陰中腫如有瘡狀，毛中癢，時痛，與子藏相通，小便不利，常拘急，頭眩，頸項急痛，手足熱，氣逆衝急，心煩不得卧，腹中急痛，食不下，吞醋噫苦，上下腸鳴，漏下赤白青黃黑汁，大臭如膠汚衣狀，皆是內傷所致。中寒即下白，熱即下赤，多飲即下黑，多食即下黃，多藥即下青，或喜或怒，心中常恐，或憂勞便發動，大惡風寒。

雲母 芎藭 代赭 東門邊木燒，各壹兩

白殭蠶 烏賊骨 白堊 蝟皮各陸銖 鼈甲一作龜甲

桂心 伏龍肝 生鯉魚頭各拾捌銖

右十二味，治下篩，酒服方寸匕，日三夜一。一方有龍骨、乾葛

慎火草散 治崩中漏下赤白青黑，腐臭不可近，令人面黑無顏色，皮骨相連，月經失度，往來無常，小腹弦急，或苦絞痛上至心，兩脅腫脹，食不生肌膚，令人偏枯，氣息乏少，腰背痛連脇，不能久立，每嗜臥困懶。又方見後

慎火草 白石脂 禹餘粮 鼈甲

乾薑 細辛 當歸 芎藭

石斛 芍藥 牡蠣各貳兩 黃連

薔薇根皮 乾地黃各肆兩 熟艾 桂心各壹兩

右十六味，治下篩，空腹酒服方寸匕，日三，稍加至二匕。若寒多者，加附子、椒；熱多者，加知母、黃芩各一兩；白多者，加乾薑、白石脂；赤多者，加桂心、代赭各二兩。

禹餘粮圓 治崩中赤白不絕，困篤方。

禹餘粮伍兩 白馬蹄拾兩 龍骨參兩

鹿茸貳兩 烏賊魚骨壹兩

右五味，為末，蜜丸梧子大，以酒服二十丸，日再，以知為度。

增損禹餘粮圓 治女人勞損，因成崩中，狀如月經，來去多不可禁止，積日不斷，五藏空虛，失色黃瘦，崩竭暫止，少日復發，不耐動搖，小勞輒劇。治法且宜與湯，未宜與此丸也。發時服湯，減退即與此丸。若是疾久，可長與此方。

禹餘粮 龍骨 人參 桂心 紫石英

烏頭 寄生 杜仲 五味子 遠志各貳兩

澤瀉 當歸 石斛 蓯蓉 乾薑各參兩

蜀椒 牡蠣 甘草各壹兩

右十八味，為末，蜜丸梧子大，空心酒下十丸，漸加至二十丸，日三服。

治女人白崩及痔病方。

槐耳 白斂 艾葉 蒲黃 白芷各貳兩

黃耆 人參 續斷 當歸 禹餘粮

橘皮 茯苓 乾地黃 蝟皮各參兩 牛角鰓肆兩

猪後懸蹄貳拾箇 白馬蹄肆兩，酒浸一宿，熬

右十七味，為末，蜜丸，每日空心酒下二十丸，日二，加之。

治婦人忽暴崩中，去血不斷，或如鵝鴨肝者方。

小薊根陸兩 當歸 阿膠 續斷

青竹茹 芎藭各參兩 生地黃捌兩 地榆

釜月下土各肆兩，綿裹 馬通壹升，赤帶用赤馬，白帶用白馬

右十味，㕮咀，以水八升和馬通汁，煮取三升，分三服。不止，頻服三四劑。未全止，續服後丸方。

續斷 甘草 地榆 鹿茸 小薊根

丹參各參拾銖 乾地黃貳兩半 芎藭 赤石脂

阿膠 當歸各壹兩半 柏子人壹兩，集驗作柏葉

龜甲 秦牛角鰓各參兩，剉，熬令黑

右十四味爲末，蜜丸梧子大，空心以酒服十丸，日再，後稍加至三十丸。

治女人崩中去赤白方。

白馬蹄伍兩　蒲黃　鹿茸　禹餘粮　白馬鬐毛

小薊根　白芷　續斷各肆兩　人參　乾地黃

柏子人　烏賊骨　黃耆　茯苓　當歸各叁兩

艾葉　蓯蓉　伏龍肝各貳兩

右十八味爲末，蜜丸如梧子大，空心飲服二十丸，日再，加至四十丸。

當歸湯　治崩中去血虛羸方。

當歸　芎藭　黃芩

芍藥　甘草各貳兩　生竹茹貳升

右六味㕮咀，以水一斗，煮竹茹取六升，去滓，內諸藥，煎取三升半，分三服。忌勞動嗔怒，禁百日房事。

治崩中晝夜十數行，衆醫所不能瘥者方。

芎藭八兩，㕮咀，以酒五升，煮取三升，分三服。不飲酒，水煮亦得。

治崩中下血，出血一斛，服之即斷，或月經來過多及過期不來者，服之亦佳方。

吴茱萸　當歸各叁兩　芎藭　人參

芍藥　牡丹　桂心　阿膠

生薑　甘草各貳兩　半夏捌兩　麥門冬壹升

右十二味㕮咀，以水一斗，煮取三升，分爲三服。

治暴崩中去血不止方。

牡蠣　兔骨各貳兩半，炙

右二味治下篩，酒服方寸匕，日三。

治女人白崩方。

芎藭　桂心　阿膠　赤石脂

小薊根各貳兩　乾地黃肆兩　伏龍肝如雞子大，柒枚

右七味㕮咀，以酒六升、水四升合煮，取三升，去滓，內膠令烊盡，分三服，日三。千金翼止六味，無伏龍肝

伏龍肝湯　治崩中去赤白，或如豆汁方。

伏龍肝如彈丸柒枚　生地黃肆升，一方伍兩

生薑伍兩　甘草　艾葉　赤石脂　桂心各貳兩

右七味㕮咀，以水一斗，煮取三升，分四服，日三夜一。

大牛角中人散　治積冷崩中去血不止，腰背痛，四肢沉重，虛極方。

牛角人壹枚，燒　續斷　乾地黃　桑耳

白朮　赤石脂　礬石　乾薑

附子　龍骨　當歸各叁兩　人參壹兩

蒲黃　防風　禹餘粮各貳兩

右十五味治下篩，以溫酒未食服方寸匕，日三。不知稍加。

治崩中去血積時不止，起死方。

肥羊肉叁斤　乾薑　當歸各叁兩　生地黃貳升

右四味㕮咀，以水二斗，煮羊肉取一斗三升，下地黃汁及諸藥，煮取三升，分四服，即斷。尤宜羸瘦人服之。

生地黃湯　治崩中漏下，日去數升方。

生地黃壹斤　細辛叁兩

右二味，㕮咀，以水一斗，煮取六升，服七合，久服佳。

治崩中漏下赤白不止，氣虛竭方。

龜甲　牡蠣各叁兩

右二味，治下篩，酒服方寸匕，日三。

又方　燒亂髮，酒和服方寸匕，日三。

又方　桑耳貳兩半　鹿茸拾捌銖

右二味，以醋五升漬，炙燥漬盡為度，治下篩，服方寸匕，日三。

又方　燒鹿角為末，酒服方寸匕，日三。

又方　燒桃核為末，酒服方寸匕，日三。

又方　地榆　知母

右二味，各指大長一尺者，㕮咀，以醋三升，東向竈中治極濃，去滓服之。

又方　桑木中蝎屎燒灰，酒服方寸匕。

治崩中下血，羸瘦少氣，調中補虛止血方。

澤蘭　蜀椒貳兩陸銖　藁本　柏子人　山茱萸
厚朴各拾捌銖　乾地黃　牡蠣各壹兩半　代赭　桂心
防風　細辛　乾薑各壹兩　甘草　當歸
芎藭各壹兩拾捌銖　蕪荑半兩

右十七味，治下篩，空心溫酒服方寸匕，日三，神良。一方加白芷、龍骨各十八銖，人參一兩十八銖，為二十味。

治崩中方。

白茅根叁斤　小薊根伍斤

右二味，㕮咀，以水五斗，煎取四斗，稍稍服之。外臺用酒煎。

丹參酒　治崩中去血及產餘疾方。

丹參　艾葉　地黃　忍冬　地榆各伍斤

右五味，剉，先洗臼熟舂，以水漬三宿，出滓，煮取汁，以黍米一斛炊飯，釀酒，酒熟榨之。初服四合，後稍稍添之。

牡丹皮湯　治崩中血盛，併服三劑即瘥方。

牡丹皮　乾地黃　斛脉各叁兩　禹餘粮　艾葉
龍骨　柏葉　厚朴　白芷　伏龍肝
青竹茹　芎藭　地榆各貳兩　阿膠壹兩　芍藥肆兩

右十五味，㕮咀，以水一斗五升，煮取五升，分五服，相去如人行十里久再服。

治崩中單方。

燒牛角末，以酒服方寸匕，日三服，亦治帶下。

又方　桑耳燒令黑，為末，酒服方寸匕，日二服，亦治帶下。

又方　生薊根一斤半，擣取汁，溫服，亦可酒煮服之。

又方　羊胚一具，以酢煮，去血服之，即止。忌豬魚、酢、滑物，犯之便死，亦治帶下。

治白崩方。

灸小腹橫文當臍孔直下百壯，又灸內踝上三寸左右各百壯。

論曰：治漏血不止，或新傷胎及產後餘血不消作堅，使胞門不閉，淋瀝去血，經踰日月不止者，未可以諸斷血湯，宜且與牡丹丸散等，待血堅消便停也。堅血消者，所去淋瀝便自止，亦漸變消少也。此後有餘傷毀，不復處此，乃可作諸主治耳。婦人產乳去血多，傷胎去血多，崩中去血多，金

瘥去血多拔牙齒去血多未止心中懸虛心悶眩冒頭重
目暗耳聾滿舉頭便悶欲倒宜且煑當歸芎藭各三兩以
水四升煑取二升去滓分二服即定展轉續次合諸湯治
之

白堊圓 治女人三十六疾胞中病漏下不絕方 又方見前
邯鄲白堊 禹餘粮 白芷 白石脂
乾薑 龍骨 桂心 瞿麥 大黄
石韋 白斂 細辛 芍藥 甘草
黄連 附子 當歸 茯苓 鍾乳
蜀椒 黄芩各半兩 牡蠣 烏賊骨各拾捌銖
右二十三味爲末蜜丸梧子大空心酒服五丸日再服
不知加至十九

治女人漏下或瘥或劇常漏不止身體羸瘦飲食減少或
赤或白或黄使人無子者方
牡蠣 伏龍肝 赤石脂 白龍骨
桂心 烏賊骨 禹餘粮各等分
右七味治下篩空心酒服方寸匕日二白多者加牡蠣
龍骨烏賊骨赤多者加赤石脂禹餘粮黄多者加伏龍
肝桂心隨病加之 張文仲同亦療崩中肘後無白龍骨以粥飲服

治婦人漏下不止散方
鹿茸 阿膠各叁兩 烏賊骨 當歸各貳兩 蒲黄壹兩
右五味治下篩空心酒服方寸匕日三夜再服

治女人産後漏下及痔病下血方
礬石壹兩 附子壹枚
右二味爲末蜜丸如梧子大空心酒下二丸日三稍加
至五丸數日瘥能百日服之永斷

芎藭湯 治帶下漏血不止方
芎藭 乾地黄 黄耆 芍藥
吴茱萸 甘草各貳兩 當歸 乾薑各叁兩
右八味㕮咀以水一斗煑取三升分三服若月經後因
有赤白不止者除地黄吴茱萸加杜仲人參各二兩

治漏下去血不止方
取水蛭治下篩酒服一錢許日二惡血消即愈

治漏下神方
取槐子燒末酒服方寸匕日三立瘥

治漏下去黑方
乾漆 麻黄 細辛 桂心各壹兩 甘草半兩
右五味治下篩以指撮著米飲中服之

治漏下去赤方
白朮貳兩 白薇半兩 黄蘗貳兩半
右三味治下篩空心酒服方寸匕日三

治漏下去黄方
黄連 大黄 桂心各半兩
黄芩 䗪蟲 乾地黄各陸銖
右六味治下篩空心酒服方寸匕日三

治漏下去青方
大黄 黄芩 白薇各半兩 桂心 牡蠣各陸銖
右五味治下篩空心酒服方寸匕日三

治漏下去白方。

鹿茸壹兩　白斂拾捌銖　狗脊半兩

右三味治下篩。空心米飲服方寸匕。日三。

治女子漏下。積年不斷困篤方。

取鵲重巢柴燒灰作末。服方寸匕。日三服。三十日愈。甚良。重巢者。鵲去年在巢中產。今年又在上作重巢產者是也。

馬通湯 治漏下血。積月不止方。

赤馬通汁一升取新馬屎絞取汁乾者水浸絞取汁　生艾葉

阿膠各叁兩　當歸　乾薑各貳兩　好墨半圓

右六味㕮咀。以水八升酒二升。煮取三升。去滓。內馬通汁及膠。微火煎取二升。分再服。相去如人行十里久。

馬蹄屑湯 治白漏不絕方。

白馬蹄　赤石脂各伍兩　禹餘粮　烏賊骨

龍骨　牡蠣各肆兩　附子　乾地黃

當歸各叁兩　甘草貳兩　白僵蠶壹兩

右十一味㕮咀。以水二斗煮。取九升。分六服。日三。

馬蹄圓 治白漏不絕方。

白馬蹄　禹餘粮各肆兩　龍骨叁兩

烏賊骨　白僵蠶　赤石脂各貳兩

右六味為末。蜜丸梧子大。酒服十丸。不知加至三十丸。

慎火草散 治漏下方。又方見前

慎火草拾兩熬令黃　當歸　鹿茸

阿膠各肆兩　龍骨半兩

右五味治下篩。先食酒服方寸匕。日三。

蒲黃散 治漏下不止方。

蒲黃半升　鹿茸　當歸各貳兩

右三味治下篩。酒服五分匕。日三。不知稍加至方寸匕。

灸法

女人胞漏下血不可禁止。灸關元兩傍相去三寸。

女人陰中痛引心下及小腹絞痛。腹中五寒。灸關儀百壯。穴在膝外邊上一寸宛宛中是。

女人漏下赤白及血。灸足太陰五十壯。穴在內踝上三寸。足太陰經內踝上三寸名三陰交。

女人漏下赤白。月經不調。灸交儀三十壯。穴在內踝上五寸。

女人漏下赤白。灸營池四穴三十壯。穴在內踝前後兩邊池中脈上。一名陰陽是。

女人漏下赤白。四肢酸削。灸漏陰三十壯。穴在內踝下五分微動腳脈上。

女人漏下赤白泄注。灸陰陽隨年壯三報。穴在足拇趾下屈裏表頭白肉際是。

月經不調第四 方三十二首　灸法一首

白堊圓 治婦人月經一月再來。或隔月不來。或多或少。淋瀝不斷。或來而腰腹痛。噓吸不能食。心腹痛。或青黃黑色。或如水。舉體沈重方。

白堊　白石脂　牡蠣　禹餘粮　龍骨

細辛　烏賊骨各壹兩半　當歸　芍藥

黄連　茯苓　乾薑　桂心　人參
瞿麥　石韋　白芷　白斂　附子
甘草各壹兩　蜀椒半兩
右二十一味爲末蜜丸如梧子大空心酒下二十丸日
三至月候來時日四五服爲佳
桃人湯 治産後及墮身月水不調或淋瀝不斷斷後復來
狀如瀉水四體噓吸不能食腹中堅痛不可行動月水或
前或後或經月不來舉體沉重惟欲眠卧多思酸物方
桃人伍拾枚　澤蘭　甘草　芎藭　人參各貳兩
牛膝　桂心　牡丹皮　當歸各參兩　芍藥
生薑　半夏各肆兩　地黄捌兩　蒲黄柒合
右十四味㕮咀以水二斗煮取六升半分六服
杏人湯 治月經不調或一月再來或兩月三月一來或月
前或月後閉塞不通方
杏人貳兩　桃人壹兩　大黄參兩　水蛭　蝱蟲各參拾枚
右五味㕮咀以水六升煮取二升分三服一服當有物
隨大小便有所下下多者止之少者勿止盡三服
大黄朴消湯 治經年月水不利胞中有風冷所致宜下之
大黄　牛膝各伍兩　朴消　牡丹　甘草
紫菀各參兩千金翼作紫葳　代赭壹兩　桃人　蝱蟲
水蛭　乾薑　細辛　芒消各貳兩　麻人伍合
右十四味㕮咀以水一斗五升煮取五升去滓内消令
烊分五服五更爲首相去一炊頃自下後將息忌見風
茱萸蝱蟲湯 治久寒月經不利或多或少方

吴茱萸參升　蝱蟲　水蛭　䗪蟲　牡丹各壹兩
生薑壹斤　小麥　半夏各壹升　大棗貳拾枚　桃人伍拾枚
人參　牛膝各參兩　桂心陸兩　甘草壹兩半　芍藥貳兩
右十五味㕮咀以酒一斗水二斗煮取一斗去滓適寒
温一服一升日三不能飲酒人以水代之湯欲成乃内
諸蟲不耐藥者飲七合
抵黨湯 治月經不利腹中滿時自減并男子膀胱滿急方
虎掌千金翼作虎杖　大黄各貳兩　桃人參拾枚　水蛭貳拾枚
右四味以水三升煮取一升盡服之當下惡血爲度
七熬圓 治月經不利手足煩熱腹滿默默不欲寤心煩方
大黄壹兩半　前胡一作柴胡　芒消熬各伍兩　葶藶
蜀椒並熬各六銖　生薑　芎藭各拾八銖　茯苓拾伍銖
杏人玖銖熬　桃人貳拾枚熬　蝱蟲熬　水蛭各半合熬
右十二味爲末蜜丸梧子大空腹飲服七丸日三不知
加一倍千金翼無芎藭又一方有䗪蟲牡丹各貳兩爲十四味
桃人散 治月經來繞臍痛上衝心胸往來寒熱如瘧疰狀
桃人伍拾枚　䗪蟲貳拾枚　桂心伍寸　茯苓壹兩
薏苡人　牛膝　代赭各貳兩　大黄捌兩
右八味治下篩宿勿食温酒服一錢匕日三
治月經往來腹腫腰腹痛方
䗪蟲四枚　蜀椒　乾薑各陸銖　大黄
女青　桂心　芎藭各半兩
右七味治下篩取一刀圭先食酒服之日三十日微下
善養之

治月經不調或月頭或月後或如豆汁腰痛如折兩脚疼胞中風寒下之之方

大黄　朴消各肆兩　牡丹各叁兩　桃人壹升　人參　陽起石　茯苓　甘草　水蛭　䖟蟲各貳兩

右十味㕮咀以水九升煑取三升去滓内朴消令烊盡分三服相去如一飯頃

陽起石湯 治月水不調或前或後或多或少下赤下白方

陽起石　甘草　續斷　乾薑　人參　桂心各貳兩　附子壹兩　赤石脂各叁兩　伏龍肝伍兩　生地黄一升

右十味以水一斗煑取三升二合分四服日三夜一

治婦人憂恚心下支滿膈中伏熱月經不利血氣上搶心欲嘔不可多食懈怠不能動方

大黄　芍藥　䖟蟲各貳兩　土瓜根　蜀椒　黄芩　白术　乾薑　地骨皮一作炭皮　芎藭各壹兩　桂心　乾桼各壹兩半

右十二味爲末蜜丸如梧子每服十丸日三不知加之

牛膝圓 治産後月水往來下多下少仍復不通時時疼痛小腹裏急下引腰身重方

牛膝　芍藥　人參　大黄各叁兩　牡丹皮　甘草　當歸　芎藭各貳兩　桂心壹兩　䗪蟲　蠐螬　蜚蠊各肆拾枚　䖟蟲　水蛭各柒拾枚

右十四味爲末蜜丸如梧子酒服五丸日三不知稍增

又方 鹿角末服之

又方 生地黄汁三升煑取二升服之

又方 飲人乳汁三合

又方 燒月經衣井花水服之

又方 燒白狗糞焦作末酒服方寸匕日三

又方 取白馬尿服一升良

治月經不斷方

船茹一斤淨洗河水四升半煑取二升分二服

又方 服地黄酒良

又方 服大豆酒亦佳

又方 燒箕舌灰酒服之

又方 灸内踝下白肉際青脉上隨年壯

重刊孫真人備急千金要方卷之四

備急千金要方卷第五上 少小嬰孺方上

朝奉郎守太常少卿充秘閣校理判登聞檢院護軍賜緋魚袋臣林億等校正

序例第一 五條 方二首

論曰夫生民之道莫不以養小爲大若無於小卒不成大故易稱積小以成大詩有厥初生民傳云聲子生隱公此之一義即是從微至著自少及長人情共見不待經史故今斯方先婦人小兒而後丈夫耆老者則是崇本之義也然小兒氣勢微弱醫士欲留心救療立功差難今之學者多不存意良由嬰兒在於襁褓之內乳氣腥臊醫者操行英雄詎肯瞻視靜而言之可爲大息者矣小品方云凡人年六歲已上爲小十六已上爲少巢源外臺作十八已上爲少三十已上爲壯巢源外臺作二十已上爲壯五十已上爲老其六歲已下經所不載所以乳下嬰兒有病難治者皆爲無所承據也中古有巫妨巢源作巫方者立小兒顱顖經以占夭壽判疾病死生世相傳授始有小兒方焉逮于晉宋江左推諸蘇家傳習有驗流於人間齊有徐王者亦有小兒方三卷故今之學者頗得傳授然徐氏位望隆重何暇留心於少小詳其方意不甚深細少有可採未爲至秘今博撰諸家及自經用有效者以爲此篇凡百居家皆宜達茲養小之術則無橫夭之禍也

又曰小兒病與大人不殊惟用藥有多少爲異其驚癇客忤解顱不行等八九篇合爲此卷下痢等餘方並散在諸篇可披而得之

凡生後六十日瞳子成能咳笑應和人百日任脉成能自反覆一作百五十日百八十日尻骨成能獨坐二百一十日掌骨成能匍匐三百日臏骨成能獨立三百六十日膝骨成能行此其定法若不能依期者必有不平之處

凡兒生三十二日一變六十四日再變變且蒸九十六日三變一百二十八日四變變且蒸一百六十日五變一百九十二日六變變且蒸二百二十四日七變二百五十六日八變變且蒸二百八十八日九變三百二十日十變變且蒸積三百二十日小蒸畢後六十四日大蒸蒸後六十四日復大蒸蒸後一百二十八日復大蒸凡小兒自生三十二日一變再變爲一蒸凡十變而五小蒸又三大蒸積五百七十六日大小蒸都畢乃成人小兒所以變蒸者是榮其血脉改其五藏故一變竟輒覺情態有異其變蒸之候變者上氣蒸者體熱變蒸有輕重其輕者體熱而微驚耳冷尻冷上唇頭白泡起如魚目珠子微汗出其重者體壯熱而脉亂或汗或不汗不欲食食輒吐哯目白精微赤黑精微白又云目白者重赤黑者微變蒸畢自精明矣此其證也單變小微兼蒸小劇凡蒸平者五日而衰遠者十日而衰先期五日後之五日爲十日之中熱乃除耳兒生三十二日一變二十九日先期而熱便治之如法至三十六七日蒸乃畢耳恐不解了故重說之且

變蒸之時不欲驚動勿令傍多人兒變蒸或早或晚不如法者多又初變之時或熱甚者違日數不歇審計變蒸之日當其時有熱微驚愼不可治及灸刺但和視之若良久熱不可已少與紫丸微下熱歇便止若於變蒸之中加以時行温病或非變蒸時而得時行者其診皆相似惟耳及尻通熱口上無白泡耳當先服黑散以發其汗汗出温粉粉之熱當歇便就差若猶不都除乃與紫丸下之兒變蒸時若有寒加之即寒熱交爭腹腰夭糺啼不止者熨之則愈也熨法出下篇灸粉絮熨者是變蒸與温壯傷寒相似若非變蒸身熱耳熱尻亦熱此乃爲他病可作餘治審是變蒸不得爲餘治也

又一法凡兒生三十二日始變變者身熱也至六十四日再變變且蒸其狀卧端正也至九十六日三變定者候丹孔出而泄至一百二十八日四變變且蒸以能咳笑也至一百六十日五變以成機關也至一百九十二日六變變且蒸五機成也至二百二十四日七變以能匍匐也至二百五十六日八變變且蒸以知欲學語也至二百八十八日九變以亭亭然也凡小兒生至二百八十八日九變四蒸也當其變之日愼不可妄治之則加其疾變且蒸者是兒送迎月也蒸者甚熱而脉亂汗出是也近者五日歇遠者八九日歇也當是蒸上不可灸刺妄治之也

紫丸治小兒變蒸發熱不解并挾傷寒温壯汗後熱不歇及腹中有痰癖哺乳不進乳則吐哯食癎先寒後熱者方

代赭　赤石脂各一兩　巴豆三十枚　杏人五十枚

右四味末之巴豆杏人別研爲膏相和更擣二千杵當自相得若硬入少蜜同擣之密器中收三十日兒服如麻子一丸與少乳汁令下食頃後與少乳勿令多至日中當小下熱除若未全除明旦更與一丸百日兒服如小豆一丸以此準量增減夏月多熱喜令發疹二三十日輒一服佳紫丸無所不療雖下不虛人

黑散治小兒變蒸中挾時行温病或非變蒸時而得時行者方

麻黄半兩　大黄六銖　杏人半兩

右三味先擣麻黄大黄爲散別研杏人如脂乃細細内散又擣令調和内密器中一月兒服小豆大一枚以乳汁和服抱令得汗汗出温粉粉之勿使見風百日兒服如棗核以兒大小量之

擇乳母法

凡乳母者其血氣爲乳汁也五情善惡悉是血氣所生也其乳兒者皆宜愼於喜怒夫乳母形色所宜其候甚多不可求備但取不胡臭癭瘻氣欬瘑疥癡瘙白秃癧瘍瀋脣耳聾齆鼻癲癎無此等疾者便可飲兒也師見其故灸瘢便知其先疾之源也

初生出腹第二論二首十二事

論曰小兒初生先以綿裹指拭兒口中及舌上青泥惡血此爲之玉衡衡一作若不急拭啼聲一發即入腹成百病矣兒生落地不作聲者取暖水一器灌之須臾當啼兒生不作聲者此由難產少氣故也可取兒臍帶向身却捋之令氣入腹仍呵之至百度啼聲自發亦可以葱白徐徐鞭之即啼兒亦生即當舉之舉之遲晚則令中寒腹内雷鳴乃先浴之然後斷臍不得以刀子割之須令人隔單衣物咬斷兼以暖氣呵七遍然後纏結所留臍帶令至兒足趺上短則中寒令兒腹中不調常下痢若先斷臍然後浴者則臍中水臍中水則發腹痛其臍斷訖連臍帶中多有蟲宜急剔撥去之不爾入兒腹

成疾斷兒臍者當令長六寸長則傷肌短則傷藏不以時斷若挼汁不盡則令暖氣漸微自生寒令兒臍風生兒宜用其父故衣裹之生女宜以其母故衣皆勿用新帛爲善不可令衣過厚令兒傷皮膚害血脉發雜瘡而黄兒衣綿帛特忌厚熱慎之慎之凡小兒始生肌膚未成不可暖衣暖衣則令筋骨緩弱宜時見風日若都不見風則令肌膚脆軟便易中傷皆當以故絮衣之勿用新綿也凡天和暖無風之時令母將兒於日中嬉戲數見風日則血凝氣剛肌肉牢密堪耐風寒不致疾病若常藏在幃帳之中重衣温暖譬猶陰地之草木不見風日軟脆不堪風寒也凡裹臍法椎治白練令柔軟方四寸新綿厚半寸與帛等合之調其緩急急則令兒吐哯兒生二十日乃解視臍若十許日兒怒啼似衣中有刺者此或臍燥還刺其腹當解之易衣更裹裹臍時閉户下帳然火令帳中温暖換衣亦然仍以温粉粉之此謂冬時寒也若臍不愈燒絳帛末粉之若過一月臍有汁不愈燒蝦蟆灰粉之日三四度若臍中水及中冷則令兒腹絞痛夭糺啼呼面目青黑此是中水之過當灸粉絮以熨之不時治護臍至腫者當隨輕重重者便灸之乃可至八九十壯輕者臍不大腫但出汁時時啼呼者擣當歸末和胡粉傳之灸絮日熨之至百日愈以啼呼止爲候若兒糞青者令也与臍中水同兒洗浴斷臍竟襁抱畢未可与朱蜜宜与甘草湯以甘草如手中指一節許打碎以水二合煮取一合以綿纏沾取與兒吮之連吮汁計得一蜆殼入腹止兒當快吐吐去心胷中惡汁也如得吐餘藥更不須与若不得吐可消息計如飢渴須臾更與之若前所服及更与並不得吐者但稍稍与之令盡此一合止如得吐去惡汁令兒心神智慧無病也飲一合盡都不吐

者是兒不含惡血耳勿復與甘草湯乃可與朱蜜以鎮心神安魂魄也兒新生三日中與朱蜜者不宜多多則令兒脾胃冷腹脹喜陰癇氣急變噤痓而死新生與朱蜜法以飛鍊朱砂如大豆許以赤蜜一蜆殼和之以綿纏筯頭沾取與兒吮之得三沾止一日令盡此一豆許可三日與之則用三豆許也勿過此則傷兒也與朱蜜竟可與牛黄如朱蜜多少也牛黄益肝膽除熱定精神止驚辟惡氣除小兒百病也新生三日後應開腸胃助穀神可研米作厚飲如乳酪厚薄以豆大與兒咽之頻咽三豆許止日三與之滿七日可與哺也兒生十日始哺如棗核二十日倍之五十日如彈丸百日如棗若乳汁少不得從此法當用意小增之若三十日而哺者令兒無疾兒哺早者兒不勝穀氣令生病頭面身體喜生瘡愈而復發令兒尫弱難養三十日後雖哺勿多若不嗜食勿強與之強與之不消復生疾病哺乳不進者腹中皆有痰癖也當以四物紫丸微下之節哺乳數日便自愈小兒微寒熱亦當爾利之要當下之然後乃差凡乳兒不欲太飽飽則嘔吐每候兒吐者乳太飽也以空乳乳之即消日四乳兒若臍未愈乳兒太飽令風中臍也夏不去熱乳令兒嘔逆冬不去寒乳令兒欬痢母新房以乳兒令兒羸瘦交脛不能行母有熱以乳兒令變黄不能食母怒以乳兒令喜驚發氣疝又令上氣癲狂母新吐下以乳兒令虚羸母醉以乳兒令身熱腹滿凡新生小兒一月内常飲猪乳大佳凡乳母乳兒當先極挼散其熱氣勿令汁奔出令兒噎輒奪其乳令得息息已復乳之如是十返五返視兒飢飽節度知一日中幾乳而足以爲常又常捉去宿乳兒若卧乳母當以臂枕之令乳與兒頭平乃乳之令兒不噎母欲寐則奪其乳恐填口鼻又不知飢飽也浴

兒法凡浴小兒湯極須令冷熱調和冷熱失所令兒驚亦致五藏疾也凡兒冬不可久浴浴久則傷寒夏不可久浴浴久則傷熱數浴背冷則發癇若不浴又令兒毛落新生浴兒者以猪膽一枚取汁投湯中以浴兒終身不患瘡疥勿以雜水浴之兒生三日宜用桃根湯浴桃根李根梅根各二兩枝亦得㕮咀之以水三斗煑二十沸去滓浴兒良去不祥令兒終身無瘡疥治小兒驚辟惡氣以金虎湯浴金一斤虎頭骨一枚以水三斗煑爲湯浴但須浴即煑用之凡小兒初出腹有鵝口者其舌上有白屑如米劇者鼻外（外一作中）亦有之此由兒在胞胎中受穀氣盛故也或妊娠時嗜糯米使之然治之法以髮纏筋頭沾井花水撩拭之三日如此便脫去也如不脫可煑栗荴汁令濃以綿纏筋頭拭之若春夏無栗荴可煑栗木皮如用井花水法小兒初出腹有連舌舌下有膜如石榴子中隔連其舌下後喜令兒言語不發不轉也可以爪摘斷之微有血出無害若血出不止可燒髮作灰末傅之血便止也小兒出腹六七日後其血氣收斂成肉則口舌喉頰裏清淨也若喉裏舌上有物如蘆蘀盛水狀者若懸癰有脹起者可以綿纏長針留刃處如粟米許大以刺決之令氣泄去青黃赤血汁也一刺之止消息一日未消者來日又刺之不過三刺自消盡餘小小未消三刺亦止自然得消也有著舌下如此者名重舌有著頰裏及上腭如此者名重腭有著齒齗上者名重齗皆刺去血汁也小兒生輒死治之法

當候視兒口中懸癰前上腭有胞者以指摘取頭決令潰去血勿令血入咽入咽殺兒急急慎之

小兒初出腹骨肉未斂肌肉猶是血也血凝乃堅成肌肉耳其血沮敗不成肌肉則使面目繞鼻口左右悉黃而啼閉目聚口撮面口中乾燥四肢不能伸縮者皆是血脉不斂也喜不育若有如此者皆宜與龍膽湯也（方出下驚癇篇）相兒命短長法

兒初生叫聲連延相屬者壽

聲絶而復揚急者不壽

啼聲散不成人

啼聲深不成人

臍中無血者好

臍小者不壽

通身軟弱如無骨者不壽

鮮白長大者壽

自開目者不成人

目視不正數動者大非佳

汗血者多厄不壽

汗不流不成人

小便凝如脂膏不成人

頭四破不成人

常摇手足者不成人

早坐早行早齒早語皆惡性非佳人

頭毛不周匝者不成人

髮稀少者強不聽人（一作不聰）

額上有旋毛早貴妨父母

兒生枕骨不成者能言而死

尻骨不成者能倨而死

掌骨不成者能匍匐而死

踵骨不成者能行而死

臏骨不成者能立而死

身不收者死
魚口者死
股間無生肉者死
頤下破者死
陰不起者死
陰囊下白者死赤者死
卯縫通達黒者壽

論曰兒三歲已上十歲已下視其性氣高下即可知其夭壽大略兒小時識悟通敏過人者多夭大則項託顔回之流是也小兒骨法成就威儀迴轉遲舒稍費人精神雕琢者壽其預知人意迴旋敏速者亦夭即楊脩孔融之徒是也由此觀之夭壽大略可知也亦由梅花早發不覩歲寒甘菊晚成終於年事是知晚成者壽之兆也

驚癇第三 論三首 方十二首 候癇法一首 灸法二十三首

論曰少小所以有癇病及痓病者皆由藏氣不平故也新生即癇者是其五藏不收斂血氣不聚五脉不流骨怯不成也多不全育其一月四十日已上至朞歲而癇者亦由乳養失理血氣不和風邪所中也病先身熱掣瘲驚啼叫唤而後發癇脉浮者為陽癇病在六腑外在肌膚猶易治也病先身冷不驚掣不啼呼而病發時脉沉者為陰癇病在五藏内在骨髓極難治也病發身軟時醒者謂之癇也身強直反張如弓不時醒者謂之痓也諸反張大人脊下容側手小兒容三指者不可復治也凡脉浮之與沉以判其病在陰陽表裏耳其浮沉復有大小滑濇虛實遲駃諸證各依脉形為治神農本草經說小兒驚癇有一百二十種其證候微異於常便是癇候也初出腹血脉不斂五藏未成稍將養失宜即為病也時不成人其經變蒸之後有病餘證並寬惟中風最暴卒也小兒四肢不好驚掣氣息小異欲作癇及變蒸日滿不解者並宜龍膽湯也凡小兒之癇有三種有風癇有驚癇有食癇然風癇驚癇時時有耳拾人之中未有一二是風驚者凡是先寒後熱發者皆是食癇也驚癇當按圖灸之風癇當與猪心湯食癇當下乃愈紫丸佳凡小兒所以得風癇者緣衣暖汗出風因入也風癇者初得之時先屈指如數乃發作者此風癇也驚癇者起於驚怖大啼乃發作者此驚癇也驚癇微者急持之勿復更驚之或自止也其先不哺乳吐而變熱後發癇此食癇早下則差四味紫丸逐澼飲最良去病速而不虛人赤丸本無赤丸方諸醫方並無按此服四味紫丸不得下者當以赤丸赤丸差駃疾重者當用之今次後癖結脹滿篇中第一方八味名紫雙丸者用朱砂色當赤用巴豆又用甘遂比紫丸當駃疑此即赤丸也差駃病重者當用之凡小兒不能乳哺當與紫丸下之小兒始生生氣尚盛但有微惡則須下之必無所損及其愈病則致深益若不時下則成大疾疾成則難治矣凡下四味紫丸最善雖下不損人足以去疾若四味紫丸不得下者當以赤丸下之赤丸不下當倍之若已下而有餘熱不盡當按方作龍膽湯稍服之并摩赤膏方見此篇風癇亦當下之然當以猪心湯下之驚癇但按圖灸之及摩生膏方見此篇末不可大下也何者驚癇心氣不定一作足下之内虛益令甚爾驚癇甚者特為難治故養小兒常慎驚勿令聞大聲抱持之間當安徐勿令怖也又天雷時當塞兒耳并作餘細聲以乱之也凡養小兒皆微驚以長血脉但不欲大驚大驚乃灸驚脉若五六十日灸者驚復更甚生百日後灸驚脉乃善兒有熱不欲哺乳臥不安又數驚此癇之初也服紫丸便愈不愈復與之兒眠時小驚者壹月輒壹以紫丸下之減其盛氣令兒不病癇也兒立夏後

有病治之。慎勿妄灸。不欲吐下。但以除熱湯浴之。除熱散粉之。（除熱湯散見下篇傷寒條中）除熱赤膏摩之。又以膏塗臍中。令兒在涼處。勿禁水漿。常以新水飲之。小兒衣甚薄。則腹中乳食不消。不消則大便皆醋臭。此欲為癖之漸也。便將紫丸以微消之。服法先從少起。常令大便稀。勿大下也。稀後便漸減之。不醋臭乃止藥也。凡小兒冬月下無所畏。夏月下難差。然有病者不可不下。下後腹中當小脹滿。故當節哺乳數日。不可妄下。又乳哺小兒。常令多少有常劑。兒漸大。當稍稍增之。若減少者。此腹中已有小不調也。便微服藥。勿復哺之。但當與乳。甚者十許日。微者五六日止。哺自當如常。若都不肯食哺。而但欲乳者。此是有癖。為疾重。要當下之。不可不下。不下則致寒熱。或吐而發癇。或更致下痢。此皆病重不早下之所為也。此即難治矣。但先治其輕時。兒不耗損而病速愈矣。凡小兒屎黃而臭者。此腹中有伏熱。宜微將服龍膽湯。若白而醋者。此挾宿寒不消也。當服紫丸。微者少與藥。令內消。甚者小增藥。令小下。皆復節乳哺數日。令胃氣平和。若不節乳哺。則病易復。復下之則傷其胃氣。令腹脹滿。再三下之尚可。過此傷矣。

凡小兒有癖。其脈大必發癇。此為食癇。下之便愈。當審候掌中與三指脈。不可令起而不時下。致於發癇。則難療矣。若早下之。此脈終不起也。脈在掌中尚可早療。若至指則病增也。

凡小兒腹中有疾生。則身寒熱。寒熱則血脈動。動則心不定。心不定則易驚。驚則癇發速也。

候癇法

夫癇。小兒之惡病也。或有不及求醫而致困者也。然氣發於內。必先有候。常宜審察其精神而採其候也。

手白肉魚際脈黑者。是癇候。魚際脈赤者。熱。脈青大者。寒。脈青細為平也。

鼻口乾燥。大小便不利。是癇候。

眼不明。上視喜陽。是癇候。

耳後完骨上有青絡盛。卧不靜。是癇候。青脈刺之。令血出也。

小兒髮逆上。啼笑面暗。色不變。是癇候。

鼻口青。時小驚。是癇候。

目閉青。時小驚。是癇候。

身熱頭常汗出。是癇候。

身熱吐哯而喘。是癇候。

身熱目時直視。是癇候。

卧惕惕而驚。手足振搖。是癇候。

卧夢笑。手足動搖。是癇候。

意氣下而妄怒。是癇候。

咽乳不利。是癇候。

目瞳子卒大黑於常。是癇候。

喜欠。目上視。是癇候。

身熱。小便難。是癇候。

身熱。目視不精。是癇候。

吐痢不止。厥痛時起。是癇候。

弄舌搖頭。是癇候。

已上諸候二十條。皆癇之初也。見其候。便爪其陽脈所應灸。爪之皆重手。令兒驟啼。及足絕脈。亦依方與湯。直視瞳子動。腹滿轉鳴。下血。身熱。口噤不得乳。反張脊強。汗出發熱。為卧不悟。手足掣瘲。喜驚。凡八條。癇之劇者也。如有此。非復湯爪所能救。便當時灸。

論曰。若病家始發便來詣師。師可診候。所解爲法。作次序治之。以其節度首尾取差也。病家已經雜治無次序。不得制病。病則變異其本候。後師便不知其前證虛實。直依其後證作治。亦不得差也。要應精問察之。爲前師所配。依取其前蹤跡以爲治。乃無逆耳。前師處湯。本應數劑乃差。而病家服一兩劑未效。便謂不驗。已後更問他師。師不尋前人爲治寒溫次序而更爲治。而不次前師。治則弊也。或前已下之。後須平和療以接之。而得差也。或前人未下之。或不去者。或前治寒溫失度。後人應調治之。是爲治敗病。皆須邀射之。然後免耳。不依次第。及不審察。必及重弊也。

龍膽湯。治嬰兒出腹。血脉盛實。寒熱溫壯。四肢驚掣。發熱大吐哯者。若已能進哺。中食實不消。壯熱及變蒸不解。中客人鬼氣。并諸驚癇。方悉主之。十歲已下小兒皆服之。小兒龍膽湯第一。此是新出腹嬰兒方。若日月長大者。以次依此爲例。若必知客忤及有魃氣者。可加人參當歸。各如龍膽多少也。一百日兒加三銖。二百日兒加六銖。一歲兒加半兩。餘藥皆準耳。

龍膽　鈎藤皮　柴胡　黃芩
桔梗　芍藥　茯苓（一方作茯神）　甘草（各六銖）
蜣蜋（二枚）　大黃（一兩）

右十味。㕮咀。以水一升。煮取五合爲劑也。服之如後節度。藥有虛實。虛藥宜足數合水也。兒生一日至七日。分一合爲三服。兒生八日至十五日。分一合半爲三服。兒生十六日至二十日。分二合爲三服。兒生二十日至三十日。分三合爲三服。兒生三十日至四十日。盡以五合爲三服。皆得下即止。勿復服也。

大黃湯。治少小風癇積聚。腹痛夭矯。二十五癇方。

大黃　人參　細辛　乾薑　當歸
甘皮（各三銖）

右六味。㕮咀。以水一升。煮取四合。服如棗許。日三。

白羊鮮湯。治小兒風癇。胸中有痰方。

白羊鮮（三銖）　蚱蟬（二枚）　大黃（四銖）　甘草　鈎藤皮
細辛（各二銖）　牛黃（如大豆四枚）　蛇蜕皮（一寸）

右八味。㕮咀。以水二升半。煮取一升二合。分五服。日三。若服已盡而癇不斷者。可更加大黃鈎藤各一銖。以水漬藥半日。然後煮之。

增損續命湯。治小兒卒中風。惡毒及久風。四肢角弓反張不隨。并嚲瘲僻不能行步方。

麻黃　甘草　桂心（各一兩）　芎藭　葛根
升麻　當歸　獨活（各十八銖）　人參　黃芩
石膏（各半兩）　杏人（二十枚）

右十二味。㕮咀。以水六升。煮麻黃。去上沫。乃內諸藥。煮取一升二合。三歲兒分爲四服。一日令盡。少取汗。得汗以粉粉之。

石膏湯。治小兒中風。惡痱不能語。口眼了戾。四肢不隨方。

石膏（一合）　麻黃（八銖）　甘草　射干　桂心
芍藥　當歸（各四銖）　細辛（二銖）

右八味。㕮咀。以水三升半。先煮麻黃三沸。去上沫。內餘藥。煮取一升。三歲兒分爲四服。日三。

治少小中風。狀如欲絕湯方。

大黃　牡蠣　龍骨　栝蔞根　甘草
桂心（各十二銖）　赤石脂　寒水石（各六銖）

右八味㕮咀，以水一升内藥，重半兩，煮再沸，絞去滓。半歲兒服如雞子大一枚，大兒盡服，入口中即愈，汗出粉之。藥無毒，可服日二。有熱加大黃，不汗加麻黃，無寒水石，朴消代之。

治少小中風手足拘急，二物石膏湯方。

石膏如雞子大一塊，碎　真朱一兩

右以水二升，煮石膏五六沸，内真朱，煮取一升，稍稍分服之。

治少小中風，脉浮發熱，自汗出，項強鼻鳴，乾嘔，桂枝湯方。

桂心一兩　甘草一兩　芍藥一兩　大棗四枚　生薑一兩

右五味㕮咀，三物以水三升，煮取一升，分三服。此方與傷寒篇中方相重。

治少小新生中風，二物驢毛散方。

驢毛一把，取背前交脊上會中拔取，如手拇指大一把　麝香二豆大

右以乳汁和，銅器中微火煎，令焦熟出，末之。小兒不能飲，以乳汁和之，葦筒貯，寫著咽中，然後飲乳，令入腹。

茵芋丸，治少小有風癇疾，至長不除，或遇天陰節變便發動，食飲堅強亦發，百脉攣縮，行步不正，言語不便者，服之永不發方。

茵芋葉　鉛丹　秦艽　鈎藤皮

石膏　杜蘅　防葵各一兩　昌蒲

黄芩各一兩半　松蘿半兩　蜣蜋十枚　甘草三兩

右十二味末之，蜜丸如小豆大。三歲已下服五丸，三歲已上服七丸，五歲已上服十丸，十歲已上可至十五丸。

鎮心丸，治小兒驚癇百病，鎮心氣方。

銀屑十二銖　水銀二十銖　牛黄六銖　大黄六分

茯苓三分　茯神　遠志　防已

白斂　雄黄　人參　芍藥各二分

防葵　鐵精　紫石英　真朱各四分

右十六味，先以水銀和銀屑如泥，別治諸藥，和丸。三歲兒如麻子二丸，隨兒大小增之。一方無牛黄一味。

治少小心腹熱，除熱，丹參赤膏方。

丹參　雷丸　芒消　戎鹽　大黄各二兩

右五味㕮咀，以苦酒半升浸四種一宿，以成鍊猪肪一斤煎，三上三下，去滓，乃内芒消，膏成，以摩心下，冬夏可用。一方但用丹參、雷丸，亦佳。

治少小新生肌膚幼弱，喜為風邪所中，身體壯熱，或中大風，手足驚掣，五物甘草生摩膏方。

甘草　防風各一兩　白术二十銖　雷丸二兩半　桔梗二十銖

右㕮咀，以不中水猪肪一斤，煎為膏，以煎藥，微火上煎之。消息視稠濁，膏成去滓，取如彈丸大一枚，炙手以摩兒百過，寒者更熱，熱者更寒。小兒雖無病，早起常以膏摩顖上及手足心，甚辟寒風。

灸法

論曰：小兒新生無疾，慎不可逆針灸之。如逆針灸，則忍痛動其五脉，因喜成癇。河洛關中土地多寒，兒喜病痓，其生兒三日，多逆灸以防之，又灸頰以防噤。有噤者，舌下脉急，牙車筋急。其土地寒，皆决舌下去血，灸頰以防噤也。吴蜀地溫，無此疾也。古方既傳之，今人不詳南北之殊，便按方而用之，是以多害於小兒也。所以田舍小兒任其自然，皆得無有夭橫也。

小兒驚啼，眠中四肢掣動，變蒸未解，慎不可針灸爪之，動其百脉，仍因驚成癇也。惟陰癇噤痓可針灸爪之。凡灸癇，當先下兒使虛，乃承虛灸之。未下有實而灸者，氣逼前後不通，殺人。

癇發平旦者，在足少陽；晨朝發者，在足厥陰；日中發者，在足

太陽黃昏發者在足太陰人定發者在足陽明夜半發者在
足少陰
右癇發時病所在視其發早晚灸其所也
癇有五藏之癇六畜之癇或在四肢或在腹內審其候隨病
所在灸之雖少必差若失其要則爲害也
肝癇之爲病面青目反視手足搖灸足少陽厥陰各三壯
心癇之爲病面赤心下有熱短氣息微數灸心下第二肋端宛
宛中此爲巨闕也又灸手心主及少陰各三壯
脾癇之爲病面黃腹大喜痢灸胃管三壯俠胃管旁灸二壯
足陽明太陰各二壯
肺癇之爲病面目白口沫出灸肺輸三壯又灸手陽明太陰
各二壯
腎癇之爲病面黑正直視不搖如尸狀灸心下二寸二分三
壯又灸肘中動脉各二壯又灸足太陽少陰各二壯
膈癇之爲病目反四肢不舉灸風府又灸頂上鼻人中下脣
承漿皆隨年壯
腸癇之爲病不動搖灸兩承山又灸足心兩手勞宮又灸兩
耳後完骨各隨年壯又灸臍中五十壯
右五藏癇證候
馬癇之爲病張口搖頭馬鳴欲反折灸項風府臍中二壯病
在腹中燒馬蹄末服之良
牛癇之爲病目正直視腹脹灸鳩尾骨及大椎各二壯燒牛
蹄末服之良
羊癇之爲病喜揚目吐舌灸大椎上三壯
猪癇之爲病喜吐沫灸完骨兩傍各一寸七壯
犬癇之爲病手屈拳攣灸兩手心一壯灸足太陽一壯灸肋
戶一壯
雞癇之爲病搖頭反折喜驚自搖灸足諸陽各三壯
右六畜癇證候
小兒暴癇灸兩乳頭女兒灸乳下二分
治小兒暴癇者身軀正直如死人及腹中雷鳴灸太倉及臍
中上下兩傍各一寸凡六處又灸當腹度取背以繩繞頸下
至臍中竭便轉繩向背順脊下行盡繩頭灸兩傍各一寸五壯
若面白啼聲色不變灸足陽明太陰
若目反上視眸子動當灸顖中取之法橫度口盡兩吻際又
橫度鼻下亦盡兩邊折去鼻度半都合口爲度從額上髮際
上行度之灸度頭一處正在顖上未合骨中隨手動者是此
最要處也次灸當額上入髮二分許直望鼻爲正次灸其兩
邊當目瞳子直上入髮際二分許次灸頂上迴毛中次灸客
主人穴在眉後際動脉是次灸兩耳門當耳開口則骨解開
動張陷是也次灸兩耳上捲耳取之當捲耳上頭是也一法
大人當耳上橫三指小兒各自取其指也次灸兩耳後完骨
上青脉亦可以針刺令血出次灸玉枕項後高骨是也次灸
兩風池在項後兩轅動筋外髮際陷中是也次灸風府當項
中央髮際亦可與風池三處高下相等次灸頭兩角兩角當
迴毛兩邊起骨是也
右頭部凡十九處兒生十日可灸三壯三十日可灸五壯五
十日可灸七壯病重者具灸之輕者惟灸顖中風池玉枕也
艾使熟炷令平正著肉火勢乃至病所也艾若生炷不平正
不著肉徒灸多炷故無益也
若腹滿短氣轉鳴灸肺募在兩乳上第二肋間宛宛中懸繩
取之當瞳子是次灸膻中次灸胷堂次灸臍中次灸薜息薜

息在兩乳下第一肋間宛宛中是也。次灸巨闕。大人去鳩尾下一寸，小兒去臍作六分分之，去鳩尾下一寸是也。并灸兩邊。次灸胃管。次灸金門。金門在穀道前囊之後，當中央是也。從陰囊下度至大孔前中分之。

右腹部十二處。胷堂、巨闕、胃管，十日兒可灸三壯，一月已上可五壯。陰下縫中可三壯，或云隨年壯。

若脊強反張，灸大椎，并灸諸藏輸及督脊上當中，從大椎度至窮骨中屈，更從大椎度之，灸度下頭，是督脊也。

右背部十二處。十日兒可灸三壯，一月已上可灸五壯。

若手足掣瘲驚者，灸尺澤，次灸陽明，次灸少商，次灸勞宮，次灸心主，次灸合谷，次灸三間，次灸少陽。

右手部十六處。其要者陽明、少商、心主、尺澤、合谷、少陽也。壯數如上。

又灸伏兔，次灸三里，次灸腓腸，次灸鹿溪，次灸陽明，次灸少陽，次灸然谷。

右足部十四處。皆要可灸，壯數如上。

手足陽明謂人四指。凡小兒驚癇皆灸之。若風病大動，手足掣瘲者，盡灸手足十指端，又灸本節後。

客忤第四

論二首　灸法一首　方三十二首　呪法二首

論曰：少小所以有客忤病者，是外人來氣息忤之，一名中人，是爲客忤也。雖是家人，或別房異戶，雖是乳母及父母，或從外還，衣服經履鬼神麤惡暴氣，或牛馬之氣，皆爲忤也。執作喘息，乳氣未定者，皆爲客忤。其乳母遇醉及房勞喘後乳兒最劇，能殺兒也，不可不慎。凡諸乘馬行，得馬汗氣臭，未盥洗易衣裝，而便向兒邊，令兒中馬客忤。兒卒見馬來，及聞馬鳴驚，及馬上衣物馬氣，皆令小兒中馬客忤。慎護之，特重一歲兒也。凡小兒衣布帛綿中不得有頭髮，履中亦爾。白衣青帶，青衣白帶，皆令中忤。凡非常人及諸物從外來，亦驚小兒致病。欲防之法，諸有從外來人及有異物入戶，當將兒避之，勿令見也。若不避者，燒牛屎，令常有煙氣置戶前則善。

小兒中客爲病者，無時不有此病也。而秋初壹切小兒皆病者，豈是壹切小兒悉中客邪。夫小兒所以春冬少病，秋夏多病者，秋夏小兒陽氣在外，血脉嫩弱，秋初夏末，晨夕時有暴冷，小兒嫩弱，其外則易傷，暴冷折其陽，陽結則壯熱，胃冷則下痢，是故夏末秋初小兒多壯熱而下痢也，未必悉是中客及魃也。若治少小法，夏末秋初常宜候天氣溫涼也，有暴寒卒冷者，其少小則多患壯熱而下痢也，慎不可先下之，皆先殺毒後下之耳。玄中記云：天下有女鳥，名曰姑獲（肘後子母秘錄作烏獲），壹名天帝女，壹名隱飛鳥，壹名夜行遊女，又名鉤星鬼，喜以陰雨夜過飛鳴，徘徊人村里，喚得來者是也。鳥淳雌無雄，不產，陰氣毒化生，喜落毛羽於人中庭，置兒衣中，便令兒作癇，病必死，即化爲其兒也。是以小兒生至拾歲，衣被不可露，柒捌月尤忌。

凡中客忤之爲病，類皆吐下青黃白色，水穀解離，腹痛夭糺，面色變易，其候似癇，但眼不上插耳，其脉急數者是也。宜與龍膽湯下之，加人參、當歸，各如龍膽秤分等多少也。

小兒中客，急視其口中懸癰左右，當有青黑腫脉核如麻豆大，或赤或白或青，如此便宜用針速刺潰去之，亦可爪摘決之，并以綿纏釵頭拭去血也。少小中客之爲病，吐下青黃赤白汁，腹中痛及反倒偃側，喘似癇狀，但目不上插，少睡耳，面變五色，其脉弦急。若失時不治，小久則難治矣。欲療之方。

用豉數合，水拌令濕，擣熟，丸如雞子大，以摩兒顖上手足

心各五六遍畢以丸摩兒心及臍上下行轉摩之食頃破
視其中當有細毛即擲丸道中痛即止
治少小中客忤强項欲死方
取衣中白魚十枚爲末以傅母乳頭上令兒飲之入咽立
愈一方二枚著兒母手掩兒臍中兒吐下愈亦以摩兒項
及脊强處
治少小客忤二物黄土塗頭方
竈中黄土蚯蚓屎等分擣合水和如雞子黄大塗兒頭上
及五心良一方云雞子清和如泥
又方　吞麝香如大豆許立愈
治少小犯客忤發作有時者方
以母月衣覆兒上大良
治小兒卒中忤方
剪取驢前膊胛上旋毛大如彈子以乳汁煎之令
毛消藥成著乳頭飲之下喉即愈
又方　燒母衣帶三寸并髮合乳汁服之
又方　取牛鼻津服之
又方　取牛口沫傅乳頭飲之
治小兒寒熱及赤氣中人一物猪蹄散方
猪後脚懸蹄燒末擣篩以飲乳汁一撮立效
治少小卒中客忤不知人者方
取熱馬屎一丸絞取汁飲兒下便愈亦治中客忤而
偃啼面青腹强者
治少小見人來卒不佳腹中作聲者二物燒髮散方
用向來者人顖上髮十莖斷兒衣帶少許合燒灰細
末和乳飲兒即愈

治小兒卒客忤方
銅鏡鼻燒令紅著少許酒中大兒飲之小兒不能
飲者含與之即愈
治少小中忤一物馬通浴湯方
馬通三升燒令煙絶以酒一斗煮三沸去滓浴兒即愈
治小兒中人忤偃啼面青腹强者一物猪通浴方
猳猪通二升以熱湯灌之適寒温浴兒
小兒中馬客忤而吐不止者灸手心主間使大都隱白三陰
交各三壯可用粉丸如豉法并用唾唾而呪之呪法如左
呪客忤法
呪曰摩家公摩家母摩家子兒苦客忤從我始扁鵲
雖良不如善唾良呪訖棄丸道中
又法
取一刀横著竈上解兒衣發其心腹訖取刀持向兒
呪之唾輒以刀擬向心腹啡啡曰音非出唾貌煌煌日出
東方背陰向陽葛公葛公不知何公子來不視去不
顧過與生人忤梁上塵天之神戶下土鬼所經大刀
鐶犀對竈君二七唾客愈兒驚唾啡啡如此二七啡
啡每唾以刀擬之呪當三遍乃畢用豉丸如上法五
六遍訖取此丸破視其中有毛棄丸道中客忤即愈矣
小兒魃方
論曰凡小兒所以有魃病者是婦人懷娠有惡神導其腹中
胎妬嫉他小兒令病也魃者小鬼也音奇妊娠婦人不必悉招
魃魅人時有此耳魃之爲疾喜微微下痢寒熱或有去來毫
毛鬢髮鬇鬡不悦是其證也宜服龍膽湯凡婦人先有小兒
未能行而母更有娠使兒飲此乳亦作魃也令兒黄瘦骨立

髮落壯熱是其證也

治魃方　灸伏翼熟嚼哺之

又方　燒伏翼末飲服之

又方　以水二升煮萹蓄冬瓜各四兩取浴之

治少小客魃挾實白鮮皮湯方

白鮮皮　大黄　甘草各一兩　芍藥

茯苓　細辛　桂心各十八銖

右七味㕮咀以水二升煮取九合分三服

小兒夜啼方

龍角丸主小兒五驚夜啼方

龍角三銖　牡蠣九銖一作牡丹　黄芩半兩　蚱蟬二枚

牛黄如小豆五枚　川大黄九銖

右六味末之蜜丸如麻子蓐裹兒服二丸隨兒大小以意增減之崔氏名五驚丸

治小兒夜啼至明即安寐芎藭散方

芎藭　白术　防已各半兩

右三味治下篩以乳和與兒服之量多少又以兒母手掩臍中亦以摩兒頭及脊驗二十日兒未能服散者以乳汁和之服如麻子一丸兒大能服藥者以意斟酌之

治少小夜啼一物前胡丸方

前胡隨多少擣末以蜜和丸如大豆服一丸日三稍加至五六丸以差爲度

又方

以姙娠時食飲偏有所思者物以此哺兒則愈

又方

交道中土　伏龍肝各一把

右二味治下篩水和少許飲之

又方　取馬骨燒灰傅乳上飲兒啼即止

治小兒夜啼不已醫所不治者方

取狼屎中骨燒作灰末水服如黍米粒大二枚即定

治小兒驚啼方

取雞屎白熬末以乳服之佳

又方　酒服亂髮灰

又方　臘月縛猪繩燒灰服之

又方　燒蝟皮三寸灰著乳頭飲之

又方　車轄脂如小豆許内口中及臍中

千金湯　主小兒暴驚啼絶死或有人從外来邪氣所逐令兒得疾衆醫不治方

蜀椒　左顧牡蠣各六銖碎

右二味以酢漿水一升煮取五合一服一合

傷寒第五　論一首　灸法一首　方三十五首

論曰夫小兒未能冒涉霜雪乃不病傷寒也大人解脱之久傷於寒冷則不論耳然天行非節之氣其亦得之有時行疾疫之年小兒出腹便患斑者也治其時行節度故如大人法但用藥分劑少異藥小冷耳

治小兒未滿百日傷寒鼻衄身熱嘔逆麥門冬湯方

麥門冬十八銖　石膏　寒水石　甘草各半兩　桂心八銖

右五味㕮咀以水二升半煮取一升分服一合日三

治少小傷寒芍藥四物解肌湯方

芍藥　黄芩　升麻　葛根各半兩

右四味㕮咀以水三升煮取九合去滓分服朞歳已上分三服

治少小傷寒發熱咳嗽頭面熱者麻黄湯方

麻黄　生薑　黄芩各一兩　甘草
石膏　芍藥各半兩　杏人十枚　桂心半兩
右八味，㕮咀，以水四升，煮取一升半，分二服。兒若小，以意減之。

治小兒傷寒方。
葛根汁　淡竹瀝各六合
右二味，相和，二三歲兒分三服，百日兒斟酌服之。不宜生煮服佳。

治小兒時氣方。
桃葉三兩，擣，以水五升，煮十沸，取汁，日五六徧淋之。若復發燒，雄鼠屎二枚，燒，水調服之。

治小兒傷寒病久不除，差後復劇，瘦瘠骨立，五味子湯方。
五味子十銖　甘草　當歸各十二銖　大黄六銖
芒消五銖　麥門冬　黄芩　前胡各六銖
石膏一兩　黄連六銖
右十味，㕮咀，以水三升，煮取一升半，服二合，得下便止，計大小增減之。

治少小傷寒，莽草湯浴方。
莽草半斤　牡蠣四兩　雷丸三十枚　蛇床子一升　大黄一兩
右五味，㕮咀，以水三斗，煮取一斗半，適寒溫以浴兒，避眼及陰。

治小兒卒寒熱，不佳，不能服藥，莽草湯浴方。
莽草　丹參　桂心各三兩　昌蒲半斤
蛇床子一兩　雷丸一升
右六味，㕮咀，以水二斗，煮三五沸，適寒溫以浴兒，避目及陰。

治小兒忽寒熱，雷丸湯浴方。
雷丸二十枚　大黄四兩　苦參三兩　黄芩一兩
丹參二兩　石膏三兩
右六味，㕮咀，以水二斗，煮取一斗半，浴兒，避目及陰。浴訖，以粉粉之，勿厚衣，一宿復浴。

治少小身熱，李葉湯浴方。
李葉無多少，㕮咀，以水煮，去滓，將浴兒良。

治小兒生一月至五月，乍寒乍熱方。
細切柳枝，煮取汁，洗兒。若渴，絞冬瓜汁服之。

青木香湯浴小兒壯熱羸瘠方。
青木香四兩　麻子人一升　虎骨五兩　白芷三兩　竹葉一升
右五味，㕮咀，以水二斗，煮取一斗，稍稍浴兒。

治小兒暴有熱，得之二三日，李根湯方。
李根　桂心　芒消各十八銖　甘草　麥門冬各一兩
右五味，㕮咀，以水三升，煮取一升，分五服。

治少小身體壯熱，不能服藥，十二物寒水石散粉方。
寒水石　芒消　滑石　石膏
赤石脂　青木香　大黄　甘草
黄芩　防風　芎藭　麻黄根
右各等分，合治下篩，以粉一升，藥屑三合，相和，復以篩篩之，以粉兒身，日三。

升麻湯，治小兒傷寒，變熱毒病，身熱面赤，口燥，心腹堅急，大小便不利，或口瘡者，或因壯熱，便四肢攣掣驚，仍成癇疾，時發時醒，醒後身熱如火者，悉主之方。
升麻　白薇　麻黄　萎蕤
柴胡　甘草各半兩　黄芩一兩　朴消
大黄　釣藤各六銖

右十味㕮咀，以水三升先煑麻黄，去上沫，内諸藥，煑取一升。兒生三十日至六十日，一服二合；六十日至百日，一服二合半；百日至二百日，一服三合。

治小兒肉中久挾宿熱，瘦瘠，熱進退休作無時，大黄湯方。

大黄　甘草　芒消各半兩　桂心八銖　石膏一兩　大棗五枚

右六味㕮咀，以水三升煑取一升，每服二合。

治小兒潮熱蜀漆湯方。

蜀漆　甘草　知母　龍骨　牡蠣各半兩

右五味㕮咀，以水四升煑取一升，去滓，一歲兒少少温服半合，日再。

治小兒腹大短氣，熱有進退，食不安，穀爲不化方。

大黄　黄芩　甘草　芒消　麥門冬各半兩　石膏一兩　桂心八銖

右七味㕮咀，以水三升煑取一升半，分三服。朞歲已下兒作五服。

治小兒夏月患腹中伏熱，温壯來往，或患下痢，色或白或黄，三焦不利，竹葉湯方。

竹葉切，五合　小麥三合　柴胡半兩　黄芩一兩六銖　茯苓十八銖　人參　麥門冬　甘草各半兩

右八味㕮咀，以水四升煑竹葉、小麥，取三升，去竹葉、麥，下諸藥，煑取一升半，分三服。若小兒夏月忽壯熱燒人手，洞下黄溏，氣力惙然，脉極洪數，用此方加大黄二兩，再服得下即差。

竹葉湯主五六歲兒温壯，腹中急滿，息不利，或有微腫，亦主極羸，不下飲食，堅痞，手足逆冷方。

竹葉切，一升　小麥半升　甘草　黄芩　栝樓根　澤瀉　茯苓　知母　白术　大黄各二兩　桂心二銖　生薑一兩半　人參　麥門冬　半夏各一兩　當歸十八銖

右十六味㕮咀，以水七升煑小麥、竹葉，取四升，去滓，内藥，煎取一升六合，分四服。

小兒連壯熱，實滯不去，寒熱往來，微驚悸方。

大黄一兩　黄芩　栝樓根　甘草各十八銖　桂心半兩　滑石二兩　牡蠣　人參　龍骨　凝水石　白石脂　消石各半兩

右十二味㕮咀，以水四升煑取一升半，服三合，一日一夜令盡，雖吐亦與之。一本加紫石英半兩

調中湯治小兒春秋月晨夕中暴冷，冷氣折其四肢，熱不得泄則壯熱，冷氣入胃變下痢，或欲赤白滯起，數去，小腹脹痛，極壯熱，氣脉洪大，或急數者，服之熱便歇，下亦差也。但壯熱不吐下者，亦主之方。

葛根　黄芩　茯苓　桔梗　芍藥　白术　藁本　大黄　甘草各六銖

右九味㕮咀，以水二升煑取五合，服如後法：兒生一日至七日，取一合，分三服；生八日至十五日，取一合半，分三服；生十六日至二十日，取二合，分三服；生二十日至三十日，取三合，分三服；生三十日至四十日，取五合，分三服。恐喫五合未得，更斟酌之。其百日至三百日兒，一如前篇龍膽湯加之。

治小兒寒熱進退，啼呼腹痛，生地黄湯方。

生地黃 桂心各二兩

右二味㕮咀，以水三升，煮取一升。朞歲已下服二合，已上三合。一方七味，有芍藥、寒水石、黃芩、當歸、甘草各半兩。

治小兒傷寒發黃方。

擣土瓜根汁三合，服之。

又方

擣青麥汁服之。

又方

擣韭根汁，澄清，以滴兒鼻中，如大豆許，即出黃水，差。

又方

小豆三七枚 瓜蔕十四枚 糯米四十粒

右三味為末，吹鼻中。

治少小有熱不汗，二物通汗散方。

雷丸四兩 粉半斤

右擣和下篩，以粉兒身。

治少小頭汗，二物茯苓粉散方。

茯苓 牡蠣各四兩

右治下篩，以粉八兩合擣為散。有熱輒以粉，汗即自止。

治少小盗汗，三物黃連粉方。

黃連 牡蠣 貝母各十八銖

右以粉一升合擣下篩，以粉身，良。

此由心藏熱之所感，宜服犀角飲子方。

犀角十八銖 茯神一兩 麥門冬一兩半 甘草半兩 白朮六銖

右五味㕮咀，以水九合，煎取四合，分服。加龍齒一兩，佳。

恒山湯，治小兒溫瘧方。

恒山一兩，切 小麥三合 淡竹葉切，一升

右三味，以水一升半，煮取五合。一日至七日兒，一合為三服；八日至十五日兒，一合半為三服；十六日至二十日兒，二合為三服；四十日至六十日兒，六合為三服；六十日至百日兒，一服二合半；百日至二百日兒，一服三合。

又方

鹿角末，先發時便服一錢匕。

又方

燒鼈甲灰，以酒服一錢匕，至發時服三匕，并以火炙身。

又方

燒雞肶胵中黃皮，末，和乳與服，男雄女雌。

小兒溫瘧，灸兩乳下一指三壯。

備急千金要方卷第五上

備急千金要方卷第五下 少小嬰孺方下

朝奉郎守太常少卿充秘閣校理判登聞檢院護軍賜緋魚袋臣林億等校正

欬嗽第六 方十四首

小兒出胎二百許日頭身患小小瘡治護小差復發五月中忽小小欬嗽微溫和治之因變癇一日二十過發四肢縮動背脊躿䠓眼反須臾氣絕良久復蘇已與常治癇湯得快吐下經日不間爾後單與竹瀝汁稍進一日一夕中合進一升許發時小踈明日與此竹瀝湯得吐下發便大折其間猶稍稍與竹瀝汁竹瀝湯方

竹瀝五合 黃芩三十銖 木防己 羚羊角各六銖
大黃二兩 茵芋三銖 麻黃 白薇
桑寄生 萆薢 甘草各半兩 白术六銖 一方作白鮮

右拾貳味㕮咀以水貳升半煮取藥減半內竹瀝煎取壹升分服貳合相去壹食久進壹服 一方無萆薢

紫菀湯治小兒中冷及傷寒暴嗽或上氣喉咽鳴氣逆或鼻塞清水出者方

紫菀 杏人各半兩 麻黃 桂心
橘皮 青木香各六銖 黃芩 當歸
甘草各半兩 大黃一兩

右拾味㕮咀以水三升煮取玖合去滓六十日至百日兒一服二合半一百日至二百日兒一服三合

五味子湯治小兒風冷入肺上氣氣逆面青喘迫欬嗽晝夜不息食則吐不下方

五味子 當歸各半兩 麻黃 乾薑
桂心 人參 紫菀 甘草各六銖
細辛 款冬花各三銖 大黃一兩半

右拾壹味㕮咀以水貳升半煮取玖合去滓兒陸拾日至百日壹服貳合半壹百日至貳百日壹服參合其大黃別浸壹宿下 壹方無款冬大黃有大棗參枚

治小兒大人欬逆短氣胸中吸吸呵出涕唾嗽出臭膿方

燒淡竹瀝煮貳拾沸小兒壹服壹合日伍服大人壹升亦日伍服不妨食息乳哺

治小兒寒熱欬逆膈中有澼乳若吐不欲食方

乾地黃四兩 麥門冬 五味子 蜜各半升
大黃 消石各一兩

右陸味㕮咀以水參升煮取壹升去滓內消石蜜煮令沸服貳合日參胸中當有宿乳汁壹升許出大者服伍合

射干湯治小兒欬逆喘息如水雞聲方

射干一兩 半夏五枚 桂心五寸 麻黃
紫菀 甘草 生薑各一兩 大棗二十枚

右捌味㕮咀以水柒升煮取壹升伍合去滓內蜜伍合煎壹沸分溫服貳合日參

又方

半夏四兩 紫菀二兩 款冬花二合 蜜一合
桂心 生薑 細辛 阿膠
甘草各二兩

右玖味㕮咀以水壹升煮半夏取陸升去滓內諸藥煮取貳升伍合伍歲兒服壹升貳歲服陸合量大小多少加減之

杏人丸主大人小兒欬逆上氣方

杏人參升熟擣如膏蜜壹升為參分以壹分內杏人擣令強更內壹分擣之如膏又內壹分擣熟止先食已含咽之多少自在日參每服不得過半方寸匕則利

又方

半夏二斤去皮河水洗六七度完用 白礬壹斤末之 丁香 甘草 草豆蔻 川升麻 縮砂各四兩麁擣

右七味，以好酒一斗與半夏拌，和勻同浸，春冬三七日，夏秋七日，密封口，日足取出，用冷水急洗，風吹乾，每服一粒，嚼破，用薑湯下，或乾喫，候六十日乾方得服。疑非孫思邈方

治少小嗽，八味生薑煎方。

生薑柒兩 乾薑肆兩 桂心貳兩 甘草叁兩 杏人壹升 款冬花 紫菀各叁兩 蜜壹升

右合諸藥末之，微火上煎，取如飴餔，量其大小多少，與兒含咽之，百日小兒如棗核許，日四五服，甚有驗。

治小兒嗽，日中差，夜甚，初不得息，不能復啼，四物款冬丸方。

款冬花 紫菀各壹兩半 桂心半兩 伏龍肝陸銖

右末之，蜜和如泥，取如棗核大，傅乳頭，令兒飲之，日三傅之，漸漸令兒飲之。

治小兒暴冷嗽，及積風冷嗽，兼氣逆鳴，昌蒲丸方。

昌蒲 烏頭 杏人 礬石 細辛 皂莢各六銖 款冬花 乾薑 桂心 紫菀各十八銖 蜀椒五合 吳茱萸六合

右十二味末之，蜜丸如梧子，三歲兒飲服五丸，加至十丸，日三。兒小，以意減之；兒大，以意加之。暴嗽數服便差。

治少小十日已上至五十日，卒得謦欬，吐乳，嘔逆，暴嗽，晝夜不得息，桂枝湯方。

桂枝半兩 甘草貳兩半 紫菀十八銖 麥門冬壹兩拾八銖

右四味㕮咀，以水二升煑取半升，以綿著湯中，捉綿滴兒口中，晝夜四五過與之，節乳哺。

治少小卒肩息上氣不得安，此惡風入肺，麻黃湯方。

麻黃四兩 甘草一兩 桂心五寸 五味子半升 半夏 生薑各二兩

右六味㕮咀，以水五升煑取二升，百日兒服一合，大小節度服之，便愈。

癖結脹滿第七 方三十五首 灸法一首

紫雙丸，治小兒身熱頭痛，食飲不消，腹中脹滿，或小腹絞痛，大小便不利，或重下數起，小兒無異疾，惟飲食過度，不知自止，哺乳失節，或驚悸寒熱，惟此丸治之。不差，更可重服。小兒欲下，是其蒸候，哺食減少，氣息不快，夜啼不眠，是腹內不調，悉宜用此丸，不用他藥，數用神驗，千金不傳方。臣億等詳序例中凡云服紫丸者，即前變蒸篇十四味者是也；云服紫丸不下者服赤丸，赤丸差駛，病重者當用之。方中並無赤丸，而此用朱砂，又力緊於紫丸，疑此即赤丸也。

巴豆十八銖 麥門冬十銖 甘草五銖 甘遂二銖 朱砂二銖 蠟十銖 蕤核人十八銖 牡蠣八銖

右八味，以湯熟洗巴豆，研，新布絞去油，別擣甘草、甘遂、牡蠣、麥門冬，下篩訖，研蕤核人令極熟，乃內散，更擣二千杵，藥燥不能相丸，更入少蜜足之。半歲兒服如荏子一雙，一歲二歲兒服如半麻子一雙，三四歲者服如麻子二丸，五六歲者服如大麻子二丸，七歲八歲服如小豆二丸，九歲十歲微大於小豆二丸。常以雞鳴時服，至日出時不下者，熱粥飲數合即下，丸皆雙出也。下甚者，飲以冷粥即止。

治小兒胎中宿熱，乳母飲食麁惡辛苦，乳汁不起，兒乳哺不為肌膚，心腹痞滿，萎黃瘦瘠，四肢痿躄繚戾，服之令充悅方。

芍藥二兩半 大黃一兩 甘草半兩 柴胡二兩 鼈甲 茯苓各一兩半 乾薑半兩，如熱以枳實代 人參一兩

右八味末之。蜜丸如大豆。服一丸。一歲已上乳服三丸。七歲兒服十丸。日二。

治小兒宿乳不消。腹痛驚啼。牛黃丸方。

牛黃參銖　附子貳枚　真朱壹兩　巴豆壹兩　杏人壹兩

右五味。擣附子真朱爲末。下篩。別擣巴豆杏人令如泥。內藥及牛黃。擣一千二百杵。藥成。若乾入少蜜足之。百日兒服如粟米一丸。三歲兒服如麻子一丸。五六歲兒服如胡豆一丸。日二。先乳哺了服之。膈上下悉當微轉。藥完出者病愈。散出者更服。以藥完出爲度。

治小兒宿食癖氣痰飲。往來寒熱。不欲食。消瘦。芒消紫丸方。

芒消　大黃各肆兩　半夏貳兩　代赭壹兩

甘遂貳兩　巴豆貳伯枚　杏人壹伯貳拾枚

右七味末之。別擣巴豆杏人。治如膏。旋內藥末。擣三千杵。令相和合。強者內少蜜。百日兒服如胡豆一丸。過百日至一歲服二丸。隨兒大小以意節度。當候兒大便中藥出爲愈。若不出。更服如初。

治八歲已上兒熱結痰實。不能食。自下方。

芍藥　梔子各二兩　柴胡一兩六銖　升麻

黃連　黃芩各二兩半　竹葉切一升半　桔梗一兩半

細辛拾伍銖　知母　大黃各二兩

右十一味㕮咀。以水六升。煮取一升八合。去滓。分四服。十歲兒爲三服。一本有枳實杏人各一兩半。而無桔梗黃連。

治十五已下兒熱結多痰。食飲減。自下方。

大黃　柴胡　黃芩各三兩　枳實一兩十八銖

升麻　芍藥　知母　梔子各二兩半

生薑十八銖　杏人二兩　竹葉切一升半

右十一味㕮咀。以水六升半。煮取二升。十歲至十五者分三服。

治小兒結實。乳食不消。心腹痛。牛黃雙丸方。

牛黃　太山甘遂各半兩　真朱六銖　杏人

芍藥　黃芩各一兩　巴豆十八銖

右七味末之。蜜丸。一歲兒飲服如麻子二丸。但隨兒大小加減之。

牛黃鼈甲丸。治少小癖實壯熱。食不消化。中惡忤氣方。

牛黃半兩　鼈甲　麥麴　柴胡

大黃　枳實　芎藭各一兩　厚朴

茯苓　桂心　芍藥　乾薑各半兩

右十二味末之。蜜丸如小豆。日三服。以意量之。

治小兒心下痞。淡癖結聚。腹大脹滿。身體壯熱。不欲哺乳。芫花丸方。

芫花一兩　大黃　雄黃各二兩半　黃芩一兩

右四味末之。蜜和。更擣一千杵。三歲兒至一歲已下。服如粟米一丸。欲服丸內兒喉中。令母與乳。若長服消病者。當以意消息與服之。與乳哺相避。

治小兒痰實結聚。宿癖羸露。不能飲食。真朱丸方。

真朱半兩　麥門冬一兩　蕤人二百枚　巴豆四十枚

右四味末之。蜜丸。朞歲兒服二丸。如小豆大。二百日兒服如麻子二丸。漸增。以知爲度。當下病赤黃白黑葵汁。下勿絕藥。病盡下自止。久服使小兒肥白。已試驗。

鼈甲丸。治少小腹中結堅。脇下有疹。手足煩熱方。

鼈甲　芍藥　大黃各三十銖　茯苓

柴胡　乾薑各二十四銖　桂心六銖　䗪蟲

蠐螬各二十枚

右九味末之蜜和服如梧子七丸漸漸加之以知爲度。

治小兒痞氣脇下腹中有積聚堅痛鱉頭丸方。

鱉頭一枚　蝱蟲　䗪虫　桃人各十八銖　甘皮半兩

右五味末之蜜丸服如小豆二丸日三大便不利加大黄十八銖以知爲度。

治小兒羸瘦惙惙宜常服不妨乳方

甘草五兩末之蜜丸一歲兒服如小豆十丸日三服盡即更合。

治小兒五六日不食氣逆桂心橘皮湯方

桂心半兩　橘皮三兩　成擇薤五兩　黍米五合　人參半兩

右五味㕮咀以水七升先煑藥煎取二升次下薤米米熟藥成稍稍服之

治少小胃氣不調不嗜食生肌肉地黄丸方。

乾地黄　大黄各一兩六銖　茯苓十八銖　當歸

柴胡　杏人各半兩

右六味末之以蜜丸如麻子大服五丸日三服。

治少小脇下有氣內痛喘逆氣息難往來寒熱羸瘦不食馬通粟丸方

馬通中粟十八銖　杏人　紫菀　細辛各半兩　石膏

秦艽　半夏　茯苓　五味子各六銖

右九味末之蜜丸服如小豆十丸日三服不知加至二十丸

治小兒不痢腹大且堅方

以故衣帶多垢者切一升水三升煑取一升分三服

又方　腹上摩衣中白魚亦治陰腫

治少小腹脹滿方

又方　燒父母指甲灰乳頭上飲之

又方　韭根汁和猪脂煎細細服之

又方　車轂中脂和輪下土如彈丸呑之立愈

又方　米粉鹽等分炒變色腹上摩之

小兒癖灸兩乳下一寸各三壯。

治小兒胎寒嗢啼腹中痛舌上黑青涎下當歸丸名黑丸方

當歸九銖　吳茱萸一作合　蜀椒各半兩　細辛

乾薑　附子各十八銖　狼毒九銖　豉七合

巴豆十枚

右九味擣七種下篩秤藥末令足研巴豆如膏稍稍內末擣令相得蜜和叅杯底蒸五升米飯下出擣一千杵一月兒服如黍米一丸日一夜二不知稍加以知爲度亦治水癖

馬齒礬丸治小兒胎寒嗢啼驚癇腹脹不嗜食大便青黄并大人虛冷內冷或有實不可吐下方

馬齒礬一斤燒半日以棗膏和大人服如梧子二丸日三小兒以意減之以腹內温爲度有實實去神效

治小兒忽患腹痛夭矯汗出名曰胎寒方

煑梨葉濃汁七合可三四度飲之

治小兒暴腹滿欲死半夏丸方

半夏隨多少微火炮之擣末酒和服如粟米粒大五丸日三立愈

治小兒霍亂吐痢方

人參一兩　厚朴　甘草各半兩　白术十八銖

右四味㕮咀以水一升二合煑取半升六十日兒服一合百日兒分三服朞歲分二服中間隔乳服之乳母忌生冷油膩等一方加乾薑一分或加生薑三分。

治毒氣吐下，腹脹，逆害乳哺，藿香湯方。

藿香一兩　生薑三兩　青竹茹　甘草各半兩

右四味，㕮咀，以水二升，煮取八合，每服一合，日三。有熱加升麻半兩。

治孩子霍乱已用立驗方。

人參　蘆籜各半兩　萹豆藤二兩　倉米一撮

右四味，㕮咀，以水二升，煮取八合，分温服。

又方

人參一兩　木瓜一枚　倉米一撮

右三味，㕮咀，以水煮，分服，以意量之，立效。

治小兒霍乱方。

研尿滓，乳上服之。

又方

牛涎灌口中一合。

治少小吐痢方。

亂髮半兩，燒　鹿角六銖

右二味，末之，米汁服一刀圭，日三服。

又方

熱牛屎含之。一作牛膝。

又方

燒特猪屎，水解取汁，少少服之。

癰疽瘰癧第八 論一首　灸法一首　方七十二首

漏蘆湯　治小兒熱毒癰疽，赤白諸丹毒，瘡癤方。

漏蘆　連翹肘後用白薇　白歛　芒消肘後用芍藥

甘草各六銖　大黃一兩　升麻　枳實

麻黃　黃芩各九銖

右十味，㕮咀，以水一升半，煎取五合。兒生一日至七日，取一合，分三服；八日至十五日，取一合半，分三服；十六日至二十日，取二合，分三服；二十日至三十日，取三合，分三服；三十日至四十日，取五合，分三服。肘後治大人，各用二兩，大黃叁兩，以水一斗，煮取叁升，分叁服。其丹毒，須針鑱去血。經心錄無連翹，有知母、芍藥、犀角各等分。

五香連翹湯　治小兒風熱毒腫，腫色白，或有惡核瘰癧、附骨癰疽，節解不舉，白丹走竟身中，白軫瘙不已方。

青木香　薰陸香　雞舌香　沈香

麻黃　黃芩各六銖　大黃二兩　麝香三銖

連翹　海藻　射干　升麻

枳實各半兩　竹瀝三合

右十四味，㕮咀，以水四升，煮藥減半，內竹瀝，煮取一升二合。兒生百日至二百日，一服三合；二百日至朞歲，一服五合。一方不用麻黃。

連翹丸　治小兒無辜寒熱，強健如故，而身體頸項結核瘰癧，及心脇腹背裏有堅核不痛，名為結風氣腫方。

連翹　桑白皮　白頭翁　牡丹

防風　黃檗　桂心　香豉

獨活　秦艽各一兩　海藻半兩

右十一味，末之，蜜丸如小豆。三歲兒飲服五丸，加至十丸。五歲已上者，以意加之。

治丹毒大赤腫，身壯熱，百治不折方。

寒水石十六銖　石膏十三銖　藍青十二銖，冬用乾者　犀角

柴胡　杏人各八銖　知母十銖　甘草五銖

羚羊角六銖　芍藥七銖　梔子十一銖　黃芩七銖

竹瀝一升　生葛汁四合，澄清　蜜二升

右十五味，㕮咀，以水五升，并竹瀝，煮取三升三合，去滓，內杏人脂、葛汁、蜜，微火煎取二升。一二歲兒服二合，大者量加之。

治小兒丹腫及風毒風疹麻黃湯方。

麻黃半兩 獨活 射干 甘草
桂心 青木香 石膏 黃芩各一兩

右八味㕮咀，以水四升，煮取一升，三歲兒分爲四服，日再。

治小兒惡毒丹及風疹麻黃湯方。

麻黃 升麻 葛根各一兩 射干
雞舌香 甘草各半兩 石膏半合

右七味㕮咀，以水三升，煮取一升，三歲兒分三服，日三。

治小兒數十種丹搨湯方。

大黃 甘草 當歸 芎藭
白芷 獨活 黃芩 芍藥
升麻 沈香 青木香 木蘭皮各一兩
芒消三兩

右十三味㕮咀，以水一斗一升，煮取四升，去滓，內芒消，以綿揾湯中，適寒溫搨之，乾則易之，取差止。

治小兒溺竈丹，初從兩股及臍間起，走入陰頭，皆赤方。

桑根皮切一斗，以水二斗，煮取一斗，以洗浴之。

治小兒丹毒方。

擣慎火草絞取汁塗之，良。其丹毒方具在第二十二卷中。

治小兒赤遊腫，若偏身入心腹即殺人方。

擣伏龍肝爲末，以雞子白和傅，乾易之。

又方

白豆末，水和傅之，勿令乾。

治小兒半身皆紅赤，漸漸長引者方。

牛膝 甘草

右二味㕮咀，合得五升，以水八升，煮三沸，去滓，和伏龍肝末傅之。

治小兒身赤腫起者方。

熬米粉令黑，以唾和傅之。

又方

伏龍肝 亂髮灰

右二味末之，以膏和傅之。

治小兒卒腹皮青黑方。

以酒和胡粉傅上。若不急治，須臾便死。

又灸臍上下左右去臍半寸，并鳩尾骨下一寸，凡五處，各三壯。

五香枳實湯，治小兒著風熱，痦癗堅如麻豆粒，瘡癢搔之皮剝汁出，或偏身頭面年年常發者方。

青木香九銖 麝香六銖 雞舌香 薰陸香
沈香各半兩 升麻 黃芩 白斂
麻黃各一兩 防風 秦艽各半兩 枳實一兩半
大黃一兩十八銖 漏蘆半兩

右十四味㕮咀，以水五升，煮取一升八合。兒五六歲者，一服四五合；七八歲者，一服六合；十歲至十四五者，加大黃半兩，足水爲一斗，煮取二升半，分三服。

治小兒火灼瘡，一身盡有如麻豆，或有膿汁，乍痛乍癢者方。

甘草 芍藥 白斂 黃芩
黃連 黃蘗 苦參各半兩

右七味末之，以蜜和傅之，日二夜一。亦可作湯洗之。

治小兒瘡初起，熛漿似火瘡，名曰熛瘡，亦名爛瘡方。

桃人熟擣，以面脂和傅之。亦治偏身赤腫起。

又方

馬骨燒灰傅之。

治小兒熱瘡水銀膏方。

水銀　胡粉　松脂各三兩

右三味，以猪脂四升煎松脂，水氣盡，下二物，攪令勻，不見水銀，以傅之。

治小兒上下徧身生瘡方。

芍藥　黃連　黃芩各三兩　苦參八兩

大黃二兩　蛇牀子一升　黃蘗五兩　拔葜一斤

右八味，㕮咀，以水二斗，煮取一斗，以浸浴兒。

苦參湯，浴小兒身上下百瘡不差方。

苦參八兩　地榆　黃連　王不留行

獨活　艾葉各三兩　竹葉二升

右七味，㕮咀，以水三斗，煮取一斗，以浴兒瘡上，浴訖，傅黃連散。

治三日小兒頭面瘡起，身體大熱方。

升麻　柴胡　石膏各六銖　甘草

當歸各十二銖　大黃　黃芩各十八銖

右七味，㕮咀，以水四升，煮取二升，分服，日三夜一，量兒大小用之。

治小兒身體頭面悉生瘡方。

榆白皮隨多少，暴令燥，下篩，醋和塗綿，以傅瘡上，蟲自出。亦可以猪脂和塗之。

枳實丸，治小兒病風瘙，癢痛如疥，搔之汁出，徧身痦癗如麻豆粒，年年喜發，面目虛肥，手足乾枯，毛髮細黃，及肌膚不光澤，鼻氣不利，此則少時熱盛，極體當風，風熱相薄所得也。不早治之，成大風疾方。

枳實一兩半　菊花　蛇牀子　防風

白薇　浮萍　蒺藜子各一兩　天雄

麻黃　漏蘆各半兩

右十味，末之，蜜和如大豆許。五歲兒飲服十丸，加至二十丸，日二。五歲已上者，隨意加之。兒大者可爲散服。

治小兒風瘙癮疹方。

蒴藋　防風　羊桃　石南

秦椒　升麻　苦參　茵芋

芫花一云茺蔚　蒺藜　蛇牀子　枳實

礬石各一兩

右十三味，㕮咀，以漿水三斗，煮取一斗，去滓，内礬，令小沸，浴之。

又方

牛膝末，酒服方寸匕。漏瘡多年不差，擣末傅之。亦主骨疽、癲疾、瘰癧，絶妙。

澤蘭湯，主丹及癮疹入腹殺人方。

澤蘭　芎藭　附子　茵芋

藁本　莽草　細辛各十二銖

右七味，㕮咀，以水三升，煮取一升半，分四服。先服此湯，然後作餘治。

治小兒手足及身腫方。

以小便溫暖漬之，良。

又方

巴豆五十枚，去心皮，以水三升，煮取一升，以綿内湯中拭病上，隨手消。并治癮疹。

論曰：小兒頭生小瘡，浸淫疽癢，黃膏出，不生痂，連年不差者，亦名姤頭瘡，以赤龍皮湯及天麻湯洗之，内服漏蘆湯，外宜

傅飛烏膏散及黄連胡粉水銀膏散。（方在第二十三卷）

治小兒一切頭瘡，久即疽癢不生痂，藜蘆膏方。

藜蘆　黄連　雄黄　黄芩　松脂（各三兩）　豬脂（半斤）　礬石（五兩）

右七味末之，煎令調和，先以赤龍皮天麻湯洗訖，傅之。（赤龍皮，槲木皮是也）

治小兒頭瘡經年不差方。

松脂　苦參　黄連（各一兩半）　大黄　胡粉（各一兩）　黄芩　水銀（各二兩六銖）　礬石（半兩）　蛇牀子（十八枚）

右九味末之，以臘月豬脂和研，水銀不見，傅之。

又方　取屋塵末和油瓶下滓，以皂莢湯洗，傅之。

又方　取大虫脂傅之，亦治白禿。

又方　鬢中生瘡頂白者，皆以熊白傅之。

治小兒頭瘡方。

胡粉（一兩）　黄連（二兩）

右二味末之，洗瘡去痂，拭乾傅之，即差，更發，如前傅之。

又方

胡粉　連翹（各一兩）　水銀（半兩）

右三味，以水煎連翹，内胡粉、水銀，和調傅之。

又方

胡粉　白松脂（各二兩）　水銀（一兩）　豬脂（四兩）

右四味，合煎，去滓，内水銀粉，調傅之。大人患同。

治小兒頭瘡，苦參洗湯方。

苦參　黄芩　黄連　黄蘗　甘草　大黄　芎藭（各一兩）　蒺藜子（三合）

右八味，㕮咀，以水六升，煮取三升，漬布搨瘡上，日數過。

治小兒頭上惡毒腫瘗癤諸瘡方。

男子屎尖燒灰，和臘月豬脂，先以酢泔清淨洗，拭乾傅之。

治小兒禿頭瘡方。

取雄雞屎、陳醬汁、苦酒和，以洗瘡了，傅之。

又方

芫花、臘月豬脂和如泥，洗去痂，傅之，日一度。

治小兒頭禿瘡方。

葶藶子細末，先洗，傅之。

又方　不中水蕪菁葉燒作灰，和豬脂傅之。

治小兒頭禿瘡無髮苦癢方。

野葛（末）　豬脂　羊脂（各一）

右三味，合煎令消，待冷以傅之，不過三上。

治少小頭不生髮，一物楸葉方。

楸葉擣取汁，傅頭上，立生。

治小兒頭不生髮方。

燒鯽魚灰末，以醬汁和傅之。

治小兒瘻瘡方。

家中石灰傅之，厚著之良。

又方

燒桑根灰傅之，并燒烏羊角作灰，相和傅之。

治小兒疽瘻方。

丹砂（三十銖）　雄黄（二十四銖）　礬石（十八銖，馬齒者）　雌黄（二十四銖）　大黄（三十銖）　黄連（三十六銖）　莽草（十八銖）　䕡茹（十四銖，漆頭者）

右八味，㕮咀，以豬脂一升三合，微火煎，三上三下，膏成，去滓下諸石末攪凝傅之。

治小兒惡瘡方。

熬豉令黃末之傅瘡上不過三傅愈。

治小兒疽極月初即生常黃水出方。

酢和油煎令如粥及熱傅之二日一易欲重傅則以皂莢湯洗瘡乃傅之。

治小兒月蝕瘡隨月生死方。

以胡粉和酥傅之五日差。

治月蝕九竅皆有瘡者方。

燒蚯蚓屎末和猪膏傅之。

又方 水和粉傅之。

治小兒浸淫瘡方。

竈中黃土 髮灰

右二味各等分末之以猪脂和傅之。

治小兒黃爛瘡方。

四交道中土 竈下土

右二味各等分末之以傅。亦治夜啼

又方 燒艾灰傅之。

又方 燒牛屎傅之亦滅瘢。

治小兒疥方。

燒竹葉爲灰雞子白和傅之日三亦治瘑瘡。

又方 燒乱髮灰和臘月猪脂傅之。

又方 以臭酥和胡粉傅之。

治小兒頭面瘡疥方。

麻子五升末之以水和絞取汁與蜜和傅之若有白犬膽傅之大佳。

治小兒濕癬方。

枸杞根擣作末和臘月猪膏傅之。

又方 桃青皮擣末和醋傅之日二。

又方 揩破以牛鼻上津傅之。

又方 煎馬尿洗之。

又方 燒狗屎灰和猪脂塗之。

治小兒身上生赤疵方。

取馬尿洗之日四五度。

治小兒身上有赤黑疵方。

針父脚中取血貼疵上即消。

又方 取狗熱屎傅之皮自卷落。

治小兒疣目方。

以針及小刀子決目四面令似血出取患瘡人瘡中汁黃膿傅之莫近水三日即膿潰根動自脫落。

小兒雜病第九 方一百二十一首 灸法十三首

治小兒臍中生瘡方。

桑汁傅乳上使兒飲之。

又方 飲羖羊乳及盃。

治小兒風臍遂作惡瘡歷年不差方。

取東壁上土傅之。大佳若汁不止燒蒼耳子粉之。

又方 乾蠐螬蟲末粉之。不過三四度差。

治小兒臍不合方。

大車轄脂燒灰日一傅之。

又方 燒蜂房灰末傅之。

治小兒臍中生瘡方。

燒甑帶灰和膏傅之。

治小兒臍赤腫方
杏人半兩 豬頰車髓十八銖
右二味先研杏人如脂和髓傅臍中腫上
治小兒臍汁出不止兼赤腫白石脂散方
以白石脂細研熬令微煖以粉臍瘡日三四度
治小兒鵝口不能飲乳方
鵝屎汁瀝兒口中
又方
黍米汁塗之
又方
取小兒父母乱髮淨洗纏桃枝沾取井花水東向向日以髮拭口中得口中白乳以置水中七過瀝洗三朝作之
治小兒心熱口為生瘡重舌鵝口方
柘根剉五升無根弓材亦佳以水五升煮取二升去滓更煎取五合細細傅之數數為之良
治口瘡白漫漫方
取桑汁先以父髮拭口以桑汁塗之
治重舌舌強不能放唾方
鹿角末如大豆許安舌下日三四度亦治小兒不能乳
又方
取蛇蛻燒末以雞毛蘸醇醋展藥掠舌下愈
治小兒重舌方
田中蜂房燒灰酒和塗喉下愈
又方
衣魚塗舌上
又方
竈月下黄土末苦酒和塗舌上
又方
三家屠肉切令如指大摩舌上兒立能啼
又方
赤小豆末醋和塗舌上
又方
燒簸箕灰傅舌上
又方
黄蘗以竹瀝漬取細細點舌上良
重舌灸行間隨年壯穴在足大指歧中
又灸兩足外踝上三壯
治小兒舌上瘡方
蜂房燒灰屋間塵各等分和匀傅之
又方
桑白汁塗乳與兒飲之
又方
羊蹄骨中生髓和胡粉傅之
治舌腫強滿方
滿口含糖醋良
又方
飲羖羊乳即差
治小兒口瘡不得吮乳方
大青十八銖 黄連十二銖
右二味㕮咀以水三升煮取一升二合一服一合日再夜一
又方
臘月豬脂一斤 蜜二升 甘草如指大三寸
右三味合煎相得含如棗大稍稍咽之日三
又方
礬石如雞子大置醋中塗兒足下二七徧愈
治小兒鵞口兩吻生瘡方
燒髮灰和豬脂傅之
治小兒口下黄肌瘡方
取羖羊髭燒作灰和臘月豬脂傅之角亦可用
治口傍惡瘡方

亂髮灰　故絮灰　黃連　乾薑

右四味等分爲散。以粉瘡上。不過三遍。

治口噤赤者心噤。白者肺噤方。

雞屎白棗大。綿裹。以水一合煮二沸。分再服。

治小兒口噤方。

鹿角粉　大豆末

右二味等分。和乳塗乳上。飲兒。

又方

驢乳　猪乳各一升

右二味合煎。得一升五合。服如杏人許。三四服差。

雀屎丸。主小兒卒中風。口噤不下一物方。

雀屎如麻子。丸之。飲下。即愈。大良。雞屎白亦佳。

治小兒口中涎出方。

以白羊屎内口中。

又方

以東行牛口中沫塗口中及頤上。

又方

桑白汁塗之。差。

治小兒卒毒腫著喉頸。壯熱妨乳方。

升麻　射干　大黃各一兩

右三味㕮咀。以水一升五合。煮取八合。一歲兒分五服。以滓薄腫上。冷更暖以薄。大兒以意加之。

升麻湯。治小兒喉痛。若毒氣盛便咽塞。并主大人咽喉不利方。

升麻　生薑　射干各二兩　橘皮一兩

右四味㕮咀。以水六升。煮取二升。去滓。分三服。

治小兒喉痹腫方。

魚膽二七枚。以和竈底土。塗之。差止。

治小兒喉痹方。

桂心　杏人各半兩

右二味末之。以綿裹如棗大。含咽汁。

治小兒解顱方。

熬蛇蜕皮末之。和猪頰車中髓。傅頂上。日三四度。

又方

猪牙頰車髓傅顖上。差。

治小兒腦長解顱不合。羸瘦色黃。至四五歲不能行。半夏熨方。

半夏　生薑　芎藭各壹升　細辛叁兩

桂心壹尺　烏頭拾枚

右六味㕮咀。以淳苦酒五升漬之。晬時。煮三沸。絞去滓。以綿一片浸藥中。適寒温以熨顖上。冷更温之。復熨如前。朝暮各三四熨。乃止。二十日愈。

治小兒解顱。生蟹足傅方。

生蟹足　白斂各半兩

右二味擣末。以乳汁和傅顱上。立愈。

治小兒解顱。三物細辛傅方。

細辛　桂心各半兩　乾薑拾捌銖

右末之。以乳汁和傅顱上。乾復傅之。兒面赤即愈。

治小兒顖開不合方。

防風壹兩半　柏子人　白及各壹兩

右三味末之。以乳和傅顖上。十日知。二十日愈。日一。

又方

取猪牙車骨煎取髓。傅顖上。愈。

小兒顖陷。灸臍上下各半寸。及鳩尾骨端。又足太陰各一壯。

治小兒狐疝傷損生㿗方。

桂心拾捌銖　地膚子貳兩半　白朮壹兩拾捌銖

右三味末之。以蜜和丸。白酒服如小豆七丸。日三。亦治大人。

又方

芍藥 茯苓(十銖) 防葵(一作防風) 大黃(各半兩)
半夏 桂心 蜀椒(六銖)
右七味，末之，蜜和服如大豆一丸，日五服，可加至三丸。
五等丸治小兒陰偏大，又卵核堅癩方。
黃蘗 香豉 牡丹 防風
桂心(各二兩)
右五味，末之，蜜丸如大豆，兒三歲飲服五丸，加至十丸。兒小以意酌量，著乳頭上服之。
治小兒卵腫方。
取雞翅六莖，燒作灰，服之，隨卵左右取翮。(古今錄驗云治陰大如斗)
治小兒癩方。
蜥蜴一枚，燒末，酒服之。
治小兒氣癩方。
土瓜根 芍藥 當歸
右三味各一兩，㕮咀，以水二升，煎取一升，服五合，日二。
又方
三月上除日，取白頭翁根，搗之，隨偏處傅之，一宿作瘡，二十日愈。
氣癩，灸足厥陰大敦，左灸右，右灸左，各一壯。
治小兒陰瘡方。
以人屎灰傅之。又狗屎灰傅之。又狗骨灰傅之。又馬骨末傅之。
治小兒歧股間連陰囊生瘡，汁出，先癢後痛，十日五日自差，一月或半月復發，連年不差者方。
灸瘡，搔去痂，帛拭令乾，以蜜傅，更溲麪作燒餅，熟即以餳塗餅，熨之，冷即止，再度差。

治小兒陰腫方。
狐莖灸，搗末，酒服之。
又方 搗蕪菁，薄上。
又方 豬屎五升，水煮沸，布裹安腫上。
又方 搗垣衣傅之。又以衣中白魚傅之。
又方 斫桑木白汁塗之。
治小兒陰瘡方。
取狼牙濃煮汁洗之。
又方 黃連、胡粉等分，以香脂油和傅之。
治小兒核腫，壯熱有實方。
甘遂 青木香 石膏(各十八銖) 麝香(三銖)
大黃 前胡(各一兩) 黃芩(半兩) 甘草(八銖)
右八味，㕮咀，以水七升，煮取一升九合，每服三合，日四夜二。
小兒陰腫，灸大敦七壯。
鼈頭丸治小兒積冷久下，差後餘脫肛不差，腹中冷，肛中疼痛不得入者方。
死鼈頭(二枚，炙令焦) 小蝟皮(一枚，炙令焦) 磁石(四兩) 桂心(三兩)
右四味，末之，蜜丸如大豆，兒三歲至五歲服五丸至十丸，日三。兒大以意加之。
小兒脫肛，灸頂上旋毛中三壯，即入。
又灸尾翠骨三壯。
又灸臍中，隨年壯。
治小兒疳濕瘡方。
鐵衣著下部中，即差。
治小兒久痢膿濕䘌方。
艾葉五升，以水一斗，煮取一升半，分為三服。

治小兒瘑瘡方。

以猪脂和胡粉傅之。五六度。

又方　嚼麻子傅之。日六七度。

又方

羊膽二枚。和醬汁於下部灌之。猪脂亦佳。

治濕瘡方。

濃煎地榆汁洗浴。每日二度。

除熱結腸丸。斷小兒熱。下黃赤汁沫及魚腦雜血。肛中瘡爛。坐䘌生蟲方。

黃連　蘗皮　苦參　鬼臼　獨活　橘皮　芍藥　阿膠各半兩

右八味末之。以藍汁及蜜丸如小豆。日服三丸至十丸。冬無藍汁可用藍子一合舂蜜和丸

小兒瘑濕瘡。灸第十五椎俠脊兩傍柒壯。未差加柒壯。

治小兒蚘蟲方

楝木削上蒼皮。以水煮取汁飲之。量大小多少為此。有小毒。

治小兒羸瘦有蚘蟲方。

雚蘆二兩。以水一升。米二合。煮取米熟。去滓。與服之。

又方

萹蓄三兩。水一升。煮取四合。分服之。擣汁服亦佳。

又方

東引吳茱萸根白皮四兩　桃白皮三兩

右二味㕮咀。以酒一升二合。漬之一宿。漸與服。取差。

又方　取猪膏服之。一云治蟯蟲

又方　擣棍子內下部中。差為度。一云治蟯蟲

又方　楝實一枚內孔中。一云蟯蟲

治寸白蟲方。

東行石榴根一把。水一升。煮取三合。分服。

又方　桃葉擣絞取汁服之。

治小兒三蟲方。

雷丸　芎藭

右二味各等分為末。服一錢匕。日二。

治大便竟出血方。

鼈頭一枚。炙令黃黑。末之。以飲下五分匕。多少量兒大小。日三服。

又方　燒車釭一枚令赤。內一升水中。分二服。

又方　燒甑帶末。傅乳頭上。令兒飲之

治小兒尿血方。

燒鵲巢灰。井花水服之。亦治夜尿牀。

又方　尿血。灸第七椎兩傍各五寸。隨年壯。

治小兒遺尿方。

瞿麥　龍膽　皂莢　桂心各半兩　雞腸草一兩　車前子一兩六銖　石韋半兩　人參一兩

右八味末之。蜜丸。每食後服如小豆大五丸。日三。加至六七丸。

又方　小豆葉擣汁服。

又方

燒雞腸末之。漿水服方寸匕。日三。一云面北斗服

遺尿。灸臍下一寸半。隨年壯。

又灸大敦三壯。亦治尿血

地膚子湯。治小兒熱毒入膀胱中。忽患小便不通。欲小便則

澀痛不出，出少如血，須臾復出方。

地膚子　瞿麥　知母　黄芩

枳實　升麻　葵子　猪苓各陸銖

海藻　橘皮　通草各叁銖　大黄拾捌銖

右十二味，㕮咀，以水三升，煮取一升。一日至七日兒，服一合，爲三服；八日至十五日兒，一合半，爲三服；十六日至二十日兒，二合，爲三服；四十日兒，以此爲準；五十日已上，七歲已下，以意加藥益水。

治小兒淋方。

車前子一升，水二升，煮取一升，分服。

又方　煑冬葵子汁服之。

又方

取蜂房、亂髮，燒灰，以水服一錢匕，日再。

治小兒小便不通方。

車前草切，一升　小麥一升

右二味，以水二升，煮取一升二合，去滓，煑粥服，日三四。

又方

冬葵子一升，以水二升，煮取一升，分服，入滑石末六銖。

治小兒吐血方。

燒蛇蜕皮，末，以乳服之，并治重舌。

又方　取油三分，酒一分，和之，分再服。

治小兒鼻塞生息肉方。

通草　細辛各壹兩

右二味，擣末，取藥如豆，著綿纏頭，内鼻中，日二。

治小兒鼻塞不通，涕出方。

杏人半兩　蜀椒　附子　細辛各陸銖

右四味，㕮咀，以醋五合漬藥一宿，明旦以猪脂五合煎，令附子色黄，膏成，去滓，待冷，以塗絮，導鼻孔中，日再，兼摩頂上。

治小兒聤耳方。

末石硫黄，以粉耳中，日一夜一。

治小兒耳瘡方。

燒馬骨灰，傅之。

又方　燒雞屎白，筒中吹之。

治小兒齒落久不生方。

以牛屎中大豆二七枚，小開豆頭，以注齒根處，數度即生。

又方

取雄鼠屎三七枚，以一屎拭一齒根處，盡此止，二十一日即生。雄鼠屎頭尖。

治小兒四五歲不語方。

末赤小豆，酒和，傅舌下。

又灸足兩踝各三壯。

治小兒數歲不行方。

取葬家未開戶，盜食來以哺之，日三，便起行。

治小兒不能乳方。

雀屎四枚，末之，著乳頭飲兒，兒大十枚。

治小兒落牀墮地，如有瘀血，腹中陰陰，寒熱，不肯乳哺，但啼哭叫喚，蒲黄湯方。

蒲黄　大黄　黄芩各十銖　甘草八銖

麥門冬十銖　芒消七銖　黄連十二銖

右七味，㕮咀，以水二升，煮取一升，去滓，内芒消，分三服。消息視兒羸瘦，半之。大小便血即愈。忌冷食。

治小兒食不知飢飽方。

鼠屎二七枚，燒為末，服之。

治小兒食土方。

取肉一斤，繩繫曳地行數里，勿洗，火炙與喫之。

治小兒噦方。

生薑汁　牛乳各五合

右二味，煎取五合，分為二服。

又方　取牛乳一升，煎取五合，分五服。

治小兒疰方。

竈中灰、鹽等分，相和熬，熨之。

治小兒誤吞針方。

取磁石如棗核大，吞之及含之，其針立出。

治小兒誤吞鐵等物方。

艾蒿一把，剉，以水五升，煮取一升半，服之即下。

治小兒蠷螋咬遶腹匝即死方。

擣蒺藜葉傅之，無葉，子亦可。

又方　取燕窠中土，猪脂和傅之，乾即易之。

備急千金要方卷第五下

備急千金要方卷第六上 七竅病上

朝奉郎守太常少卿充秘閣校理判登聞檢院護軍賜緋魚袋臣林億 等校正

目病第一 論一首 證三條 方七十一首 咒法二首 灸法二十八首

論曰。凡人年四十五已後。漸覺眼暗。至六十已後。還漸自明。治之法。五十已前。可服瀉肝湯。五十已後。不可瀉肝。目中有疾。可傅石膽散藥等。無病不可輒傅散。但補肝而已。自有肝中有風熱。令人眼昏暗者。當灸肝輸。及服除風湯丸散數十劑。當愈。

生食五辛 接熱飲食 熱飡麪食 飲酒不已
房室無節 極目遠視 數看日月 夜視星火
夜讀細書 月下看書 抄寫多年 雕鏤細作
博弈不休 久處煙火 泣淚過多 刺頭出血過多

右十六件。並是喪明之本。養性之士。宜熟慎焉。又有馳騁田獵。冒涉風霜。迎風追獸。日夜不息者。亦是傷目之媒也。恣一時之浮意。爲百年之痼疾。可不慎歟。凡人少時。不自將慎。年至四十。即漸眼昏。若能依此慎護。可得白首無他。所以人年四十已去。常須瞑目。勿顧他視。非有要事。不宜輒開。此之一術。護慎之極也。其讀書博弈等過度患目者。名曰肝勞。若欲治之。非三年閉目不視。不可得差。徒自瀉肝。及作諸治。終是無效。人有風疹。必多眼暗。先攻其風。其暗自差。

足太陽陽明手少陽脉動發目病。黃帝問曰。余嘗上清零之臺。中陛而顧。匍匐而前。余私異之。竊内怪之。或獨冥視。安心定氣。久而不解。被髮長跪。俛而視。復久之。又不已。卒然自止。何氣使然。歧伯對曰。五藏六腑之精氣。皆上注於目而爲之睛。睛之果者爲眼。骨之精爲瞳子。筋之精爲黑眼。血之精爲其胳果。氣之精爲白眼。肌肉之精爲約束果契筋骨血氣之精而與脉并爲系。系上屬於腦。後出於項中。故邪中於項。因逢身之虛。其入深。則隨眼系以入於腦。入於腦則轉。轉則引目系急。急則目眩以轉矣。邪中其睛。則其睛所中者不相比。則睛散。睛散則歧。故見兩物。目者。伍藏陸腑之精也。營衛魂魄之所營也。神氣之所生也。故神勞則魂魄散。志意亂。是故瞳子黑眼法於陰。白眼赤脉法於陽。故陰陽合揣（靈樞作傳）而精明矣。目者。心之使也。心者。神之舍也。故神分精亂而不專。（靈樞作轉）卒然見非常之處。精神魂魄散不相得。故曰惑。帝曰。余疑何其然也。余每之東菀。未嘗不惑。去之則復。余惟獨爲東菀勞神乎。何其異也。歧伯曰。不然。夫心有所喜。神有所惡。卒然相感。則精氣亂。視誤故神惑。神移乃復。是故間者爲迷。甚者爲惑。

目眥外決於面者爲兑眥。在内近鼻者上爲外眥。下爲内眥。

目赤色者病在心。白色者病在肺。青色者病在肝。黃色者病在脾。黑色者病在腎。黃色不可名者病在胷中。

診目痛赤脉從上下者太陽病。從下上者陽明病。從外走内者少陽病。

夫鼻洞，鼻洞者濁下不止，傳為䶊瞢瞑目，故得之氣厥。足陽明有俠鼻入於面者，名曰懸顱，屬口對入係目本，視有過者取之，損有餘，益不足，反者益甚。足太陽有通項入於腦者，正屬目本，名曰眼系，頭目固痛，取之在項中兩筋間，入腦乃別陰蹻，陰陽相交，陽入陰出，陽交於兌眥，陽氣盛則瞋目，陰氣絕則眠。

神麴丸 主明目，百歲可讀注書方。

神麴（四兩）　磁石（二兩）　光明砂（一兩）

右三味，末之，鍊蜜為丸，如梧子，飲服三丸，日三，不禁。常服益眼力，衆方不及，學者宜知此方神驗不可言，當秘之。

補肝治眼漠漠不明，瓜子散，亦名十子散方。

冬瓜子　青葙子　茺蔚子　枸杞子　牡荆子
蒺藜子　菟絲子　蕪菁子　決明子　地膚子
柏子人（各二合）　牡桂（二兩）　蕤人（一合，一本云二兩）　細辛（半兩，一本云一兩半）
蘡薁根（二兩）　車前子（一兩）

右十六味，治下篩，食後以酒服方寸匕，日二，神驗。

補肝丸 治眼暗方。

青葙子　桂心　葶藶子　杏仁
細辛　茺蔚子　枸杞子　五味子（各一兩）
茯苓　黄芩　防風　地膚子
澤瀉　決明子　麥門冬　蕤人（各一兩六銖）
車前子　菟絲子（各二合）　乾地黄（二兩）　兔肝（一具）

右二十味，末之，蜜丸，飲下二十丸，如梧子，日再，加至三十丸。

補肝丸 治眼暗䀮䀮不明，寒則淚出，肝痺所損方。

兔肝（二具）　柏子人　乾地黄　茯苓
細辛　蕤人　枸杞子（各一兩六銖）　防風
芎藭　署預（各一兩）　車前子（二合）　五味子（十八銖）
甘草（半兩）　菟絲子（一合）

右十四味，末之，蜜丸，酒服如梧子二十丸，日再服，加至四十丸。

補肝散 治目失明漠漠方。

青羊肝（一具，去上膜，薄切之，以新瓦瓶子未用者淨拭之，內肝於中，炭火上炙之，令極乾，汁盡，末之）
決明子（半升）　蓼子（一合，熬令香）

右三味，合治下篩，以粥飲食後服方寸匕，日二，稍加至三匕，不過兩劑，能一歲服之，可夜讀細書。

補肝散 治三十年失明方。

細辛　鍾乳粉（鍊成者）　茯苓　雲母粉（鍊成者）
遠志　五味子（等分）

右六味，治下篩，以酒服五分匕，日三，加至一錢匕。

補肝蕪菁子散 常服明目方。

蕪菁子三升，淨淘，以清酒三升煮，令熟，暴乾，治下篩，以井花水和服方寸匕，稍加至三匕，無所忌，可少少作服之，令人充肥，明目洞視，水煮酒服亦可。（千金翼同，用水煮三易水）

又方

胡麻一斗，蒸三十徧，治下篩，每日酒服一升。

又方

服小黑豆，每日空心吞二七粒。

又方

三月三日採蔓菁花，陰乾，治下篩，空心井花水服方寸匕，久服長生，明目，可夜讀細書。

補肝散，治男子五勞七傷，明目方。

地膚子一升，陰乾末之　生地黃十斤，擣取汁

右二味，以地黃汁和散，暴乾，更爲末，以酒服方寸匕，日二服。

又方

白瓜子七升，絹袋盛，攪沸湯中三徧，暴乾，以酢五升浸一宿，暴乾，治下篩，酒服方寸匕，日三服之，百日夜寫細書。

治肝實熱，目眥痛如刺，梔子人煎方。

梔子人　蕤人　決明子各一兩　車前葉　秦皮各一兩六銖　石膏二兩，碎如小豆大　苦竹葉二合　細辛半兩　赤蜜三合

右九味，㕮咀，以井花水三升，煮取七合，去滓，下蜜，更煎取四合，以綿濾之，乾器貯，密封，勿使草芥落中，以藥汁細細仰卧，以傅目中。

治眼赤漠漠不見物，息肉生，瀉肝湯方。

柴胡　芍藥　大黃各四兩　決明子　澤瀉　黃芩　杏人各三兩　升麻　枳實　梔子人　竹葉各二兩

右十一味，㕮咀，水九升，煮取二升七合，分三服。熱多，體壯，加大黃一兩；羸老，去大黃，加梔子人五兩。

瀉肝湯，治眼風赤暗方。

前胡　芍藥各四兩　生地黃十兩　芒消　黃芩　茯苓　白芷　枳實各三兩　人參　白朮　澤瀉　梔子人各二兩　甘草　細辛各一兩　竹葉五升

右十五味，㕮咀，以水一斗二升，先煎竹葉，取九升，去滓，下諸藥，煮取三升半，分三服。

治肝熱不止，衝眼，眼眥赤，赤脉息肉，痛閉不開，熱勢彭彭不歇，及目睛黃，洗肝乾藍煎方。

乾藍　車前葉　苦竹葉各三升　細辛　秦皮　蕤人　梔子人　芍藥各三兩　決明子四兩　升麻二兩

右拾味，㕮咀，以水貳斗，先煮乾藍、車前、竹葉，取一斗，去滓澄清，取八升，內藥，煮取三升，分三服，須利，加芒消二兩。

治目熱，眥赤，生赤脉侵睛，息肉急痛，閉不開，如芥在眼磣痛，大棗煎方。

大棗七枚，去皮核　黃連二兩，碎，綿裹　淡竹葉切，五合

右三味，以水二升，煮竹葉，取一升，澄清，取八合，內棗肉、黃連，煎取四合，去滓令淨，細細以傅目眥中。

治目中息肉方。

驢脂　石鹽末

右二味，和合令調，注目兩眥頭，日三夜一，差。

又方

五加不聞水聲者根，去土，取皮，擣末一升，和上酒二升，浸七日外，一日兩時服之，禁醋。二七日徧身生瘡，若不出，未得藥力，以生熟湯浴之，取毒瘡出，差。

洗眼湯，治熱上出攻，目生障瞖，目熱痛，汁出方。

秦皮　黃蘗　決明子　黃連　黃芩　蕤人各十八銖　梔子七枚　大棗伍枚

右八味，㕮咀，以水二升浸，煮取六合，澄清，仰卧洗目，日一。

治目生瞖方。

貝子拾枚，燒灰，治下篩，取如胡豆，著瞖上，日二，正仰

卧令人傅之。炊久乃拭之。息肉者，加真珠，如上等分。

治目赤及翳方。

烏賊骨　鉛丹大小等分

右二味合研細，和白蜜如泥，蒸之半食久，冷，著眼四眥，日一。

又方

熟羊眼睛暴乾，治下篩，傅目兩角。

又方

白羊髓傅之。

又方

新生孩子胞衣暴乾燒末，傅目眥中。

又方

古錢一枚　鹽方寸匕

右二味合治下篩，傅目眥中。

治目風淚出，浮翳多，膿爛眥方。

乾薑　礬石　蕤人　細辛　黃連
戎鹽　決明子各六銖　銅青三銖

右八味㕮咀，以少許水浸一宿，明旦以好白蜜八合和之，著銅器中，綿蓋器上，著甑中，以三斗麥屑蒸之，飯熟藥成，絞去滓，以新死大雄鯉魚膽二枚和內藥中，又以大錢七枚常著藥底，兼常著銅器中，竹簪綿裹頭，以注目眥頭，晝夜三四，不避寒暑，數著藥，乾，又以魚膽和好覆藥器頭，勿令氣歇。

治熱翳漫睛方。

以羊筋漱口熟嚼，夜卧開目內之，即閉目睡，去膜明日即差。千金翼以治眼目不明。

治風翳方。

取死豬鼻燒灰，治下篩，日一向日水服方寸匕。

治目熱生膚赤白膜方。

取雄雀屎細直者，人乳和，熟研以傅之，當漸消爛。

又方

以蛔蟲燒為末傅之。

治人馬白膜漫睛方。

以雞翎截之，近黑睛及當白睛，嗍之，膜自聚，鉤針鉤挽之，割去，即見物，以綿當眼上著血斷，三日差。

治目白膚風淚下，蕩風散方。刪繁方名真朱散

光明朱砂半兩　貝齒五枚，炭上熟燒為末　衣中白魚七枚
乾薑三銖

右四味於新磁缽內研之，厚帛三下為散，仰卧，令人取小指爪挑少許，傅目中，取差為度。千金翼名真朱散，主目翳覆瞳睛不見物

治目中生息肉，膚翳稍長，欲滿目，閉瞳子，及生珠管方。

貝齒七枚，燒末之　真珠等分

右二味合治如粉，以注翳肉上，日三度，甚良。亦治目中眯不出。

治目生珠管方。

滑石一本作冷石　手爪甲燒　龍骨　貝齒　丹砂各等分

右五味治下篩，以新筆點取當珠管上，日三度，良。

治毒病後目赤痛有翳方。

以青布掩目上，以冷水漬青布，數易之。

治熱病後生翳方。

豉二七枚燒末之，內管中，以吹目中。

治熱病後眼暗失明方。

以羊膽傅之，旦暮各一。

治風眼爛眥方。

竹葉　黄連各一兩　柏白皮一兩半

右三味㕮咀，以水二升，煮取五合，稍用滴目兩眥，日三四度。

治胎赤眼方。

取槐木枝如馬鞭大，長二尺，齊頭，油麻一匙，置銅鉢中，旦使童子以木研之，至暝止，夜卧時洗目，傅眥，日三良。

治目爛赤方。

取三指撮鹽，置古文錢上，重重火燒赤，投少醋中，足淹錢，以綿沾汁注目眥中。

治目中風冷淚出，眥赤癢，乳汁煎方。

黄連十八銖　蕤人半兩　乾薑一兩

右三味㕮咀，以人乳汁一升浸藥一宿，明旦以微火煎，取二合，綿絞去滓，取如黍米許，内目眥頭，日再。張文仲方三味等分

治目中風腫痛，除熱揉眼方。

礬石二兩，燒令汁盡，以棗膏和如彈丸，揉眼上下，食頃，日三止。

洗眼湯，治目赤痛方。

甘竹葉二七枚　烏梅三枚　古錢三枚

右三味，以水二升漬藥半日，東向竈煮三沸，三上三下，得二合，臨欲眠注目眥。

治目卒腫方。

以醋漿水作鹽湯洗之，日四五度。

治目卒癢痛方。

削乾薑令圓滑，内眥中，有汁拭却，薑復内之，味盡易之。

五藏客熱上衝，眼内外受風令目痛不明方。

地膚子　瓜子人　青葙子　蒺藜子　茺蔚子一合

藍子　兎絲子　蕤人千金翼作車前子各二合　柏子人一合半

決明子五合　細辛一兩六銖　桂心一兩十八銖　大黄二兩　黄連一兩半

螢火六銖

右十五味，末之，蜜丸，每服如梧子三十丸，食後服，日三。千金翼無柏子人

治目赤痛方。

雄黄一銖　細辛　黄連　乾薑各二銖

右四味合治如粉，以綿裹釵股，唾濡頭，注藥末内大眥頭，急閉目，目中淚出，須臾止，勿將手近，勿將帛裛，勿洗之。

又方

雄黄　乾薑　黄連　礬石各六銖

右四味合治並如前方。一方加細辛六銖。

治眼赤暗方。

杏人杏熟時取，末，擣汁一合　古青錢三枚　青鹽一兩六銖

右三味合内垍器中，封頭勿泄氣，百日後出，著目四眥頭，日二三，避風冷。

治眼暗赤冷淚方。

蕤人　波斯鹽

右二味等分，治下篩，以驢生脂和，每夜傅目四角，以一粟大，密室中將息，一月日差。忌五辛。失明者三十日傅之。

治目痛及淚出不止方。

削附子作蠶屎大，内目中，卧良。

治目不明淚出方。

以烏雞膽臨卧傅之。

治雀盲方。

地膚子五兩　決明子一升

右二味，末之，以米飲汁和丸，食後服二十丸至三十丸，日二，盡即更合，差止。

治雀目術。

令雀盲人至黃昏時看雀宿處，打令驚起，雀飛乃呪曰：紫公紫公，我還汝盲，汝還我明。如此日日瞑三過作之，眼即明，曾試有驗。（肘後云刪繁載支太醫法）

治肝氣虛寒，眼青䀮䀮不見物，真珠散方。

真珠一兩，研　白蜜二合　鯉魚膽一枚　鯉魚腦一枚

右四味，和合，微火煎兩沸，綿裹內目中，當汁出，藥歇更為之。

治目䀮䀮無所見方。

青羊肝一具，細切，以水一斗內銅器中煮，以麪餅覆上，上鑽兩孔如人眼，正以目向就熏目，不過再熏之，即差。（千金翼治眼暮無所見，不用麪餅）

治眼暗方。

以銅器盛大酢三四升，煎七八日，覆器濕地，取銅青一合，以三月杏白人一升取汁，和銅青傅之，日不過三四度，大良。

又方

古錢七枚　銅青　乾薑　石鹽
胡粉各中棗大　黃連三銖　烏頭棗核大　蕤人一百十枚
菥蓂子棗大　細辛五銖　酢二合　清酒五合
楸葉一把，取汁

右十三味，治下篩，合煎，取三分，去一，盛驀器中，若燥，取人乳和傅目，慎風冷。

又方

每朝含黃蘗一爪甲許，使津置掌中，拭目訖，以水洗之，至百日眼明。此法乃可終身行之，永除眼疾，神良。

又方

柴胡六銖　決明子十八銖

右二味，治下篩，人乳汁和，傅目，可夜書見五色。

治眼暗方。

七月七日生苦瓠中白，絞取汁一合，以酢一升，古文錢七枚浸之，微火煎之，減半，以米許大內眥中。

治眼漠漠無所見方。

蕤人　秦皮　黃連各十八銖　螢火七枚
決明子一合

右五味，㕮咀，以水八合，微火煎取三合，冷，以綿注洗目，日三度。

常服蕪菁子主輕身益氣明目方。

蕪菁子一升，以水四升煮，令汁盡出，暴乾，復以水四升煮如前法，三煮三暴，治下篩，飲服方寸匕。（千金翼云日三。身熱瘡出，不久自差。）

明目令髮不落方。

十月上巳日收槐子，內新淨甕中，以盆密封口，三七日發封，洗去皮，取子，從月一日服一枚，二日二枚，日別加計，十日服五十五枚，一月日服一百六十五枚，一年服一千九百八十枚，小月減六十枚。此藥主補腦，早服之，髮不白，好顏色，長生益壽。先病冷人勿服之。（肘後云扁鵲方）

又方

牛膽中漬槐子，陰乾百日，食後吞一枚，十日身輕，三十日白髮再黑，至百日通神。

治目中眯不出方
以蠶沙壹粒吞之即出
治稻麥芒等入目中方
取生蠐螬以新布覆目上持蠐螬從布上摩之芒出
著布良
治砂石草木入目中不出方
以雞肝注之
又方
以書中白魚和乳汁注目中
治目中眯法
旦起對門户跪拜云户門狹小不足宿客乃便差
治目爲物所傷觸青黑方
煮羊肉令熱熨勿令過熱猪肝亦得
治目痛不得睡方
暮炙新青布熨并蒸大豆袋盛枕之夜恒令熱
目中赤痛從内眥始取之陰蹻
目中痛不能視上星主之先取譩譆後取天牖風池
青盲遠視不明承光主之
目瞑遠視䀮䀮目窗主之
目䀮䀮赤痛天柱主之
目眩無所見偏頭痛引目外眥而急頷厭主之
目遠視不明惡風目淚出憎寒頭痛目眩瞢内眥赤痛遠視
䀮䀮無見眥癢痛淫膚白翳精明主之
青盲無所見遠視䀮䀮目中淫膚白幕覆瞳子巨窌主之
目不明淚出目眩瞢瞳子癢遠視䀮䀮昏夜無見目瞤動與
項口參相引喎僻口不能言刺承泣
目痛僻戾目不明四白主之
目赤目黄權窌主之
睊目水溝主之
目痛不明齗交主之
目瞑身汗出承漿主之
青盲瞶目惡風寒上關主之
青盲商陽主之
瞶目䀮䀮偏歷主之
眼痛下廉主之
瞶目䀮䀮少氣灸五里右取左左取右
目中白翳前谷主之
目痛泣出甚者如脱前谷主之
白幕覆珠子無所見解谿主之
眼暗灸大椎下數節第十當脊中安灸二百壯惟多爲佳
至驗
肝勞邪氣眼赤灸當容百壯兩邊各爾穴在眼小眥近後當
耳前三陽三陰之會處以兩手按之有上下横脉則是與耳
門相對是也
眼急痛不可遠視灸當瞳子上入髮際一寸隨年壯穴名當陽
風翳患右目灸右手中指本節頭骨上五壯如小麥大左手
亦如之
風癢赤痛灸人中近鼻柱二壯仰卧灸之
目卒生翳灸大指節横文三壯在左灸右在右灸左良

鼻病第二 論一首 灸法六首 方五十五首

治鼻塞腦冷清涕出方
通草　辛夷各半兩　細辛。　甘遂一作甘草

桂心　芎藭　附子（各一兩）

右七味。末之。蜜丸。綿裹内鼻中。密封塞。勿令氣泄。丸如大麻子。稍加。微覺小痛。擣薑爲丸。即愈。用白狗膽汁和之。更佳。

治鼻塞。常有清涕出方。

細辛　蜀椒　乾薑　芎藭　吴茱萸　附子（各十八銖）　桂心（一兩）　皂莢屑（半兩）　猪膏（一升）

右九味。㕮咀。以綿裹。苦酒漬一宿。取猪膏煎。以附子色黄爲度。去滓。綿裹内鼻孔中。并摩鼻上。

涕出不止。灸鼻兩孔與柱齊七壯。

治鼻塞窒香膏方。

白芷　芎藭　通草（各十八銖）　當歸　細辛　莽草（小品并翼作薰草）　辛夷（各三十銖）

右七味。㕮咀。以苦酒漬一宿。以不中水猪肪一升煎。三上三下。以白芷色黄膏成。去滓。綿沾如棗核大。内鼻中。日三。（小品加桂心十八銖）

治鼻不利香膏方。

當歸　薰草（古今録驗用木香）　通草　細辛　蕤人（各十八銖）　芎藭　白芷（各半兩）　羊髓（四兩，猪脂亦得）

右八味。㕮咀。以微火合煎。三上三下。白芷色黄膏成。去滓。取如小豆大。内鼻中。日二。先患熱。後鼻中生赤爛瘡者。以黄芩梔子代當歸細辛。

治鼻窒。氣息不通方。

小薊一把。㕮咀。以水三升。煮取一升。分二服。

又方

瓜蔕末少許。吹鼻中。亦可綿裹塞鼻中。

又方

槐葉（五升）　葱白（切，一升）　豉（一合）

右三味。以水五升。煮取三升。分温三服。

治鼻塞多年。不聞香臭。清水出不止方。

取當道車輾過蒺藜一把。擣。以水三升。煎取熟。先仰卧。使人滿口含取一合汁。灌鼻中使入。不過再度。大嚏。必出一兩箇息肉。似赤蛹。一方有黄連等分同煎。

治鼻齆方。

通草　細辛　附子

右三味。各等分。末之。以蜜和。綿裹少許。内鼻中。

又方

甘遂　通草　細辛　附子（等分）

右四味。末之。以白雄犬膽和爲丸。如棗核大。綿裹内鼻中。辛熱。涕出四五升。差。亦治息肉。

又方

炙皂莢。末之。如小豆。以竹管吹鼻中。

又方

乾薑末。蜜和。塞鼻中。吹亦佳。

又方

鐵鏁磨石。取末。以猪脂和。綿裹内之。經日肉出。差。

又方

以馬新屎汁。仰頭含滿口。灌鼻中。

又方

伏面臨牀前。以新汲冷水淋玉枕上。後以瓜蔕末綿裹塞之。

治齆鼻有息肉。不聞香臭方。

瓜丁　細辛

右二味各等分末之。以綿裹如豆大許。塞鼻中。須臾即通。

治鼻中息肉不通利通草散方

通草半兩 礬石一兩 真朱一兩

右三味末之。撚綿如棗核。取藥如小豆著綿頭。內鼻中。日三易之。一方有桂心、細辛各一兩。同前擣末和使之。

治齆鼻鼻中息肉不得息方

礬石六銖 藜蘆六銖 瓜蔕二七枚 附子十一銖

右四味各擣篩合和。以小竹管吹藥如小豆許於鼻孔中。以綿絮塞鼻中。日再。以愈為度。古今錄驗葶藶半兩

治鼻中息肉方

炙蝟皮末。綿裹塞之三日。

又方

細篩釜底墨。水服之三五日。

治鼻中息肉不聞香臭方

燒礬石末。以面脂和。綿裹著鼻中。數日息肉隨藥消落。

又方

末瓜丁如小豆許。吹入鼻中。必消。如此三數度。

又方

細辛 釜底墨

右二味末之。水和。服方寸匕。

又方

綿裹瓜蔕末。塞鼻中。

治鼻中息肉梁起羊肺散方

羊肺一具乾之 白术四兩 蓯蓉 通草 乾薑 芎藭各二兩

右六味末之。食後以米飲服五分匕。加至方寸匕。

又方

通草十三銖 真朱六銖 礬石 細辛各一兩

右四味末之。撚綿如棗核。沾散如小豆。并綿內鼻中。日再易。

鼻中息肉。灸上星三百壯。穴在直鼻入髮際一寸。又灸俠上星兩傍相去三寸。各一百壯。

治鼻中生瘡方

燒祀竈飯末。以傅鼻中。

又方

燒故馬絆末。傅鼻中。

又方

偷孝子帽以拭之。

又方

烏牛耳垢傅之。

又方

以牛鼻津傅之。

又方

擣杏人乳傅之。亦燒核。壓取油傅之。

又方

燒牛狗骨灰。以臘月豬脂和傅之。

治疳蟲蝕鼻生瘡方

燒銅筯頭。以酢淬之數過。取酢傅之。又以人屎灰塗之差。

治鼻痛方

常以油塗鼻內外。酥亦得。

治卒食物從鼻中縮入腦中介介痛不出方

牛脂若羊脂如指頭大。內鼻中。以鼻吸取脂。須臾脂

消則物逐脂俱出也

論曰：鼻頭微白者亡血，設令微赤非時者死。病人色白者皆亡血也。凡時行衄不宜斷之，如一二升已上恐多者可斷，即以龍骨末吹之。九竅出血者皆用吹之。

治大便出血及口鼻皆出血，血上胸心，氣急，此是勞熱所致方

生地黃八兩 蒲黃一升 地骨皮五兩 黃芩 芍藥 生竹茹各三兩

右六味㕮咀，以水八升煮取二升七合，分溫三服。

凡吐血衄血溺血，皆藏氣虛，膈氣傷，或起驚悸，治之方

生竹皮一升 芍藥二兩 芎藭 當歸 桂心 甘草各一兩 黃芩二兩

右七味㕮咀，以水一斗煮竹皮減三升，下藥煎取二升，分三服。

治衄血方

伏龍肝二枚如雞子大 生地黃六兩 芎藭一兩 桂心三兩 細辛六銖 白芷 乾薑 芍藥 吳茱萸 甘草各三兩

右十味㕮咀，以水三升酒七升煮取三升，分三服。

生地黃湯主衄方

生地黃八兩 黃芩一兩 阿膠二兩 柏葉一把 甘草二兩

右五味㕮咀，以水七升煮取三升，去滓，內膠煎取二升半，分三服。

又方

生地黃三斤切 阿膠二兩 蒲黃六合

右三味以水五升煮取三升，分三服。

治鼻出血不止方

乾地黃 梔子 甘草等分

右三味治下篩，酒服方寸匕，日三。如鼻疼者加豉一合；鼻有風熱者，以葱涕和服如梧子五丸。

治鼻衄方

地黃汁五合，煮取四合，空腹服之。忌酒炙肉，且服粳米飲。

又方

飲小薊汁。

又方

以冷水淨漱口，含水，以蘆管吹二孔中即止。

又方

取亂髮五兩燒作灰，以管吹鼻中棗核大，不止益吹之，以血斷止。并水服方寸匕，日三，甚者夜二。已困不識人者服亦佳。

又方

取人屎尖燒灰，水服，并吹少許鼻中止。

又方

五月五日取人屎燒作灰，冷水服五分匕。

又方

以膠帖鼻頭上至頂及髮際三寸止。

又方

新馬屎汁灌鼻中及飲之。

又方

以濕布薄胸上。

又方

淳酢和土塗陰囊上，乾易之。

又方

韭根葱根取汁懸頭著一束大內鼻中少時更著兩

三度差葱白擣汁亦得

治鼻出血不止方

擣楮葉汁飲三升大良

又方

張弓令弦向上病兒仰卧枕弦放四體如常卧法

衄時癢癢便灸足大指節横理三毛中十壯劇者百壯衄不止灸之并治陰卵腫

又灸風府一穴四壯不止又灸

又灸涌泉二穴各百壯

口病第三 論一首 灸法二首 方五十九首

論曰凡患口瘡及齒禁油麪酒醬酸酢鹹膩乾棗差後仍慎之若不久慎尋手再發發即難差薔薇根角蒿爲口瘡之神藥人不知之

凡口中面上息肉轉大以刀決潰去膿血即愈

治口中瘡久不差入胷中並生瘡三年已上不差者方

濃煎薔薇根汁含之又稍稍咽之日三夜一冬用根夏用莖葉

又方

角蒿灰傅之一宿知二宿差有汁吐之不得咽也

治口瘡不歇方

牛膝　生蘘荷根各三兩　黄蘗一兩

右三味㕮咀以綿裹酒三升漬一宿微火煎一兩沸細細含之

治膀胱熱不已口舌生瘡咽腫升麻煎方

升麻　玄參　薔薇根白皮　射干各四兩

大青　黄蘗各三兩　蜜七合

右七味㕮咀以水七升煑取一升五合去滓下蜜更煎兩沸細細含咽之

治口數生瘡連年不差方

薔薇根　黄芩　當歸　桔梗　黄耆

白斂　鼠李根皮　大黄　芍藥　續斷

黄蘗　葛根各一兩

右十二味末之以酒服方寸匕日二服亦可漿水服之

治胃中客熱唇口乾燥生瘡方

茯苓　黄芩　甘草　大黄　薔薇根各三銖

枳實　杏人　黄連各二兩　桂心半兩　栝樓根十八銖

右十味末之食前漿水服方寸匕日二

治口熱生瘡方

升麻三十銖　黄連十八銖古今錄用黄蘗

右二味末之綿裹含咽汁亦可去之

治口瘡方

薔薇根皮四兩　黄蘗三兩　升麻三兩　生地黄五兩

右四味㕮咀以水七升煑取三升去滓含之差止含極吐却更含

治口中瘡爛痛不得食方

杏人二十枚　甘草一寸　黄連六銖

右三味末之合和綿裹杏人大含之勿咽日三夜一

治口中瘡身體有熱氣痱瘰薔薇丸方

薔薇根　黄芩　鼠李根　當歸

葛根　白斂　石龍芮千金翼作黄連　黄蘗

芍藥　續斷　黃耆（各一兩）　栝樓根（二兩）

右十二味末之蜜和服如梧子十丸日三服

治口吻瘡方

以楸白皮及濕帖之三四度差

又方

取經年葵根欲腐者弥佳燒作灰及熱傅之

又方

以新炊飯了甑及熱以脣口向甑脣上熨之二七下三兩上差止

又方

梔子　甘草（各十八銖）　細辛（三十銖）　桂心（十二銖）　芎藭（一兩）

右五味末之蜜丸食後服七丸日再服差止

又方

芎藭　白芷　橘皮　桂心　棗肉（各一兩半）

右五味末之以蜜和爲丸食後服十五丸又含之以差爲度此方甚驗

治口肥瘡方

熬竈上飯令焦末傅之

治鷰吻瘡方

白楊枯枝鐵上燒取湝及熱傅之

又方

以木履尾內煻灰中令熱取柱兩吻各二七遍

治口傍惡瘡方

亂髮灰　故絮灰　黃連末　乾薑末

右四味等分合和爲散以粉瘡上不過三遍

治口中瘡咽喉塞不利口燥膏方

猪膏　白蜜（各一斤）　黃連（一兩）

右三味合煎去滓攪令相得含如半棗日四五夜二

治熱病口爛咽喉生瘡水漿不得入膏方

當歸　射干　升麻（各一兩）　附子（半兩）　白蜜（四兩）

右五味㕮咀以猪脂四兩先煎之令成膏下著地勿令大熱內諸藥微火煎令附子色黃藥成絞去滓內蜜復上火一兩沸令相得置器中令凝取如杏人大含之日四五遍輙咽之

治失欠頰車蹉開張不合方

一人以手指牽其頤以漸推之則復入矣推當疾出指恐誤齧傷人指也

治失欠頰車蹉方

消蠟和水傅之

失欠頰車蹉灸背第五椎一日二七壯滿三日未差灸氣衝二百壯胸前喉下甲骨中是亦名氣堂

又灸足內踝上三寸宛宛中或三寸五分百壯三報此三陰交穴也

治卒口噤不開方

以附子擣末內管中強開口吹口中

治口中熱乾甘草丸方

甘草　人參　半夏

生薑　烏梅肉（各二兩半）　棗膏（二兩半）

右六味末之蜜丸如彈子大旋含咽汁日三

治口乾方

羊脂若猪脂雞子大擘之內半升酢中漬一宿絞取汁含之

治口乾除熱下氣方

石膏五合碎　蜜二升

右二味以水三升煮石膏取二升內蜜煮取二升去滓含如棗核大咽汁盡更含之

治虛勞口乾方

麥門冬二兩末　大棗三十枚肉

右二味以蜜一升和令熟五升米下蒸之任性服

又方

羊脂如雞子大淳酒半升棗七枚擘合漬七日取棗食之愈

又方

酸棗一升　酸石榴子五合　葛根三兩　麥門冬四兩
覆盆子三合　烏梅五合　甘草　栝樓實各二兩

右八味末之以蜜丸含如棗大以潤為度

五香丸治口及身臭令香止煩散氣方

豆蔲　丁香　藿香　零陵香
青木香　白芷　桂心各一兩　香附子二兩
甘松香　當歸各半兩　檳榔二枚

右十一味末之蜜和丸常含一丸如大豆咽汁日三夜一亦可常含咽汁五日口香十日體香二七日衣被香三七日下風人聞香四七日洗手水落地香五七日把他手亦香慎五辛下氣去臭

治口氣臭穢常服含香丸方

丁香半兩　甘草三兩　細辛　桂心各一兩半　芎一兩

右五味末之蜜和臨卧時服二丸如彈子大

又方

常以月旦日未出時從東壁取步七步迴面垣一立含水噀壁七遍口即美香

又方

桂心　甘草　細辛　橘皮

右四味等分治下篩以酒服一錢匕差止

又方

芎藭　白芷　橘皮　桂心各四兩　棗肉八兩

右五味末之次內棗肉乾則加蜜和丸如大豆服十丸食前食後常含之或吞之七日大香

治口中臭方

桂心古今錄驗用細辛　甘草各等分

右二味末之臨卧以三指撮酒服二十日香

又方

細辛豆蔲含之甚良

又方

蜀椒　桂心各等分

右二味末之酒服三指撮

主口香去臭方

甘草三十銖　芎藭二十四銖　白芷十八銖

右三味治下篩以酒服方寸匕日三服三十日口香

又方

松根白皮　瓜子人　大棗

右三味治下篩以酒服方寸匕日二百日衣被香

又方

瓜子人　芎藭　藁本　當歸　杜蘅各六銖
細辛半兩　防風二兩

右七味治下篩食後飲服方寸匕日三服五日口香十日

身香，二十日肉香，三十日衣被香，五十日遠聞香。一方加白芷十八銖。

又方

橘皮 十八銖　桂心 十八銖　木蘭皮 一兩　大棗 二十枚

右四味，治下篩，酒服方寸匕，日三。久服身香。亦可以棗肉丸之，服二十丸如梧子大，稍加至三十丸。一方有芎藭十八銖。

又方

濃煮細辛汁，含之，久乃吐之。

又方

井花水三升，漱口吐厠中，良。

又方

香薷一把，水一斗，煎取三升，稍稍含之。

又方

甜瓜子作末，蜜和，每日空心洗漱訖，含一丸如棗核大，亦傅齒。

又方

熬大豆令焦，及熱醋沃取汁，含之。

治七孔臭氣，皆令香方

沉香 五兩　藁本 三兩　白瓜瓣 半升　丁香 五合

甘草　當歸　芎藭　麝香 各二兩

右八味，末之，蜜丸。食後服如小豆大五丸，日三。久服，令舉身皆香。

治身體臭，令香方

白芷　甘子皮 各一兩半　瓜子人 二兩　藁本

當歸　細辛　桂心 各一兩

右七味，治下篩，酒服方寸匕，日三。五日口香，三七日身香。

又方

甘草　松根皮　甜瓜子　大棗

右四味，各等分，治下篩，食後服方寸匕，日三。七日知，一百日大香。

熏衣香方

雞骨煎香　零陵香　丁香　青桂皮

青木香　楓香　鬱金香 各三兩　薰陸香

甲香　蘇合香　甘松香 各二兩　沉水香 五兩

雀頭香　藿香　白檀香　安息香

艾納香 各一兩　麝香 半兩

右十八味，末之，蜜二升半，煮肥棗四十枚，令爛熟，以手痛搦，令爛如粥，以生布絞去滓，用和香，乾濕如捺麨，擣五百杵，成丸，密封七日乃用之。以微火燒之，以盆水内籠下，以殺火氣，不爾必有焦氣也。

又方

沉香　煎香 各五兩　雀頭香　藿香　丁子香 各一兩

右五味，治下篩，内麝香末半兩，以麤羅之，臨熏衣時，蜜和用。

又方

兜婁婆香　薰陸香　沉香　檀香

煎香　甘松香　零陵香　藿香 各一兩

丁香 十八銖　苜蓿香 二兩　棗肉 八兩

右十一味，麤下，合棗肉總擣，量加蜜，和用之。

濕香方

沉香 二斤七兩九銖　甘松　檀香　雀頭香 一作藿香

甲香　丁香　零陵香　雞骨煎香各三兩九銖
麝香二兩九銖　薰陸香三兩六銖

右十味，末之，欲用以蜜和，預和歇不中用。

又方

沉香三兩　零陵香　煎香　麝香各一兩半
甲香三銖　薰陸香　甘松香六銖　檀香三銖
藿香　丁子香各半兩

右十味，麤篩，蜜和，用熏衣餅盛，埋之，久窨佳。

百和香，通道俗用者方。

沉水香五兩　甲香　丁子香　雞骨香
兜婁婆香各二兩　薰陸香　白檀香
熟捷香　炭末各二兩　零陵香　藿香
青桂皮　白漸香柴也　青木香　甘松香各一兩
雀頭香　蘇合香　安息香　麝香
鷰香各半兩

右二十味，末之，酒灑令軟，再宿酒氣歇，以白蜜和，内瓷器中，蠟紙封，勿令洩，冬月開取用，大佳。

裛衣香方。

零陵香　藿香各四兩　甘松香
茅香各三兩　丁子香一兩　苜蓿香二兩

右六味，各擣，加澤蘭葉四兩，麤下，用之極美。

又方

零陵香二兩　藿香　甘松香　苜蓿香
白檀香　沉水香　煎香各一兩

右七味，合擣，加麝香半兩，麤篩，用如前法。

又方

藿香四兩　丁香七枚　甘松香　麝香
沉香　煎香

右六味，麤篩，和為乾香，以裛衣，大佳。

舌病第四 方十一首

舌主心，藏熱即應舌，生瘡裂破，引脣揭赤，升麻煎泄熱方。

蜀升麻　射干各三兩　柏葉切一升　大青二兩
苦竹葉切五合　赤蜜八合　生蘆根　薔薇根白皮各五兩
生玄參汁三合　地黃汁五合

右十味，㕮咀，以水四升，煮取一升，去滓，下玄參汁，令兩沸，次下地黃汁，兩沸，次下蜜，煎取一升七合，綿惹取汁，安舌上含，細細咽之。

舌上瘡，不得食，舌本強，頸兩邊痛，此是心虚熱所致，治之方。

柴胡　升麻　芍藥　梔子人
通草各二兩　黃芩　大青　杏人各一兩半
生薑　石膏各四兩

右十味，㕮咀，以水一斗九升，煮取三升半，分四服，日三夜一，滓可重煎服之。

治舌卒腫，滿口溢出如吹，猪胞氣息不得通，須臾不治殺人方。

急以指刮破舌兩邊，去汁即愈。亦可以鈹刀決兩邊破之，以瘡膏傅之。

又方

刺舌下兩邊大脉，血出，勿使刺著舌下中央脉，血出不止殺人。不愈，血出數升，則燒鐵篦令赤，熨瘡數過，以絶血也。

又方

半夏十二枚，洗，熟，以酢一升，煮取八合，稍稍含嗽之。

吐出加生薑一兩佳。

治舌腫強滿口方。

滿口含糖醋少許，時熱通即止。

治舌腫起如猪胞方。

釜下墨末，以酢厚傅舌上下，脫去更傅，須臾即消。若先決出血汁竟傅之彌佳。凡此患人皆不識，或錯治益困，殺人甚急。但看其舌下自有噤虫形狀，或如螻蛄，或如卧蚕子，細看之有頭尾，其頭少白。燒鐵釘烙頭上使熱，即自消。

治舌脹滿口不得語方。

䗪虫三十枚　鹽一升

右二味，以水三升煮三沸，含之，稍稍咽之，日三。

治舌強不得語方。

礬石　桂心

右二味等分，末之，安舌下，立差。

舌上黑，有數孔，大如筯，出血如涌泉，此心藏病，治之方。

戎鹽　黃芩一作葵子　黃蘗　大黃各五兩
人參　桂心　甘草各二兩

右七味，末之，蜜和，以飲服十丸如梧子，日三。亦燒鐵烙之。

治舌上出血如泉方。

燒鐵筯熟爍孔中，良。

唇病第五 甲煎法二首　灸法二首　方二十首

潤脾膏　治脾熱唇焦枯無潤方。

生地黃汁一升　生麥門冬四兩　生天門冬切，一升
萎蕤四兩　細辛　甘草　芎藭
白朮各二兩　黃耆　升麻各三兩　猪膏三升

右十一味，㕮咀，諸藥苦酒淹一宿，綿裹藥，臨煎下生地黃汁與猪膏共煎，取膏鳴水氣盡，去滓，取細細含之。

甲煎唇脂　治唇裂口臭方。

先以麻擣泥，泥兩口好甆瓶，容一斗已上，各厚半寸，暴令乾。

甘松香五兩　艾納香　苜蓿香
茅香各一兩　藿香三兩　零陵香四兩

右六味，先以酒一升、水五升相和作湯，洗香令淨，切之。又以酒水各一升浸一宿，明旦內於一斗五升烏麻油中，微火煎之，三上三下，去滓，內上件一口瓶中，令少許不滿，然後取。

上色沉香三斤　雀頭香三兩　蘇合香三兩
白膠香五兩　白檀五兩　丁香一兩
麝香一兩　甲香一兩

右八味，先酒水相和作湯，洗香令淨，各別擣碎，不用絕細。以蜜二升、酒一升和香，內上件甆瓶中，令實滿，以綿裹瓶口，又以竹篾交橫約之，勿令香出。先掘地埋上件油瓶，令口與地平，以香瓶合覆油瓶上，令兩口相當，以麻擣泥泥兩瓶口際，令牢密，可厚半寸許。用糠壅瓶上，厚五寸，燒之，火欲盡即加糠，三日三夜勿令火絕。計糠十二石訖，停三日，令冷出之。別鍊蠟八斤，煮數沸，內紫草十二兩，煎之數十沸，取一莖紫草向爪甲上研看，紫草骨白，出之。又以綿濾過，與前煎相和令調，乃內朱砂粉六兩，攪令相得，少冷未凝之間，傾竹筒中，紙裹筒上，麻纏之，待凝冷解之，任意用之。計此可得五十挺。

甲煎口脂　治唇白無血色及口臭方。

燒香澤法

沈香　甲香　丁香　麝香　檀香

蘇合香　薰陸香　零陵香　白膠香　藿香

甘松香　澤蘭

右十二味各六兩，胡麻油五升，先煎油令熟，乃下白膠、藿香、甘松、澤蘭，少時下火，綿濾內瓷瓶中。餘八種香擣作末，以蜜和，勿過濕，內著一小瓷瓶中令滿，以綿幕口，竹十字絡之，以小瓶覆大瓶上，兩口相合，密泥泥之，乃掘地埋油瓶，令口與地平，乃聚乾牛糞燒之七日七夜，不須急，滿十二日燒之彌佳，待冷出之即成。其瓶並須熟泥勻厚一寸暴乾，乃可用。一方用糠火燒之。

錬蠟合甲煎法

蠟二兩　紫草二兩

右先錬蠟令消，乃內紫草煮之，少時候看，以紫草於指甲上研之，紫草心白即出之，下蠟勿令凝，即傾弱一合甲煎於蠟中，均攪之訖，灌筒中，則勿觸動之，冷凝乃取之，便成好口脂也。傅口面，日三。

治緊唇方

纏白布作大燈炷如指，安斧刃上，燃炷令刃汗出，拭取傅唇上，日二三度。故青布亦佳，并治瀋唇。

又方

青布灰，以酒服之，亦可脂和塗。

又方

以蛇皮拭之，燒為灰傅之。

又方

水服蠐螬灰，良。

又方

自死螻蛄灰傅之。

又方

以火炙蠟，帖唇上，差。

又方

灸松脂帖上，差。

緊唇，灸虎口，男左女右。

又灸承漿三壯。

治瀋唇方

以乾蠐螬燒末，和豬脂，臨卧傅之。

又方

燒鼈甲及頭，令煙盡，末，傅之，日三。

治唇生瘡方

以頭垢傅之，日三。

又方

以胡粉傅之。

治唇邊生瘡，連年不差方

以八月藍葉十斤，絞取汁洗，不過三日差。

治唇生核方

豬屎平量一升，以水投，絞取汁，溫服之。

治唇忽生瘡方

燒雞屎白，末，以布裹，著病上，含之。

治唇黑腫，痛癢不可忍方

取大錢四文，於石上以臘月豬脂磨，取汁塗之。

又方

以竹弓彈之，出其惡血，差。

又方
燒亂髮及蜂房、六畜毛，作灰，猪脂和傅之。亦治瀋脣。
治冬月脣乾坼血出方。
擣桃人，以猪脂和傅之。
治遠行脣口面皴裂方。
熟煎猪脂，將行夜常傅面卧。行萬里野宿不損。

備急千金要方卷第六上

備急千金要方卷第六下　七竅病下

朝奉郎守太常少卿充秘閣校理判登聞檢院護軍賜緋魚袋臣林　億等校正

齒病第六　論一首 灸法二首　方三十八首

論曰。凡齒齗宣露。多是疳䘌及月蝕。以角蒿灰夜傅齗間。使滿。勿食油。不過二三夜差。食油及乾棗即發。所以患齒者忌油乾棗及桂心。每旦以一捻鹽內口中。以煖水含。揩齒及叩齒百遍。爲之不絕。不過五日。口齒即牢密。凡人齒齗不能食果菜者。皆由齒根露也。爲此鹽湯揩齒叩齒法。無不愈也。神良。凡人好患齒病。多由月蝕夜食飲之所致也。識者深宜慎之。所以日月蝕未平時。特忌飲食。小兒亦然。

治齲齒及蟲痛方

白附子　知母　細辛各六銖

芎藭　高良薑各十二銖

右五味末之。以綿裹少許著齒上。有汁吐出。一日兩度含之。亦治口氣。

又方

切白馬懸蹄如米許。以綿裹著痛處孔中。不過三度。

治䘌齒蟲齒積年不差。從少至老方。

雀麥草一名杜姥草。似牛毛草。以苦瓠葉四十枚。淨洗。露一宿。平旦取草屈長二寸。廣一寸。厚五分。以瓠葉裹縛之。作五六十裹子。取三年釅醋浸之。至日中取兩裹內火中。炮令極熱。內口中齒外邊熨之。冷則易之。取銅器以水內中。解裹於水中洗之。得蟲長三分。老者黃赤色。小者白色。多者得三四十枚。少者得一二十枚。

治蟲齒方。

莨菪子三合。如無。葱子韭子並得。以青錢七文燒令赤。取小口瓶子令可口含得者。將錢內瓶子中。取一撮許莨菪子安錢上。令炮烢聲。仍與半合許水淋。令氣上從瓶出。將口含瓶口。令氣莫出。用熏齒。冷復更作。取三合藥盡爲劑。非止蟲齒得差。或風齒齲齒齒中病。悉主之。口中多津即吐之。

又方

白楊葉切一升。水三升。煑取一升。含之。

又方

大醋一升。煑枸杞根白皮一升。取半升。含之。蟲立出。

又方

取桃人少許。以釵頭穿向燈上燒之。煙出。經少時吹滅。即內入口安蟲齒上咬之。不過五六度。一方作胡桃人。

治疳蟲蝕齒根方。

地龍置石上。著一撮鹽。須臾化爲水。以麪展取。却待凝厚。取以內病上。又以皂莢去皮。塗上。蟲即出。

又方

純麻子燭燼研。以井花水塗之。

又方

黑羖羊脂莨菪子各等分。先燒鐵鋤斧銎令赤。內其中。煙出。以布單覆頭。令煙氣入口熏之。

治齒齗腫痛及蟲痛方。

黃芩　甘草　桂心

當歸　細辛　蛇牀子各一兩

右六味㕮咀。以醋漿水七升。煑取三升。去滓。含之。日三夜二。

治齒有孔不得食面腫方。

莽草十葉　猪椒附根皮（長四寸者七枚）

右二味㕮咀，以漿水二升煮取一升，滿口含，倦即吐，却日二三度。

治齒根腫方。

松葉一把（切）　鹽一合

右二味以酒三升煮取一升，含之。

治齒根動欲脫落方。

生地黃綿裹著齒上，咋之，又㕮咀，以汁漬齒根，日四五著之，并咽汁，十日大佳。

治齒根動痛方。

生地黃　獨活（各三兩）

右二味㕮咀，以酒一升漬一宿，以含之。

治齒齗間津液血出不止方。

生竹茹二兩，醋煮含之。

又方

細辛（二兩）　甘草（一兩）

右二味㕮咀，以醋二升煎取一升，日夜旋含之。

又方

礬石一兩，燒，水三升煮取一升，先拭血，乃含之，已後不用朽人牙根，齒落不用之，可也。

治齒間血出方。

以苦竹葉濃煮之，與鹽少許，寒溫得所，含之，冷吐。

又方

溫童子小便半升，取三合，含之，其血即止。

治齒出血不止方。

刮生竹皮二兩，苦酒浸之，令其人解衣坐，使人含噀其背上三過，仍取竹茹濃煮汁，勿與鹽，適寒溫含漱之，竟日爲度。

治酒醉牙齒涌血出方。

當歸（二兩）　桂心　細辛　甘草（各一兩）　礬石（六銖）

右五味㕮咀，以漿水五升煮取二升，含之，日五六夜三。

又方

燒釘令赤，注血孔中，止。

治頭面風口齒疼痛不可忍方。

蜀椒（二合）　莽草（十葉）　雀李根　獨活（各二兩）

細辛　芎藭　防風（各一兩）

右七味㕮咀，以酒二升半煮三五沸，去滓，含之，冷吐更含之，勿咽汁。（張文仲有白术二兩）

又方

雞屎白燒灰，以綿裹置齒痛上，咬咋之。

又方

雞屎白以醋漬煮，稍稍含之。

又方

煮枸杞汁含之。

又方

生地黃（一節）　蒜（一瓣）

右二味熟擣，綿裹著痛上，咬之，勿咽汁，汁出吐之，日日爲之，差止。

又方

含驢尿，須臾止。

風齒疼痛，灸外踝上高骨前交脈三壯。

又以線量手中指至掌後橫文，折爲四分，量橫文後當臂中灸二壯，愈，隨左右。

含漱湯，治齒痛方。

獨活（三兩） 黃芩 芎藭 細辛
蓽撥（各二兩） 當歸（三兩） 丁香（一兩）

右七味，㕮咀，以水五升煮取二升半，去滓，含漱之，須臾悶乃吐，更含之。（古今錄驗同，有甘草二兩）

又方

含白馬尿，隨左右含之，不過三五口。

治齒痛漱湯方

腐棘刺二百枚，以水二升煮取一升，旋旋含之，日四五度，以差止。

又方

芎藭 細辛 防風 礬石
附子 藜蘆 莽草

右七味，各等分作末，綿裹如彈丸大，酒浸，安所患處含之，勿咽，日三。刺破極佳。

又方

蚯蚓糞，水和作稠泥團，以火燒之令極赤，如粉，以臘月猪膏和，傅齒斷上，日三兩度，永差。

又方

取自死蚯蚓乾者，擣末，著痛處即止。

治齒斷痛，不可食生果方

生地黃 桂心

右二味，合嚼之，令味相得，咽之。

又方

馬齒一把，嚼之即差。

治牙齒塞，口噤不開方

附子（大者一枚） 黃連（十八銖） 礬石（一兩）

右三味，末之，內管中，強開口吹之，入喉間，細細吹之。

喉病第七（證一條 方五十首 針灸法二首）

凡卒喉痺不得語，服小續命湯加杏人一兩。（方出第八卷中）

喉嚨者，脾胃之候，若藏熱，喉則腫塞，神氣不通，烏翣膏主之方。

生烏翣（十兩） 升麻（三兩） 羚羊角（二兩）
薔薇根（切一升） 艾葉（六銖，生者尤佳） 芍藥（二兩）
通草（二兩） 生地黃（切五合） 猪脂（二斤）

右九味，㕮咀，綿裹，苦酒一升淹浸一宿，內猪脂中，微火煎，取苦酒盡，膏不鳴爲度，去滓，薄綿裹膏似大杏人，內喉中，細細吞之。

治喉腫痛，風毒衝心胷方

豉（一升半） 犀角 射干
杏人 甘草（各二兩） 羚羊角（一兩半）
芍藥（三兩） 梔子（七枚） 升麻（四兩）

右九味，㕮咀，以水九升煮取三升，去滓，內豉煮一沸，分三服。

喉腫，胷脅支滿，灸尺澤百壯。

治風毒咽水不下及瘰癧腫方

升麻 芍藥（各四兩） 射干 杏人
楓香 葛根 麻黃（各三兩） 甘草（二兩）

右八味，㕮咀，以水八升煮取二升半，分三服。

又方

以水服莨菪子末兩錢匕，神良。

治喉痺方。

又方　荆瀝稍稍咽之。

又方　臘月猪尾燒末。水服之。

又方　燒牛角末。酒服之。

又方　熬杏人令黑。含或末服之。

又方　含雞屎白。

又方　巴豆去皮。針線穿。咽入牽出。

又方　馬藺子半升。水二升。煑取一升半。服之。

又方　煑桃皮汁三升。服之。

又方　燒荆汁服之。又水三升。煑荆一握。取一升。分三服。

治喉痺及毒氣方。

桔梗二兩。水三升。煑取一升。頓服之。

又方　生薑二斤。擣取汁。蜜五合。微火煎相和。服一合。日五。

又方　附子一枚。破作大片。蜜塗。炙令黄。含咽汁。甘盡更塗。炙如前法。

又方　剥大蒜塞耳鼻。日二易。

喉痺刺手小指爪文中。出三大豆許血。逐左右刺。皆須慎酒麪毒物。

治喉痺卒不得語方。

濃煑桂汁。服一升。亦可末桂著舌下。漸咽之。良。

又方　煑大豆汁含之。無豆用豉亦佳。

又方　以酒五合。和人乳汁半升。分二服。

又方　燒炊箅作灰。三指撮。水服之。

又方　芥子末。水和薄之。乾則易。

又方　商陸苦酒熬令濃。熱傅之。

又方　末桂心如棗核大。綿裹著舌下。須臾破。

治喉卒腫不下食方。

以韭一把。擣熬薄之。冷則易。

又方　含上好醋。口舌有瘡亦佳。

治懸癰咽熱暴腫長方。

乾薑　半夏等分。末。以少少著舌上。

又方　塩末。以筯頭張口柱之。日五。

治懸癰咽中生息肉舌腫方。

日初出時向日張口使婦人用左裙裾柱其頭上七下差

又方

羊蹄草煑取汁口含之

又方

鹽豉和塗之

又方

取四五歲小兒尿合鹽含之

凡喉痺深腫連頰吐氣數者名馬喉痺治之方

馬銜一具水三升煑取一升分三服

又方

竈中蒼耳三七枚燒末水服之

又方

馬鞭草根一握勿中風截去兩頭擣取汁服

又方

燒穀奴灰酒服之立破

咽門者肝膽之候若藏熱咽門則閉而氣塞若腑寒咽門則破而聲嘶母薑酒主之方

母薑汁二升　酥　牛髓　油各一升　桂心　秦椒各一兩　防風一兩半　芎藭　獨活各一兩六銖

右九味末之內薑汁中煎取相淹濡下髓酥油等令調微火三上三下煎之平旦溫清酒一升下二合膏即細細吞之日三夜一

又方

丹參　升麻　雄黃　杏人　鬼臼　甘草　射干各一兩　麝香半兩

右八味末之以蜜為丸如梧子飲下一丸加至五丸日三酒服亦佳咽痛失声不利用之良

治咽傷語聲不徹方

酒一升　乾薑二兩半　酥一升　通草　桂心　石昌蒲各二兩

右六味合和服一匕日三

又方

酒一升　酥一升　乾薑末十兩

右三味以酒二合酥一匕薑末二匕相和服日三食後服之亦治肺痛

治啞塞欬嗽方

桂心六銖　杏人十八銖

右二味末之以蜜丸如杏人大含之細細咽汁日夜勿絕

治咽痛逆氣不能食方

麻子一升熬令黑以酒一升淋取汁空心一服一升漸至二升多汗好覆勿觸風冷此方兼理産婦及丈夫中風如角弓反張口噤不開大驗與紫湯氣力同

治卒咽痛方

懸木枸燒末水服方寸匕日三

又方

燒炊箒一枚漿水服方寸匕

治卒風咽腫面腫方

杏人末和雞子黃更擣傅上乾復易之七八度若腫汁出煑醋和伏龍肝傅乾更易之

治卒咽方

燒履鼻繩為灰煖水服之

又方
燒麻子脂服之。

治咽喉不利下氣方
射干　杏人　人參
附子　桂心（各一兩）
右五味，末之，蜜丸如指大，含一丸，稍稍咽之，令藥味相接。

治咽喉中痛癢，吐之不出，咽之不入，似得虫毒方
含生薑五十日差。

又方
以青布裹麻黃燒，以竹筒盛烟，熏咽中。

耳疾第八（方五十五首）

治腎熱背急攣痛，耳膿血出，或生肉塞之，不聞人声方
磁石　白术　牡蠣（各五兩）
甘草（一兩）　生麥門冬（六兩）　生地黃汁（一升）
芍藥（四兩）　葱白（一升）　大棗（十五枚）
右九味，㕮咀，以水九升煮取三升，分三服。

治腎熱，面黑目白，腎氣內傷，耳鳴吼鬧，短氣，四肢疼痛，腰背相引，小便黃赤方
羊腎（一具，治如食法）　白术（五兩）　生薑（六兩）
玄參（四兩）　澤瀉（二兩）　芍藥
茯苓（各三兩）　淡竹葉（切，二升）　生地黃（切，一升）
右九味，㕮咀，以水二斗煮羊腎、竹葉，取一斗，去滓澄之，下藥煮取三升，分三服。不已，三日更服一劑。

治腎熱耳膿血出溜，日夜不止方
鯉魚腦（一枚）　鯉魚腸（一具，洗，細切）　鯉魚鮓（三斤）　烏麻子（熬令香，一升）
右四味，先擣麻子碎，次下餘藥，擣爲一家，內器中，微火熬煖，布裹薄耳，得兩食頃開之，有白蟲出，復更作藥。若兩耳並膿出，用此爲一劑，薄兩耳；若止一耳，分藥爲兩劑。薄不過三，耳便差。慎風冷。

治腎虛寒，腰脊苦痛，陰陽微弱，耳鳴焦枯方
生地黃汁（二升）　生天門冬汁　白蜜（各三升）
羊腎（一具，炙）　白术　麥麴（各一斤）
甘草　乾薑　地骨皮（各八兩）
桂心　杜仲　黃耆（各四兩）
當歸　五味子（各三兩）
右十四味，末之，內盆中，取前三物汁和研，微火上煖盆，取熱更研，日暴乾，常研，令離盆。酒服方寸匕，日再。

治耳聾鳴，汁出，皆由腎寒，或一二十年不差方
故鐵二十斤（燒赤，水五斗浸三宿，去鐵澄清）
柘根三十斤（水一石煮取五斗，去滓澄清）
昌蒲切五斗（水一石煮取五斗，去滓澄清）
右三味，合一石五斗，用米二石并麴二斗，釀如常法。酒用一月，封頭開清，用磁石吸鐵者三斤，擣爲末，內酒中浸三宿，飲之。日夜飲，常取小小醉而眠，取聞人語乃止藥。

又方
服天門冬酒，百日差。方在第十四卷中。

又方
礬石少許，以生昌蒲根汁和，點入耳中。

治勞聾、氣聾、風聾、虛聾、毒聾、久聾耳鳴方
山茱萸　乾薑　巴戟天　芍藥
澤瀉　桂心　菟絲子　黃耆
乾地黃　遠志　蛇牀子　石斛

當歸　細辛　蓯蓉　牡丹

人參　甘草　附子各二兩　昌蒲一兩

羊腎二枚　防風一兩半　茯苓三兩

右二十三味，末之，蜜丸如梧子。食後服十五丸，日三，加至三四十丸止。皆緣腎虚耳，故作補腎方，又作薄利九竅藥即差。

治耳聾方。

生地黄極麤者，長一寸半　巴豆　杏人各七枚

印成鹽兩顆　頭髮如雞子大，燒灰

右五味，治下篩，以綿薄裹內耳中，一日一夜，若小損即去之，直以物塞耳，耳中黄水及膿出，漸漸有效，不得更著，不著一宿後更內，一日一夜還去之，依前。

又方

草麻人五合　杏人　昌蒲　磁石

桃人各三分　巴豆一分　石鹽三分　附子二分

薰陸香　松脂各十分　蠟八分　通草二分

右十二味，先擣草石令細，別研諸人如脂，內松脂、蠟，合擣數千杵，令可丸乃止。以如棗核大，綿裹塞耳，一日四五度出之，轉捻，不過三四日易之。

又方

磁石四兩　天門冬　地骨皮　生薑各三兩

山茱萸　茯苓　昌蒲　芎藭

枳實　白芷　橘皮　甘草

土瓜根　牡荆子各二兩　竹瀝二升

右十五味，㕮咀，以水八升，煑減半，內瀝，煑取二升五合，分三服，五日一劑，三日乃著散內耳中，如後方。

石昌蒲　白斂　牡丹　山茱萸

牛膝　土瓜根各二兩　磁石四兩

右七味，治下篩，綿裹塞耳，日一易之，仍服大三五七散，佳。方在第十三卷中。

又方

薰陸香　草麻　松脂　蠟

亂髮灰　石鹽

右六味等分，末之，作丸，綿裹塞耳，時易之，差止。

治耳聾方。

巴豆十四枚　成錬松脂半兩

右二味，合治，丸如黍米大，綿裹，以簪頭著耳中，一日一易。藥如硬，微火炙之，以汗出乃愈，大效。

又方

雄鯉魚腦二兩　防風　昌蒲

細辛　附子　芎藭各六銖

右六味，㕮咀，以魚腦合煎，三沸三上三下之，膏香為成，濾去滓，冷，以一棗核灌耳中，以綿塞之。古今録驗用療風聾年久耳中鳴者。以當歸代防風，以白芷代芎藭。

又方

竹筒盛鯉魚腦，炊飯處蒸之，令烊，注耳中。

又方

昌蒲附子各等分，末之，以麻油和，以綿裹內耳中。廣濟方以療耳卒痛求死者。崔氏以苦酒和塞耳。

又方

礬石　甘草　昌蒲　當歸

細辛　防風　芎藭　白芷

附子　烏賊骨　皂莢各半兩　巴豆十四枚

右十二味薄切，三升酢漬一宿，以不中水雞膏九合煎，三上三下，以巴豆黃膏成，去滓，內雄黃末，攪調，取棗核大，瀝耳中，綿塞之，日三易。

又方

燒鐵令赤，投酒中飲之，仍以磁石塞耳中，日一易，夜去之，旦別著。

又方

蓖麻一百顆去皮　大棗十五枚去皮核

右二味熟擣，丸如杏人，內耳中，二十日差。

又方

芥子擣碎，以男兒乳和，綿裹內之。

又方

取柴胡苗汁灌耳中，再度差。

又方

作一坑，可容二升許，著炭火其中，坑似窖形，以塼覆口上，塼上作一孔子，容小指，塼孔上著地黃一升，以木盆覆之，以泥泥盆下，勿泄，盆底上鑽一小孔，可容筋，其孔上著三重布，以耳孔當盆上熏，久若悶，去黃，水髮裹塩塞之，不過二三度，神效。

又方

擣豉作餅，填耳內，以地黃長五六分，削一頭令尖，內耳中，与豉餅底齊，餅上著楸葉蓋之，紀一孔如筋頭，透餅，於上灸三壯。

又方

作泥餅子，厚薄如餛飩皮，覆耳上四邊，勿令泄氣，當耳孔上以草刺泥餅，穿作一小孔，於上以艾灸之百壯，候耳中痛不可忍即止，側耳瀉却黃水，出盡即差。當灸時若泥乾，數易之。

又方

酒三升，碎牡荊子二升，浸七日，去滓，任性服盡，雖三十年久聾亦差。

又方

截箭簳二寸，內耳中，以麪擁四畔，勿令泄氣，灸筒上七壯。

又方

硫黃　雄黃各等分

為末，綿裹內耳中，數日聞人語聲。

又方

桂心十八銖　野葛六銖　成煎雞肪五兩

右三味㕮咀，於銅器中微火煎三沸，去滓，密貯勿泄，以葦筒盛如棗核大，火炙令少熱，欹臥傾耳灌之，如此十日，耵聹自出，大如指，長一寸，久聾不過三十日，以髮裹膏深塞，莫使泄氣，五日乃出之。千金翼云治二十年耳聾

治耳聾齒痛赤膏方

桂心　大黃　白朮　細辛

芎藭各一兩　乾薑二兩　丹參五兩　蜀椒一升

巴豆十枚　大附子二枚

右十味㕮咀，以苦酒二升浸一宿，內成煎豬肪三斤，火上煎，三上三下，藥成去滓，可服可摩，耳聾者綿裹內耳中，齒冷痛則著齒間，諸痛皆摩，若腹中有病，以酒和服如棗許，大咽喉痛取棗核大吞之。

又方

又方

以綿裹蛇膏塞耳神良

淳酢微火煎附子一宿削令可入耳以綿裹塞之

治卒耳聾方

細辛　昌蒲（各六銖）　杏人　麴末（各十銖）

右四味和擣爲丸乾即著少猪脂如棗核大綿裹内耳中日一易小差二日一易夜去旦塞之

治三十年耳聾方

故鐵三十斤以水七斗浸三宿取汁入麴釀米七斗如常造酒法候熟取磁石一斤研末浸酒中三日乃可飲取醉以綿裹磁石内耳中好覆頭卧酒醒去磁石即差

治耳鳴聾方

當歸　細辛　芎藭　防風

附子　白芷（各六銖）

右六味末之以鯉魚腦八兩合煎三上三下膏成去滓以棗核大灌耳中旦以綿塞耳孔

治耳鳴如流水聲不治久成聾方

生烏頭掘得乘濕削如棗核大内耳中日一易之不過三日愈亦療癢及卒風聾

治耳鳴水入方

通草　細辛　桂心（各十八銖）　昌蒲（一兩）　附子（六銖）

礬石（六銖）　當歸　甘草（各十二銖）　獨活（一兩半）

右九味末之以白鵝脂半合稍稍和如棗核綿裹内耳中日三旋旋和用（一本用葱涕半合）

治耳聾有膿散方

烏賊骨　釜底墨　龍骨　伏龍肝（各半兩）

附子（一兩）　禹餘糧（六銖）

右六味末之取皂莢子大綿裹内耳中日一易取差不差者有蟲加麝香一豆大

治耳聾有膿不差有蟲方

鯉魚腸（一具切）　酢（三合）

右二味和擣帛裹内耳中兩食頃當悶痛有白虫著藥去之更入新者蟲盡乃止藥擇去虫還可用

又方

先以紙纏去耳中汁以礬石末粉耳中次石塩末粉其上食久乃起不過再度永差

又方

擣桂和鯉魚腦内耳中不過三四度

治聤耳出膿汁方

礬石　烏賊骨　黃連　赤石脂

右四味等分末之以綿裹如棗核内耳中日三（小品不用赤石脂姚氏加龍骨一兩千金翼同姚氏）

治聤耳耳中痛膿血出方

取釜月下灰薄耳中日三易之每換以篦子去之再著取差止

治聤耳方

桃人熟擣以故緋絹裹内耳中日三易以差爲度

治底耳方

黃礬燒綿裹内耳中不過二三日愈或以葦管吹耳中（肘後以療耳卒腫出膿）

治耳聾乾耵聹不可出方

擣自死白項蚯蚓，安葱葉中，麪封頭，蒸之令熟，並化爲水，以汁滴入耳中，滿即止，不過數度，即挑易出，差後髮裏鹽塞之。附後以療蚰蜒入耳效

又方

灌酢三年者最良，綿塞之，半日許，必有物出。

治百蟲入耳方。

末蜀椒一撮，以半升酢調，灌耳中，行二十步即出。

又方

取桃葉火熨，卷之以塞耳，立出。

又方

車肛脂傅耳孔，蟲自出。附後以療聤耳膿血

又方

以葱涕灌耳中，蟲即出，亦治耳聾。

治蜈蚣入耳方。

炙猪肉令香，掩耳即出。

治蚰蜒入耳方。

炒胡麻擣之，以葛袋盛，傾耳枕之，即出。

又方

以牛酪灌之，滿耳即出，出當半消。若入腹中，空腹食好酪一二升，即化爲黄水而出，不盡，更服，手用神效。千金翼作牛乳

治耳中有物不可出方。

以弓弦從一頭，令散，傅好膠柱，著耳中物上，停之令相著，徐徐引出。

面藥第九　方八十一首

五香散，治皯皰䵟䵳，黑運赤氣，令人白光潤方。

畢豆四兩　黄耆　白茯苓　萎蕤
杜若　商陸　大豆黄卷各二兩　白芷
當歸　白附子　冬瓜人　杜蘅
白殭蠶　辛夷人　香附子　丁子香
蜀水花　旋覆花　防風　木蘭
芎藭　藁本　皂莢　白膠
杏人　梅肉　酸漿　水萍
天門冬　白术　土瓜根各三兩　猪胰二具暴乾

右三十二味，下篩，以洗面，二七日白，一年與衆別。

洗手面，令白淨悦澤，澡豆方。

白芷　白术　白鮮皮　白斂
白附子　白茯苓　羌活　萎蕤
栝樓子　桃人　杏人　菟絲子
商陸　土瓜根　芎藭各一兩　猪胰兩具大者細切
冬瓜人四合　白豆麪一升　麪三升溲猪胰爲餅暴乾擣篩

右十九味，合擣篩，入麪、猪胰拌匀，更擣。每日常用，以漿水洗手面，甚良。

治面黑不淨，澡豆洗手面方。

白鮮皮　白殭蠶　芎藭　白芷
白附子　鷹屎白　甘松香　木香各三兩一本用藁本
土瓜根一兩一本用甜瓜子　白梅肉三七枚　大棗三十枚
麝香二兩　雞子白七枚　猪胰三具　杏人三十枚
白檀香　白术　丁子香各三兩一本用細辛
冬瓜人五合　麪三升

右二十味，先以猪胰和麪，暴乾，然後合諸藥，擣末，又以白豆屑二升爲散，旦用洗手面，十日色白如雪，三十日如凝

脂神驗。（千金翼無白蘞蠶芎藭白附子大棗有桂心三兩）

洗面藥澡豆方。

猪胰（五具細切） 畢豆麪（一升） 皂莢（三挺） 栝樓實（三兩一方不用） 萎蕤 白茯苓 土瓜根（各五兩）

右七味擣篩。將猪胰拌和。更擣令勻。每旦取洗手面。百日白淨如素。

洗面藥方。

白芷 白斂 白朮 桃人 冬瓜人 杏人 萎蕤（各等分） 皂莢（倍多）

右八味絹篩。洗手面時即用。

洗面藥。除䵟黯悅白方。

猪胰（兩具去脂） 豆麪（四升） 細辛 白朮（各一兩） 防風 白斂 白芷（各二兩） 商陸（三兩） 皂莢（五挺） 冬瓜人（半升）

右十味和土瓜根一兩。擣絹羅。即取大猪蹄一具。煮令爛。作汁。和散爲餅。暴燥。更擣爲末羅過。洗手面。不過一年。悅白。

澡豆治手乾燥少潤膩方。

大豆黃（五升） 苜蓿 零陵香子 赤小豆（各二升去皮） 丁香（五合） 麝香（一兩） 冬瓜人 茅香（各六合） 猪胰（五具細切）

右九味細擣羅。與猪胰相合和。暴乾。擣絹篩。洗手面。

澡豆方

白芷 青木香 甘松香 藿香（各二兩） 冬葵子（一本用冬瓜人） 栝樓人（各四兩） 零陵香（二兩） 畢豆麪（三升大豆黃麪亦得）

右八味擣篩。用如常法。

桃人澡豆。主悅澤。去䵟黯方。

桃人 蕪菁子（各一兩） 白朮（六合） 土瓜根（七合） 畢豆麪（二升）

右五味合和。擣篩。以酢漿水洗手面。

澡豆。主手乾燥常少潤膩方。

猪胰（五具乾之） 白茯苓 白芷 藁本（各四兩） 甘松香 零陵香（各二兩） 白商陸（五兩） 大豆末（二升絹下） 蒴藋灰（一兩）

右九味爲末。調和訖。與猪胰相和。更擣令勻。欲用稍稍取以洗手面。八九月則合。冷處貯之。至三月已後勿用。神良。

治面無光澤。皮肉皴黑。久用之令人潔白光潤。玉屑面膏方。

玉屑（細研） 芎藭 土瓜根 萎蕤 桃人 白附子 白芷 冬瓜人 木蘭 辛夷（各一兩） 菟絲子 藁本 青木香 白殭蠶 當歸 黃耆 藿香 細辛（各十八銖） 麝香 防風（各半兩） 鷹屎白（一合） 猪胰（三具細切） 蜀水花（一合） 白犬脂 鵝脂 熊脂（各一升） 商陸（一兩） 猪肪脂（一升）

右二十八味。先以水浸猪鵝犬熊脂。數易水。浸令血脉盡。乃可用。㕮咀諸藥。清酒一斗漬一宿。明旦生擘猪鵝等脂。安藥中。取銅鐺於炭火上。微微煎。至暮時乃熟。以綿濾。置甆器中。以傅面。仍以練繫白芷片。看色黃。即膏成。其猪胰取浸藥酒。挼取汁。安鐺中。玉屑蜀水花鷹屎白麝香末之。膏成。安藥中。攪令勻。

面脂。主悅澤人面。耐老方。

白芷 冬瓜人（各三兩） 萎蕤 細辛

防風（各一兩半）　商陸　芎藭（各三兩）　當歸
藁本　蘼蕪　土瓜根（去皮）　桃人（各兩）
木蘭皮　辛荑　甘松香　麝香
白殭蠶　白附子　梔子花　零陵香（各半兩）
猪脂（三具，切，水漬六日，欲用時以酒挼取汁漬藥）
右二十一味，薄切，綿裹，以猪脂汁漬一宿，平旦以前猪脂六升，微火三上三下，白芷色黄膏成，去滓，入麝，收於甆器中，取塗面。

鍊脂法。
凡合面脂，先須知鍊脂法，以十二月買極肥大猪脂，水漬七八日，日一易水，煎，取清脂没水中，鍊鵝熊脂，皆如此法。

玉屑面脂方。
玉屑　白附子　白茯苓　青木香
萎蕤　白术　白殭蠶　蜜陀僧
甘松香　烏頭　商陸　石膏
黄耆　胡粉　芍藥　藁本
防風　芒消　白檀（各一兩）　當歸
土瓜根　桃人　芎藭（各二兩）　辛夷
桃花　白頭翁　零陵香　細辛
知母（各半兩）　猪脂（一升）　羊腎脂（一具）　白犬脂
鵝脂（各一合）
右三十三味，切，以酒水各一升，合漬一宿，出之，用銅器微火煎，令水氣盡，候白芷色黄，去滓，停一宿，旦以柳枝攪白，乃用之。

又方，令黑者皆白，老者皆少方。
玉屑　寒水石　珊瑚　芎藭　當歸
土瓜根　菟絲　藁本　辛夷人　細辛
萎蕤　商陸　白芷　防風　黄耆
白殭蠶　桃人　木蘭皮　藿香　前胡
蜀水花　桂心　冬瓜人　半夏　白斂
青木香　杏人　蘼蕪　芒消　旋覆花
杜蘅　麝香　白茯苓　秦椒　白頭翁
礜石　秦皮　杜若　蜀椒　蕪菁子
升麻　黄芩　白薇　梔子花（各六銖）
栝樓人（一兩）　熊脂　白狗脂　牛髓　鵝脂
羊髓（各五合）　清酒（一升）　鷹屎白（一合）　丁香（六銖）　猪肪脂（一升）
右五十四味，㕮咀，酒漬一宿，内脂等合煎，三上三下，酒氣盡，膏成，絞去滓，下麝香末，一向攪至凝，色變止，甆器貯，勿洩氣。

面脂治面上皴黑，凡是面上之疾皆主之方。
丁香　零陵香　桃人　土瓜根　白斂
防風　沈香　辛夷　梔子花　當歸
麝香　藁本　商陸　芎藭（各三兩）
萎蕤（一本作白及）　藿香（一本無）　白芷　甘松香（各二兩半）
菟絲子（三兩）　白殭蠶　木蘭皮（各二兩半）
蜀水花　青木香（各二兩）　冬瓜人（四兩）　茯苓（三兩）
鵝脂　羊腎脂（各一升半）　羊髓（一升）　生猪脂（三大升）
右二十九味，㕮咀，先以美酒五升挼猪脏六具，取汁漬藥一宿，於猪脂中極微火煎之，三上三下，白芷色黄，以綿一大兩内生布中，絞去滓，入麝香末，以白木篦攪之，至凝乃止，任性用之良。

面膏，去風寒，令面光悅，却老去皺方。

青木香　白附子　芎藭　白蠟　零陵香　香附子　白芷各二兩　茯苓　甘松各一兩　羊髓一升半，煉

右十味，㕮咀，以水酒各半升，浸藥經宿，煎三上三下，候水酒盡，膏成，去滓，傅面作粧，如有鼾䵳皆落。

猪蹄湯，洗手面，令光潤方。

猪蹄一具　桑白皮　芎藭　萎蕤各三兩　白朮二兩　白茯苓三兩　商陸二兩，一作當歸　白芷三兩

右八味，㕮咀，以水三斗，煎猪蹄及藥，取一斗，去滓，温一盞，洗手面，大佳。

令人面白淨悅澤方。

白斂　白附子　白朮　白芷各二兩　藁本三兩　猪胰三具，水漬去汁，盡研

右六味，末之，先以蕪菁子半升，酒水各半升，相和煎數沸，研如泥，合諸藥內酒水中，以甆器貯，封三日，每夜傅面，旦以漿水洗之。

猪蹄漿，急面皮，去老皺，令人光淨方。

大猪蹄一具，淨治如食法，以水二升，清漿水一升，不渝金中煮成膠，以洗手面，又以此藥和澡豆，夜塗面，旦用漿水洗面，皮即急。

白面方。

牡蠣三兩　土瓜根一兩

右二味，末之，白蜜和之，塗面即白如玉，旦以温漿水洗之，慎風日。

鹿角散，令百歲老人面如少女，光澤潔白方。

鹿角長一握　牛乳三升　芎藭　細辛　天門冬　白芷　白附子　白朮　白斂各三兩　杏人二七枚　酥三兩

右十一味，㕮咀，其鹿角先以水漬一百日，出，與諸藥內牛乳中，緩火煎，令汁盡，出角，以白練袋貯之，餘藥勿取。至夜取牛乳，石上摩鹿角，取塗面，旦以漿洗之。無乳，小便研之亦得。

令人面潔白悅澤，顏色紅潤方。

猪胰五具　蕪菁子二兩　栝樓子五兩　桃人三兩

右四味，以酒和，熟擣，傅之，慎風日。

又方

採三株桃花，陰乾，末之，空心飲服方寸匕，日三。并細要身。

又方

以酒漬桃花服之，好顏色，治百病。三月三日收。

桃花丸，治面黑鼾，令人潔白光悅方。

桃花二升　桂心　烏喙　甘草各一兩

右四味，末之，白蜜爲丸，服如大豆許十丸，日二。十日易形。一方有白附子、甜瓜子、杏人各一兩，爲七味。

鈆丹散，治面黑，令人面白如雪方。

鈆丹三十銖　真女菀六十銖

右二味，治下篩，酒服一刀圭，日三。男十日知，女二十日知，知則止。黑色皆從大便中出矣，面白如雪。

白楊皮散，治面與手足黑，令光澤潔白方。

白楊皮十八銖，一方用橘皮　桃花一兩　白瓜子人三十銖

右三味，治下篩，温酒服方寸匕，日三。欲白，加瓜子；欲赤，加

桃花三十日面白，五十日手足俱白。

治面鼾𪑿內外治方

成鍊松脂爲末，溫酒服三合，日三服，盡三升無不差。

治外膏方

白芷　白蠟各二兩　白附子　辛夷
防風　烏頭　藿香各半兩　藁本一兩
萎蕤　零陵香各半兩　商陸　麝香各六銖
牛脂　鵝脂各一升　羊脂五合　麻油二合

右十六味，薄切，醋漬浹浹然一宿，合煎，候白芷色黃膏成，以皂莢湯洗面，傅之，日三。

又方

白蘞　石硫黃　白附子各六銖

右三味爲末，以酢一盞漬之三日，夜淨洗面，傅之，莫見風日，三七日慎之，白如雪。

又方

雞子三枚　丁香一兩　胡粉一兩，細研

右三味，先以醋一升漬七日後，取雞子白調香粉，令勻，以漿水洗面，傅之。

治面鼾方

李子人末和雞子白，傅一宿即落。

又方

白羊乳二升　羊䏰二具，水浸，去汁，細擘　甘草二兩，末

右三味相和一宿，先以酢漿洗面，生布拭之，夜傅藥兩遍，明旦以猪蹄湯洗却，每夜洗之。

又方

白附子末，酒和傅之，即落。

又方

桂心　石鹽　蜜各等分

右三味末之，相和以傅。

治人面鼾𪑿黑，膚色麤陋，皮厚狀醜方

羖羊脛骨末，以雞子白和傅之，旦以白粱米泔洗之，三日白如珂雪。

又方

白蜜和茯苓粉傅之，七日愈。

又方

杏人末　雞子白

右二味相和，夜塗面，明旦以米泔洗之。

又方

杏人酒浸皮脫，擣，絹袋盛，夜拭面。

又方

酒浸雞子三枚，密封四七日，成，傅面，白如雪。

治面鼾𪑿，令悅澤光白潤好及手皴方

猪蹄兩具，治如食法　白粱米一斗，洗令淨

右二味，以水五斗合煮猪蹄爛，取清汁三斗，用煮後藥：

白茯苓　商陸各五兩　萎蕤一兩　白芷　藁本各二兩

右五味㕮咀，以前藥汁三斗并研桃人一升，合煮取一斗五升，去滓，甆瓶貯之，內甘松、零陵香末各一兩，入膏中攪令勻，綿幕之，每夜用塗手面。

面多鼾𪑿，面皮麤澀，令人不老，皆主之方

朱砂　雄黃各二兩　水銀霜半兩　黃鷹糞二升
上胡粉二兩

右五味並細研如粉，以面脂和，淨洗面，夜塗之，以手細摩

令熱。明旦不廢作粧。然須五日一洗面。一塗不過三遍。所有惡物一切皆除。數倍少嫩。慎風日。不傳神秘。

治䵟䵳烏黶令面潔白方

馬珂（二兩） 珊瑚 白附子 鷹屎白（各一兩）

右四味研成粉。和勻。用人乳調以傅面。夜夜著之。明旦以溫漿水洗之。

治面黑生䵟皰方。

白斂（十二銖） 生礜石（無礜石，敫急方） 白石脂（六銖） 杏人（三銖）

右四味研。和雞子白。夜卧塗面上。旦用井花水洗之。

治面䵟皰。令人悅白方。

栝樓子（六合） 麝香（半兩） 白石脂（五合） 雀屎（二合，去黑）

右四味擣篩。別研麝香、雀糞、白石脂。和合。取生菟絲苗汁。和之如薄泥。先用澡豆洗去面上膩。以塗䵟上。日夜三四過。旦以溫漿水洗之。任意作粧。

治䵟子面不淨方

以上朱砂研細如粉。和白蜜塗之。旦以酢漿洗之。大驗。

又方

白附子 香附子 白檀 馬珂 紫檀（各一兩）

右五味末之。白蜜和如杏人大。陰乾。用時以水研塗面。旦以溫水洗。忌風油。七日面如蓮花。

治面䵟䵳方。

沈香 牛黃 薰陸香 雌黃

鷹屎 丁香 玉屑（各十二銖） 水銀（十銖）

右八味末之。蜜和以傅。

治面黑䵟䵳皮皺皴散方。

白附子 蜜陀僧 牡蠣 茯苓 芎藭（各二兩）

右五味末之。和以羖羊乳。夜塗面。以手摩之。旦用漿水洗。不過五六度。一重皮脫。䵟差矣。

治面䵟方

水和丹砂末。服方寸匕。男七日。女二七日。色白如雪。

白瓜子丸。治面䵟䵳。令色白方。

白瓜子（二兩） 藁本 遠志 杜蘅（各一兩）

天門冬（三兩） 白芷 當歸 車前子

雲母粉（各一兩） 柏子人 細辛 橘皮

栝樓人 鈆丹 白石脂（各半兩）

右十五味末之。蜜和。空腹服如梧子二十丸。日三。

去面上靨子黑誌方。

夜以暖漿水洗面。以生布揩靨子令赤痛。水研白旃檀。取汁令濃。以塗靨子上。旦以暖漿水洗之。仍以鷹屎白粉其上。

治粉滓䵟䵳方。

白斂（十二銖） 白石脂（六銖）

右二味擣篩。以雞子白和。夜卧塗面。旦用井花水洗。

去粉滓䵟䵳皺皰及茸毛。令面悅澤光潤如十四五時方。

黃耆 白朮 白斂 萎蕤

土瓜根 商陸 蜀水花 鷹屎白（各一兩）

防風（一兩半） 白芷 細辛 青木香

芎藭 白附子 杏人（各二兩）

右十五味末之。以雞子白和作挺。陰乾。石上研之。以漿水塗面。夜用。旦以水洗。細絹羅如粉佳。

治面粉滓方。

熬礬石。以清酒和傅之。不過三上。

又方　擣生菟絲苗汁塗，不過三上。

治面皰方。

羖羊膽　牛膽各一具　淳酒一升

右三味，合煮三五沸，傅之。

治年少氣盛面生皰瘡方。

胡粉半兩　水銀一兩

右二味，以臘月猪脂和，熟研令水銀消散，向暝以粉面，旦起布拭之，慎勿水洗，至暝又塗之，不過三上，差。一方有真朱。

白膏，治面瘡疱疥癰惡瘡方。

附子十五枚　野葛一尺五寸　蜀椒一升

右三味，㕮咀，以酢漬一宿，猪膏一斤，煎令附子黄，去滓，塗之，日三。

梔子丸，治酒齄鼻皰方。

梔子人三升　芎藭四兩　大黄六兩
豉三升　木蘭皮半兩　甘草四兩

右六味，末之，蜜和，服十丸如梧桐子，日三，稍加至十五丸。

薄鼻皰方。

蒺藜子　梔子人　豉各一升　木蘭皮半斤，一本無

右四味，末之，以酢漿水和如泥，夜塗上，日未出時暖水洗之，亦滅瘢痕。

治面瘡皰方。

鸕鷀屎一升，末之，以臘月猪脂和令勻，夜傅之。

治面上風方。

玉屑　蜜陀僧　珊瑚各二兩　白附子三兩

右四味，末之，以酥和，夜傅面上，旦洗之，亦滅瘢痕。

治面皰甚者方。

冬葵子　柏子人　茯苓　冬瓜子

右四味，各等分，末之，酒服方寸匕，食後服，日三。

治面皰方。

薺苨　肉桂各二兩

右二味，末之，以酢漿服方寸匕，日一。亦治䵟黯，又滅瘢去黑誌。

又方

枸杞根十斤　生地黄三斤

右二味，先擣篩枸杞，又擣碎地黄，暴乾，合篩，空腹酒服方寸匕，日三。久服顏如童子，秘之。

治面瘡方。

木蘭皮一斤，以三年酢漬，令沒百日，暴乾，末之，溫酒服方寸匕，日三。

治面有熱毒惡瘡方。

胡粉熬　黄蘗炙　黄連各等分

右三味，末之，以粉上，取差止。若瘡乾，以面脂調塗之，日三。

滅瘢痕方。

以猪脂三斤，飼烏雞一隻，令三日使盡，後取白屎，内白芷、當歸各一兩，煎，白芷色黄，去滓，内以鷹屎白半兩，攪令調，傅之，日三。

又方

禹餘糧　半夏等分，末之，以雞子黄和，先以新布拭瘢令赤，以塗之，勿見風，日二，十日差，十年者亦滅。

又方

鷹屎白一合　辛夷一兩　白附子

杜若　細辛各半兩

右五味㕮咀。以酒五合浸一宿。以羊髓五兩。微火煎三上三下。去滓。小傷瘢上傅之。日三。

滅瘢痕無問新舊必除方

以人精和鷹屎白傅之。日二。白蜜亦得。

治瘢痕凸出方

春夏以大麥麨。秋冬以小麥麨。好細絹下篩。以酥和封上。

又方

鷹屎白一兩　衣白魚二七枚

右二味末之。蜜和以傅。日三五度。良。

又方

以熱瓦熨之。

又方

以凍凌熨之。

又方

鷹屎白二兩　白殭蚕二兩半

右二味末之。以白蜜和傅上。日三。慎五辛生菜。

又方

臘月猪脂四升。煎大鼠一枚。令消盡。以生布拭上皮令赤。塗之。不過四五上。

治身及面上印文方

針刺字上破。以醋調赤土薄之。乾又易。以黑滅即止。

又方

以未滿月兒屎傅上。一月即没。

備急千金要方卷第六下

備急千金要方卷第七 風毒脚氣

朝奉郎守太常少卿充祕閣校理判登聞檢院上護軍賜緋魚袋臣林億等校正

論風毒狀第一 十六章

論曰：考諸經方，往往有脚弱之論，而古人少有此疾。自永嘉南度，衣纓士人多有遭者。嶺表江東有支法存、仰道人等，並留意經方，偏善斯術。晉朝仕望，多獲全濟，莫不由此二公。又宋齊之間，有釋門深師師道人述法存等諸家舊方為三十卷，其脚弱一方近百餘首。魏周之代，蓋無此病。所以姚公集驗殊不慇懃，徐王撰録未以為意，特以三方鼎峙，風教未一，霜露不均，寒暑不等，是以關西河北不識此疾。自聖唐開闢，六合無外，南極之地，襟帶是重，爪牙之寄，作鎮於彼，不習水土，往者皆遭。近來中國士大夫雖不涉江表，亦有居然而患之者，良由今代天下風氣混同，物類齊等所致之耳。然此病發，初得先從脚起，因即脛腫，時人號為脚氣。深師云脚弱者，即其義也。深師述支法存所用永平山敷、施連、范祖耀、黄素等諸脚弱方，凡八十餘條，皆是精要。然學者尋覽，頗覺繁重，正是方集耳，卒欲救急，莫測指南。今取其所經用灼然有効者，以備倉卒，餘者不復具述。

論何以得之於脚

問曰：風毒中人，隨處皆得，作病何偏著於脚也？荅曰：夫人有五藏，心肺二藏經絡所起在手十指，肝腎與脾三藏經絡所起在足十指。夫風毒之氣皆起於地，地之寒暑風濕皆作蒸氣，足當履之，所以風毒之中人也，必先中脚，久而不差，遍及四肢腹背頭項也。微時不覺，痼滯乃知。經云次傳間傳是也。

論得已便令人覺不

凡脚氣病，皆由感風毒所致。得此病多不令人即覺，會因他病一度乃始發動，或奄然大悶，經三兩日不起，方乃覺之。諸小庸醫皆不識此疾，漫作餘病治之，莫不盡斃。故此病多不令人識也。始起甚微，食飲嬉戲，氣力如故，惟卒起脚屈弱不能動，有此為異耳。黄帝云緩風濕痺是也。

論風毒相貌

夫有脚未覺異，而頭項臂膊已有所苦；有諸處皆悉未知，而心腹五内已有所困。又風毒之中人也，或見食嘔吐，憎聞食臭；或有腹痛下痢；或大小便秘澀不通；或胷中衝悸，不欲見光明；或精神惛憒；或喜迷忘，語言錯亂；或壯熱頭痛；或身體酷冷疼煩；或覺轉筋；或腫不腫；或髀腿頑痺；或時緩縱不隨；或復百節攣急；或小腹不仁。此皆脚氣狀貌也，亦云風毒脚氣之候也。其候難知，當須細意察之，不爾必失其機要。一朝病成，難可以理。婦人亦爾。又有婦人産後春夏取涼，多中此毒，宜深慎之。其熱悶掣瘲，驚悸心煩，嘔吐氣上，皆其候也。又但覺臍下冷痛，愊愊然不快，兼小便淋瀝，不同生平，即是脚氣之候。頑弱名緩風，疼痛為濕痺。

論得之所由

凡四時之中，皆不得久立久坐濕冷之地，亦不得因酒醉汗出，脫衣靴韈，當風取涼，皆成脚氣。若暑月久坐久立濕地者，則熱濕之氣蒸入經絡，病發必熱，四肢酸疼煩悶；若寒月久坐久立濕冷地者，則冷濕之氣上入經絡，病發則四體酷冷轉筋。若當風取涼得之者，病發則皮肉頑痺，諸處瞤動，漸漸向頭。凡常之日，忽然暴熱，人皆不能忍得者，當於此時必不得頓取於寒以快意也。卒有暴寒，復不得受之，皆生病也。世有勤功力學之士，一心注意於事，久坐行立於濕地，不時動轉，冷風來擊，入於經絡，不覺成病也。故風毒中人，或先中手足十指，因汗毛孔開，腠理疏通，風如擊箭，或先中足心，或先中足趺，或先中膝已下腨脛表裏者。若欲使人不成病者，初覺即灸所覺處三二十壯，因此即愈，不復發也。黃帝云：當風取涼，醉已入房，能成此疾。

論冷熱不同

問曰：何故得者有冷有熱？答曰：足有三陰三陽，寒中三陽，所患必冷；暑中三陰，所患必熱。故有表裏冷熱，冷熱不同。熱者治以冷藥，冷者療以熱藥，以意消息之。脾受陽毒即熱頑，腎受陰濕即寒痺。

論因脚氣續生諸病

雖患脚氣不妨乳石動發，皆須服壓石藥療之。夫因患脚氣續生諸病者，則以諸藥對之。或小便不利，則以猪苓茯苓及諸利小便藥治之。大便極堅者，則以五柔麻人丸等治之。遍體腫滿成水病者，則取治水方中諸治水之藥治之。餘皆倣此，更無拘忌。五柔麻人丸出第十五卷中

論須療緩急

凡小覺病候有異，即須大怖畏，決意急治之。傷緩，氣上入腹，或腫或不腫，胸脅逆滿，氣上肩息，急者死不旋踵，寬者數日必死，不可不急治也。但看心下急，氣喘不停，或白汗數出，或乍寒乍熱，其脉促短而數，嘔吐不止者，皆死。

論虛實可服藥不可服藥

凡脚氣之疾，皆由氣實而死，終無一人以服藥致虛而殂，故脚氣之人皆不得大補，亦不可大瀉，終不得畏虛，故預止湯不服也。如此者皆死不治也。

論看病問疾人

世間大有病人親朋故舊交游來問疾，其人曾不經一事，未讀一方，自騁了了，詐作明能，談說異端，或言是虛，或道是實，或云是風，或云是蠱，或道是水，或云是痰，紛紜謬說，種種不同，破壞病人心意，不知孰是，遷延未定，時不待人，欻然致禍，各自散走。是故大須好人及好名醫識病深淺，探賾方書，博覽古今，是事明解者看病，不爾大誤人事。竊悲其如此者衆，故一一顯析具述病之由狀，令來世病者讀之以自防備也。但有一狀相應，則須依方急治，勿取外人言議，自貽憂悔。但詳方意，人死不難，莫信他言以自悞也。余嘗爲人撰門冬煎，此方治脚氣大有驗，病者須用之，方在第十二卷中。

論脉候法

凡脚氣雖復診候多塗，而三部之脉要須不違四時者爲吉，其逆四時者勿治。餘如脉經所說，此中不復具載。其人本黑瘦者易治，肥大肉厚赤白者難愈。黑人耐風濕，赤白不耐風。瘦人肉硬，肥人肉軟，肉軟則受疾至深，難已也。

論腫不腫

凡人久患脚氣不自知別，於後因有他病發動，治之得差，後直患嘔吐而復脚弱，余爲診之，乃告爲脚氣。病者曰：某平生不患脚腫，何因名爲脚氣？不肯服湯。餘醫以爲石發，狐疑之間，不過一旬而死。故脚氣不得一向以腫爲候，亦有腫者，有不腫者。其以小腹頑痺不仁者，脚多不腫。小腹頑後不過三五日，即令人嘔吐者，名脚氣入心，如此者死在旦夕。凡患脚

氣到心難治。以其腎水剋心火故也。

論須慎不慎

凡脚氣之病。極須慎房室。羊肉牛肉魚蒜蕺菜菘菜蔓菁瓠子。酒麪酥油乳糜猪雞鵝鴨。有方用鯉魚頭。此等並切禁不得犯之。并忌大怒。惟得食粳粱粟米醬豉葱韭薤椒薑橘皮。又不得食諸生果子酸酢之食。犯者皆不可差。又大宜生牛乳生栗子矣。

論善能治者幾日可差

凡脚氣病枉死者衆。略而言之。有三種。一覺之傷晚。二驕佷恣傲。三狐疑不決。此之三種。正當枉死之色。故世間誠無良醫。雖有良醫。而病人有生靈堪受入者。更復尠少。故雖有騏驥而不遇伯樂。雖有尼父而人莫之師。其爲枉横亦猶此也。今有病者。有受入性。依法使余治之。不過十日。可得永差矣。若無受入性者。亦不須爲治。縱令治之。恐無差日也。非但脚氣。諸病皆然。良藥善言。觸目可致。不可使人必服。法爲信者施。不爲疑者説。

論灸法

凡脚氣初得脚弱。使速灸之。并服竹瀝湯。灸訖可服八風散。無不差者。惟急速治之。若人但灸而不能服散。服散而不灸。如此者半差半死。雖得差者。或至一二年復更發動。覺得便依此法速灸之及服散者。治十十愈。此病輕者。登時雖不即惡。治之不當。根源不除。久久期於殺人。不可不精以爲意。

初灸風市　次灸伏兔　次灸犢鼻

次灸膝兩眼　次灸三里　次灸上廉

次灸下廉　次灸絶骨

凡灸八處。第一風市穴。可令病人起。正身平立。垂兩臂直下。舒十指掩著兩髀。便點當手中央指頭髀大筋上是。灸之百壯。多亦任人。輕者不可減百壯。重者乃至一處五六百壯。勿令頓灸。三報之佳。第二伏兔穴。令病人累夫端坐。以病人手夫掩横膝上。夫下傍與曲膝頭齊上傍側。夫際當中央是。灸百壯。亦可五十壯。第三犢鼻穴。在膝頭蓋骨上際。外骨邊平處。以手按之得節解則是。一云在膝頭下近外三骨箕踵中動脚。以手按之得屈解是。灸之五十壯。可至百壯。第四膝眼穴。在膝頭骨下兩傍陷者宛宛中是。第五三里穴。在膝頭骨節下一夫。附脛骨外是。一云在膝頭骨節下三寸。人長短大小。當以病人手夫度取。灸之百壯。第六上廉穴。在三里下一夫。亦附脛骨外是。灸之百壯。第七下廉穴。在上廉下一夫。一云附脛骨外是。灸之百壯。第八絶骨穴。在脚外踝上一夫。亦云四寸是。凡此諸穴。灸不必一頓灸盡壯數。可日日報。灸之三日之中。灸令盡壯數爲佳。凡病一脚則灸一脚。病兩脚則灸兩脚。凡脚弱病皆多兩脚。又一方云。如覺脚惡。便灸三里及絶骨各一處。兩脚惡者。合四處灸之。多少隨病輕重。大要雖輕不可減百壯。不差速以次灸之。多多益佳。一説灸絶骨最要。人有患此脚弱不即治。及入腹。腹腫大上氣。於是乃須大法灸。隨諸輸及諸管關節腹背盡灸之。并服八風散。往往得差者。諸管輸節解法。並在第二十九卷中。覺病入腹。若病人不堪痛。不能盡作大灸。但灸胷心腹諸穴及兩脚諸穴。亦有得好差者。凡量一夫之法。覆手併舒四指。對度四指上中節上横過爲一夫。夫有兩種。有三指爲一夫者。此脚弱灸以四指爲一夫也。亦依支法存舊法。梁丘犢鼻三里上廉下廉解谿太衝陽陵泉絶骨崑崙陰陵泉三陰交足太陰伏溜然谷涌泉承山束骨等。凡一十八穴。舊法多灸百會風府五臟六腑輸募項來灸者悉覺引氣向上所以不取其法氣不上者可用之其要病已成恐不救者悉須灸之其足十指去指奇一分兩足凡八穴曹氏名曰八衝極下氣有効其足十指端名曰氣端日灸三壯並大神要其八衝可日灸七壯氣下即止病者非深相委悉慎勿爲人灸之慎之慎之凡灸八衝艾炷須小作之

論服湯藥色目

風毒之氣入人體中脉有三品內外證候相似但脉有異耳若脉浮大而緩宜服續命湯兩劑應差若風盛宜作越婢湯加白术四兩若脉浮大緊轉駃宜作竹瀝湯若病人脉微而弱宜服風引湯此人脉多是因虛而得之若大虛短氣力乏可其間作補湯隨病冷熱而用之若未愈更服竹瀝湯若病人脉浮大而緊駃此是三品之中最惡脉也或沉細而駃者此脉正與浮大而緊者同是惡脉浮大者病在外沉細者病在內治亦不異當消息以意耳其形尚可而手脚未容至弱數日之中氣上即便命終如此之脉往往有人得之無一存者急服竹瀝湯日服一劑切要湯勢常令相及勿令半日之中空無湯也此湯竹汁多服之若不極熱輒停在胷心更爲人患每服當使極熱若服竹瀝湯得下者必佳也若已服三劑竹瀝湯病及脉勢未折而苦脹滿可以大鼈甲湯下之湯勢盡而不得下可以丸藥助湯令下下後更服竹瀝湯趣令脉勢折氣息料理便停服三十二物八風散佳又初得病便摩野葛膏日再頑痺脚弱都愈乃止若服竹瀝湯脉勢折如未病時氣力轉勝脚故未能行體力充足然後漸微行步病重者差後半年始能扶人行耳既覺脉及體內差但當勤服八風散勿以脚未能行輕加餘治餘治未必全得要更生諸惡失此諸治也猥人邊亦勿行野葛膏有人聞竹瀝湯云恐傷腰脚者即勿與治宜知此法此人無受入性不可與醫故也不爲疑者說此之謂也竹瀝湯有三首輕者服前方重者次第服後者此風毒乃相注易病人宜將空鼓服小金牙散以少許塗鼻孔耳門病困人及新亡人喜易人强健人宜將服之亦以塗耳鼻乃可臨近亡人及視疾者絳囊帶一方寸匕男左女右臂上此散毒服宜從少爲始金牙散方在第十二卷中病人惟宜飲赤小豆飲冬服側子金牙酒續命湯治風毒病初得似時行毒病而脉浮緩終不變駃此不治或數日而死或十日而死或得便不識人或發黃或發斑或目赤或下部穿爛者此最急得之即先服續命湯一劑須服葛根湯麻黃湯下之若故不折更與續命湯兩三劑必差此病大急常令湯勢相接不可使半日闕湯即便殺人續命湯方在第八卷中

湯液第二 方三十八首

第一竹瀝湯治兩脚痺弱或轉筋皮肉不仁腹脹起如腫按之不陷心中惡不欲食或患冷方

竹瀝五升 甘草 秦艽 葛根 黃芩
麻黃 防已 細辛 桂心 乾薑各一兩
防風 升麻各一兩半 茯苓二兩 附子二枚 杏人五十枚

右十五味㕮咀以水七升合竹瀝煮取三升分三服取汗千金翼無茯苓杏人有白术一兩

第二大竹瀝湯治卒中風口噤不能言四肢緩縱偏痺攣急風經五藏恍惚恚怒無常手足不隨方

竹瀝一斗四升 獨活 芍藥 防風 茵芋
甘草 白术 葛根 細辛 黃芩
芎藭各二兩 桂心 防已 人參 石膏

麻黃（各一兩）　生薑　茯苓（各三兩）　烏頭（一枚）

右十九味，㕮咀，以竹瀝煮取四升，分六服，先未汗者取汗，一狀相當即服。

第三竹瀝湯，治風毒入人五内，短氣，心下煩熱，手足煩疼，四肢不舉，皮肉不仁，口噤不能語方。

竹瀝（一斗九升）　防風　茯苓　秦艽（各三兩）　當歸　黃芩（千金翼作芍藥）　人參　芎藭（千金翼作防己）　細辛　桂心　甘草　升麻（千金翼作通草）　麻黃　白朮（各二兩）　附子（二枚）　蜀椒（一兩）　葛根（五兩）　生薑（八兩）

右十八味，㕮咀，以竹瀝煮取四升，分五服，初得病即須摩膏，日再，痺定止。（千金翼無麻黃蜀椒生薑）

治惡風毒氣，脚弱無力，頑痺，四肢不仁，失音不能言，毒氣衝心，有人病者，但一病相當即服。第一服此麻黃湯，次服第二第三第四方。

麻黃（一兩）　大棗（二十枚）　茯苓（三兩）　杏人（三十枚）　防風　白朮　當歸　升麻　芎藭　芍藥　黃芩　桂心　麥門冬　甘草（各二兩）

右十四味，㕮咀，以水九升，清酒二升，合煮取二升半，分四服，日三夜一，覆令小汗，粉之，莫令見風。

第二服獨活湯方。

獨活（四兩）　乾地黃（三兩）　生薑（五兩）　葛根　桂心　甘草　芍藥　麻黃（各二兩）

右八味，㕮咀，以水八升，清酒二升，合煎取二升半，分四服，日三夜一，脚弱特忌食瓠子、蕺菜，犯之一世治不愈。

第三服兼補厚朴湯，并治諸氣欬嗽，逆氣嘔吐方。

厚朴　芎藭　桂心　乾地黃　芍藥　當歸　人參（各二兩）　黃耆　甘草（各三兩）　吴茱萸（二升）　半夏（七兩）　生薑（一斤）

右十二味，㕮咀，以水二斗，煮猪蹄一具，取汁一斗二升，去上肥，内清酒三升，合煮取三升，分四服，相去如人行二十里久。

第四服風引獨活湯兼補方。

獨活（四兩）　茯苓　甘草（各三兩）　升麻（一兩半）　人參　桂心　防風　芍藥　當歸　黃耆　乾薑　附子（各二兩）　大豆（二升）

右十三味，㕮咀，以水九升，清酒三升，合煮取三升半，分四服，相去如人行二十里久，更進服。

治脚痺，防風湯，并主毒氣上衝心，胷嘔逆，宿癖積氣，疝氣，一病相當即服之方。

防風　麻黃　芎藭　人參　芍藥　當歸　茯苓　半夏　甘草（各一兩）　鼈甲　生薑　桂心（各二兩）　杏人（一兩半）　赤小豆（一升）　貝子（五枚）　烏梅（五枚）　大棗（二十枚）　吴茱萸（五合）　羚羊角（各一兩）　橘皮（一兩）　薤白（十四枚）

右二十二味，㕮咀，以水一斗，煮取三升，分三服，一日令盡，一方用水一斗二升，間食糜，一方云半夏三兩，隨時用。

治脚痺，獨活湯方。

獨活（四兩）　當歸　防風　茯苓　芍藥　黃耆　葛根　人參　甘草（各二兩）　大豆（一升）　附子（一枚）　乾薑（二兩）

右十二味，㕮咀，以水一斗，清酒二升，合煮取三升，分三服。

越婢湯治風痺脚弱方。

麻黃六兩 石膏半升 白朮四兩 大附子一枚

生薑三兩 甘草二兩 大棗十五枚

右七味。㕮咀。以水七升。先煑麻黃再沸。掠去沫。入諸藥煑取三升。分三服。覆取汗。胡洽方只五味。若惡風者加附子一枚。多淡水者加白朮四兩。

治脚弱神驗方

防已 蜀椒 細辛 桂心 麻黃

石膏各二兩 獨活 防風 黃芩 茵芋

葛根 芎藭 芍藥 甘草各一兩 生薑

茯苓各三兩 烏頭二枚

右十七味。㕮咀。以竹瀝一斗煑取四升。分六服。令一日一夜服盡。其間可常作赤小豆飲。有人脚弱。先服常用竹瀝湯四劑。未覺。增損作此方。後覺得力。又云。脉沉細駃。風在內者。作此湯也。

風引湯治兩脚疼痺腫。或不仁拘急。屈不得行方。

麻黃 石膏 獨活 茯苓各二兩 吳茱萸

秦艽 細辛 桂心 人參 防風

芎藭 防已 甘草各一兩 乾薑一兩半 白朮三兩

杏人六十枚 附子一兩

右十七味。㕮咀。以水一斗六升。煑取三升。分三服。取汗佳。

大鼈甲湯治脚弱風毒。攣痺氣上。及傷寒惡風。溫毒。山水瘴氣。熱毒。四肢痺弱方。

鼈甲二兩 防風 麻黃 白朮 石膏

知母 升麻 茯苓 橘皮 芎藭

杏人 人參 半夏 當歸 芍藥

萎蕤 甘草 麥門冬各一兩 羚羊角六銖

大黃一兩半 犀角 青木香 雄黃各半兩 大棗一十枚

貝齒 烏頭各七枚 生薑三兩 薤白十四枚 麝香三銖

赤小豆三合 吳茱萸五合

右三十一味。㕮咀。以水二斗。煮取四升。分六服。相去十里久。得下止。一方用大黃半兩。畏下可止用六銖。一方用羚羊角半兩。毒盛可用十八銖。胡洽有山茱萸半升。為三十二味。千金翼無知母升麻橘皮芎藭人參當歸萎蕤

小鼈甲湯治身體虛脹如微腫。胸心痞滿。有氣壯熱。小腹厚重。兩脚弱方。

鼈甲 黃芩 升麻 麻黃 羚羊角

桂心 杏人各三兩 前胡四兩 烏梅二十枚 薤白三十枚

右十味。㕮咀。以水一斗。煮取二升七合。分三服。此常用。若體強壯欲須利者。加大黃二兩。

風緩湯治脚弱舉體痺不仁。熱毒氣入藏。胸中滿塞不通。食即嘔吐方。

獨活 麻黃 犀角各三兩。一方用羚羊角 半夏一升

大棗 烏梅二十枚 桂心 鼈甲 升麻

橘皮 枳實 甘草 吳茱萸 大黃各一兩

生薑 石膏各六兩 貝齒七枚

右十七味。㕮咀。以水一斗四升。煮取四升。分五服。日三夜二。不瘥至三劑必瘥。

治脚氣初發。從足起至膝脛骨腫疼者方。

取蜱麻葉切擣。蒸。薄裹之。日二三易即消。蜱麻子似牛蜱蟲。故名蜱麻也。若冬月無蜱麻。取蒴藋根擣碎。和酒糟三分。根一分。合蒸熱。及熱封裹腫上。如前法。日二即消。亦治不仁頑痺。此方非湯。不當見此。然以前後三方俱出蘇長史。更不分出。

若腫已入胜至小腹脹小便澀少者方。

取烏特牛尿一升。一服。日二。取消乃止。(千金翼云羸瘦人二分尿)

(一分牛乳合煮乳浮結乃服之)

若腫已消。仍有此候者急服此湯方。(蘇長史方神驗)

麻黃　射干　人參　茯苓　防己
前胡　枳實(各二兩)　半夏　犀角　羚羊角
青木香　橘皮　杏人　升麻(各一兩)　生薑(五兩)
獨活(三兩)　吴茱萸(一升)

右十七味。㕮咀。以水一斗一升。煮取四升。分五服。相去二十里久。中間進少粥。以助胃氣。此湯兩日服一劑。取病氣退乃止。以意消息之。若熱盛喘煩者。加石膏六兩。生麥門冬一升。去吴茱萸。若心下堅。加鼈甲一兩。

夫脚氣之疾。先起嶺南。稍來江東。得之無漸。或微覺疼痹。或兩脛腫滿。或行起澀弱。或上入腹不仁。或時冷熱。小便秘澀。喘息氣衝喉。氣急欲死。食嘔不下。氣上逆者。皆其候也。若覺此證。先與犀角旋復花湯方。

犀角　旋復花(各二兩)　橘皮　茯苓
生薑(各三兩)　大棗(十枚)　香豉(一升)　紫蘇莖葉(一握)

右八味。㕮咀。以水八升。煮取二升七合。分三服。相去十里久服之。以氣下小便利為度。(崔氏名小犀角湯。如其不下。服後大犀角湯)

大犀角湯。療脚氣毒衝心。變成水。身體遍腫。悶絶欲死者方。

犀角　旋復花　白术　桂心
防己　黄芩(各二兩)　香豉(一升)　生薑
橘皮　茯苓(各二兩)　前胡　桑白皮(各四兩)
紫蘇莖葉(一握)　大棗(十枚)

右十四味。㕮咀。以水九升。煮取二升七合。分三服。相去十里久。取下氣為度。若得氣下。小便利。脚腫即消。能食。若服湯竟不下。氣急不定。仍服後犀角麻黃湯。(崔氏又以白前代白术。無防己。黄芩桑白皮。名旋復花湯)

犀角麻黃湯方。

犀角　麻黃　防風　獨活(崔氏用茯苓)
防己　芎藭　白术　當歸
羚羊角(崔氏用附子)　黄芩(各二兩)　石膏(四兩)　生薑
甘草　杏人(崔氏用細辛)　桂心(各三兩)

右十五味。㕮咀。以水二斗。煮麻黄。去沫。取汁八升。下藥煎取三升。分三服。相去十里久。服訖覆取汗。若不差。五日後更一劑。取汗同前。

茱萸湯。治脚氣入腹。困悶欲死。腹脹方。(蘇長史方)

吴茱萸(六升)　木瓜(兩顆切)

右二味。以水一斗三升。煮取三升。分三服。相去如人行十里久。進一服。或吐或汗。或利或大熱悶。即差。此起死人方。

小風引湯。治中風腰脚疼痛弱者方。(胡洽名大風引湯)

獨活　茯苓　人參(各三兩)　防風　當歸
甘草　乾薑(胡洽作桂心)　石斛(各二兩。胡洽作黄耆)
附子(一枚)　大豆(二升)

右十味。㕮咀。以水九升。酒三升。煮取三升。分四服。服別相去如人行十里久。(胡洽云南方治脚弱与此别。用升麻一兩半。夏芍藥各二兩。合十三味。本只有十味。減當歸石斛。名小風引湯。删繁方無石斛。以療肉極寒。肌肉變。舌痿。名曰惡風。腰痛脚弱)

風濕相薄。骨節煩疼。四肢拘急。不可屈伸。近之則痛。白汗出而短氣。小便不利。惡風不欲去衣。或頭面手足時時浮腫。四物附子湯主之方。

附子(二枚)　桂心(四兩)　白术(三兩)　甘草(二兩)

右四味。㕮咀。以水陸升。煮取三升。分三服。微汗愈。大汗煩者。一服伍合。體腫者加防巳四兩。悸氣。小便不利加茯苓三兩。既有附子。今加生薑三兩。

治脚弱風毒。實及嶺南瘴氣。面腫。乍寒乍熱似瘧狀。脚腫氣上。心悶。欬嗽。擁緩。頑痺方。

麻人　升麻　麻黃　射干　昌蒲

芒消　甘草　大黃各半兩　豉三合

右玖味。㕮咀。以水陸升。煮取貳升半。內芒消。又煎叁沸。分叁服。微利壹貳行。解毒熱。有腫滓薄之。凡覺氣滿。輒服壹劑佳。

道人深師增損腎瀝湯。治風虛勞損挾毒。脚弱疼痺或不隨。下焦虛冷。胷中微有客熱。心虛驚悸不得眠。食少失氣味。日夜數過心煩。迫不得卧。小便不利。又時復下。湘東王至江州。王在嶺南病悉如此。極困篤。余作此湯。令服。即得力。病似此者。服無不差。隨宜增損之方。

黃耆　甘草　芍藥　麥門冬　人參

肉蓯蓉　乾地黃　赤石脂　地骨白皮　茯神

當歸　遠志　磁石　枳實　防風

龍骨各一兩　桂心　芎藭各二兩　生薑四兩　五味子三合

半夏一升　白羊腎一具　大棗三十枚

右二十三味。㕮咀。以水二斗。煮羊腎取汁一斗二升。內諸藥。煮取四升。分為五服。不利下者。除龍骨赤石脂。小便澀以赤茯苓代茯神。加白朮三兩。多熱加黃芩一兩。遺溺加桑螵蛸二十枚。胡洽方無黃耆蓯蓉赤石脂地骨皮磁石枳實防風龍骨半夏有黃芩為拾伍味

石膏湯。治脚氣風毒。熱氣上衝頭面。面赤矜急。鼻塞去來。來時令人昏憒。心胷恍惚。或苦驚悸。身體戰掉。手足緩縱。或酸痺。頭目眩重。眼反鼻辛。熱氣出口中。或患味甜。諸惡不可名狀者方。

石膏　龍膽　升麻　芍藥

貝齒　甘草　鼈甲　黃芩

羚羊角各一兩　橘皮　當歸各二兩

右十一味。㕮咀。以水八升。煮取三升。分為三服。

半夏湯。治脚氣上入腹。腹急上衝胷。氣急欲絕方。

半夏一升　桂心八兩　乾薑五兩　甘草

人參　細辛　附子各二兩　蜀椒二合

右八味。㕮咀。以水一斗。煮取三升。分為三服。初稍稍進。恐氣衝上格塞不得下。小小服。通人氣耳。

烏頭湯。治風冷脚痺疼痛。攣弱不可屈伸方。

烏頭　細辛　蜀椒各一兩　甘草　秦艽

附子　桂心　芍藥各二兩　乾薑　茯苓

防風　當歸各三兩　獨活四兩　大棗二十枚

右十四味。㕮咀。以水一斗二升。煮取四升。分五服。若熱毒多。服益佳。

迮毒湯。治脚弱風熱。上入心腹。煩悶欲絕方。

半夏四兩　黃耆　甘草　當歸

人參　厚朴　獨活　橘皮各一兩

枳實　麻黃　乾地黃　芍藥各二兩

桂心三兩　生薑四兩　貝子七枚　大棗二十枚

右十六味。㕮咀。以水一斗二升。煮取三升六合。分四服。日三夜一。

治脚弱。體痺不仁。毒氣上入藏。胷中滿塞不通。食輒吐失味。舊說脚弱上氣。風緩湯主之方。

獨活　甘草　石膏各三兩　犀角一兩半　麻黃
防風　當歸　升麻　橘皮　吳茱萸
桂心　半夏　鱉甲各二兩　羚羊角一兩半　枳實一兩
生薑六兩　大棗二十枚　貝齒七枚　烏頭二兩，一作烏梅十枚

右十九味㕮咀。以水一斗。四升煑取四升。一服一升。若有少虛熱者。加乾地黃二兩。

紫蘇子湯。治脚弱上氣。昔宋湘東王在南州。患脚氣困篤。服此湯大得力方。

紫蘇子一升　前胡　厚朴　甘草　當歸各一兩
半夏一升　橘皮三兩　大棗二十枚　生薑一斤　桂心四兩

右十味㕮咀。以水一斗三升。煑取二升半。分爲五服。日三夜二。

附子湯。治濕痺緩風。身體疼痛如欲折。肉如錐刺刀割方。

附子三枚　芍藥　桂心　甘草
茯苓　人參各三兩　白朮四兩

右七味㕮咀。以水八升。煑取三升。分三服。

防風湯。治肢體虛風微痙發熱。肢節不隨。恍惚狂言。來去無時。不自覺悟。南方支法存所用。多得力。温和不損人。爲勝於續命越婢風引等湯。羅廣州一門。南州士人常用。亦治脚弱甚良方。

防風　麻黃　秦艽　獨活各二兩
當歸　遠志　甘草　防已
人參　黃芩　升麻　芍藥各一兩
石膏半兩　麝香六銖　生薑　半夏各二兩
一方用白朮一兩。

右十六味㕮咀。以水一斗三升。煑取四升。一服一升。初服。厚覆取微汗。亦當兩三行下。其間相去如人行十里久更服。有熱加大黃二兩。先有冷心痛疾者。倍當歸。加桂心三兩。不用大黃。

甘草湯。治脚弱。舉身洪腫。胃反。食穀吐逆。胸中氣結不安而寒熱。下痢不止。小便難。服此湯即益。亦服女麴散。利小便。腫消。服大散。摩膏有驗方。

甘草　人參各一兩　半夏一升　桂心　蜀椒各三兩
小麥八合　大棗二十枚　生薑八兩　吳茱萸二升

右九味㕮咀。以水一斗三升。煑小麥取一斗。去小麥。內諸藥。煑取三升。分爲六服。女麴散出第十五卷第八篇中

若寒熱日再三發。可服此恒山甘草湯方。

恒山三兩　甘草一兩半

右二味㕮咀。以水四升。煑取一升半。分三服。相去五里一服。

丹參牛膝煑散。治脚痺弱。氣滿身微腫方。

丹參　牛膝　桑白皮　杏人　升麻
豬苓　茯苓各四兩　犀角　黃芩　橘皮
防已　白前　澤瀉　桂心　秦艽各三兩
生薑　李根白皮各二兩　大麻人一升

右十八味。擣篩。以水一升半。內散方寸匕。煑取七合。輕絹濾去滓。頓服。日再。夏月熱不得服丸散。此煑散頃年常用大驗。

治腰髂不隨。兩脚攣腫方。

蜀椒四升。以水四斗。煑取二斗半。甕盛。下著火煖之。懸板爲橋。去湯二寸許。以脚蹋板。柱脚坐。以綿絮密塞。勿令泄氣。若疲。即出入被。以粉摩之。一食久更入甕。常令甕下火不絕。勿使湯冷。如此消息。不過七日

得伸展，并腫亦消。

諸散第三 方七首

例曰：大法春秋宜服散。

八風散 治風虛面青黑土色，不見日月光，脚氣痺弱。準經面青黑主腎，不見日月光主肝，補腎治肝方

菊花三兩 石斛 天雄各一兩半 人參 附子
甘草各一兩六銖 鍾乳 署預 續斷 黃耆
澤瀉 麥門冬 遠志 細辛 龍膽
秦艽 石韋 菟絲子 牛膝 昌蒲
杜仲 茯苓 乾地黃 栢子人 蛇牀子
防風 白术 乾薑 萆薢 山茱萸各一兩
五味子 烏頭各半兩 蓯蓉二兩

右三十三味，治下篩，酒服方寸匕，日三服。不知加至二匕。

大八風散 治諸緩風濕痺脚弱方。

巴戟天 黃耆 桂心 細辛 天雄
萆薢 蓯蓉 牡荊子 署預 菊花
萎蕤 山茱萸 秦艽 黃芩 石斛
白术 礜石一作礬石 厚朴 龍膽 人參
蜀椒各半兩 附子 五味子各十八銖 昌蒲
茯苓 牛膝千金翼作乾薑 烏喙 遠志各一兩
桔梗三十銖 芎藭 白斂 芍藥各六銖

右三十二味，治下篩，酒服半寸匕，日三。不知稍增，令微覺。胡洽無桔梗

內補石斛秦艽散 治風虛脚弱，手足拘攣，疼痺不能行，脚趺腫上膝，小腹堅如繩約，氣息常如憂恚，不能食飲者，皆由五勞七傷，腎氣不足，受風濕故也，悉主之方。

石斛 附子 天雄 桂心 獨活
天門冬各一兩 秦艽 烏頭 人參 乾薑
當歸 防風 杜仲各三十銖 山茱萸 莽草
桔梗 細辛 麻黃 前胡 五味子各十八銖
蜀椒 白芷 白术各半兩

右二十三味，治下篩，酒服方寸匕，日再服。不知，稍增至二匕。虛人三建皆炮，實人亦可生用。風氣者本因腎虛，既得病後，毒氣外滿則灸洩其氣，內滿則藥馳之。當其救急，理必如此。至於風消退，四體虛弱，餘毒未除，不可便止，宜服此散。推陳致新，極為良妙。此既人情可解，無可疑焉。

秦艽散 治風無久新，卒得不知人，四肢不仁，一身盡痛，偏枯不隨，不能屈伸，洗洗寒熱，頭目眩倒，或口面喎僻方。

秦艽 乾薑 桔梗 附子各一兩 天雄
當歸 天門冬 人參 白术 蜀椒各三十銖
烏頭 細辛各十八銖 甘草 白芷 山茱萸
麻黃 前胡 防風 五味子各半兩

右十九味，治下篩，酒服方寸匕，日三。若老人少服之。胡洽無天門冬、前胡，有莽草、桂心、防己、萆薢、白斂、黃耆，為二十三味

單服松脂 治一切風及大風，脚弱風痺方。薰陸法亦同。

松脂三十斤，以槲皮袋盛，繫頭，鐺底布竹木，置袋於上，以石三五顆壓之，下水於鐺中，令滿，煑之。膏浮出得盡，以後量更三十沸，接置於冷水中，易袋洗鐺，更煑如此九遍。藥成擣篩為散，以粗羅下之，用酒服一方寸匕，日二。初和藥以冷酒，藥入腹後飲熱酒，行藥以知為度。如覺熱即減，不減令人大小便秘澀。若澀宜食葱羹，仍自不通，宜服生地黃汁，令取泄痢，除忌

大麻子以外無所禁。若欲斷米。加茯苓與松脂等分。蜜中爲丸。但食淡麫餺飥。日兩度食。一食一小椀。勿多食也。作餺飥法。硬和麫熟挼煮五十沸。漉出。冷水淘。更置湯中煮十餘沸。然後漉出食之。服松脂三十日後即覺有驗。兩脚如似水流下是效。如恐秘澀。和一斤松脂茯苓與棗栗許大酥即不澀。服經一百日後脚氣當愈。仙經曰。服松脂一年增壽一年。服二年增壽二年。及服之十年增壽十年。

淮南八公石斛萬病散。主風濕疼腰脚不隨方。

防風 茯苓 菊花 細辛 蜀椒
乾薑 雲母 蓯蓉 人參 乾地黄
附子 石斛 杜仲 遠志 菟絲子
天雄 萆薢 桂心 牛膝 蛇牀子
白术 署預 巴戟 昌蒲 續斷
山茱萸各一兩 五味子二兩

右二十七味治下篩。酒服方寸匕。日再。

茱萸散。主冷風脚跛偏枯。半身不隨。晝夜呻吟。醫所不治方。

吳茱萸 乾薑 白歛 牡荆千金翼作牡桂
附子 天雄 狗脊 乾漆
署預 秦艽 防風各半兩

右十一味治下篩。先食服方寸匕。日三。藥入肌膚中淫淫然。三日知。一月差。

酒醴第四 例一首 方十六首

例曰。凡合酒皆薄切藥。以絹袋盛藥內酒中。密封頭。春夏四五日。秋冬七八日。皆以味足爲度。去滓服酒。盡後其滓擣酒服方寸匕。日三。大法冬宜服酒。至立春宜停。

石斛酒。治風虛氣滿。脚疼痺攣。弱不能行方。

石斛 丹參 五加皮各五兩 側子 秦艽
杜仲 山茱萸 牛膝各四兩 桂心 乾薑
羌活 芎藭 橘皮 黄耆 白前
蜀椒 茵芋 當歸各三兩 薏苡人一升 防風二兩
鍾乳八兩擣碎別絹袋盛繫大藥袋內

右二十一味㕮咀。以清酒四斗漬三日。初服三合。日再。稍稍加。以知爲度。

烏麻酒方。

烏麻五升微熬擣碎。以酒一斗漬一宿。隨所能飲之。盡更作甚良。

治風虛勞損脚疼冷痺羸瘦攣弱不能行鍾乳酒方。

鍾乳八兩 丹參六兩 石斛 杜仲
天門冬各五兩 牛膝 防風 黄耆
芎藭 當歸各四兩 附子 桂心
秦艽 乾薑各三兩 山茱萸 薏苡人各一升

右十六味㕮咀。以清酒三斗漬之三日。初服三合。日再。稍稍加之。以知爲度。

枸杞昌蒲酒。治緩急風四肢不隨。行步不正。口急及四體不得屈伸方。

枸杞根一百斤 昌蒲五斤

右二味細剉。以水四石。煮取一石六斗。去滓。釀二斛米酒。熟。稍稍飲之。

虎骨酒。治骨髓疼痛。風經五藏方。

虎骨一具。炭火炙令黄色。槌刮取淨。擣碎得數升。清酒六升浸五宿。隨性多少稍飲之。易云。虎嘯風生。龍吟。雲起此亦有情與無情相感。治風之效。故亦無疑。

蓼酒。治胃管冷。不能飲食。耳目不聰明。四肢有氣。冬卧脚冷。服此酒拾日後。目既精明。體又充壯方。

捌月叁日。取蓼暴燥。把之如伍升大。陸拾把。水陸石。煑取壹石。去滓。以釀酒如常法。隨多少飲之。已用訖效甚速。

小黃耆酒。大治風虛痰澼。四肢偏枯。兩脚弱。手不能上頭。或小腹縮痛。脇下攣急。心下有伏水。脇下有積飲。夜喜夢。悲愁不樂。恍惚善忘。此由風虛五藏受邪所致。或久坐腰痛。耳聾卒起。眼眩頭重。或舉體流腫疼痹。飲食惡冷。濇濇惡寒。胷中痰滿。心下寒疝。藥皆主之。及婦人産後餘疾。風虛積冷不除者方。

黃耆　附子　蜀椒　防風　牛膝
細辛　桂心　獨活　白朮　芎藭
甘草各叁兩　秦艽　烏頭集驗用署預叁兩　大黃
葛根　乾薑　山茱萸各貳兩　當歸貳兩半

右拾捌味。㕮咀。少壯人無所熬練。虛老人微熬之。以絹袋中盛。清酒貳斗漬之。春夏伍日。秋冬柒日。可先食服壹合。不知。可至肆伍合。日叁服。此藥攻痹甚佳。亦不令人吐悶。小熱宜冷飲食也。大虛加蓯蓉貳兩。下痢加女萎叁兩。多忘加石斛、昌蒲、紫石各貳兩。心下多水者。加茯苓、人參各貳兩。署預叁兩。酒盡可更以酒貳斗重漬滓。服之不爾。可暴滓擣下。酒服方寸匕。不知稍增之。服壹劑得力。令人耐寒冷。補虛。治諸風冷神良。

黃耆酒。治風虛脚疼。痿弱氣悶。不自收攝兼補方。

黃耆　烏頭　附子　乾薑　秦艽
蜀椒　芎藭　獨活　白朮　牛膝
蓯蓉　細辛　甘草各三兩　葛根　當歸
昌蒲各兩半　山茱萸　桂心　鍾乳　柏子人
天雄　石斛　防風各二兩　大黃　石南各一兩

右二十五味。㕮咀。無所熬練。清酒三斗漬之。先食服一合。不知可至五合。日三。以攻痹為佳。大虛加蓯蓉。下痢加女萎。多忘加昌蒲各三兩。胡洽有澤瀉三兩茯苓二兩人參茵芋半夏栝樓芍藥各一兩無秦艽芎藭牛膝蓯蓉甘草葛根當歸昌蒲鍾乳大黃為二十二味名大黃耆酒

茵芋酒。治大風頭眩重。目瞀無所見。或仆地氣絶。半日乃蘇。口喎噤不開。半身偏死。拘急痹痛。不能動揺。歷節腫痛。骨中酸疼。手不得上頭。足不得屈伸。不能躡履。行欲傾跛。皮中動淫淫。如有蟲啄。軫癢搔之生瘡。甚者狂走。有此諸病。藥皆主之方。

茵芋　烏頭　石南　防風　蜀椒
女萎　附子　細辛　獨活　卷柏
桂心　天雄　秦艽　防己各一兩　躑躅二兩

右十五味。㕮咀。少壯人無所熬練。虛老人薄熬之。清酒二斗漬之。冬七日。夏三日。春秋五日。初服一合。不知加至二合。寧從少起。日再。以微痹為度。胡洽無蜀椒獨活卷柏為十二味

大金牙酒。治瘴癘毒氣中人。風冷濕痹。口喎面戾。半身不遂。手足拘攣。歷節腫痛。甚者小腹不仁。名曰脚氣。無所不治方。

金牙一斤　側子　附子　天雄　人參
蓯蓉　茯苓　當歸　防風　黃耆
署預　細辛　桂心　萆薢　萎蕤
白芷　桔梗　黃芩　遠志　牡荊子
芎藭　地骨皮　五加皮　杜仲　厚朴
枳實　白朮各三兩　獨活半斤　茵芋　石南

狗脊各二兩 牛膝 丹參各三兩 磁石十兩 薏苡人

麥門冬各一升 生石斛八兩 蒴藋四兩 生地黃切，二升

右三十九味，㕮咀，以酒八斗漬七日，温服一合，日四五夜一。石藥細研，别絹袋盛，共藥同漬。藥力和善，主治極多。凡是風虛，四體小覺有風痾者，皆須將服之，無所不治也。服者一依方合之，不得輒信人大言浪有加減。

鍾乳酒，治虛損，通順血脉，極補下氣方。

鍾乳五兩 附子 甘菊各二兩 石斛 蓯蓉各五兩

右五味，㕮咀，以清酒三斗漬，服二合，日再，稍增至一升。

秦艽酒，治四肢風，手臂不收，髀脚疼弱，或有拘急攣縮屈指，偏枯痿躄，痟小不仁，頑痹者，悉主之方。

秦艽 牛膝 附子 桂心 五加皮

天門冬各三兩 巴戟天 杜仲 石南

細辛各二兩 獨活五兩 薏苡人一兩

右十二味，㕮咀，以酒二斗漬之，得氣味，可服三合，漸加至五六合，日三夜一服。

术膏酒，治脚弱風虛，五勞七傷，萬病皆主之方。

生白术淨洗，一石五斗，擣取汁三斗，煎取半

濕荆二十五束，束别三尺，圍各長二尺五寸，徑頭二寸，燒取瀝三斗，煎取半

青竹三十束，束别三尺，圍各長二尺五寸，徑一寸，燒取瀝三斗，煎取半

生地黃根五大斗，麤大者，擣取汁三斗，煎取半

生五加根三十六斤，淨洗訖，剉，於大釜内以水四石煎之，去滓，澄清，取汁七斗，以銅器中盛，大釜内水上煎之，取汁三斗五升。其煎諸藥法一準五加例

右件白术等五種藥總計得汁九斗五升，好糯米一石五斗，上小麥麴八斤，暴乾末之，以藥汁六斗浸麴五日，待麴起，第一投淨淘米七斗，令得三十遍，下米置淨席上，以生布拭之，勿令不淨，然後炊之，下饋以餘藥汁浸饋，調強弱更蒸之，待饋上痂生，然後下於席上，調強弱冷熱如常釀酒法，醞之甕中，密蓋頭，三日後第二投，更淘米四斗，一如前法投之，三日後即加藥如左。

桂心 甘草 白芷 細辛 防風

當歸 麻黃 芎藭各六兩 附子五兩 牛膝九兩

乾薑 五加皮各一斤

右十二味，㕮咀訖，第三投以米四斗淨淘如前法，還以餘汁澆饋重蒸，待上痂生，下置席上，調冷熱如常釀法，和上件藥投之，三日外然後嘗，甘苦得中訖，密封頭二七日，乃押取清酒，一服四合，日再服，細細加，以知為度，温酒不得過熱。慎生冷、酢滑、豬、鯉魚、蒜、牛肉等。

松葉酒，主脚弱，十二風痹不能行，服更生散數劑，及衆治不得力，服此一劑，便能遠行，不過兩劑方。

松葉六十斤，㕮咀之，以水四石，煮取四斗九升，以釀五斗米，如常法，别煮松葉汁以漬米并饋飯，泥釀封頭，七日發，澄飲之，取醉，得此力者甚衆，神妙。

治脚氣方。

好豉三斗，蒸一石米下，暴乾，如是三上，以酒五斗漬七日，去滓，飲，惟醉為佳，酒盡更以二斗半漬之，飲如初。

側子酒，治風濕痹不仁，脚弱不能行方。

側子 牛膝 丹參 山茱萸 蒴藋根

杜仲 石斛各四兩 防風 乾薑 蜀椒

細辛 獨活 秦艽 桂心 芎藭

當歸　白朮　茵芋(各三兩)　五加皮(五兩)　薏苡人(二升)

右二十味㕮咀。絹袋盛。清酒四斗漬六宿。初服三合。稍加以知爲度。患目昏頭眩者彌精。

膏第五(例一首　方八首)

例曰。凡作膏常以破除日。無令喪孝污穢産婦下賤人雞犬禽獸見之。病在外火炙摩之。在内温酒服如棗核許。

神明白膏。治百病。中風惡氣及頭面諸病。青盲風目爛眥管翳耳聾鼻塞齲齒齒根挺痛及癰痔瘡癬疥等悉主之方。

吴茱萸　蜀椒　芎藭　白朮　白芷
前胡(各一升，崔氏作白前)　附子(三十枚)　桂心
當歸　細辛(各二兩)

右十味㕮咀。淳苦酒於銅器中。淹浸諸藥一宿。以成煎猪膏十斤。炭火上煎三沸。三上三下。白芷色黄爲候。病在腹内温酒服如彈丸一枚。日三。目痛取如黍米内兩眥中。以目向風。無風可以扇扇之。諸瘡痔齲齒耳鼻百病主之。皆以膏傅。病在皮膚炙手摩病上。日三。(肘後無桂心，九味)

衛侯青膏。治百病久風頭眩。鼻塞。清涕淚出。霍亂吐逆。傷寒咽痛。脊背頭項强。偏枯拘攣。或緩或急。或心腹久寒。積聚疼痛。欬逆上氣。往來寒熱。鼠漏瘰癧。歷節疼腫。關節盡痛。男子七傷。臚脹腹滿。羸瘦不能飲食。婦人生産餘疾諸病。瘑疥惡瘡。癰腫陰蝕。黄疸發背。馬鞍牛領瘡腫方。

當歸　栝樓根　乾地黄　甘草　蜀椒(各六兩)
半夏(七合)　桂心　芎藭　細辛　附子(各四兩)
黄芩　桔梗　天雄　藜蘆　皂莢(各一兩半)
厚朴　烏頭　莽草　乾薑　人參
黄連　寄生　續斷　戎鹽(各三兩)　黄野葛(二分)
生竹茹(六升)　巴豆(二十枚)　石南　杏人(各一兩)
猪脂(三斗)　苦酒(一斗六升)

右三十一味㕮咀諸藥。以苦酒漬一宿。以猪脂微火上煎之。三下三上。膏成。病在内以酒服如半棗。在外摩之。日三。

神明青膏。治鼻中干。灌之并摩服方。

蜀椒(五合)　皂莢　黄芩　石南　黄連
雄黄　桂心　藜蘆(各三銖)　白朮
芎藭　大黄(各七銖)　烏頭　莽草　續斷(各五銖)
澤瀉(七銖)　半夏　當歸(各十二銖)　乾地黄(十一銖)
萎蕤　細辛(各十銖)　附子　桔梗(各二銖)　乾薑(六銖)
人參(五銖)　戎盐(杏子大一枚)

右二十五味㕮咀。以苦酒一斗漬之。羊髓一斤爲東南三隅竈。内諸藥。炊以葦薪。作叁聚新好土。藥沸即下。置土聚上。三沸三下。訖藥成。以新布絞去滓。病在外火炙摩之。在内温酒服如棗核。日三。稍稍益。以知爲度。

太傅白膏。治百病。傷寒喉咽不利。頭項强痛。腰脊兩脚疼。有風痺濕腫。難屈伸。不能行步。若風頭眩。鼻塞。有附息肉生瘡。身體隱軫。風搔。鼠漏瘰癧。諸疽惡瘡。馬鞍牛領腫瘡。及久寒結堅在心。腹痛胷痺。煩滿不得眠。飲食欬逆上氣。往來寒熱。婦人産後餘疾。耳目鼻口諸疾悉主之。亦曰太一神膏方。

蜀椒(一升)　附子(三兩)　升麻(切，一升)　巴豆　芎藭(各三十銖)
杏人(五合)　狸骨　細辛(各一兩半)　白芷(半兩)　甘草(二兩)
白朮(六兩)　一方用當歸三兩

右十二味㕮咀。苦酒淹漬一宿。以猪脂四斤微火煎之。先削附子一枚。以繩繫著膏中。候色黄膏成去滓。傷寒心腹積聚。諸風腫疾。頸項腰脊强。偏枯不仁。皆摩之。日壹。癰腫

惡瘡鼠瘻瘰癧。炙手摩之。耳聾。取如大豆灌之。目痛炙緲縹白瞖如珠當瞳子。視無所見。取如粳米傅白上。令其人自以手掩之。須臾即愈。便以水洗。視如平復。且勿當風。三十日後乃可行。鼻中痛。取如大豆內鼻中。并以摩之。齲齒痛。以綿裹如大豆著痛齒上。咋之。中風面目鼻口喎僻。以摩之。若晨夜行。辟霜霧。眉睫落。數數以鐵漿洗。用膏摩之。

曲魚膏。治風濕疼痺。四肢嚲弱。偏跛不仁。并癰腫惡瘡方。

大黃　黃芩　莽草　巴豆　野葛
牡丹　躑躅　芫花　蜀椒　皁莢
附子　藜蘆各一兩

右十二味。㕮咀。以苦酒漬藥一宿。以成煎豬膏三斤。微火煎三沸一下。別內白芷一片。三上三下。白芷色黃藥成。去滓。微火炙手摩病上。日三。

野葛膏。治惡風毒腫疼痺不仁。瘰癧惡瘡。癰疽腫脛。脚弱偏枯百病方。

野葛　犀角　蛇銜　莽草外臺作茵芋
烏頭　桔梗　升麻　防風
蜀椒　乾薑　鼈甲　雄黃
巴豆各一兩　丹參三兩　躑躅花一升

右十五味。㕮咀。以苦酒四升漬之一宿。以成煎豬膏五斤。微火煎三上三下。藥色小黃去滓。以摩病上。此方不可施之猥人。慎之。胡洽無丹參躑躅有細辛又蘇恭以白芷防己吳茱萸附子當歸代巴豆雄黃蛇銜防風鼈甲

蒼梧道士陳元膏。主一切風濕骨肉疼痺方。

當歸　細辛各一兩　桂心五寸　天雄三十枚
生地黃三斤　白芷一兩半　芎藭一兩　丹砂二兩
乾薑十累　烏頭三兩　松脂八兩　豬肪十斤

右十二味。㕮咀。以地黃汁漬藥一宿。煎豬肪去滓。內藥煎十五沸去滓。內丹砂末。熟攪。用火炙手摩病上。日千徧。差。胡洽有人參防風各三兩附子三十枚雄黃二兩為十五味附後千金翼有附子二十二銖雄黃二兩半大酢三升為十五味崔氏与千金翼同

裴公八毒膏。主卒中風毒。腹中絞刺痛。飛尸入藏。及魘寐不寤。尸厥奄忽不知人。宿食不消。溫酒服如棗核大。得下止。若毒氣甚。咽喉閉塞不能蘇者。折齒內蔥葉口中。以膏灌蔥葉中令下。病腫者。向火摩腫上。若歲中多溫。欲省病及行霧露中。酒服之。內鼻中亦得方。

蜀椒　當歸　雄黃　丹砂各二兩
烏頭　巴豆各一升　薤白一斤　莽草四兩

右八味。㕮咀。苦酒三升漬一宿。用豬脂五斤。東向竈。葦薪火煎之。五上五下。候薤白黃色。絞去滓。研雄黃丹砂如粉。內之。攪至凝乃止。膏成。盛不津器中。諸吳蚣蛇蜂等毒者。以膏置瘡上。病在外。悉傅之摩之。以破除日合。一方用礜石一兩。吳蚣二枚。是名八毒膏。肘後不用巴豆莽草名五毒膏

備急千金要方卷第七

備急千金要方卷第八 諸風

朝奉郎守太常少卿充秘閣校理判登聞檢院護軍賜緋魚袋臣林億等校正

論雜風狀第一

岐伯曰。中風大法有四。一曰偏枯。二曰風痱。三曰風懿。四曰風痺。夫諸急卒病多是風。初得輕微。人所不悟。宜速與續命湯。依輸穴灸之。夫風者百病之長。岐伯所言四者。說其最重也。

偏枯者。半身不隨。肌肉偏不用而痛。言不變。智不亂。病在分腠之間。溫卧取汗。益其不足。損其有餘。乃可復也。（甲乙經云溫卧取汗則巨取之）

風痱者。身無痛。四肢不收。智亂不甚。言微可知。則可治。甚即不能言。不可治。

風懿者。奄忽不知人。咽中塞窒窒然。（巢源作噫噫然有聲）舌強不能言。病在藏腑。先入陰。後入陽。治之先補於陰。後寫於陽。發其汗。身轉軟者生。汗不出身直者七日死。（巢源作眼下及鼻人中左右白者可治一黑一赤吐沫者不可治）

風痺。濕痺。周痺。筋痺。脉痺。肌痺。皮痺。骨痺。胞痺。各有證候。形如風狀。得脉別也。脉微濇。其證身體不仁。

凡風多從背五藏輸入諸藏受病。肺病最急。肺主氣息。又冐諸藏故也。肺中風者。其人偃卧而胷滿短氣。冐悶汗出者。肺風之證也。視目下鼻上兩邊下行至口。色白者尚可治。急灸肺輸百壯。服續命湯。小兒減之。若色黄者。此爲肺已傷。化爲血矣。不可復治。其人當妄言。掇空指地。或自拈衣尋縫。如此數日死。若爲急風邪所中。便迷漠恍惚。狂言妄語。或少氣惙惙。不能復言。若不求師即治。宿昔而死。即覺便灸肺輸及膈輸肝輸數十壯。急服續命湯可救也。若涎唾出不收者。既灸當并與湯也。諸陽受風。亦恍惚妄語。與肺病相似。然著緩可經久而死。

肝中風者。其人但踞坐。不得低頭。繞兩目連額上。色微有青者。肝風之證也。若脣色青面黄。尚可治。急灸肝輸百壯。服續命湯。若大青黑。面一黄一白者。此爲肝已傷。不可復治。數日而死。

心中風者。其人但得偃卧。不得傾側。悶乱冐絶汗出者。心風之證也。若脣正赤尚可治。急灸心輸百壯。服續命湯。若脣或青或白或黄或黑者。此爲心已壞爲水。面目亭亭。時悚動者。不可復治。五六日死。（一云旬日死）

脾中風者。其人但踞坐而腹滿。身通黄。吐鹹汁出者。尚可治。急灸脾輸百壯。服續命湯。若目下青。手足青者。不可復治。

腎中風者。其人踞坐而腰痛。視脅左右未有黄色如餅粢大者。尚可治。急灸腎輸百壯。服續命湯。若齒黄赤。鬢髮直。面土色者。不可復治。

大腸中風者。卧而腸鳴不止。灸大腸輸百壯。可服續命湯。

賊風邪氣所中則傷於陽。陽外先受之。客於皮膚。傳入於孫脉。孫脉滿則入傳於絡脉。絡脉滿則輸於大經中成病。歸於

陸腑則爲熱不時卧止爲啼哭其脉堅大爲實實有外堅充滿不可按之按之則痛也經絡諸脉傍支去者皆爲孫脉也

凡風之傷人或爲寒中或爲熱中或爲厲風或爲偏枯或爲賊風故以春甲乙傷於風者爲肝風以夏丙丁傷於風者爲心風以四季戊已傷於風者爲脾風以秋庚辛傷於風者爲肺風以冬壬癸傷於風者爲腎風風中五藏六腑之輸亦爲藏腑之風各入其門戸所中則爲偏風風氣循風府而上則爲腦風風入頭則爲目風眼寒飲酒中風則爲酒風入房汗出中風則爲内風新沐中風則爲首風久風入房中風則爲腸風外在腠理則爲泄風故曰風者百病之長也至其變化乃爲他病無常方焉是知風者善行而數變在人肌膚中内不得泄外不得散因人動靜乃變其性有風遇寒則食不下遇熱則肌肉消而寒熱有風遇陽盛則不得汗遇陰盛則汗自出肥人有風肌肉厚則難泄喜爲熱中目黄瘦人有風肌肉薄則常外汗身中寒目淚出有風遇於虚腠理開則外出淒淒然如寒狀覺身中有水淋狀時如竹管吹處此是其證也有風遇於實腠理閉則内伏令人熱悶是其證也

新食竟取風爲胃風其狀惡風頸多汗膈下塞不通食飲不下脹滿形瘦腹大失衣則憤滿食寒即洞泄新熱食竟入水自漬及浴者令人大腹爲水病

因醉取風爲漏風其狀惡風多汗少氣口乾善渴近衣則身如火燒臨食則汗流如雨骨節懈墮不欲自勞

新沐浴竟取風爲首風其狀惡風而汗多頭痛新房室竟取風爲内風其狀惡風汗流沾衣勞風之爲病法在肺下使人彊上而目脫唾出若涕惡風而振寒候之三日及五日中不精明者是也宗捌曰微有青黄膿涕如彈丸大從口鼻出爲善若不出則傷肺

風邪客於肌膚虚癢成風胗瘙瘡風邪入深寒熱相搏則肉枯邪客半身入深真氣去則偏枯邪客關機中即攣筋中亦然邪淫於藏夢藏大形小淫於腑夢藏小形大邪隨目系入腦則目轉眩邪中精則散視見兩物風邪入藏寒氣客於中不能發則瘖瘂喉痺舌緩不時服藥針灸風逐脉流入藏使人卒然瘖緩縱噤痙致死也風入陽經則狂入陰經則癲陽邪入陰病則靜陰邪入陽病則怒

若因熱食汗浴通腠理得開其風自出則覺肉中如針刺步行運力欲汗亦如此也

凡覺肌肉中如刺皆由腠理閉邪氣在肌中閉因欲出也宜解肌湯則安

夫眼瞤動口脣動偏喎皆風入脉故須急服小續命湯將八風散摩神明白膏丹參亦依經針灸之

諸痺由風寒濕三氣并客於分肉之間迫切而爲沫得寒則聚聚則排分肉肉裂則痛痛則神歸之神歸之則熱熱則痛解痛解則厥厥則他痺發發則如是此内不在藏而外未發於皮膚居分肉之間真氣不能周故爲痺也其風最多者不仁則腫爲行痺走無常處其寒多者則爲痛痺其濕多者則爲著痺冷汗濡但隨血脉上下不能左右去者則爲周痺也痺在肌中更發更止左以應左右以應右者爲偏痺也

夫痺其陽氣少而陰氣多者故令身寒從中出其陽氣多而陰氣少者則痺且熱也

諸痺風勝者則易愈在皮間亦易愈在筋骨則難痊也久痺入深令榮衛澀經絡時疎則不知痛

風痺病不可已者足如履冰時如入湯腹中股脛淫濼煩心頭

痛傷脾腎時嘔眩時時汗出傷心目眩傷肝悲恐短氣不樂
傷肺不出三年死一云三日
太陽中風重感於寒濕則變痓也痓者口噤不開背强而直
如發癎之狀搖頭馬鳴腰反折須臾十發氣息如絶汗出如
雨時有脫易得之者新産婦人及金瘡血脉虛竭小兒臍風大
人凉濕得痓風者皆死溫病熱盛入腎小兒癎熱盛皆痓痓
瘖厥癲皆相似故久厥成癲審察之其重者患耳中策策痛
皆風入腎經中也不治流入腎則喜卒然身痓直如死皆宜
服小續命湯兩三劑也若耳痛腫生汁作癰節者乃死害也
惟風宜防耳針耳前動脉及風府神良

諸風第二（方二十九首 灸法四十首）

小續命湯治卒中風欲死身體緩急口目不正舌强不能語奄奄忽忽神情悶亂諸風服之皆驗不令人虛方

麻黄　防己（崔氏外臺不用防己）　人參　黄芩
桂心　甘草　芍藥　芎藭
杏人（各一兩）　附子（一枚）　防風（一兩半）　生薑（五兩）

右十二味㕮咀以水一斗二升先煮麻黄三沸去沫内諸藥煮取三升分三服甚良不差更合三四劑必佳取汗隨人風輕重虛實也有人脚弱服此方至六七劑得差有風疹家天陰節變輒合服之可以防瘖一本云恍惚者加茯神遠志如骨節煩疼本有熱者去附子倍芍藥（小品千金翼同深師）（古今錄驗有白朮不用杏人救急無芎藭杏人止十味延年無防風）

大續命湯治肝厲風卒然瘖啞依古法用大小續命二湯通治五藏偏枯賊風方

麻黄（八兩）　石膏（四兩）　桂心　乾薑
芎藭（各二兩）　當歸　黄芩（各一兩）　杏人（七十枚）
荆瀝（一升）

右九味㕮咀以水一斗先煮麻黄兩沸掠去沫下諸藥煮取四升去滓又下荆瀝煮數沸分四服能言未差後服小續命湯舊無荆瀝今增之效如神（千金翼有甘草）

小續命湯治中風冒昧不知痛處拘急不得轉側四肢緩急遺失便利此與大續命湯同偏宜産後失血并老小人方

麻黄　桂心　甘草（各二兩）
生薑（五兩）　人參　芎藭
白朮　附子　防己
芍藥　黄芩（各一兩）　防風（一兩半）

右十二味㕮咀以水一斗二升煮取三升分三服（古今錄驗無桂）（名續命湯胡洽千金翼同）

治風歷年歲或歌或哭大笑言語無所不及宜服小續命湯方

麻黄（三兩）　人參　桂心　白朮（各二兩）
芍藥　甘草　防己　黄芩
芎藭　當歸（各一兩）

右十味㕮咀以水一斗二升煮取三升分三服日三覆取汗

大續命湯治大風經藏奄忽不能言四肢垂曳皮肉痛癢不自知方

獨活　麻黄（各三兩）　芎藭　防風
當歸　葛根　生薑　桂心（各一兩）
茯苓　附子　細辛　甘草（各一兩）

右十二味㕮咀以水一斗二升煮取四升分五服老小半之若初得病便自大汗者減麻黄不汗者依方上氣者加吳茱萸二兩厚朴一兩乾嘔者倍加附子一兩啘者加橘皮

一兩。若胸中吸吸少氣者。加大棗十二枚。心下驚悸者。加茯苓一兩。若熱者。可除生薑。加葛根。初得風未須加減。便且作三劑。停四五日以後。更候視病虛實平論之。行湯行針。依穴灸之。

西州續命湯　治中風痱。一作入藏。身體不知自收。口不能言語。冒昧不識人。拘急背痛。不得轉側方。

麻黃六兩　石膏四兩　桂心二兩　甘草
芎藭　乾薑　黃芩　當歸各一兩
杏人三十枚

右九味。㕮咀。以水一斗二升煮麻黃。再沸。掠去上沫。後下諸藥。煮取四升。初服一升。猶能自覺者。勿熟眠也。可臥。厚覆。小小汗出已。漸減衣。勿復大覆。可眠矣。前服不汗者。後服一升。汗後稍稍五合一服。安穩乃服。勿頓服也。汗出則愈。勿復服。飲食如常。無禁忌。勿見風。并治上氣欬逆。若面目大腫。但得臥。服之大善。凡服此湯不下者。人口噓其背。湯則下過矣。病人先患冷汗者。不可服此湯。若虛羸人。但當稍與五合為佳。有輒行此湯與產婦及羸人。喜有死者。皆為頓服三升。傷多且湯濁不清故也。但清澄而稍稍服。微取汗者。皆無害也。胡洽方、古今錄驗名大續命湯。

大續命湯　治與前大續命湯同。宜產婦及老小等方。

麻黃　芎藭各三兩　乾薑　石膏
人參　當歸　桂心　甘草各一兩
杏人四十枚

右九味。㕮咀。以水一斗。煮取三升。分三服。外臺名續命湯，范汪同，云是張仲景方，本欠兩味。

續命煮散　主風無輕重。皆治之方。

麻黃　芎藭　獨活　防己
甘草　杏人各三兩　桂心　附子
茯苓　升麻　細辛　人參
防風各二兩　石膏五兩　白朮四兩

右十五味。麤篩下。以五方寸匕。內小絹袋子中。以水四升和生薑三兩。煮取二升半。分三服。日日勿絕。慎風冷。大良。吾常中風。言語蹇澀。四肢𤸇曳。處此方。日服四服。十日十夜服之不絕。得愈。

大續命散　主八風十二痺。偏枯不仁。手足拘急。疼痛不得伸屈。頭眩不能自舉。起止顛倒。或臥苦驚如墮狀。盜汗。臨事不起。婦人帶下無子。風入五藏。甚者恐怖。見鬼來收錄。或與鬼神交通。悲愁哭泣。忽忽欲走方。

麻黃　烏頭　防風　桂心
甘草　蜀椒　杏人　石膏
人參　芍藥　當歸　蕳茹千金翼作芎藭
黃芩　茯苓　乾薑各一兩

右十五味。治下篩。以酒服方寸匕。日再。稍加。以知為度。

排風湯　治男子婦人風虛濕冷。邪氣入藏。狂言妄語。精神錯亂。其肝風發則面青。心悶亂。吐逆嘔沫。脇滿。頭眩重。耳不聞人聲。偏枯筋急。曲拳而臥也。其心風發則面赤。翕然而熱。悲傷瞋怒。目張呼喚也。其脾風發則面黃。身體不仁。不能行步。飲食失味。夢寐倒錯。與亡人相隨也。其肺風發則面白。欬逆唾膿血。上氣奄然而極也。其腎風發則面黑。手足不遂。腰痛難以俛仰。痺冷骨疼也。諸有此候。令人心驚。志意不定。恍惚多忘。服此湯安心定志。聰耳明目。通臟腑。諸風疾悉主之方。

白鮮皮　白朮　芍藥　桂心

芎藭 當歸 杏人 防風
甘草各二兩 獨活 麻黃 茯苓各三兩
生薑四兩

右十三味。㕮咀。以水一斗煑取三升。每服一升。覆取微汗。可服三劑。

大八風湯。主毒風頑痹嚲曳。手脚不遂。身體偏枯。或毒弱不任。或風入五藏。恍恍惚惚。多語喜忘。有時恐怖。或肢節疼痛。頭眩煩悶。或腰脊彊直。不得俛仰。腹滿不食。欬嗽。或始遇病時。卒倒悶絶。即不能語。使失瘖。半身不隨。不仁沉重。皆由體虛恃少。不避風冷所致。治之方。

當歸一兩半 升麻 五味子各一兩半 烏頭
黃芩 芍藥 遠志 獨活
防風 芎藭 麻黃 秦艽
石斛 人參 茯苓 石膏
黃耆 紫菀各一兩 杏人四十枚 甘草
桂心 乾薑各二兩 大豆一升翼去二合

右二十三味。㕮咀。以水一斗三升。酒二升合煑取四升。彊人分四服。羸人分六服。

八風散。主八風十二痹。猥退。半身不遂。歷節疼痛。肌肉枯燥。皮膚瞤動。或筋緩急痛。不在一處。卒起目眩。失心恍惚。妄言倒錯。身上瘖瘰。面上皰起。或黃汗出。更相染漬。或燥或濕。顏色乍赤乍白。或青或黑。角弓反張。乍寒乍熱。方。

麻黃 白朮各一斤 栝樓根 甘草
欒荆 天雄 白芷 防風
芍藥 石膏 天門冬各十兩 羌活二斤
山茱萸 食茱萸 躑躅各五升 茵芋十四兩
黃芩一斤五兩 附子三十枚 大黃半斤 細辛
乾薑 桂心各五兩 雄黃 朱砂
丹參各六兩

右二十五味。治下篩。酒服方寸匕。日一。三十日後。日再服。五十日知。百日差。一年平復。長服不已佳。先食服。

小八風散。治迷惑如醉。狂言妄語。驚悸恐怖。恍惚見鬼。喜怒悲憂。煩滿顛倒。邑邑短氣不得語。語則失忘。或心痛徹背。不嗜飲食。惡風不得去帷帳。時復疼熱。惡聞人聲。不知痛癢。身悉振摇。汗出猥退。頭重浮腫。爪之不知痛。頸項強直。口面喎戾。四肢不隨。不仁偏枯。攣掣不得屈伸。悉主之方。

天雄 當歸 人參各五分 附子
防風 天門冬 蜀椒 獨活各四分
烏頭 秦艽 細辛 白朮
乾薑各三分 麻黃 山茱萸 五味子
桔梗 白芷 柴胡 莽草各二分

右二十味。治下篩。合相得。酒服半方寸匕。漸至全匕。日三服。以身中覺如針刺者。則藥行也。

烏頭湯。主八風五尸惡氣遊走。胷心流出四肢。來往不住。短氣欲死方。

烏頭 芍藥 乾薑 桂心
細辛 乾地黃 當歸 吴茱萸各一兩
甘草二兩

右九味。㕮咀。以水七升煑取二升半。分三服。

治諸風葈耳散方。

當以五月五日午時。乾地刈取葈耳葉。洗。暴燥。擣下篩。酒若漿服一方寸匕。日三。作散若吐逆。可蜜和爲丸。服十丸。準前計一方寸匕數也。風輕易治者日再服。若身體有風𤺋皆作粟肌出。或如麻豆粒。此為風毒出也。可以鈹針刺潰去之。皆黃汁出盡乃止。五月五日多取陰乾之。著大甕中。稍取用之。此草辟惡。若欲看病省疾者。便服之。令人無所畏。若時氣不和。舉家服之。若病胃脹滿心悶發熱。即服之。并殺三蟲腸痔。能進食。一周年服之佳。七月七九月九皆可採用。

治心風虛熱。發即恍惚煩悶。半身不仁攣急方。

荊瀝五升　竹瀝五升　枸杞根白皮一升
香豉三合　生麥門冬一升　人參　茯苓
梔子人　黃芩　芎藭　桂心
細辛　杏人　白鮮皮　防風各二兩
生薑　石膏　甘草各三兩

右十八味。㕮咀。以水二斗和瀝。煮取三升。分四服。相去如人行六七里。凡五劑。間三日服一劑。一本用防己三兩

治虛熱恍惚驚邪恐懼方。

荊瀝三升　竹瀝二升　牛黃十八銖　人參
生麥門冬各三兩　香豉三合　升麻　鐵精各壹兩
龍齒　天門冬　茯苓　梔子各二兩

右十二味。㕮咀。以水二斗。煮取三升。去滓。下牛黃鐵精更煎五六沸。取一升七合。分溫三服。相去十里久。

地黃煎。主熱風心煩悶及脾胃間熱不下食。冷補方。

生地黃汁二升　生薑汁壹升　枸杞根汁三升
荊瀝　竹瀝各五升　酥三升
人參　天門冬各八兩　茯苓六兩
梔子人　大黃各四兩

右十一味擣篩五物為散。先煎地黃等汁成。煎次內散藥攪調。一服一匕。日二。漸加至三匕。覺利減之。

又方

羚羊角五兩　乾藍　黃芩　芍藥
鼠尾草各三兩　生葛　梔子人各六兩　豉一升綿裹

右八味。㕮咀。以水七升。煮取二升五合。分三服。

治積熱風方

地骨皮　萎蕤　丹參　黃耆
澤瀉　麥門冬各三兩　清蜜一合　生地黃汁一升
薑汁一合

右九味。㕮咀。以水六升。煮取二升。去滓。內地黃汁。更緩火煮。減一升。內蜜及薑汁。又煮一沸。藥成。溫服三合。日再。

大防風湯。治中風發熱無汗。肢節煩。腹急痛。大小便不利方。

防風　當歸　麻黃　白朮
甘草各十八銖　黃芩三十銖　茯苓　乾地黃
附子　山茱萸各一兩

右十味。㕮咀。以水九升。煮取二升半。一服七合。大小便不利。內大黃人參各十八銖。大棗三十枚。生薑三兩。煮取三升。分三服。深師加天門冬一兩

治中風發熱大戟洗湯方。

大戟　苦參

右二味等分。末之。以藥半升。白酢漿一斗。煮三沸。適寒溫洗之。從上下寒乃止。立差。小兒三指撮。漿水四升。煮洗之。

金牙酒。療積年八風五疰。舉身嚲曳。不得轉側。行步跛躃。不能收攝。又暴口噤失音。言語不正。四肢背脊筋急腫痛。流走不常。勞冷積聚。少氣。乍寒乍熱。三焦不調。脾胃不磨。飲澼結

實逆害飲食酢咽嘔吐。食不生肌。醫所不能治者。悉主之方。

金牙（碎如米粒，用小絹袋盛） 細辛 地膚子（無子用莖，蘇用蛇牀子）
附子 乾地黃 防風 莽草
蒴藋根（各四兩） 蜀椒（四合） 羌活（一斤，胡洽用獨活）

右十味。㕮咀。盛以絹袋。以酒四斗。瓷罌中漬。密閉頭。勿令洩氣。春夏三四宿。秋冬六七宿。酒成去滓。日服一合。此酒無毒。及可小醉。常令酒氣相接。不盡一劑。病無不愈。又令人肥健。酒盡自可加諸藥各三兩。惟蜀椒五兩。用酒如前。勿加金牙也。冷加乾薑四兩。服此酒勝灸刺。起三十年諸風嚲曳。神驗。（肘後備急用升麻、乾薑各四兩，人參二兩，石斛、牛膝各五兩，不用蒴藋根，爲十四味。蘇恭不用地黃，爲十三味。一方用萎蕤四兩，黃耆三兩。胡洽用續斷四兩，爲十一味。千金翼用茵芋四兩，無莽草）

常山太守馬灌酒。除風氣。通血脉。益精華。定六腑。明耳目。悅澤顏色。頭白更黑。齒落更生。服藥二十日。力勢倍。六十日。志氣充盈。八十日。能夜書。百日。致神明。房中強壯如三十時。力能引弩。年八十人服之。亦當有子。病在腰膝。藥悉主之方。

天雄（二兩，生用） 蜀椒 商陸根（各一兩） 烏頭（一枚，大者）
桂心 白斂 茵芋 乾薑（各一兩）
附子（五枚） 躑躅（一兩）

右十味。㕮咀。以絹袋盛酒三斗漬。春夏五日。秋冬七日。去滓。初服半合。稍加至兩三合。擣滓爲散。酒服方寸匕。日三。以知爲度。夏日恐酒酸。以油單覆之。下井中。近水令不酸也。（千金翼無商陸、桂心，爲八味）

蠻夷酒。主久風枯攣。三十年著牀。及諸惡風眉毛墮落方。

獨活 丹參 礜石 乾地黃（各一兩）
附子 麥門冬（各二兩） 白芷 烏喙
烏頭 人參 狼毒 蜀椒
防風 細辛 礬石 寒水石
牛膝 麻黃 芎藭 當歸
柴胡 芍藥 牡蠣 桔梗
狗脊（千金翼作枸杞） 天雄（各半兩） 蓯蓉 茯神（千金翼作茯苓）
金牙 署預 白朮 杜仲
石南 款冬（各十八銖） 乾薑 蕪荑（各一合）
山茱萸 牡荊子（各十八銖） 芫花 柏子人（各一合）
石斛 桂心（各六銖） 甘遂（二兩） 蘇子（一升）
赤石脂（二兩半）

右四十五味。㕮咀。以酒二斗漬。夏三日。春秋六日。冬九日。一服半合。密室中合藥。勿令女人六畜見之。三日清齋乃合。（千金翼無芎藭，去加大棗四十枚，更佳）

蠻夷酒。治八風十二痺。偏枯不隨。宿食久寒虛冷。五勞七傷。及婦人產後餘疾。月水不調。皆主之方。

礬石 桂心 白朮 狼毒
半夏 石南 白石脂 龍膽
續斷 芫花 白石英 代赭
藺茹 石韋 玄參 天雄
防風 山茱萸 桔梗 藜蘆
卷柏 細辛 寒水石 烏頭
躑躅 蜀椒 白芷 秦艽
菖蒲（各一兩） 礬石 附子 遠志（各二兩）
石膏（二兩半） 蜈蚣（二枚）

右三十四味。㕮咀。以酒二斗漬四日。服一合。日再。十日後去滓。暴乾。擣篩爲散。酒服方寸匕。日再。以知爲度。（胡洽四十二味，無桂心、細辛、烏頭、躑躅、蜀椒，而有芒消、恒山、黃芩、黃連、大黃、麻黃、地黃、前胡、甘草、菟絲子、芍藥、紫菀各一兩，杏人二）

十枚同擣篩絹袋盛用水三斗麹三斤黍米三斗作飯依如酒法以藥袋漬中春秋七日冬十日夏三日酒成服半雞子殼日三并暴藥末之酒服方寸匕以身體暖爲度

魯王酒治風眩心亂，耳聾目暗，淚出，鼻不聞香臭，口爛生瘡，風齒瘰癧，喉下生瘡，煩熱厥逆上氣，胸脅肩胛痛，手不上頭，不自帶衣，腰脊不能俛仰，脚酸不仁，難以久立，八風十二痺，五緩六急，半身不遂，四肢偏枯，筋攣不可屈伸，賊風咽喉閉塞，哽哽不利，或如錐刀所刺，行人皮膚中，無有常處，久久不治，入人五藏，或在心下，或在膏肓，遊走四肢，偏有冷處，如風所吹，久寒積聚，風濕，五勞七傷，虚損百病，悉主之方。

茵芋　烏頭　躑躅各三十銖　天雄
防己　石斛各二十四銖　細辛　柏子人
牛膝　甘草　通草　桂心
山茱萸　秦艽　黄芩胡洽作黄耆　茵蔯
附子　瞿麥　杜仲　澤瀉
王不留行胡洽作天門冬千金翼作王孫　石南　防風
遠志　乾地黄各十八銖

右二十五味，㕮咀，以酒四斗，漬之十日，一服一合，加至四五合，以知爲度。千金翼名此爲魯公酒有乾薑胡洽無防己以絹囊盛藥用水二斗法麹二斗同漬之三四宿出藥囊炊二斗黍米內汁釀之酒熟飲如雞子大日二稍稍飲之以知爲度

魯公釀酒主風偏枯，半死，行勞得風，若鬼所擊，四肢不遂，不能行步，不自帶衣，攣躄，五緩六急，婦人帶下，産乳中風，五勞七傷方。

乾薑　躑躅　桂心　甘草
芎藭　續斷　細辛　附子
秦艽　天雄　石膏　紫菀各五兩
葛根　石龍芮　石斛　通草
石南　栢子人　防風　巴戟天
山茱萸各四兩　牛膝　天門冬各八兩　烏頭二十枚
蜀椒半升

右二十五味，㕮咀，以水五升，漬三宿，法麹一斤，合漬，秫米二斗，合釀三宿，去滓，炊糯米一斗，醞三宿，藥成，先食服半合，日再，待米極消盡，乃去滓，暴乾，末服。

獨活酒治八風十二痺方

獨活　石南各四兩　防風三兩　附子
烏頭　天雄　茵芋各二兩

右七味，㕮咀，以酒二斗，漬七日，服半合，日三，以知爲度。

扁鵲云：治卒中惡風，心悶煩毒欲死，急灸足大指下横文，隨年壯，立愈。

若筋急不能行者，内踝筋急，灸内踝上四十壯；外踝筋急，灸外踝上三十壯，立愈。

若眼戴精上插，灸目兩眥後二七壯。

若不能語，灸第三椎上百壯。

若不識人，灸季肋頭七壯。

若眼反口噤，腹中切痛，灸陰囊下第一横理十四壯，灸卒死亦良。

治久風卒風緩急諸風卒發動，不自覺知，或心腹脹滿，或半身不隨，或口噤不言，涎唾自出，目閉耳聾，或舉身冷直，或煩悶恍惚，喜怒無常，或脣青口白，戴眼角弓反張，始覺發動，即灸神庭一處七壯，穴在當鼻直上髮際是。

次灸曲差二處各七壯，穴在神庭兩傍各一寸半是。

次灸上關二處各七壯，一名客主人，穴在耳前起骨上廉陷者中是。

次灸下關貳處各柒壯。穴在耳前下廉動脈陷者中是。
次灸頰車貳穴各柒壯。穴在曲頰陷者中是。
次灸廉泉壹處柒壯。穴在當頤直下骨後陷者中是。
次灸囟會壹處柒壯。穴在神庭上貳寸是。
次灸百會壹處柒壯。穴在當頂上正中央是。
次灸本神貳處各柒壯。穴在耳正直上入髮際貳分是。又作四分
次灸天柱貳處各柒壯。穴在項後兩大筋外入髮際陷者中是。
次灸陶道壹處柒壯。穴在大椎節下間是。
次灸風門貳處各柒壯。穴在第貳椎下兩傍各壹寸半是。
次灸心輸貳處各柒壯。穴在第伍椎下兩傍各壹寸半是。
次灸肝輸貳處各柒壯。穴在第玖椎下兩傍各壹寸半是。
次灸腎輸貳處各柒壯。穴在第拾肆椎下兩傍各壹寸半是。
次灸膀胱輸貳處各柒壯。穴在第拾玖椎下兩傍各壹寸半是。
次灸曲池貳處各柒壯。穴在兩肘外曲頭陷者中。屈肘取之是。
次灸肩髃貳處各柒壯。穴在兩肩頭正中兩骨間陷者中是。
次灸支溝貳處各柒壯。穴在手腕後臂外叁寸兩骨間是。
次灸合谷貳處各柒壯。穴在手大指虎口兩骨間陷者中是。
次灸間使貳處各柒壯。穴在掌後叁寸兩筋間是。
次灸陽陵泉貳處各柒壯。穴在膝下外尖骨前陷者中是。
次灸陽輔貳處各柒壯。穴在外踝上絕骨端陷者中是。
次灸崑崙貳處各柒壯。穴在外踝後跟骨上陷者中是。
治風。灸上星貳百壯。前頂貳百肆拾壯。百會貳百壯。腦戶叁百壯。風府叁百壯。
治大風。灸百會柒百壯。
治百種風。灸腦後項大椎平處兩廂。量貳寸叁分。須取病人指寸量。兩廂各灸百壯。得差。

治風耳鳴。從耳後量八分半裏許有孔。灸一切風得差。狂者亦差。兩耳門前後各灸一百壯。
治卒病惡風。欲死不能語。及肉痺不知人。灸第五椎。名曰藏輸。百五十壯。三百壯便愈。
心輸穴在第五節。一云第七節。對心横三間寸。主心風腹脹滿。食不消化。吐血酸削。四肢羸露。不欲食飲。鼻衄。目瞤䀮䀮不明。肩頭脇下痛。小腹急。灸二三百壯。
大腸輸在十六椎兩邊相去一寸半。治風腹中雷鳴。腸澼泄利。食不消化。小腹絞痛。腰脊疼彊。或大小便難。不能飲食。灸百壯。三日一報。
掖門在掖下攢毛中一寸。名太陽陰。一名掖間。灸五十壯。主風。
絕骨在外踝上三寸。灸百壯。治風身重心煩。足脛疼。

賊風第三 論一首 灸法六首 方三十二首

治肝虛寒。卒然瘖啞不聲。踞坐不得。面目青黑。四肢緩弱。遺失便利。厲風所損。桂枝酒主之方。

桂枝　芎藭　獨活　牛膝
署預　甘草各三兩　附子二兩　防風
茯苓　天雄　茵芋　杜仲
白朮　蒴藋根各四兩　乾薑五兩　大棗四十枚
躑躅一升　猪椒葉根皮各一升

右十八味。㕮咀。以酒四斗漬七日。服四合。日二。加至五六合。

肝風占候。其口不能言。當灸鼻下人中。次灸大椎。次灸肝輸第九椎下是。五十壯。餘處隨年壯。眼暗人灸之得明。二三百壯良。
心氣虛悸恍惚。大定心湯主之。方在第十四卷中。
治心虛寒風。半身不遂。骨節離解。緩弱不收。便利無度。口面

喎邪。乾薑附子湯方。

乾薑　附子各八兩　桂心

麻黃各四兩　芎藭三兩

右五味，㕮咀，以水九升，煮取三升，分三服，三日後服一劑。

治心寒，或笑或呻，口歊，側子酒主之。方在第七卷中。

芎藭湯，主卒中風，四肢不仁，善笑不息方。

芎藭一兩半　黃芩　石膏一方用黃連　當歸

秦艽　麻黃　桂心各一兩　杏人二十一枚

乾薑　甘草各一兩

右十味，㕮咀，以水九升，煮取三升，分三服。

治心虛寒，陰氣傷寒，損心驚掣悸，語聲寬急混濁，口喎冒昧，好自笑，厲風傷心，荊瀝湯主之方。

荊瀝三升　麻黃　白朮　芎藭各四兩

防風　桂心　升麻　茯苓

遠志　人參　羌活　當歸各二兩

母薑切一升取汁　防己　甘草各二兩

右十五味，㕮咀，以水一斗五升，煎麻黃兩沸，去沫，次下諸藥，煮取三升，去滓，下荊瀝、薑汁，煎取四升，分四服，日三夜一。

治心虛寒，氣性反常，心手不隨，語聲冒昧，其所疾源厲風損心。具如前方所說無窮。白朮釀酒補心志定氣方。

白朮切　地骨皮　荊實各五斗　菊花二斗

右四味，以水三石，煮取一石五斗，去滓，澄清取汁，釀米一石。用麴如常法。酒熟，多少隨能飲之，常取半醉，勿令至吐。

凡心風寒，灸心輸各五十壯，第五節兩邊各一寸半是。

治脾虛寒，厲風所傷，舉體消瘦，語音沈澀，如破鼓之聲，舌強不轉，而好咽唾，口噤，脣黑，四肢不舉，身重，大小便利無度，依源麻黃湯主之。方在第七卷中。方本闕

治脾寒，言聲憂懼，舌本卷縮，嗔喜無度，惛悶恍惚，脹滿，溫中下氣半夏湯方。

半夏　生薑各一升　芍藥　茯苓

桂心　橘皮　五味子各三兩　附子五兩

白朮四兩　甘草二兩　大棗三十枚　大麻人一升熬研為脂

右十二味，㕮咀，以水一斗二升，煮取三升，去滓，下大麻脂，更上火一沸，分三服。

治脾虛寒，身重不舉，言音沈鼓，厲風傷痛，便利無度，補脾安胃，調氣止痛，當歸丸方。

當歸八兩　天雄六兩　乾薑　酸棗人各八兩

黃耆　地骨皮各七兩　芎藭　乾地黃各六兩

桂心　防風　附子　白朮各五兩

甘草　厚朴　秦艽各四兩　大棗二十枚

吳茱萸五合　秦椒葉四兩

右十八味，末之，蜜丸如梧子。酒服三十丸至四十丸，日再服。

脾風占候，聲不出，或上下手，當灸手十指頭，次灸人中，次灸大椎，次灸兩耳門前脉，去耳門上下行一寸是，次灸兩大指節上下各七壯。

治脾風，灸脾輸，俠脊兩邊各五十壯。凡人脾輸無定所，隨四季月應病，即灸藏輸是脾穴，此法甚妙。脾風者總呼為八風。

治肺虛寒，厲風所中，噓吸戰掉，聲嘶塞而散下，氣息短憊，四肢痹弱，面色青葩，遺失便利，冷汗出，依源麻黃續命湯方。

麻黃六兩　大棗五十枚　杏人　白朮

石膏各四兩　桂心　人參　乾薑

茯苓各三兩　當歸　芎藭　甘草各一兩

右十二味，㕮咀，以水一斗二升，煮麻黃，去沫，次下諸藥，煎取三升，去滓，分三服。舊方無朮、茯苓，今方無黃芩，轉以依經，逐病增損。

治肺寒虛傷，言音嘶下，拖氣用力，戰掉緩弱，虛瘠厲風入肺，八風防風散方。

防風　獨活　芎藭　秦椒
乾薑　黃耆　附子（各四十二銖）　天雄
麻黃　石膏　五味子　山茱萸（各三十六銖）
秦艽　桂心　署預　細辛
當歸　防巳　人參　杜仲（各三十銖）
甘草（十一銖）　貫衆（二枚）　甘菊　紫菀（各二十四銖）

右二十四味，治下篩，每服方寸匕，酒調，進至兩匕，日再服。

治肺虛寒，羸瘦緩弱，戰掉噓吸，胷滿肺痿，溫中生薑湯方。

生薑（一斤）　桂心（四兩）　甘草　麻黃（各三兩）
橘皮（四兩）

右五味，㕮咀，以水一斗，煑取二升半，分三服。先煎麻黃兩沸，去沫，然後入諸藥合煑。

治肺寒，灸肺輸百壯。

治腎寒虛為厲風所傷，語音蹇吃，不轉偏枯，胻脚偏跛蹇緩弱不能動，口喎，言音混濁，便利仰人，耳偏聾塞，腰背相引，腎瀝湯，依源增損，隨病用藥方。

羊腎（一具）　磁石（五兩）　玄參　茯苓
芍藥（各四兩）　芎藭　桂心　當歸
人參　防風　甘草　五味子
黃耆（各三兩）　地骨皮（二升，切）　生薑（八兩）

右十五味，㕮咀，以水一斗五升，煑羊腎，取七升，下諸藥，取三升，去滓，分三服，可服三劑。

治耳聾口歛等，茵芋酒主之，方在第七卷中。

治腎虛呻吟，喜恚怒，反常心性，陽氣弱，腰背彊急，髓冷，乾地黃丸方。

乾地黃（一兩半）　茯苓　天雄　鍾乳（各二兩）
杜仲　牛膝　蓯蓉　栢子人（各四十二銖）
桂心　續斷　山茱萸　天門冬（各一兩半）
松脂　遠志　乾薑（各三十銖）　昌蒲
署預　甘草（各一兩）

右十八味，末之，蜜丸梧子大，酒服三十丸，日二服，加至四十丸。

治腎寒，灸腎輸百壯。

大蠍蜜湯，主賊風，腹中絞痛，并飛尸遁注，發作無時，發即搶心脹滿，脅下如錐刀刺，并主少陰傷寒方。

梔子（十五枚）　甘草　乾地黃　細辛
羊脂（青羊角亦得）　茯苓　吳茱萸　芍藥（小品用芎藭）
乾薑　當歸　桂心（各一兩）

右十一味，㕮咀，以水八升，煑取三升，去滓，內脂令烊，溫分三服，相去如人行十里頃。若痛甚者，加羊脂三兩，當歸、芍藥、人參各一兩；心腹脹滿堅急者，加大黃三兩。（胡洽不用梔子、羊脂）

（茯苓桂心名蠍蜜湯）

小蠍蜜湯，主惡風角弓反張，飛尸入腹，絞痛悶絕，往來有時，筋急，少陰傷寒，口噤不利方。

大黃（二兩）　雄黃　青羊脂（各一兩）　吳茱萸（二兩）
當歸　乾地黃　乾薑　桂心
芍藥　甘草　細辛（各四兩）

右十一味，㕮咀，以水一斗，煮取六升，分六服。重者加藥，用水三斗，煮取九升，分十服。

排風湯，主諸毒風邪氣所中，口噤悶絕不識人，及身體疼煩，面目暴腫，手足腫者方。

犀角　羚羊角　貝子　升麻各一兩

右四味，治下篩為麄散，以水二升半，内四方寸匕，煮取一升，去滓，服五合。殺藥者以意增之。若腫，和雞子傅上，日三。老小以意加減之，神良。亦可多合用之。

烏頭湯，主寒疝腹中絞痛，賊風入腹，攻五藏，拘急不得轉側，叫呼發作，有時使人陰縮，手足厥逆方。

烏頭十五枚（要略用五枚）　芍藥四兩　甘草二兩　大棗十枚
老薑一斤　桂心六兩

右六味，㕮咀，以水七升，煮五物，取三升，去滓，別取烏頭去皮四破，蜜二升，微火煎，令減五六合，内湯中，煮兩小沸，去滓，服一合，日三，間食。強人三合，以如醉狀為知，不知增之。

治賊風所中，腹内攣急方。

麻黃四兩　甘草一尺　石膏雞子大　鬼箭羽雞子大

右四味，㕮咀，以東流水二升，煮取一升，頓服之。

論曰：夫歷節風著人，久不治者，令人骨節蹉跌，變成癲病，不可不知。古今已來，無問貴賤，往往苦之，此是風之毒害者也。治之雖有湯藥，而並不及松膏、松節酒，若羇旅家貧不可急辦者，宜服諸湯，猶勝不治。但於痛處灸三七壯，佳。

防風湯，治身體四肢節解如墮脫，腫，按之皮陷，頭眩短氣，溫溫悶亂欲吐者方。

防風　白朮　知母各四兩　生薑
半夏各五兩　芍藥　杏人　甘草
芎藭各三兩　桂心四兩

右十味，㕮咀，以水一斗，煮取三升，分四服，日三夜一。古今錄驗方无半夏、杏人、芎藭，用附子二枚，為八味。

羌活湯，治中風，身體疼痛，四肢緩弱不遂，及產後中風方。

羌活　桂心　芍藥　葛根
麻黃　乾地黃各三兩　甘草二兩　生薑五兩

右八味，㕮咀，以清酒三升，水五升，煮取三升，溫服五合，日三服。

防己湯，治風歷節，四肢疼痛如槌鍛，不可忍者方。

防己　茯苓　白朮　桂心
生薑各四兩　烏頭七枚　人參二兩　甘草三兩

右八味，㕮咀，以苦酒一升，水一斗，煮取三升半，一服八合，日三夜一。當覺焦熱痹忽忽然，慎勿怪也。若不覺，復合服，以覺乃止。凡用烏頭，皆去皮熬令黑，乃堪用，不然至毒人。宜慎之。（翼不用苦酒）

治濕風體痛欲折，肉如錐刀所刺方。

附子　乾薑　芍藥　茯苓
人參　甘草　桂心各三兩　白朮四兩

右八味，㕮咀，以水八升，煮取三升，日三服。（一方去桂，用乾地黃二兩）

大棗湯，治歷節疼痛方。

大棗十五枚　黃耆四兩　附子一枚　生薑二兩
麻黃五兩　甘草一尺

右六味，㕮咀，以水七升，煮取三升，服一升，日三服。

犀角湯，治熱毒流入四肢，歷節腫痛方。

犀角二兩　羚羊角一兩　前胡　梔子人
黃芩　射干各三兩　大黃　升麻各四兩

豉（一升）

右九味，㕮咀，以水九升，煮取三升，去滓，分三服。

治歷節諸風，百節酸痛不可忍方。

松脂三十斤，鍊五十遍，酒煮十遍，不能五十遍，二十遍亦可。鍊酥三升，温和松脂三升，熟攪，令極調勻，旦空腹以酒服方寸匕，日三。數數食麪粥為佳。慎血腥、生冷物、酢果子。百日已後差。

松節酒，主歷節風，四肢疼痛由如解落方。

松節（三十斤，細剉，水四石，煮取一石）　猪椒葉（三十斤，剉，煮如松節法）

右二味，澄清，合漬乾麴五斤，候發，以糯米四石五斗釀之，依家醞法，肆酘，勿令傷冷熱，第一酘時下後諸藥。

柏子人　天雄　萆薢　芎藭（各五兩）

防風（十兩）　人參（四兩）　獨活（十五兩）　秦艽（六兩）

茵芋（四兩）　磁石（十二兩，末）

右十味，㕮咀，内飯中炊之，如常酘法，酘足訖，封頭四七日，押取清，適性服之，勿至醉吐。

治歷節風方。

松膏一升，酒三升，浸七日，服一合，日再，數劑愈。

又方

松葉三十斤，酒二石五斗，漬三七日，服一合，日五六度。

逐風毒石膏湯方。

石膏（雞子大三枚）　麻黃（三兩）　杏人（四十枚）

雞子（二枚）　甘草（一尺）

右五味，㕮咀，以水三升，破雞子内水中，烊令相得，内藥煮取一升，服之，覆取汗，汗不出，燒石熨取汗出。

偏風第四（方十二首　針灸法五首）

防風湯，主偏風，甄權處療安平公方。

防風　芎藭　白芷　牛膝

狗脊　萆薢　白朮（各一兩）　羌活

葛根　附子（《外臺》作人參）　杏人（各二兩）　麻黃（四兩）

生薑（五兩）　石膏　薏苡人　桂心（各三兩）

右十六味，㕮咀，以水一斗二升，煮取三升，分三服，服一劑覺好，更進一劑，即一度針，九劑九針即差，灸亦得。

針風池一穴　肩髃一穴　曲池一穴

支溝一穴　五樞一穴　陽陵泉一穴

巨虛下廉一穴　凡針七穴即差

仁壽宮備身患脚奉勑。

針鐶銚　陽陵泉　巨虛下廉

陽輔　即起行

大理趙卿患風，腰脚不隨，不能跪起，行。

上窌一穴　鐶銚一穴　陽陵泉一穴

巨虛下廉一穴　即得跪。

庫狄欽患偏風不得挽弓。

針肩髃一穴，即得挽弓，甄權所行。

治猥退風，半身不遂，失音不語者方。

杏人去雙人及皮尖三斗，洗，入臼擣二斗令碎，研如寒食粥法，取汁八升，煎取四升，口嘗看香滑即熟，未及此為不熟，惟熟為妙，停極冷，然後内好麴一斗六升，煎取八升，第一遍酘饙也。次一炊復取杏人三升，研取一斗二升汁，煎取六升，第二酘也。次一炊準第二酘，取杏人汁多少為第三酘也。若疑米不足，別更取二升杏人研取八升汁，煎取四升，更斟酌炊米酘之。若猶不足，更研杏人二升，取八升汁，煎取四升，更酘之。以熟爲限。壹石米，杏人三斗，所以節次研杏人者，恐併煎汁酢故也。若冬日任意併煎，準計三斗杏人取汁壹石陸斗，煎取八斗四升，漬麴，以分之酘饋。酒熟，封四七日，開澄取清，然後押糟，糟可乾末，和酒服之。大驗，秘方。

又方

蚺麻子脂一升　酒一斗　銅鉢盛，著酒中一日，煮之令熟，服之。

猥退風，半身不遂，失音不語者，灸百會，次灸本神，次灸承漿，次灸風府，次灸肩髃，次灸心輸，次灸手五冊，次灸手髓孔，次灸手少陽，次灸足五冊，次灸足髓孔，次灸足陽明，各五百壯。

治大風半身不遂方。

蠶沙兩石，熟蒸，作直袋參枚，各受七斗，熱盛一袋著患處，如冷，即取餘袋，一依前法，數數換，百不禁，差止。須羊肚釀粳米、葱白、薑、椒、豉等，混煮熟，啖，日食一枚，拾日止。千金不傳。

又方

蒸鼠壤土，袋盛，熨之，差即止。

治四肢緩弱，身躰疼痛不遂，婦人產後中柔風及氣滿，葛根湯方。

葛根　乾地黃　芍藥　桂心

羌活各三兩　麻黃　甘草各二兩　生薑六兩

右八味，㕮咀，以清酒三升，水五升，煮取三升，溫服五合，日三。

麻子湯，治大風，周身四肢攣急，風行在皮膚，身勞彊，服之不虛人，又主精神蒙昧者方。

秋麻子三升，淨擇，水漬一宿　防風　桂心

生薑　石膏用綿裹　橘皮各二兩　麻黃三兩

竹葉一握　葱白一握　香豉一合

右十味，㕮咀，先以水二斗半，煮麻子，令極熟，漉去滓，取九升，別煮麻黃兩沸，掠去沫，內諸藥汁中，煮取三升，去滓，空腹分三服。服訖當微汗，汗出以粉塗身。極重者不過三兩劑，輕者一兩劑差。有人患大風、賊風、刺風，加獨活三兩，比小續命湯，準當六七劑。

治中風，手足拘攣，百節疼痛，煩熱心亂，惡寒，經日不欲飲食，仲景三黃湯方。

麻黃三十銖　黃耆十二銖　黃芩十八銖　獨活一兩

細辛十二銖

右五味，㕮咀，以水五升，煮取二升，分二服。一服小汗，兩服大汗。心中熱加大黃半兩，脹滿加枳實六銖，氣逆加人參十八銖，心悸加牡蠣十八銖，渴加栝樓十八銖，先有寒加八角附子一枚。此方秘不傳。

白斂薏苡湯，治風拘攣不可屈伸方。

白斂　薏苡人　芍藥　桂心

牛膝　酸棗人　乾薑　甘草各一

附子三枚

右九味，㕮咀，以淳酒二斗，漬一宿，微火煎三沸，服一升，日三，扶杖起行。不耐酒，服五合。千金翼有車前子。

治腰背痛，獨活寄生湯。夫腰背痛者，皆猶腎氣虛弱，臥冷濕地當風所得也，不時速治，喜流入腳膝，爲偏枯，冷痹緩弱疼重，或腰痛攣腳重痹，宜急服此方。

獨活三兩　寄生古今錄驗用續斷　杜仲　牛膝

細辛　秦艽　茯苓　桂心
防風　芎藭　人參　甘草
當歸　芍藥　乾地黃各二兩

右十五味㕮咀。以水一斗。煑取三升。分三服。溫身勿冷也。喜虛下利者除乾地黃。服湯取蒴藋葉火燎厚安席上。及熱眠上。冷復燎之。冬月取根春取莖熬。臥之佳。其餘薄熨不及蒴藋蒸也。諸處風濕亦用此法。新產竟便患腹痛不得轉動。及腰背腳攣痛不得屈伸痹弱者。宜服此湯。除風消血也。肘後有附子一枚大者無寄生人參甘草當歸

菊花酒。主男女風虛寒冷腰背痛。食少羸瘦無色。噓吸少氣。去風冷。補不足方。

菊花　杜仲各一斤　附子　黃耆
乾薑　桂心　當歸　石斛各四兩
紫石英　蓯蓉各五兩　萆薢　獨活
鍾乳各八兩　茯苓三兩　防風四兩

右十五味㕮咀。以酒七斗漬五日。一服二合。稍稍加至五合。日三。千金翼不用乾薑

杜仲酒主腰腳疼痛不遂風虛方。

杜仲八兩　石南二兩　羌活四兩　大附子五枚

右四味㕮咀。以酒一斗漬三宿。服二合。日再。偏宜冷病婦人服。

風痱第五 論三首 灸法一首 方八首

論曰。夫風痱者。卒不能語口噤。手足不遂而彊直者是也。治之以伏龍肝五升末。冷水八升和攪取其汁飲之。能盡為善。肘後此方治心煩恍惚腹中痛滿絕而復蘇 自此已下九方。皆是主此風。用之次第宜細尋之。

論曰。凡欲醫此病知先後次第。不得漫投湯藥。以失機宜。非但殺人因茲遂為痼疾。亦既得之。當進三味竹瀝飲。少似有勝於常更進湯也。竹瀝飲子患熱風者必先用。於此制其熱毒。

竹瀝湯。主四肢不收。心神恍惚。不知人。不能言方。

竹瀝二升　生葛汁一升　生薑汁三合

右三味相和溫暖。分三服。平旦日晡夜各一服。服訖覺四體有異似好。次進後湯方

麻黃　防風各一兩半　芎藭　防己
附子　人參　芍藥　黃芩
甘草　桂心各一兩　生薑四兩　石膏六兩
杏人四十枚　竹瀝一升　羚羊角二兩　生葛汁五合

右十六味㕮咀。以水七升煑減半。內瀝煑取二升五合。分三服取汗。間五日更服一劑。頻與三劑。漸覺少損仍進後方。

竹瀝三升　防己　升麻　桂心
芎藭　羚羊角各二兩　麻黃三兩　防風二兩

右八味㕮咀。以水四升合竹瀝煑取二升半。分三服。兩日服一劑。常用加獨活三兩最佳。此方神良。頻進三劑。若手足冷者。加生薑五兩白朮二兩。若未除更進後湯方。

防風　麻黃　芍藥各一兩半　防己
桂心　黃芩　白朮　附子一本作杏人四十枚
羚羊角　竹瀝一升　甘草一本作葛根二兩　人參
芎藭　獨活　升麻各一兩　生薑
石膏各二兩

右十七味㕮咀。以水八升煑減半。內瀝煑取二升半。分三服。相去如人行十里更服。若有氣者。加橘皮牛膝五加皮各一兩。

凡風痱服前湯得差訖，可常服煑散除餘風方。

防風 獨活 防己 秦艽

黄耆 芍藥 人參 白术

茯神 芎藭 遠志 升麻

石斛 牛膝 羚羊角 丹參

甘草 厚朴 天門冬 五加皮

桂心 黄芩（千金翼作署預） 地骨皮（各一兩，一云各四兩） 橘皮

生薑 麻黄 乾地黄（各三兩） 檳榔（千金翼作甘草）

藁本（千金翼作附子） 杜仲（千金翼作麥門冬） 烏犀角（各二兩，千金翼作山茱萸）

薏苡人（一升） 石膏（六兩，一云三兩）

右三十三味，擣篩爲麤散，和攪令匀。每以水三升，藥三兩，煑取一升，綿濾去滓，頓服之，取汗。日一服。若覺心中熱煩，以竹瀝代水煑之。

凡患風人多熱，常宜服荆瀝方。

荆瀝 竹瀝 生薑汁（各三合）

右三味相和暖之，爲一服。每日旦服煑散，午後服此，平復好差乃止。

獨活煑散，主諸風痱方。

獨活（八兩） 芎藭 芍藥 茯苓

防風 防己 葛根（各一兩） 當歸

人參 桂心 羚羊角 石膏

麥門冬（各四兩） 磁石（十兩） 甘草（三兩） 白术（三兩）

右十六味，各切如豆，分二十四分，分安生薑、生地黄切一升，杏人二七枚，以水二升，煑取七合，日晚或夜中服之。日一服，間日服，無所忌。

凡風服湯藥，多患虛熱翕翕然，五補丸除熱方。

防風 人參 蓯蓉 乾地黄

羚羊角 麥門冬 天門冬（各一兩半） 芍藥

獨活 乾薑 白术 丹參

食茱萸（一本云山茱萸） 甘草 茯神 升麻

黄耆 甘菊花 地骨皮 五加皮

石斛 牛膝 署預（各三十銖） 秦艽

芎藭 生薑屑 桂心 防己

黄芩（各一兩） 寒水石（三兩） 附子（十八銖） 石膏（三兩）

右三十二味，末之，白蜜和，生薑蜜湯服如梧子大二十丸，日三，稍加至三十丸。忌油、麪、蒜、生冷、酢滑、猪羊雞魚等。

論曰：古人立方，皆準病根冷熱制之。今人臨急造次，尋之即用，故多不驗。所以欲用方者，先定其冷熱，乃可檢方，用無不效也。湯酒既爾，丸散亦然。凡此風之發也，必由熱盛，故有竹瀝、葛汁等諸冷藥焉。後之學者，不能仔細識其方意，故有茲論，具而述之。其人無密室者，不得與療風。彊人居室不密，尚中風，況服藥人。

治風痱不能語，手足不遂灸法。

度病者手小指内歧間至指端，爲度，以置臍上，直望心下，以丹注度上端畢，又作兩度，續所注上，合其下，開其上，取其本，度横置其開上，令三合其狀，如到作厶字形。男度左手，女度右手，嫌不分了，故上丹注三處，同時起火，各一百壯，愈。

風懿第六（論三首 方二十三首 針灸法六首）

治風懿不能言，四肢不收，手足嚲曳，獨活湯方。

獨活（四兩） 桂心 芍藥 栝樓根

生葛（各二兩） 生薑（六兩） 甘草（三兩）

右七味㕮咀，以水五升，煮取三升，分三服，日三。

論曰：脾脉絡胃俠咽，連舌本，散舌下；心之別脉係舌本。今心脾二藏受風邪，故舌強不得語也。

治中風口噤不能言方。

防己　桂心　麻黄各二兩　葛根三兩

甘草　防風　芍藥各一兩　生薑四兩

右八味㕮咀，以水六升，煮取二升半，分三服。瘖瘂不語皆治之。

石南湯　治六十四種風淫走入皮膚中如蟲行，腰脊強直，五緩六急，手足拘攣，隱胗搔之作瘡，風尸身癢，卒風面目腫起，手不出頭，口噤不能言方。

石南　乾薑　黄芩　細辛

人參各一兩　桂心　麻黄　當歸

芎藭各一兩半　乾地黄十八銖　甘草二兩　食茱萸三十銖

右十二味㕮咀，以水六升、酒三升，煮取三升，分三服，大汗勿怪。

治中風口噤不知人方。

白术四兩，以酒三升，煮取一升，頓服之。

又方　服荊瀝一升。

又方　服淡竹瀝一升。

又方

芥子一升　酢三升

右二味，煮取一升，薄頭，以布裹之，一日一度。肘後以治卒不得語

又方

豉五升　吳茱萸一升

右二味，以水七升，煮取三升，漸漸飲之。肘後以治不能語

卒中風口噤不得開，灸機關千金翼名頰車二穴，穴在耳下八分小近前，灸五壯即得語。又灸隨年壯，僻者逐僻左右灸之。

中風失瘖，不能言語，緩縱不隨，先灸天窻五十壯，息火仍移灸百會五十壯畢，還灸天窻五十壯者，始發先灸百會，則風氣不得泄，内攻五藏，喜閉伏，仍失音也。所以先灸天窻，次百會佳。一灸五十壯，悉泄火勢，復灸之，視病輕重，重者一處三百壯大較。凡中風服藥益劇者，但是風穴悉皆灸之三壯，無不愈也，神良，决定勿疑惑也，不至心者勿浪盡灸。

論曰：風寒之氣客於中，滯而不能發，故瘖不能言，及喑瘂失聲，皆風邪所爲也。入藏皆能殺人，故附之於治風方末。凡尸厥而死，脉動如故，此陽脉下墜，陰脉上爭，氣閉故也。針百會入三分，補之，灸熨斗熨兩脅下，又竈突墨彈丸大，漿水和飲之，又針足中指頭去甲如韭葉，又刺足大指甲下内側去甲三分。

桂湯　治卒失音方。

濃煮桂汁，服一升，覆取汗，亦可末桂著舌下，漸漸嚥汁。

又方　濃煮大豆汁，含，亦佳。無豆用豉。

治卒不得語方。

酒五合，和人乳汁中半，分爲二服。

論曰：夫眼瞤動，口脣偏喎，皆風入脉，急與小續命湯、附子散，摩神明膏、丹參膏，依穴灸之。喉痺舌緩亦然，風入藏使人瘖瘂，卒死，口眼相引，牙車急，舌不轉，喎僻者，與伏龍肝散和雞冠血及鼈血塗，乾復塗，并灸吻邊横文赤白際，逐左右，隨年壯報之，至三報，三日不差更報之。

附子散　主中風手臂不仁，口面喎僻方。

附子　桂心各五兩　細辛　防風

人參　乾薑各六兩

右六味，治下篩，酒服方寸匕，日三，稍增之。

甘草湯　治偏風積年不差，手脚枯細，面口喎僻，精神不定，言語倒錯方。

甘草　桂心　芎藭　麻黄

當歸　芍藥各一兩　附子二枚　獨活

防己各三兩　生薑　石膏　茯神各四兩

白术　黄芩　細辛各一兩　秦艽

防風一兩半　側子二枚　菊花一升　淡竹瀝四升

人參二兩

右二十一味，㕮咀，以水一斗先煮麻黄，去沫，取七升，内竹瀝及藥，煮取三升，分四服。服三服訖，間一盃粥，後更服。待藥勢自汗，慎生冷、醋、蒜、麪、乳酪、魚等。

治凡風著人面，引口偏著耳，牙車急，舌不得轉方。

生地黄汁一升　竹瀝一升　獨活三兩

右三味，合煎取一升，頓服之，即愈。

治中風，面目相引，口偏僻，牙車急，舌不可轉方。

牡蠣　礬石　竈下黄土　附子各等分

右四味，末之，取三歲雄雞冠血和藥，傅其上，預持鏡候之，纔欲復故，便急洗去之，不速去，便過不復還也。千金翼云偏右塗左，偏左塗右

又方

青松葉一斤，擣令汁出，清酒一斗漬二宿，近火一宿，初服半升，漸至一升，頭面汗出即止。

又方

竹瀝三升　防風　防己　升麻

桂心　芎藭各二兩　羚羊角三兩　麻黄四兩

右八味，㕮咀，以水四升合竹瀝，煮取一升半，分三服，日服一劑，常用效。

又方

酒煮桂取汁，以故布搨病上，正則止。左喎搨右，右喎搨左。秘不傳，余常用大效。

治口耳僻方。

防風二兩　柏實三兩　獨活　生薑各四兩

麻黄三兩　杏人三十枚　附子　葛根各二兩

右八味，㕮咀，以水一斗，酒二升，煮取三升，分四服。

治口喎不止方。

取空青末如豆一枚，含之即愈。

治卒中風口喎方。

炒大豆三升令焦，以酒三升淋取汁，頓服之。肘後以治口噤不開

又方

大皂莢一兩，去皮子，下篩，以三年大酢和。左喎塗右，右喎塗左，乾更塗之。

枳茹酒　主諸藥不能差者方。

枳實上青，刮取末，欲至心止，得茹五升，微火炒去濕氣，以酒一斗漬，微火煖，令得藥味，隨性飲之。主口僻眼急，大驗。治緩風急風並佳。肘後以治身直不得屈伸反覆者，枳樹皮亦得

治卒中風口喎方。

以葦筒長五寸，以一頭刺耳孔中，四畔以麪密塞之，勿令泄氣，一頭内大豆一顆，并艾燒之令燃，灸七壯即差。患右灸左，患左灸右。千金不傳。耳病亦灸之。

中風口喎，灸手交脉三壯，左灸右，右灸左。其炷如鼠屎形，横

安之兩頭下火。

角弓反張第七方六首

治卒半身不遂，手足拘急，不得屈伸，身體冷，或智或癡，或身強直不語，或生或死，狂言不可名狀，角弓反張，或欲得食，或不用食，或大小便不利，皆療之方。

人參　桂心　當歸　獨活　黄芩　乾薑　甘草各十八銖　石膏二兩半　杏人四十枚

右九味，㕮咀，以井華水九升，煮取三升，分三服，日二，覆取汗。不汗更合，加麻黄五兩，合服。古今録驗名八風續命湯

倉公當歸湯，主賊風口噤，角弓反張痙者方。

當歸　防風各十八銖　獨活一兩半　麻黄三十銖　附子一枚　細辛半兩

右六味，㕮咀，以酒五升，水三升，煮取三升，服一升。口不開者，格口內湯，一服當蘇，二服小汗，三服大汗。

又方

單服荆瀝良。

又方

酒一斗，膠二斤，煮令烊，得六升，一服一升，稍服愈。

秦艽散，治半身不遂，言語錯亂，乍喜乍悲，角弓反張，皮膚風癢方。

秦艽　獨活胡洽用烏頭　黄耆　人參　甘菊花各二兩，胡洽用蜀椒　茵芋十八銖，胡洽用茵草　防風　石斛胡洽用萆薢　桂心　山茱萸各二兩半　附子　芎藭胡洽用桔梗　細辛　當歸　五味子　甘草　白术　乾薑　白鮮皮各三十銖，胡洽用白斂　麻黄　天雄　遠志各一兩，胡洽用防己

右二十二味，治下篩，酒服方寸匕，日再，漸漸加至二匕。又云治風無新久并補。

吴秦艽散，治風注甚良，角弓反張，手足酸疼，皮膚習習，身體都痛，眉毛墮落，風注入肢體百脉，身腫耳聾，驚悸心滿，短氣魂志不定，陰下濕癢，大便有血，小便赤黄，五勞七傷，萬病皆主之方。

秦艽　蜀椒　人參　茯苓　牡蠣　細辛　麻黄　栝樓根各十八銖　乾薑　附子　白术　桔梗　桂心　獨活　當歸各一兩　黄芩　柴胡　牛膝各半兩　芎藭　防風各一兩半　石南　杜仲　莽草　烏頭　天雄各半兩　甘草一兩半

右二十六味，治下篩，盛以韋袋，食前温酒一升，服方寸匕，日三服，急行七百步，更飲酒一升，忌如常法。

風痺第八論一首　方九首

論曰：血痺病從何而得之？師曰：夫尊榮人，骨弱肌膚盛，因疲勞汗出，卧不時動摇，加被微風，遂得之，形如風狀。巢源云其狀如被微風所吹但以脉自微澀，澀在寸口，關上緊，宜針引陽氣，令脉和緊去則愈。

治風濕脉浮，身重汗出惡風方。

漢防己四兩　甘草二兩　黄耆五兩　生薑　白术各三兩　大棗十二枚

右六味，㕮咀，以水六升，煮取三升，分三服，服了坐被中，欲解如蟲行皮中，卧取汗。

治三陰三陽厥逆，寒食，胸脅支滿，病不能言，氣滿，胸中急，肩

息四肢時寒熱不隨。喘悸煩亂。吸吸少氣。言輒飛颺。虛損。鐵精湯方。

黃鐵三十斤以流水八斗揚之三千遍　炭五十斤燒鐵令赤投冷水復燒七徧如此澄清取汁二斗煮藥　半夏　麥門冬各一升　白薇

黃芩　甘草　芍藥各四兩　人參三兩

大棗二十枚　石膏五兩　生薑二兩

右十味㕮咀。內前汁中。煮取六升。服一升。日三。兩日令盡。

黃耆湯。治血痺。陰陽俱微。寸口關上微。尺中小緊。外證身體不仁。如風狀方。

蜀黃耆　人參　芍藥　桂心各二兩

大棗十二枚　生薑六兩

右六味㕮咀。以水六升。煮取二升。服七合。日三服盡。要略五物無人參

治遊風行走無定。腫或如盤大。或如甌。或著腹背。或著臂。或著腳。悉主之方。

海藻　茯苓　防風　獨活

附子　白朮各三兩　大黃五兩　鬼箭

當歸各二兩一本作當陸

右九味㕮咀。以酒二斗漬之五日。初服二合。加之。以知為度。

白斂散。治風痺腫。筋急展轉易常處方。

白斂半兩　附子六銖

右二味治下篩。酒服半刀圭。日三。不知。增至一刀圭。身中熱行為候。十日便覺。

治風痺遊走無定處。名曰血痺。大易方。

萆薢　署預　牛膝　澤瀉各二兩

白朮　地膚子各半兩　乾漆　蠐螬

天雄　狗脊　車前子各十銖　茵芋六銖

山茱萸三十銖　乾地黃二兩半

右十四味末之。蜜和。酒下如梧子十丸。日三。稍稍加之。

治諸風痺方。

防風　甘草　黃芩　桂心

當歸　茯苓各一兩　秦艽　葛根各二兩

生薑五兩　大棗三十枚　杏人五十枚

右十一味㕮咀。以水酒各四升。煮取三升。分三服。取汗。

附子酒。主大風冷痰癖脹滿諸痺方。

大附子一枚。重二兩者。亦云二枚。酒五升漬之。春五日。一服一合。日二。以痺為度。

麻子酒。主虛勞百病。傷寒風濕。及婦人帶下。月水往來不調。手足疼痺著牀。服之令人肥健方。

麻子一石　法麴一斗

右二味。先擣麻子成末。以水兩石著釜中。蒸麻子極熟。炊一石米。須出滓。隨汁多少如家醞法。候熟。取清酒。隨性飲之。

備急千金要方卷第八

備急千金要方卷第九傷寒上

朝奉郎守太常少卿充秘閣校理判登聞檢院上護軍賜緋魚袋臣林億等校正

傷寒例第一

論曰易稱天地變化各正性命然則變化之迹無方性命之功難測故有炎涼寒燠風雨晦冥水旱妖災蟲蝗恠異四時八節種種施化不同七十二候日月運行各別終其晷度方得成年是謂歲功畢矣天地尚且如然在人安可無事故人生天地之間命有遭際時有否泰吉凶悔吝苦樂安危喜怒愛憎存亡憂畏關心之慮日有千條謀身之道時生萬計乃度一日是故天無一歲不寒暑人無一日不憂喜故有天行温疫病者即天地變化之一氣也斯蓋造化必然之理不得無之故聖人雖有補天立極之德而不能廢之雖不能廢之而能以道御之其次有賢人善於攝生能知撙節與時推移亦得保全天地有斯瘴癘還以天地所生之物以防備之命曰知方則病無所侵矣然此病也俗人謂之横病多不解治皆云日滿自差以此致枉者天下大半凡始覺不佳即須救療迄至於病愈湯食競進折其毒勢自然而差必不可令病氣自在恣意攻人拱手待斃斯爲誤矣今博採群經以爲上下兩卷廣設備擬好養生者可得詳焉

小品曰古今相傳稱傷寒爲難治之疾時行温疫是毒病之氣而論治者不判傷寒與時行温疫爲異氣耳云傷寒是雅士之辭天行温疫是田舍間號耳不説病之異同也考之衆經其實殊矣所宜不同方説宜辨是以略述其要經言春氣温和夏氣暑熱秋氣清涼冬氣冰冽此四時正氣之序也冬時嚴寒萬類深藏君子周密則不傷於寒或觸冒之者乃爲傷寒耳其傷於四時之氣皆能爲病而以傷寒爲毒者以其最爲殺厲之氣也中而即病名曰傷寒不即病者其寒毒藏於肌骨中至春變爲温病至夏變爲暑病暑病熱極重於温也是以辛苦之人春夏多温病熱病者皆由冬時觸冒寒冷之所致非時行之氣也凡時行者是春時應暖而反大寒夏時應熱而反大冷秋時應涼而反大熱冬時應寒而反大温此非其時而有其氣是以一歲之中病無長少多相似者此則時行之氣也傷寒之病逐日深淺以施方治今世人得傷寒或始不早治或治不主病或日數久淹困乃告師師苟依方次第而療則不中病皆宜臨時消息制方乃有效耳

華佗曰夫傷寒始得一日在皮當摩膏火灸之即愈若不解者二日在膚可依法針服解肌散發汗汗出即愈若不解至三日在肌復一發汗即愈若不解者止勿復發汗也至四日在胷宜服藜蘆丸微吐之則愈若病困藜蘆丸不能吐者服小豆瓜蔕散吐之則愈也視病尚未醒醒者復一法針之五日在腹六日入胃入胃乃可下也若熱毒在外未入於胃而先下之者其熱乘虛入胃即爛胃也然熱入胃要須下去之不可留於胃中也胃若實熱爲病三死一生皆不愈胃虛熱

入爛胃也。其熱微者赤斑出，此候五死一生；劇者黑斑出者，此候十死一生。但論人有強弱，病有難易，得效相倍也。得病無熱，但狂言煩躁不安，精彩言語不與人相主當者，勿以火迫之，但以猪苓散一方寸匕服之，當逼與新汲水一升若二升，強飲之，令以指刺喉中吐之，病隨手愈。若不能吐者，勿強與水，水停則結心下也，當更以餘藥吐之，皆令相主，不爾更致危矣。若此病輩不時以猪苓散吐解之者，其死殆速耳。亦可先以去毒物及法針之尤佳。夫飲膈實者，此皆難治，此三死一生也。病者過日不以時下，則熱不得泄，亦胃爛斑出。春夏無大吐下，秋冬無大發汗。發汗法，冬及始春大寒時，宜服神丹丸，亦可摩膏火灸。若春末及夏月始秋，此熱月不宜火灸及重覆，宜服六物青散。若崔文行度瘴散、赤散、雪煎亦善。若無丸散及煎者，但單煑柴胡數兩，傷寒時行亦可服以發汗。至再三發汗不解，當與湯。實者轉下之，其脉朝夕駃者，爲澼實也；朝平夕駃者，非澼也。轉下湯爲可早與，但當少與，勿令大下耳，少與當數其間也。諸虛煩熱者，與傷寒相似，然不惡寒，身不疼痛，故知非傷寒也，不可發汗；頭不痛，脉不緊數，故知非裏實，不可下也。如此內外皆不可攻，而強攻之，必遂損竭，多死難全也。此虛煩但當與竹葉湯；若嘔者，與橘皮湯，一劑不愈，爲可重與也。此法數用，甚有效驗。傷寒後虛煩，亦宜服此湯。

王叔和曰：夫陽盛陰虛（外臺作表和裏病），汗之則死，下之則愈；陽虛陰盛（外臺作裏和表病），下之則死，汗之則愈。夫如是，則神丹安可以誤發，甘遂何可以妄攻。虛盛之治（外臺作表裏之治），相背千里；吉凶之機，應若影響。然則桂枝下咽，陽盛則斃（外臺作表和則斃）；承氣入胃，陰盛以亡（外臺作裏平以亡）。若此陰陽虛實之交錯，其候至微；發汗吐下之相反，其禍至速。而醫術淺狹，不知不識，病者殞沒，自謂其分，至令冤魂塞於冥路，夭死盈於曠野，仁愛鑒茲，能不傷楚。夫傷寒病者，起自風寒，入於腠理，與精氣分爭，榮衛否隔，周行不通。病一日至二日，氣在孔竅皮膚之間，故病者頭痛惡寒，腰背強重，此邪氣在表，發汗則愈；三日以上，氣浮在上部，塡塞胷心，故頭痛，胷中滿，當吐之則愈；五日以上，氣沈結在藏，故腹脹身重，骨節煩疼，當下之則愈。明當消息病之狀候，不可亂投湯藥，虛其胃氣也。經言：脉微不可吐，虛細不可下。又夏月亦不可下也，此醫之大禁也。脉有沈浮，轉能變化。或人得病數日，方以告醫，雖云初覺，視病已積日在身，其疹瘀結成，非復發汗解肌所除，當診其脉，隨時形勢，救解求免也。不可苟以次第爲固，失其機要，乃致禍矣。此傷寒次第病三日以內發汗者，謂當風解衣，夜臥失覆，寒溫所中，并時有疾疫賊風之氣而相染易，爲惡邪所中也。至於人自飲食生冷過多，腹藏不消，轉動稍難，頭痛身溫，其脉實大者，便可吐下之，不可發汗也。

陳廩丘云：或問得病連服湯藥發汗，汗不出，如之何？荅曰：醫經云，連發汗汗不出者，死病也。吾思之，可蒸之，如蒸中風法，熱濕之氣於外迎之，不得不汗出也。後以問張苗，苗云：曾有人作事疲極汗出，臥單簟中冷得病，但苦寒倦，諸醫與丸散湯，四日之內凡八過發汗，汗不出。苗令燒地布桃葉蒸之，即得大汗，於被中就粉傅身，使極燥乃起，便愈。後數以此發汗，汗皆出也。人性自有難汗者，非惟病使其然也，蒸之則無不汗出也。諸病發熱惡寒，脉浮洪者，便宜發汗，溫粉粉之，勿令遇風。當發汗而其人適失血及大下利，則不可大汗也，數方與桂枝湯，使體潤漐漐汗出，連日當自解也。

論曰：凡人有少苦，似不如平常，即須早道。若隱忍不治，冀望自差，須臾之間，以成固疾。小兒女子，益以滋甚。若時氣不和，當自戒勒。若小有不和，即須治療，尋其邪由，及在腠理，以時早治，鮮不愈者。患人忍之，數日乃說，邪氣入藏，則難可制止，雖和緩亦無能爲也。癰疽丁腫，喉痺客忤，尤爲其急，此自養生之要也。凡作湯藥，不可避晨夜時日吉凶，覺病須臾，即宜便治，不等早晚，則易愈矣。服藥當如方法，若縱意違師，不須治之也。凡傷寒多從風寒得之，始表中風寒，入裏則不消矣，未有温覆而當不消也。凡得時氣病，五六日而渴欲飲水，飲不能多，不當與也。所以爾者，腹中熱尚少，不能消之，便更爲人作病矣。若至七八日，大渴欲飲水者，猶當依證而與之，與之勿令極意也。言能飲一斗者，與五升。若飲而腹滿，小便澀，若喘若噦，不可與之。忽然大汗出者，欲自愈也。人得病能飲水，欲愈也。

凡温病可針刺五十九穴，又身之穴六百五十有五，其三十六穴灸之有害，七十九穴刺之爲災。

論曰：夫尋方學之要，以救速爲貴，是以養生之家，常須預合成熟藥，以備倉卒之急，今具之如左。

辟温第二 方三十六首 濕䘌病證一條

辟疫氣，令人不染温病及傷寒，歲旦屠蘇酒方

大黄十五銖　白术十八銖　桔梗　蜀椒各十五銖　桂心十八銖　烏頭六銖　菝葜十二銖　一方有防風一兩

右七味，㕮咀，絳袋盛，以十二月晦日日中懸沈井中，令至泥。正月朔日平曉出藥，置酒中煎數沸，於東向户中飲之。屠蘇之飲，先從小起，多少自在。一人飲，一家無疫；一家飲，一里無疫。飲藥酒得三朝，還滓置井中，能仍歲飲，可世無病。當家内外有井，皆悉著藥，辟温氣也。

辟温氣太一流金散方

雄黄三兩　雌黄二兩　礬石一兩半　鬼箭羽一兩半　羖羊角燒，二兩

右五味，治下篩，三角絳袋盛一兩，帶心前，并掛門户上。若逢大疫之年，以月旦青布裹一刀圭，中庭燒之，温病人亦燒熏之。

辟温氣雄黄散方

雄黄五兩　朱砂一作赤朮　菖蒲　鬼臼各二兩

右四味，治下篩，以塗五心、額上、鼻人中及耳門。

天氣不和，疾疫流行，預備一物柏枝散方

取南向社中柏東南枝，暴令乾，擣末，酒服方寸匕，神良。

辟温病粉身散常用方

芎藭　白芷　藁本各等分

右三味，治下篩，内米粉中，以粉身。

辟温氣殺鬼燒藥方

雄黄　丹砂　雌黄各一斤　羚羊角羖羊角亦得　蕪荑　虎骨　鬼臼　鬼箭羽　野丈人　石長生　猳猪屎　馬懸蹄各三兩　青羊脂　菖蒲　白术各八兩　蜜蠟八斤

右十六味，末之，以蜜蠟和爲丸，如彈許大，朝暮及夜中户前微火燒之。

辟温虎頭殺鬼丸方

虎頭五兩　朱砂　雄黄　雌黄各一兩半　鬼臼　皂莢　蕪荑各一兩

右七味，末之，以蜜蠟和爲丸，如彈子大，絳袋盛，繫臂，男左

女右及懸屋四角晦望夜半中庭燒一丸。

辟温殺鬼丸。熏百鬼惡氣方。

雄黄　雌黄各二兩　羖羊角　虎骨各七兩
龍骨　龜甲　鯪鯉甲　蝟皮各三兩
樗雞十五枚　空青一兩　芎藭　真朱各五兩
東門上雞頭一枚

右十三味末之。烊蠟二十兩。併手丸如梧子。正旦門户前燒一丸。帶一丸。男左女右。辟百惡。獨宿弔喪問病各吞一丸小豆大。天陰大霧日。燒一丸於户牖前佳。

漢建寧二年。太歲在酉。疫氣流行。死者極衆。即有書生丁季迴從蜀青城山來。東過南陽。從西市門入。見患疫癘者頗多。遂於囊中出藥。人各惠之一丸。靈藥沾脣。疾無不差。市中疫鬼數百千餘。見書生施藥。悉皆驚怖而走。乃有鬼王見書生。謂有道法兼自施藥。感衆鬼等奔走若是。遂詣書生欲求受其道法。書生曰。吾無道法。乃囊中之藥。呈於鬼王。鬼王覩藥。驚惶叩頭。乞命而走。此方藥帶之入山。能辟虎狼蟲蛇。入水能除水怪蛟蜃。雄黄丸方。

雄黄　雌黄　曾青　鬼臼
真珠　丹砂　虎頭骨　桔梗
白术　女青　芎藭　白芷
鬼督郵　蕪荑　鬼箭羽　藜蘆
菖蒲　皂莢各一兩

右十八味末之。蜜丸如彈子大。絹袋盛。男左女右帶之。卒中惡及時疫。吞如梧子一丸。燒一彈丸户内。

赤散。辟温疫氣傷寒熱病方。

藜蘆　躑躅花各一兩　附子　桂心
真朱各六銖　細辛　乾薑各十八銖　牡丹皮
皂莢各一兩六銖

右九味末之。内真朱合治之。分一方寸匕。置絳囊中帶之。男左女右。著臂自隨。覺有病之時。便以粟米大内著鼻中。又酒服一錢匕。覆取汗。日三服。當取一過汗耳。

又方

正月旦取東行桑根。大如指。長七寸。以丹塗之。懸門户上。又令人帶之。

斷温病令不相染著方。

汲水瓶綆長七寸。盜著病人卧席下。良。

又方　以繩度所住户中壁。屈繩即斷之。

治温令不相染方。

桃樹蠹蟲屎末之。水服方寸匕。

又方　术豉等分。酒漬服之。妙。

又方　正旦吞麻子赤小豆各二七枚。又以二七枚投井中。

又方　新布袋盛大豆一升。内井中一宿。出服七枚。

又方　新布袋盛赤小豆。内井中。三日出。舉家服二七枚。

又方　松葉末之。酒服方寸匕。日三服。

又方　常以七月七日合家吞赤小豆。向日吞二七枚。

又方　常以七月七日。男吞大豆七枚。女吞小豆二七枚。

又方

神仙教人立春後有庚子日。温蕪菁菹汁。合家大小並服。不限多少。

斷温疫轉相染著。乃至滅門。延及外人。無收視者方。

赤小豆　鬼箭羽　鬼臼　丹砂　雄黄各二兩

右五味末之。以蜜和服如小豆一丸。可與病人同牀傳衣治疫病方。
藥子二枚，末，水服之。

又方
白蜜和上色朱砂粉一兩，常以太歲日平旦，大小勿食，向東方立吞服三七丸，如麻子大，勿令齒近之，并吞赤小豆七枚，投井泉中，終身勿忘此法。

又方
凡時行疫癘，常以月望日細剉東引桃枝，煑湯浴之。

治瘴氣方。
蒜五子并皮碎之　豉心一升
右二味，以三歲男兒尿二升，煑五六沸，去滓，服之良。

又方
青竹茹二升，以水四升，煑取三升，分三服。

治患霧氣者，心內煩悶，少氣，頭痛項急，起則眼眩，欲倒，身微熱，戰掉不安，時復憎寒，心中欲吐，吐時無物方。
新猪屎二升半，內好酒一升，攪令散，以生布絞取汁，更以綿濾，頓服之，取盡，即地鋪，暖臥，覆蓋，鋪前著火，當汗出，若得汗，當細細去上衣，勿使心寒，寒即不差，看汗自乾乃起，慎風冷。亦治瘧及風勞蠱毒。

治肝腑藏温病，陰陽毒，頸背雙筋牽，先寒後熱，腰強急縮，目中生花方。
桂心一兩　白术　芒消　大青
梔子各三兩　柴胡五兩　石膏　生薑各八兩
生地黃　香豉各一升
右十味，㕮咀，以水九升，煑取三升，分三服。

治肝腑藏温病，陰陽毒，先寒後熱，頸筋牽攣，面目赤黃，身中直強方。
玄參一兩　細辛二兩　梔子　黃芩
升麻　芒消各三兩　石膏三兩　車前草暴切二升
竹葉切五升
右九味，㕮咀，以水一斗半，煑竹葉、車前，取七升，去滓，下諸藥，煎至三升，下芒消，分三服。

治心腑藏温病，陰陽毒，戰掉不定，驚動方。
大青　黃芩　梔子　知母
芒消各三兩　麻黃四兩　玄參六兩　石膏
生葛根各八兩　生地黃切一升
右十味，㕮咀，以水九升，煑取三升，去滓，下芒消，分三服。

治脾腑藏温病，陰陽毒，頭重頸直，皮肉痺，結核隱起方。
大青　羚羊角　升麻　射干
芒消各三兩　梔子四兩　寒水石五兩　玄參八兩
右八味，㕮咀，以水七升，煑取三升，分三服。

治肺腑藏温病，陰陽毒，欬嗽連續，聲不絕，嘔逆方。
麻黃　梔子　紫菀　大青
玄參　葛根各三兩　桂心　甘草各二兩
杏人　前胡各四兩　石膏八兩
右十一味，㕮咀，以水九升，煑取三升，分三服。

治肺腑藏温病，陰陽毒，熱暴氣斑點方。
梔子　大青　升麻　芒消各三兩
葱鬚切四兩　豉一升　石膏　生葛各八兩，一作生薑
右八味，㕮咀，以水七升，煑取三升，下芒消，分三服。

治腎腑藏温病，身面如刺，腰中欲折，熱毒內傷方。
茵蔯蒿　梔子　芒消各三兩　苦參
生葛各四兩　生地黃　石膏各八兩　葱白

豉各一升

右九味，㕮咀，以水九升，煮取二升半，下消，分三服。

溫風之病，脉陰陽俱浮，汗出體重，其息必喘，其形狀不仁，嘿嘿但欲眠。下之者則小便難，發其汗者必譫言，加燒針者則耳聾難言，但吐下之則遺失便利。如此疾者，宜服萎蕤湯方。

萎蕤　白薇　麻黃　獨活

杏人　芎藭　甘草　青木香各二兩

石膏三兩

右九味，㕮咀，以水八升，煮取三升，去滓，分三服，取汗。若一寒一熱，加朴消一分及大黃三兩下之。如無木香，可用麝香一分。小品方云：萎蕤湯治冬溫及春月中風傷寒，則發熱頭眩痛，喉咽乾，舌強，胸內疼，心胸痞滿，腰背強，亦治風溫。

夫䘌病與百合、狐惑、濕風、溫病、鬼魅皆相類，宜精察節氣。其新故二氣相搏，喜成此疾。

傷寒膏第三 方三首

治傷寒頭痛項強，四肢煩疼，青膏方。

當歸　芎藭　蜀椒　白芷

吴茱萸　附子　烏頭　莽草各三兩

右八味，㕮咀，以醇苦酒漬之再宿，以猪脂四斤煎，令藥色黃，絞去滓，以溫酒服棗核大三枚，日三服，取汗，不知稍增，可服可摩。如初得傷寒一日，苦頭痛背強，宜摩之佳。

治傷寒敕色，頭痛項強，賊風走風，黃膏方。

大黃　附子　細辛　乾薑

蜀椒　桂心各半兩　巴豆五十枚

右七味，㕮咀，以醇苦酒漬一宿，以臘月猪脂一斤煎之，調適其火，三上三下，藥成。傷寒赤色發熱，酒服梧子大一枚。又以火摩身數百過，兼治賊風絕良，風走肌膚，追風所在摩之，神效。千金不傳，此趙泉方也。

白膏，治傷寒頭痛，向火摩身體，酒服如杏核一枚，溫覆取汗。摩身當千過，藥力乃行，并治惡瘡，小兒頭瘡，牛領馬鞍皆治之。先以鹽湯洗瘡，以布拭之，傅膏。癰腫火灸，摩千過，日再，自消者方。

天雄　烏頭　莽草　羊躑躅各三兩

右四味，㕮咀，以苦酒三升漬一夕，作東向露竈，又作十二聚濕土，各一升許，大，取成煎猪脂三斤，著銅器中，加竈上炊，以葦薪令釋，內所漬藥，炊令沸，下著土聚上，沸定復上，如是十二過，令土盡徧，藥成，去滓。傷寒咽喉痛，含如棗核一枚，日三。摩時勿令近目。

發汗散第四 方十一首

度瘴發汗青散，治傷寒敕色，惡寒發熱，頭痛項強，體疼方。

麻黃二兩半　桔梗　細辛　吴茱萸

防風　白朮各一兩　烏頭　乾薑

蜀椒　桂心各一兩六銖

右十味，治下篩，溫酒服方寸匕，溫覆取汗，汗出止。若不得汗，汗少不解，復服如法。若得汗足，如故頭痛發熱，此為內實，當服駃豉丸若翟氏丸。如得便頭重者，可以二大豆許內鼻孔中，覺燥涕出，一日可三四度，必愈。兼辟時行病。

五苓散，主時行熱病，但狂言煩躁不安，精彩言語不與人相主當者方。

猪苓　白朮　茯苓各十八銖　桂心十二銖

澤瀉三十銖

右五味，治下篩，水服方寸匕，日三，多飲水，汗出即愈。

崔文行解散，治時氣不和，傷寒發熱者方。

桔梗 細辛各四兩 白朮八兩 烏頭一斤

右四味，治下篩，若中傷寒，服錢五匕，覆取汗解。若不覺，復小增之，以知為度。若時氣不和，旦服錢五匕，辟惡氣。欲省病，服一服。皆酒服。

六物青散，治傷寒敕色惡寒方。

附子 白朮各一兩六銖 防風 細辛各一兩十八銖

桔梗 烏頭各三兩十八銖

右六味，治下篩，以溫酒服錢五匕，不知，稍增之。服後食頃不汗出者，進溫粥一盃以發之。溫覆汗出，漐漐可也。勿令流離，勿出手足也。汗出止。若汗大出不止者，溫粉粉之。微者不須粉。不得汗者，當更服之。得汗而不解者，當服神丹丸。方出下發汗丸門。

青散，治春傷寒頭痛發熱方。

苦參 厚朴 石膏各三十銖 大黃

細辛各二兩 麻黃五兩 烏頭五枚

右七味，治下篩，覺傷寒頭痛發熱，以白湯半升和藥方寸匕投湯中，熟訖去滓，盡服，覆取汗。汗出，溫粉粉之良久。一服不除，宜重服之。或當微下利者，有大黃故也。

詔書發汗白薇散，治傷寒二日不解者方。

白薇十二銖 杏人 貝母各十八銖 麻黃一兩八銖

右四味，治下篩，酒服方寸匕，自覆臥，汗出即愈。

治傷寒頭痛身熱，腰背強引頸，及風口噤，瘧不絕，婦人產後中風寒，經氣腹大，華佗赤散方。

丹砂十二銖 蜀椒 蜀漆 乾薑

細辛 黃芩 防己 桂心

茯苓 人參 沙參 桔梗

女萎 烏頭各十八銖 雄黃二十四銖 吳茱萸三十銖

麻黃 代赭各二兩半

右十八味，治下篩，酒服方寸匕，日三。耐藥者二匕，覆令汗出。欲治瘧，先發一時所服藥二匕半，以意消息之。細辛、薑、桂、丹砂、雄黃不熬，餘皆熬之。

赤散，治傷寒頭痛項強，身熱，腰脊痛，往來有時方。

乾薑 防風 沙參 細辛

白朮 人參 蜀椒 茯苓

麻黃 黃芩 代赭 桔梗

吳茱萸各一兩 附子二兩

右十四味，治下篩，先食酒服一錢匕，日三。

烏頭赤散，治天行疫氣病方。

烏頭一兩半 皂莢半兩 雄黃 細辛

桔梗 大黃各一兩

右六味，治下篩，清酒若井華水服一刀圭，日二。不知，稍增，以知為度。除時氣疫病，若牛馬六畜中水行疫，亦可與方寸匕。人始得病一日時，服一刀圭，取兩大豆許吹著兩鼻孔中。

治時行頭痛壯熱一二日，水解散方。

桂心 甘草 大黃各二兩 麻黃四兩

右四味，治下篩，患者以生熟湯浴訖，以暖水服方寸匕，日三，覆取汗，或利便差。丁強人服二方寸匕。延年秘錄有黃芩、芍藥各二兩。古今錄驗甘草有芍藥，治天行熱病，生疱瘡疼痛，解肌出汗。

治時病表裏大熱欲死方。

大黃 寒水石 芒消 石膏

升麻 麻黃 葛根

右八味，等分，治下篩，水服方寸匕，日二。

發汗湯第五 例一首　方十九首　桂枝證十三首

例曰：大法春夏宜發汗。凡發汗，欲令手足皆周至漐漐然一時間許益佳，但不可令如水流離霡霂耳。若病不解，當更重發汗，汗出多則亡陽，陽虛不可重發汗也。凡服湯藥發汗，中病便止，不必盡劑也。凡云可發汗而無湯者，丸散亦可用，要以汗出為解，然不及湯隨證良驗。凡病無故自汗出，復發其汗，愈，衛復和故也。

夫脈浮者，病在外，可發汗，宜桂枝湯。

夫陽脈浮大而數者，亦可發汗，為宜桂枝湯。

病常自汗出者，此為榮氣和，榮氣和而外不解，此為衛氣不和也。榮行脈中，衛行脈外，復發其汗，衛和則愈，宜桂枝湯。

病人藏無他病，時時發熱自汗出而不愈者，此衛氣不和故也。先其時發汗則愈，宜桂枝湯。

太陽病發熱汗出者，此為榮弱衛強，故令汗出，欲救邪風，宜桂枝湯。

太陽病頭痛發熱，汗出惡風寒，宜桂枝湯。

太陽病下之微喘者，表未解也，宜桂枝加厚朴杏人湯。

太陽病外證未解者，不可下，宜桂枝湯。

太陽病先發其汗，不解而下之，其脈浮者不愈，浮為在外，而反下之，故令不愈。今脈浮，故在外，當須解其表則愈，宜桂枝湯。

太陽病下之，氣上衝者，可與桂枝湯；不上衝，不可與。

凡桂枝本為解肌，若脈浮緊，發熱無汗者，勿與之。常知此，勿誤也。

凡酒客勿與桂枝湯，若服必嘔。

凡服桂枝湯吐者，後必吐膿血也。

桂枝湯，治中風，其脈陽浮而陰弱，陽浮者熱自發，陰弱者汗自出，濇濇惡風，淅淅惡寒，噏噏發熱，鼻鳴乾嘔方。

桂枝　芍藥　生薑各三兩　甘草二兩　大棗十二枚

右五味，㕮咀三物，切薑擘棗，以水七升煮棗令爛，去滓，乃內諸藥，水少者益之，煮令微沸，得三升，去滓，服一升，日三。小兒以意減之。初服少多便得汗出者，小闊其間；不得汗者，小促其間，令藥勢相及。汗出自護如法，特須避風。病若重，宜夜服。若服一劑不解，疾證不變者，當復服之。至有不肯汗出，服兩三劑乃愈。服此藥食頃，飲熱粥以助藥力。

治傷寒頭及腰痛，身體骨節疼，發熱惡寒，不汗而喘，麻黃湯方。

麻黃三兩　桂心　甘草各一兩　杏人七十枚，喘不甚用五十枚

右四味，㕮咀，以水九升煮麻黃，減二升，去沫，內諸藥，煮取二升半，絞去滓，服八合，覆令汗。

大青龍湯，治中風傷寒，脈浮緊，發熱惡寒，身體疼痛，汗不出而煩躁方。

麻黃六兩　桂心　甘草各二兩　石膏如雞子一枚，碎　生薑三兩　杏人四十枚　大棗十二枚

右七味，㕮咀，以水九升煮麻黃，去沫，乃內諸藥，煮取三升，分服一升，厚覆當大汗出，溫粉粉之即止，不可再服，服之則筋惕肉瞤，此為逆也。不汗乃再服。

陽毒湯，治傷寒一二日便成陽毒，或服藥吐下之後變成陽毒，身重，腰背痛，煩悶不安，狂言，或走，或見鬼，或吐血下痢，其脈浮大數，面赤斑斑如錦文，咽喉痛，唾膿血，五日可治，至七日不可治，宜服升麻湯方。

升麻　甘草各半兩　當歸　蜀椒

雄黄　桂心各六銖

右六味。㕮咀。以水五升。煮取二升半。分三服。如人行五里進一服。温覆手足。毒出則汗。汗出則解。不解重作服之。得吐亦佳。（仲景無桂心，有鼈甲手大一片；肘後與千金同；古今録驗有梔子六銖，鼈甲如手一片）

陰毒湯。治傷寒初病一二日便結成陰毒。或服藥六七日已上至十日。變成陰毒。身重背強。腹中絞痛。咽喉不利。毒氣攻心。心下堅強。短氣不得息。嘔逆。唇青面黑。四肢厥冷。其脉沉細緊數。仲景云。此陰毒之候。身如被打。五六日可治。至七日不可治也。甘草湯方。

甘草　升麻各半兩　當歸　蜀椒各六銖

鼈甲一兩

右五味。㕮咀。以水五升。煮取二升半。分三服。如人行五里頃更進一服。温覆取汗。毒當從汗出。汗出則愈。若不汗則不除。重作服。（仲景方去蜀椒）

陰旦湯。治傷寒肢節疼痛。内寒外熱。虚煩方。

芍藥　甘草各二兩　乾薑　黄芩各三兩

桂心四兩　大棗十五枚

右六味。㕮咀。以水一斗。煮取五升。去滓。温服一升。日三夜再。覆令小汗。

陽旦湯。治傷寒中風。脉浮。發熱往來。汗出惡風。頭項強。鼻鳴乾嘔。桂枝湯主之。隨病加減如左。

以泉水一斗。煮取四升。分服一升。日三。自汗者。去桂枝。加附子一枚。渴者。去桂。加栝樓根三兩。利者。去芍藥、桂。加乾薑三累。附子一枚炮。心下悸者。去芍藥。加茯苓四兩。虚勞裏急。正陽旦主之。煎得二升。内膠飴半斤。爲再服。若脉浮緊發熱者。不可與之。

六物解肌湯。治傷寒發熱。身體疼痛方。

葛根四兩　茯苓三兩　麻黄　牡蠣

生薑各二兩　甘草一兩

右六味。㕮咀。以水八升。煮取三升。分三服。再服後得汗。汗通即止。（古今録驗無生薑、甘草）

解肌湯。治傷寒温病方。

葛根四兩　麻黄一兩　黄芩　芍藥

甘草各二兩　大棗十二枚

右六味。㕮咀。水一斗。煮取三升。飲一升。日三服。三四日不解。脉浮者。宜重服發汗。脉沉實者。宜以駃豉丸下之。（延年秘録有桂心一兩）

治傷寒時氣温疫。頭痛壯熱。脉盛。始得一二日者方。

丹砂一兩。末之。以水一斗。煮取一升。頓服之。覆取汗。

治疫氣傷寒三日已前不解者方。

好豉一升，綿裹　葱白切，一升　小男兒尿三升

右三味。先熬豉、葱。令相得。則投小便。煮取二升。分再服。徐徐服之。覆令汗。神驗。

解肌升麻湯。治時氣三四日不解方。

升麻　芍藥　石膏　麻黄

甘草各一兩　杏人三十枚　貝齒二枚，一作貝母十八銖

右七味。㕮咀。以水三升。煮取一升。盡服。温覆發汗。便愈。

葛根龍膽湯。治傷寒三四日不差。身體煩毒而熱方。

葛根八兩　龍膽　大青各半兩　升麻

石膏　萎蕤各一兩　甘草　桂心

芍藥　黄芩　麻黄各二兩　生薑二兩

右十二味。㕮咀。以水一斗。煮葛根。取八升。内餘藥。煮取三

升分四服。日三夜一。

治傷寒四五日。頭痛壯熱。四肢煩疼。不得飲食方。

梔子人 黄連 黄蘗 大黄（各半兩）

好豉（一升） 葱白（七莖）

右六味。㕮咀。以水八升。煮上四物六七沸。内後葱白豉。煮得三升。頓服一升。日三服。湯訖。溫覆令汗出。粉之。得汗便止。後服勿復取汗。不得汗者。復服。重發此藥無忌。特宜老小。神良。

治夏月傷寒。四肢煩疼。發熱。其人喜煩。嘔逆支滿。劇如禍祟。寒熱相搏。故令喜煩。七物黄連湯方。

黄連 茯苓 黄芩（各十八銖） 芍藥

葛根（各一兩） 甘草（一兩六銖） 小麥（三合）

右各㕮咀。以水七升。煮取三升。冷分三服。不能一升者。可稍稍服之。湯勢安乃卧。藥主毒氣。服湯之後。胸中熱及咽喉痛皆差。其明日復煮一劑。如法服之。服此湯無毒。但除熱下氣安病人。小兒服者。取三分之一。以水四升。煮得二升。稍稍服。

三匕湯。治傷寒中風。得之三日至七八日不解。胸脅痛。四肢逆。乾嘔。水漿不下。腹中有宿食不消。重下血。一日數十行方。

茯苓（如雞子大） 黄芩 人參（各三兩） 栝樓根（四兩）

芒消 乾地黄（各一兩） 大黄 麻黄

寒水石（各半斤）

右九味。擣篩令相得。以散三方寸匕。水一升。煮令三沸。絞去滓。服之。日三。溫覆汗出即愈。病劇。與六七匕。

五香麻黄湯。治傷寒忽發腫。或著四肢。或在胸背。虛腫浮如吹狀。亦著頭面脣口頸項。劇者偏著脚脛外。如軸大而不痛不赤。著四肢者。乃欲不遂。悉主之方。

麝香（半兩） 薰陸香 雞舌香（各一兩） 沈香

青木香 麻黄 防風 獨活

秦艽 萎蕤 甘草（各一兩） 白薇

枳實（各二兩）

右十三味。㕮咀。以水九升。煮取三升。分三服。覆取汗後。外摩防已膏。

治傷寒三日外。與前藥不差。脉勢仍數者。陽氣猶在經絡。未入藏腑方。

桂枝 黄芩 甘草（各二兩） 升麻

葛根 生薑（各三兩） 芍藥（六兩） 石膏（八兩）

梔子（二七枚）

右九味。㕮咀。以水九升。煮取二升七合。分二服。相去十里久。若前兩服訖即得汗。後服即停。不得汗。更進一服。得汗即止。不得汗者。明日去梔子。加麻黄二兩。足水二升。再依方服。

治傷寒雪煎方。

麻黄（十斤） 杏人（一斗四升） 大黄（一斤十三兩，如金色者）

右三味。㕮咀。以雪水五斛四斗。漬麻黄於東向竈釜中三宿。内大黄攪令調。炊以桑薪。煮得二斛汁。去滓。復内釜中。擣杏人。内汁中。復炊之。可餘六七斗汁。絞去滓。置銅器中。又以雪水三斗。合煎之。攪令調。得二斗四升。藥成。可丸。冷凝。丸如彈丸。有病者以三沸白湯五合。研一丸入湯中。適寒溫服之。立汗出。若不愈者。復服一丸。密盛藥。勿令泄氣。

發汗丸第六（方二首）

神丹丸。治傷寒敕濇。惡寒發熱。體疼者方。

附子 烏頭（各四兩） 人參 茯苓

半夏（各五兩）　朱砂（一兩）

右六味，末之，蜜丸，以眞丹爲色。先食服如大豆二丸，生薑湯下，日三。須臾進熱粥二升許，重覆汗出止。若不得汗，汗少不解，復服如前法。若得汗足，應解而不解者，當服桂枝湯。此藥多毒，熱者令飲水，寒者溫飲解之。治瘧先發服二丸。（要略用細辛，不用人參，別有射罔棗大一枚，名赤丸，主寒氣厥逆）

治傷寒五六日以上不解，熱在胷中，口噤不能言，惟欲飲水，爲壞傷寒，醫所不能治，爲成死人，精魂已竭，心下纔溫，以杖發其口開，灌藥咽中，藥得下則愈，麥奴丸，一曰黑奴丸，二曰水解丸方。

釜底墨　竈突墨　梁上塵　大黃　麥奴　黃芩　芒消（各一兩）　麻黃（二兩）

右八味，末之，蜜丸如彈子大，以新汲水五合研一丸，破漬置水中，當藥消盡服之。病者渴欲飲水，極意不問升數，欲止復強飲，能多飲爲善，不欲飲水當強飲之。服藥須臾當寒，寒竟汗出便解。若服藥日移五尺許不汗，復服如前法，不過再三服佳。小麥黑勃名麥奴。

宜吐第七（例一首　方五首　證五條）

例曰：大法春宜吐。凡服吐藥，中病便止，不必盡劑也。

病如桂枝證，頭不痛，項不強，而脉寸口浮，胷中鞕滿，氣上衝喉咽不得息者，此以內有久痰，宜吐之。

病胷上諸寒，胷中鬱鬱而痛，不能食，欲得使人按之，按之反有涎出，下利日十餘行，而其人脉遲，寸脉微滑者，此宜吐之，吐之利即止。

少陰病，飲食入口則吐，心中愠愠然欲吐，復不能吐者，宜吐之。

宿食在上管，宜吐之。

病手足逆冷，脉乍結者，客氣在胷中，心下滿而煩，飢不能食者，以病在胷中，宜吐之。

病如桂枝證，頭不痛，項不強，寸脉微浮，胷中痞堅，氣上撞咽喉不得息者，此爲胷有寒也，宜吐之，瓜蔕散方。

瓜蔕　赤小豆（各一兩）

右二味，治下篩，取一錢匕，香豉一合，熟湯七合，煮作稀粥，去滓取汁，和散溫頓服之。不吐者，少少加，得快吐乃止。（張文仲以白湯三合和服）

水導散，治時氣病，煩熱如火，狂言妄語欲走方。

甘遂（半兩）　白芷（一兩）

右二味，治下篩，水服方寸匕，須臾令病人飲冷水，腹滿即吐之，小便當赤。（一名濯腸湯，此治大急者）

藜蘆丸，治湯寒不得吐方。

藜蘆　附子（各一兩）

右二味，末之，蜜和如藊豆大。傷寒不食，服二丸，不知增之。此謂得病一日已上四日已來。服藥後日移三丈不吐，進熱粥汁發之。

治傷寒溫病三四日，胷中惡欲令吐者，服酒膽方。

醇苦酒（半升）　猪膽（一具）

右二味，盡和飲之，吐即愈。

又方

取比輪錢一百五十七枚，以水一斗，煮取七升，分服汁盡。須臾復以水五升更煮錢，令得一升，復以水二升投中，合三升，出錢飲之，當吐毒即愈。

宜下第八（例一首　方八首　諸證十二條）

例曰：大法秋宜下。凡下以湯勝丸散也。中病便止，不必盡劑也。

傷寒有熱而小腹滿，應小便不利，今反利者，此爲有血也，當須下之，宜抵當丸。

太陽病身黃，脉沈結，小腹堅滿，小便不利者，爲無血也。小便自利，其人如狂者，爲血證諦也，屬抵党湯下之。

太陽病不解，熱結在膀胱，其人如狂，其血自下即愈。其外不解，尚未可攻，當先解其外，外已解，但小腹結者，可攻之。

陽明病脉遲，雖汗出不惡寒，體必重，短氣腹滿而喘，有潮熱者，此外欲解，可攻裏也。手足戢然汗出者，大便已堅，宜承氣湯。若汗多而微熱惡寒者，爲外未解也，桂枝湯主之。其熱不潮，未可與承氣。若腹大滿而不大便者，可少與承氣湯微和其胃氣，勿令大下。

陽明病潮熱，大便微堅，與承氣湯；不堅者，不可與之。若不大便六七日，恐有燥屎，欲知之法，少與承氣湯，腹中轉失氣者，爲有燥屎，乃可攻之；若不轉氣者，此爲頭堅後溏，不可攻之也。攻之必脹滿不能食，欲飲水者即噦。其後發熱者，大便必復堅，宜與少承氣和之。不轉氣者，慎勿攻之。

陽明證其人喜忘者，必有畜血。所以然者，本有久瘀血，故令喜忘。屎雖堅，大便必黑，宜抵党湯下之。

陽明病發熱汗出者，此爲越熱，不能發黃。但頭汗出，身無汗，劑頸而還，小便不利，渴引水漿者，此為瘀熱在裏，身必發黃，宜下以茵蔯湯。方出第十卷中

少陰病得之二三日，口燥咽乾，急下之，宜承氣湯。

少陰病得之六七日，腹滿不大便者，急下之，宜承氣湯。

夫實則讝語，虛則鄭聲。鄭聲，重語也。直視讝語喘滿者死，下痢者亦死。

傷寒四五日，脉沈喘滿，沈爲在裏，而反發汗，津液越出，大便爲難，表虛裏實，久則讝語。

大承氣湯，主熱盛，腹中有燥屎，讝語者方。

大黃四兩　厚朴八兩　枳實五枚　芒消五合

右四味，㕮咀，以水一斗，先煮二物，取五升，去滓，内大黃煎取二升，去滓，下芒消，更煎一兩沸，分再服，得快利止。

抵党丸方

水蛭二十枚　桃仁二十三枚　䖟虫二十枚　大黃三兩

右四味，末之，蜜和合，分爲四丸，以水一升煮一丸，取七合，頓服之，晬時當下血，不下更服。

抵党湯方

水蛭三十枚　桃仁二十三枚　䖟虫二十枚　大黃三兩

右四味，㕮咀，以水五升，煮取三升，去滓，服一升，不下更服。

承氣湯方

枳實五枚　大黃四兩　芒消半升　甘草二兩

右四味，㕮咀，以水五升，煮取二升，去滓，適寒溫分三服，如人行五里進一服，取下利爲度，若不得利，盡服之。

生地黃湯，治傷寒有熱，虛羸少氣，心下滿，胃中有宿食，大便不利方。

生地黃三斤　大黃四兩　大棗二枚　甘草一兩　芒消二合

右五味，合擣令相得，蒸五升米下，熟，絞取汁，分再服。

傷寒七八日不解，默默心煩，腹中有乾糞，讝語，大柴胡加萎蕤知母湯方。

柴胡半斤　黃芩　芍藥各三兩　半夏半升　生薑五兩　大黃　甘草各一兩　人參三兩　萎蕤　知母各二兩

右十味㕮咀，以水一斗，煑取三升，去滓，服一升，日三，取下爲效。集驗用枳實四枚，不用芍藥。

傷寒頭痛壯熱，百節疼痛方。

柴胡四兩　升麻　黃芩　大青　杏人各三兩　芍藥　知母　梔子人各四兩　香豉一升　石膏八兩

右十味㕮咀，以水九升，煑取二升七合，分溫三服。若熱盛，加大黃四兩。

治傷寒，留飲宿食不消，駃豉丸方。

豆豉一升　巴豆三百枚，今用二百枚　杏人六十枚　黃芩　黃連　大黃　麻黃各四兩　芒消　甘遂各三兩

右九味，末之，以蜜和丸，如大豆，服二丸，不得下者增之。崔氏云此黃素方。

發汗吐下後第九　脉證七條　灸法一首　方十七首

傷寒已解半日許，復心煩熱，其脉浮數者，可更發汗，宜桂枝湯。

凡發汗後飲水者，必喘，宜愼也。

治發汗後，表裏虛煩不可攻者，但當與竹葉湯方。

竹葉二把　人參　甘草各二兩　半夏半升　石膏一斤　麥門冬一升　生薑四兩

右七味㕮咀，以水一斗，煑取六升，去滓，內粳米半升，米熟去之，分服一升，日三。張文仲無生薑。

服桂枝湯大汗後，脉洪大者，與桂枝湯。若形如瘧，一日再發，汗出便解者，屬桂枝二麻黃壹湯方。

桂枝一兩十七銖　麻黃十六銖　芍藥一兩六銖　甘草一兩二銖　杏人十六枚　大棗五枚　生薑一兩六銖

右七味㕮咀，以水五升，煑麻黃再沸，去沫，內諸藥，煑取二升，適寒溫，分再服，取微汗而已。

小青龍湯，治傷寒表未解，心下有水氣，乾嘔，發熱而欬，或渴，或痢，或噎，或小便不利，小腹滿，或喘者，小靑龍湯方。

桂心三兩　半夏　五味子各半升　麻黃　甘草　乾薑　芍藥　細辛各三兩

右八味㕮咀，以水一斗，煑麻黃減二升，去上沫，內諸藥，煑取三升，分三服，相去十里頃復服之。若渴者，去半夏，加栝樓根三兩；若微痢，去麻黃，加蕘花如一雞子，熬令赤色；若噎，加附子一枚；若小便不利，小腹滿者，去麻黃，加茯苓四兩；若喘，去麻黃，加杏人半升。數用神効。

治傷寒發汗出而喘，無大熱，麻黃杏人石膏甘草湯方。

麻黃四兩　杏人五十枚　石膏半斤　甘草二兩

右四味㕮咀，以水七升，先煑麻黃，令減二升，內諸藥，煎取三升，分三服。

發汗若下後，煩熱，胷中窒，氣逆搶心者，梔子湯方。

梔子十四枚　香豉四合，綿裹

右二味，以水四升，煑梔子取二升半，內豉，煑取一升半，分二服。溫進一服，得快吐，止後服。

治發汗後，腹脹滿，厚朴湯方。

厚朴八兩　半夏半升　生薑八兩　甘草二兩　人參一兩

右五味㕮咀，以水一斗，煑取三升，分三服。

太陽病發汗，汗出不解，其人仍發熱，心下悸，頭眩，身瞤動，振振欲擗地，屬玄武湯方。

茯苓　芍藥　生薑各三兩　白朮二兩

附子一枚

右五味，㕮咀，以水八升，煮取二升，温服七合。

太陽病反下之，利遂不止，脉促者，表未解，喘而汗出者，葛根黃連湯方。

葛根半斤　黃芩　黃連各三兩　甘草二兩

右四味，㕮咀，以水八升，先煮葛根，減二升，内諸藥，煮取三升，去滓，分再服。

傷寒發汗吐下後，心下逆滿，氣上衝胷，起即頭眩，其脉沈緊，發汗則動經，身爲振搖者，茯苓湯方

茯苓四兩　白术　桂心各三兩　甘草二兩

右四味，㕮咀，以水六升，煮取三升，去滓，分三服。

凡寸口脉浮，關上自沈，爲結胷。巢源作沈細

凡傷寒病發於陽而反下之，熱入因作結胷。

結胷病，項亦強，如柔痓狀，下之即和，宜大陷胷丸方。

大黃八兩　芒消　杏人　葶藶各五合

右四味，擣篩二物，別研杏人、芒消如脂，和散，取如彈丸大一枚，甘遂末一錢匕，白蜜二合，水一升，煮取八合，温頓服之，病乃自下。如不下，更服，取下爲效。

傷寒六七日，結胷熱實，其脉沈緊，心下痛，按之正堅，宜大陷胷湯。

太陽病重發汗而復下之，不大便五六日，舌上乾而渴，日晡所小有潮熱，心胷大煩，從心下至小腹堅滿而痛，不可近，宜大陷胷湯方。

甘遂末一分匕　大黃六兩切　芒消一升

右三味，以水六升，先煮大黃，取二升，去滓，内芒消一沸，内甘遂，分再服，一服得快利，止後服。

傷寒中風，醫反下之，其人下痢日數十行，穀不化，腹中雷鳴，心下痞堅結滿，乾嘔，心煩不能得安。師見心下痞，謂病不盡，復下之，其痞益甚。此非結熱，但以胃中虛，客氣上逆，使之然也，宜甘草瀉心湯方。

甘草四兩　黃芩　乾薑各二兩　黃連一兩　半夏半升　大棗十二枚

右六味，㕮咀，以水一斗，煮取六升，去滓，分服一升，日三。加人參三兩乃是

治傷寒發汗後，胃中不和，心下痞堅，乾噫食臭，脅下有水氣，腹中雷鳴，下痢者，屬生薑瀉心湯方。

生薑四兩　甘草三兩　半夏半升　黃連一兩　乾薑一兩　人參三兩　黃芩三兩　大棗十二枚

右八味，㕮咀，以水一斗，煮取六升，去滓，分服一升，日三。

傷寒吐下後七八日不解，結熱在裏，表裏俱熱，時時惡風，大渴，舌上乾燥而煩，欲飲水數升，宜白虎湯方。

石膏一升　知母六兩　甘草二兩　粳米六合

右四味，㕮咀，以水一斗，煮米熟，去滓，分服一升，日三。諸亡血及虛家，不可與白虎湯。若立夏後至立秋前得用之，立秋後不可服。春三月尚凛冷，亦不可與之，與之，嘔利腹痛。

傷寒無大熱而口乾渴，心煩，背微惡寒，宜白虎湯。

傷寒脉浮，發熱無汗，其表不解，不可與白虎湯；渴欲飲水，無表證，宜白虎湯。

若渴欲飲水，口燥舌乾者，亦宜白虎湯。

治傷寒後結熱在内，煩渴，青葙子丸方。

青葙子五兩　黃芩　苦參　栝樓根各一兩　黃蘗二兩　龍膽　黃連　梔子人各三兩

右八味末之蜜丸先食服如梧子大柒丸日三不知稍加（一本云錫和爲丸）

傷寒熱病十日已上發汗不解及吐下後諸熱不除及下利不止斑出皆治之大青湯方

大青（四兩） 甘草 阿膠（各二兩） 豆豉（一升）

右四味㕮咀以水八升煮取三升去滓煮三沸去豉内阿膠令烊頓服一升日三服欲盡復作常使有餘渴者當飲但除熱止吐下無毒（深師治勞復肘後有赤石脂三兩胡洽集驗同）

治傷寒後不了朝夕有熱如瘧狀方

知母（二兩） 麻黄 甘草 芍藥 黄芩 桂心（各一兩）

右六味㕮咀以水七升煮取二升半服五合日三温覆令微汗若心煩不得眠其人欲飲水當稍稍飲之令胃中和則愈

江南諸師秘仲景要方不傳

初得病或先頭痛身寒熱或濇濇欲守火或腰背强直面目如飲酒狀此傷寒初得一二日但列火灸心下三處第一處去心下一寸名巨闕第二處去心下二寸名上管第三處去心下三寸名胃管各灸五十壯然或人形大小不同恐寸數有異可繩度隨其長短寸數最佳取繩從心頭骨名鳩尾頭度取臍孔中屈繩取半當繩頭名胃管又中屈半繩更分爲二分從胃管向上度一分即是上管又上度取一分即是巨闕大人可灸五十壯小兒可三壯亦隨其年灸之大小以意斟量也若病者三四日以上宜先灸胷上二十壯以繩度鼻正上盡髮際中屈繩斷去半便從髮際入髮中灸繩頭名曰天聰又灸兩顳顬又灸兩風池又灸肝輸百壯餘處各二十壯又灸大衝三十壯神驗

備急千金要方卷第九

備急千金要方卷第十傷寒下

朝奉郎守太常少卿充秘閣校理判登聞檢院上護軍賜緋魚袋臣林億等校正

傷寒雜治第一（熱毒嘔噦攻手足毒腫 斑出豌豆瘡鼻衄喉閉 口苦口乾下利 虛腫汗不止盜汗附）

勞復第二（食忌陰陽易理髮附）

百合第三

傷寒不發汗變成狐惑第四

傷寒發黃第五

溫瘧第六

溪毒證第七

傷寒雜治第一（論一首 灸法一首）方五十一首

論曰。凡除熱解毒。無過苦酢之物。故多用苦參青葙艾梔子葶藶苦酒烏梅之屬。是其要也。夫熱盛非苦酢之物不解也。熱在身中。既不時治。治之又不用苦酢之藥。此如救火不以水也。必不可得脫免也。又曰。今諸療多用辛甘薑桂人參之屬。此皆貴價難得。常有比行求之。轉以失時。而苦參青葙葶藶艾之屬。所在盡有。除熱解毒最良。勝於向貴價藥也。前後數參並用之。得病內熱者。不必按藥次也。便以青葙苦參艾苦酒療之。但稍與。促其間無不解也。扁鵲曰。病在腠理。湯熨之所及。病在血脈。針石之所及。病在骨髓。無可奈何。而凡醫治病。或言且待使病成乃頓去之。此為妄矣。當預約束家中及所部曲。具語解此意。使有病者知之為要。

治溫氣病欲死方。

苦參一兩。以酒二升。煮取一升。盡飲之。當吐則除諸毒病。服之覆取汗皆愈。（張文仲及肘後云治熱毒氣垂死破棺千金湯）

治熱病五六日已上苦參湯方。

苦參三兩　黃芩二兩　生地黃八兩

右三味。㕮咀。以水八升。煎取二升。適寒溫服一升。日再。

凝雪湯。治時行毒病七八日。熱積聚胷中。煩亂欲死。起死人搨湯方。

芫花一升。以水三升。煮取一升半。漬故布薄胷上。不過三薄。熱即除。當溫煖四肢。護厥逆也。

治傷寒中風五六日已上。但胷中煩。乾嘔。栝樓湯方。

栝樓實一枚　黃芩　甘草各三兩　生薑四兩

大棗十二枚　柴胡半斤

右六味。㕮咀。以水一斗二升。煮取五升。絞去滓。適寒溫服一升。日三。

治傷寒後嘔噦。及胃反乾嘔。不下食。蘆根飲子方。

生蘆根切　青竹茹各一升　粳米三合　生薑三兩

右四味。以水七升。先煮千里鞋底一隻。取五升。澄清。下藥。煮取二升半。隨便飲。不差重作取差。

治傷寒後嘔噦方。

通草三兩　生蘆根切，一升　橘皮一兩　粳米三合

右四味。㕮咀。以水五升。煮取二升。隨便稍飲。不差更作取差止。

治傷寒後虛羸少氣嘔吐方。

石膏一升　竹葉二把　麥門冬一升　人參二兩　半夏一升

右五味。㕮咀。以水一斗。煮取六升。去滓。內粳米一升。米熟湯成。飲一升。日三服。一方加生薑五兩。（此方正是仲景竹葉湯方。前卷汗後門中已有此方。仍少甘草二兩。小別）

治毒熱攻手足。赤腫焮熱。疼痛欲脫方。

煮馬屎若羊屎汁漬之。日三度。

又方

猪骨和羊屎塗之亦佳。

又方

濃煑虎杖根。適寒温以漬手足。令至踝上一尺止。

又方

取酒煑苦參以漬之。

又方

稻穰灰汁漬之。

又方

取常思草絞取汁以漬之。一名蒼耳。

漏蘆連翹湯治時行熱毒變作赤色癰疽丹軫毒腫及眼赤痛生鄣瞖方。

漏蘆　連翹　黃芩　麻黃　白蘞　升麻　甘草各二兩　枳實　大黃各三兩

右九味。㕮咀。以水九升。煑取三升。分三服。相去五里久更服。熱盛者可加芒消二兩。

治傷寒五六日斑出。猪膽湯方。

猪膽　苦酒各三合　雞子一枚

右三味合煎三沸。強人盡服之。羸人須煎六七沸。分爲二服。汗出即愈。

治人及六畜時氣熱病豌豆瘡方。

濃煑黍穰汁洗之。一莖是穄穰。即不差。瘡若黑者。擣蒜封之。

又方

煑芸薹洗之。

治熱病後發豌豆瘡方。

黃連三兩。以水二升。煑取八合。頓服之。

又方

眞波斯青黛大如棗。水服之差。

又方

青木香二兩。以水三升。煑取一升。頓服之。

又方

若赤黑發如疥大（一作疢）者。煎羊脂摩傅之。

又方

小豆屑雞子白和傅。

又方

婦人月水帛拭之。

又方

小兒著取月水汁和水浴之。

治瘡出煩疼者。木香湯方。

青木香二兩　薰陸香　丁香　礬石各一兩　麝香半兩

右五味。㕮咀。以水四升。煑取一升半。分再服。熱毒盛者加犀角一兩。無犀角以升麻代。病輕者去礬石。神驗。

又方

瘡上與芒消和猪膽塗。勿動痂落無痕。仍卧黃土末上良。此病小便澀有血者。內壞瘡皆黑靨。不出膿者。死不治也。

治內發瘡盛方。

醋四合　大猪膽一具

右二味。合煎三沸。服一合。日五服之良驗。

治豌豆瘡初發覺欲作者方。

煑大黃五兩。服之愈。

治時行病發瘡方。

取好蜜徧身摩瘡上。亦可以蜜煎升麻摩之。并數數食之。

熱病後發豌豆瘡。灸兩手腕研子骨尖上三壯。男左女右。

治傷寒鼻衄。肺間有餘熱故也。熱因血自上不止。用此方。

牡蠣一兩半　石膏一兩六銖

右二味。治下篩。酒服方寸匕。日三四。亦可蜜丸服如梧子大。用治大病差後小勞便鼻衄。

治傷寒熱病。喉中痛閉塞不通方。

生烏扇一斤，切　猪脂一斤

右二味。合煎。藥成去滓。取如半雞子。薄綿裹之。內喉中。稍稍咽之。取差。

又方

升麻三兩　通草四兩　射干二兩　芍藥　羚羊角各三兩　生蘆根一升，切

右六味。㕮咀。以水七升。煮取二升半。分三服。

治熱病口中苦。下氣除熱。喉中鳴。煎方。

石膏半斤，碎　蜜一升

右二味。以水三升。煮石膏。取二升。乃內蜜。復煎。取如餳。含如棗核。盡復含之。大良。

治傷寒熱病後。口乾喜唾。咽痛方。

大棗二十枚　烏梅十枚

右二味。合擣。蜜和。含如杏核大。咽其汁。甚驗。

傷寒服湯藥而下利不止。心下痞堅。服瀉心湯竟。復以他藥下之。利不止。醫以理中與之而利益甚。理中治中焦。此利在下焦。赤石脂禹餘粮湯主之方。

赤石脂　禹餘粮各一斤，碎

右二味。以水六升。煮取二升。分三服。若不止。當利小便。

治傷寒後下利膿血方。

阿膠二兩　黃蘗二兩　黃連四兩　梔子仁十四枚

右四味。㕮咀。以水六升。煮取二升。去滓。內阿膠。更煎令消。分為三服。甲乙方無黃蘗，有黃芩。

治赤白下膿。小兒得之三日皆死。此有䘌蟲在下部方。

麝香　礬石　巴豆　附子　真珠　雄黃

右六味。等分。治合。取桑條如箭簳。長三寸。以綿纏頭二寸。唾濡綿。展取藥著綿上。內穀道中。半日復易之。日再。神效。

治傷寒六七日。其人大下後。脉沈遲。手足厥逆。下部脉不至。咽喉不利。唾膿血。泄利不止。為難治。麻黃升麻湯方。

麻黃　知母　萎蕤一作昌蒲　黃芩各三兩　升麻　芍藥　當歸　乾薑　石膏　茯苓　白朮　桂心　甘草　麥門冬各二兩

右十四味。㕮咀。以水一斗。先煮麻黃。減二升。去上沫。內諸藥。煮取三升。分服一升。微取汗愈。

治溫毒及傷寒內虛外熱。攻胃下黃赤汁及爛肉汁。赤滯下。伏氣腹痛。諸熱毒方。

梔子二十枚　豉一升　薤白一握

右三味。以水四升。煮梔子、薤白令熟。內豉。煮取二升半。分三服。頻服取差。

治病後虛腫方。

豉五升。醇酒一斗。煮三沸。及熱頓服。不耐酒者。隨性覆取汗。

治汗不止方。

又方

地黄三斤切以水一斗煑取三升分三服

白术葉作飲飲之

又方

白术方寸匕以飲服之

治卒得汗不止方

温酒服牛羊脂

又方

服尿亦止

治盜汗及汗無時方

韭根四十九枚水二升煑一升頓服

又方

豉一升以酒二升漬三日服不差更合服不過三劑止

又方

死人席緣灰煑汁洗身差

止汗方

杜仲　牡蠣分等

右二味治下篩夜臥以水服五錢匕

又方

麻黄根　牡蠣　雷丸各三兩　乾薑　甘草各一兩

米粉三升

右六味治下篩隨汗處粉之

牡蠣散治臥即盜汗風虚頭痛方

牡蠣　白术　防風各三兩

右三味治下篩酒服方寸匕日二止汗之驗無出於此方一切泄汗服之三日皆愈神驗

勞復第二 論一首 方十一首 食忌九條

論曰凡熱病新差及大病之後食猪肉及羊血肥魚油膩等必當大下利醫所不能治也必至於死若食餅餌粢黍飴餔鱠炙棗栗諸果物脯脩及堅實難消之物胃氣尚虚弱不能消化必更結熱適以藥下之則胃氣虚冷大利難禁不下之必死下之復危皆難救也熱病及大病之後多坐此死不可不慎也

病新差後但得食糜粥寧少食令飢慎勿飽不得他有所食雖思之勿與之也引日轉久可漸食羊肉白糜若羹汁雉兔鹿肉不可食猪狗肉也新差後當靜臥慎勿早起梳頭洗面非但體勞亦不可多言語用心使意勞煩凡此皆令人勞復故督郵顧子獻得病已差未健詣華旉視脉曰雖差尚虚未得復陽氣不足慎勿勞事餘勞尚可女勞則死當吐舌數寸其婦聞其夫差從百餘里來省之經宿交接中間三日發熱口噤臨死舌出數寸而死病新差未滿百日氣力未平復而以房室者略無不死有士蓋正者疾愈後六十日已能行射獵以房室則吐涎而死及熱病房室名爲陰陽易之病皆難治多死近者有一士大夫小得傷寒差以十餘日能乘馬行來自謂平復以房室即小腹急痛手足拘拳而死

時病差後未滿五日食一切肉麪者病更發大困

時病差後新起飲酒及韭菜病更復

時病新差食生魚鮓下利必不止

時病新差食生菜令顔色終身不平復

時病新汗解飲冷水者損心包令人虚不復

時病新差食生棗及羊肉者必膈上作熱蒸

時病新差食犬羊等肉者作骨中蒸熱

時疾新差食魚肉與瓜生菜，令人身熱。

時疾新差食蒜鱠者，病發必致大困。

黃龍湯，治傷寒差後更頭痛壯熱煩悶方。仲景名小柴胡湯

柴胡一斤　半夏半升　黃芩三兩　人參

甘草各二兩　生薑四兩　大棗十二枚

右七味，㕮咀，以水一斗，煮取五升，去滓，服五合，日三。不嘔而渴者，去半夏，加栝蔞根四兩。

補大病後不足虛勞方。萬病虛勞同用

取七歲已下五歲已上黃牛新生者乳一升，以水四升，煎取一升，如人體溫，稍稍飲之，不得過多。十日服不絕爲佳。

治傷寒溫病後勞復，或食或飲或動作方。

梔子人三七枚　石膏五兩　鼠屎二十枚尖頭大者

香豉一升

右四味，㕮咀，以水七升，煮取三升，分三服。

治病後勞復，或因洗手足，或梳頭，或食等勞復方

取洗手足汁飲一合。又取頭中垢如棗核大，吞一枚。

枳實梔子湯，治大病差後勞復者方。

枳實三枚　梔子十四枚　豉一升綿裹

右三味，㕮咀，以酢漿七升，先煎減三升，次內枳實、梔子，煮取二升，次內豉，煮五六沸，去滓，分再服，覆取汗。如有宿食者，內大黃如博棊子五六枚。

治病新差遇美飲食，食過多，食復者方。

取所食餘燒作末，飲調服二錢匕，日三服。

治新差早起及食多勞復方。

豉五合　鼠屎二十一枚尖頭者

右二味，以水二升，煮取一升，盡服之，溫卧令小汗愈。崔氏加梔子七枚，尤良。肘後有麻子人，內一升，加水一升，亦可內枳實三枚、葱白一虎口。

治重病新差早起勞及飲食多，致復欲死方。

燒鼈甲末，服方寸匕。

治食大飽不消，勞復脉實者方。

豉一升　鼠屎二十一枚　梔子七枚　大黃三兩

右四味，㕮咀，以水六升，煮取二升，分三服，微取汗，應小鴨溏者止，不溏者復作。

治勞復垂死方。

燰湯三合，洗四五歲女子陰，取汁內口中，服即愈。小男兒亦得。

治勞復起死人，麥門冬湯，氣欲絕用，有效方。

麥門冬一兩　京棗二十枚　竹葉一升切　甘草二兩

右四味，㕮咀，以水七升，煮粳米一升令熟，去米，內諸藥，煎取三升，分三服。不能服者，綿滴湯口中。

治食勞方。

麴一升，煮取汁，服之。

又方

杏人五十枚，以酢二升，煎取一升，服之取汗。

又方

燒人屎灰，水服方寸匕。

欲令病人不復方。

燒頭垢如梧子大，服之。

治傷寒差後一年，心下停水，不能食方。

生地黃五斤　白朮一斤　好麴二斤

右三味，合擣相得，暴乾，下篩，酒服方寸匕，日三，加至二匕。

論曰：婦人溫病雖差，未若平復，血脉未和，尚有熱毒，而與之

交接得病者名爲陰易之病其人身體重熱上衝胷頭重不能舉眼中生眵䁾四肢（一云膝脛）拘急小腹絞痛手足拳皆即死其亦有不即死者病苦少腹裏急熱上衝胷頭重不欲舉百節解離經脉緩弱血氣虛骨髓竭便噓噓吸吸氣力轉少著牀不能動摇起止仰人或引歲月方死醫者張苗說有婢得病差後數十日有六人姦之皆死

婦人得病易丈夫丈夫得病亦易婦人治之方

取女人中裩近隱處燒服方寸匕日三小便即利陰頭微腫此爲愈矣女人病可取男裩一如此法

治交接勞復陰卵腫縮腹中絞痛便欲死方

取所交接婦人衣裳以覆男子立愈

令病人不復方

取女人手足爪二十枚女人中衣帶一尺燒以酒若米飲汁服

治男子新病起近房内復者方

取女人月經赤帛燒服方寸匕亦治陰卵腫縮入腹絞痛欲死

治病後頭亂不可理通頭法

生麻油二升將頭髮解開安銅沙羅中用油淹漬之細細將釵子須髮斯須並自通

百合第三（論二首　方七首）

論曰百合病者謂無經絡百脉一宗悉致病也皆因傷寒虛勞大病已後不平復變成斯病其狀惡寒而嘔者病在上焦也二十三日當愈其狀腹滿微喘大便堅三四日一大便時復小溏者病在中焦也六十三日當愈其狀小便淋瀝難者病在下焦也三十三日當愈各隨其證以治之百合之爲病令人意欲食復不能食或有美時或有不用聞飲食臭時如有寒其實無寒如有熱其實無熱常默默欲卧復不得眠至朝口苦小便赤澀欲行復不能行諸藥不能治治之即劇吐利如有神靈所爲也百合病身形如和其脉微數其候每溺時即頭覺痛者六十日乃愈百合病候之溺時頭不覺痛淅淅然寒者四十日愈百合病候之溺時覺快然但覺頭眩者二十日愈百合病證其人或未病而預見其候者或已病四五日而出或病一月二十日後見其候者治之喜誤也依證治之

論曰百合病見在於陰而攻其陽則陰不得解也復發其汗爲逆也見在於陽而攻其陰則陽不得解也復下之其病不愈（要略云見於陰者以陽法救之見於陽者以陰法解之見陽攻陰復發其汗此爲逆其病難治見陰攻陽乃復下之此亦爲逆其病難治）

治百合病已經發汗之後更發者百合知母湯方

百合（七枚擘）　知母（三兩）

右二味以泉水先洗漬百合一宿當沫出水中明旦去水取百合更以泉水二升煮百合取一升汁置之復取知母切以泉水二升煮取一升汁合和百合汁中復煮取一升半分再服不差更依法合服

治百合病已經下之後更發者百合滑石代赭湯方

百合（七枚擘）　滑石（三兩）　代赭（一兩）

右三味先以泉水漬百合一宿去汁乃以水二升煮百合取一升去滓又以水二升煮二物取一升内百合汁如前法復煎取一升半分再服

治百合病已經吐之後更發者百合雞子湯方

百合七枚擘浸一宿去汁以泉水二升煮取一升取雞子黄一枚内汁中攪令調分再服

治百合病始不經發汗吐下其病如初者百合地黃湯方。

百合七枚，擘，浸一宿，去汁，以泉水二升煮取一升，內生地黃汁二升，復煎取一升半，分再服，大便當去惡沫爲候也。

治百合病經月不解變成渴者方。

百合根一升，以水一斗漬之一宿，以汁先洗病人身也，洗身後食白湯餅，勿與鹽豉也。渴不差，可用栝樓根并牡蠣等分爲散，飲服方寸匕，日三。

治百合病變而發熱者方。

百合根（乾之，一兩）　滑石（三兩）

右二味治下篩，飲服方寸匕，日三，當微利，利者止，勿復服，熱即除。一本云：治百合病小便赤澀，臍下堅急。

治百合病變腹中滿痛者方。

但取百合根隨多少，熬令黃色，擣篩爲散，飲服方寸匕，日三，滿消痛止。

傷寒不發汗變成狐惑病第四（論一首　方三首）

論曰：狐惑之病，其氣如傷寒，嘿嘿欲眠，目不得閉，起卧不安。其毒在喉咽爲惑病，在陰肛者爲狐病。狐惑之病，並惡食飲，不欲食，聞食臭，其面目翕赤、翕白、翕黑。毒食於上者則聲喝也（一作嗄），毒食下部者則乾咽也。此由溫毒氣所爲。食於上者，瀉心湯主之；食於下者，苦參湯淹洗之；食於肛外者，熏之，并用雄黃三片，稍置瓦缾中，炭火燒，向肛熏之，并服湯也。

治狐惑湯方。

黃連　熏草（各四兩）

右二味㕮咀，白酢漿一斗漬之一宿，煮取二升，分爲三服。

其人脉數，無熱微煩，嘿嘿但欲卧，汗出，初得之三四日眼赤如鳩眼，得之七八日其四眥黃黑，能食者，膿已成也，赤小豆當歸散主之方。

以赤小豆三升漬之，令生牙足，乃復乾之，加當歸三兩爲末，漿水服方寸匕，日三即愈。

其病形不可攻，不可灸，因火爲邪，血散脉中，傷脉尚可，傷藏則劇，井輸益腫，黃汁出，經合外爛，肉腐爲癰膿，此爲火疽，醫所傷也。夫脉數者不可灸，因火爲邪，即爲煩，因虛逐實，血走脉中，火氣雖微，內攻有力，焦骨傷筋，血難復也。應在瀉心。瀉心湯兼治下痢不止，腹中愊堅而嘔吐腸鳴者方。

半夏（半升）　黃芩　人參　乾薑（各三兩）　黃連（一兩）

甘草（三兩）　大棗（十二枚）

右七味㕮咀，以水一斗煮取六升，分服一升，日三。（仲景名半夏瀉心，要略用甘草瀉心）

傷寒發黃第五（論一首　方三十四首　證五條　灸圖三首）

論曰：黃有五種，有黃汗、黃疸、穀疸、酒疸、女勞疸。黃汗者，身體四肢微腫，胷滿不渴，汗出如黃蘗汁，良由大汗出卒入水中所致。黃疸者，一身面目悉黃如橘，由暴得熱，以冷水洗之，熱因留胃中，食生黃瓜熏上所致，若成黑疸者多死。穀疸者，食畢頭眩，心忪怫鬱不安而發黃，由失飢大食，胃氣衝熏所致。酒疸者，心中懊痛，足脛滿，小便黃，面發赤斑黃黑，由大醉當風入水所致。女勞疸者，身目皆黃，發熱惡寒，小腹滿急，小便難，由大勞大熱而交接，竟入水所致。但依後方治之。

黃汗之爲病，身體洪腫，發熱汗出不渴，狀如風水，汗染衣，色正黃如蘗汁，其脉自沉。從何得之？此病以汗出入水中浴，水從汗孔入得之。

治黃汗黃耆芍藥桂苦酒湯方。

黃蓍五兩　芍藥三兩　桂心三兩

右三味㕮咀，以苦酒一升、水七升合煎，取三升，飲二升。當心煩也。至六七日稍稍自除。心煩者，苦酒阻故也。

黃疸之病，疸而渴者，其病難治；疸而不渴，其病可治。發於陰部，其人必嘔；發於陽部，其人振寒而微熱。

諸病黃疸，宜利其小便。假令脉浮，當以汗解，宜桂枝加黃蓍湯方

桂枝　芍藥各三兩　甘草二兩　生薑三兩　大棗十二枚
黃蓍五兩

右六味㕮咀，以水八升，微火煎取三升，去滓，溫服一升，覆取微汗，須臾不汗者，飲稀熱粥以助湯；若不汗，更服湯。

治傷寒熱出表，發黃疸，麻黃淳酒湯方。

麻黃三兩，以淳酒五升，煮取一升半，盡服之，溫覆，復汗出即愈。冬月寒時用清酒，春月宜用水。

治黃疸方

瓜蒂　赤小豆　秫米各二七枚

右三味，治下篩，病重者取如大豆二枚，內著鼻孔中，痛縮鼻，須臾當出黃汁，或從口中出汁升餘則愈。病輕者如一豆，不差，間日復用。又下里間以筒使人極吹鼻中，無不死。大慎之。刪繁療天行毒熱通貫藏腑，沈伏骨髓之間，或爲黃疸、黑疸、赤疸、白疸、穀疸、馬黃等病，喘息須臾不絕

治黃疸大黃丸方

大黃　葶藶子各二兩

右二味，末之，蜜和丸如梧子，未食服十丸，日三，病差止。

又方

大黃二兩　黃連三兩　黃蘗一兩　黃芩一兩　麴衣五合

右五味，末之，蜜和丸如梧子，先食服三丸，日三，不知加至

五九

茵蔯湯，主黃疸身體面目盡黃方。

茵蔯　黃連各三兩　黃芩二兩　大黃　甘草
人參各一兩　梔子二七枚

右七味㕮咀，以水一斗，煮取三升，分三服，日三。亦治酒疸、酒癖。

治黃疸身體面皆黃，三黃散方。

大黃　黃連　黃芩各四兩

右三味，治下篩，先食服方寸匕，日三。亦可爲丸。

五苓散，主黃疸，利小便方。

豬苓　茯苓　澤瀉　白朮　桂心各三十銖

右五味，擣篩爲散，渴時水服方寸匕，極飲水，即利小便及汗出愈。此方與第九卷方相重，以分兩不同，故再出之

秦椒散，主黃疸飲少溺多方。

秦椒六銖　瓜蒂半兩

右二味，治下篩，水服方寸匕，日三。古今錄驗用治膏癉

黃疸小便色不異，欲自利，腹滿而喘者，不可除熱，熱除必噦，噦者，小半夏湯主之方。

半夏半斤　生薑半斤

右二味㕮咀，以水七升，煮取一升五合，分再服。有人常積氣結而死，其心上暖，以此半夏湯少許汁入口，遂活。

黃疸變成黑疸，醫所不能治者方。

土瓜根擣汁一小升，頓服，日一服，平朝服，至食時病從小便出。先須量病人氣力，不得多服，力羸則起不得。

治黃疸方。

取生小麥苗，擣絞取汁，飲六七合，晝夜三四飲，三四

日便愈。無小麥，穬麥亦得用。

治發黃，身面眼悉黃如金色，小便如濃煮蘗汁，衆醫不能療者方。

茵蔯　梔子（各二兩）　黃芩　柴胡　升麻　大黃（各三兩）　龍膽（二兩）

右七味，㕮咀，以水八升，煮取二升七合，分三服。若身體羸，去大黃，加梔子人五六兩、生地黃一升。（延年秘錄無茵蔯，有梔子四兩、栝樓三兩、芒消二兩，近效方加枳實二兩）夫黃發已久，變作桃皮色，心下有堅，嘔逆，不下飲食，小便極赤少，四肢逆冷，脈深沉極微細遲者，不宜服此方，得下必變啘也。宜與大茵蔯湯除大黃，與生地黃五兩，服湯盡，消息看脈小浮出，形小見，不甚沉微，便可治也。脈浮見者，黃當明，不復作桃皮色，心下自寬也。（大茵蔯湯方出次後十一味者是）

治人無漸，忽然振寒發黃，皮膚黃麴塵出，小便赤少，大便時秘，氣力無異，食飲不妨，已服諸湯散，餘熱不除，久黃者，苦參散吐下之方。

苦參　黃連　瓜蒂　黃蘗　大黃（各一兩）　葶藶（二兩）

右六味，治下篩，飲服方寸匕，當大吐，吐者日一服，不吐日再，亦得下，服五日知，可消息，不覺退，更服之，小折便消息之。

治發黃方。

茵蔯　黃蘗　梔子　大黃（各二兩）　黃連（二兩）

右五味，㕮咀，以水九升，煮取三升，分三服，先服湯，後服丸方：

大黃（五兩）　茵蔯　梔子（各三兩）　黃芩　黃蘗　黃連（各二兩）

右六味，末之，以蜜丸，白飲服如梧子二十丸，令得微利。

治傷寒瘀熱在裏，身體必發黃，麻黃連翹赤小豆湯方。

麻黃　連翹　甘草（各二兩）　生薑（三兩）　大棗（十二枚）　杏人（三十枚）　赤小豆（一升）　生梓白皮（切，二升）

右八味，㕮咀，以勞水一斗，先煮麻黃去沫，內諸藥，煎取三升，分三服。

治傷寒七八日，內實瘀熱結，身黃如橘，小便不利，腹微脹滿，茵蔯湯下之方。

茵蔯（六兩）　梔子（十四枚）　大黃（三兩）

右三味，㕮咀，以水一斗二升，煮茵蔯得五升，去滓，內梔子、大黃，煎取三升，分服一升，日三。小便當利，如皂莢沫狀，色正赤，當腹減，黃悉隨小便去也。（范汪用療穀疸，小品方用石膏一斤）

黃家腹滿，小便不利而赤，自汗出，此爲表和裏實，當下之，大黃黃蘗梔子芒消湯方。

大黃（三兩）　黃蘗（四兩）　梔子（十五枚）　芒消（四兩）

右四味，㕮咀，以水六升，煮取二升，去滓，內芒消，復煎取一升，先食頓飲之。

治時行病急黃并瘴癘疫氣及痎瘧，茵蔯丸方。

茵蔯　梔子　芒消　杏人（各三兩）　巴豆（一兩）　恒山　鱉甲（各二兩）　大黃（五兩）　豉（五合）

右九味，末之，以餳爲丸，飲服三丸如梧子，以吐利爲佳，不知加一丸。神方。初覺體氣有異，急服之即差。

治急黃，熱氣骨蒸，兩目赤脈方。

大黃（一兩半，末）　生地黃（汁八合）　芒消（一兩）

右三味合和，一服五合，日二，以利爲度，不須二服。

風疸，小便或黃或白，洒洒寒熱，好臥不欲動方。

三月生艾（一束，擣取汁，銅器中煎如漆，密封之）　大黃　黃連

凝水石　栝樓根　苦參　葶藶各六銖

右六味末之以艾煎和先食服如梧子五丸日二可至二十丸有熱加苦參渴加栝樓小便澀加葶藶小便多加凝水石小便白加黃連大便難加大黃

濕疸之爲病始得之一身盡疼發熱面色黑黃七八日後壯熱熱在裏有血當下去之如豚肝狀其小腹滿者急下之亦一身盡黃目黃腹滿小便不利方

礬石　滑石各五兩

右二味治下篩大麥粥汁服方寸匕日三當先食服之便利如血者已當汗出差

寸口脈浮而緩浮則爲風緩則爲痺痺非中風四肢苦煩脾色必黃瘀熱以行趺陽脈緊而數數則爲熱熱則消穀緊則爲寒食則滿也尺脈浮爲傷腎趺陽脈緊爲傷脾風寒相薄食穀即眩穀氣不消胃中苦濁濁氣下流小便不通陰被其寒熱流膀胱身故盡黃名曰穀疸

治勞疸穀疸丸方

苦參三兩　龍膽一兩

右二味末之牛膽和爲丸先食以麥粥飲服如梧子五丸日三不知稍加之刪繁方加梔子人三七枚以豬膽和丸

夫酒疸其脈浮者先吐之沈弦者先下之夫人病酒疸者或無熱靖言了了腹滿欲吐嘔者宜吐之方煎苦參散七味者是酒疸必小便不利其候當心中熱足下熱是其證也夫酒疸下之久久爲黑疸目青面黑心中如啖蒜齏狀大便正黑皮膚爪之不仁其脈浮弱雖黑微黃故知之

治傷寒飲酒食少飲多痰結發黃酒疸心中懊憹而不甚熱或乾嘔枳實大黃梔子豉湯方

枳實五枚　大黃三兩　豆豉半升　梔子七枚

右四味㕮咀以水六升煮取二升分三服心中熱疼懊憹皆主之

凝水石散治肉疸飲少小便多如白泔色此病得之從酒

凝水石　白石脂　栝樓根　桂心各三十銖

菟絲子　知母各十八銖

右六味治下篩麥粥飲服五分匕日三服五日知十日瘥

茯苓圓治心下縱橫堅而小便赤是酒疸者方

茯苓　茵陳　乾薑各一兩　白朮熬

枳實各三十銖　半夏　杏人各十八銖　甘遂六銖

蜀椒　當歸各十二銖

右十味爲末蜜和丸如梧子大空腹服三丸日三稍稍加以小便利爲度千金翼加黃連一兩大黃十八銖名茵陳丸治黑疸身體闇黑小便澀

半夏湯治酒澼蔭胸心脹滿骨肉沈重逆害飲食乃至小便赤黃此根本虛勞風冷飲食衝心由脾胃內痰所致方

半夏一升　生薑　黃芩　茵陳

當歸各一兩　前胡　枳實　甘草

大戟各二兩　茯苓　白朮各三兩

右十一味㕮咀以水一斗煮取三升分三服

牛膽圓治酒疸身黃麴塵出方

牛膽一枚　芫花一升　蕘花半升　瓜蒂三兩

大黃八兩

右五味四味㕮咀以清酒一斗漬一宿煮減半去滓內牛膽微火煎令可丸如大豆服一丸日移六七尺不知復服一丸至八丸膈上吐膈下下或不吐而自愈

大茵蔯湯治內實熱盛發黃黃如金色脈浮大滑實緊數者夫發黃多是酒客勞熱食少胃中熱或溫毒內熱者故黃如

金色方。

茵蔯 黃蘗各一兩半 大黃 白术各三兩 黃芩 栝樓根 甘草 茯苓 前胡 枳實各一兩 梔子二十枚

右十一味，㕮咀，以水九升，煑取三升，分三服，得快下，消息三四日更治之。

茵蔯丸，治氣淋臚脹腹大，身體面目悉黃，及酒疸短氣不得息方。

茵蔯 梔子 天門冬各四兩 大黃 桂心各三兩 通草 石膏各二兩 半夏半升

右八味，蒸大黃、通草、天門冬、半夏、梔子，暴令乾，合擣篩，蜜丸服如大豆三丸，日三。忌生魚，以豆羹服，不得用酒。一方去石膏，内滑石二兩，不知加至十丸。

黃家至日晡所發熱，而反惡寒，此為女勞得之。當膀胱急，小腹滿，體盡黃，額上黑，足下熱，因作黑疸。其腹臚脹而滿，如欲作水狀，大便必黑，時溏泄，此女勞疸，非水也。腹滿者難治。治女勞疸消石礬石散方。

消石 礬石各半兩

右二味，治下篩，大麥粥汁服方寸匕，日三。重衣覆取汗。病隨大小便出，小便正黃，大便正黑。

黃疸之為病，日晡所發熱惡寒，小腹急，身體黃，額黑，大便溏黑，足下熱，此為女勞，腹滿者難治，治之方。

滑石 石膏各等分

右二味，治下篩，以大麥粥汁服方寸匕，日三。小便極利則差。

針灸黃疸法

正面圖第一 寅門 上斷裏 上腭 舌下 脣裏 顳顬 俠人中 俠承漿 巨闕 上管 陰縫

寅門穴，從鼻頭直入髮際，度取通繩，分為三斷，繩取一分，入髮際，當繩頭針是穴，治馬黃、黃疸等病。

上齗裏穴，正當人中及脣，針三鋥，治馬黃、黃疸等病。

上腭穴，入口裏邊，在上縫赤白脉是，針三鋥，治馬黃、黃疸四時等病。

舌下穴，俠舌兩邊，針，治黃疸等病。

脣裏穴，正當承漿裏邊，逼齒齗，針三鋥，治馬黃、黃疸、寒暑溫疫等病。

顳顬穴，在眉眼尾中間上下有來去絡脉是，針灸之，治四時寒暑所苦，疸氣溫病等。

俠人中穴，火針，治馬黃、黃疸、疫，通身並黃，語音已不轉者。

俠承漿穴，去承漿兩邊各一寸，治馬黃、急疫等病。

巨闕穴，在心下一寸，灸七壯，治馬黃、黃疸、急疫等病。

上管穴，在心下二寸，灸七壯，治馬黃、黃疸等病。

男陰縫穴，拔陰反向上灸，治馬黃、黃疸等病。

若女人玉門頭是穴，男女針灸無在。

覆面圖第二 風府 熱府 肺輸 心輸 肝輸 脾輸 腎輸 脚後跟

風府穴，在項後入髮際一寸，去上骨一寸，針之，治頭中百病，馬黃、黃疸等病。

熱府穴，在第一節下兩傍相去各一寸五分，針灸無在，治馬黃、黃疸等病。

肺輸穴，從大椎數第三椎兩傍相去各一寸五分，灸，主黃疸，通治百毒病。

心輸穴，從肺輸數第二椎兩傍相去各一寸五分。

肝輸穴，從心輸數第四椎兩傍相去各一寸五分。

脾輸穴，從肝輸數第二椎兩傍相去各一寸五分。

腎輸穴，從脾輸數第三椎兩傍相去各一寸五分。

脚後跟穴，在白肉後際，針灸，隨便治馬黃、黃疸、寒暑諸毒等病。

側面圖第三（耳中 腨石子頭 頰裏 錢孔 手太陽 太衝）

耳中穴在耳門孔上橫梁是針灸之治馬黃黃疸寒暑疫毒等病。

頰裏穴從口吻邊入往對頰裏去口一寸針主治馬黃黃疸寒暑溫疫等病。頰兩邊同法。

手太陽穴手小指端灸隨年壯治黃疸。

腨石子頭穴還取病人手自捉臂從腕中太澤（一作淵）文向上一夫接白肉際灸七壯治馬黃黃疸等病。

錢孔穴度乳至臍中屈肋頭骨是灸百壯治黃疸。

太衝穴針灸隨便治馬黃溫疫等病。

溫瘧第六（論一首 方三十四首 禳瘧法一首 符二首 灸刺法十九首）

論曰夫瘧者皆生於風夏傷於暑秋為痎瘧也。問曰瘧先寒而後熱者何也。對曰夫寒者陰氣也風者陽氣也先傷於寒而後傷於風故先寒而後熱也病以時作名曰寒瘧。問曰先熱而後寒者何也。對曰先傷於風而後傷於寒故先熱而後寒也亦以時作名曰溫瘧。其但熱而不寒者陰氣先絕陽氣獨發則少氣煩寃手足熱而欲嘔名曰癉瘧。問曰夫病溫瘧與寒瘧而皆安舍舍於何藏。對曰溫瘧者得之冬中於風寒氣藏於骨髓之中至春則陽氣大發邪氣不能自出因遇大暑腦髓爍肌肉消腠理發泄因有所用力邪氣與汗皆出此病邪氣先藏於腎其氣先從內出之於外也如是則陰虛而陽盛盛則病矣衰則氣復反入入則陽虛虛則寒矣故先熱而後寒名曰溫瘧。問曰癉瘧何如。對曰癉瘧者肺素有熱氣盛於身厥逆上衝中氣實而不外泄因有所用力腠理開風寒舍於皮膚之內分肉之間發則陽氣盛陽氣盛而不衰則病矣其氣不及於陰故但熱而不寒氣內藏於心而外舍於分肉之間令人消爍脫肉故命曰癉瘧。夫瘧之且發也陰陽之且移也必從四末始也陽已傷陰從之故氣未并先其時一食頃用細左索緊束其手足十指令邪氣不得入陰氣不得出過時乃解。

夫瘧脉自弦也弦數者多熱弦遲者多寒弦小緊者可下之弦遲者可溫之若脉緊數者可發汗針灸之脉浮大者吐之差。脉弦數者風發也以飲食消息止之。

瘧歲歲發至三歲或連月發不解者以脅下有痞也。治之不得攻其痞但得虛其津液先其時發其汗服湯已先小寒者引衣自覆汗出小便利即愈。瘧者病人形瘦皮上必粟起也。

病瘧以月一日發當以十五日愈設不差當月盡解也今不愈當云何。師曰此病結為癥瘕名曰瘧母急當治之鱉甲煎丸方。

成死鱉甲十二斤（治如食法 要略作鱉甲三兩） 半夏 人參 大戟（各八銖）
瞿麥 阿膠 紫葳（一作紫菀） 牡丹皮 石韋 乾薑
大黃 厚朴 桂心 海藻（要略作赤硝） 葶藶
蜣蜋（各十二銖） 蜂窠 桃人 芍藥（各一兩）
烏羽（燒 一作烏扇） 黃芩（各十八銖） 䗪蟲 蝱蟲（各三十銖 要略作鼠婦）
柴胡（一兩半）

右二十四味末之取鍛竈下灰一斗清酒一斛五斗以酒漬灰去灰取酒著鱉甲其中煮鱉甲盡爛泯泯如漆絞去滓下諸藥煎為丸如梧子未食服七丸日三。（仲景方無大戟海藻）

瘧而發渴者與小柴胡去半夏加栝樓根湯方。

柴胡（八兩） 黃芩 人參 甘草 生薑（各三兩）
大棗（十二枚） 栝樓根（四兩）

右七味㕮咀以水一斗二升煮取六升去滓更煎取三升

温服一升。日三。

牡疟者多寒。牡蠣湯主之方。

牡蠣　麻黄各四兩　蜀漆三兩，無以恒山代之　甘草二兩

右四味。先洗蜀漆三過去腥。㕮咀。以水八升。煮蜀漆、麻黄得六升。去沫。乃内餘藥。煮取二升。飲一升。即吐出。勿復飲之。

多寒者牡疟也。蜀漆散主之方。

蜀漆　雲母　龍骨

右三味等分。治下篩。先未發一炊頃。以酢漿服半錢。臨發服一錢。温疟者加蜀漆半分。雲母取火燒之三日三夜。

不用雲母，用雲實。

有癉疟者。陰氣孤絶。陽氣獨發。而脉微。其候必少氣煩滿。手足熱。欲嘔。但熱而不寒。邪氣内藏於心。外舍於分肉之間。令人消爍脱肉也。有温疟者。其脉平無寒。時病六七日。但見熱也。其候骨節疼煩。時嘔。朝發暮解。暮發朝解。名温疟。白虎加桂湯主之方。

石膏一斤　知母六兩　甘草二兩　粳米六合

右四味。㕮咀。以水一斗二升。煮米爛。去滓。加桂心三兩。煎取三升。分三服。覆令汗。先寒發熱。汗出者愈。

麻黄湯。治疟須發汗方。

麻黄　栝樓根　大黄各四兩　甘草一兩

右四味。㕮咀。以水七升。煮取二升半。分三服。未發前食頃一服。臨發一服。服後皆厚覆取汗。

治疟或間日發者。或夜發者方。

恒山　竹葉各二兩　秫米一百粒　石膏八兩

右四味。㕮咀。以水八升。銅器中漬藥。露置星月下高淨處。横刀其上。明日取藥。於病人房門。以銅器緩火煎取三升。分三服。清旦一服。未發前食頃一服。臨欲發一服。三服訖。静室中卧。莫共人語。當一日勿洗手面及漱口。勿進食。取過時不發。乃澡洗進食。并用藥汁塗五心、胸前、頭面。藥滓置頭邊。曽用神驗。救急方用烏梅二七枚

又方

先作羊肉臛、麪餅。飽食之。并進少酒。隨所能。其令欣欣有酒氣。入密室裏。燃炭火。厚覆取大汗。即差。

又方

燒黑牛尾頭毛作灰。酒服方寸匕。日三。

恒山丸。治痻瘧説不可具方。

恒山　知母　甘草　大黄各十八銖　麻黄一兩

右五味。末之。蜜和丸。未食服五丸。如梧子。日二。不知漸增。以差爲度。肘後無大黄

梔子湯。主瘧經數年不差者。兩劑差。一月已來一劑差方。

梔子十四枚　恒山三兩　車前葉二七枚，炙乾　秫米十四粒

右四味。㕮咀。以水九升。煮取三升。分三服。未發一服。發時一服。發後一服。以吐利四五行爲差。不止。冷飯止之。

丸方

恒山三兩。末之。以雞子白和。并手丸如梧子。置銅鋺中。於湯中煮之。令熟。殺腥氣則止。以竹葉飲服二十丸。欲吐但吐。至發令得三服。時早可斷食。時晚不可斷食。可竹葉汁煮糜。少食之。

治老瘧久不斷者方。

恒山三兩　鼈甲　升麻　附子　烏賊骨各一兩

右五味。㕮咀。絹袋盛。以酒六升漬之。小令近火。轉之一宿成。一服一合。比發可數服。或吐下。

治瘧無問新久者方。

小便一升半 蜜三匕

右二味煑三沸，頓服。每發日平旦時服，自至發勿食，重者漸退，不過三服差。

又方

鼠尾草 車前子各一握

右二味㕮咀，以水五升，煑取二升，未發前服盡。

又方

馬鞭草汁五合 酒三合，分三服。

又方

服翹搖汁。

又方

擣莨菪根，燒爲灰，和水服一合，量人大小強弱用之。

又方

瓜蔕二七枚，擣，水漬一宿，服之。

又方

水服桃花末方寸匕。

又方

常以七月上寅日採麻花，酒服末方寸匕。

又方

故鞋底去兩頭，燒作灰，井華水服之。

治瘧方

鱉甲方寸 烏賊骨二方寸 附子 甘草各一兩

恒山二兩

右五味㕮咀，以酒二升半漬之，露一宿，明日塗五心手足，過發時瘧斷，若不斷，可飲一合許，差。

蜀漆圓，治勞瘧，并治積勞寒熱發有時，似瘧者方。

蜀漆 麥門冬 知母 白薇

地骨皮 升麻各十八銖 甘草 鱉甲

烏梅肉 萎蕤各一兩 恒山一兩半 石膏二兩

豉一合

右十三味爲末，蜜和丸如梧子大，飲服十丸，日再服之，稍稍加至二三十丸。此神驗無不差也。加光明砂一兩。

烏梅圓，治寒熱勞瘧久不差，形體羸瘦，痰結胸堂，食飲減少，或因行遠，久經勞役，患之積年不差，服之神效方。

烏梅肉 豆豉各一合 升麻 地骨皮 柴胡 鱉甲

恒山 前胡各一兩 肉蓯蓉 玄參 百合 蜀漆

桂心 人參 知母各半兩 桃人八十枚

右十六味爲末，蜜丸，空心煎細茶下三十丸，日二服，老少孩童量力通用，無所忌。

治勞瘧積時不斷，衆治無效者方。

生長大牛膝一握，切，以水六升，煑取二升，分再服，第一服取未發前食頃，第二服取臨發時。

大五補湯，治時行後變成瘴瘧方。

桂心三十銖 遠志 桔梗 芎藭各二兩 茯苓

乾地黄 芍藥 人參 白朮 當歸 黄耆

甘草各三兩 竹葉五兩 大棗二十枚 生枸杞根

生薑各一斤 半夏 麥門冬各一升

右十八味㕮咀，以水三斗，煑竹葉、枸杞，取二斗，次內諸藥，煎取六升，分六服，一日一夜令盡。

鮫鯉湯，治乍寒乍熱，乍有乍無，山瘴瘧方。

鮫鯉甲十四枚 鱉甲 烏賊骨各一兩 恒山三兩 附子一枚

右五味，㕮咀，以酒三升漬一夕，發前稍稍啜之，勿絶吐也，兼以塗身，斷食過時乃食飲之。

治肝邪熱為瘧，令人顏色蒼蒼，氣息喘悶戰掉，狀如死者，或久熱勞微動如瘧，積年不差，烏梅丸方。

烏梅肉　蜀漆　鱉甲　萎蕤　知母　苦參各一兩　恒山一兩半　石膏二兩　甘草　細辛各十八銖　香豉一合

右十一味，末之，蜜丸如梧子，酒服十丸，日再，飲服亦得。

治心熱為瘧不止，或止後熱不歇，乍來乍去，令人煩心，甚欲飲清水，反寒多不甚熱者方。

甘草一兩　蜀漆三兩　恒山四兩　石膏五兩　鱉甲四兩　香豉一升　梔子　烏梅各三七枚　淡竹葉切，二升

右九味，㕮咀，以水九升，煮取三升，分三服。

治脾熱為瘧，或渴或不渴，熱氣內傷不泄，令人病寒，腹中痛，腸中鳴，汗出，恒山丸方。

恒山三兩　甘草半兩　知母　鱉甲各一兩

右四味，末之，蜜丸如梧子，未發前酒服十丸，臨發時一服，正發時一服。

治肺熱痰聚胸中，來去不定，轉為瘧，其狀令人心寒，寒甚則發熱，熱間則善驚，如有所見者，恒山湯方。

恒山三兩　秫米二百二十粒　甘草半兩

右三味，㕮咀，以水七升，煮取三升，分三服，至發時令三服盡。

治腎熱發為瘧，令人淒淒然，腰脊痛宛轉，大便難，目眴眴然，身掉不定，手足寒，恒山湯方。

恒山三兩　烏梅三七枚　香豉八合　竹葉切，一升　葱白一握

右五味，㕮咀，以水九升，煮取三升，分三服，至發令盡。

五藏並有瘧候，六腑則無，獨胃腑有之。胃腑瘧者，令人旦病也，善飢而不能食，食而支滿腹大，藜蘆丸主之方。

藜蘆　皂莢　恒山　牛膝各一兩　巴豆二十枚

右五味，先熬藜蘆、皂莢色黃，合擣為末，蜜丸如小豆大，旦服一丸，正發時一丸，一日勿飽食。肘後無恒山、牛膝。

肝瘧，刺足厥陰見血。

心瘧，刺手少陰。

脾瘧，刺足太陰。

肺瘧，刺手太陰陽明。

腎瘧，刺足少陰太陽。

胃瘧，刺足太陰陽明橫脉出血。

凡灸瘧者，必先問其病之所先發者，先灸之。從頭項發者，於未發前預灸大椎尖頭，漸灸過時止。從腰脊發者，灸腎輸百壯。從手臂發者，灸三間。

瘧灸上星及大椎，至發時令滿百壯，灸艾炷如黍米粒。俗人不解取穴，務大炷也。

覺小異，即灸百會七壯。若後更發，又七壯。極難愈者，不過三灸。

以足踏地，以線圍足一匝，中折，從大椎向百會，灸線頭三七壯，炷如小豆。

又灸風池二穴三壯。

一切瘧無問遠近，正仰卧，以線量兩乳間，中屈，從乳向下灸度頭，隨年壯，男左女右。

五藏一切諸瘧，灸尺澤七壯，穴在肘中約上動脉是也。

諸瘧而脉不見者，刺十指間出血，血去必已。先視身之赤如小豆者，盡取之。

瘧，刺足少陰，血出愈。

㾗瘧上星主之穴在鼻中央直髮際一寸陷容豆是也灸七壯先取譩譆後取天牖風池

瘧日西而發者臨泣主之穴在目眥上入髮際五分陷者灸七壯

瘧實則腰背痛虛則鼽衄飛揚主之穴在外踝上七寸灸七壯

瘧多汗腰痛不能俛仰目如脫項如拔崑崙主之穴在足外踝後跟骨上陷中灸三壯

禳瘧法

未發前抱大雄雞一頭著懷中時時驚動令雞作大聲立差

治瘧符凡用二符

瘧小兒父字石拔母字石鎚某甲（著患人姓名）患瘧人竊讀之曰一切天地山水城隍日月五星皆敬竈君今有一瘧鬼小兒罵竈君作黑面奴若當不信看文書急急如律令

右件符必須具書前後各留白紙一行擬著竈君額上瓦石壓之不得壓字上勿令人近符若得專遣一人看符大好亦勿令灰土傳符上致使字不分明出見著符次第如後若明日日出後發須令人夜掃竈君前及額上令淨至發日旦令患人整衣帽立竈前讀符使人自讀必須分明讀符勿錯一字每一徧若別人讀一徧患人跪一拜又以手捉患人一度若患人自讀自捉衣振云人姓某甲如此是凡三徧讀三拜了以淨瓦石壓兩角字向上著竈額上勿令壓字上若瘧日西發具如上法三徧讀符至午時更三徧讀如上法如夜發日暮更三徧讀並如上法其竈作食亦得勿使動此符若有兩竈大竈上著符若有露地竈屋裏竈上著上有露竈依法著仍須手捉符其符法如後若有客患會須客經停過三度發三度委曲著符如上法符亦云客姓名患瘧乞拘錄瘧鬼小兒如左凡治久患者一著符一漸差亦可五度著符如始可全差又須手把符如左

王良符張季伯書之急急如律令

右王良符依法長卷兩手捉念佛端坐如須行動撿校插著胸前字頭向上

右二符各依法一時用不得闕一符萬一不差但得一發輕後發日更讀即差一一子細依法若字參差即不差

診谿毒證第七

江東江南諸谿源間有蟲名短狐谿毒亦名射工其蟲無目而利耳能聽在山源谿水中聞人聲便以口中毒射人故謂射工也其蟲小毒輕者及相逐者射著人影者皆不即作瘡先病寒熱身不喜冷體強筋急頭痛目疼張口欠欬呼吸悶亂朝旦少蘇醒晡夕輒復寒熱或似傷寒發石散動亦如中尸便不能語病候如此自非其土地人不常數行山水中不知其證便謂是傷寒發石散動作治乖僻毒盛發瘡復疑是瘭疽乃至吐下去血復恐疑蠱毒是以致禍耳今說其狀類以明其證與傷寒別也方在第二十五卷中

備急千金要方卷第十

備急千金要方卷第十一　肝藏

朝奉郎守太常少卿充秘閣校理判登聞檢院上護軍賜緋魚袋臣林億等校正

肝藏脉論第一

論曰：夫人稟天地而生，故內有五藏六腑精氣骨髓筋脉，外有四肢九竅皮毛爪齒咽喉脣舌肛門胞囊，以此揔而成軀。故將息得理，則百脉安和；役用非宜，即為五勞七傷六極之患。有方可救，雖病無他；無法可憑，奄然永往。所以此之中秩卷卷皆備述五藏六腑等血脉根源，循環流注，與九竅應會處所，并論五藏六腑等輕重大小長短闊狹受盛多少，仍列對治方法，丸散酒煎湯膏摩熨及灸針孔穴，並窮於此矣。其能留心於醫術者，可考而行之。其冷熱虛實風氣準藥性而用之，則內外百痾無所逃矣。凡五藏在天為五星，在地為五嶽，約時為五行，在人為五藏。五藏者，精神魂魄意也。論陰陽，察虛實，知病源，用補瀉，應稟三百六十五節，終會通十二經焉。

論曰：肝主魂，為郎官，隨神往來謂之魂。魂者，肝之藏也。目者，肝之官，肝氣通於目，目和則能辨五色矣。左目甲，右目乙，循環紫宮，榮華於爪，外主筋，內主血。肝重四斤四兩，左三葉，右四葉，凡七葉。有六童子三玉女守之，神名藍藍，主藏魂，號為魂藏，隨節應會，故云肝藏血，血舍魂，在氣為語，在液為淚。肝氣虛則恐，實則怒。肝氣虛則夢見園苑生草，得其時夢伏樹下不敢起；肝氣盛則夢怒。厥氣客於肝，則夢山林樹木。

凡人卧，血歸於肝，肝受血而能視，足受血而能步，掌受血而能握，指受血而能攝。

凡肝藏象木，與膽合為腑，其經足厥陰，與少陽為表裏。其脉弦，相於冬，王於春。春時萬物始生，其氣來濡而弱，寬而虛，故脉為弦。濡即不可發汗，弱則不可下。寬者開，開者通，通者利，故名曰寬而虛。

春脉如弦。春脉，肝也，東方木也，萬物之所以始生也，故其氣來濡弱輕虛而滑，端直以長，故曰弦。反此者病。何如而反？其氣來實而弦，此謂太過，病在外；其氣來不實而微，此謂不及，病在內。太過則令人善忘（忘當作怒），忽忽眩冒而癲疾；不及則令人胸痛引背，兩脅胠滿。

肝脉來濡弱招招，如揭竿末梢，曰平（巢源作綽綽如按琴瑟之弦，如揭長竿）。春以胃氣為本。肝脉來盈實而滑，如循長竿，曰肝病。肝脉來急而益勁，如新張弓弦，曰肝死。

真肝脉至，內外急，如循刀刃責責然（巢源作賾賾然），如按琴瑟絃（巢源作如新張弓弦）。色青白不澤，毛折乃死。

春胃微弦曰平，弦多胃少曰肝病，但弦無胃曰死，胃而有毛曰秋病，毛甚曰今病。

肝藏血，血舍魂，悲哀動中則傷魂，魂傷則狂妄，其精不守（一作狂妄不精，不敢正當人），令人陰縮而攣筋，兩脅肋骨舉（一作不舉），毛悴色夭，死于秋。

足厥陰氣絕則筋縮引卵與舌。厥陰者，肝脉也。肝者，筋之合也。筋者，聚於陰器，而脉絡於舌本。故脉弗營則筋縮急，筋縮急則引卵與舌，故脣青舌卷卵縮，則筋先死。庚篤辛死，金勝木也。

肝死藏，浮之弱，按之中如索不來，或曲如蛇行者死。

春肝木王，其脉弦細而長，曰平。反得沈濡而滑者，是腎之乘肝母之歸子爲虚邪，雖病易治。反得浮大而洪者，是心之乘肝，子之乘母爲實邪，雖病自愈。反得微澀而短（千金翼云微浮而短澀）者，是肺之乘肝，金之剋木爲賊邪，大逆，十死不治。反得大而緩者，是脾之乘肝，土之陵木爲微邪，雖病即差。心乘肝必吐利，肺乘肝即爲癰腫。

左手關上陰絶者，無肝脉也。若癃，遺溺，難言，脅下有邪氣，善吐，刺足少陽，治陽。

左手關上陰實者，肝實也。苦肉中痛，動善轉筋，吐，刺足厥陰，治陰。

肝脉來濯濯如倚竿，如琴瑟絃，再至曰平，三至曰離經病，四至脱精，五至死，六至命盡，足厥陰脉也。

肝脉急甚爲惡言（一作妄詐），微急爲肥氣，在脅下如覆杯；緩甚爲嘔，微緩爲水瘕痺；大甚爲内癰，善嘔衄，微大爲肝痺，縮欬引少腹；小甚爲多飲，微小爲消癉；滑甚爲𤸇疝，微滑爲遺溺；澀甚爲淡飲，微澀爲瘈瘲筋攣。

肝脉搏堅而長，色不青，當病墜若搏，因血在脅下，令人喘逆。其濡而散，色澤者，當病溢飲。溢飲者，渴暴多飲，而溢入肌皮腸胃之外也（素問溢入作易入）。

青脉之至也，長而左右彈，有積氣在心下支胠，名曰肝痺。得之寒濕，與疝同法，腰痛足清頭痛。

扁鵲云：肝有病則目奪精，虚則寒，寒則陰氣壯，壯則夢山樹等；實則熱，熱則陽氣壯，壯則夢怒。

肝在聲爲呼，在變動爲握，在志爲怒。怒傷肝，精氣并於肝則憂，肝虚則恐，實則怒，怒而不已，亦生憂矣。

色主春，病變於色者，取之滎。

病先發於肝者，頭目眩，脅痛支滿；一日之脾，閉塞不通，身痛體重；二日之胃而腹脹；三日之腎，少腹腰脊痛，脛痠；十日不已死。冬日入，夏早食。

病在肝，平旦慧，下晡甚，夜半静。

假令肝病西行，若食雞肉得之，當以秋時發病，以庚辛日也。家有血腥死，女子見之，以明要爲災。不者，若感金銀物得之。

凡肝病之狀，必兩脅下痛引少腹，令人善怒；虚則目䀮䀮無所見，耳無所聞，善恐，如人將捕之。若欲治之，當取其經足厥陰與少陽。氣逆則頭目痛，耳聾不聰，頰腫，取血者。

肝脉沈之而急，浮之亦然，苦脅痛有氣，支滿引少腹而痛，時小便難，苦目眩頭痛，腰背痛，足爲寒，時癃，女人月事不來，時亡時有，得之少時有所墮墜。

肝病，其色青，手足拘急，脅下苦滿，或時眩冒，其脉弦長，此爲可治，宜服防風竹瀝湯、秦艽散。春當刺大敦，夏刺行間，冬刺曲泉，皆補之；季夏刺太衝，秋刺中郄，皆瀉之。又當灸期門百壯，背第九椎五十壯。

邪在肝，則兩脅中痛，寒中，惡血在内，胻善瘈，節時腫。取之行間以引脅下，補三里以温胃中，取血脉以散惡血，取耳間青脉以去其瘈。

凡有所墮墜，惡血留内，若有所大怒，氣上而不能下，積于左脅下則傷肝。

肝中風者，頭目瞤，兩脅痛，行常傴，令人嗜甘，如阻婦狀。

肝中寒者，其人洗洗惡寒，翕翕發熱，面翕然赤，漐漐有汗，胸中煩熱。

肝中寒者，其人兩臂不舉，舌本（又作大）燥，善太息，胸中痛，不得轉側，時盜汗，欬，食已吐其汁。

肝主胸中喘，怒罵，其脉沈，胸中又窒，欲令人推按之，有熱鼻窒。

肝傷其人脫肉又卧口欲得張時時手足青目瞑瞳人痛此爲肝藏傷所致也

肝水者其人腹大不能自轉側而脇下腹中痛時時津液微生小便續通

肝脹者脅下滿而痛引少腹

肝著其病人常欲蹈其胷上先未苦時但欲飲熱

診得肝積脉弦而細兩脇下痛邪氣走心下足脛寒脇痛引少腹男子積疝女子瘕淋身無膏澤善轉筋爪甲枯黑春差秋劇色青也肝之積名曰肥氣在左脇下如覆杯有頭足如龜鼈狀久久不愈發欬逆痎瘧連歲月不已以季夏戊己日得之何也肺病傳肝肝當傳脾脾適以季夏王王者不受邪肝復欲還肺肺不肯受因留結爲積故知肥氣以季夏得之

肝病胷滿脇脹善恚怒叫呼身體有熱而復惡寒四肢不舉面白身體滑其脉當弦長而急今反短濇其色當青而反白者此是金之尅木爲大逆十死不治

襄公問扁鵲曰吾欲不診脉察其音觀其色知其病生死可得聞乎荅曰乃聖道之大要師所不傳黃帝貴之過於金玉入門見病觀其色聞其呼吸則知往來出入吉凶之相角音人者主肝聲也肝聲呼其音琴其志怒其經足厥陰厥逆少陽則榮衛不通陰陽交雜陰氣外傷陽氣內擊擊則寒寒則虛虛則卒然喑啞不聲此爲厲風入肝續命湯主之方在第八卷中但踞坐不得低頭面目青黑四肢緩弱遺失便利甚則不可治賒則旬月之內桂枝酒主之方在第八卷中又呼而哭哭而反吟此爲金克木陰擊陽陰氣起而陽氣伏伏則實實則熱熱則喘喘則逆逆則悶悶則恐畏目視不明語聲切急謬說有人此爲邪熱傷肝甚則不可治若唇色雖青向眼不應可治地黃煎主之方在下肝虛實篇中

肝病爲瘧者令人色蒼蒼然太息其狀若死者烏梅丸主之方在第十卷中若其人本來少於悲恚忽爾嗔怒出言反常乍寬乍急言未竟以手向眼如有所畏若不即病禍必至矣此肝病聲之候也若其人虛則爲寒風所傷若實則爲熱氣所損陽則瀉之陰則補之青爲肝肝合筋青如翠羽者吉肝主目目是肝之餘其人木形相比於上角蒼色小頭長面大肩平背直身小手足有材好勞心小力多憂勞於事耐春夏不耐秋冬秋冬感而生病足厥陰佗佗然脅廣合堅脃傾正則肝應之正青色小理者則肝小小則藏安無脅下之病粗理者則肝大大則虛虛則寒逼胃迫咽善膈中且脅下痛廣脅反骹者則肝高高則實實則肝熱上支賁加脅下急爲息賁合脅危（一作兔）骹者則肝下下則逼胃脅下空空則易受邪脅堅骨者則肝堅堅則藏安難傷脅骨弱者則肝脆脆則善病消癉易傷脅腹好相者則肝端正端正則和利難傷脅骨偏舉者則肝偏傾偏傾則脅下偏痛凡人分部陷起者必有病生膽少陽爲肝之部而藏氣通於內外部亦隨而應之沉濁爲內浮清爲外若色從外走內者病從外生部處起若色從內出外者病從內生部處陷內病前治陰後治陽外病前治陽後治陰陽主外陰主內凡人死生休否則藏神前變形于外人肝前病目則爲之無色若肝前死目則爲之脫精若天中等分墓色應之必死不治看應增損斟酌賒促賒則不出四百日內促則不延旬月之間肝病少愈而卒死何以知之曰青白色如拇指大黶點見顴頰上此必卒死肝絕八日死何以知之面青目赤但欲伏眠視而不見人汗出如水不止（一曰二日死）面黑目青者不死青如草滋死吉凶之色在於分

部順順而見青白入目必病不出其年若年上不應三年之中禍必應也。

春木肝脉色青主足少陽脉也春取絡脉分肉春者木始治肝氣始生肝氣急其風疾經脉常深其氣少不能深入故取絡脉分肉之間其脉根本並在竅陰之間應在窻籠之前窻籠者耳前上下脉以手按之動者是也

其筋起於小指次指之上結外踝上循胻外廉結於膝外廉其支者別起於外輔骨上走髀前者結伏兔之上後者結於尻其直者上眇乘季脅上走腋前廉俠於膺乳結於缺盆直者上出腋貫缺盆出太陽之前循耳後上額角交巔上下走頷上結於頄其支者結於目外眥爲外維

其脉起於目兊眥上抵頭角下耳後循頸行手少陽之前至肩上却交出手少陽之後入缺盆其支者從耳後入耳中出走耳前至兊眥後其支者別兊眥下大迎合手少陽於䪼下加頰車下頸合缺盆以下胷中貫膈絡肝屬膽循脅裏出氣街繞毛際橫入髀厭中其直者從缺盆下腋循胷過季脅下合髀厭中以下循髀陽出膝外廉下外輔骨之前直下抵絕骨之端下出外踝之前循足跗上出小指次指之端其支者別跗上入大指之間循大指歧內出其端還貫入爪甲出叄毛合足厥陰爲表裏厥陰之本在行間上五寸應在背輸同會于手太陰

其足少陽之別名曰光明去踝半寸是也別走厥陰下絡足趺主肝生病病實則膽熱熱則厥厥則陽病陽脉反逆大於寸口壹倍病則胷中有熱心脅頭頷痛缺盆腋下腫虛則膽寒寒則痿躄躄則陰病陰脉反小於寸口病則胷中有寒少氣口苦身體無膏澤外至胻絕骨外踝前及諸節皆痛若陰陽俱靜與其俱動如引繩俱頓者病也（此盡是足少陽膽經筋脉支別爲病今取）

（足厥陰肝經附于後）

足厥陰之脉起於大指聚毛之際上循足趺上廉去內踝一寸上踝八寸交出太陰之後上膕內廉循股陰入毛中環陰器抵少腹俠胃屬肝絡膽上貫膈布脅肋循喉嚨之後上入頏顙連目系上出額與督脉會於巔（一本云其支者從少腹與太陰少陽結於腰髁下第三第四骨空中）其支者從目系下頰裏環脣內其支者復從肝別貫膈上注肺中是動則病腰痛不可以俛仰丈夫㿗疝婦人少腹腫甚則嗌乾面塵脫色是主肝所生病者胷滿歐逆洞泄狐疝遺溺閉癃盛者則寸口大一倍於人迎虛者則寸口反小於人迎也

足厥陰之別名曰蠡溝去內踝上五寸別走少陽其別者循經上睪結於莖其病氣逆則睪腫卒疝實則挺長熱虛則暴癢取之所別足厥陰之筋起於大指之上上結於內踝之前上循胻上結內輔之上下循陰股結於陰器結絡諸筋

春三月者主肝膽青筋牽病也其源從少陰而涉足少陽少陽之氣始發少陰之氣始衰陰陽怫鬱於腠理皮毛之病俱生表裏之痾因起從少陽發動反少陰氣則藏腑受癘而生其病相反若腑虛則爲陰邪所傷腰背強急脚縮不伸胻中欲折目中生花若藏實則爲陽毒所損濇濇前寒而後熱頸外雙筋牽不得屈伸頸直背強眼赤黃若欲轉動合身回側故曰青筋牽病（方在傷寒上卷）

扁鵲曰灸肝肺二輸主治丹毒牽病當依源處治調其陽理其陰藏腑之疾不生矣

肝虛實第二（脉四條　灸法一首）方十一首

肝實熱

左手關上脈陰實者，足厥陰經也。病苦心下堅滿，常兩脅痛，息忿忿如怒狀，名曰肝實熱也。

治肝實熱，陽氣伏，邪熱喘逆悶恐，目視物無明，狂悸非意而言，竹瀝泄熱湯方。

芍藥各四分　大青　梔子人　升麻　竹瀝一升　麻黃三分　石膏八分　生薑　茯苓　玄參　知母各三分　生葛八分

右十二味㕮咀，以水九升，煮取二升半，去滓，下竹瀝，煮兩三沸，分三服。須利下芒消三分，去芍藥，加生地黃五分。刪繁方無石膏生薑芍藥生葛用人參三分

治肝實熱，目痛，胷滿，氣急塞，瀉肝前胡湯方。

前胡　秦皮　細辛　梔子人　黃芩　升麻　蕤人　決明子各三兩　苦竹葉切一升　車前葉切一升　芒消三兩

右十一味㕮咀，以水九升，煮取三升，去滓，下芒消，分三服。

又一方有柴胡三兩，共十二味。

治肝實熱，夢怒虛驚，防風煮散方。

防風　茯苓　萎蕤　白朮　橘皮　丹參各一兩三分　細辛二兩　甘草一兩　升麻　黃芩各一兩半　大棗三七枚　射干一兩　酸棗人三分

右十三味治下篩為麤散，以方寸兩匕帛裹，以井花水二升煮，時時動裹子，煎取一升，分服之，日二。

治肝邪熱，出言反常，乍寬乍急，遠志煮散方。

遠志　射干　杏人　大青各一兩半　茯神　葛根　甘草　麥門冬各一兩　芍藥二兩三分　桂心三分　石膏二兩　知母　升麻各五分

右十三味治下篩為麤散，以水二升五合，煮竹葉一升，取汁用煮藥壹匕半，煎取捌合，為壹服，日貳，以綿裹散煮之。

治邪熱傷肝，好生悲怒，所作不定，自驚恐，地黃煎方。

生地黃　淡竹葉　生薑　車前草　乾藍各一升切　丹參　玄參各四兩　茯苓貳兩　石膏五兩　赤蜜壹升

右拾味㕮咀，以水玖升，煮取叁升，去滓，停冷，下蜜，更煎叁兩沸，分叁服。

肝膽俱實

左手關上脈陰陽俱實者，足厥陰與少陽經俱實也。病苦胃脹嘔逆，食不消，名曰肝膽俱實也。

肝虛寒

左手關上脈陰虛者，足厥陰經也。病苦脅下堅，寒熱，腹滿不欲飲食，腹脹，悒悒不樂，婦人月經不利，腰腹痛，名曰肝虛寒也。

治肝氣不足，兩脅下滿，筋急不得大息，四肢厥冷，發搶心腹痛，目不明了，及婦人心痛，乳癰，膝熱消渴，爪甲枯，口面青者，補肝湯方。

甘草　桂心　山茱萸各一兩千金翼作烏頭　細辛　桃人千金翼作蕤人　栢子人　茯苓　防風各二兩　大棗二十四枚

右玖味㕮咀，以水玖升，煮取伍升，去滓，分叁服。

補肝散，治左脅偏痛久，宿食不消，并目䀮䀮，昏風淚出，見物不審，而逆風寒偏甚，消食破氣，止淚方。

山茱萸　桂心　署預　天雄　茯苓　人參各五分　芎藭　白朮　獨活　五加皮　大黃各七分　防風　乾薑　丹參　厚朴　細辛　桔梗各壹兩半　甘菊花　甘草各壹兩

貫衆半兩 橘皮三分 陳麥麴 大麥蘖各一兩

右二十三味，治下篩，酒下方寸匕，日二。若食不消，食後服；若止痛，食前服之。

補肝酒，治肝虛寒，或高風眼淚等雜病，釀松膏酒方。

松脂十斤，細剉，以水淹浸一周日，煮之，細細接取上膏，水竭更添之，脂盡更水煮，如前煙盡去火，停冷，脂當沈下，取一斤，釀米一石，水七斗，好麴末二斗，如家常釀酒法，仍冷下飯，封一百日，脂米麴並消盡，酒香滿一室，細細飲之。此酒須一倍加麴。

又方

取枸杞子擣碎，先内絹袋中，率一斗枸杞子二斗酒漬訖，密封泥甕，勿泄，暴乾，天陰勿出，三七日滿，旦溫酒服，任性飲，忌酢。

治肝虛寒，目䀮䀮，視物不明，諦視生花，防風補煎方。

防風 細辛 芎藭 白鮮皮 獨活 甘草各三兩 橘皮二兩 大棗三七枚 甘竹葉切，一斗 蜜五合

右十味，㕮咀，以水一斗二升，先煮九味，取四升，去滓，下蜜，更煎兩沸，分四服，日三夜一。若五六月，以燥器貯，冷水藏之。

治肝虛寒，脅下痛，脹滿氣急，目昏濁，視物不明，檳榔湯方。

檳榔二十四枚 母薑七兩 附子七枚 茯苓 橘皮 桂心各三兩 桔梗 白朮各四兩 吳茱萸五兩

右九味，㕮咀，以水九升，煮取三升，去滓，分溫三服。若氣喘者，加芎藭三兩，半夏四兩，甘草二兩。

肝虛目不明，灸肝輸二百壯。小兒斟酌，可灸一二七壯。

肝膽俱虛

左手關上脉陰陽俱虛者，足厥陰與少陽經俱虛也。病如恍惚，尸厥不知人，妄見，少氣不能言，時時自驚，名曰肝膽俱虛也。

肝勞第三論一首 方二首

論曰：肝勞病者，補心氣以益之，心王則感於肝矣。人逆春氣則足少陽不生，而肝氣内變。順之則生，逆之則死；順之則治，逆之則亂。反順為逆，是謂關格，病則生矣。

治肝勞虛寒，關格勞澀，閉塞不通，毛悴色夭，猪膏酒方。

猪膏 薑汁各四升

右二味，以微火煎取三升，下酒五合和煎，分為三服。

治肝虛寒勞損，口苦，關節骨疼痛，筋攣縮，煩悶，虎骨酒補方。

虎骨一升，炙焦，碎如雀頭 丹參八兩 乾地黃七兩 地骨皮 乾薑 芎藭各四兩 猪椒根 白朮 五加皮 枳實各五兩

右十味，㕮咀，絹袋盛，以酒四斗浸四日，初服六七合，漸加至一升，日再服。

筋極第四論三首 灸法七首 方七首

論曰：夫六極者，天氣通於肺，地氣通於嗌，風氣應於肝，雷氣動於心，穀氣感於脾素問作谷穀，兩氣潤於腎。六經為川，腸胃為海，九竅為水注之氣，所以竅應於五藏。五藏邪傷則六腑生極，故曰五藏六極也。

論曰：凡筋極者，主肝也。肝應筋，筋與肝合，肝有病從筋生。又曰：以春遇病為筋痺，筋痺不已，復感於邪，内舍於肝，則陽氣入於内，陰氣出於外。若陰氣外出，出則虛，虛則筋虛，筋虛則善悲，色青蒼白見於目下。若傷寒則筋不能動，十指爪皆痛，數好轉筋。其源以春甲乙日得之，傷風，風在筋為肝虛風也。若陽氣内發，發則實，實則筋實，筋實則善怒，嗌乾，傷熱則欬，欬則脅下痛，不能轉側，又脚下滿痛，故曰肝實風也。然則因

其輕而揚之，因其重而減之，因其衰而彰之，審其陰陽，以別柔剛，陽病治陰，陰病治陽。善治病者，病在皮毛肌膚筋脉而治之，次治六腑，若至五藏，則半死矣。

扁鵲云：筋絶不治九日死，何以知之？手足爪甲青黑，呼罵口不息。筋應足厥陰，足厥陰氣絶，則筋縮引卵與舌，筋先死矣。

治筋實極則欬，欬則兩脅下縮痛，痛甚則不可轉動，橘皮通氣湯方。

橘皮四兩　白朮　石膏各五兩　細辛
當歸　桂心　茯苓各二兩　香豉一升

右八味，㕮咀，以水九升，煮取三升，去滓，分三服。

治筋實極則兩脚下滿，滿而痛，不得遠行，脚心如割，筋斷折痛不可忍，丹參煮散方。

丹參三兩　芎藭　杜仲　續斷
地骨皮各二兩　當歸　通草　乾地黄
麥門冬　升麻　禹餘粮　麻黄各一兩十八銖
牛膝二兩六銖　生薑切，炒取焦乾　牡蠣各二兩
甘草　桂心各一兩六銖

右十七味，治下篩，爲麁散，以絹袋子盛散二方寸匕，以井花水二升煮，數動袋子，煮取一升，頓服，日二。

治筋實極，手足爪甲或青或黄或黑烏黯，四肢筋急煩滿，地黄煎方。

生地黄汁三升　生葛汁　生玄參汁各一升　大黄
升麻各二兩　梔子人　麻黄　犀角各三兩
石膏五兩　芍藥四兩

右十味，㕮咀，以水七升，煮七物，取二升，去滓，下地黄汁，煎一兩沸，次下葛汁等，煎取三升，分三服，日再。

治筋虚極，筋痺，好悲思，顔色蒼白，四肢噓吸，脚手拘攣，伸動縮急，腹中轉痛，五加酒方。

五加皮一斤　枳刺二升　大麻人三升　猪椒根皮
丹參各八兩　桂心　當歸　甘草各三兩
天雄　秦椒　白鮮　通草各四兩
乾薑五兩　薏苡人半升　芎藭五兩

右十五味，㕮咀，以絹袋盛，清酒四斗漬，春夏四日，秋冬六七日，初服六七合，稍稍加，以知爲度。

治筋虚極，則筋不能轉，十指爪皆痛，數轉筋，或交接過度，或病未平復交接，傷氣，内筋絶，舌卷唇青，引卵縮，脛脉疼急，腹中絞痛，或便欲絶，不能飲食，人參酒方。

人參　防風　茯苓　細辛　秦椒
黄耆　當歸　牛膝　桔梗各一兩半　乾地黄
丹參　署預　鍾乳　礬石各三兩　山茱萸
芎藭各二兩　白朮　麻黄各二兩半　大棗三十枚　五加皮一升
生薑切，炒乾　烏麻碎，各二升

右二十二味，㕮咀，鍾乳別以小袋子盛，以清酒二斗半浸五宿，温服三合，日再，無所聞，隨意增進。一本無烏麻，用杜仲二兩半。

治交接損，卵縮筋攣方。

燒婦人月經衣灰，服方寸匕。

治筋絶方。

熬蟹腦足髓，内瘡中，筋即續。

勞冷氣逆，腰髖冷痺，脚屈伸難，灸陽蹻一百壯，在外踝下容爪。

腰背不便，轉筋急痺，筋攣，灸第二十一椎，隨年壯。

轉筋，十指筋攣急，不得屈伸，灸脚外踝骨上七壯。

失精筋攣，陰縮入腹相引痛，灸中封五十壯，在內踝前筋裏宛宛中。

失精筋攣，陰縮入腹相引痛，灸下滿各五十壯，老人加之，小兒隨年壯。又云此二穴喉腫厥逆，五藏所苦，鼓脹，並悉主之。

轉筋，脛骨痛不可忍，灸屈膝下廉橫筋上三壯。

腹脹轉筋，灸臍上一寸二十壯。

堅癥積聚第五　論一首　灸法六首　方四十四首

論曰：病有積有聚，何以別之？荅曰：積者，陰氣也；聚者，陽氣也。故陰沉而伏，陽浮而動。氣之所積名曰積，氣之所聚名曰聚。故積者五藏之所生，聚者六腑之所成。故積者陰氣也，其始發有常處，其痛（一作病）不離其部，上下有所終始，左右有所窮已；聚者陽氣也，其始發無根本，上下無所留止，其痛無常處，謂之聚也。故以是別知積聚也。

經絡受病，入於腸胃五藏，積聚發伏梁、息賁、肥氣、否氣、奔豚。積聚之始生，至其已成柰何？曰：積之始生，得寒乃生，厥止乃成積。人之善病腸中積者，何以候之？曰：皮薄而不澤，肉不堅而淖澤。如此則腸胃傷惡，惡則邪氣留止積聚，乃作腸胃之積。寒溫不次，邪氣稍止，至其蓄積留止，大聚乃起。病有身體腰髀股胻皆腫，環臍而痛，是為何病？曰：病名伏梁，此風根也，不可動，動之為水溺濇之病。少腹盛，左右上下皆有根者，伏梁也。果膿血居腸胃之外，不可治，治之每切按之致死。此下則因陰必下膿血，上則迫胃管生（王水云當作出）膈，俠胃管內癰。此久病也，難療，居臍上為逆，慎勿動，亟奪其氣溢於大腸而著於肓，肓之原在臍下，故環臍而痛。

三台丸治五藏寒熱積聚，臚脹腸鳴而噫，食不生肌膚，甚者嘔逆，若傷寒寒瘧已愈，令不復發，食後服五丸，飲多者吞十丸，常服令人大小便調和，長肌肉方。

大黃（熬）　前胡（各二兩）　消石　葶藶　杏人（各一升）

厚朴　附子　細辛　半夏（各一兩）　茯苓（一兩半）

右十味末之，蜜和擣五千杵，服如梧子五丸，稍加至十丸，以知為度。

治男子女人百病虛弱勞冷，宿寒久澼，及癥瘕積聚，或嘔逆不下食，并風濕諸病，無不治之者，五石烏頭丸方。

鍾乳（鍊）　紫石英　硫黃　赤石脂　礬石

枳實　甘草　白朮　紫菀　山茱萸

防風　白薇　桔梗　天雄　皂莢

細辛　蓯蓉　人參　附子　蜀椒

藜蘆（各一兩六銖）　乾薑　吳茱萸

桂心　麥門冬（各二兩半）　烏頭（三兩）　厚朴　遠志

茯苓（各一兩半）　當歸（二兩）　棗膏（五合）　乾地黃（一兩十八銖）

右三十二味末之，蜜和擣五千杵，酒服如梧子十丸，日三，稍加之。

治男子女人寒冷，腹內積聚，邪氣往來，厥逆搶心，心痛痺悶，吐下不止，婦人產後羸瘦，烏頭丸方。

烏頭（十五枚）　吳茱萸　蜀椒　乾薑　桂心（各二兩半）

前胡　細辛　人參　芎藭　白朮（各一兩六銖）

皂莢　紫菀　白薇　芍藥（各十八銖）　乾地黃（一兩半）

右十五味末之，蜜丸，酒下如梧子十丸，日三，稍加之，以知為度。

治心腹疝瘕，脅下及小腹滿堅痛，有積，寒氣入腹，使人腹中冷，發甚則上搶心，氣滿，食飲喜嘔方。

大黃　茯苓（各一兩半）　吳茱萸　桂心　黃芩

細辛　人參　蜀椒　乾薑各一兩六銖　牡丹
甘草　芎藭　蓯蓉　䗪蟲各十八銖　芍藥
防葵　蝱蟲　厚朴　半夏各一兩　男髮灰半兩
恒山　蜀漆　白薇　桂心　鮀甲
白术　附子　鼈甲　䗪蟲
貝齒各一兩半　蜚蝱六銖

右二十味，末之，以蜜丸，服如梧子五丸，日再，漸加之。

恒山丸，治脅下邪氣積聚，往來寒熱如温瘧方。

右十一味，末之，蜜丸如梧子，以米汁服五丸，日三。

又方

蒸鼠壤土熨之，冷即易，腹中切痛，炒鹽半升令焦，内湯中飲之，大吐，差。若手足痛者，燒青布内小口器中，熏痛處。

神明度命丸，治久患腹内積聚，大小便不通，氣上搶心，腹中脹滿，逆害飲食，服之甚良方。

大黃　芍藥各二兩

右二味，末之，蜜丸，服如梧子四丸，日三。不知，可加至六七丸，以知為度。

治萬病積聚方。

七八月收蒺藜子，不限多少，以水煮過熟，取滓暴令乾，擣篩，蜜丸，酒服如梧子七丸，以知為度。其汁煎如飴服之。

治胸中心下結積，食飲不消，陷胸湯方。

大黃　栝樓實　黃連各二兩　甘遂一兩

右四味，㕮咀，以水五升，煮取二升五合，分三服。

太一神明陷冰丸，治諸疾，破積聚，心下支滿，寒熱鬼注，長病欬逆唾噫，辟除衆惡，殺鬼逐邪氣，鬼擊客忤，中惡，胸中結氣，咽中閉塞，有進有退，繞臍惻惻，隨上下按之挑手，心中慍慍，如有蟲狀，毒注相染，滅門方。

雄黃油煮一日　丹砂　礜石　當歸　大黃各二兩
巴豆一兩　芫青五枚　桂心三兩　真珠　附子各一兩半
蜈蚣一枚　烏頭八枚　犀角　鬼臼　射罔
藜蘆各一兩　麝香　牛黃　人參各半兩　杏人四十枚
蜥蜴一枚　斑猫七枚　樗雞三七枚　地膽三七枚

右二十四味，末之，蜜和擣三萬杵，丸如小豆，先食飲服二丸，日二。不知，稍加之。以藥二丸安門戶上，令衆惡不近，傷寒服之無不即差。若至病家及視病人，夜行獨宿，服二丸，衆惡不敢近。此方與第十七卷尸疰篇方重

蜥蜴丸，治癥堅水腫，蜚尸遁尸，百注尸注，骨血相注，惡氣鬼忤，蠱毒邪氣往來，夢寤存亡，留飲結積，虎狼所齧，猘犬所咋，鴆毒入人五藏，服藥已消殺其毒，食不消，婦人邪鬼忤，亦能遣之方。

蜥蜴二枚　蜈蚣二枚　地膽五十枚　䗪蟲三十枚　杏人三十枚
蜣蜋十四枚　蝱蟲三十枚　朴消一兩八銖　澤漆　桃奴
犀角　鬼督郵　桑赤雞各十八銖　芍藥　虎骨各一兩半
甘草一兩　巴豆一兩十八銖　款冬花十八銖　甘遂一兩六銖　乾薑一兩

右二十味，末之，別治巴豆、杏人如膏，内藥末，研調，下蜜擣二萬杵，丸如麻子，先食飲服三丸，日一。不知，加之。不敢吐下者，一丸，日一服。有人風冷注癖堅二十年者得差。此方與第十七卷尸疰篇方重

大五明狼毒丸，治堅癖痞在人胸脅，或在心腹方。

狼毒　乾地黃各四兩　附子　大黃　蓯蓉

人參　當歸各壹兩　半夏貳兩　乾薑
桂心各壹兩半　細辛　五味子　蜀椒
藺茹熬令煙盡各壹兩　芫花　莽草　厚朴
防巳　旋復花各半兩　巴豆貳拾肆枚　杏人叁拾枚
右二十一味，末之，蜜和服如梧子二丸，日二夜一，以知為度。
小狼毒丸治病與前同方
狼毒叁兩　旋復花貳兩　附子
半夏　白附子　藺茹各貳兩
右六味，末之，蜜和擣五千杵，飲服如梧子三丸，加至十丸，日三。肘後方無半夏、白附子、藺茹，只三味。
狼毒丸治堅癖方。
狼毒伍兩　半夏　杏人各叁兩　桂心肆兩
附子　蜀椒　細辛各貳兩
右七味，末之，别擣杏人，蜜和，飲服如大豆二丸。
治暴堅久痞腹有堅，甘遂湯方。
甘遂　黄芩　芒消　桂心　細辛各壹兩　大黃叁兩
右六味，㕮咀，以水八升煮取二升半，分三服。
治卒暴癥腹中有物堅如石，痛如斫刺，晝夜啼呼，不治百日必死方。
牛膝二斤，㕮咀，暴之令乾，以酒一斗浸之，密塞器口，煎取半，服半升，一服便吐去宿食，神效。
治卒暴癥方
取商陸根擣碎，蒸之，以新布籍腹上，以藥鋪著布上，以衣物覆其上，冷復易之，數日用之，旦夕勿息。
又方
蒜拾片，取五月五日戶上者，去皮　桂壹尺二寸　竈中黃土如雞子大壹枚
右三味，合擣，以淳苦酒和，塗布上，以掩病處，不過三日消。凡蒜亦佳。肘後方不用桂。
野葛膏治暴癥方。
野葛一尺　當歸　附子　雄黃油煮一日
細辛各一兩　烏頭二兩　巴豆一百枚　蜀椒半升
右八味，㕮咀，以大醋浸一宿，猪膏二斤，煎附子色黃，去滓，內雄黃粉，攪至凝，傅布上，以掩癥上，復以油重布上，復安十重紙，以熨斗盛火著上，常令熱，日三夜二，須膏乾益良。
消石大丸，治十二癥瘕及婦人帶下，絶産無子，并欲服寒食散而腹中有癥瘕實者，當先服大丸下之，乃服寒食散大丸。不下水穀，但下病耳，不令人困方。
消石六兩，朴消亦得　大黃八兩　人參　甘草各二兩
右四味，末之，以三年苦酒三升置銅器中，以竹筋柱器中，一升作一刻，凡三升作三刻，以置火上，先內大黃，常攪不息，使微沸盡一刻，乃內餘藥，又盡一刻，有餘一刻，極微火使可丸，如雞子中黃，欲合藥當先齋戒一宿，勿令小兒女人奴婢等見之，欲下病者用二丸，若不能服大丸者，可分作小丸，不可過四丸也，欲令大不欲令細，能不分為善，若人羸者可少食，強者不須食，二十日五度服，其和調半日乃下，若婦人服之下者，或如雞肝，或如米汁正赤黑，或一升或三升，下後慎風冷，作一杯粥食之，然後作羹臛自養如産婦法，六月則有子，禁生魚、猪肉、辛菜，若寒食散者自如藥法，不與此同日一服。
土瓜丸，治諸藏寒氣積聚，煩滿，熱，飲食中蠱毒，或食生物及水中蠱卵生入腹而成蟲蛇，若為魚鼈留飲宿食，婦人産瘕帶下百病，陰陽不通利，大小便不節，絶傷墮落，寒熱交結，脣

口焦黑，身體消瘦，嗜卧少食，多魘，產乳胞中餘疾，股裏熱，心腹中急結痛引陰中方。
土瓜根末　桔梗末各半升　大黃一斤，蒸二斗米下，暴乾　杏人一升
右四味末之，蜜丸如梧子，空腹飲服三丸，日三。不知加之，以知為度。
治凡所食不消方。
取其餘類燒作末，酒服方寸匕，便吐去宿食，即差。有食桃不消作病者，以時無桃，就樹間得槁桃燒服之，登時吐，病出甚良。
治卒食不消欲成癥積方。
煎艾汁如飴，取半升，一服之，便刺吐，去宿食，神良。古今錄驗方白艾五尺圍一束，薏苡根一大把，二味煎。
治食魚肉等成癥結在腹內并諸毒氣方。
狗屎五升，燒末，綿裹之，以酒一斗浸再宿，濾取清，分十服，日三服，三日使盡，隨所食癥結即便出矣。
治雜中食瘀實不消，心腹堅痛者方。
以水三升，煮白鹽一升，令消，分三服，刺吐去食也，并治暴癥。
治癥堅，心下有物大如杯，不得食，食則腹滿，心腹絞痛方。
葶藶子　大黃各二兩　澤漆四兩
右三味，末之，別研葶藶為膏，下二味，擣五百杵，入蜜更擣千杵，服如梧子五丸，不知加之，日三服。
治少腹堅大如盤，胸中脹，食不消，婦人瘦瘠者方。
煖水服髮灰一方寸匕，日再服，并灸肋端。
又方
飲服上好麴末方寸匕，日三，差。又灸三焦輸，隨年壯。

治伏梁氣方。
白馬尿，銅器中承取，旦服一升。
治癥瘕方。
槲樹白皮煎，令可丸，服之，取知，病動若下，減之。
治患癥結病及爪病似爪形，日月形，或在臍左右，或在臍上下，若鼈在左右肋下，或當心如合子大，復有手脚，治之法，先針其足，以椒熨之方。
取一新盆子受一斗者，盆底鑽一百二十孔，孔上著椒三合，上著一重紙，紙上著冷灰一升，灰上著熱灰半升，上著剛炭火一斤，經一食頃，盆底熱，徹當病上，初安氈一重，即安火盆，火盆大熱，以漸更加一重，若火更熱不可忍，加至三重，暫歇一口冷飲，還上火，消二分許即停，經三日勿著，及至七日，決得頓差。然後食美食自補。若小不差，作露宿丸服之，方在第十六卷中。
治腹中積癥方。
葶藶子一升，熬，酒五升，浸七日，服三合，日三。
治蛇癥方。
白馬尾切長五分，以酒服方寸匕，大者自出，更服二分者一方寸匕，中者亦出，更服三分者一方寸匕，小者復出。不可頓作一服，殺人。馬尾一本作馬毛。
治蛇癥大黃湯方。
大黃　茯苓各半兩，一本作黃芩　烏賊骨二枚
皂莢六枚，如猪豜者　甘草如指大者一尺　芒消如雞子一枚
右六味，㕮咀，以水六升，煮三沸，去滓，內消，適寒温盡服之，十日一劑，作如上法。欲服之，宿無食，平旦服，當下病根也。

治鼈瘕腹堅硬腫起大如盤睡卧不得方

取藍一斤擣水三升絞取汁服一升日二

又方

蒴藋根白皮一握研取汁以水和頓服之

又方

白馬尿一升雞子三枚取白合煎取二合空腹頓服之不移時當吐病出

治食中得病爲鼈瘕在心下堅強方

雞屎一升炒令黄取五合以酒一升浸更取半擣爲末以所浸酒服方寸匕日二三日中作一劑

治蛟龍病開皇六年三月八日有人食芹得之其人病發似癲癇面色青黄因食寒食餳過多便吐出蛟龍有頭及尾從兹有人患此疾令服寒食餳三斗大驗

山野人有齧蝨在腹生長爲蝨癥病治之方

故敗篦子一枚　故敗梳一枚

右二物各破爲兩分各取一分燒爲末又取一分以水五升煑取一升以服前燒末頓服斯須出矣

治米癥常欲食米若不得米則胸中清水出方

雞屎一升　白米五合

右二味合炒令米焦擣末以水二升頓服取盡須臾吐出病如研米若無米當出痰永憎米不復食

治肉癥思肉不已食訖復思者方

空腹飲白馬尿三升吐肉出肉不出必死

治髮癥由人因食而入久即胸間如有虫上下去來惟欲飲油一日之中乃至三二升不欲飲食者方

油一升以香澤煎之大鎰貯之安病人頭邊令口鼻臨油上勿令得飲傅鼻面令有香氣當叫喚取飲不得與之必當疲極大睡其髮癥當從口出飲油人專守視之并置石灰一裹見癥出以灰粉手捉癥抽出須臾抽盡即是髮也初從腹中出形如不流水中濃菜隨髮長短形亦如之

又方

酒三升煑猪脂二升三沸一服一升日二白馬尿服之亦佳無馬白牛亦得

癥瘕灸內踝後宛宛中隨年壯又灸氣海百壯

久冷及婦人癥瘕腸鳴泄利遶臍絞痛灸天樞百壯三報之万勿針穴在俠臍兩邊各二寸

積聚堅滿灸脾募百壯穴在章門季肋端

心下堅積聚冷脹灸上管百壯三報之穴在巨闕下一寸許

積聚堅大如盤冷脹灸胃管二百壯三報之穴在巨闕下二寸

備急千金要方卷第十一

備急千金要方卷第十二　膽腑

朝奉郎守太常少卿充秘閣校理判登聞檢院護軍賜緋魚袋臣林億等校正

膽腑脉論第一

論曰：膽腑者主肝也。肝合氣於膽。膽者中清之腑也（難經云膽者清淨之腑，甲乙云中精之腑）。號將軍決曹吏。重三兩三銖。長三寸三分。在肝短葉間下。貯水精汁二合（難經作三合）。能怒能喜。能剛能柔。目下果大。其膽乃橫。凡膽腦髓骨脉女子胞。此六者地氣之所生也。皆藏於陰而象於地。故藏而不寫。名曰奇恒之腑。若胃大腸小腸三焦膀胱。此五者天氣之所生也。其氣象天。故寫而不藏。此受五藏濁氣。名曰傳化之腑。此不能久留。輸寫者也。所謂五藏者。藏精氣（甲乙作神）而不寫。故滿而不能實。六腑者。傳化物而不藏。故實而不能滿。所以然者。水穀入口則胃實而腸虛。食下則腸實而胃虛。故曰實而不滿。滿而不實也。

左手關上陽絕者。無膽脉也。苦膝疼。口中苦。眯目。善畏如見鬼。多驚少力。刺足厥陰治陰。在足大指間。或刺三毛中。

左手關上陽實者。膽實也。苦腹中不安。身軀習習也。刺足少陽治陽。在足上第二指本節後一寸是。

膽病者。善太息。口苦。嘔宿汁。心澹澹恐如人將捕之。咽中介介然數唾。候在足少陽之本末。亦見其脉之陷下者灸之。其寒熱刺陽陵泉。若善嘔有苦。長太息。心中澹澹。善悲恐如人將捕之。邪在膽。逆在胃。膽液則口苦。胃氣逆則嘔苦汁。故曰嘔膽。刺三里以下胃氣逆。刺足少陽血絡以閉膽。却調其虛實以去其邪也。

膽脹者。脅下痛脹。口苦太息。

肝前受病。移於膽。肝欬不已則嘔膽汁。

厥氣客於膽。則夢鬬訟（甲乙云夢鬬訟自刳）。

肝應筋。爪厚色黃者膽厚。爪薄色紅者膽薄。爪堅色青者膽急。爪耎色赤者膽緩。爪直色白無約者膽直。爪惡色黑多敗者膽結。

扁鵲云：足厥陰與少陽為表裏。表清裏濁。其病若實極則傷熱。熱則驚動精神而不守。卧起不定。若虛則傷寒。寒則恐畏頭眩。不能獨卧。發於玄水。其根在膽。先從頭面起。腫至足。方在治水篇。

膽有病則眉為之傾。病人眉系傾者七日死。

足少陽之脉。是動則病口苦。善太息。心脅痛不能反側。甚則面微塵。體無膏澤。足外反熱。是為陽厥。是主骨所生病者。頭痛角頷痛。目兊眥痛。缺盆中腫痛。腋下腫。馬刀挾癭。汗出振寒瘧。胷中脅肋髀膝外至胻絕骨外踝前及諸節皆痛。小指次指不用。盛者則人迎大一倍於寸口。虛者則人迎反小於寸口也。（其經脉經筋支別已具第十一卷肝藏部中）

膽虛實第二（脉二條　方九首　灸法二首）

膽實熱

左手關上脉陽實者。足少陽經也。病苦腹中氣滿。飲食不下。咽乾頭痛。洒洒惡寒。脅痛。名曰膽實熱也。

治膽腑實熱。精神不守。瀉熱半夏千里流水湯方。

半夏　宿薑各三兩　生地黃五兩　酸棗人五合
黃芩一兩　遠志　茯苓各二兩　秫米一升

右八味㕮咀，以長流水五斗煮秫米，令蟹目沸，揚之三千
徧，澄清取九升，煮藥取三升半，分三服。集驗方治虛煩悶不得眠，無地黃、遠志，有麥門冬、桂心各二兩，甘草、人參各二兩。

膽虛寒：

肖中膽病，灸濁浴隨年壯，穴在俠膽輸傍行相去五寸。

左手關上脉陽虛者，足少陽經也，病苦眩厥痿，足指不能摇，
躄不能起，僵仆，目黃失精，䀮䀮，名曰膽虛寒也。

治大病後虛煩不得眠，此膽寒故也，宜服温膽湯方。

半夏　竹茹　枳實各二兩
橘皮三兩　生薑四兩　甘草一兩

右六味㕮咀，以水八升煮取二升，分三服。

膽虛，灸三陰交各二十壯，穴在内踝上一夫。

千里流水湯，治虛煩不得眠方。

半夏　麥門冬各三兩　茯苓四兩　酸棗人二升
甘草　桂心　黃芩　遠志
萆薢　人參　生薑各二兩　秫米一升

右十二味㕮咀，以千里流水一斛煮米，令蟹目沸，揚之萬
過，澄清取一斗，煮藥取二升半，分三服。

酸棗湯，治虛勞煩擾，奔氣在胷中不得眠方。

酸棗人三升　人參　桂心　生薑各二兩
石膏四兩　茯苓　知母各三兩　甘草一兩半

右八味㕮咀，以水一斗先煮酸棗人，取七升，去滓，下藥，煮
取三升，分三服，日三。

治虛勞煩悶不得眠方。

大棗二七枚　葱白七莖

右二味，以水三升，煮取一升，去滓頓服。

治大下後虛勞不得眠，劇者顛倒懊憹欲死，梔子湯方。仲景云：發汗吐下後虛煩不得眠，若劇者必反覆顛倒，心中懊憹，梔子湯主之。

大梔子十四枚　豉七合

右二味，以水四升，先煮梔子，取二升半，内豉，更煮三沸，去
滓，一服一升，安者勿更服。若上氣嘔逆，加橘皮二兩，亦可
加生薑二兩。

治煩悶不得眠方。

生地黃　枸杞白皮各五兩　麥門冬
甘草　前胡各五兩　茯苓　知母各四兩
人參二兩　豉　粟米各五合

右十味㕮咀，以水八升，煮取三升七合，分三服。

治虛勞不得眠方。

酸棗　榆葉各等分

右二味末之，蜜丸，服如梧子十五丸，日再。

又方

乾薑四兩，末，湯和頓服，覆取汗，病愈。

咽門論第三

論曰：夫咽門者，應五藏六腑，往還神氣，陰陽通塞之道也。喉
嚨、胞囊、舌者，並津液調五味之氣本也，不可不研乎。咽門者，
肝膽之候也，其重十兩，廣二寸五分，至胃管長一尺六寸，主
通五藏六腑津液神氣，應十二時。若藏熱，咽門則閉而氣塞；
若腑寒，則咽門破而聲嘶，母薑酒主之，方在第六卷中。熱則
通之，寒則補之，若寒熱調和，病不生矣。

髓虛實第四 論一首 二首

論曰。髓虚者腦痛不安。髓實者勇悍。凡髓虚實之應。主於肝膽。若其腑藏有病從髓生。熱則應藏。寒則應腑。

治髓虚腦痛不安膽腑中寒羌活補髓丸方

羌活　芎藭　當歸各三兩　桂心二兩

人參四兩　棗肉研如脂　羊髓　酥各一升

牛髓二升　大麻人二升熬研如脂

右十味。先擣五種乾藥為末。下棗膏麻人又擣。相濡為一家。下二髓并酥。内銅鉢中重湯煎之。取好為丸如梧子。酒服三十丸。日二服。稍加至四十丸。

治髓實勇悍驚熱。主肝熱。柴胡發泄湯方

柴胡　升麻　黄芩　細辛

枳實　梔子人　芒消各三兩　淡竹葉

生地黄各一升　澤瀉四兩

右十味。㕮咀。以水九升。煮取三升。去滓。下消。分三服。

風虚雜補酒煎第五 方十八首

巴戟天酒。治虚羸陽道不舉。五勞七傷百病。能食下氣方。

巴戟天　牛膝各三斤　枸杞根皮

麥門冬　地黄　防風各二斤

右六味。並生用。無可得用乾者。亦得。㕮咀。以酒一石四斗浸七日。去滓。温服。常令酒氣相及。勿至醉吐。慎生冷猪魚油蒜。春六日。秋冬二七日。夏勿服。先患冷者。加乾薑桂心各一斤。好忘。加遠志一斤。大虚勞。加五味子蓯蓉各一斤。陰下濕。加五加根皮一斤。有石斛加一斤佳。每加一斤藥則加酒七升。此酒每年入九月中旬即合。入十月上旬即服。設服餘藥。以此酒下之大妙。滓暴乾擣末。以此酒服方寸匕。日三。益佳。常加甘草十兩佳。虚勞加黄耆一斤。

又方

巴戟天　生牛膝各三斤

右二味。㕮咀。以酒五斗浸之。服如前法。

治虚勞不足五加酒方

五加皮　枸杞根皮各一斗

右二味。㕮咀。以水一石五斗。煮取汁七斗。分取四斗浸麴一斗。餘三斗用拌飯下米。多少如常釀法。熟壓取服之。多少任性。禁如藥法。倍日將息。

天門冬大煎。治男子五勞七傷。八風十二痺。傷中六極。一氣極則多寒痺。腹痛喘息驚恐頭痛。二肺極則寒痺腰痛。心下堅有積聚。小便不利。手足不仁。三脉極則顔色苦青。逆意喜恍惚失氣。狀似悲泣之後。苦舌强咽喉乾。寒熱惡風不可動。不嗜食。苦眩喜怒妄言。四筋極則拘攣少腹堅脹。心痛膝寒冷。四肢骨節皆疼痛。五骨極則肢節厥逆。黄疸消渇。癰疽妄發。重病浮腫如水病狀。六肉極則發疰。如得擊。不復言。甚者至死復生。衆醫所不能治。此皆六極七傷所致。非獨房室之為也。憂恚積思。喜怒悲懼。復隨風濕結氣。欬時嘔吐食。以變大小便不利。時泄利重下。溺血。上氣吐下。乍寒乍熱。卧不安席。小便赤黄。時時惡夢。夢與死人共食飲。入冢神室。魂飛魄散。筋極則傷肝。傷肝則腰背相引。難可俛仰。氣極則傷肺。傷肺則小便有血。目不明。髓極則陰痿不起。住而不交。骨極則傷腎。傷腎則短氣。不可久立。陰疼惡寒。甚者卵縮。陰下生瘡濕痒。搔之不欲住。汁出。此皆為腎病。甚者多遭風毒。四肢頑痺。手足浮腫。名曰脚弱。一名脚氣。醫所不治。此悉主之方。

天門冬切三斗半擣壓取汁盡　生地黄切三斗半擣壓如門冬

枸杞根切三斗淨洗以水二石五斗煮取一斗三升澄清

麞骨一具碎以水一石煑取五斗澄清　酥三升煉　白蜜三升煉

右六味並大斗銅器中微火先煎地黃門冬汁減半乃合煎取大斗二斗。下後散藥煎取一斗。內銅器重釜煎令隱掌可丸。平旦空腹酒服如桐子二十丸。日二。加至五十丸。慎生冷醋滑猪雞魚蒜油麪等。擇四時王相日合之。其合和一如第一卷合和篇說散藥如左。

茯苓　柏子人　桂心　白术　萎蕤

昌蒲　遠志　澤瀉　署預　人參

石斛　牛膝　杜仲　細辛　獨活

枳實　芎藭　黃耆　蓯蓉　續斷

狗脊　萆薢　白芷　巴戟天　五加皮

覆盆子　橘皮　胡麻人　大豆黃卷　茯神

石南各二兩　甘草六兩　蜀椒　薏苡人各一升

阿膠十兩　大棗一百枚煑作膏　鹿角膠五兩　蔓荊子三兩

右三十八味治下篩。內煎中。有牛髓鹿髓各加三升大佳。小便澀。去柏子人。加秦艽二兩。乾地黃六兩。陰痿失精去萎蕤加五味子二兩。頭風去柏子人加菊花防風各二兩。小便利陰氣弱去細辛防風加山茱萸二兩。腹中冷去防風加乾薑二兩。無他疾依方合之。凡此煎九月下旬採藥。立冬日合而服之。至五月上旬止。若十二月臘日合者。經夏至七月下旬止。若停經夏不壞。當於舍北陰處入地深六尺。填沙。置藥中。上加沙覆之。則經夏不損也。女人先患熱者得服。患冷者勿服。

填骨萬金煎。治內勞少氣寒疝裏急。腹中喘逆腰脊痛除百病方。

生地黃三十斤取汁　甘草　阿膠　肉蓯蓉各一斤

桑根白皮切八兩　麥門冬　乾地黃各二斤

石斛一斤五兩　牛髓三斤　白蜜十斤　清酒四斗

麻子人三升　大棗一百五十枚　當歸十四兩　乾漆二十兩

蜀椒四兩　桔梗　五味子　附子各五兩

乾薑　茯苓　桂心各八兩　人參五兩

右二十三味。先以清酒二斗六升內桑根白皮麻子人棗膠爲刻識之。又加酒一斗四升煑取至刻。絞去滓內蜜髓地黃汁湯上銅器煎內諸藥末半日許使可丸止。大甕盛飲吞如彈丸一枚。日三。若夏月暑熱煑煎轉味。可以蜜地黃汁和諸藥成末爲丸如梧子。服十五丸不知稍加至三十丸。

治男子風虛勞損兼時氣方

甘草一斤　石斛　防風　蓯蓉　山茱萸

茯苓　人參　署預各四兩　桂心　牛膝

五味子　菟絲子　巴戟天　芎藭各三兩並爲末

生地骨皮一升切　丹參二兩　胡麻二升以水一斗煑取四升去滓

牛髓三升　生地黃汁一升　生薑汁一升

白蜜三升　生麥門冬汁三升

右二十二味。先煎地黃地骨皮胡麻汁減半內牛髓蜜薑門冬等汁。微火煎餘八升下諸藥散和令調。內銅鉢中湯上煎。令可丸。酒服三十丸如梧子。日二。加至五十丸。

小鹿骨煎一云麞骨治一切虛羸皆服之方。

鹿骨一具碎　枸杞根二升切

右二味各以水一斗別器各煎汁五升去滓澄清乃合一器共煎。取五升日二服盡好將慎皆用大斗

地黃小煎治五勞七傷羸瘦乾削方。

乾地黄(一斤) 蜜(二升) 猪脂(一斤) 胡麻油(半升)

右四味以銅器中煎。令可丸。飲服三丸如梧子。日三。稍加至十丸。久久常服。弥有大益。瘦黑者肥充。

治虛冷枯瘦身无精光虛損諸不足陸抗膏方

牛髓 羊脂(各二升) 白蜜 生薑汁 酥(各三升經心錄用猪脂)

右五味先煎酥令熟。次內薑汁。次內蜜。次內羊脂牛髓。後微火煎之。三上三下。令薑汁水氣盡。即膏成。攪令凝。止。溫酒服之。隨人能否。不限多少。令人肥健發熱也。(經心錄云治百病勞損風濕補益神効男女通服之)

枸杞煎。補虛羸。久服輕身不老。神驗方

九月十日取生濕枸杞子一升。清酒六升。煮五沸。出取。研之熟。濾取汁。令其子極淨。暴子令乾。擣末。和前汁。微火煎。令可丸。酒服二方寸匕。日二。加至三匕。亦可丸服五十丸。

夏姬杏人方

杏人三升。內湯中。去皮尖雙人。熟擣。盆中水研。取七八升汁。以鐵釜置煻火上。取羊脂四斤摩釜消之。內杏人汁。溫之四五日。色如金狀。餌如彈子。日三。百日肥白易容。人不識。

治枯瘦方

杏人敖黃去皮尖擣。服如梧子。日三。令人潤澤。无所禁。欬逆上氣。喉中百病。心下煩不得咽者。得茯苓欵冬紫菀。并力大良。生熱熟冷。其藥喉中如有息肉者亦服。

桃人煎方。

桃人末(一斤) 胡麻末(一升) 酥(半斤)

牛乳(五升) 地黄(十斤取汁) 蜜(一斤)

右六味合煎如餳。旋服。

治五勞七傷方。

白羊頭蹄(一具淨治更以草火燒令黃赤以淨綿急塞鼻及腦孔) 胡椒

蓽撥 乾薑(各二兩) 葱白(一升) 豉(二升)

右七物先以水煮頭蹄半熟。即內藥物。煮令極爛。去藥。冷煖任性食之。日一具。七日用七具。禁生冷酢滑五辛陳臭等物。

治虛勞補方。

羊肚(一具切) 白术(一升)

右二味以水二斗。煮取六升。一服二升。日三服。

又方

豉(一升三編蒸) 薤白(一斤切)

右二味以水七升。煮取三升。分三服。小取汗。

治羸瘦膏煎方。

不中水猪肪煎。取一升。內葱白一握。煎令黃。出。內盆中。看如人肌。平旦空腹服。訖。暖覆臥。晡時食白粥。粥不得稀。過三日服補藥。方如左

羊肝(一具) 羊脊膂肉(一條) 麴末(半斤) 枸杞根(十斤)

右四味以水三斗。煮枸杞。取一斗。去滓。細切肝等。內汁中。煮葱豉鹽著如羹法。合煎。看如稠糖即好。食之七日。禁如藥法。

猪肚補虛方。

猪肚(一具) 人參(五兩) 蜀椒(一兩)

乾薑(二兩半) 葱白(七兩) 白粱米(半升千金翼用粳米)

右六味㕮咀諸藥相得。和米內肚中。縫合。勿泄氣。取四斗

半水緩火煑爛空腹食之大佳兼下少飯

吐血第六論一首 方三十首 灸法十五首

論曰廩丘云吐血有三種有内衄有肺疽有傷胃内衄者出血如鼻衄但不從鼻孔出是近從心肺間津液出還流入胃中或如豆羹汁或如切衃血凝停胃中因即滿悶便吐或去數斗至于一石者是也得之於勞倦飲食過常所爲也肺疽者或飲酒之後毒滿悶吐之時血從吐後出或一合半升一升是也傷胃者因飲食大飽之後胃中冷則不能消化不能消化便煩悶強嘔吐之所食之物與氣共上衝蹙因傷裂胃口吐血色鮮正赤腹絞痛白汗出其脉緊而數者為難治也

問曰病胸脅支滿妨於食病至則先聞腥臊臭出清液先唾血四肢清目眩時時前後血病名爲何何以得之對曰病名血枯此得之年少時有所大奪血若醉以入房中氣竭而肝傷故使月事衰少不來也治以烏賊骨藘茹二物幷合丸以雀卵大如小豆以五丸爲後飯飲以鮑魚汁利腸中及傷肝也

凡吐血之後體中但自𩜟𩜟然心中不悶者輒自愈假令煩躁心中悶亂紛紛嘔吐顛倒不安醫工又與黄土湯阿膠散益加悶亂卒至不濟如此悶者當急吐之方

瓜蔕三分　杜衡　人參各一分

右三味治下篩服一錢匕水漿無在得下而已羸人小減之吐去青黄或吐血一二升無苦

黄土湯治吐血方

伏龍肝雞子大二枚　桂心　乾薑　當歸

芍藥　白芷　甘草　阿膠

芎藭各一兩　細辛半兩　生地黄二兩　吴茱萸二升

右十二味㕮咀以酒七升水三升合煑取三升半去滓内膠煑取三升分三服亦治衄血

生地黄湯治憂恚嘔血煩滿少氣胸中痛方

生地黄一斤　大棗五十枚　阿膠　甘草各三兩

右四味㕮咀以水一斗煑取四升分四服日三夜一

堅中湯治虚勞内傷寒熱嘔逆吐血方

糖三斤　芍藥　半夏　生薑

甘草各三兩　桂心二兩　大棗五十枚

右七味㕮咀以水二斗煑取七升分七服日五夜二千金翼無甘草桂心有生地黄

治噫止唾血方

石膏四兩　厚朴三兩　麻黄　生薑

半夏　五味子　杏人各二兩　小麥一升

右八味㕮咀以水一斗煑麻黄去沫澄取七升内藥煑取二升半分再服

治吐血胸中塞痛方

芍藥　乾薑　茯苓　桂心

當歸　大黄　芒消各三兩　阿膠

甘草　人參各二兩　麻黄一兩　乾地黄四兩

䗪蟲　水蛭各八十枚　大棗二十枚　桃人百枚

右十六味㕮咀以水一斗七升煑取四升分五服日三夜二

治吐血内崩上氣面色如土方

乾薑　阿膠　栢葉各二兩　艾一把

右四味㕮咀以水五升煑取一升内馬通汁一升煑取一升頓服仲景名栢葉湯不用阿膠小品不用栢葉肘後同

治吐血酒客温疫中熱毒乾嘔心煩者方

蒲黄　栝樓根　犀角　甘草各二兩

桑寄生　葛根各三兩

右六味㕮咀，以水七升，煮取三升，分三服。

澤蘭湯　治傷中裏急，胷脇攣痛欲嘔血，時寒時熱，小便赤黃，此傷於房勞也，主之方。

澤蘭　糖各一斤　桂心　人參各三兩　遠志二兩　生薑五兩　麻人一升　桑根白皮三兩

右八味㕮咀，以淳酒一斗五升，煮取七升，去滓，内糖，未食服一升，日三夜一。勿勞動。

治忽吐血一兩口，或是心衄，或是内崩方。

蠐螬五枚　牛膝　牡丹　王不留行　麥門冬各二兩　乾地黄　萆薢　芍藥各四兩　續斷　阿膠各三兩

右十味㕮咀，以生地黄汁五升、赤馬通汁三升，煮取三升，分三服。不差，更合數劑，取差。

又方

熟艾三雞子許，水五升，煮取二升，頓服。

又方

燒亂髮灰，水服方寸匕，日三。集驗云：治舌上忽出血如鑚孔者，亦治小便出血。

治吐血方

生地黄肥者五升，擣，以酒一升，煮沸三上三下，去滓，頓服之。

又方

凡是吐血，服桂心末方寸匕，日夜可二十服。肘後云：亦療下血。

治虚勞吐血方

生地黄五斤，絞取汁，微火煎之三沸，投白蜜一升，又煎，取三升，服半升，日三。主胷痛，百病久服佳。

又方

柏葉一斤，以水六升，煮取三升，分三服。

又方

生地黄汁半升　川大黄末一方寸匕

右二味，温地黄汁一沸，内大黄，攪之，空腹頓服，日三，差。

犀角地黄湯　治傷寒及温病應發汗而不汗之，内畜血者，及鼻衄吐血不盡，内餘瘀血，面黄，大便黑，消瘀血方。

犀角一兩　生地黄八兩　芍藥三兩　牡丹皮二兩

右四味㕮咀，以水九升，煮取三升，分三服。喜妄如狂者，加大黄二兩、黄芩三兩。其人脉大來遲，腹不滿，自言滿者，爲無熱，但依方，不須加也。

治五藏熱結，吐血衄血方

伏龍肝如雞子一枚　生竹茹一升　芍藥　當歸　黄芩　芎藭　甘草各二兩　生地黄一斤

右八味㕮咀，以水一斗三升，先煮竹茹，減三升，下藥，取三升，分三服。千金翼有桂心。

治衄血吐血，當歸湯方

當歸　乾薑　芍藥　阿膠各二兩　黄芩三兩

右五味㕮咀，以水六升，煮取二升，分三服。

黄土湯　治卒吐血及衄血方

伏龍肝半升　甘草　白朮　阿膠　乾薑仲景作地黄　黄芩各三兩

右六味㕮咀，以水一斗，煮取三升，去滓，下膠，分三服。仲景有附子三兩，爲七味。

治上焦熱，膈傷，吐血衄血，或下血，連日不止，欲死，並主之方。

艾葉一升　阿膠如手掌大　竹茹一升　乾薑二兩

右四味㕮咀以水三升煮取一升去滓内馬通汁半升煮取一升頓服之取新馬屎與少水和絞取汁一方不用竹茹加乾薑成七兩

治虛勞崩中吐血下血上氣短氣欲絶面黑如漆方

黄耆　芍藥　芎藭　甘草各四兩　生薑一斤

右五味㕮咀以酒五升浸一宿明旦更以水五升煮取四升分四服日三夜一下陰中毒如湯沃雪也凡夏月不得宿浸藥酒客勞熱發痔下血穀道熱者去生薑用生地黄代之凡進三兩劑

治吐血汗血大小便下血竹茹湯方

竹茹二升　甘草　芎藭　黄芩　當歸各六分

芍藥　白术　人參　桂心各一兩

右九味㕮咀以水一斗煮取三升分四服日三夜一

治九孔出血方

擣荆葉汁酒服二合一作荆芥

治吐血蠱毒痔血女子腰腹痛大便後出清血者方

取東向蘘荷根擣絞取汁二升頓服之立差

諸下血先見血後見便此爲遠血宜服黄土湯先見便後見血此爲近血宜服赤小豆散黄土湯方見次前柒味仲景方是

赤小豆散方

赤小豆三升熬令坼　當歸三兩

右二味治下篩服方寸匕日三

乾地黄丸治血虛勞胷腹煩滿疼痛瘀血往來藏虛不受穀氣逆不得食補中理血方

乾地黄三兩　當歸　乾薑　甘草　麥門冬

黄芩各二兩　厚朴　乾漆　枳實　防風

大黄　細辛　白术各一兩　茯苓五兩　前胡六分

人參五分　䖟蟲　䗪蟲各五十枚

右十八味末之蜜丸先食服如梧子十九日三稍加之

治凡下血虛極麥門冬湯方

麥門冬　白术各四兩　甘草一兩　牡蠣　芍藥

阿膠各三兩　大棗二十枚

右七味㕮咀以水八升煮取二升分再服

胷中瘀血稸滿脅膈痛不能久立膝痿寒三里主之

心膈下嘔血上管主之

嘔血肩脅痛口乾心痛與背相引不可欬欬引腎痛不容主之

唾血振寒嗌乾太淵主之

嘔血太陵及郄門主之

嘔血上氣神門主之

内傷唾血不足外無膏澤刺地五會

虛勞吐血灸胃管三百壯亦主勞嘔逆吐血少食多飽多唾

百病修多唾一

吐血唾血灸胷堂百壯不鍼

吐血腹痛雷鳴灸天樞百壯

吐血唾血上氣欬逆灸肺輸隨年壯

吐血酸削灸肝輸百壯

吐血嘔逆灸手心主五十壯千金翼云太陵是

凡口鼻出血不止名腦衄灸上星五十壯入髮際一寸是

大便下血灸第二十椎隨年壯

萬病丸散第七論一首　方十三首

論曰聖人之道以慈濟物博求衆藥以戒不虞倉卒之際應手皆得故有萬病方焉余以此方散在羣典乃令學者難用

討尋逐鳩撮要妙以為斯品。庶其造次可得好事君子安不忘危無事之暇可預和合。以備痾瘵也

芫花散治一切風冷痰飲癥癖痎瘧萬醫所不治者皆治之。一名登仙酒。一名三建散方

芫花　桔梗　紫菀　大戟　烏頭
附子　天雄　白朮　蕘花　狼毒
五加皮　莽草　王不留行　栝樓根　欒荊
躑躅　麻黃　白芷　荊芥　茵芋各十分
石斛　車前子　人參　石長生　石南各七分
萆薢　牛膝　蛇牀子　菟絲子　狗脊
蓯蓉　秦艽各四分　藜蘆五分　署預　細辛
當歸　薏苡人　乾地黃　芎藭　杜仲
厚朴　黃耆　乾薑　芍藥　山茱萸
桂心　吳茱萸　黃芩　防已　五味子
柏子人　遠志　蜀椒　獨活　牡丹
橘皮　通草　柴胡　藁本　昌蒲
茯苓　續斷　巴戟天　食茱萸各二分

右六十四味。千金翼中有麻花半夏赤車使者高良薑紫葳無白朮食茱萸並不治不擇不炙不熬。但振去塵土。擣以麁羅下之。即與人服無所忌。凡是豬雞五辛生冷酢滑。任意食之彌佳。惟不得食諸豆。皆殺藥故不得食。

藥散三兩　糯米三升　細麴末二升　眞酒五升

先以三大斗水煮米作粥極熟。冬月揚去火氣。春月稍涼。夏月揚絕大冷。秋稍溫。次下麴末。搦使和柔相得。重下藥末。搦使突突然好熟。乃下眞酒。重搦使散。盛不津器中。以一淨杖攪散。經宿即飲。直以布蓋。不須密封。凡服藥旦空心服之。以知為度。微覺發動流入四肢。頭面習習然為定。勿更加之。如法服之。常常內消。非理加增。必大吐利。服散者。細下篩。服一方寸匕。和水酒漿飲無在。稍增以知為度。服丸者。細下篩。蜜丸如梧子。一服七丸。但服此藥者。丸及散等並得。惟不得作湯。若欲得補。不令吐瀉。但取內消。甚大補益。勝於五石。兼逐諸痾。功效一等。然作酒服佳於丸散。美而易服。流行迅疾。若有患人抱病多時。積癊宿食大塊。久氣癥瘕積聚。一切痼結者。即須一兩度增令使吐下。泄去惡物。盡後少服。內消便為補益。凡服藥慎勿早食。早食觸藥。必當大吐。吐亦無損。須臾還定。但令人咽喉痛。三兩日後始差。服者宜知之。平旦服藥。至午時待藥勢定。宜先食冷飯菹。飲冷漿水。午後藥勢好定。任食熱食無忌。若藥勢未定時。不得強起行。行即運悶旋倒。眼花暗然迷絕。此是逐風所致。不須疑怪。風盡之後。縱令多服更佳。不然悶時但卧但坐。須臾醒然。不異於常。若其定後。在意所之。若必便旋。當策杖如廁。少覺悶亂。即須坐住。坐住即醒。醒乃可行。病在膈上。久冷痰癊積聚。癥結疝瘕。宿食堅塊。欬逆上氣等。一切痼結重病。終日吐唾。逆氣上衝胷喉。此皆胃口積冷所致。三焦腸間宿冷以成諸疾。如此例便當吐却。此等惡物。輕者一度下轉藥令吐却。若重者三五度下之令盡。其吐狀法。初吐冷氣沫。次吐酢水。須臾吐黃汁。大濃甚苦。似牛涎。病若更多者。當吐出紫痰。似紫草汁。非常齒齘。有此者例入死道。不久定死。若有疰者吐血。陳久黑血。新者鮮血。吐罷永差。一世不發。下此吐藥。當吐時大悶。須臾自定。即不虛惙。得冷飲食已耳。不虛聾。手足不痺。若胃口有前件等病勢久成者。正當吐時。有一塊物塞胷喉。吐復

不出。咽復不入。當有異種大悶。更加一二合藥酒。重投藥下。少時即當吐出塊物。如拳大。眞似蝦雞子中黃。著地以刀斫碎。重者十塊。輕者三五枚。凡人有上件等病。若服藥時不吐。却者當時雖得漸損。一二年後還發。爲此故須下吐藥。欲服取吐者。當以春三月服之。春宜吐故也。凡膈上冷。少腹滿。腸鳴。膀胱有氣冷。利多者。須加利藥於此酒內服之。便去惡物。利法出泔淀如清水。如黃汁。如青泥。輕者一兩度下利藥。得利以盡病源。重者五度下利藥。令使頻。得大利以盡病根。利法旦起服藥。比至晡時。可得兩三行即斷。後服凡長病人。瘦弱虛損。老人貴人。此等人但令少服。積日漸漸加。令多內消。差。除久病不加吐利也。藥若傷多。吐利困極不止者。服方寸匕生大豆末水服之即定。及藍葉烏豆葉爵以咽之。登時即定。此據大困時用之。小小時不須。凡在世人有虛損陽衰。消瘦骨立者。服之非常補益。旬月之間。肌膚充悅。顏色光澤。髓溢精滿。少壯一等。凡衆疴萬病皆除之。治一切風病。癧節風二十兩和酒五斗。賊風熱風大風上同。偏風猥退風癱緩風十二兩和酒三斗。此七種並帶熱。須加冷藥押使常數便利。賊風掣瘲八兩和酒二斗。濕風周痺八兩和酒二斗。腰腳攣痛十二兩和酒三斗。筋節拘急八兩和酒二斗。重病後汗不流。初覺三服，一服一盞。年久服一升。食熱食如錐刀刺者。八兩和酒二斗。口喎面戾。一眼不合者。初得四兩和酒一斗。年久十二兩和酒三斗。頭面風似蟲行。又似毛髮在面上者。八兩和酒二斗。起即頭旋。良久始定者。四兩和酒一斗。心悶嘔逆項強者。風在心藏。欲風欲雨。便即先發者。八兩和酒二斗。因瘡得風。口強脊脉急者。五服即定。一服一盞。治一切冷病積冷瘕瘦者。四兩和酒一斗。強者六兩和酒一斗半。痰飲疝瘕。六兩和酒一斗半。宿食嘔吐。四兩和酒一斗。癥瘕腸鳴噫。八兩和酒二斗。癲痔塊堅冷嗽上氣。二十兩和酒五斗。奔㹠冷氣。六兩和酒一斗半。噎。六兩和酒一斗半。久痓。八兩和酒二斗。冷痢。六兩和酒一斗半。久勞。八兩和酒二斗。卒中惡注忤。心腹脹氣急欲死者。三服定。一服一盞。大吐出鮮血。瘴氣。三服定。一服一盞。蠱毒。五服定。一服一盞。溫瘧。五服定。一服一盞。痎瘧。五服永差。一服一盞。治婦人諸風諸病等。並依前件。帶下。十二兩和酒三斗。崩中。六兩和酒一斗半。月閉不通。六兩和酒一斗半。冷病不產。六兩和酒一斗半。斷緒不產。八兩和酒二斗。月水前後不調。乍多乍少。亦令人絕產。四兩和酒一斗。產後風冷不產六兩和酒二斗。若重者八兩和酒二斗。甚者十六兩和酒三斗。大重者子宮下垂。十六兩和酒四斗。

論曰。遐覽前古。莫覩此方。有高人李孝隆者。自云隋初受之於定州山僧惠通道人。此後用之。大有效驗。秘而不傳。但得其藥。其方不可得而聞。始吾得之於靜智道人。將三紀於茲矣。時俗名醫。未之許也。然比行之。極有神驗。其用藥殊不倫次。將服節度。大不近人情。至於救急。其驗特異。方知神物效靈。不拘常制。至理關感。智不能知。亦猶龍吟雲起。虎嘯風生。此其不知所然而然。雖聖人莫之辨也。故述之篇末。以貽後嗣。好學君子詳之。非止救物兼深。抑亦庶幾於博見矣。

耆婆萬病丸。治七種癖塊。五種癲病。十種疰忤。七種飛尸。十二種蠱毒。五種黃病。十二時瘧疾。十種水病。八種大風。十二種瘰痺。并風入頭。眼暗漠漠。及上氣欬嗽。喉中如水雞聲。不得眠臥。飲食不作肌膚。五藏滯氣。積聚不消。擁閉不通。心腹脹滿及連脊背鼓氣堅結流入四肢或復叉心膈氣滿時定時發十年二十年不差五種下痢疳蟲寸白諸蟲上下冷熱久積痰飲令人多睡消瘦無力蔭入骨髓便成滯患身體氣腫飲食嘔逆腰脚酸疼四肢沉重不能久行立婦人因產冷入子藏藏中不淨或閉塞不通胞中瘀血冷滯出流不盡時時疹痛為患或因此斷產幷小兒赤白下痢及胡臭耳聾鼻塞等病此藥以三丸為一劑服藥不過三劑萬病悉除說無窮盡故稱萬病丸以其牛黃為主故一名牛黃丸以耆婆良醫故名耆婆丸方

牛黃　麝香　犀角（一方云一銖　今各一分）　朱砂

雄黃　黃連　禹餘粮　大戟　芫花

芫青（六枚）　人參　石蜥蜴（一寸）　茯苓　乾薑

桂心　當歸　芎藭　芍藥　甘遂

黃芩　桑白皮　蜀椒　細辛　桔梗

巴豆　前胡　紫菀　蒲黃　葶藶

防風（各一分）　蜈蚣（三節）

右三十一味（崔氏無黃芩桑白皮桔梗防風為二十七味）並令精細牛黃麝香犀角朱砂雄黃禹餘粮巴豆別研餘者合擣重絹下之以白蜜和更擣三千杵密封之破除日平旦空腹酒服三丸如梧子取微下三升惡水為良若卒暴病不要待平旦無問早晚即服以吐利為度若不吐利更加一丸或至三丸五丸須吐利為度不得限以丸數病強藥少即不吐利更非他故若其發遲以熱飲汁投之若吐利不止即以醋飯兩三口止之服藥忌陳臭生冷酢滑粘食大蒜猪魚雞狗馬驢肉白酒行房七日外始得一日服二日補之得食新米韭骨汁作羹粥臛飲食之三四頓大良亦不得全飽產婦勿服之吐利以後常須閉口少語於無風處溫牀暖室將息若旅行卒暴無飲以小便送之佳若一歲以下小兒有疾者令乳母服兩小豆亦以吐利為度近病及卒病皆用多積久疾病即少服常取微溏利為度

卒病欲死服三丸如小豆取吐利即差

卒得中惡口噤服二丸如小豆煖水一合灌口令下微利即差

五疰鬼刺客忤服二丸如小豆不差後日更服三丸

男女邪病歌哭無時腹大如妊娠服二丸如小豆日二夜一間食服之

猫鬼病服三丸如小豆未差更服

蠱毒吐血腹痛如刺服二丸如小豆不差更服

瘧病未發前服一丸如小豆不差後日更服

諸有痰飲者服三丸如小豆

冷癖服三丸如小豆日三皆間食常令微溏利

宿食不消服二丸如小豆取利

癥瘕積聚服二丸如小豆日三服皆間食以利差止

拘急心腹脹滿心痛服三丸如小豆不差更服

上氣喘逆胷滿不得卧服二丸如小豆不差更服

大痢服一丸如小豆日三

疳濕以一丸如杏人和酢二合灌下部亦服二丸如小豆

水病服三丸如小豆日二皆間食服之差止人弱隔日服

頭痛惡寒服二丸如小豆覆取汗

傷寒時行服二丸如小豆日三間食服之

小便不通服二丸如小豆不差明日更服

大便不通服三丸如小豆又內一丸下部中即通

耳聾聵耳以綿裹一丸如小棗核塞之差
鼻衄服二丸如小豆即差
癰腫丁腫破腫內一丸如麻子日一傅其根自出差
犯丁腫血出猪脂和傅有孔內孔中差止
肖背腰脊腫以酢和傅腫上日一易又服二丸如小豆
癩瘡以酢泔洗之取藥和猪脂傅之
瘻瘡有孔以一丸如小豆內孔中且和猪脂傅之
痔瘡塗綿筯上內孔中日别易差止
瘰癧以酢和傅上差
諸冷瘡積年不差者以酢和塗其上亦餅貼差
癬瘡以布揩令汁出以酢和傅上日别一易立差
惡刺以一丸內瘡孔中即差
蝮蛇螫取少許內螫處若毒入腹心悶欲絶者服三丸如
小豆
蠍螫以少許傅螫處
蜂螫以少許傅螫處
婦人諸疾胞衣不下服二丸如小豆取吐利即出
小兒客忤服二丸如米和乳汁傅乳頭令嗍之
小兒驚癎服二丸如米塗乳頭令嗍之看兒大小量之
小兒乳不消心腹脹滿服二丸如米塗乳頭令嗍之一不差
更服
治一切蠱毒妖邪鬼疰病者有進有退積聚堅結心痛如齧
不得坐卧及時行惡氣温病風熱瘴氣相染滅門或時熱如
瘖瘧咽喉腫塞不下食飲或煩滿短氣面目時赤或目中赤
黄或乾嘔或吐逆或下痢赤白或熱氣如雲或欲狂走自殺
或如見鬼或手足清冷或熱飲冷水而不知足或使手掇空
或面目癰腫生瘡或耳目聾暗頭項背脊強不得屈伸或手
足攣癢或百鬼惡疰狐魅走入皮膚痛無常處方

麝香　馬目毒公　特生礜石　丹砂
馬齒礬　雄黄各一兩　巴豆九十枚　青野葛一兩本用

右八味末之别擣巴豆如膏合擣五千杵內蜜更擣一萬
杵丸如小豆強人服二丸弱人一丸入腹雲行四布通徹
表裏從頭下行周徧五藏六腑魂魄静定情性得安病在
膈上吐膈下利或蛇蟲諸毒五色熱水或不吐下便微漸
除差萬蠱妖精狐狸鬼魅諸久固癖塊皆消散在表汗出
在裏直下忌名其藥故此方無名也

仙人玉壺丸方

雄黄　藜蘆　丹砂　礜石一方礬石
巴豆　八角附子各二兩

右六味先擣巴豆三千杵次內礜石又擣三千杵次內藜
蘆三千杵次內附子三千杵次內雄黄三千杵次內丹砂
三千杵內蜜又擣萬杵佳若不用丹砂者內真朱四兩無
在每內藥輒治五百杵內少蜜恐藥飛揚治藥用王相吉
日良時童子齋戒為良天晴明日無雲霧白晝藥成密器
中封之勿泄氣著清潔處大人丸如小豆服藥欲下病者
宿勿食旦服二丸不知者以煖粥飲發之令下下不止飲
冷水以止之病在膈上吐膈下利或但噫氣而已即若欲
漸除及將服消病者服如麻子丸二丸
卒中惡欲死不知人以酒若湯和二丸強開口灌喉中
鬼疰病百種不可名漿水服二丸日再
男女與鬼交通歌哭無常或腹大絶經狀如妊娠漿服二
丸如胡豆大日三夜一又苦酒和之如粘旦旦傅手間使

心主心主在手腕後第一約横文當中指至暮又傅足三
陰三陽及鼻孔柒日愈又漿服麻子大一丸日三三十日止
惡風逆心不得氣息服一丸
若腹中如有蟲欲鑽脅出狀急痛一上一作此是惡風服
二丸
憂恚氣結在胷心苦連噫及欬胷中刺痛服如麻子三丸
日三
心腹切痛及心中熱服一丸如麻子日三五日差
腹痛脹滿不食服一丸
澼飲痰飲旦服一丸
風疝寒疝心疝弦疝每發腹中急痛服二丸
卒上氣氣但出不入并逆氣衝喉胃中暴積聚者服二丸
日再
癥結堅痞服一丸日三取愈
積寒熱老痞服二丸
食肉不消腹堅脹服一丸立愈
腹中三蟲宿勿食明旦進牛羊炙三臠須臾便服三丸如
胡豆日中當下蟲過日中不下更服二丸必有爛蟲下
卒關格不得大小便欲死服二丸
卒霍亂心腹痛煩滿吐下手足逆冷服二丸
下痢重下者服一丸取斷
瘧未發服一丸已發二丸便斷
若寒熱往來服一丸
傷寒敕濇時氣熱病温酒服一丸厚覆取汗若不汗更服
要取汗
若淋瀝瘦瘠百節酸疼服一丸日三

頭卒風腫以苦酒若膏和傅之絮裹之
癰疽痤𤺋瘰癧及欲作瘻以苦酒和傅之
若惡瘡不可名瘑疥疽以膏若苦酒和先以鹽湯洗瘡去
痂拭乾傅之
鼠瘻以猪脂和傅瘡取駮舌狗子舐之
中水毒服二丸若已有瘡苦酒和三丸傅瘡
耳聾膿血汁出及卒聾以赤穀皮裹二丸内之
風目赤或痒視物漠漠淚出爛眥蜜解如粉塗注目眥
齒痛綿裹塞孔中
若為蠱毒所中吐血腹内如刺服一丸如麻子稍加之如
胡豆亦以塗鼻孔中又以膏和通塗腹背亦燒之熏口鼻
若蛇蝮諸毒所中及猘犬狂馬所咋苦酒和傅水服二丸
婦人產後餘疾及月水不通往來不時服二丸日再
婦人胷中苦滯氣氣息不利少腹堅急繞臍絞痛漿服如
麻子一丸稍加之如小豆大
小兒百病驚癇痞塞及有熱百日半歲者以一丸如黍米
大置乳頭與服之一歲以上如麻子一丸日三以飲服
小兒大腹及中熱惡毒食物不化結成積聚服一丸
小兒寒熱頭痛身熱及吐哯服一丸如麻子
小兒羸瘦丁奚不能食食不化漿水服二丸日三又苦酒
和如梧子傅腹上良
一切萬病量之不過一二丸莫不悉愈
欲行問孝省病服一丸一丸繫頸上行無所畏至喪家帶
一丸辟百鬼若獨上宿山澤冢墓社廟叢林之中燒一丸
百鬼走去不敢近人以蠟和一丸如彈丸著絳囊繫臂上
男左女右山精鬼魅皆畏之

張仲景三物備急丸司空裴秀爲散用治心腹諸卒暴百病方

大黄　乾薑　巴豆（各等分）

右皆須精新多少隨意先擣大黄乾薑下篩爲散别研巴豆如脂内散中合擣千杵即爾用之爲散亦好下蜜爲丸密器貯之莫令歇氣若中惡客忤心腹脹滿刺痛口噤氣急停屍卒死者以煖水若酒服大豆許三枚老小量之扶頭起令得下喉須臾未醒更與三枚腹中鳴轉得吐利便愈若口已噤可先和成汁傾口中令從齒間得入至良

治萬病大理氣丸方

牛膝　甘草　人參　茯苓　遠志

恒山　苦參　丹參　沙參　龍膽

芍藥　牡蒙　半夏　杏人　紫菀

龍骨　天雄　附子　葛根　橘皮

巴豆　狼牙（各二兩）　大黄　牡蠣　白朮（各三兩）

白薇（六分）　玄參（十分）　藿蘆（大者一枚）　生薑屑（五兩）

右二十九味擣篩二十七味生藥令熟又擣巴豆杏人如膏然後和使相得加白蜜擣五千杵丸如梧子空腹酒服七丸日三疝瘕癥結五十日服永差吾常用理氣大覺有效

大麝香丸治鬼疰飛尸萬病皆主之方

麝香（三分）　牛黄　附子　鬼臼　真珠

莽草　犀角　礬石　細辛　桂心

獺肝　藜蘆（各二分）　蜈蚣　蜥蜴（各一枚）　丹砂（二兩）

雄黄（一兩）　巴豆　杏人（各五十枚）　地膽（外臺作蚺蛇膽）

元青　亭長　斑猫（各七枚）　礜石（八分）

右二十三味末之蜜和合更擣三千杵飲服如小豆一丸日二漸加至三丸蟲毒所螫摩之以知爲度若欲入毒疫癘鄉死喪病處及惡鬼塚墓間絳袋盛之男左女右肘後繫之又以少傅鼻下人中及卧不魘

小麝香丸治病與大麝香丸同方

麝香（三分）　雄黄　當歸（外臺不用）　丹砂（各四分）　乾薑

桂心　芍藥（各五分）　莽草　犀角　梔子人（各二分）

巴豆（五十枚）　附子　烏頭（各五枚）　蜈蚣（一枚）

右十四味末之加細辛五分蜜和合擣千杵服如小豆二丸日三可至五丸一切尸疰痛悉皆主之

治諸熱不調紫葛丸方

紫葛　石膏　人參　丹參

細辛　紫參　苦參　玄參

齊鹽　代赭　蓯蓉　巴豆

烏頭（各三分）　乾薑　桂心　獨活（各五分）

右十六味末之蜜和更擣一萬杵服如小豆六丸食前三丸食後三丸忌五辛猪雞魚蒜餘不在禁限若覺體中大熱各減一丸服之令人肥悦好顔色强陽道能食服藥後十日得利黄白汁大佳婦人食前食後只服二丸兩歳以下兒服米粒大令人能飲酒除百病藥之功能損益備述如左

腹中積聚心腹滿　心下堅　宿食　痰飲　食吐逆

上氣　欬嗽　咽喉鳴　短氣　黄疸　久瘧　面腫

四肢煩重　身浮腫　坐起體重　熱病濕䘌下部痒

大腸出　熱淋　關格不通　下利　顔色不定羸瘦無力

弱房少精精冷　體瘡痒　身體斑駮　從高墮下絶傷

墮胎後傷損血　皮肉焦爛　月水不定或後或前

月水斷心下悶滿　肩髆沉重　小兒百病　小兒癖氣

乳不消小兒身常壯熱腹內有病所録諸病皆紫葛丸治之若積日服之未愈消息準方服之取差止秘不傳藥性冷尤宜患熱人服之

太一神精丹主客忤霍亂腹痛脹滿尸疰惡風癲狂鬼語蠱毒妖魅温瘧但是一切惡毒無所不治方

丹砂　曾青　雌黃　雄黃

礠石各四兩　金牙二兩半

右六味各擣絹下篩惟丹砂雌黃雄黃三味以酸醋浸之曾青用好酒銅器中漬紙密封之日中曝之百日經夏急五日亦得無日以火煖之訖各研令如細粉以酸酢拌使乾濕得所內土釜中以六一泥固際勿令泄氣乾然後安鐵環施腳高一尺五寸置釜上以漸放火無問軟硬炭等皆得初放火取熟兩秤炭各長四寸置於釜上待三分二分盡即益如此三度盡用熟火然後用益生炭其過三上熟火已外皆須加火漸多及至一伏時其火已欲近釜即便滿其釜下益炭經兩度即罷火盡極冷然後出之其藥精飛化凝著釜上五色者上三色者次一色者下雖無五色但色光明皎潔如雪最佳若飛上不盡更令與火如前以雄雞翼掃取或多或少不定研和棗膏丸如黍粒一本云丹砂曾青雄黃雌黃各二斤丹砂以大酢甕器中漬曾青美酒漬紙密封閉日暴一百日雄黃雌黃各油煎九日九夜去油膩訖更擣數千杵皆勿研之別以大酢拌之令浥浥然內藥土釜中以雄黃在下次下雌黃次曾青次丹砂以甘土泥塗勿令餘毫毛許乾以剛炭火燒之九日九夜去釜伍寸九日九夜至釜底九日九夜侵釜腹三寸三九二十七日冷之一日一夜以刀子於釜際利著一面開之取丹丹成訖細研如粉以棗膏和一切丹不得用蜜皆用棗膏學者宜知此術舊不用磁石金牙今加而用之治偏風大風惡疾癲癎癧節鬼打等最良服之法平旦空腹服一丸如黍米為度其瘧病積久百方不差又加心腹脹滿上氣身面腳等並腫垂死者服一丸吐即差亦有不吐差者若不吐復不差者更服一丸半仍不差者後日增半丸漸服無有不差氣亦定當吐出青黃白物其因瘧兩脅下有癖塊者亦當消除若心腹不脹滿者可與一丸日日加之以知為度不必專須吐亦可一丸即差勿併與服亦可三日一服皆須以意斟酌量得其宜或腹內有水便即下者勿怪若患瘧日近精神健亦可斟酌病人藥性併與兩丸作一丸頓服之皆至午後食勿使冷勿使熱豉漿粥任意食之若病瘧盜汗虛弱者日服一丸三日吐即止若患瘧不汗氣復不流腳冷者服一丸至三日若不汗氣復腳即暖有潤汗不至三日吐即止若患瘧無顏色者服藥後三日即有顏色亦有須吐差者亦有服少許而差者亦有殺藥強人服三四丸始覺藥行者凡人禀性不同不可一槩與之但作黍米大服之為始漸加以知為度藥力驗壯勿併多服特慎油麪魚肉蒜當清淨服之若有患久不差在牀羸瘦并腹脹滿及腫或下痢者多死但與藥救之十人中或差三四人也又一說癥瘕積聚服一刀圭以飲漿水送之治諸卒死中惡客忤霍亂腹滿體帶五尸疰惡風疰忤大病相易死亡滅門狂癲鬼語已死氣絕心上微暖者扶起其頭以物校開口不可開琢去兩齒以漿飲送藥藥下即活諸久病者日服一刀圭覆令汗汗出即愈不愈者不過再服亦有不汗而差復有不汗不愈者服如上法加半刀圭以差為度常以絳囊帶九刀圭散男左女右小兒繫頭上辟瘴毒惡時氣射公小兒患可以苦酒和之塗方寸紙上著兒心腹上令藥在上治之亦有已死者冬二日夏一日與此藥服得藥下便活若不得入腹不活若加金牙礠石者服至五服內

必令人吐逆下利，過此即自定。其藥如小豆大爲始，從此漸小，不得更大。大風惡癩可二十服，偏風歷節諸惡風癲病等可二十服，自餘諸惡病者皆止一二服，量人輕重強弱，不得多與。若欲解殺藥，但爛煮食肥猪肉。服此藥後小應頭痛身熱，一二日來大不能得食味，後自漸漸得氣味，五日後便能食。若貪食過多者宜節之。若服藥下悶亂，可煮木防已湯服之即定。凡言刀圭者，以六粟爲一刀圭。一說云三小豆爲一刀圭。

作土釜法：取兩箇瓦盆，各受二大斗許，以甘土塗其內，令極乾。又一法：作一瓦釜，作一熟鐵釜，各受九升，瓦在上，鐵在下。其狀大小隨藥多少，不必依此說。一本云：擣好甘土，絹篩，水和作泥，硬耎如坯瓦泥。泥一升內細紙，均停，可受十斤，亦可隨藥多少作之。陰乾三十日，置日中暴之三十日，日夕番轉，向日乾訖，以糠五石內釜糠中，四向土擁之，令糠過釜周回上下各厚一七寸，以火從下燒之五日五夜，勿令人近之，去灰待冷一日一夜乃取，掃拭令淨，以黃丹醋和如稀粥，掃其中，令厚一分，乃內藥。凡合九丹八石招魂太清神仙諸大丹，皆用此釜作之乃成，終不落其古釜。六一泥及鐵釜皆除去之，勿更用也。此釜一具前後數十回用不動，久久轉牢。此法師甚秘之，用余說，令當來天下學士得解之所，以委曲具而述之。

作六一泥法。

赤石脂　牡蠣　滑石　礜石

黃礬　蚯蚓屎　鹵土各二兩

右取醶酢，以足爲度。若無鹵土，以鹽代之。先作甘土泥，以泥各別裹前黃礬等五種，作團裹之，勿令泄氣，以火燒周三日最好，一日亦得。出火，破團取藥，各擣碎，絹篩，然後與蚯蚓屎、鹵土等分，以酢和之如稠粥。既得好酢，可用二分酢一分水和用。取前瓦盆，以此泥塗之。曾青如蚯蚓屎，如黃連佳，世少此者，好崑崙碌亦得差病。丹砂亦斟粟砂亦得。舊不用慈石、金牙，今加之。

用治萬種惡風神良。凡有患連年積歲不可治者，宜須合此一篇。皆以王相日天晴明，齋戒沐浴，如法合之。

述曰：古之仙者以此救俗，特爲至秘。余以大業年中數以合和，而苦雄黃、曾青難得，後於蜀中遇雄黃大賤，又於飛烏玄武大獲曾青。蜀人不識曾青，今須識者，隨其大小但作蚯蚓屎者即是。如此千金可求，遂於蜀縣魏家合成一釜，以之治病，神驗不可論。宿癥風氣百日服者皆得痊愈，故敘而述焉。凡雄黃皆以油煎九日九夜，乃可入丹，不爾有毒，慎勿生用之，丹必熱毒不堪服，慎之。

倉公散方

特生礜石　皂莢　雄黃　藜蘆各等分

右四味，治下篩。主卒鬼擊、鬼痱、鬼刺，心腹痛如刺，下血便死不知人，及卧魘齧脚踵不覺者，諸惡毒氣病。取前散如大豆，內管中，吹病人鼻，得嚏則氣通便活。若未嚏，復更吹之，以得嚏爲度。此藥起死人，漢文帝時太倉令淳于意方。

小金牙散　治南方瘴癘疫氣，脚弱風邪鬼疰方。

金牙五分　雄黃　萆薢　黃芩　蜀椒

由跋　桂心　莽草　天雄　朱砂

麝香　烏頭各二分　牛黃一分　蜈蚣六寸一枚

細辛　萎蕤　犀角　乾薑各三分　黃連四分

右十九味，治下篩，合牛黃、麝香，擣三千杵。溫酒服錢五匕，日三夜二，以知爲度。絳袋盛，帶男左女右。一方寸匕，省病問孝不避夜行，塗人中，晨昏霧露亦塗之。

大金牙散　主一切蠱毒百疰不祥，醫所不治方。

金牙　鸛骨　石膏各八分　大黃　鼈甲

梔子人　鬼督郵　龜甲　桃白皮　銅鏡鼻

乾漆各四分　桂心　芍藥　射干　升麻
徐長卿　鳶尾　蜂房　細辛　乾薑
芒消　由跋　馬目毒公　羚羊角
犀角　甘草　狼毒　蜣蜋　龍膽
狼牙　雄黃　真朱各三分　地膽　樗雞
芫青各七枚　桃奴　巴豆各二七枚　雷丸　龍牙
白朮　胡鷰矢　活草子各六分　鐵精
赤小豆各二合　芫花　莽草　射罔
烏梅各一分　蛇蜕皮一尺　斑猫七分

右五十味，治下篩，服一刀圭，稍加至二刀圭，帶之辟百邪，治九十九種疰。一本有麝香，無白朮

備急千金要方卷第十二

備急千金要方卷第十三 心藏

朝奉郎守太常少卿充秘閣校理判登聞檢院護軍賜緋魚袋臣林億等校正

心藏脉論第一

論曰心主神神者五藏專精之本也爲帝王監領四方夏王
七十二日位在南方離宮火也有生之來謂之精兩精相搏
謂之神所以任物謂之心神者心之藏也舌者心之官故心氣通於
舌舌和則能審五味矣心在竅爲耳夫心者火也腎者水也水火相
濟心氣通於舌舌非竅也其通於竅者寄見於耳左耳丙右耳
丁循環炎宮上出唇口知味榮華於耳外主血內主五音心重十二兩
中有三毛七孔盛精汁三合神名呴呴主藏神號五神居隨節應
會故云心藏脉脉舍神在氣爲吞在液爲汗心氣虛則悲
不已實則笑不休心氣虛則夢救火陽物得其時則夢燔
灼心氣盛則夢喜笑及恐畏厥氣客於心則夢丘山煙火
凡心藏象火與小腸合爲腑其經手少陰與太陽爲表裏其
脉洪相於春王於夏夏時萬物洪盛垂枝布葉皆下垂如
曲故名曰鉤心脉洪大而長洪則衛氣實實則氣無從出大
則榮氣萌萌洪相薄可以發汗故名曰長長洪相得即引水
漿溉灌經絡津液皮膚太陽洪大皆是母軀幸得戊巳用牢
根株陽氣上出汗見於頭五內乾枯胞中空虛醫又下之此
爲重虛脉浮有表無裏陽無所使不但危身并中其母
夏脉如鉤夏脉心也南方火也萬物之所以盛長也故其氣
來盛去衰故曰鉤反此者病何如而反其氣來盛去亦盛此
謂太過病在外其來不盛去反盛此謂不及病在內太過則
令人身熱而膚痛爲浸淫不及則令人煩心上見欬唾下爲
氣泄
心脉來累累如連珠如循琅玕曰平夏以胃氣爲本心脉來
喘喘連屬其中微曲曰心病心脉來前曲後居如操帶鉤曰
心死
真心脉至堅而搏如循薏苡子累累然色赤黑不澤毛折乃死
夏胃微鉤曰平鉤多胃少曰心病但鉤無胃曰死胃而有石
曰冬病石甚曰今病
心藏脉脉舍神怵惕思慮則傷神神傷則恐懼自失破䐃脫
肉毛悴色夭死于冬
手少陰氣絶則脉不通少陰者心脉也心者脉之合也脉不
通則血不流血不流則髮色不澤面黑如漆柴者血先死壬
篤癸死水勝火也
心死藏浮之實如豆麻擊手按之益躁疾者死夏心火王其脉
浮大而散一作洪曰平反得弦細而長者是肝之乘心母之歸
子爲虛邪雖病易治反得大而緩者是脾之乘心子之乘母
爲實邪雖病自愈反得沈濡而滑者是腎之乘心水之剋火
爲賊邪大逆十死不治反得微濇而短者是肺之乘心金之
陵火爲微邪雖病即差腎乘心必癃
左手關前寸口陰絶者無心脉也苦心下熱痛掌中熱時時
善歐口中傷爛刺手少陽治陽左手關前寸口陰實者心實

也。是心下有水氣，憂恚發之。刺手心主，治陰。

心脉來累累如貫珠滑利，再至曰平，三至曰離經病，四至脱精，五至死，六至命盡，手少陰脉也。

心脉急甚為瘈瘲，微急為心痛引背，食不下。緩甚為狂笑，微緩為伏梁，在心下，上下行，有時唾血。大甚為喉介，微大為心痺引背，善淚出。小甚為善噦，微小為消癉。滑甚為善渴，微滑為心疝引臍，少腹鳴。濇甚為瘖，微濇為血溢維厥，耳鳴巔疾。

心脉搏堅而長，當病舌卷不能言。其濡而散者，當病消渴自已。渴一作環

赤脉之至也，喘而堅，診曰有積氣在中，時害於食，名心痺。得之外疾思慮而心虚，故邪從之。扁鵲曰：心有病則口生瘡腐爛。

心在聲為笑，在變動為憂，在志為喜，喜傷心。精氣并於心則喜，心虚則悲，悲則憂；實則笑，笑則喜。

時主夏病者，時間時甚，知其源，取其輸，觀其應，審其害。

病先發於心者，心痛，一日之肺，喘欬；三日之肝，脇痛支滿；五日之脾，閉塞不通，身痛體重。三日不已，死。冬夜半，夏日中。

病在心，日中慧，夜半甚，平旦靜。

假令心病北行，若食豚魚得之，不者，當以冬時發，得病以壬癸日也。

凡心病之狀，胷內痛，脅支滿，兩脅下痛，膺背肩甲間痛，兩臂內痛。虚則胷腹大，脅下與腰背相引而痛。取其經手少陰、太陽舌下血者。其變病，刺郄中血者。

心脉沈之小而緊，浮之不喘，苦心下聚氣而痛，食不下，喜咽唾，時手足熱，煩滿，時忘不樂，喜大息，得之憂思。

心病其色赤，心痛短氣，手掌煩熱，或啼笑罵詈，悲思愁慮，面赤身熱，其脉實大而數，此為可治。宜服闗宜服都桊。春當刺中衝，夏刺勞宫，季夏刺大陵，皆補之；秋刺間使，冬刺曲澤，皆瀉之。此是手心主心胞絡經。又當灸巨闕五十壯，背第五椎百壯。

邪在心，則病心痛，善悲，時眩仆，視有餘不足而調之其輸。

愁憂思慮則傷心，心傷則苦驚，喜忘，善怒。

心中風者，翕翕發熱，不能起，心中飢而欲食，食則嘔。

心中寒者，其人病心如噉蒜齏狀，劇者心痛徹背，背痛徹心，如蠱注。其脉浮者，自吐乃愈。

心傷，其人勞倦，頭面赤而下重，心中痛徹背，自煩發熱，當臍跳手，其脉弦，此為心藏傷所致也。

邪哭使魂魄不安者，血氣少也。血氣少者屬於心，心氣虚者，其人即畏，合目欲眠，夢遠行而精神離散，魂魄妄行。陰氣衰者即為癲，陽氣衰者即為狂。五藏者，魂魄之宅舍，精神之所依託也。魂魄飛揚者，其五藏空虚也，即邪神居之，神靈所使鬼而下之。脉短而微，其藏不足，則魂魄不安。魂屬於肝，魄屬於肺。肺主津液，即為涕泣出，肺氣衰者即泣出；肝氣衰者，魂則不安。肝主善怒，其聲呼。

心水者，其人身體腫一作重而少氣，不得卧，煩而躁，其陰大腫。

真心痛，手足清至節，心痛甚，旦發夕死，夕發旦死。

心腹痛，懊憹，發作腫聚，往來上下行，痛有休作，心腹中熱，善渴涎出者，是蚘咬也。以手聚而堅持之，無令得移，以大針刺之，久持之，蟲不動，乃出針。腸中有蟲蚘咬，皆不可取以小針。

心脹者，煩心短氣，卧不安。

凡心脉急，名曰心疝，少腹當有形。其以心為牡藏，小腸為之使，故少腹當有形。

診得心積，沈而芤，時上下無常處，病胷滿悸，腹中熱，面赤咽乾，心煩，掌中熱，甚則唾血，身瘈瘲，主血厥，夏差冬劇，色赤也。

心之積，名曰伏梁，起於臍上，上至心，大如臂，久久不愈，病煩

心心痛以秋庚辛日得之何也腎病傳心心當傳肺肺適以秋王王者不受邪心復欲還腎腎不肯受因留結爲積故知伏梁以秋得之

心病煩悶少氣大熱熱上湯心嘔欬吐逆狂語汗出如珠身體厥冷其脉當浮今反沈濡而滑其色當赤而反黑者此是水之尅火爲大逆十死不治

徵音人者主心聲也心聲笑其音竽其志喜其經手少陰厥逆太陽則榮衛不通陰陽反錯陽氣外擊陰氣內傷傷則寒寒則虛虛則驚掣心悸定心湯主之方在第十四卷中語聲前寬後急後聲不續前混後濁口喎冒昧好自笑此爲厲風入心荆瀝湯主之方在第八卷中心虛風寒半身不遂骨節離解緩弱不收便痢無度口面喎邪薑附湯主之方在第八卷中此病不盈旬日宜急治之又笑而呻呻而反憂此爲水尅火陰擊陽陰起而陽伏伏則實實則傷熱熱則狂悶亂冒昧言多謬誤不可採聽此心已傷若其人口脣正赤可療其靑黃白黑不可療也

心病爲瘧者令人心煩甚欲得清水反寒多不甚熱方在第十卷中若其人本來心性和雅而忽弊急反於常白术酒主之方在第八卷中或言未竟便住以手剔脚爪此人必死禍雖未及名曰行尸此心病聲之候也虛則補之實則寫之不可治者明而察之

赤爲心心合脉赤如雞冠者吉心主舌舌是心之餘其人火形相比於上徵赤色廣䏶兌面小頭好肩背髀腹小手足行安地疾行搖肩背肉滿有氣輕財少信多慮見事明了好顧急心不壽暴死耐春夏不耐秋冬秋冬感而中病主手少陰覈覈然䯏骬長短傾正則心應之正赤色小理者則心小小則邪弗能傷易傷以憂粗理者則心大大則虛虛則寒寒則憂不能傷易傷於邪無䯏骬者則心高高則實實則熱熱則滿於肺中悶而善忘難開以言䯏骬小短舉者則心下下則藏外易傷於寒易恐以言䯏骬長者則心堅堅則藏安守固䯏骬弱以薄者則心脆脆則善病消癉熱中䯏骬直下不舉者則心端正端正則和利難傷䯏骬向一方者則心偏傾偏傾則操持不一無守司也（一云若䯏骬小短薄弱而下則心下下則虛虛則傷寒病憂恚內損心暴痛而好唾清涎口臭虫齒痛侵脣齒若䯏骬高高則實實則熱熱則滿於心悶而善忘恐悸喉燥口痛牙齲舌傷小兒則便秘口重舌鵝口聲嘶方在頭面篇中）凡人部分陷起者必有病生小陽太陽爲心之部其處陷起即病生矣藏舍內外部亦內外沈濁屬內浮清居外若外病內入小腹滿起內病裏出所部陷没外入內前治陽後補陰內出外前補陰後瀉陽陽則實熱陰則虛寒在陽主外在陰主內凡人死生休咎則藏神前變形于外人心前病則口爲之開張若心前死則枯黑語聲不轉若天中等分墓色應之必死不治看應增損斟酌賒促賒則不出四百日內促則不延旬月之間心病少愈而卒死何以知之曰赤黑色黯點如博碁見顏度年上此必卒死心絕一日死何以知之兩目回回直視肩息立死凡面赤目白憂恚思慮心氣內索面色反好急求棺槨不過十日死又面黃目赤不死赤如衃血死吉凶之色若在於分部朏朏而見赤黑入口此必死不出其年名曰行尸若年上無應三年之中病必死矣

夏火心脉色赤主手太陽也夏取盛經分腠夏者火始治心氣始長脉瘦氣弱陽氣留溢熱熏分腠內至於經故取盛經分腠絕膚而病去者邪居淺也所謂盛經者陽脉也

其脉本在外踝之後應在命門之上三寸命門者在心上一寸

也脉根在少澤少澤在手小指端

其筋起於小指之上結於腕上循臂內廉結肘內兊骨之後彈之應小指之上入結腋下其支者後走腋後廉上繞肩甲循頸出足太陽之筋前結於耳後完骨其支者入耳中直出耳上下結於頷上屬目外眥

其脉起於小指之端循手外側上腕出踝中直上循臂骨下廉出肘內側兩骨之間上循臑外後廉出肩解繞肩甲交肩上入缺盆向腋絡心循咽下膈抵胃屬小腸其支者從缺盆循頸上頰至目兊眥却入耳中其支者別頰上䪼抵鼻至目內眥斜絡於顴合手少陰爲表裏少陰本在兊骨之端應在背後同會于手太陰

其手太陽之別名曰支正上腕五寸內注少陰其別者上走肘絡肩髃主心生病病實則小腸熱熱則節弛弛則陽病陽脉大反逆於寸口再倍病則嗌痛頷腫耳聾目黃卧不能言悶則急坐虛則小腸寒寒則生肬肬則陰病陰脉反小於寸口過於一倍病則短氣百節痛筋急頸痛轉顧不能（此盡是手太陽）

（小腸經筋脉支別爲病今取心主包絡少陰心經附于後）

手心主之別名曰內關去腕五寸（甲乙作二寸）出於兩筋間循經以上繫於心包絡心系氣實則心痛虛則爲煩心取之兩筋間

手心主之脉起於胷中出屬心包下膈歷絡三焦其支者循胷出脅下腋三寸上抵腋下循臑內行太陰少陰之間入肘中下臂行兩筋之間入掌中循中指出其端其支者別掌中循小指次指出其端是動則病手心熱肘臂攣急腋腫甚則胷脅支滿心中澹澹大動面赤目黃善笑不休是主脉所生病者煩心心痛掌中熱爲此諸病盛則瀉之虛則補之熱則疾之寒則留之陷下則灸之不盛不虛以經取之盛者則寸口大壹倍於人迎虛者則寸口反小於人迎

手少陰之別名曰通理在腕後壹寸別而上行循經入咽中系舌本屬目系其實則大膈虛則不能言取之掌後壹寸別走太陽

手少陰之脉起於心中出屬心系上膈絡小腸其支者從心系上俠咽系目系（系目系壹作循胷出脅）其直者復從心系却上肺出腋下下循臑內後廉行太陰心主之後下肘內廉循臂內後廉抵掌後兊骨之端入掌後內廉循小指之內出其端是動則病嗌乾心痛渴而欲飲是爲臂厥是主心所生病者目黃脅滿痛臑臂內後廉痛厥掌中熱痛爲此諸病盛則瀉之虛則補之盛者則寸口大再倍於人迎虛者則寸口反小於人迎

手少陰之脉獨無輸何也曰少陰者心脉也心者五藏六腑之大主也爲帝王精神之所舍其藏堅固邪不能容容之則傷心心傷則神去神去則身死矣故諸邪在於心者皆在心之包絡包絡者心主之脉也故少陰無輸也少陰無輸心不病乎曰其外經腑病藏不病故獨取其經於掌後兊骨之端也

夏叁月主心小腸赤脉攢病也其源從少陰太陽之氣相搏而停則榮衛不通皮肉痛起太陽動發少陰淫邪之氣因而作則藏腑隨時受夏疫病也其病相若腑虛則陰邪氣所傷身戰脉掉捉所不禁若藏實則爲陽毒所侵肉熱口開舌破咽塞聲嘶故曰赤脉攢病方在傷寒卷中

扁鵲云灸肾肝心三輸主治丹（一作痺）毒病當依源爲治表治陰陽調和藏腑疾不生矣

心虛實第二（脉四條 灸法一首） 方十一首

心實熱

左手寸口人迎以前脉陰實者手少陰經也病苦閉大便不利

腹滿四肢重身熱名曰心實熱也。

治心熱實或欲吐吐而不出煩悶喘急頭痛石膏湯方。

石膏一斤　地骨皮五兩　梔子人三七枚

淡竹葉一升　茯苓三兩　小麥三升

香豉一升

右七味㕮咀先以水一斗五升煑小麥竹葉取八升澄清。下諸藥煑取二升去滓分三服。外臺名瀉心湯

治老小下痢水穀不消腸中雷鳴心下痞滿乾嘔不安瀉心湯方。

人參一兩　半夏三兩　黃連二兩　黃芩

甘草各一兩　乾薑一兩半　大棗十二枚

右七味㕮咀以水八升煑取二升半分三服。并治霍亂若寒加附子一枚若渴加栝樓根二兩嘔加橘皮一兩痛加當歸一兩客熱以生薑代乾薑。

心小腸俱實。

左手寸口人迎以前脉陰陽俱實者手少陰與巨陽經俱實也。病苦頭痛身熱大便難心腹煩滿不得卧以胃氣不轉水穀實也名曰心小腸俱實也。

治心實熱驚夢喜笑恐畏悸懼不安竹瀝湯方。

淡竹瀝一升　石膏八兩　芍藥　白术

梔子人　人參各三兩　知母　茯神

赤石脂　紫菀各二兩　生地黃汁一升

右十一味㕮咀以水九升煑十味取二升七合去滓下竹瀝更煎取三升若須利入芒消二兩去芍藥分三服。

治心實熱口乾煩渴眠卧不安茯神煑散方。

茯神　麥門冬各三十六銖　通草

昇麻各三十銖　紫菀　桂心各十八銖　知母一兩

赤石脂四十二銖　大棗二十枚　淡竹茹雞子大一枚

右十味治下篩為麤散以帛裹方寸匕井華水二升半煑取九合時動裹子為一服日再。

瀉心湯治心氣不定吐血衄血方。

大黃二兩　黃連　黃芩各一兩

右三味㕮咀以水三升煑取一升服之亦治霍亂。

治心熱滿煩悶驚恐安心煑散方。

遠志　白芍藥　宿薑各二兩　茯苓

知母　紫菀　赤石脂　石膏

麥門冬各四十二銖　桂心　麻黃

黃芩各三十銖　萎蕤三十六銖　人參二十四銖　甘草十銖

右十五味治下篩為麤散先以水五升淡竹葉一升煑取三升去滓煑散一方寸匕牢以絹裹煑時動之煎取八合為一服日再。

不能食胷中滿膈上逆氣悶熱灸心輸二七壯小兒減之。

心虛寒。

左手寸口人迎以前脉陰虛者手少陰經也病苦悸恐不樂心腹痛難以言心如寒恍惚名曰心虛寒也。

治心氣不足善悲愁恚怒衄血面黃煩悶五心熱或獨語不覺喉咽痛舌本強冷涎出一作汗出善忘恐走不定婦人崩中面色赤茯苓補心湯方。

茯苓四兩　桂心二兩　大棗二十枚

紫石英一兩　甘草二兩　人參一兩

赤小豆一十四枚　麥門冬三兩

右八味㕮咀以水七升煑取二升半分三服。

治心虛寒，心中脹滿，悲憂或夢山丘平澤，半夏補心湯方

半夏六兩　宿薑五兩　茯苓　桂心　枳實　橘皮各三兩　白朮四兩　防風　遠志各二兩

右九味，㕮咀，以水一斗，煮取三升，分三服。

牛髓丸　通治百病虛瘠羸乏等方

牛髓　羊髓　白蜜　酥　棗膏各一升　茯苓一方用茯神　麥門冬　芎藭　桂心　當歸　甘草　羌活各二十銖　乾薑　乾地黃各二十六銖　人參一兩　五味子　防風各一兩　細辛十八銖　白朮四十二銖

右十九味，切擣十四味，再篩，別研棗膏和散，次與諸髓蜜和散，攪令相得，內銅鉢中，於釜湯中銚之，取堪爲丸。酒服丸如梧子大三十丸，稍加至四十丸，日再服。

心小腸俱虛

左手寸口人迎以前脉陰陽俱虛者，手少陰與巨陽經俱虛也。病苦洞泄，若寒少氣，四肢厥，腸澼，名曰心小腸俱虛也。

大補心湯　治虛損不足，心氣弱悸，或時妄語，四肢損變，氣力顏色不榮方

黃芩　附子各一兩　甘草　茯苓　桂心各三兩　石膏　半夏　遠志各四兩　生薑六兩　大棗二十枚　飴糖一斤　乾地黃　阿膠　麥門冬各三兩

右十四味，㕮咀，以水一斗五升，煮取五升，分四服，湯成下糖。

補心丸　治藏虛善恐怖如魘狀，及女人産後餘疾，月經不調方

當歸　防風　芎藭　附子　芍藥　甘草　蜀椒　乾薑　細辛　桂心　半夏　厚朴　大黃　豬苓各一兩　茯苓一方用茯神　遠志各二兩

右十六味，末之，蜜丸如梧子，酒服五丸，日三。不知，加至十丸。冷極加熱藥。

心勞第三論一首　方一首

論曰：心勞病者，補脾氣以益之，脾王則感於心矣。人逆夏氣則手太陽不長，而心氣內洞。順之則生，逆之則死；順之則治，逆之則亂。反順爲逆，是謂關格，病則生矣。

治心勞熱，口爲生瘡，大便苦難，閉澁不通，心滿痛，小腸熱，大黃泄熱湯方

大黃　澤瀉　黃芩　梔子人　芒消各三兩　桂心二兩　石膏八兩　甘草一兩　通草二兩　大棗二十枚

右十味，㕮咀，以水九升，先以水一升別漬大黃一宿，以餘八升水煮諸藥，取二升五合，去滓，下大黃，煮兩沸，去滓，下芒消令烊，分三服。

脉極第四論一首　灸法二首　方一首

論曰：凡脉極者主心也。心應脉，脉與心合，心有病從脉起。又曰：以夏遇病爲脉痺，脉痺不已，復感於邪，內舍於心，則食飲不爲肌膚，欬脱血，色白不澤，其脉空虛，口唇見赤色。

凡脉氣衰，血焦髮墮，以夏丙丁日得之於傷風，損脉爲心風。心風之狀，多汗惡風。若脉氣實則熱，熱則傷心，使人好怒，口爲色赤，甚則言語不快，血脱色乾燥不澤，食飲不爲肌膚。若脉氣虛則寒，寒則欬，欬則心痛，喉中介介如哽，甚則咽腫喉痺，故曰心風虛實候也。若陽經脉病治陰絡，陰絡脉病治陽經，定其血氣，各守其鄉。脉實宜瀉，氣虛宜補，善治病者，定其

虛實治之。取痓病在皮毛肌膚筋脉則全治之。若至六腑五藏則半死矣。

扁鵲云。脉絶不治三日死。何以知之。脉氣空虛則顏焦髮落。脉應手少陰。手少陰氣絶。則脉不通。血先死矣。

治脉熱極則血氣脫。色白乾燥不澤。食飲不爲肌膚。生地黄消熱止極強胃氣煎方。

生地黄汁 赤蜜各一升 人參 茯苓
芍藥 白朮各三兩 甘草二兩 生麥門冬一升
石膏六兩 生萎蕤四兩 乾地黄三兩 蓴心一升，作豉
遠志二升

右十三味㕮咀。以水一斗二升煮十一味。取二升七合。去滓。下地黄、蜜更煎。取三升五合。分四服。

背中痛引腰背。心下嘔逆。面無滋潤。灸上門隨年壯。穴在俠巨闕兩邊相去各半寸。一云一寸。顏色焦枯。勞氣失精。肩臂痛不得上頭。灸肩髃百壯。穴在肩外頭近後。以手按之有解宛宛中。

脉虛實第五 論一首 針灸法二首 方三首

論曰。凡脉虛者。好驚跳不定。脉實者洪滿。凡脉虛實之應。主于心小腸。若其腑藏有病。從熱生則應藏。寒則應腑也。

治脉虛驚跳不定。乍來乍去。主小腸腑寒。補虛調中防風丸方。

防風 桂心 通草 茯神 遠志
甘草 人參 麥門冬 白石英各三兩

右九味末之。白蜜和丸如梧子大。酒服三十丸。日再。加至四十丸。

治脉實洪滿。主心熱病。升麻湯方。

升麻 梔子人 子芩 澤瀉
淡竹葉 芒消各三兩 生地黄切一升

右七味㕮咀。以水九升煮取三升。去滓。下芒消。分二服。

治心脉厥大。寸口小腸熱。齒齲嗌痛。麻黄調心泄熱湯方。

麻黄 生薑各四兩 細辛 子芩
茯苓 芍藥各五兩 白朮二兩 桂心一兩
生地黄切一升

右九味㕮咀。以水九升煮取三升。去滓。分三服。須利加芒消三兩。

脉不出。針不容。穴在幽門兩傍各一寸五分。

心悶痛上氣。牽引小腸。灸巨闕二七壯。

心腹痛第六 論二首 方二十九首 蒸熨法一首 灸法二十五首

論曰。寒氣卒客於五藏六腑。則發卒心痛胷痺。感於寒。微者爲欬。甚者爲痛爲泄。厥心痛與背相引。善瘈。如物從後觸其心。身傴僂者。腎心痛也。厥心痛腹脹滿。心痛甚者。胃心痛也。厥心痛如以針錐刺其心。心痛甚者。脾心痛也。厥心痛。色蒼蒼如死灰狀。終日不得太息者。肝心痛也。厥心痛。卧若從心間痛。動作痛益甚。色不變者。肺心痛也。真心痛。手足清至節。心痛甚。旦發夕死。夕發旦死。蚘心痛。心腹中痛。發作腫聚。往來上下行。痛有休止。腹中熱。善涎出。是蚘咬也。以手按而堅持之。勿令得移。以大針刺之。久持之。蟲不動。乃出針。心下不可刺。中有成聚。不可取於輸。腸中有蟲蚘咬。皆不可取以小針。

治寒氣卒客於五藏六腑中。則發心痛方。

大黄 芍藥 柴胡各四兩 升麻
黄芩 桔梗 朱砂各三兩 鬼箭羽
鬼臼 桂心 朴消各二兩

右十一味㕮咀。以水九升煮取二升七合。分三服。先分朱砂作三分。一服內朱一分。攪令勻服之。得快利。痛不止宜

服後方。

赤芍藥陸兩　桔梗　杏人各伍兩

右叁味㕮咀。以水陸升煑取叁升。分叁服。

九痛丸治九種心痛。壹蟲心痛。貳注心痛。叁風心痛。肆悸心痛。伍食心痛。陸飲心痛。柒冷心痛。捌熱心痛。玖去來心痛。此方悉主之。并療冷衝上氣落馬墮車血疾等方。

附子　乾薑各二兩　巴豆　人參

吴茱萸各壹兩　生狼毒肆兩

右陸味末之。蜜和。空腹服如梧子壹丸。卒中惡腹脹痛口不能言者貳丸。日壹服。連年積冷流注心胷者亦服之。好好將息神驗。

治九種心痛方。

取當太歲上新生槐枝壹握。去兩頭㕮咀。以水叁升煑取壹升頓服。

治心中痞諸逆懸痛桂心叁物湯方。

桂心貳兩　膠飴半斤　生薑貳兩

右㕮咀。以水陸升煑取叁升。去滓内飴。分叁服。仲景用枳實伍枚不用膠飴附後用枳實伍枚白朮貳兩為伍味

治心痛徹背背痛徹心烏頭丸方。

烏頭陸銖　附子　蜀椒各半兩

赤石脂　乾薑各壹兩

右伍味末之蜜丸。先食服如麻子叁丸。日叁。不知稍增之。范汪不用附子服如梧子叁丸崔氏用桂半兩為陸味

治心痛方。

桃白皮煑汁。空腹以意服之。崔氏用療疰心痛

治暴心痛或如中惡。口中涎出不可禁止。回回欲吐方。

苦參拾斤。以水壹石煑取貳斗。去滓。下苦酒貳斗。更煎取伍升。内大豆黄末。熬和汁中煎。取可丸。併手丸如梧子大。酒壹升進叁肆拾丸。日壹服。當倒腹吐。不吐下利。更酒漬貳斤苦參進丸彌佳。非止腹痛。心暴痛。骭骨等痛。凡是腹中之疾。皆悉主之。又治冷血宿結癥澼。頻用有効。非復壹條。大良。

治中惡心痛腹脹大便不通走馬湯方。

巴豆兩粒　杏人貳枚

右貳味。綿裹搥令細。以熱湯貳合著小杯中。以兩指搦取白汁令盡。頓服。壹食頃下去即愈。老小量之。亦治卒疝飛尸鬼擊。

治卒中惡心痛方。

苦參叁兩。㕮咀。以好酢壹升半煑取捌合。強人頓服。老小貳服。

又方

桂心捌兩。㕮咀。以水肆升煑取壹升半。分貳服。

論曰。心腹中痛。發作腫聚。往來上下。痛有休止。多熱喜涎出。是蚘蟲咬也。並宜温中當歸湯服兩叁劑。後若不効有異。宜改方增損服取差。

温中當歸湯方。

當歸　人參　乾薑　茯苓　厚朴

木香　桂心　桔梗　芍藥　甘草各貳兩

右拾味。㕮咀。以水捌升煑取叁升。分温伍服。日叁。不耐木香者。以犀角壹兩代之。

增損當歸湯方。

當歸三兩　黄芩　朴消　桔梗

柴胡各四兩　升麻三兩　芍藥一兩半

右七味㕮咀。以水八升。煮取二升半。分三服。一方有厚朴一兩。

治蟲心痛方。

鶴蝨末之。蜜和梧子大。服四十丸。日三服。慎酒肉。蜜湯下。可加至五十丸。

又方

鶴蝨一兩末之。空腹溫酢一盞和服之。蟲當吐出。

又方

服漆一合。方在第二十七卷養生服餌篇中。凡蟲心痛皆用漆主之。

治心腹冷痛五辛湯方。

蜀椒　細辛　桂心　乾薑　吳茱萸
芍藥　防風　苦參　乾地黃　甘草
當歸各一兩　梔子　烏梅　大棗各二七枚

右十四味㕮咀。以水九升。煮取三升。分四服。

治久心痛腹痛積年不定。不過一時間還發。甚則數日不能食。又便出乾血。窮天下方不能差。甄立言處此方。數日即愈。

犀角丸方

犀角　麝香　雄黃　桔梗　莽草
鬼臼　桂心　芫花各半兩　附子六銖　甘遂一兩半
光明砂六銖　赤足蜈蚣一枚　貝齒五枚　巴豆二十枚

右十四味末之。蜜丸如梧子。飲服一丸。日二。漸加至三丸。以微利為度。古今錄驗無雄黃。

治卒心腹絞痛如刺。兩脅支滿煩悶不可忍。高良薑湯方。

高良薑五兩　厚朴二兩　當歸　桂心各三兩

右四味㕮咀。以水八升。煮取一升八合。分三服。日二。若一服痛止。便停。不須更服。若強人為二服。劣人分三服。

治心腹絞痛。諸虛冷氣滿痛。當歸湯方。

當歸　芍藥　厚朴　半夏各二兩
桂心　甘草　黃耆　人參各三兩
乾薑四兩　蜀椒一兩

右十味㕮咀。以水一斗。煮取三升二合。分四服。羸劣人分六服。小品方去大冷加附子一枚

治心腹蘊蘊然痛方。

芍藥六兩　黃芩　朴消　桔梗
柴胡各四兩　當歸　升麻各三兩

右七味㕮咀。以水八升。煮取二升半。分三服。

治虛冷腹痛。不下飲食。食復不消。臚脹。當歸湯方。

當歸　茯苓各五分　黃耆　紫菀各四分
高良薑　乾薑各六分　肉蓯蓉　鹿茸
桂心　昆布　橘皮各三分　甘草二兩
桃人一百枚　地骨皮　法麴　大麥糵各一升
烏頭一兩　大棗四十枚

右十八味㕮咀。以水一斗五升。煮取四升二合。分為五服。下利加赤石脂龍骨各三分。渴加麥門冬一升。

治腹冷絞痛。羊肉當歸湯方。

當歸四分　乾薑　橘皮　黃耆
芍藥　芎藭　桂心　獨活
防風各一分　人參　吳茱萸　甘草
乾地黃　茯苓各一分　生薑六分　大棗三十枚
羊肉半斤

右十七味㕮咀。以水一斗半煮肉，取一斗二升。出肉，內諸藥，煮取三升。分三服，日三。覆取溫煖。

治寒冷腹中痛當歸湯方。

當歸（二兩）　吳茱萸（二升）　甘草　人參　桂心（各一兩）　生薑（五兩）　半夏　小麥（各一升）

右八味㕮咀。以水一斗五升，煮取三升。分三服，日三。亦治產後虛冷。（小品名吳茱萸湯）

治腹痛臍下絞結繞臍不止溫脾湯方

當歸　乾薑（各三兩）　附子　人參　芒消（各二兩）　大黃（五兩）　甘草（二兩）

右七味㕮咀。以水七升，煮取三升。分服，日三。

治冷氣脅下往來衝胷膈痛引脅背悶當歸湯方

當歸　吳茱萸　桂心　人參　甘草　芍藥　大黃（各二兩）　茯苓　枳實（各一兩）　乾薑（三兩）

右十味㕮咀。以水八升，煮取二升半。分三服，日三。治尸疰亦佳。（外臺仲景方無茯苓枳實）

治久寒疾胷腹中痛時下痢當歸湯方。

當歸（二兩）　甘草　柑皮（各二兩）　附子（一兩）　乾薑（四兩）

右五味㕮咀。以水八升，煮取二升。分三服，日三。

治久寒宿疾胷腹中痛短氣時滯下痢當歸湯方

當歸　桂心（各三兩）　乾薑（四兩）　附子（五兩）

右四味㕮咀。以水八升，煮取二升。分三服，日三。（范汪無附子，用甘草二兩。云虛冷激痛甚者，加黃耆芍藥各二兩）

治胷腹中卒痛生薑湯方。

生薑（一斤取汁）　食蜜（八兩）　醍醐（四兩）

右三味微火上耗令相得。適寒溫服三合，日三。

凡心腹冷痛，熬鹽一斗熨，熬蠶沙燒塼石蒸熨，取其裏溫暖止。蒸土亦大佳。

邪在心，則病心痛，善悲，時眩仆。視有餘不足而調其輸。

腎心痛，先取京骨、崑崙，發鍼不已，取然谷。

胃心痛，取大都、太白。

脾心痛，取然谷、太谿。

肝心痛，取行間、太衝。

肺心痛，取魚際、太淵。

心痛引腰脊欲嘔，刺足少陰。

心痛引背不得息，刺足少陰；不已，取手少陰。

心痛腹脹，嗇嗇然大便不利，取足太陰。

心痛少腹上下無常處，溲便難，刺足厥陰。

心痛短氣不足以息，刺手太陰。

心痛不可按，煩心，巨闕主之。

心痛有三蟲，多涎，不得反側，上管主之。

心痛身寒，難以俛仰，心疝衝冒，死不知人，中管主之。

心痛如針錐刺，然谷及太谿主之。

心腹中卒痛，石門主之。

心疝暴痛，取足太陰。

心懊憹微痛煩逆，灸心輸百壯。

心痛如錐刀刺，氣結，灸膈輸七壯。

心痛冷氣上，灸龍頷百壯，在鳩尾頭上行一寸半，不可刺。

心痛惡氣上，脅急痛，灸通谷五十壯，在乳下二寸。

心痛暴絞急絕欲死，灸神府百壯，在鳩尾正心，有忌。

心痛暴惡風灸巨闕百壯

心痛堅煩氣結灸太倉百壯

心痛灸臂腕橫文三七壯又灸兩虎口白肉際七壯

胸痺第七 論二首 方十三首 灸法五首

論曰胸痺之病令人心中堅滿痞急痛肌中苦痺絞急如刺不得俛仰其胸前皮皆痛手不得犯胸中愊愊而滿短氣欬唾引痛咽塞不利習習如癢喉中乾燥時欲嘔吐煩悶白汗出或徹引背痛不治之數日殺人

論曰夫脉當取太過與不及陽微陰弦即胸痺而痛所以然者責其極虛故也今陽虛知在上焦所以胸痺心痛者以其人脉陰弦故也平人無寒熱短氣不足以息者實也

治胸痺心中痞氣結在胸胸滿脇下逆搶心枳實薤白桂枝湯方

枳實四兩　厚朴三兩　薤白一斤　栝樓實一枚　桂枝一兩

右五味㕮咀以水七升煮取二升半分再服仲景方厚朴用四兩薤白半斤水五升煮取二升

胸痺之病喘息欬唾胸背痛短氣寸脉沉而遲關上小緊數栝樓湯主之方

栝樓實一枚　薤白一斤　半夏半升　生薑四兩　枳實二兩

右五味㕮咀以白截漿一斗煮取四升服一升日三仲景肘後不用生薑枳實半夏

胸痺之候胸中愊愊如滿噎塞習習如癢喉中澀燥唾沫宜此方

橘皮一斤　枳實四枚　生薑半斤

右三味㕮咀以水五升煮取二升去滓分再服

治胸痺治中湯方出第二十卷中

治胸中氣塞短氣茯苓湯方

茯苓三兩　甘草一兩　杏人五十枚

右三味㕮咀以水一斗三升煮取六升去滓為六服日三未差再合服

治胸滿短氣噎塞通氣湯方

半夏八兩　生薑六兩　橘皮三兩　吳茱萸四十枚

右四味㕮咀以水八升煮取三升分三服一方用桂二兩無橘皮

治胸痺達背痛短氣細辛散方

細辛　甘草各二兩　枳實　生薑　白朮　栝樓實　乾地黃各三兩　桂心　茯苓各二兩

右九味治下篩酒服方寸匕日三

治胸痺達背蜀椒散方

蜀椒　食茱萸各一兩　桂心　桔梗各三兩　烏頭半兩　豉六銖

右六味治下篩食後酒服方寸匕日二

前胡湯主胸中逆氣心痛徹背少氣不食方

前胡　甘草　半夏　芍藥各二兩　黃芩　當歸　人參　桂心各一兩　生薑三兩　大棗三十枚　竹葉一升

右十一味㕮咀以水九升煮取三升分四服

又方

前胡　人參　生薑　麥門冬

餳　半夏　甘草　芍藥

茯苓(各三兩)　桂心　黄芩　當歸(各一兩)

大棗(三十枚)

右十三味，㕮咀，以水一斗四升，煑取三升，去滓，分爲三服。

治胷背疼痛而悶，熨背散方

烏頭　細辛　附子　羗活

蜀椒　桂心(各五兩)　芎藭(一兩六銖)

右七味，治下篩，帛裹，微火炙令煖，以熨背上，取差乃止。慎生冷如常法。

治胷腹背閉滿，上氣喘息，下氣湯方

大腹檳榔(二七枚)　杏人(四七枚)

右二味，㕮咀，以童子小便三升，煎取一升半，分再服。曾患氣發，輒合服之。

破胷背惡氣，音声塞閉，檳榔湯方

檳榔(四枚極大者)　檳榔(八枚小者)

右二味，㕮咀，以小兒尿二升半，煑減一升，去滓，分三服，頻與五劑永定。

胷痺引背時寒，間使主之。

胷痺心痛，天井主之。

胷痺心痛不得息，痛無常處，臨泣主之。

胷痺心痛，灸亶中百壯，穴在鳩尾上一寸，忌針。

胷脇滿心痛，灸期門隨年壯，穴在第二肋端，乳直下一寸半。

頭面風第八(方一百二首　拔白法一首)

治腦風頭重，頸項強，眼䀮䀮淚出，善欠，目欲眠睡，憎風，劇者耳鳴滿，眉眼疼悶，吐逆眩倒不自禁，諸風乘虚經五藏六腑，皆爲癲狂，諸邪病悉主之，芎藭酒方。

芎藭　辛夷　天雄　人參

磁石　石膏　茵芋　桂心

秦艽　天門冬　柏子人　山茱萸

白頭公(各三兩)　松蘿　細辛

署預　羚羊角　昌蒲　甘草(各二兩)

雲母(一兩，燒之令赤，末之爲粉)　防風(四兩)

右二十一味，㕮咀，以酒二斗漬之七日，初服二合，漸加至五合，日三。有女人少時患風眩，發則倒地，爲婦積年無兒，服此酒并將紫石門冬丸服之，眩差，生兒子，平復也。(紫石門冬丸方出婦人方中)

治頭眩屋轉，眼不得開方。(翼名人參湯)

人參　當歸　防風　黄耆

芍藥　麥門冬(各二兩)　獨活

白朮　桂心(各三兩)

右九味，㕮咀，以水一斗，煑取三升，分三服。

防風湯，治風眩嘔逆，水漿不下，食輒嘔，起即眩倒，發有時，手足厥冷方。

防風　防巳　附子　乾薑

甘草(各一兩)　蜀椒　桂心(各二兩)

右七味，㕮咀，以水四升，煑取二升，分三服，日三。(古今錄驗用白朮一兩)

治風虚眩，眼暗，茵芋湯方。

茵芋(一分)　人參　甘草　蓯蓉

黄耆　茯苓　秦艽　厚朴(各一兩)

防風(十兩)　烏喙(二兩)　松實　山茱萸(各三兩)

右十二味，㕮咀，以水一斗，煑取二升半，分三服，強人令日夜盡，劣人分五服，二日盡。

治頭風眩欲倒，眼旋屋轉，腦痛，防風湯方。

防風　枳實　杏人　芎藭各三兩
茯神　麻黄　前胡　生薑
半夏各四兩　細辛二兩　竹瀝三升

右十一味，㕮咀。以水六升，合竹瀝，煎取二升七合。分三服。頓服三兩劑。

治風頭眩轉，面上遊風，鴟頭酒方。

飛鴟頭五枚　防風　芎藭　署預
茯神各四兩一方無　葛根　桂心　細辛
人參　天雄　乾薑　枳實
貫衆　蜀椒各二兩　麥門冬一作天門冬
石南各五兩一作石膏　山茱萸一升　獨活二兩

右十八味，㕮咀。絹囊盛，清酒四斗，漬六宿。初服二合，日再服。稍加，以知為度。

治頭風眩，口喎目斜，耳聾，大三五七散方。

天雄　細辛各三兩　山茱萸　乾薑各五兩
署預　防風各七兩

右六味，治下篩。清酒服五分匕，日再。不知稍加。翼云亦治面骨疼

治頭風目眩耳聾，小三五七散方。

天雄三兩　山茱萸五兩　署預十兩

右三味，治下篩。以清酒服五分匕，日再。不知稍增，以知為度。

治風眩倒屋轉，吐逆，惡聞人聲，茯神湯方。

茯神　獨活各四兩　黄耆　遠志　防風五兩
生薑各三兩　甘草　人參　當歸
牡蠣　白术　蓯蓉　附子各二兩

右十三味，㕮咀。以勞水一斗二升，煮取三升。服五合，晝夜盡。

治頭面風在眉間，得熱如蟲行，或頭眩，目中淚出，防風散方。

防風五兩　桂心　天雄　細辛　朱砂
乾薑　人參　烏頭　附子各二兩　莽草
茯苓　當歸各二兩

右十二味，治下篩。酒服方寸匕，日三。

治風頭眩，惡風，吐冷水，心悶，防風散方。

防風二兩　澤瀉一本作澤蘭　細辛　附子
署預　茯苓　天雄各一兩翼人參
白术二兩半　桂心一兩半　乾薑半兩

右十味，治下篩。酒服方寸匕。當令酒氣相接，則說巾帽，解髮，梳頭百過。復投一升酒，便洗手足，須臾自熱，解髮以粉粉之，快然便熟眠，愈。亦可洗頭面，汗出。翼云如服寒食散法

治風眩翻倒無定方。

獨活六兩　枳實三兩一方用松實　石膏　蒴藋各四兩

右四味，㕮咀。以清酒八升，煮取四升，頓服之。以藥滓熨頭，覆眠取汗。覺冷又內鐺中炒令熱，熨之。

治患頭眩運，經久得差後，四體漸羸，食無味，好食黄土方。

白术三斤　麴二斤

右二味，末之，酒和，併手丸如梧桐子，暴乾。飲服三十丸，日三。斷食土為效。

治頭中五十種病方。

巴戟　菊花　芎藭　乾薑　防風
石南　白术　烏頭　附子　細辛
署預　蜀椒　人參　桔梗　秦艽
栝樓根　澤瀉　甘草　山茱萸　乾地黄
天雄　羌活各等分

右二十二味治下篩以酒服方寸匕日三

治頭面脹滿腦瘈偏枯發作有時狀似刀刺失聲陰陰然疼面目變青入頂散方

山茱萸　芎藭　防風　獨活各一兩半
細辛　莽草　白朮　署預
牛膝　石南　甘草各一兩　烏頭
通草　昌蒲　附子　麻黄
天雄　蜀椒　桔梗各一兩六銖

右十九味治下篩酒服方寸匕日三

治上氣頭面風頭痛胷中氣滿賁豚氣上下往來心下煩熱產婦金瘡百病杏人膏方

杏人一升擣研以水一斗濾取汁令盡以銅器煻火上從旦煑至日入當熟如脂膏下之空腹酒服一方寸匕日三不飲酒者以飲服之

治頭風大豆酒方

大豆三升炒令無聲先以一斗二升瓶盛淸酒九升乘豆熱即傾著酒中密泥頭七日温服之

治中風頭痛發熱耳頰急方

麻黄　葛根　石膏　桂心各三兩
附子　芍藥　甘草　秦艽
防風各二兩　生薑五兩

右十味㕮咀以水一斗煑取三升分三服覆取汗

治頭目有風牽引目睛疼痛偏視不明署預散方

署預三兩　細辛一兩半　秦艽　天雄各二兩
獨活　桂心　山茱萸各二兩半

右七味治下篩酒服方寸匕日三服

治頭中痛身熱風熱方

竹瀝二升　升麻　生薑　杏人各三兩
芍藥　柴胡各四兩　石膏　生葛根各八兩

右八味㕮咀以水六升合竹瀝煑取二升七合分三服

治頭面遊風菊花散方

菊花一兩　細辛　附子　桂心
乾薑　巴戟　人參　石南
天雄　茯苓　秦艽　防己各二兩
防風　山茱萸　白朮　署預各三兩
蜀椒五合

右十七味治下篩酒服方寸匕日三

治頭風方

服荆瀝不限多少取差止

又方

擣蒴藋根一升酒二升漬服汗出止

又方

末蔓荆子二升酒一斗絹袋盛浸七宿温服三合日三

又方

臘月烏雞屎一升炒令黄末之絹袋盛以酒三升浸温服任性常令醺酣

又方

七月七日麻勃三升麻子一石末相和蒸之沸湯一石五斗三遍淋之煑取一石神麴二十斤漬之令發以黍米兩石五斗釀之熟封三七日服清一升百日身中澀皮入風胷臑五藏骨髓伏風百病悉去

治頭中五十種病摩頭散方

蔄茹　半夏　蜀椒各六分　烏頭八分

莽草四分　桂心七分　附子　細辛各一兩

右八味治下篩以大酢和摩頭記日數三日頭膚痛四五日後一著藥如前十日以酢漿洗頭復摩藥即愈若生息肉并喉咽中息肉大如棗欲塞以藥摩之即愈耳鼻齒有疾並用之良

頭風散方

附子一枚中形者　鹽如附子大

右二味治下篩沐頭竟以方寸匕摩頂上日三

治頭面上風方

松脂　石鹽　杏人　蜜臘各一兩

薰陸香二兩　萆麻人三兩

右六味熟擣作餅淨剃百會上髮貼膏膏上安紙三日一易若癢刺藥上不久風定

治卒中惡風頭痛方

擣生烏頭以大酢和塗故布上薄痛上須臾痛止日夜五六薄逐痛處薄之去皮擣烏頭

又方

油二升鹽一升末油煎一宿令消盡塗頭石鹽尤良

又方

芥子末酢和傅頭一周時

治肺勞熱不問冬夏老少頭生白屑搔癢不堪然肺為五藏之蓋其勞損傷肺氣衝頭頂致使頭癢多生白屑搔之隨手起人多患此皆從肺來世呼為頭風也沐頭湯方

大麻子　秦椒各三升　皂莢屑五合

右三味熟研內泔中一宿漬去滓木匕攪百遍取勞乃用沐頭髮際更別作皂莢湯濯之然後傅膏膏用後無皂莢

又方

菊花　獨活　茵芋　防風　細辛

蜀椒　皂莢　杜蘅　莽草　桂心各等分

右十味可作湯沐及熨之

風頭沐湯方

猪椒根三兩　麻黄根　防風各二兩　細辛

茵芋各一兩

右五味㕮咀以水三斗煮取一斗去滓温以沐頭

又方

葶藶子煮沐不過三四度愈

又方

蜀椒二升以水煮取汁沐髮良

又方

以桑灰汁沐頭去白屑神良

治頭項強不得顧視方

蒸好大豆一斗令變色內囊中枕之

又方

常以九月九日取菊花作枕袋枕頭良

又方

八月後取荊芥鋪床又作枕枕頭立春日去之

又方

穿地作小坑燒令赤以水沃之令小冷內生桃葉滿其上布席臥之令項當藥上以衣著項兩邊令氣蒸病上汗出良久愈若病大者作地坑亦大

治風毒熱頭面腫犀角湯方

犀角　生薑各二兩　栝樓根　苦參各一兩

石膏六兩　竹葉一兩　黄芩　升麻

青木香各三兩　防己半兩　防風一兩

右十一味㕮咀以水七升煮取二升分三服相去十里久内消不利

治頭面遍身風腫防風散方

防風二兩　白芷一兩　白朮三兩

右三味，治下篩，酒服方寸匕，日三服。

治卒中風頭面腫方。

擣杏人如膏，以雞子黃合擣，令相得，傅帛上，厚裹之，自乾，不過八九傅差。

令白髮還黑方。

烏麻九蒸九暴，末之，以棗膏丸，久服之佳。

又方

隴西白芷　旋復花　秦椒各一升　桂心一尺

右四味，治下篩，以井花水服方寸匕，日三，三十日白髮還黑，禁房室。

治頭髮落不止，石灰酒方。

石灰三升，細篩，水拌令濕，極熟蒸之，炒令至焦，以木札投之，火即著為候，停冷，取三升，絹袋貯之，以酒三斗漬三宿，初服半合，日三四夜二，稍加至一合，甚神驗。

治脈極虛寒，鬢髮墮落，令髮潤澤沐頭方

桑根白皮切三升，以水五升淹漬，煮五六沸，去滓，洗沐髮，數數為之，自不復落。

又方

麻子碎，三升　白桐葉切，一把

右二味，以米泔汁二斗，煮五六沸，去滓，以洗沐，則鬢不落而長，甚有驗。

鬢髮墮落，令生長方。

生柏葉切，一升　附子四枚　豬膏三斤

右三味，末之，以膏和為三十丸，用布裹一丸，內煎沐頭泔汁中，沐髮，長不落。其藥密收貯，勿令泄氣。

又方

麻葉　桑葉

右二味，以泔煮，去滓，沐髮七遍，長六尺。

又方　羊糞灰淋汁洗之，三日一洗，不過十洗大生。

治頭中二十種病，頭眩，髮禿落，面中風，以膏摩之方

蜀椒　莽草各二兩　桂心　藺茹

附子　細辛各一兩半　半夏　乾薑各一兩

右八味，㕮咀，以豬生肪二十兩合擣，令肪消盡藥成，沐頭令淨，以藥摩顖上，日一即愈。如非十二月合，則用生烏麻油和塗頭皮，沐頭令淨乃揩之，一頓生如昔也。必效方無蜀椒、莽草、半夏、乾薑

治頭中風癢白屑，生髮膏方。

蔓荊子　附子　細辛　續斷　皂莢

澤蘭　零陵香　防風　杏人　藿香

白芷各二兩　松葉　石南各三兩　莽草一兩　松膏

馬鬐膏　豬脂各二升　熊脂二升

右十八味，㕮咀，以清醋三升漬藥一宿，明旦以馬鬐膏等微火煎，三上三下，以白芷色黃膏成，用以澤髮。

治頭風癢白屑生髮膏方

烏喙三兩　莽草　石南　細辛　續斷

皂莢　澤蘭　白朮　辛夷　防風

白芷各二兩　竹葉　松葉　柏葉各半升　豬脂四升

右十五味，㕮咀，以清醋三升漬一宿，明旦微火以脂煎，三上三下，白芷色黃膏成，去滓濾取，沐髮了塗之。一方用生油三大升。千金翼無石南，用杏人，不用白芷。灰汁洗頭去白屑神良

生髮膏方。

丁香　甘松香各一兩　零陵香　吳藿香

細辛　蜀椒（各二兩）　白芷　澤蘭

大麻子　桑白皮　桑寄生　牡荊子

苜蓿　辛夷人　杏人　芎藭

防風　莽草（各一兩）　胡麻油（一升）　竹葉

松葉　柏葉（各半升）　臘豬膏（一升）　烏雞肪

鴈肪（各一合）

右二十五味，㕮咀，以酢漬一宿，內油膏中，微火三上三下，白芷色黃膏成，去滓，塗頭上，髮生，日二夜一。

鬢髮墮落令生長方。

附子　蔓荊子　柏子人（各三分）

右三味，以烏雞膏和，擣三千杵，貯新瓷器中，封百日出，以馬鬐膏和，以傅頭訖，巾裹之，勿令見風，日三即生。（《肘後》不用柏子人，以酒漬澤沐）

髮鬢禿落生髮膏方。

莽草（一兩）　防風　升麻　白芷

薺苨（各二兩）　蜣螂（四枚）　驢鬐膏　豹膏（一作狗膏）

馬鬐膏　熊膏（一作雄雞膏）　豬膏

右十一味，諸膏成煎，各半升，合煎諸藥，沸則下，停冷復上火，三五沸止，絞去滓，傅頭，當澤用之。

髮落生髮方。

白芷　附子　防風　芎藭　莽草

辛夷　細辛　黃芩　當歸（各一兩）　大黃（一兩半）

蔓荊子（一升）　蜀椒（二兩）

右十二味，㕮咀，以馬鬐膏五合、臘月豬膏三升合，諸藥微火煎，白芷色黃膏成，先洗頭，後用膏傅，如常澤法，勿近面，面生毛也，亦治眉落。

治風頭毛髮落不生方。

鐵上生衣，研，以臘月豬脂和塗之，日三，亦治眉毛落。

髮落不生令長方。

麻子壹升，熬黑，壓取脂，以傅頭，長髮妙。

又方

鴈肪傅之。

又方

多取烏麻花，瓷甕盛，密蓋，深埋之，百日出，用塗髮，令髮易長而黑。

生眉毛方。

墻上青衣　鐵生衣

右貳味等分，末之，以水和塗即生。

又方

七月烏麻花陰乾，末之，以生烏麻油漬之，貳日壹塗。

眉毛鬢髮火燒瘡瘢毛不生方。

蒲灰，正月狗腦和傅即生。

治禿頂方。

蕪菁子末，酢和傅之，日三。

又方

東行棗根長三尺，以中央安甑中心蒸之，以器承兩頭汁，塗頭髮即生。（《肘後》作桑根）

又方

麻子三升，熬焦，末之，以豬脂和塗之，髮生為度。

拔白髮良日。

正月四日　二月八日　三月十二日

四月十六日　五月二十日　六月二十四日

七月二十八日　八月十九日　九月二十五日（一作十五日）

十月十日　十一月十日　十二月十日
右並以日正午拔之當日不飲酒食肉五辛經一拔黑者
更不變

令髮不生方
除日自拔毛以鼈脂塗之又猪狗膽塗之又狗乳亦
塗之

又方
用白蜜傅髮孔即不復生也

又方
蚌灰鼈脂相和新拔毛即塗毛孔上永不生

染鬚髮方
胡粉三兩　石灰六兩絹篩火熬令黃
右二味以榆皮作湯和之如粉先以皂莢湯洗髮令極淨
不得令有膩氣好暴乾夜即以藥塗髮上令勻訖取桑葉
相綴著頭巾上遍以裹髮一夜至旦取醋漿熱煖三遍淨
洗髮又以醋泔熱煖洗髮又取生胡麻苗擣取三升汁和
水煑一二沸淨濾以濯髮訖又用油湯濯之百日黑如漆

又方
生油漬烏梅常用傅頭良

又方
黑椹水漬之塗髮令黑

又方
以鹽湯洗沐生麻油和蒲葦灰傅之

髮黃方
臘月猪脂和羊屎灰蒲灰等分封頭三日一爲之

又方　大豆五升酢漿水二斗煑取五升沐之

治鬢髮黃赤方
燒梧桐作灰用乳汁和塗傅鬢并膚肉髮鬢即黑

鬚黃方
剪爪甲搔令毛孔少血出以蜜塗之生黑毛

治頭瘡及白禿松瀝煎方
松瀝七合　丹砂　雄黃　水銀研各二兩
礬石一兩一云峭粉一兩　黃連三兩
右六味治下篩內瀝中攪研令調以塗之先以泔清洗髮
及瘡令無痂然後傅藥二日一傅三傅後當更作膿膿訖
更洗之凡經三度膿出訖以甘草湯洗去藥毒前後十度
許洗即差

治白禿髮落生白痂終年不差方
五味子　蛇牀子　遠志各三分　菟絲子五分
蓯蓉　松脂各二分　雄黃　雌黃
白蜜各一分　雞屎白半分
右十味治下篩以猪膏一升二合先內雄黃次內雌黃次
內雞屎白次內蜜松脂次內諸藥煎之膏成先以桑灰洗
頭燥傅之

治白禿及頭面久瘡去蟲止痛王不留行湯方
王不留行　桃東南枝
東引茱萸根皮各五兩　蛇牀子　牡荊子
苦竹葉　蒺藜子各三升　大麻人一升
右八味㕮咀以水二斗半煑取一斗洗瘡日再并療癰疽
妬乳月蝕瘡爛

治白禿及癰疽百瘡松脂膏方
松脂六兩　礬石　杜衡一作牡荊　雄黃
附子　大黃　石南　秦艽
眞朱　苦參　水銀　木蘭各一兩
右十二味㕮咀以酢漬一宿猪膏一斤半煎之以附子色
黃去滓乃內礬石雄黃水銀更著火三沸安濕地待凝以

傅上日三。

白禿方。

羊肉濕脯灸令香及熱速搭上不過三四度癢勿搔之牛肉亦得。

又方

新破猪肚去糞及熱速搭上癢慎勿搔當縛兩手日中卧半日去之。

又方

皂莢湯淨洗乾拭以陳久油滓塗之日三。

又方

監湯洗之生油和故蒲葦灰傅之日三。

治白禿方。

煑桃皮汁飲之并洗。

又方

麹豆豉兩種治下篩酢和薄上。

又方

炒大豆令焦末之和臘月猪脂熱煖匙抄封上遍即裹著勿見風。

又方

桃花末之和猪脂封上。必效方與桑椹末同和傅之

禿無髮者方。

黑熟椹二升内罌中日中暴三七日化爲水洗瘡上三七日髮生神効。

治赤禿方。

擣黑椹取三升服之日三。

又方

桑灰汁洗頭擣椹封之日中暴頭睡。

又方

燒牛角灰和猪脂傅。

又方

馬蹄灰末臘月猪脂和傅之。

治鬼舐頭方。

燒猫兒屎臘月猪脂和傅。

又方

猫兒毛灰膏和傅之。

又方

塼末和蒜擣傅日

備急千金要方卷第十三

備急千金要方卷第十四　小腸腑

朝奉郎守太常少卿充秘閣校理判登聞檢院護軍賜緋魚袋臣林　億　等校正

小腸腑脉論第一

論曰：小腸腑者，主心也。舌是其候也。心合於小腸，小腸者，受盛之腑也。號監倉吏，重二斤十四兩，長二丈四尺，廣二寸四分。難經甲乙云長二丈一尺，大二寸半，徑八分分之少半。後附脊，左回疊積。其注於回腸者，外傅臍上，回運環反十六曲，常留水穀二斗四升。其一斗二升是水，一斗二升是穀，應主二十四氣也。難經云十六曲，盛穀二斗四升，水六升三合合之太半。甲乙云受三斗三合合之太半。脣厚、人中長，以候小腸。

小腸病者，少腹痛，腰脊控睪而痛，時窘之，復耳前熱，若寒甚，獨肩上熱，及手小指次指之間熱，若脉滑者，脉經作陷，甲乙同。此其候也。

少腹控睪引腰脊，上衝心，邪在小腸者，連睪系，屬於脊，貫肝肺，絡心系。氣盛則厥逆，上衝腸胃，動肝肺，散於肓，結於臍。故取之肓原以散之，刺太陰以與之，取厥陰以下之，取巨虛下廉以去之，按其所過之經以調之。

左手關前寸口陽絶者，無小腸脉也。苦臍痺，小腹中有疝瘕，王月即冷上搶心。刺手心主，治陰。心主在掌後橫文中入一分。

左手關前寸口陽實者，小腸實也。苦心下急熱痺，小腸內熱，小便赤黃。刺手太陽，治陽。手太陽在手小指外側本節陷中。

小腸有寒，其人下重，便膿血，有熱必痔。

小腸有宿食，常暮發熱，明日復止。

小腸脹者，少腹䐜脹，引腹而痛。

心前受病，移於小腸，心欬不已，則氣與欬俱出。

厥氣客於小腸，夢聚邑街衢。

心應皮，皮厚者脉厚，脉厚者小腸厚；皮薄者脉薄，脉薄者小腸薄；皮緩者脉緩，脉緩者小腸大而長；皮薄而脉沖小者，小腸小而短。諸陽經脉皆多紆屈者，小腸結。

扁鵲云：手少陰與太陽為表裏，所以表清裏濁，清實濁虛。故食下腸實而胃虛，故腑實而不滿。實則傷熱，熱則口張，口為之生瘡；虛則傷寒，寒則便泄膿血，或發裏水，其根在小腸，先從腹起。方在治水篇中。

小腸絶不治，六日死。何以知之？髮直如乾麻，不得屈伸，白汗不止。

手太陽之脉，是動則嗌痛頷腫，不可以顧，肩似拔，臑似折。是主液所生病者，耳聾，目黃，頰頷腫，頸、肩、臑、肘、臂外後廉痛。脉經支別以見心藏部中

小腸虛實第二　脉二條　方三首　灸法三首

小腸實熱

左手寸口人迎以前脉陽實者，手太陽經也。病苦身熱，來去汗不出，心中煩滿，身重，口中生瘡，名曰小腸實熱也。

治小腸熱脹口瘡，柴胡澤瀉湯方。

柴胡　澤瀉　橘皮一方用桔梗　黃芩
枳實　旋復花　升麻　芒消各二兩
生地黃切一

右九味，㕮咀，以水一斗，煮取三升，去滓，下芒消，分三服。

大黄丸　調小腸熱結滿不通方。

大黄　芍藥　葶藶各二兩　大戟

朴消各三兩　杏人伍拾枚　巴豆柒枚

右七味，末之，蜜和丸，飲服如梧子大，大人七丸，小兒二三丸，日二，熱去，日一服。

小腸熱滿，灸陰都，隨年壯，穴俠中管兩邊相去一寸。

小腸泄痢膿血，灸魂舍一百壯，小兒減之，穴在俠臍兩邊相去各一寸。翼云相去一寸

又灸小腸俞七壯。

小腸虛寒

左手寸口人迎以前脉陽虛者，手太陽經也。病苦顱際偏頭痛，耳頰痛，名曰小腸虛寒也。

小腸虛寒痛，下赤白，腸滑，腸中懊憹，補之方。

乾薑參兩　當歸　黄蘗　地榆各肆兩

黄連　阿膠各貳兩　石榴皮叁枚

右七味，㕮咀，以水七升，煮取二升五合，去滓，下膠，煮取膠烊盡，分三服。

舌論第三

論曰：凡舌者，心主小腸之候也。舌重十兩，長七寸，廣二寸半，善用機衡，能調五味也。凡有所啖，若多食鹹，則舌脉凝而變色；多食苦，則舌皮槁而外毛焦枯；多食辛，則舌筋急而爪枯乾；多食酸，則舌肉肥而脣揭；多食甘，則舌根痛而外髮落。又曰：心欲苦，肺欲辛，肝欲酸，脾欲甘，腎欲鹹，此五味內合五藏之氣也。若藏熱，則舌生瘡，引脣揭赤；若腑寒，則舌本縮，口噤脣青。寒宜補之，熱宜瀉之，不寒不熱，依藏腑調之。舌縮口噤脣青，升麻煎主之，方在第六卷中。

風眩第四

前卷既有頭面風方，風眩不當分出，思邈蓋以此是徐嗣伯方，不可以餘方相雜，故此特立風眩方條，事出徐氏方。論三首　方十首　灸禁法一首

徐嗣伯曰：余少承家業，頗習經方，名醫要治，備聞之矣。自謂風眩多途，諸家未能必驗，至於此術，鄙意偏所究也。少來用之，百无遺策，今年將衰暮，恐奄忽不追，故顯明證論，以貽於後云爾。

夫風眩之病，起於心氣不定，胷上蓄實，故有高風面熱之所爲也。痰熱相感而動風，風心相亂則悶瞀，故謂之風眩。大人曰癲，小兒則爲癇，其實是一。此方爲治，万無不愈，但恐證候不審，或致差違。大都忌食十二屬肉，而賁豚爲患，發多氣急，氣急則死不可救。故此一湯是輕重之宜，勿因此便謂非患所治。風眩湯散丸煎，凡有十方。凡人初發，宜急與續命湯也。困急時但度灸穴，便火針針之，無不差者，初得針竟便灸最良。灸法次列於後。余業之以來三十餘年，所救活者數十百人，無不差矣。後人能曉得此方，幸勿參以餘術焉。

治風眩發則煩悶無知，口沫出，四肢角弓，目反上，口噤不得言，續命湯方。

竹瀝二升　生地黄汁一升　龍齒　生薑

防風　麻黄各四兩　防巳二兩　附子二分

石膏七兩　桂心二兩

右十味，㕮咀，以水一斗，煮取三升，分三服。有氣，加附子成一兩，紫蘇子五合，橘皮半兩。已服續命湯，口開，四肢尚未好定，而心中尚不除者，紫石湯主之，方在下第五篇。紫石煮散是也。

治氣奔急欲絕者，賁豚湯方。

吳茱萸一升　桂心　芍藥　生薑各四分
石膏　人參　半夏　芎藭各三分
生葛根　茯苓各六分　當歸四兩　李根皮一斤
右十二味㕮咀。以水七升、清酒八升，煮取三升，分作三服。
治語狂錯，眼目霍霍，或言見鬼，精神昏亂，防己地黃湯方
防己二兩　生地黃五斤，別切，勿合藥漬，疾小輕用二斤　甘草二兩
桂心　防風各三兩
右五味㕮咀。以水一升漬之一宿，絞汁，著一面，取其滓著竹簀上，以地黃著藥滓上，於三斗米下蒸之，以銅器承取汁，飲熟，以向前藥汁合絞取之，分再服。
治心中驚悸而四肢緩，頭面熱，心胸痰滿，頭目眩冒，如欲搖動者，署預湯方。
署預　人參　麥門冬各四兩　前胡
芍藥　生地黃各八分　枳實　遠志
生薑各三分　茯苓六分　半夏五分　甘草
黃芩　竹葉各一分　茯神六分　秫米三合
右十六味㕮咀。取江水高舉手揚三百九十下，量取三斗煮米，減一斗，內半夏，復減九升，去滓，下藥煮取四升，分四服。無江水處，以千里東流水代之，挍手令上頭也。秦中無江，涇渭可用，諸舊灌溉曰尚取之。服前湯後，四體尚不涼，令頭目眩動者，防風湯主之。此湯大都宜長將服，但藥中小小消息之，隨冷暖耳。仍不除差者，依此方。
防風　赤石脂　石膏　人參
生薑　白石脂　寒水石　龍骨
茯苓各三分　桂心二分　紫石一分
右十一味㕮咀。以水八升，煮取三升，分三服。凡用井華水者，取清淨也。今用江水，無泥又無砂穢，源泉遠涉，順勢歸海，不逆上流，用以治頭，必歸於下故也。
署預煎方
署預二十分　甘草十四分　澤瀉　人參
黃芩各四分　當歸　白斂　桂心
防風　麥門冬各三分　大豆黃卷　桔梗
芍藥　山茱萸　紫菀　白朮
芎藭　乾薑　蜀椒　乾地黃各七分 [illegible]
生地黃十八斤，搗，絞取汁，煎令餘半　麻子人三升，研　大棗八十枚
蜜三升　麞鹿雜髓八兩　鹿角膠八兩
桑根皮五升，忌岡上自出土者，大毒；大忌近離屋垣墻下溝瀆邊者，皆不中用
右二十七味。以清酒二斗四升，煮桑白皮、麻子、棗，得一斗，去滓，乃下地黃汁、膠、髓、蜜，煎減半，內前諸藥末，煎之，令可丸如雞子黃。飲服一枚，日三，稍加至三丸。
治頭目眩冒，心中煩鬱，驚悸狂顛，署預丸方。
署預二十八分　桂心　大豆黃卷　鹿角膠各七分
當歸　神麴　人參　乾地黃各十分
防風　黃芩　麥門冬　芍藥
白朮各六分　甘草二十分　柴胡　桔梗
茯苓　杏人　芎藭各五分　白斂
乾薑各三分　大棗一百枚，取膏
右二十二味，末之。合白蜜、棗膏，丸如彈丸。先食，服一丸，日三服。
治頭目眩運，屋轉旋倒者，天雄散方。
天雄　防風　芎藭　人參

獨活　桂心　葛根各三分　白朮
遠志　署預　茯神　山茱萸各六分
莽草四分

右十三味，治下篩。先食以菊花酒服方寸匕，日二，漸加至三匕，以知為度。

菊花酒法。

九月九日取鄧州甘菊花，暴乾作末，以米饙中蒸作酒。

治心中時恍惚不定者，人參丸方：

上黨人參　鐵精　牛黃　丹砂
雄黃　昌蒲　防風　大黃各一兩
赤足蜈蚣　蜥蜴各一枚　鬼臼一兩

右十一味，末之，蜜丸如梧子，一服七丸，日三夜一，稍增之。合藥皆忌見婦人、青衣人、犬鼠，勿用青紙丸。合藥皆忌濁穢雞犬六畜、喪孝不具足人見之。用前菊花酒下佳。

灸法：以繩橫度口至兩邊，既得口度之寸數，便以其繩一頭更度鼻，盡其兩邊兩孔間，得鼻度之寸數，中屈之，取半，合於口之全度，中屈之，先覔頭上迴髮，當迴髮灸之。以度度四邊，左右前後，當繩端而灸。前以面為正，並依年壯多少，一年凡三灸，皆須瘡差又灸，壯數如前。若連灸，火氣引上，其數處迴髮者，則灸其近當鼻也。若迴髮近額者，亦宜灸。若指面為瘢，則闕其面處。然病重者亦不得計此也。

食禁

虎兔龍蛇馬羊猴雞犬猪鼠牛

右十二相屬肉物，皆不得食，及以為藥。牛黃、龍骨、齒用不可廢。

嗣伯啓：嗣伯於方術豈有效益，但風眩最是愚衷，小差者常自寶秘，誓不出手。而為作治，亦不令委曲得法。凡有此病，是嗣伯所治，未有不差者。若有病此而死，不逢嗣伯故也。伏願問人立知非嗣伯之自誇。殿下既須此方，謹封上呈。嗣伯鄙志尚存，謹自書寫，年老目闇，多不成字，伏願如宜亮，謹啓。

風癲第五論六首　方三十四首　針灸法四十八首

論曰：黃帝問曰：人生而病癲疾者，安所得之？岐伯對曰：此得之在腹中時，其母有所數大驚也，氣上而不下，精氣并居，故令子發為癲疾。病在諸陽脈，且寒且熱，諸分且寒且熱，名曰狂。刺之虛脈，視分盡熱，病已而止。病癲初發，歲一發，不治月一發，不治四五日一發，名曰癲疾。刺諸分，其脈尤寒者，以針補之，病已止。癲疾始生，先不樂，頭重直視，舉目赤，其作極已而煩心，候之於顏，取手太陽、陽明、太陰，血變而已。癲疾始發而反強，因而脊痛，候之足太陽、陽明、太陰、手太陽，血變而已。癲疾始作而引口啼呼呷一作啼悸者，候之手陽明、太陽，右強者攻其左，左強者攻其右，血變而止。治癲疾者，常與之居，察其所當取之處。病至，視之有過者即寫之，置其血於瓠壺之中，至其發時，血獨動矣；不動，灸窮骨二十壯。窮骨者，尾骶也。骨癲疾者，頷齒諸輸分肉皆滿，而骨倨強直，汗出煩悶，嘔多涎沫，氣下泄，不療。筋癲疾者，身拳攣急，脈大，刺項大經之大杼，嘔多涎沫，氣下洩，不療。脈癲疾者，暴仆，四肢之脈皆脹而從，滿脈盡刺之出血；不滿，俠項灸太陽，又灸帶脈於腎相去三寸諸分肉本輸，嘔多涎沫，氣下洩，不療。治癲者，病發而狂，面皮厚敦敦者，死不療。凡癲發則卧地，吐涎沫無知，若強掠起如狂，及遺糞者，難療。

癲疾脉搏大滑久自已。脉沈小急實死不療。小牢急亦不可治。脉虛可療。實則死矣。厥成爲癲疾。五藏不平。六腑閉塞之所生也。厥成爲癲。故附厥於此條也。陰衰發熱厥。陽衰發寒厥。

論曰。黄帝問曰。厥之寒熱者何也。岐伯對曰。陽氣衰於下則爲寒厥。陰氣衰於下則爲熱厥。問曰。熱厥必起於足下者。何也。對曰。陽氣起於足五指之表。集於足下而聚於足心。故陽勝則足下熱也。問曰。寒厥必起於五指而上於膝者。何。對曰。陰氣起於五指之裏。集於膝而聚於膝上。故陰氣勝則從五指至膝上寒。其寒也。不從外。皆從内也。厥或令人腹滿。或令人暴不知人。或至半日遠至一日乃知人者。何也。陰氣盛於上則下虛。下虛則腹滿。腹滿則下氣重上而邪氣逆。逆則陽氣亂。亂則不知人。巨陽之厥。腫首頭重。足不能行。發爲眴仆。陽明之厥。癲疾欲走呼。腹滿不得卧。面赤而熱。妄見而妄言。少陽之厥。暴聾頰腫而熱。脇痛。髀不可以運。太陰之厥。腹滿䐜脹。後不利。不欲食。食則嘔。不得卧。少陰之厥。舌乾溺赤。腹滿心痛。厥陰之厥。少腹腫痛。腹脹涇溲不利。好卧屈膝。陰縮腫。胻内外作熱。盛則瀉之。虛則補之。不盛不虛。以經取之。上寒下熱。先刺其項太陽。久留之。已則火熨項與肩甲。令熱下冷乃止。所謂推而上之者也。上熱下寒。視其虛脉而陷下於經絡者取之。氣下而止。所謂引而下之者也。刺熱厥者。留針反爲寒。刺寒厥者。留針反爲熱。刺熱厥者。二陰一陽。刺寒厥者。二陽一陰。所謂二陰者。二刺陰也。所謂二陽者。二刺陽也。

論曰。温病熱入腎中亦爲痓。小兒病癇熱盛亦爲痓。凡風癎暴尸厥。參服厭鬼不寤。皆相似。甲粉祭之故。經言久厥則成癲。是以知似也。

論曰。癲病有五。一曰陽癲。發時如死人。遺溺。有頃乃解。二曰陰癲。坐初生小時臍瘡未愈。數洗浴。因此得之。三曰風癲。發時眼目相引。牽縱反急強。羊鳴。食頃方解。由執作汗出當風因以房室過度。醉飲飽滿行事。令心氣逼迫。短氣脉悸得之。四曰濕癲。眉頭痛。身重。坐熱沐髮。濕結腦。汗未止得之。五曰馬癲。發時反目口噤。手足相引。身皆熱。坐小時膏氣腦熱不和得之。

治五癲方

銅青　雄黄　空青　水銀各一兩

石長生　茯苓　猪苓　白芷

白斂　白薇　人參各二兩　卷柏

烏扇各半兩　硫黄一兩半　東門上雞頭一兩

右十五味末之。以青牛膽和著銅器中。於甑中五斗大豆上蒸之。藥成服如麻子三十丸。日再夜一。服者先食。

治風癲掣瘲口眼張大。口中出白沫。或作聲。或死不知人。虎睛丸方。

虎睛一具酒浸炙之　防風　秦艽　防葵

龍齒　黄芩　雄黄　防己

山茱萸　茯苓　鐵精　鬼臼

人參　乾地黄一方云乾薑　大黄　銀屑

牛黄各四分　獨活　遠志　細辛

貫衆　麝香　白斂一作白薇　升麻

白鮮皮各三兩　茯神　石膏　天雄各五兩

鬼箭羽　露蜂房各二分　寒水石六分　蛇蜕一尺

右三十二味末之。蜜和酒服十五丸梧子大。日再。稍加至二十五丸神方（千金藥名大鎮心丸）主諸癇所不療者。

凡癲發之候，其狀多端，口邊白沫，動無常者方。

秦艽　人參　防葵（一作防風）　茯神（一作牡丹）

甘草（各二兩）　鉛丹（二兩）　貫衆（二枚）

右七味，㕮咀，以水九升，煮取三升半，分三服。

治風癲失性顛倒欲死，五癲驚癇，雄雌丸方。

雄黃　雌黃　真珠（各一兩）　鉛（二兩，熬，令成屑）

丹砂（一分）　水銀（八分）

右六味，末之，以蜜擣三萬杵，丸如胡豆，先食服二丸，日二，稍加，以知為度。（古今錄驗云：療五癲，牛癲則牛鳴，馬癲則馬鳴，狗癲則狗鳴，羊癲則羊鳴，雞癲則雞鳴。病五癲狂病者，腑藏相引，盈氣起寒厥，不識人，氣靜瘈瘲吐沫，久而得蘇者。）

續命風引湯，治中風癲眩，不知人，狂言舌腫出方。

麻黃　芎藭　石膏　人參

防風（各三兩）　甘草　桂心　獨活（各二兩）

防己　附子　當歸（各一兩）　杏人（三十枚）

陳薑（五兩，一本無陳字）

右十三味，㕮咀，以酒三升，水一斗，合煎取四升，分四服，日三夜一。

紫石煮散，治大人風引，小兒驚癇瘈瘲，日數十發，醫所不藥者方。

紫石英　滑石　白石脂　凝水石

石膏　赤石脂（各六兩）　大黃　龍骨

乾薑（各四兩）　甘草　桂心　牡蠣（各三兩）

右十二味，治下篩，為麤散，盛以韋囊，懸於高涼處，欲用取三指撮，以新汲井水二升，煮取一升二合，大人頓服，未百日兒服一合，未能者綿沾著口中，熱多者日四五服，以意消息之。（深師方只龍骨、乾薑、牡蠣、滑石、白石脂五味）

治百二十種風癲癇驚狂，及發即吐沫，不識人者，四月、五月宜服煮散方。

紫石英　芍藥　龍骨（一本用黃芩）　麻黃

青石脂　當歸　甘草　桂心

人參　栝樓根　白鮮皮（各三兩）　牡蠣（熬）

大黃（五兩）

右十三味，治下篩，為麤散，分作七裹，每以大棗十枚，水三升，煮取二升半，下一裹，大棗汁中煎，取一升，去滓，頓服，相去七日一服，服訖即差。

治癲癇厥時發作方。

防葵　代赭　人參　鉛丹

鈎藤　茯神　雷丸　虎骨

遠志　桂心　防風　白殭蠶

生猪齒（各六分）　卷柏　莨菪子　光明砂

升麻　附子　牡丹　龍齒（各四分）

牛黃（二分）　蚱蟬（十四枚）　蛇蛻皮　白馬眼睛（各一具）

白歛（四分）

右二十五味，治下篩，酒服方寸匕，日二，亦可為丸服，良驗。

芎藭湯，治風癲引脇牽痛，發作則吐，耳如蟬鳴方。

芎藭　藁本　䕡茹（各五兩）

右三味，㕮咀，內酒一斗，煮取三升，頓服之，羸者分再服，取大汗。

治風癲方。

葶藶子　鉛丹　栝樓根　虎掌

烏頭（各三分）　白朮（一分）　蜀椒　大戟

甘遂　天雄各二分　鴟頭一枚　鐵精　藺茹各一兩

右十三味，末之，蜜丸如梧子，服二丸，日三，湯酒下之。（經心録名鴟頭）

治癲癇瘈瘲方。

飛鴟頭二枚　鈆丹一斤

右二味，末之，蜜丸，先食服三丸，日三。劇者夜一，稍加之。

治風癲方。

莨菪子三升，擣篩，酒一斗，漬半日，絞去之，湯中煎之，可丸，先食服如小豆二丸，加至梧子二丸，以知爲度。額上手中從文理中赤起，是知也。無此候且服。病日發者三日愈，間日發者十日愈，五日發者二十日愈，半歲發者一月愈。

又方

天門冬十斤　地黃三十斤

右二味，擣取汁，作煎服之，差。

天門冬酒，通治五藏六腑大風洞泄虛弱，五勞七傷，癥結滯氣，冷熱諸風，癲癇惡疾，耳聾頭風，四肢拘攣，猥退歷節，萬病皆主之。久服延年輕身，齒落更生，髮白更黑方。

天門冬與百部相似，天門冬味甘，兩頭方；百部細長而味苦，令人利。擣絞取汁一斗，漬麴二升，麴發，以糯米二斗，准家醞法造酒。春夏極冷下飯，秋冬溫如人肌酘之。酒熟，取清服一盞，常令酒氣相接，勿至醉吐。慎生冷酢滑、雞猪魚蒜，特慎鯉魚，亦忌油膩。此是一斗汁法，餘一石二石，亦准此以爲大率。服藥十日，覺身體隱疹大癢；二十日更大癢；三十日乃漸止。此皆是風氣出去故也。四十日即覺身心朗然大快，似有所得；五十日更覺大快，當風坐臥，覺風不著人，身中諸風悉盡。用米法：先淨淘米，暴炕令乾，臨欲用時，更別取天門冬汁漬米，乾漉炊之，餘汁拌飯，甚宜密封。取天門冬汁法：淨洗天門冬，去心皮，乾漉去水，切擣壓取汁，三四遍，令滓乾如草乃止。此酒初熟味酸，仍作臭泔腥氣，但依式服之，久停則香美，餘酒皆不及也。封四七日佳。凡八月九月即少少合，至十月多合，擬到來年五月三十日以來相續服之。春三月亦得合，入四月不得合。服酒時若得散服，得力更倍速。散方如左：

天門冬去心皮，暴乾，擣篩作末，以上件酒服方寸匕，日三，加至三匕。久服長生。凡酒亦得服。

大人癲，小兒驚癇，灸背第二椎及下窮骨兩處，以繩度，中折繩端一處，是脊骨上也，凡三處畢。復斷繩作三折，令各等而參合，如厶字，以一角注中央，灸下二角，俠脊兩邊便灸之，凡五處也。故畫圖法，以丹注所灸五處，各百壯。削竹皮爲度，勝繩也。

卒癲，灸陰莖上宛宛中三壯，得小便通即差。（千金翼云當尿孔上是穴）

又灸陰莖頭三壯。

又灸足大指上聚毛中七壯。

又灸囊下縫二七壯。

又灸兩乳頭三壯。

又灸督脉三十壯，三報，穴在直鼻中上入髮際。

又灸天窻、百會，各漸灸三百壯，炷惟小作。

又灸耳上髮際各五十壯。

論曰：黄帝問曰：有病怒狂者，此病安生？岐伯對曰：生於陽。曰：陽何以使人狂？曰：陽氣因暴折而難決，故善怒，病名曰陽厥。問曰：何以知之？對曰：陽明常動，太陽、少陽不動，不動而動大疾，此其候也。曰：治之奈何？曰：衰其食即已。夫食入於陰，長氣於陽，故奪之食即已。使之服以生鐵落爲後飯。夫生鐵落者，下氣疾。

論曰：凡發狂則欲走，或自高賢，稱神聖，皆須備諸火灸，乃得永差耳。若或悲泣呻吟者，此爲邪，非狂，自依邪方治之。邪入於陽則爲狂，邪入於陰則爲血痺；邪入於陽傳則爲癲痙，邪入於陰傳則爲痛瘖；陽入於陰病靜，陰入於陽病怒。

鼉甲湯　治邪氣夢寐寤時，涕泣不欲聞人聲，體中酸削，乍寒乍熱，腰脊強痛，腹中拘急，不欲飲食，或因疾病之後勞動疲極，或觸犯忌諱，衆諸不節，婦人產生之後月經不利，時下青赤白，肌體不生肉，虛羸瘦，小便不利，或頭身發熱，旋復解散，或一度交接，彌日困極，藥皆主之方。

鼉甲七枚　甘草　白薇一作白芷　貝母
黄芩各二兩　防風三兩　麻黄　芍藥
白朮二兩半　凝水石　桂心　茯苓
知母各四兩　石膏六兩

右十四味，㕮咀，以水二斗煮取四升，溫服一升，日三夜一。

治男子得鬼魅欲死，所見驚怖欲走，時有休止，皆邪氣所爲，不能自絕，九物牛黄丸方。

牛黄土精，一云火精　荆實人精　曾青蒼龍精　玉屑白虎精
雄黄地精　空青天精　赤石脂朱雀精　玄參玄武精
龍骨水精，各一兩

右九味，名曰九精，上通九天，下通九地，下篩，蜜和，服如小豆，先食吞一丸，日三服，稍加，以知爲度。千金翼云：凡邪病當服五邪湯、九精丸，差。

十黄散　治五藏六府血氣少，亡魂失魄，五藏覺不安，忽忽喜悲，心中善恐怖，如有鬼物，此皆發於大驚及當風從高墮下落水所致，悉主之方。

雄黄　人參各五分　黄芩　大黄
桂心　黄耆　黄蘗　細辛各三分
黄連　黄昏　蒲黄　麻黄各一分
黄環　澤瀉　山茱萸各二分

右十五味，治下篩，未食溫酒服方寸匕，日三。不知，加至二匕。羸劣者更加人參五分，合十分。一方有生黄二分，雚蘆、蜀椒五分，乾薑四分。

別離散　治男女風邪，男夢見女，女夢見男，悲愁憂恚，怒喜無常，或半年數月一發動者方。

桑上寄生　白朮各三兩　桂心　茵芋
天雄　菖蒲　細辛　茜根
附子　乾薑各一兩

右十味，治下篩，酒服方寸匕，日三。合藥勿令婦人、雞犬及病者、病者家人知見，令邪氣不去，禁之爲驗。

治鬼魅四物鳶頭散方

東海鳶頭是由跋根　黄牙石一名金牙　莨菪子　防葵各一分

右四味，治下篩，酒服方寸匕。欲令病人見鬼，加防葵一分；欲令知鬼主者，復增一分，立有驗。防葵、莨菪並令人迷惑恍惚如狂，不可多服。

五邪湯　主邪氣啼泣，或歌或哭方。

禹餘粮　防風　桂心　芍藥
遠志　獨活　甘草　白朮

人參　石膏　牡蠣　秦艽各二兩

防己　昌蒲　雄黃深師作黃丹　茯神

蛇蛻各一兩

右十七味，㕮咀，以水二斗，煮取四升，分四服，亦可如煮散法服之。

茯神湯　主五邪氣入人體中，見鬼妄語，有所見聞，心悸跳動，恍惚不定方。

茯神　人參　昌蒲　茯苓各三兩　赤小豆四十枚

右五味，㕮咀，以水一斗，煮取二升半，分三服。

人參湯　主風邪鬼氣，往來發作，有時或無時節方。

人參　防風　烏頭　乾薑

澤瀉　狗脊　遠志　附子

栝樓根千金翼作桔梗　黃芩　獨活各五分　秦艽

牡蠣　五味子　前胡　細辛

石膏　芎藭　蜀椒　牛膝

甘草　石南　桂心　麻黃

竹皮　白朮　山茱萸　橘皮

桑根白皮各十八銖　茯苓　鬼箭各十二銖，千金翼作澤蘭　大棗十六枚

右三十二味，㕮咀，以水六升、酒六升，合煮取四升，分五服，日三夜二。

虎睛湯　主狂邪發無常，被頭大喚，欲殺人，不避水火方。

虎睛一具　茯苓　桂心　防風各三兩

獨活　甘草　人參　天雄各一兩

露蜂房一具　鴟頭一具　石長生十分　楓上寄生五分

右十二味，㕮咀，以水一斗二升，煮取三升，分四服，日三夜一。

又方

防葵　人參　貫眾各五兩　防風　桂心各三兩

右五味，㕮咀，以水一斗，煮取三升，分四服，亦可稍服。

又方

單服苦參五斤，蜜和丸如酸棗，十丸。

治風邪方。

商陸根三十斤，去皮細切，以水八斗，東向竈煎減半，去滓更煎，令可丸，服如梧子一丸，勿令一切人見，合時莨菪方亦良。又服大豆紫湯汗出佳。莨菪方出此篇前，紫湯方出第八卷中

又方

燒蝦蟇末，水服方寸匕，日三。

又方

燒人屎灰，酒服，慎生冷醋滑豬雞魚蒜等。

又方

以水服伏龍肝方寸匕，日三。

治百邪鬼魅方。

服頭垢小豆大。

治魅方。

水服鹿角末方寸匕，日三。

又方

水服獺肝末，日三。

治狐狸諸色精魅與人作種種惡怪，令人恐怖，狂癲風邪方。

雄黃六兩　油二斤

右二味，破雄黃如碁子大，鐺中以盆合頭作竈，微火九日九夜煎之，不得少時火絕，亦不得火冷火熱，火微不絕，神驗。

治卒發狂方。

卧其人著地，以冷水淋其面，終日淋之，良。

治諸橫邪癲狂針灸圖訣

論曰：凡諸百邪之病，源起多途，其有種種形相，示表癲邪之端，而見其病，或有默默而不聲，或復多言而謾說，或歌或哭，或吟或笑，或眠坐溝渠，啖食糞穢，或裸形露體，或晝夜遊走，或嗔罵無度，或是蜚蠱精靈，手亂目急，如斯種類癲狂之人，今針灸與方藥並主治之。凡占風之家，亦以風為鬼斷。

扁鵲曰：百邪所病者，針有十三穴也。凡針之體，先從鬼宮起，次針鬼信，便至鬼壘，又至鬼心，未必須併針，止五六穴即可知矣。若是邪蠱之精，便自言說，論其由來，往驗有實，立得精靈，未必須盡其命，求去與之。男從左起針，女從右起針，若數處不言，便遍穴針也。依訣而行，針灸等處並備主之，仍須依掌訣，捻目治之，萬不失一。黃帝掌訣，別是術家秘要，縛鬼禁劾五岳四瀆、山精鬼魅，並悉禁之，有目在人兩手中十指節間。第一針人中，名鬼宮，從左邊下針，右邊出。第二針手大指爪甲下，名鬼信，入肉三分。第三針足大指爪甲下，名鬼壘，入肉二分。第四針掌後橫文，名鬼心，入半寸（即太淵穴也）。第五針外踝下白肉際足太陽，名鬼路，火針七鋥，鋥三下（即申脈穴也）。第六針大椎上入髮際一寸，名鬼枕，火針七鋥，鋥三下。第七針耳前髮際宛宛中，耳垂下五分，名鬼牀，火針七鋥，鋥三下。第八針承漿，名鬼市，從左出右。第九針手橫文上三寸兩筋間，名鬼路（即勞宮穴也）。第十針直鼻上入髮際一寸，名鬼堂，火針七鋥，鋥三下（即上星穴也）。第十一針陰下縫，灸三壯，女人即玉門頭，名鬼藏。第十二針尺澤橫文外頭接白肉際，名鬼臣，火針七鋥，鋥三下。此即曲池。第十三針舌頭一寸，當舌中下縫，刺貫出舌上，名鬼封，仍以一板橫口吻，安針頭，令舌不得動。已前若是手足皆相對針兩穴，若是孤穴，即單針之。

邪鬼妄語，灸懸命十四壯，穴在口脣裏中央絃，絃者是也。一名鬼祿。又用剛力決斷絃，絃乃佳。

邪病卧瞑瞑不自知，風府主之，一名鬼穴。

邪病大喚罵詈走，灸十指端去爪一分，一名鬼城。

邪病鬼癲四肢重，囟上主之，一名鬼門。

邪病大喚罵走遠，三里主之，一名鬼邪。

邪病四肢重痛諸雜候，尺澤主之，尺中動脉，一名鬼受。

邪病語不止及諸雜候，人中主之，一名鬼客廳。凡人中惡先押鼻下是也。

倉公法：狂癇不識人，癲病眩亂，灸百會九壯。

狂走掣瘲，灸玉枕上三寸，一法頂後一寸，灸百壯。

狂走癲疾，灸項後二寸，十二壯。

狂邪鬼語，灸天窗九壯。

狂癇哭泣，灸手逆注三十壯，穴在左右手腕後六寸。

狂走驚癇，灸河口五十壯，穴在腕後陷中動脉，是此與陽明同也。

狂癲風癇吐舌，灸胃管百壯，不針。

狂走癲疾，灸大幽百壯。

狂走癲癇，灸季肋端三十壯。

狂言恍惚，灸天樞百壯。

狂邪發無常，被頭大喚欲殺人，不避水火，及狂言妄語，灸間使三十壯，穴在腕後五寸臂上兩骨間（亦灸驚恐歌哭）。

狂走喜怒悲泣，灸目覺（一作巨攪）隨年壯，穴在背上甲內側，反手所不及者，骨芒穴上，捻之痛者是也。

狂邪鬼語，灸伏兔百壯。

悲泣鬼語灸天府五十壯。
悲泣邪語鬼忙歌哭灸慈門五十壯。
狂邪驚癇病灸承命三十壯。穴在内踝後上行三寸動脈上。（亦灸驚狂走）
狂癲風驚厥逆心煩。灸巨陽五十壯。
狂癲鬼語。灸足太陽四十壯。
狂走驚恍惚。灸足陽明三十壯。
狂癲癇易疾。灸足少陽隨年壯。
狂走癲厥如死人。灸足大指三毛中九壯。（翼云灸大敦）
狂走易罵。灸八會隨年壯。穴在陽明下五分。
狂癲驚走風恍惚嗔喜。罵笑歌哭鬼語。悉灸腦户風池手陽明太陽太陰足陽明陽蹻少陽太陰陰蹻足跟皆隨年壯。
驚怖心忪。少力灸大横五十壯。
狂風罵詈撾斫人。名爲熱陽風。灸口兩吻邊燕口處赤白際各一壯。
又灸陰囊縫三十壯。令人立以筆正注當下已卧核卵上灸之。勿令近前中卵核恐害陽氣也。
狂走刺人或欲自死。罵詈不息稱神鬼語。灸口吻頭赤白際一壯。又灸兩肘内屈中五壯。又灸背胛中間三壯。報灸之。倉公法神效。
卒狂言鬼語。以甑帶急合縛兩手大指。便灸左右脇下。對屈肋頭兩處火俱起。各七壯。須臾鬼自道姓名。乞去徐徐問之。乃解其手焉。
卒中邪魅恍惚振噤。灸鼻下人中及兩手足大指爪甲。本令艾丸半在爪上半在肉上各七壯。不止十四壯。炷如雀矢大。
卒狂鬼語。針其足大拇指爪甲下。入少許即止。

風邪灸間使隨年壯。又灸承漿七壯。又灸心輸七壯。又灸三里七壯。
鬼魅灸入髮一寸百壯。又灸間使手心各五十壯。
狐魅合手大指縛指。灸合間三七壯。當狐鳴即差。

風虚驚悸第六（方二十三首）

遠志湯。主心氣虚。驚悸喜忘。不進食。補心方。

遠志　乾薑　鐵精　桂心
黄耆　紫石（各叁兩）　防風　當歸
人參　茯苓　甘草　芎藭
茯神　羌活（各貳兩）　麥門冬　半夏（各肆兩）
五味子（貳兩）　大棗（拾貳枚）

右十八味。㕮咀。以水一斗三升。煮取三升半。分五服。日三夜一。

遠志湯。治中風心氣不足。驚悸。言語謬誤。恍惚憒憒。心煩悶耳鳴方。

遠志　黄耆　茯苓　甘草
芍藥　當歸　桂心　麥門冬
人參（各貳兩）　獨活（肆兩）　生薑（伍兩）　附子（壹兩）

右十二味。㕮咀。以水一斗二升。煮取四升。服八合。人羸可服五合。日三夜一。一方無桂。

茯神湯。治風經五藏大虚驚悸。安神定志方。

茯神　防風（各叁兩）　人參　遠志
甘草　龍骨　桂心　獨活（各貳兩）
細辛　乾薑（各陸兩）　白术（壹兩）　酸棗（一升）

右十二味。㕮咀。以水九升。煮取三升。分三服。

治風虚滿。頸項强。心氣不定。不能食。茯神湯方。

茯神　麥門冬（各肆兩）　人參　羌活

遠志　當歸　甘草　紫石
五味子（各一兩）　半夏　防風　黃耆（各三兩）
生薑（五兩）　酸棗（三升）

右十四味，㕮咀，以水一斗三升煮酸棗，取一斗，去棗，內餘藥煎，取三升半，一服七合，日三夜二。

補心湯，主心氣不足，其病苦驚悸汗出，心中煩悶短氣，喜怒悲憂，悉不自知，常苦咽喉痛，口脣黑，嘔吐血，舌本強，不通水漿方。

紫石英　茯苓　人參　遠志
當歸　茯神（深師作桂）　甘草　紫菀（各二兩）
麥門冬（一升）　赤小豆（三合）　大棗（三十枚）

右十一味，㕮咀，以水一斗二升煮取三升，分三服。

補心湯，主心氣不足，多汗心煩，喜獨語，多夢不自覺，咽喉痛，時吐血，舌本強，水漿不通方。

紫石英（研）　茯苓　人參　桂心（各二兩）
麥門冬（三兩）　紫菀　甘草（各一兩）　赤小豆（二十四枚）
大棗（七枚）

右九味，㕮咀，以水八升煮取二升半，分三服，春夏服之佳。

補心湯，治奄奄忽忽，朝差暮劇，驚悸，心中憧憧，胸滿不下食，陰陽氣衰，脾胃不磨，不欲聞人聲，定志下氣方。

人參　甘草　枳實　當歸
龍齒　桔梗（各三兩）　半夏　桂心（各五兩）
黃耆（四兩）　生薑（六兩）　茯神（二兩）　大棗（二十枚）
茯苓　遠志（各三兩）

右十四味，㕮咀，以水一斗二升，先煮粳米五合令熟，去滓，內藥煮取四升，分服八合，日三夜二。

補心湯，主心氣不足，心痛驚恐方。

遠志　蒲黃（一方用昌蒲）　人參　茯苓（各四兩）

右四味，㕮咀，以水一斗煮取三升半，分三服。

傷心湯，治心氣不足，腹背相引痛，不能俛仰方。

茯神　黃芩　遠志　乾地黃（各二兩）
甘草　阿膠　糖（各一兩）　半夏
附子　桂心　生薑（各二兩）　石膏
麥門冬（各四兩）　大棗（三十枚）

右十四味，㕮咀，以水一斗煮取三升，去滓，內糖、阿膠，更煎，取二升二合，分三服。（此方與前卷心虛實篇大補心湯方相重，分兩不同）

小定心湯，治虛羸，心氣驚弱，多魘方。

茯苓（四兩）　桂心（三兩）　甘草　芍藥
乾薑　遠志　人參（各二兩）　大棗（十五枚）

右八味，㕮咀，以水八升煮取二升，分四服，日三夜一。

大定心湯，治心氣虛悸，恍惚多忘，或夢寤驚魘，志少不足方。

人參　茯苓　茯神　遠志
龍骨　乾薑　當歸　甘草
白朮　芍藥　桂心　紫菀
防風　赤石脂（各二兩）　大棗（二十枚）

右十五味，㕮咀，以水一斗二升煮取二升半，分五服，日三夜二。

治驚勞失志方。

甘草　桂心（各二兩）　龍骨　麥門冬
防風　牡蠣　遠志（各一兩）　茯神（五兩）
大棗（二十枚）

右九味，㕮咀，以水八升煮取二升，分二服，相去如行五里許。

治心虛驚悸不定，羸瘦病，服荆瀝方。

荆瀝二升 白鮮皮 茯神各三兩 人參二兩 白銀十兩，以水一斗煑取三升

右五味，㕮咀，以荆瀝銀汁中煑取一升四合，分三服，相去如人緩行十里，更進一服。

又方。

荆瀝二升，緩火煎之，取一升六合，分溫一服四合，日三夜一。

鎮心湯 主風虛勞冷，心氣不足，喜忘恐怖，神志不定方。

防風 當歸 大黃各五分 澤瀉四分

白歛四分，一云三兩 昌蒲 人參 桔梗各三分

白术 甘草各十分 紫菀 茯苓各二分，一云各三兩

秦艽六分 桂心 遠志 署預

石膏各三分 大豆卷四分 麥門冬五分，一云五兩 粳米五合

大棗十五枚 乾薑二分 附子 茯神各二兩

右二十四味，㕮咀，以水一斗二升，先煑粳米令熟，去滓，內藥煑取四升，分服八合，日三夜一。翼不用粳米，蜜丸，酒服梧子大十丸，加至二十九

大鎮心散 治心虛驚悸，夢寤恐畏方。

紫石英 茯苓 防風 人參

甘草 澤瀉各八分 秦艽 白术

署預 白歛各六分 麥門冬 當歸各五分

桂心 遠志 大黃 石膏

桔梗 柏子人各四分 蜀椒 芍藥

乾薑 細辛各三分 黃耆六分 大豆卷四分

右二十四味，治下篩，酒服二方寸匕，日三服。一方無紫石、伏苓、澤瀉、乾薑，有大棗四分，蜜丸如梧子，酒下十五丸，日三。

大鎮心散 治風虛心氣驚弱，恍惚失常，忽嗔恚悲，志意不樂方。

紫石英 白石英 朱砂 龍齒

人參 細辛 天雄 附子

遠志 乾薑 乾地黃一本無 茯苓

白术 桂心 防風各二兩

右十五味，治下篩，酒服兩方寸匕，日三。

小鎮心散 治心氣不足，虛悸恐畏，悲思恍惚，心神不定，惕惕然而驚方。

人參 遠志 白术 附子

桂心 黃耆 細辛 乾薑

龍齒 防風 昌蒲 乾地黃

赤小豆各二兩 茯苓四兩

右十四味，治下篩，酒服二方寸匕，日三。

鎮心丸 治男子婦人虛損，夢寤驚悸，或失精神，婦人赤白注漏，或月水不利，風邪鬼注，寒熱往來，腹中積聚，憂恚結氣，諸病皆悉主之方。

紫石英 茯苓 昌蒲 蓯蓉

遠志 大黃 大豆卷 麥門冬

當歸 細辛 卷柏 乾薑各三分

防風 人參 澤瀉 秦艽

丹參各六分 石膏 芍藥 柏子人各三分

烏頭 桂心 桔梗 甘草

署預各七分 白歛 鐵精 銀屑

前胡 牛黃各二分 白术 半夏各八分

乾地黃十二分 䗪蟲十二枚 大棗五十枚

右三十五味，末之，蜜棗和，擣五千杵，酒服如梧子五丸，日三，加至二十丸。一本無大豆卷、大棗。

大鎮心丸，所治與前方大同。凡是心病，皆悉主之方。

乾地黃六分　牛黃五分，一方用牛膝　杏人　蜀椒各五分

澤瀉　黃耆　茯苓　大豆卷

署預　茯神　前胡　鐵精

柏子人各二分　羌活　桂心　秦艽

芎藭　人參　麥門冬　遠志

丹砂　阿膠　甘草　大黃

銀屑各八分　桑螵蛸十二枚　大棗四十枚　白歛

當歸　乾薑　紫石英　防風各八分

右三十二味，末之，白蜜棗和丸，酒服七丸，日三，加至二十丸。

小鎮心丸，治心氣少弱，驚虛振悸，胸中逆氣，魘夢參錯，謬忘恍惚方。

紫石英　朱砂　茯神　銀屑

雄黃　昌蒲　人參　桔梗

乾薑　遠志　甘草　當歸

桂心各二兩　防風　細辛　鐵精

防巳各一兩

右十七味，末之，蜜丸，飲服十丸如大豆，日三，漸加至二十丸。一方用茯苓二分，爲十八味。

定志小丸，主心氣不定，五藏不足，甚者憂愁悲傷不樂，忽忽喜忘，朝差暮劇，暮差朝發狂眩方。

昌蒲　遠志各二兩　茯苓　人參各三兩

右四味，末之，蜜丸，飲服如梧子大七丸，日三。加茯神爲茯神丸，散服亦佳。

紫石酒，主久風虛冷，心氣不足，或時驚怖方。

紫石英一斤　鍾乳四兩　麻黃　茯苓

白朮各三兩　防風　遠志　桂心各四兩

甘草二兩

右九味，㕮咀，以酒三斗漬，春三日，服四合，日三，亦可至醉。常令有酒氣。

好忘第七 方十六首

孔子大聖知枕中方

龜甲　龍骨　遠志　昌蒲

右四味，等分，治下篩，酒服方寸匕，日三。常服令人大聰。翼云：食後水服。

令人不忘方。

昌蒲二分　茯苓　茯神　人參各五分　遠志七分

右五味，治下篩，酒服方寸匕，日三夜一，五日後知神良。

又方

蓯蓉　續斷各一分　遠志　昌蒲　茯苓各三分

右五味，治下篩，酒服方寸匕，日三，至老不忘。

開心散，主好忘方。

遠志　人參各四分　茯苓二兩　昌蒲一兩

右四味，治下篩，飲服方寸匕，日三。

昌蒲益智丸方

昌蒲　遠志　人參　桔梗

牛膝各五分　桂心三分　茯苓七分　附子四分

右八味，末之，蜜丸如梧子，一服七丸，加至二十丸，日二夜一。主治喜忘恍惚，破積聚，止痛安神，定志聰明耳目。禁如藥法。

養命開心益智方

乾地黃　人參　茯苓各二兩　蓯蓉

遠志　菟絲子（三兩）　蛇牀子（二分）

右七味，治下篩。服方寸匕，日二。忌兔肉，餘無忌。

北平太守八味散方。

天門冬（六分）　乾地黃（四分）　桂心　茯苓（一兩）

昌蒲　五味子　遠志　石韋（各三分）

右治下篩。酒水任服方寸匕，後食服。三十日力倍，六十日氣力強，志意足。

治健忘方。

天門冬　遠志　茯苓　乾地黃（等分）

右四味，末之，蜜丸。酒服二十丸如梧子，日三服，加至三十丸。常服之勿絕。

治好忘，久服聰明益智方。

龍骨　虎骨　遠志（各等分）

右三味，治下篩。食後服方寸匕，日二。

又方

七月七日取昌蒲，酒服三方寸匕，飲酒不醉。

又方

常以甲子日取石上昌蒲一寸九節者，陰乾百日，治合下篩，服方寸匕，日三。耳目聰明不忘。出衢州石橋寺南山。

又方

七月七日麻勃一升，人參二兩，末之，蒸令氣遍。夜欲卧，服一刀圭，盡知四方之事。

又方

戊子日取東邊桃枝二七枚，縛著卧牀中枕之，不忘。

又方

常以五月五日取東向桃枝，日未出時作三寸木人，著衣帶中，令人不忘。

又方

丁酉日自至市買遠志，裹著衣中角頭，還末服之，不復忘。

治人心昏塞多忘喜誤方。

七月七日取蜘蛛網，著衣領中，勿令人知，不忘。

備急千金要方卷第十四

朝奉郎守太常少卿充秘閣校理判登聞檢院上護軍賜緋魚袋臣林億等校正

脾藏脉論第一

論曰：脾主意，脾藏者意之舍。意者存憶之志也，爲諫議大夫，並四藏之所受。心有所憶謂之意，意之所存謂之志，因志而存變謂之思，因思而遠慕謂之慮，因慮而處物謂之智。意者脾之藏也。口脣者脾之官，脾氣通於口，口和則能別五穀味矣。故云口爲戊，舌脣爲己，循環中宮，上出頤頰，次侠於脣下，迴脾中，榮華於舌，外主肉，內主味。脾重二斤三兩，扁廣三寸，長五寸，有散膏半斤，主裹血，溫五藏，神名俾俾，主藏營（一作意），秩祿號爲意藏，隨節應會，故曰脾藏營，營舍意，在氣爲噫，在液爲涎。脾氣虛則四肢不用，五藏不安；實則腹脹，涇溲不利。脾氣虛則夢飲食不足，得其時則夢築垣蓋屋。脾氣盛則夢歌樂，體重手足不舉。厥氣客於脾，則夢丘陵大澤，壞屋風雨。

凡脾藏象土，與胃合爲腑。其經足太陰，與陽明爲表裏。其脉緩，相於夏，王於季夏。脾者土也，敦而福，敦者厚也，萬物衆色不同，故名曰得福者廣。萬物懸根住莖，其葉在巔，蜎蜚蠕動，蚑蠷喘息，皆蒙土恩。德則爲緩，恩則爲遲，故令太陰緩而遲，尺寸不同。酸鹹苦辛大妙而生，互行其時，而以各行，皆不群行，盡可常服。土寒則溫，土熱則涼。土有一子，名之曰金，懷挾抱之，不離其身。金乃畏火，恐熱來熏，遂棄其母，逃於水中。水爲金子，而藏火神，閉門塞戶，內外不通，此謂冬時。土失其子，其氣衰微，水爲洋溢，浸漬其地，走擊皮膚，面目浮腫，歸於四肢。愚醫見水，直往下之，虛脾空胃，水遂居之，肺爲喘浮。肝反畏肺，故下沈沒，下有荊棘，恐傷其身，避在一邊，以爲水流。心衰則伏，肝微則沈，故令脉伏而沈。上醫遠（一作來）占，因轉孔穴，利其溲便，遂通水道，甘液下流，停其陰陽，喘息則微，汗出正流。肝著其根，心氣因起，陽行四肢，肺氣亭亭，喘息則安。腎爲安聲，其味爲鹹，倚坐母敗，洿臭如腥，土得其子，即成爲山，金得其母，名曰丘矣。

四時之序，逆順之變異也，然脾脉獨何主？脾脉者土也，孤藏以灌四傍者也。其善者不可得見，惡者可見。惡者何如？其來如水之流者，此謂太過，病在外；如鳥之喙者，此謂不及，病在中。太過則令人四肢沈重不舉，不及則令人九竅壅塞不通，名曰重強。

脾脉來而和柔相離，如雞踐地，曰平。長夏以胃爲本。脾脉來實而盈數，如雞舉足，曰脾病。脾脉來堅銳，如雞之喙（雞一作鳥），如鳥之距，如屋之漏，如水之流，曰脾死。

眞脾脉至弱而乍踈乍散（止作數），色黃青不澤，毛折乃死。

長夏胃微濡弱曰平，弱多胃少曰脾病，但代無胃曰死，濡弱有石曰冬病，石甚曰今病。

脾藏營，營舍意，愁憂不解則傷意，意傷則悶亂，四肢不

與毛悴色夭死于春

足太陰氣絶則脉不營其口唇口唇者肌肉之本也脉弗營則肌肉濡肌肉濡則人中滿人中滿則唇反唇反者肉先死甲篤乙死木勝土也

脾死藏浮之大緩（一作堅）按之中如覆杯絜絜狀如搖者死

六月季夏建未也坤未之間土之位脾王之時其脉大阿阿而緩曰平反得浮大而洪者是心之乘脾母之歸子為虛邪雖病易治反得微澀而短者是肺之乘脾子之乘母為實邪雖病自愈反得弦而長者是肝之乘脾木之剋土為賊邪大逆十死不治反得沈濡而滑者是腎之乘脾水之陵土為微邪雖病即差

右手關上陰絶者無脾脉也苦少氣下利腹滿身重四肢不欲動善嘔刺足陽明治陽

右手關上陰實者脾實也苦腸中伏伏如堅狀大便難刺足太陰治陰

脾脉長長而弱來疎去概（正作數）一再至曰平三至曰離經病四至脫精五至死六至命盡足太陰脉也

脾脉急甚為瘈瘲微急為鬲中滿食飲入而還出後沃沫緩甚為痿厥微緩為風痿四肢不用心慧然若無疾大甚為擊仆微大為脾疝氣裹大膿血在腸胃之外小甚為寒熱微小為消癉滑甚為㿗癃微滑為蟲毒蛕蝎腸鳴熱澀甚為腸㿗微澀為內潰多下膿血

脾脉搏堅而長其色黃當病少氣其耎而散色不澤者當病足䯒腫若水狀

黃脉之至也大而虛有積氣在腹中有厥氣名曰厥疝女子同法得之疾使四肢汗出當風

扁鵲曰脾有病則色萎黃實則舌本強直虛則多癖善吞注利其實若陽氣壯則夢飲食之類

脾在聲為歌在變動為噫在志為思思傷脾精氣并於脾則飢音主長夏病變於音者取之經恐懼而不解則傷精精傷則骨痠痿厥精時自下則病精是故五藏主藏精者也不可傷傷則守失而陰虛虛則無氣無氣則死

病先發於脾閉塞不通身痛體重一日之胃而腹脹二日之腎少腹腰脊痛脛痠三日之膀胱背膂筋痛小便閉十日不已死冬人定夏晏食

病在脾日昳慧平旦甚日中持下晡靜（素問作日出甚土水云日中持者謬也）

假令脾病東行若食雉兔肉及諸木果實得之不者當以春時發得病以甲乙日也

凡脾病之狀必身重善飢足痿不收（素問作善肌肉痿足不收甲乙作苦飢肌肉痿足不收）行善瘈脚下痛虛則腹滿腸鳴飱泄食不化取其經足太陰陽明少陰血者

脾脉沈之而濡浮之而虛苦腹脹煩滿胃中有熱不嗜食食而不化大便難四肢苦痺時不仁得之房內月使不來來而頻併

脾病其色黃飲食不消腹苦脹滿體重節痛大便不利其脉微緩而長此為可治宜服平胃丸瀉脾丸茱萸丸附子湯春當刺隱白冬刺陰陵泉皆瀉之夏刺大都季夏刺公孫秋刺商丘皆補之又當灸章門五十壯背第十一椎百壯

邪在脾胃肌肉痛陽氣有餘陰氣不足則熱中善飢陽氣不足陰氣有餘則寒中腸鳴腹痛陰陽俱有餘若俱不足則有寒有熱皆調其三里

有所擊仆若醉飽入房汗出當風則傷脾脾傷則中氣陰陽離別陽不從陰故以三分候死生

脾中風者翕翕發熱形如醉人腹中煩重皮肉瞤瞤而短氣也

脾中寒

脾水者其人腹大四肢苦重津液不生但苦少氣小便難

脾脹者善噦四肢急(一作實)體重不能衣(一作收)

趺陽脉浮而澀浮則胃氣強澀則小便數浮澀相搏大便則堅其脾爲約脾約者其人大便堅小便利而反不渴

脾氣弱病利下白腸垢大便堅不能更衣汗出不止名曰脾氣弱或五液注下青黃赤白黑

寸口脉弦而滑弦則爲痛滑則爲實痛即爲急實即爲踊痛踊相搏即胷脇搶急

趺陽脉浮而澀浮即胃氣微澀即脾氣衰微衰相搏即呼吸不得此爲脾家失度

寸口脉雙緊即爲入其氣不出無表有裏心下痞堅

趺陽脉微而濇微即無胃氣澀則傷脾寒在於膈而反下之寒積不消胃微脾傷穀氣不行食已自噫寒在胷膈上虛下實穀氣不通爲秘塞之病

寸口脉緩而遲緩則爲陽其氣長遲則爲陰榮氣促(一云不足)榮衞俱和剛柔相得三焦相承其氣必強

趺陽脉滑而緊滑即胃氣實緊即脾氣傷得食而不消者此脾不治也能食而腹不滿此爲胃氣有餘腹滿而不能食心下如飢此爲胃氣不行心氣虛也得食而滿者此爲脾家不治

病人鼻下平者胃病也微赤者病發癰微黑者有熱青者有寒白者不治脣黑者胃先病微燥而渴者可治不渴者不可治臍反出者此爲脾先落(一云先終)

凡人病脉以解而反暮微煩者人見病者差安而強與穀脾胃氣尚弱不能消穀故令微煩損穀則愈

診得脾積脉浮大而長飢則減飽則見䐜起與穀爭減心下累累如桃李起見於外腹滿嘔泄腸鳴四肢重足脛腫厥不能臥是主肌肉損色黃也

脾之積名曰痞氣在胃管覆大如盤久久不愈病四肢不收黃癉食飲不爲肌膚以冬壬癸日得之肝病傳脾脾當傳腎腎適以冬王王者不受邪脾復欲還肝肝不肯受因留結爲積故知痞氣以冬得之

脾病其色黃體青失溲直視脣反張爪甲青飲食吐逆體重節痛四肢不舉其脉當浮大而緩今反弦急其色當黃而反青者此是木之剋土爲大逆十死不治

宮音人者主脾聲也脾聲歌其音鼓其志愁其經足太陰厥逆陽明則榮衞不通陰陽翻祚陽氣內擊陰氣外傷傷則寒寒則虛虛則舉體消瘦語音沈澀如破鼓之聲舌強不轉而好咽唾口噤脣黑四肢不舉身重如山便利無度甚者不可治依源麻黃湯主之方在第八卷中又言聲憂懼舌本卷縮此是木剋土陽擊陰陰氣伏陽氣起起則實實則熱熱則悶亂體重不能轉側語聲拖聲氣深不轉而心急此爲邪熱傷脾甚則不可治若脣雖萎黃語音若轉可治

脾病爲瘧者令人寒腹中痛熱則腸中鳴鳴已汗出恒山丸主之方在第十卷中若其人本來少於瞋怒而忽反常瞋喜無度正言而鼻笑不荅於人此脾病聲之候也不盈旬月禍必至矣陰陽之疾經絡之源究尋其病取其所理然後行治萬無遺一也

黃爲脾脾合肉黃如鱓腹者吉脾主口脣脣是脾之餘其人土形相比於上宮黃色大頭圓面美肩背大腹好股胻小手足多肉上下相稱行安地舉足心平好利人不喜權勢善附人

耐秋冬不耐春夏。春夏感而生病。主足太陰。敦敦然脾應月。月有虧盈。脾小大隨人脣大小。上脣厚。下脣薄。無腭齗。脣缺破。此人脾不正。揭聳脣者則脾高。高則實。實則熱。熱則季脇痛滿。脣垂而大不堅者則脾下。下則虛。虛則危。危則寒。寒則身重不能行步。脣堅者則脾堅。堅則藏安。安則不病。脣上下好者則脾端正。端正則脾胃和利。人無病。脣偏舉者則脾偏痛好脹。凡人分部中陷起者。必有病生。胃陽明為脾之部而藏氣通於內。外部亦隨而應之。沈濁為內。浮清為外。若表病外入。所部則起。起則前瀉陽。後補陰。若裏病內出。所部則陷。陷則前治陰。後治陽。陽則實熱。陰則虛寒。寒主外。熱主內。

凡人死生休否。則藏神前變形于外。人脾前病。脣則焦枯無潤。若脾前死。脣則乾青白。漸縮急。齒噤不開。若天中等分墓色應之。必死不治。看色厚薄。決判賒促。賒則不盈四百日內。促則旬朔之間。脾病少愈而卒死。何以知之。曰青黑如拇指黶黶點見顏頰上。此必卒死。脾絶十二日死。何以知之。口冷足腫腹熱臚脹。泄利不覺其出時。（一日五日死）面青目黃者。五日死。病人著牀。心痛氣短。脾竭內傷。百日復愈。欲起傍徨。因坐於地。其亡倚牀。能治此者。可謂神良。又面黃目赤不死。黃如枳實死。吉凶之色在於分部。霏霏而見。黑黃入脣必病。不出其年。（其穴在鼻上當兩眼是其分部位也）若年上不應。三年之內禍必應也。

季夏土脾脈色黃。主足太陰脈也。其脈本在中封前上四寸之中。應在背輸與舌本。中封在內踝前一寸大筋裏宛宛中。脈本從中封上四寸是也。其脈根于隱白。隱白在足大指端內側是也。

其筋起於足大指之端內側。上結於內踝。其直者上結於膝內輔骨。上循陰股。結於髀。聚於陰器。上腹。結於臍。循腹裏結於脇。散於胸中。其內者著於脊。

其脈起於足大指之端。循指內側白肉際。過核骨後。上內踝前廉。上腨內。循胻骨後。交出厥陰之前。上循膝股內前廉。入腹。屬脾絡胃。上膈俠咽。連舌本。散舌下。其支者復從胃別上膈。注心中。合足陽明為表裏。陽明之本在厲兌。足趺上大指間上三寸骨解中也。同會于手太陰。

其足太陰之別名曰公孫。去本節後一寸。別走陽明。其別者入絡腸胃。主脾生病。實則胃熱。熱則腹中切痛。痛則陽病。陽脈反大於寸口三倍。病則舌強。筋轉。卵縮牽陰股引髀痛。腹脹身重。食飲不下。煩心。心下急注脾。脾病。虛則胃寒。寒則腹中鼓脹。脹則陰病。陰脈反小於寸口一倍。病則泄水。不能臥而煩。強立股膝內痛。若筋折紐之紐之者。脈時綴綴動也。發動甚者死不治。

四季之月。各餘十八日。此為四季之餘日。主脾胃。黃肉隨病也。（一作內陽病）其源從太陰陽明相格。節氣相移。三焦寒濕不調。四時關格而起。則藏腑傷痾。隨時受癘。陽氣外泄。陰氣內伏。其病相反。若腑虛則陰邪所加。頭重頸直。皮肉強痺。若藏實則陽疫所傷。蘊而結核。起於喉頸之側。布毒熱於皮膚分肉之中。上散入髮際。下貫顳顬。隱隱而熱。不相斷離。故曰黃肉隨病也。

扁鵲曰。灸肝脾二輸。主治丹毒。四時隨病。當依源補瀉。虛實之痾。皮肉隨熱。則須鎌破。薄貼。方咒促治。疾無逃矣。

脾虛實第二（論一首 脈四條 方二十三首 灸法一首）

脾實熱

右手關上脈陰實者。足太陰經也。病苦足寒脛熱。腹脹滿。煩擾不得臥。名曰脾實熱也。

治舌本強直，或夢歌樂而體重不能行，宜瀉熱湯方

前胡　茯苓　龍膽　細辛　芒消各三两　杏人四两　玄參　大青各二两　苦竹葉切一升

右九味，㕮咀，以水九升，煮取三升，分三服，食後服。

射干煎方，主治同前。

射干八两　大青三两　石膏十两一作一升　赤蜜一升

右四味，㕮咀，以水五升，煮取一升五合，去滓，下蜜，煎取二升，分三服。

治脾熱面黄目赤，季脅痛滿方。

半夏八两一　枳實　梔子　茯苓　芒消各三两　細辛五两　白朮　杏人各四两　生地黄切一升　淡竹葉切一升　母薑八两

右十一味，㕮咀，以水九升，煮取三升，去滓，下芒消，分三服。

治脾橫方。

若赤黑發如瓜大，煎羊脂摩之。

又方　末赤小豆，和雞子白傅之。

四肢寒熱，腰疼不得俛仰，身黄腹滿，食嘔，舌根直，灸第十一椎上及左右各一寸五分三處，各七壯。

脾胃俱實

右手關上脉陰陽俱實者，足太陰與陽明經俱實也。病苦脾脹腹堅，搶脅下痛，胃氣不轉，大便難，時反泄利，腹中痛，上衝肺肝，動五藏，立喘鳴，多驚，身熱汗不出，喉痺精少，名曰脾胃俱實也。

瀉熱方。

大黄　麻黄　黄芩各四两　杏人　赤茯苓　甘草　橘皮　芒消　澤瀉各三两

右九味，㕮咀，以水九升，煮取三升，絞去滓，内大黄，煮兩沸，去滓，下芒消，分三服。

治脾脉厥逆，大腹中熱切痛，舌強腹脹，身重食不下，心注脾急痛，大黄瀉熱湯方。

大黄三两細切水一升半別漬一宿　澤瀉　茯苓　黄芩　細辛　芒消各二两　甘草三两　橘皮二两

右八味，㕮咀，以水七升，煮取三升三合，去滓，下大黄，更煎兩沸，去滓，下芒消，分三服。

治脾熱脅痛，熱滿不歇，目赤不止，口脣乾裂方。

石膏一斤碎　生地黄汁　赤蜜各一升　淡竹葉切五升

右四味，先以水一斗二升，煮竹葉取七升，去滓，澄清，煮石膏取一升五合，去滓，下地黄汁兩沸，次下蜜，煎取三升，細細服之。

治脾熱偏一邊痛，胸滿脇偏脹方。

茯苓　橘皮　澤瀉各三两　芍藥　白朮各四两　人參　桂心各二两　石膏八两　半夏六两　生薑切一升　桑根白皮一升

右十一味，㕮咀，以水一斗二升，煮取三升，去滓，分三服。若須利下，加芒消二兩佳。

脾虛冷

右手關上脉陰虛者，足太陰經也。病苦泄注，腹滿氣逆，霍乱嘔吐，黄癉，心煩不得卧，腸鳴，名曰脾虛冷也。

治虛脹，脅痛肩息，有時發作，悉補之方。

五加根皮一斤　猪椒根皮二斤　丹參　橘皮各一

地骨皮　乾薑　白术各八兩　乾地黄
芎藭　附子各五兩　桂心　桔梗各四兩
大棗五十枚　甘草三兩

右十四味，㕮咀。以酒四斗漬五七日。服七八合。加至一升。日再服。

治脾寒飲食不消。勞倦氣脹。噫滿。憂恚不樂。檳榔散方。

檳榔八枚，皮子並用　人參　茯苓　陳麴
厚朴　麥蘖　白术　吴茱萸各二兩

右八味，治下篩。食後酒服二方寸匕，日再。一方用橘皮一兩半。

温脾丸。治久病虚羸。脾氣弱。食不消。喜噫方。

黄蘗　大麥蘖　吴茱萸　桂心
乾薑　細辛　附子　當歸
大黄　麴　黄連各一兩

右十一味，末之。蜜丸如梧子。每服十五丸。空腹酒服。日三。

麻豆散。主脾氣弱。不下食。餌此以當食方。

大豆黄二升　大麻子三升，熬令香

右二味，治下篩。飲和服一合。日四五。任情多少。

脾胃俱虚

右手關上脉陰陽俱虚者，足太陰與陽明經俱虚也。病苦胃中如空狀。少氣不足以息。四逆寒，泄注不已。名曰脾胃俱虚也。

治腹脹善噫。食則欲嘔，泄澼溏下，口乾，四肢重，好怒，不欲聞人聲。忘誤，喉痹，補之方。

黄連一兩　禹餘粮二兩　白术三兩　大麻子五兩
乾薑三兩　桑白皮八兩　大棗二十枚

右七味，㕮咀。以水一斗二升。煮取二升。分四服。

治脾胃俱虚。苦飢寒痛方。

人參　當歸　桂心　茯苓
桔梗　芎藭各五兩　厚朴　甘草
橘皮　吴茱萸各二兩　白术五兩　麥蘖一升

右十二味，㕮咀。以水一斗二升。煮取三升。分三服。

治脾胃俱虚冷。白术散方。

白术　厚朴　人參　吴茱萸
茯苓　麥蘖　麴　芎藭各三兩

右八味，治下篩。酒服方寸匕。食後日三。一方加大腹、橘皮。

凡身重不得食。食無味。心下虚滿。時時欲下。喜卧者。皆針胃管太倉。服建中湯及服此平胃丸方。建中湯方出第十九卷中

杏人五十枚　丹參三兩　苦參　葶藶
玄參各二兩　芎藭　桂心各一兩

右七味，末之。蜜丸如梧子。酒服五丸。日三。以知爲度。

崔文行平胃丸。治丈夫小兒食實不消。胃氣不調。或温壯熱結。大小便不利者。有病冷者。服露宿丸。熱藥後當進此丸。

調胃方。

大黄二兩　小草　甘草　芍藥
芎藭　葶藶各一兩　杏人五十枚

右七味，末之。蜜丸。飲服如梧子五丸。日三。一歲兒二丸。漸加之。千金翼有昌蒲、當歸、乾薑、茯苓、麥門冬、細辛，爲十三味，無杏人

論曰。凡病宿食在上管。當吐之。脉數而滑者。實也。有宿食不消。下之愈。胃中有澼。食冷物即痛。不能食。有熱物即欲食。大腹有宿食。寒慄發熱如瘧狀。宿食在小腹者。當暮發熱。明旦復止。寸脉緊。即頭痛風寒。或腹中宿食不化。寸口脉緊者。如轉索。左右無常。脾胃中有宿食不消。寸口脉浮而大。按之反

澀尺中微而澀故知宿食

大麴糵丸主消穀斷下溫和又寒冷者長服不患霍亂方

大麥糵　麴各一升　附子　乾薑
當歸　人參各三兩　赤石脂一兩　桔梗
女萎各二兩　吳茱萸　皂莢各五兩　蜀椒二兩半
烏梅五十枚

右十三味末之蜜酢中半漬梅一宿蒸三斗米下去核擣如泥和藥蜜和擣三千杵服十丸日三下甚者加龍骨阿膠艾各三兩

消食斷下丸寒冷者常服之方

麴　大麥糵各一升　吳茱萸四兩

右三味末之蜜和服十五丸如梧子日三

乾薑散治不能食心意冥然忘食方

法麴　乾薑　豉　蜀椒　大麥糵各一升

右五味合治下篩食後服五方寸匕日三以能食爲度

消食丸治數年不能食方

小麥糵　麴各一升　乾薑　烏梅各四兩

右四味末之蜜和服十五丸日再加至四十丸寒在胷中及反胃番心者皆差

麴糵散主消穀能食除腸中水氣臚脹方

法麴　杏人　麥糵各五兩

右三味治下篩食後酒服一合日三

脾勞第三論一首 方二首

論曰凡脾勞病者補肺氣以益之肺王則感於脾是以聖人春夏養陽氣秋冬養陰氣以順其根本矣肝心爲陽脾肺腎爲陰逆其根則伐其本陰陽四時者萬物之終始也

治脾勞實四肢不用五藏乖反脹滿肩息氣急不安承氣泄實熱半夏湯方

半夏　宿薑各八兩　茯苓　白术
杏人各三兩　竹葉切一升　橘皮　芍藥各四兩
大棗二十枚

右九味㕮咀以水一斗煑取三升分四服

治脾虛寒勞損氣脹噫滿食不下通噫消食膏酒方

猪膏三升　宿薑汁五升　吳茱萸一升　白术一斤

右四味擣茱萸术等二物細細下篩爲散内薑汁膏中煎取六升溫清酒一升進方寸匕日再

肉極第四論一首 方六首

論曰凡肉極者主脾也脾應肉肉與肌合若脾病則肉變色又曰至陰遇病爲肌痺肌痺不已復感於邪内舍於脾體癢淫淫如鼠走其人身上津液脫腠理開汗大泄鼻端色黃是其相也凡風氣藏於皮膚肉色則敗以季夏戊巳日傷於風爲脾風脾風之狀多汗陰動傷寒寒則虛虛則體重怠墮四肢不欲舉不嗜飲食食則欬欬則右脅下痛陰陰引肩背不可以動轉名曰厲風裏虛外實若陽動傷熱熱則實實則人身上如鼠走脣口壞皮膚色變身體津液脫腠理開汗大泄名曰惡風而須決其綱紀知其終始陰陽動靜肉之虛實實則瀉之虛則補之能治其病者風始入肉皮毛肌膚筋脉之間即須決之若入六腑五藏則半死矣

扁鵲曰肉絕不治五日死何以知之皮膚不通外不得泄凡肉應足太陰太陰氣絕則脉不營其肌肉脣反者氣盡則肉先死使良醫妙藥終不治也

治肉熱極肌痺淫淫如鼠走身上津液脫腠理開汗大泄爲

脾風，風氣藏於皮膚，肉色敗，鼻見黃色，麻黃止汗通肉解風痺湯方。

麻黃　枳實　細辛　白朮

防已（各三兩，作防風）　生薑　附子（各四兩）　甘草

桂心（各二兩）　石膏（八兩）

右十味，㕮咀，以水九升，煮麻黃，去沫，下諸藥，煮取三升，分三服。

治肉極虛熱，肌痺淫淫如鼠走身上，津液開泄，或痺不仁，四肢急痛，西州續命湯方。

麻黃　生薑（各三兩）　當歸　石膏（各二兩）

芎藭　桂心　甘草　黃芩

防風　芍藥（各一兩）　杏人（四十枚）

右十一味，㕮咀，以水九升，先煮麻黃，除沫，下諸藥，煮取三升，去滓，分四服，日再。

治肉極熱，則身體津液脫，腠理開，汗大泄，厲風氣，下焦脚弱，越婢湯方。出第七卷中。

治肉熱極，則體上如鼠走，或如風痺，脣口壞，皮膚色變，石南散主諸風大病方。

石南（十八銖）　署預　天雄　桃花（一作桃人）

甘菊花　芍藥（各一兩，本作甘草）　黃耆（十八銖）　山茱萸（一兩十八銖）

真朱（十八銖）　石膏（二兩）　升麻　萎蕤（各一兩半）

右十二味，治下篩，酒服方寸匕，日再，食後服。

治肉極虛寒為脾風，陰動傷寒，體重怠墮，四肢不欲舉，關節疼痛，不嗜飲食，虛極所致，大黃耆酒方。

黃耆　桂心　巴戟天　石斛

澤瀉　茯苓　柏子人　乾薑

蜀椒（各三兩）　防風　獨活　人參（各二兩）

天雄　芍藥　附子　烏頭

茵芋　半夏　細辛　白朮

黃芩　栝樓根　山茱萸（各一兩）

右二十三味，㕮咀，絹袋貯，以清酒三斗漬之，秋冬七日，春夏三日，初服三合，漸漸加，微痺為度，日再。

治肉極虛寒，卒中風，口噤不能言，四肢緩縱，偏攣急痛，注五藏，恍惚喜怒無常，手脚不隨方。

獨活　茵芋　黃芩（各三兩）　甘草

防風　芍藥　芎藭　麻黃

葛根（各二兩）　人參（一兩）　烏頭（三枚）

右十一味，㕮咀，以水一斗，竹瀝四升，合煮取四升，分四服，日三夜一。

肉虛實第五（論一首　方二首）

論曰：夫肉虛者，坐不安席，身危變動；肉實者，坐安不動，喘氣。肉虛實之應，主於脾。若其腑藏有病，從肉生，熱則應藏，寒則應腑。

治肉虛坐不安席，好動，主脾病，寒氣所傷，五加酒方。

五加皮　枸杞皮（各二升）　乾地黃　丹參（各八兩）

杜仲　石膏（一斤，一作石床）　乾薑（四兩）　附子（三兩）

右八味，㕮咀，以清酒二斗，漬三宿，一服七合，日再。

治肉實坐安席，不能動作，喘氣，主脾病，熱氣所加，關格，半夏湯除喘方。

半夏　宿薑（各八兩）　杏人（五兩）　細辛

橘皮（各四兩）　麻黃（一兩）　石膏（七兩）　射干（二兩）

右八味，㕮咀，以水九升，煮取三升，分三服，須利下，並消三兩。

秘澀第六 論一首 灸法十五首 方四十一首

論曰：有人因時疾差後得秘塞不通，遂致夭命，大不可輕之，所以備述。雖非死病，凡人不明藥餌者，拱手待斃，深可痛哉！單複諸方，以虞倉卒耳。凡大便不通，皆用滑膩之物及冷水並通也。凡候面黃者，即知大便難。

趺陽脉浮而澀，浮則胃氣強，澀則小便數，浮澀相搏，大便則堅，其脾爲約。脾約者，其人大便堅，小便利而不渴，麻子人丸方。

麻子人二升 枳實八兩 杏人一升 芍藥八兩 大黃一斤 厚朴一尺

右六味，末之，蜜丸如梧子，飲服五丸，日三，漸加至十丸。綱外臺無杏人

治關格大便不通方

芒消二兩 烏梅 桑白皮各五兩 芍藥 杏人各四兩 麻人二兩 大黃八兩

右七味，㕮咀，以水七升，煮取三升，分三服。一本無烏梅，加枳實、乾地黃各二兩。

治大便秘塞不通神方

猪羊膽無在，以筒灌三合許，令深入，即出矣。出不盡，須臾更灌。一方加冬葵子汁和之，亦妙。又椒豉湯五升，和猪膏三合，灌之佳。臨時易可得即用之。又煎蜜成煎如人指大，深內穀道佳。又無灰濃酒半升，監三錢匕，鍊成，如上法。

三黃湯 治下焦熱結不得大便方。

大黃三兩 黃芩二兩 甘草一兩 梔子二七枚

右四味，㕮咀，以水五升，煮取一升八合，分三服。若大秘，加芒消二兩。

淮南五柔元 治秘澀及虛損不足，飲食不生肌膚，三焦不調，和榮衛，利腑藏，補三焦方。

大黃一升，蒸三斗米下 前胡二兩 半夏 蓯蓉 芍藥 茯苓 當歸 葶藶 細辛各一兩

右九味，末之，蜜和合，擣萬杵，爲丸梧子大，食後服十五元，稍增之，日再。崔氏云：令人喜飯，消穀益氣。有憂者加松實半兩、菴藺半兩，服之緩中，不如意便服之。又有黃芩一兩

大五柔丸 主藏氣不調，大便難，通榮衛，利九竅，消穀益氣力方。

大黃 芍藥 枳實 蓯蓉 葶藶 甘草 黃芩 牛膝各二兩 桃人一伯枚 杏人四十枚

右十味，末之，蜜和丸如梧子，一服三丸，日三，加至二十元，酒下。

濡藏湯 主大便不通六七日，腹中有燥屎，寒熱煩迫，短氣汗出脹滿方。

生葛根二升 猪膏一升 大黃一兩

右三味，㕮咀，以水七升，煮取五升，去滓，內膏，煎取三升，澄清，強人頓服，羸人再服。亦治大小便不通。

治大便不通方

商陸 牛膝各三斤 大戟一斤 大豆五升

右四味，㕮咀，以水五升，煮取二升，以大豆五升煎令汁盡，至豆乾。初服三枚，以通爲度。

又方

蜜和胡鷰屎，內大孔中，即通。

又方

水四升，蜜一升，合煮熟，冷灌下部中，一食頃即通。

又方。
鹽半合蜜三合合煎如餳出之著冷水中丸如檳榔。形如指許大深内下部中立通。

治大便難方
單用豉清醬清羊酪土瓜根汁灌之立通。

又方。以醬清漬烏梅灌下部中。

又方。
桑根白皮　榆根白皮各壹把
右二味㕮咀以水三升煑取一升半分三服。

又方。桃皮三升水五升煑取一升頓服。

又方。水一升煑羊蹄根一把取半升頓服。

又方。常煑麻子取汁飲。

又方。常服蜜煎五合。

又方。
豬脂和陳葵子末爲丸如梧子每服十丸通即止

又方。水服桃花方寸匕無桃花白皮亦得。

又方。常服車前子及葉並良。

又方。擣葵根汁生服。

又方。
好膠叁寸　葱白壹把
右二味以水四升煑取一升半頓服之即下。

又方。
葵子　牛酥壹升豬脂亦用得
右二味以水三升煑葵子取一升内酥煑一沸待冷分二服。

又方。葵子汁和乳汁等分服之立出。

又方。
醬清三升　麻油二升　葱白三七
右三味合煑令黑去滓待冷頓服之一方不用醬清。

芒消丸治脹滿不通方
芒消　芍藥各一兩半　黃芩一兩六銖　杏人
大黃各二兩
右五味末之蜜丸如梧子飲服十五丸加至二十丸取通利爲度日三。

又方。
通草　朴消各四兩　郁李人　黃芩
瞿麥各三兩　車前子五合一方六兩一方二升
右六味㕮咀以水八升煑取二升半分二服一方用絹袋盛煑頓服二升。

又方
獨頭蒜燒熟去皮綿裹内下部中氣立通又削薑裹鹽導之及乾薑鹽杏人擣丸導之並佳。

治脹滿閉不下方
吳茱萸一升　乾薑　大黃　當歸
桂心　芍藥　甘草　芎藭各二兩
人參　細辛各一兩　桃白皮一把　眞朱半兩
雄黃十八銖
右十三味㕮咀以水一斗煑取三升去滓内雄黃眞朱末酒一升微火煑三沸服一升得下即止

走馬湯主一切卒中惡心痛腹脹大便不通方出第十三卷心腹痛篇

巴豆丸主寒癖宿食久飲飽不消大祕不通方
巴豆人一升清酒五升煑三日三夕碎大熟合酒微

火煎。令可丸如胡豆。欲取吐下者服二丸。

練中丸。主宿食不消大便難方。

大黃（八兩）　葶藶　杏人　芒消（各四兩）

右四味末之。蜜丸如梧子。食後服七丸。日二。稍加。（肘後名承氣丸）

大便難。灸第七椎兩傍各一寸七壯。

又灸承筋二穴各三壯。在腨中央陷內。

大便不通。灸俠玉泉相去各二寸。名曰腸遺。隨年壯。（一云二寸半）

又灸大敦四壯。在足大指聚毛中。

大便閉塞。氣結心堅滿。灸石門百壯。

後閉不通。灸足大都隨年壯。

治老人小兒大便失禁。灸兩脚大指去甲一寸三壯。又灸大指奇間各三壯。

治大小便不通方。

葵子（一升末）　青竹葉（一把）

右二味以水三升煑五沸。頓服。

又方。

葵子（一升）　榆皮（一升切）

右二味以水五升。煑取二升。分三服。

又方。

葵子一升。以水三升。煑取一升。去滓。內猪脂一升。空腹分二服。

又方。

甑帶煑取汁。和蒲黃方寸匕。日三服。

又方。

猪脂一斤。以水二升。煑三沸。飲汁立通。

治大小便不利方。

葵子（一升）　消石（二兩）

右二味以水五升。煑取二升。分再服。

治小兒大小便不通方。

擣白花胡葵子末。煑汁服之。

又方。

末雞屎白。服一錢匕。

大小便不利。欲作腹痛。灸榮衞四穴百壯。穴在背脊四面各一寸。

腹熱閉。時大小便難。腰痛連胷。灸團岡百壯。穴在小腸輸下二寸。橫三間寸灸之。

大小便不通。灸臍下一寸三壯。

又灸橫文百壯。

大小便不利。灸八窌百壯。穴在腰目下三寸。俠脊相去四寸。兩邊各四穴。計八穴。故名八窌。（音遼）

小兒大小便不通。灸口兩吻各一壯。

小便不利。大便數注。灸屈骨端五十壯。

小便不利。大便注泄。灸天樞百壯。穴在俠臍相去三寸。魂魄之舍。不可針。大法在臍傍一寸。合臍相去可三寸也。

備急千金要方卷第十五上

備急千金要方卷第十五下

朝奉郎守太常少卿充秘閣校理判登聞檢院上護軍賜緋魚袋臣林億等校正

熱痢第七 論一首 脉證二十四條 方二十六首 灸法十首

論曰余立身已來二遭熱痢一經冷痢皆日夜百餘行乃至移牀就廁其困篤如此但率意自治者尋手皆愈乃知此疾天下易治但中性之徒率情驕倨良藥苦口不能克已早餌朝遇暮過望其自差疾勢日增胃氣漸弱心力俱微食飲與藥皆不能進既不時愈便稱痢病難治斯皆自誤也學者須深達斯旨然此病隨宜服一物皆得差之惟須力意苦已服食以差爲限則無不愈也又大須慎口味重者差後百日次者一月日所以常哀驕恣者不能自慎興言於此以爲至慨矣古今痢方千萬首不可具載此中但撮其效者七八而已雖然弘之在人也何則陟釐丸烏梅丸松皮散等暴痢服之何有不差其溫脾湯建脾丸方出冷痢篇下久下得之焉能不愈大凡痢有四種謂冷熱疳蠱冷則白熱則赤疳則赤白相雜無復節度多睡眼澀蠱則純痢瘀血熱則多益黃連去其乾薑冷則加以熱藥疳則以藥吹灌下部蠱毒則以蠱法治之藥既主對相當痢者復自勉勵服餌焉有不愈者也

凡服止痢藥初服皆劇愚人不解即止其藥不服此特不可但使藥與病源的相主對雖劇但服不過再三服漸漸自知惟非其主對者本勿服也

凡痢病通忌生冷酢滑豬雞魚油乳酪酥乾脯醬粉鹹所食諸食皆須大熟爛爲佳亦不得傷飽此將息之大經也若將息失所聖人不救也

下利脉滑而數有宿食當下之

下利脉遲而滑者實也利爲未止急下之

下利脉反滑當有所去下乃愈

下利不欲食者有宿食當下之

下利而腹痛滿爲寒實當下之

下利腹中堅者當下之

下利而讝語者腹內有燥屎宜下之

下利三部皆平一作浮按其心下堅者急下之

下利差至其年月日時復發者此爲下不盡更下之愈

風寒下者不可下下之後心下堅痛脉遲一作浮此爲寒但當溫之脉沉緊下之亦然脉大浮弦下之當已下利脉浮大此爲虛以強下之故也設脉浮革者因爾腸鳴當溫之

下利脉遲緊爲痛未欲止當溫之得冷者滿而便腸垢

下利身軀疼痛急救裏諸溫之屬可與理中肆逆附子湯熱藥輩

下利大孔痛者當溫暖之

下利腹脹滿身體疼痛者先溫其裏乃攻其表

下利清穀不可攻其表汗出必脹滿

下利氣者當利其小便

下利脉反浮數尺中自濇其人必清膿血

下利脉數而渴者今自愈設不差必清膿血有熱故也

下利脉沉弦者下重其脉大者爲未止脉微弱數者爲欲自止雖發熱不死

下利脉沉而遲其人面少赤身有微熱下利清穀必鬱冒汗出而解病人必微厥所以然者其面戴陽下虛故也

下利有微熱而渴脉弱者今自愈

下利脉數有微熱汗出今自愈設脉緊爲未解

下利脉反弦發熱身汗者自愈

下利脉大浮弦下當已
下利舌黃燥而不渴胷中實下不止者死
下利後脉絶手足厥冷晬時脉還手足温者生不還不温者死
下利手足厥冷無脉者灸之不温若脉不還反微喘者死少陰負趺陽者爲順
凡六腑氣絶於外者手足寒上氣脚縮五藏氣絶於内者下不自禁下甚者手足不仁也細尋取之萬不失一下病體略例如此耳
素問曰春傷於風夏爲膿血凡下多滯下也夏傷於風秋必洞泄秋多下水也患是冷也夫積冷積熱及水穀實而下者以大黃湯下之强人勿過兩劑皆消息五六日更進一劑其補澀湯不效者三兩日可進一劑
陟釐丸治百病下痢及傷寒身熱頭痛目赤四肢煩疼不解協熱下痢或醫已吐下之腹内虚煩欲得冷飲飲不能消腹中急痛温食則吐乍熱乍冷狀如温瘧或小便不利氣滿嘔逆下痢不止方
水中陟釐五兩 漢中木防已六兩 紫石英三兩
厚朴一兩 隴西當歸四兩 黃連二兩
三歲醇苦酒五升 上好豉三升
右八味皆取真新者以苦酒二升漬防已極令潤出之留苦酒置以利刀切防已厚令一分使厚薄悉等以板瓦覆著炭火上以厚紙藉瓦上布成切防已著紙上訖從頭依次反周而復始令色槁燥復漬向餘苦酒中更出著瓦上熬之如此盡苦酒止勿令火猛徐徐熬令極燥各擣下篩畢都合擣千杵以餘二升苦酒漬豉一宿明旦以瓦盆盛之以一盆覆之蒸五升土下須土氣通流熟出之於盆中研豉以新布絞取其濃汁如棗膏法以和藥擣三千杵頓丸皆如水中雞頭子大分著數囊中懸令陰乾取燥乃更盛著瓷中以蠟密封其際勿令見風塵此藥以三丸爲一劑平旦以井華水服一劑晝服一劑暮服一劑皆以水服之初服寧少食當餔食水飡欲服藥若食飲消腹中調和者日可一服若已差者二三日可一服消息以意若病重藥力未行者但益服之日可四五劑或時下不止者當復更增令腹中有藥力飲食消是其效也新服藥未安調當水飡助藥力心中了然然後可作羹臛但當冷食之耳若有時不喜冷食者正是藥力盡耳復益服藥至一宿許則復欲進冷也若欲不復藥者但稍温食藥力自盡矣服藥不必須强多飲水也自隨體調耳久下虚服之如法禁熱食生魚猪肉蒜生菜酒緣酒發藥力令病者煩熱也又禁辛物及諸肥膩難消物皆勿食也若有風病加防風一兩人虚羸可加石斛一兩若宿有下痢腸胃損弱者可加太一餘粮二兩半取石中黃軟香者若婦人産後疾加石硫黃二兩小便黃赤不利加蒲黃一兩依方消息之無不得效也胡洽云舊有五石赤石脂白石英鍾乳礬石井禹餘粮各四兩常以二月合之

下痢熱諸治不差方
烏梅一升 黃連一斤金色者
右二味末之蜜和服如梧子二十丸日三夜二神妙
治積久三十年常下痢神方
赤松皮去上蒼皮切一斗爲散麪粥和一升服之日三差即止不過服一斗永差三十年痢服之百日差
治熱毒痢苦參橘皮丸方
苦參 橘皮 獨活 阿膠

藍青　黃連　鬼臼一作鬼箭羽　黃蘗

甘草

右九味等分，末之，以蜜烊膠和併手丸之，如梧子，乾之。飲服十九，日三，稍加之，卒下注痢者大良。

治諸熱毒下黃汁，赤如爛血，滯如魚腦，腹痛壯熱方。

黃蘗　黃芩　升麻　石榴皮各六分

白頭翁　寄生　當歸　牡蠣

犀角　甘草各一兩　黃連二兩　艾葉二分

右十二味，㕮咀，以水六升，煮取三升，分三服。

龍骨丸，主下血痢腹痛方。

龍骨　當歸　龍膽　附子

乾薑　黃連　羚羊角各三十銖　赤石脂

礬石各一兩半　犀角　甘草　熟艾各八十銖

右十二味，末之，蜜和，先食服如小豆十五丸，日三，加至二十九。

又方。

牛角䚡　當歸　龍骨　乾薑

熟艾各三兩　附子　黃蘗　赤石脂

芎藭　阿膠　厚朴　甘草

橘皮　芍藥　石榴皮各二兩　大棗二十枚

黃連五合　升麻一兩半　蜀椒一兩

右十九味，㕮咀，以水一斗三升，煮取四升，去滓，內牛角䚡末、阿膠消，以綿絞去滓，分七服，日四夜三。千金翼無橘皮

治血痢方。

蒲黃三合　乾地黃　桑耳　甘草

芒消　茯苓　人參　柏葉

阿膠　艾葉各二兩　赤石脂五分　禹餘糧

黃連各一兩　生薑二兩

右十四味，㕮咀，以水一斗，煮取四升，分溫五服，神效。

治下雜血方。

乾藍　犀角　地榆各二兩　蜜一合

右四味，㕮咀，以水五升，煮取一升半，去滓，下蜜，煎取五合，分三服。此治熱毒蠱妙。

治熱毒下黑血，五內絞切痛，日夜百行，氣絕欲死方。

黃連一升　龍骨　白朮各二兩　阿膠

乾薑　當歸　赤石脂各三兩　附子一兩

右八味，㕮咀，以水一斗，煮取五升，分五服。余以正觀三年七月十二日忽得此熱毒痢，至十五日，命將欲絕，處此方藥，入口即定。

治下血日夜七八十行方。

黃連　黃蘗各四兩

右二味，㕮咀，淳酢五升，煮取一升半，分再服。

白頭翁湯，治赤滯下血，連月不差方。

白頭翁　厚朴　阿膠　黃連

秦皮　附子　黃蘗　茯苓

芍藥各二兩　乾薑　當歸　赤石脂

甘草　龍骨各三兩　大棗三十枚　粳米一升

右十六味，㕮咀，以水一斗二升，先煮米令熟，出米，內藥，煮取三升，分四服。

治下赤連年方。

地榆　鼠尾草各一兩

右二味，㕮咀，以水二升，煮取一升，分二服。如不止，取屋塵

水漬，去滓，一升分二服。古今録驗方云：服屋塵汁一小盃。

又方

鼠尾草　薔薇根　秦皮如無，用檞皮代之

右三味，等分，㕮咀，以水淹煎，去滓，銅器重釜煎，成丸如梧子，服五六丸，日三，稍增，差止。亦可濃汁服半升。

治大熱毒純血痢不可差者方

黄連陸兩，㕮咀，以水七升，煑取二升半，夜露著星月下，旦起空腹頓服之，卧將息，即止。不差，加黄芩二兩，更作服之。仍不差者，以瘖痢法治之。

治下久赤白連年不止，及霍乱，脾胃冷實不消，温脾湯方

大黄四兩　人參　甘草　乾薑各二兩

附子一枚，大者

右五味，㕮咀，以水八升，煑取二升半，分三服，臨熟下大黄。與後温脾湯小異，須大轉瀉者，當用此方神效。

治熱痢水穀方

黄連　阿膠各二兩　烏梅四十枚　黄蘗一兩

梔子三十枚

右五味，㕮咀，以水五升，煑取二升半，分三服。亦治䘌神良。

治下痢絞痛腸滑不可差方

黄連六兩　阿膠　鼠尾草　當歸

乾薑各三兩

右五味，㕮咀，若大冷白多，以清酒一斗，煑取三升，分三服。若熱及不痛者，去乾薑、當歸，以水煑之。

黄連湯治赤白痢方

黄連　黄蘗　乾薑　石榴皮

阿膠各三兩　當歸二兩　甘草一兩

右七味，㕮咀，以水七升，煑取三升，分三服。

茯苓湯，治因下空竭欲死，滞下膿血，日數拾行，羸篤垂死，老少並宜服方

茯苓　黄蘗　黄連　龍骨

人參　乾薑　黄芩　桂心

芍藥　當歸　梔子人　甘草各半兩

赤石脂一兩　大棗十二枚

右十四味，㕮咀，以水五升，煑取二升，分再服。不差，滿三劑。此方主風虚冷痢最佳。

女萎丸，治熱病時氣下赤白痢，遂成䘌方

女萎三分　烏頭　桂心各四分　黄連

雲實各二分　藜蘆三分　代赭一分

右七味，末之，蜜和為丸如梧子大，服二丸，大下痢，宿勿食，清旦以冷水服之，勿飲食，至日中過後，乃飲食。若得藥力，明旦更服如前。亦可長服。虚羸，晝夜百行，膿血亦差。亦名雲實丸。

治赤白下痢，大孔蟲生，悉皆差，此名聖湯方

鼠尾草二兩　豉一升　生薑　梔子人各六兩　桃皮一握

右五味，㕮咀，以水七升，煑取二升半，分三服。一本單用桃皮，以酒煑服之。

治赤白滞下方

成煎猪膏三合　清酒五合

右二味，緩火煎十沸，適寒温，頓服之，取差止。

又方　酒四升，煑錢四十文，取二升，分三服。

又方　亂髮雞子大，燒，末，水服，不過三服。

治冷熱不調，或水，或膿，或五色血者方

酢石榴五枚，合殻子擣，絞取二升汁，服五合，差止。

泄痢食不消，不作肌膚，灸脾輸隨年壯。

泄注五痢便膿血，重下腹痛，灸小腸輸百壯。

泄痢久下失氣勞冷，灸下腰百壯，三報，穴在八魁正中央脊骨上，灸多益善也。三宗骨是忌針。

泄痢不禁，小腹絞痛，灸丹田百壯，三報，穴在臍下二寸，針入五分。

泄痢不嗜食，食不消，灸長谷五十壯，三報，穴在俠臍相去五寸，一名循際。

泄痢赤白漏，灸足太陰五十壯，三報。

久泄痢百治不差，灸足陽明下一寸高骨之上陷中，去大指岐三寸，隨年壯。

又屈竹量正當兩胯脊上點訖，下量一寸點兩傍各一寸，復下量一寸當脊上合三處，一灸三十壯，灸百壯以上，一切痢皆斷，亦治濕𧏾冷，脊上當胯點處不灸。

又灸臍中稍稍二三百壯。

又灸關元三百壯，十日灸，并治冷痢腹痛，在臍下三寸也。

赤白下，灸窮骨，惟多為佳。

冷痢第八 論一首 方三十二首

論曰：舊治痢於貴勝用建脾丸多效，今治積久冷痢，先以温脾湯下訖，後以建脾丸補之，未有不效者。貧家難以克辦，亦無可將息也。

温脾湯 治積久冷熱赤白痢者方。

大黃 桂心各三兩 附子 乾薑 人參各一兩

右五味，㕮咀，以水七升，煑取二升半，分三服。與前温脾湯小異。

建脾丸 治虛勞羸瘦，身體重，脾胃冷，飲食不消，雷鳴腹脹，泄痢不止方。

鍾乳粉三兩 赤石脂 好麴 大麥蘖
當歸 黃連 人參 細辛
龍骨 乾薑 茯苓 石斛
桂心各二兩 附子一兩 蜀椒六兩

右十五味，末之，白蜜丸如梧子，酒服十丸，日三，加至三十丸。弱者飲服。此方通治男女。《集驗》無細辛、龍骨。

增損建脾丸 治丈夫虛勞，五藏六腑傷敗受冷，初作滯下，久變五色，赤黑如爛腸，極臭穢者方。

鍾乳粉 赤石脂各三兩 礜石一方用礬石 乾薑
茯苓 桂心 石斛 五味子
澤瀉 遠志 寄生 柏子人
人參 白頭翁 天雄 當歸
石榴皮 牡蠣 龍骨 甘草各二兩

右二十味，末之，蜜丸，酒服二十丸，日三，加至四十丸。此二方止痢神驗。

駐車丸 治大冷洞痢腸滑，下赤白如魚腦，日夜無節度，腹痛不可堪忍者方。

黃連六兩 乾薑二兩 當歸 阿膠各三兩

右四味，末之，以大酢八合烊膠和之，并手丸如大豆許，乾之。大人飲服三十丸，小兒百日以還三丸，朞年者五丸，餘以意加減，日三服。

大桃花湯 治冷白滯痢腹痛方。

赤石脂 乾薑 當歸 龍骨
牡蠣各三兩 附子二兩 白朮一升 甘草
芍藥各一兩 人參一兩半

右十味，㕮咀，以水一斗二升煑朮，取九升，內諸藥，煑取二

外分三服膿者加厚朴三兩嘔者加橘皮三兩

又方

龍骨六兩　厚朴　當歸各二兩　赤石脂五兩

右四味㕮咀以水七升煑取二升半分三服熱加白頭翁二兩半牡蠣三兩

桃花丸治下冷臍下攪痛方

赤石脂　乾薑各十兩

右二味蜜丸如豌豆服十丸日三服加至二十丸

倉米湯治小腹冷氣積聚結成冷痢日夜三四十行方

倉粳米半升淨淘乾漉　薤白一握去青切細　羊脂一升熬

香豉三升以水一斗煎取五升澄清

右四味先以羊脂煎薤白令黄并米内豉汁中煎取四升旦空腹温服一升如行十里更進一升得快利止若利不止更服如前利後進粳米豉粥若復作更服一劑永差

附子湯治暴下積日不住及久痢方

龍骨　甘草　芍藥　乾薑

黄連各一兩　石榴皮一具大者　阿膠二兩　附子一枚

黄芩半兩　粳米三合

右十味㕮咀以水八升煑取三升分三服

治卒下痢湯方

黄連五兩　生薑一斤

右二味㕮咀以水五升煑取一升頓服未止更合服必定

治久冷痢下純白者此由積卧冷處經久病發遂令脾胃俱冷日夜五六十行大小腹痛不可忍凡白痢屬冷赤痢屬熱方

好麴末五升微熬令香粥清淳酒令熱和麴末一升空腹頓服之日三服若至食時擣蒜一升令至熟下薑椒末調和如常食之法惟須稠勿加鹽以水和麴二升作餘餅極爛煑之乾漉熱内蒜韲臼中相和一頓食之少與餘食至飢時仍準前食麴末酒比至差來少食餘食以此法治不過兩日無有不差

治久冷或痢不痢但患腰腹苦冷方

上新蜀椒三升醋宿漬之以麴三升和椒一升緊拌煑作粥空腹頓服之加葱豉鹽任性調和不差更作以差爲限不過三升椒即愈此不但治冷大治諸虚損冷極有所益久當自知耳

馬藺子丸治積冷痢下白膿方

馬藺子一升熬之　附子二兩　乾薑　甘草各二兩半

神麴　麥蘖　阿膠各五兩　黄連三兩

蜀椒五合

右九味末之蜜丸如梧子服二十丸日二以知爲度酒調散服方寸匕亦佳

治三十年痢不止厚朴湯方

厚朴　乾薑　阿膠各二兩　黄連五兩

石榴皮　艾葉各三兩

右六味㕮咀以水七升煑取二升分再服

四續丸治三十年注痢骨立萎黄腸滑不差方一名蠟煎丸

雲實五合熬令香　龍骨三兩　附子　女萎各二兩　白术二兩半

右五味末之以蠟煎烊以丸藥如梧子大服五丸日三不過五六服差

椒艾丸治三十年下痢所食之物皆不消化或青或黄四肢沈重起即眩倒骨肉消盡兩足逆冷腹中熱苦筋轉起止須扶陰冷無子方

蜀椒三百粒　熟艾一升　乾薑三兩　赤石脂二兩　烏梅一百枚

右五味，椒薑艾下篩。梅著一斗米下蒸，令飯熟，去核，內薑椒末，合擣三千杵。蜜和丸如梧子，服十丸，日三服。不差，至二十丸，加黃連一升。

下痢丸，治數十年痢，下氣消穀，令人能食，夏月長將服之，不霍乱方。

法麴一升　附子　乾薑　黃連

黃蘗　桂心各三兩　蜀椒半兩　烏梅二升半

大麥蘗一升　吳茱萸四兩

右十味，末之，蜜和，食後服如梧子十丸，日三，加至二十丸，三食三服，亦可至四十丸。

麴蘗丸，治數十年下痢不止，消穀下氣，補虛羸方。

好麴　大麥蘗各一升　附子　當歸

桂心各二兩　蜀椒一兩　黃連　吳茱萸

烏梅肉　乾薑各四兩

右十味，末之，蜜丸如梧子，食已服二十丸，日三服。

烏梅丸，治久痢，諸藥不差，數十年者，消穀下氣，補虛方。

烏梅肉四兩　當歸三兩　桂心二兩　黃連

吳茱萸　乾薑各四兩　蜀椒一兩半

右七味，末之，蜜丸如梧子，食後服十丸，日三。

治下痢腸滑，飲食及服藥俱完出，猪肝丸方。

猪肝一斤，熬令乾　黃連　烏梅肉　阿膠各二兩　胡粉七棊子

右五味，末之，蜜丸如梧子，酒服二十丸，日三。亦可散服方寸匕。

烏梅丸，治冷痢久下方。

烏梅三百枚　乾薑　黃連各十兩　當歸

蜀椒各四兩　細辛　附子　桂心

黃蘗一方用麥蘗　人參各六兩

右十味，末之，以苦酒漬烏梅一宿，去核，蒸五升米下，別擣如泥，盤中攪令相得，蜜和，擣二千杵，食前服如梧子十丸，日三服，稍增至二十丸。

七味散，治痢下久不差神驗方。

黃連八分　龍骨　赤石脂　厚朴各二分

烏梅肉二分　甘草一分　阿膠三分

右治下篩，漿水服二方寸匕，日二，小兒一錢匕。

羊脂煎，大治諸久痢不差方。

亂髮灰汁洗去垢膩，燒末　黃連末，各一升　烏梅肉二兩　酢七合，煎取稠

白蠟兩棊子　羊脂一棊子　蜜七合，煎取五合

右七味，合內銅器中，湯上煎之，攪可丸，飲服如梧子大三十丸，日三。棊子大小如方寸匕。

又方。

黍米二升　蠟　羊脂　阿膠各二兩

右四味，合煮作粥，一服令盡，即差。

治大下後腹中空竭，胷中虛滿，不下食方。

芍藥　甘草　半夏各一兩　厚朴

當歸各三兩　生薑五兩　桂心三兩

右七味，㕮咀，以水八升，煮取三升，分三服，服二劑最佳。

治下痢，心胷滿不快，腹中雷鳴，或嘔吐方。

黃連五兩　橘皮　甘草各二兩　龍骨三兩

大棗十五枚　人參一兩　生薑　半夏各三兩

右八味，㕮咀，以水一斗，先煮水一大沸，乃內藥，煮取三升，分四服，并姙身良。

斷痢湯，治胃心下伏水方。

半夏一升　生薑五兩　茯苓　甘草

龍骨各二兩　附子一兩　人參　黃連各二兩

大棗十二枚

右九味，㕮咀，以水八升，煮取三升，分三服。

治下後煩氣暴上香蘇湯方。

香豉五兩　生蘇一把，冬用蘇子三兩

右二味，以水五升，煮取二升，頓服之。

治卒大下痢熱，唇乾口燥，嘔逆引飲，瀉心湯方。

人參　甘草　黃芩　橘皮

栝樓根各一兩　黃連二兩　半夏三兩　乾薑一兩半

右八味，㕮咀，以水六升，煮取二升，分三服。胡洽云：治老小利，水穀不化，腹中雷鳴，心下痞滿，乾嘔不安，無橘皮、栝樓，若寒加附子一枚，渴加栝樓一兩，嘔加橘皮一兩，痛加當歸一兩。仲景用大棗十二枚。

治夏月暴冷，忽則壯熱泄痢，引飲熱湯，下斷變通身浮腫，成冷下結，脈沉細小數方。

澤漆半兩　吳茱萸　茯苓　白朮

桔梗　當歸　犀角　青木香

海藻　芍藥　大黃各二兩

右十一味，㕮咀，以水九升，煮取三升，分三服。下後消息五六日許，可與女麴散。

女麴散，治利後虛腫，水腫者服此藥，小便利得止，腫亦消方。

女麴一升　乾薑　細辛　椒目

附子　桂心各一兩

右六味，治下篩，酒服方寸匕，不知，加至二三匕，日三。產後虛滿者大良。

治卒暴冷下，下部疼悶方。

燒塼令熱，大酢沃之，三重布覆，坐上即差。

疳濕痢第九 論二首 方十首

論曰：凡疳濕之病，皆由暑月多食肥濃油膩，取冷眠睡之所得也。禮云：君子盛暑之月，薄滋味，無食肥濃煮餅。此時以不利人也。養生者宜深戒之，不爾多患疳濕耳。

凡所患處，或著口齗咽喉、下部，疳與月蝕並不痛，令人不覺。其治用五月五日蝦蟇角蒿、救月木、寒食泔淀，但得一事單用之，燒作灰，和臘月豬脂傅之，逐手便差。極須慎口味耳。

凡疳在慎鹽醬酢酥油棗等，一切皆忌，惟白飯、豉、苜蓿、苦苣、蕪菁不在禁限。

凡吹藥入下部，沒中指許深，即止。

治疳濕下黑，醫不能治，垂死者方。

髑髏灰　熏黃　朱砂　青黛

石鹽　丁香　麝香　礬石

梔子　莨菪子　鐵衣　乾薑

故靴底灰　乾蝦蟇五月五日者　細辛　土瓜根

芥子　蜀椒　葶藶　昌蒲各等分

右二十味，治下篩，以竹筒吹杏人大，著大孔中。所有患疳瘡上悉傅之。其丁香、麝香別研，擣著藥中合之。一方有寒食泔淀、救月水楸葉，為二十三味。若病大者用灌方如左。

麝香　丁香　甘草　犀角各三

右四味，治下篩，合和，以鹽三合、蜀椒三合、豉二合，以水二升，煮取一升，去滓，內四味散合和，分作二分，灌大孔。旦一灌，酉一灌之。凡久下一月不差，成疳候，大孔必寬者是，以此主之。

凡下血者是蠱也。以八物茜根湯主之，在蠱方中。

治𤷪濕久下痢赤白，百療不差者方。

兔頭骨　蛇頭　菥蓂子　故緋（灰）

葶藶子　狸骨（一作狖骨）　蜣蜋　百草（五月五日收）

倒掛草　牀中桃木　青黛　晚蠶蛾

青礬　丁香　蠍蟲屎　麝香

苦參　黃蘗　乾薑　角蒿

朱砂　印成鹽　救月木　桂心

鐵衣　芒消　蝦蟇　黃礬

荏子（各等分）

右二十九味，治下篩，以筒子內下部，吹著日三度，神方。

治𤷪濕不能食，身重心熱，腳冷，百節疼痛方。

黃芩　芍藥　苦參　甘草

當歸　蜀椒　甘松（一作甘淀）　青黛

熏黃　豉（各二兩）　蔥白（一握）　東引桃根（一握）

鹽（一合）　麝香（半兩）　豬膽（二枚）

右十五味，㕮咀，以水一斗八升，煮取四升，分為二分，一度灌一分。湯如人體，然後著麝香、豬膽一枚，即灌。灌了，作蔥豉粥食之。後日更將一分如前灌之。七日忌生冷、毒物等。但是油膩、醬乳、醋，三十日忌之，大佳。

治𤷪蝕人諸處，但是赤血痢久不差，立著即差，秘之方。

五月五日蝦蟇（一枚，作灰末）　金銀土堝　人屎灰（各五兩，一作驗灰）

麝香（一分）　銀末（小豆許）

右五味，治下篩，傅瘡上，即差。三七日忌如前。痢者吹下部。

治𤷪痢不止方。

苦參　甘草　熏黃（各二兩）　豉（一升半）

蔥白（五莖）　蜀椒（三十粒）

右六味，以苦參等三物各擣下篩，以水五升煮蔥白、豉、椒，取三升，以三指撮苦參末等各一撮，內汁中，冷暖如人體，先飲少許豉汁，食一口飯，乃側臥，徐徐灌之，訖，多時臥，不出為佳。大急乃出之於淨地，當有𤷪濕蟲如白馬尾狀，頭黑，是其效也。其重者，肛大難差，當取桃枝綿裹頭，用前件汁適寒溫烙之，近脊烙之，一上三十度烙，乃差，神驗。

又方（崔氏云：晉代之地多五𤷪，蝕人五藏，通見脊骨，下膿血，手足煩疼，四肢無力，夜臥煩躁不安，面失血色，肩胛疼，面及手足有浮氣，或下血乃死。治之方）

雄黃　青葙（各二兩）　苦參（三兩）　礬石

雌黃　鐵衣　藜蘆（各一兩）　麝香（二分，別研）

右八味，治下篩，以竹管內大孔中，酸棗許，吹內下部中，日一，不過三。小兒以大豆許。此方極救死。

又方

大麻子　胡麻（各一升半）

右二味，並熬令黃，以三升瓦瓶泥表上，厚一寸，待泥乾，內大麻等令滿，以四五枚葦管插口中，密泥之。掘地作竈，倒立瓮口底著瓦器承之，密填竈孔中地平，聚炭瓶四面，著墼壘之，日沒放火燒之，至明旦開取，適寒溫，灌𤷪濕者下部中一合，尋覺咽中有藥氣者為佳，亦不得過多，多則傷人。隔日一灌之，重者冊三灌之，旦起灌至日夕，極覺體中乏力，勿怪也。非但治𤷪濕，凡百異同瘡疥癬，並洗塗之。

論曰：凡日月蝕時，忌食飲，腹中生䘌蟲，及房室生子不具足，必患月蝕瘡，亦不得與兒乳，日月生後乃不忌。令人口臭齒斷宣露，常有血出，舌上生瘡者，皆由犯此所致耳。日月蝕時須救，不救出行，逢暴雨。其救月杖須收取，治䘌之神藥，預備患此者施之救療。

治月蝕惡瘡息肉方。

硫黃　䕡茹　斑貓（各等分）

右三味，治下篩，傅瘡上。乾者以猪脂和傅之，日三夜一。

又方

吴茱萸根　薔薇根　地榆根（各三兩）

右三味，治下篩，以盐湯洗瘡，傅之，日三。

小兒痢第十七（方三十首）

溫中湯，治小兒夏月積冷，洗浴過度，及乳母亦將冷洗浴，以冷乳飲兒。兒壯熱，忽值暴雨涼加之，兒下如水，胃虛弱，則面青肉冷，眼陷乾嘔者，宜先與此調其胃氣，下即止方。

乾薑　厚朴（各一分）　當歸　桂心

甘草（各三分）　人參　茯苓　白术

桔梗（各二分）

右九味，㕮咀，以水二升，煮取九合。六十日至百日兒一服二合半。餘皆隨兒大小。

溫中大黃湯，治小兒暴冷，水穀下，或乳冷下青結不消，或冷實吐下，乾嘔煩悶，及冷滯赤白下者良。若已服諸利湯去實，胃中虛冷，下如水，乾嘔眼陷，煩擾不宜利者，可除大黃。若中乳，乳母洗浴，水氣未消，飲兒為霍亂者，但用大黃也。小兒諸霍亂宜利者，便用大黃；不須利，宜溫和者，則除之方。

乾薑　桂心　厚朴　甘草（各一分）

當歸　人參　茯苓　白术（各二分）

大黃（六分）　桔梗（二分）

右十味，㕮咀，以水二升半，煮取八合。凡兒三十日至六十日，一服二合；七十日至一百日，一服二合半；二百日已來，一服三合。

黃蘗湯，治小兒夏月傷暴寒，寒折大熱，熱入胃，下赤白滯如魚腦，壯熱頭痛，身熱手足煩。此太陽之氣外傷寒，使熱氣便入胃也。服此方良。若誤以利藥下之，或以溫脾湯下之，則熱痢；以利藥下之，便數去赤汁如爛肉者；或下之不差，後以澀熱藥斷之，下既不止，倍增壯熱者，服之即效。或是溫病熱盛，復遇暴寒折之，熱入腹中，下血如魚腦者，服之良方。

黃蘗　黃連　白頭翁（一作白斂）　升麻

當歸　牡蠣　石榴皮　黃芩

寄生　甘草（各二分）　犀角　艾葉（各一分）

右十二味，㕮咀，以水三升，煮取一升二合。百日兒至二百日，一服三合；二百餘日至期歲，一服二合半。

治中結陽丸，斷冷滯下赤白青色如魚腦，脫肛出，積日腹痛，經時不斷者方。

赤石脂（五分）　吴茱萸（三分）　乾薑　附子

當歸　厚朴　白术　木蘭皮

白頭翁　黃連　黃蘗　石榴皮（各一分）

右十二味，末之，蜜丸如大豆。三歲兒服五丸，三歲已上服十丸，十歲已上二十丸。暴下者服少許便差；積下者盡一劑，更合之。

治少小熱痢不止，梔子丸方。

梔子（七枚）　黃蘗（三分）　黃連（五分）　礬石（四分）　大棗（四枚，炙令黑）

右五味，末之，蜜丸如小豆大，服五丸，日三夜二。服不知，稍加至十丸。

治少小泄清痢，藜蘆丸方。

藜蘆二分　黃連二分　附子一分

右三味，末之，蜜丸如麻子大。以粥飲服二丸，立驗。

治少小泄注，四物粱米湯方。

粱米　稻米　黍米各三升　蠟如彈丸大

右四味，以水五升，東向竈煮粱米三沸，去滓，復以汁煮稻米三沸，去滓，復以汁煮黍米三沸，去滓，以蠟內汁中和之，蠟消取以飲之。數試有效。

治少小壯熱渴引飲下痢，龍骨湯方。

龍骨　甘草　大黃　赤石脂

石膏　桂心　寒水石　栝樓根各二兩

右八味，治下篩，以酒水各五合，煮散二合，二沸，去滓，量兒大小服之。

治少小下痢若熱，不食，傷飽不乳，大黃湯方。

大黃　甘草　麥門冬各一兩

右三味，㕮咀，以水二升，煮取一升，二三歲兒分三四服。

生金牛黃湯，主小兒積下不止，因發癇方。

生金二銖（一方用六銖，無生金用熟金亦得。法應作屑，今方用成器者）　牛黃三銖

乾薑一分　細辛半分　人參一分　麻黃二分

黃連一分　甘草一分

右八味，㕮咀，以水一升六合，煮取八合，去滓，臨服研牛黃，以煮湯中。嫌兒熱者，用生薑代乾薑。今世乏生金，但用成器金亦善，二三兩皆得用也。

澤漆茱萸湯，治小兒夏月暴寒，寒入胃則暴下如水，四肢被寒所折，則壯熱經日，熱不除，經月許日變通身虛滿腹痛，其脉微細。服此湯一劑，得數後漸安神方。

澤漆　海藻　青木香各二分　吳茱萸三分

茯苓　白术　桔梗　芍藥

當歸各五分　大黃一分

右十味，㕮咀，以水四升，煮取一升半，二百日至一歲兒一服二合半，一歲已上至二歲一服四合。

治少小久痢淋瀝，水穀不調，形羸不堪大湯藥者，宜此枳實散方。

枳實二兩，治下篩，三歲已上飲服方寸匕，若兒小，以意服，日三。

治少小洞注下痢方。

蒺藜子二升，擣汁溫服，以差為度。

又方。木瓜取汁飲之。

又方。炒倉米末飲服之。

又方。酸石榴燒灰末，服半錢匕，日三服。

又方。狗頭骨灰水和服之。

又方。

羊骨灰　鹿骨灰

右二味，並水和服之，隨得一事即用之。

又方。炒豉令焦，水淋汁服之，神驗。冷則酒淋服。

又方。五月五日百草末吹下部。

治小兒赤白滯下方。

薤白一把　豉一升

右二味，以水三升，煮取二升，分三服。

又方。

柏葉一升　麻子末一升

右二味，以水五升，煮取三沸，百日兒每服三合。

又方。擣石榴汁服之。

又方。

亂髮灰　鹿角灰等分

右二味。三歲兒以水和服三錢匕。日三。

又方。牛角䚡灰水和服三方寸匕。

又方。燒蜂房灰水和服之。

治小兒赤白痢方。

白蘘荷根汁　生地黄汁各五合

右二味。微火上煎一沸服之。

又方。單服生地黄汁一合。

又方。五月五日蝦蟇灰飲服半錢匕。

治小兒熱痢方。

煮木瓜葉飲之。

治小兒冷痢方。

蓼菜擣汁量大小飲之。一作芥菜

又方。擣蒜薄兩足下。

治小兒暴痢方。

小鯽魚一頭燒末服之。亦治大人。

又方。燒鯉魚骨末服之。一方作龍骨

又方。赤小豆末酒和塗足下。日三。油和亦得。

治小兒蠱毒痢方。

藍青汁一升二合。分為四服。

治小兒渴痢方。

單擣冬瓜汁飲之。

備急千金要方卷第十五下

備急千金要方卷第十六 胃腑

朝奉郎守太常少卿充秘閣校理判登聞檢院上護軍賜緋魚袋臣林 億 等校正

胃腑脉論第一

論曰胃腑者主脾也口脣者是其候也脾合氣於胃胃者水穀之腑也號倉庫守内嗇吏重二斤十四兩迂曲屈伸長二尺六寸大一尺五寸徑五寸受水穀三斗五升其中當留穀二斗水一斗五升廣胲大頸張胃五穀乃容而滿上焦泄氣出其精微慓悍滑疾下焦下溉泄諸小腸此腸胃所受水穀之數也平人則不然胃滿則腸虚腸滿則胃虚更滿更虚氣得上下五藏安定血脉和利精神乃居故神者水穀精氣也五藏不足調於胃故腸胃之中當留穀二斗四升水一斗一升故人一日再至後（甲乙作圊）後二升半一日中五升七日五七三斗五升而留水穀盡故平人不飲不食七日而死者水穀精氣津液皆盡故七日而死矣

右手關上陽絶者無胃脉也苦吞酸頭痛胃中有冷刺足太陰治陰在足大指本節後一寸

右手關上陽實者胃實也苦腸中伏伏（一作愊愊）不思食得食不能消刺足陽明治陽在足上動脉脉浮而芤浮則爲陽芤則爲陰浮芤相搏胃氣生熱其陽則絶

趺陽脉浮大者此胃家微虚煩圊必日再行動作頭痛重熱氣朝者屬胃

胃脉搏堅而長其色赤當病折髀其耎而散者當病食痺髀痛

病先發於胃脹滿五日之腎少腹腰脊痛胻痠三日之膀胱背膂筋痛小便閉五日上之心脾心痛閉塞不通身痛體重（靈樞云上之心）三日不已死冬夜半後夏日昳

胃病者腹䐜脹胃管當心而痛上支兩脇膈咽不通飲食不下下取三里

飲食不下膈塞不通邪在胃管在上管則抑而刺之在下管則散而去之

胃脹者腹滿胃管痛鼻聞焦臭妨於食大便難

胃瘧令人旦病也善飢而不能食食而支滿腹大刺足陽明太陰横脉出血

胃中有癖食冷物者痛不能食食熱則能食

胃脾欬不已嘔吐長蟲

厥氣客於胃則夢飲食

診得胃脉病形何如曰胃脉實則脹虚則泄脾應肉䐃肉䐃堅大者胃厚肉䐃麽者胃薄肉䐃小而麽者胃不堅肉䐃不稱其身者胃下胃下者脘約肉䐃不堅者胃緩肉䐃無小果累標緊者胃急肉䐃多小果累者胃結胃結者胃上脘約不利

扁鵲云足太陰與陽明爲表裏脾胃若病實則傷熱熱則引水漿常渴虚則傷寒寒則苦飢常痛發於風水其根在胃先從四肢起腹滿大通身腫方在治水篇中

胃絶不治五日死何以知之舌腫溺血大便赤泄

足陽明之脉起於鼻交頞中旁約太陽之脉下循鼻外入上

齒中，還出俠口，環脣，下交承漿，却循頤後下廉，出大迎，循頰車，上耳前，過客主人，循髮際，至額顱。其支者，從大迎前下人迎，循喉嚨，入缺盆，下膈，屬胃，絡脾。其直者，從缺盆下乳內廉，下俠臍，入氣街中。其支者，起胃下口，循腹裏，下至氣街中而合，以下髀關，抵伏兔，下膝入臏中，下循胻外廉，下足跗，入中指內間。其支者，下膝三寸而別，以下入中指外間。其支者，跗上入大指間，出其端。是動則病悽悽振寒，善伸數欠，顏黑，病至惡人與火，聞木音則惕然而驚，心動，欲獨閉戶牖而處，甚則欲上高而歌，棄衣而走，賁響腹脹，是爲骭厥。是主血所生病者，狂瘧，溫淫，汗出，鼽衄，口喎，脣緊，頸腫，喉痺，大腹水腫，膝臏腫痛，循膺、乳、街、股、伏兔、骭外廉、足跗上皆痛，中指不用。氣盛則身以前皆熱，其有餘於胃則消穀善飢，溺色黃。氣不足則身以前皆寒慄，胃中寒則脹滿。盛者則人迎大三倍於寸口，虛者則人迎反小於寸口。

胃虛實第二 脉二條 灸方一首 方三首

胃實熱

右手關上脉陽實者，足陽明經也。病苦頭痛，（脉經作腹中堅痛而熱）汗不出，如溫瘧，脣口乾，善噦，乳癰，缺盆腋下腫痛，名曰胃實熱也。

瀉胃熱湯方。

梔子人　射干　升麻　茯苓各二兩
芍藥四兩　白术五兩　生地黃汁　赤蜜各一升

右八味，㕮咀，以水七升，煮取一升半，去滓，下地黃汁，煮兩沸，次下蜜，煮取三升，分三服。老小以意加減。

胃中熱病，灸三里三十壯，穴在膝下三寸。

胃虛冷

右手關上脉陽虛者，足陽明經也。病苦脛寒，不得卧，惡風寒，灑灑目急，腹中痛，虛鳴，（外臺作虛鳴）時寒時熱，脣口乾，面目浮腫，名曰胃虛冷也。

治少氣口苦，身體無澤，補胃湯方。

防風　柏子人　細辛　桂心
橘皮各二兩　芎藭　吳茱萸　人參各三兩
甘草一兩

右九味，㕮咀，以水一斗，煮取三升，分爲三服。

補胃虛寒，身枯絕，諸骨節皆痛，人參散方。

人參　甘草　細辛各六兩　麥門冬
桂心　當歸各七分　乾薑二兩　遠志一兩
吳茱萸二分　蜀椒三分

右十味，治下篩，食後溫酒服方寸匕。

喉嚨論第三

論曰：喉嚨者，脾胃之候也。重十二兩，長一尺二寸，廣二寸。其層圍十二重，應十二時，主通利水穀之道，往來神氣。若藏熱，喉則腫塞，氣不通，烏翣膏主之，方在第六卷中。若腑寒，喉則耿耿如物，常欲窒，癢痺涎唾。熱則開之，寒即通之，不熱不寒，依藏調之。其方具第六卷中。

反胃第四 脉三條 灸法三條 方十六首

寸緊尺澀，其人胸滿，不能食而吐，吐出者爲下之，故不能食。設言未止者，此爲胃反，故尺爲之微澀。

趺陽脉浮而澀，浮即爲虛，澀即傷脾，脾傷即不磨，朝食暮吐，暮食朝吐，宿穀不化，名爲胃反。趺陽脉緊而澀，其病難治。

治胃虛反食下喉便吐方。

人參一兩　澤瀉　甘草　桂心各二兩
橘皮　乾薑各三兩　茯苓四兩　青竹茹五兩

大黃六兩
右九味㕮咀以水八升煮取三升。一服七合。日三夜一。已利者去大黃
治反胃而渴方。
茯苓　澤瀉　半夏各四兩　桂心　甘草各三兩
右五味㕮咀以水五升煮取二升分三服。一方入生薑四兩。
治胃反吐逆不消食吐不止方
人參　澤瀉　桂心各二兩　茯苓四兩
橘皮　甘草　黃耆各三兩　大黃一兩半
生薑八兩　半夏一升　麥門冬三升
右十一味㕮咀以水一斗二升煮取三升二合。一服八合。日三夜一。羸人六合。已利去大黃
治胃反朝食暮吐食訖腹中刺痛此由久冷方。
橘皮三兩　甘草　厚朴　茯苓
桂心　細辛　杏人　竹皮各二兩
檳榔十枚　前胡八兩　生薑五兩　人參一兩
右十二味㕮咀以水一斗三升煮取三升。分三服。一方有甘皮二兩
又方
橘皮三兩　白术　人參各二兩　蜀椒一百二十粒
桂心一兩　薤白一握
右六味㕮咀以水二升漬一宿。內羊肚中縫合。以三升水煮水盡出之。決破去滓。分三服。
治反胃大驗方。
前胡　生薑各四兩　阿膠一兩　大麻人五合　橘皮三兩
吳茱萸四合　桂心三寸　甘草五寸　大棗十枚
右九味㕮咀以水二升酒二升煮取一升七合。分二服。

華佗治胃反。胃反爲病。朝食暮吐。心下堅如杯升。往來寒熱吐逆不下食。此爲關上寒澼所作。將成肺痿治之方。
眞珠　雄黃　丹砂各三兩
朴消五兩　乾薑十累
右五味末之。蜜丸。先食服如梧子三丸。若小煩者飲水即解。然無所忌。神良無比。一方用桂心一兩。
治胃反食即吐方。
擣粟米作麪。水和作丸如楮子大七枚。爛煮內醋中細細吞之。得下便已。麪亦得用之
治胃反不受食。食已即嘔吐。大半夏湯方。
半夏三升　人參一兩　白蜜一升
白术一升　生薑三兩
右五味㕮咀以水五升和蜜揚之二三百下。煮取一升半。分三服。
治胃反食即吐出上氣方。
蘆根　茆根各二兩細切
右二味以水四升煮取二升。頓服之。得下良。
又方　燒先死雞肶胵灰。酒服。男雌女雄。
又方　飲白馬尿即止。
又方　淘小芥子暴乾爲末。酒服方寸匕。日三。
反胃食即吐出上氣。灸兩乳下各一寸。以差爲度。
又灸臍上一寸二十壯。
又灸內踝下三指稍邪向前有穴三壯。外臺秘要三指作一指
治酢咽方。
麴末一斤　地黃三斤
右二味合擣日乾以酒服三方寸匕日三服。

治噫酢咽方。

吴茱萸半升　生薑三兩　人參二兩　大棗十二枚

右四味㕮咀，以水六升，煮取二升，先食服一升，日再。

治食後吐酸水，治中散方。

乾薑　食茱萸各二兩

右二味，治下篩，酒服方寸匕，日二。胃冷服之，立驗。

嘔吐噦逆第五 脈一條 論一首 方二十七首 灸法十五首

夫吐家脈來形狀如新卧起，陽緊陰數，其人食已即吐；陽浮而數亦為吐；寸口脈緊而芤，緊即為寒，芤即為虚，寒虚相搏，脈為陰結而遲，其人即噎，關上數，其人則吐；趺陽脈微而澁，微即下利，澁即吐逆，穀不得入；趺陽脈浮者，胃氣虚，寒氣在上，憂氣在下，二氣並爭，但出不入，其人即嘔而不得食，恐怖如死，寬緩即差。嘔而脈弱，小便復利，身有微熱，見厥，難治。

論曰：凡服湯嘔逆不入腹者，先以甘草三兩，水三升，煮取二升服之，得吐，但服之不吐，益佳，消息定，然後服餘湯，即流利更不吐也。凡嘔者多食生薑，此是嘔家聖藥。

半夏湯，主逆氣，心中煩悶，氣滿嘔吐，氣上方。

半夏一升　生薑一斤　茯苓　桂心各五兩

右四味㕮咀，以水八升，煮取二升半，分三服。若少氣，加甘草二兩。一名小茯苓湯。

前胡湯，主寒熱嘔逆，少氣，心下結聚，彭亨滿，不得食，寒熱消渴，補不足方。

前胡　生薑各二兩　甘草　朴消各二兩

大黄別漬，各二兩　茯苓　麥門冬　當歸

半夏　芍藥　滑石　石膏

栝樓根　黄芩　附子　人參各一兩

右十六味㕮咀，以水一斗二升，煮取六升，分四服。

治嘔吐四肢痺冷，上氣腹熱，三焦不調方。

前胡　芎藭　甘草　當歸

石膏　人參　桂心　橘皮各二兩

芍藥三兩　半夏四兩　生薑五兩　大棗三十枚

右十二味㕮咀，以水一斗三升，下黄芩三兩，合煮取三升，分三服。一方不用黄芩。

治嘔吐不止，小麥湯方。

小麥一升　人參　厚朴各四兩　甘草一兩

生薑汁三合　青竹茹二兩半　茯苓三兩

右七味㕮咀，以水八升，煮取三升，去滓，分三服。

治嘔而膈上寒，豬苓散方。

豬苓　茯苓　白术各三兩

右三味，治下篩，以飲服方寸匕，日三。渴者多飲水。

治嘔逆，胃氣虚，邪風熱，不下食，犀角人參飲子方。

犀角　人參各三兩　薤白五兩　粟米一合

右四味㕮咀，以水四升半，煮取一升七合，下米煮，令米熟，分四服，相去七里久，進一服。

治春夏時行傷寒，寒傷於胃，胃冷變啘方。

白茅根一升　橘皮　桂心　葛根各二兩

右四味㕮咀，以水六升，煮取三升，分三服，數進服，盡更合。有熱去桂。

治諸嘔噦，心下堅痞，鬲間有水，痰眩悸者，小半夏加茯苓湯方。出第十八卷中。

治嘔噦方。

人參一兩　胡麻仁八合　橘皮一分　枇杷葉八兩

右四味，㕮咀，以水一斗煮枇杷葉取五升，下藥煮取三升，内麻人，稍飲之。

治氣厥嘔噦不得息方

豉一升　半夏八兩　生薑二兩　人參　前胡　桂心　甘草各一兩

右七味，㕮咀，以水九升煮取三升，分三服。

又方

大棗十五枚　橘皮二兩　豉一升　附子一枚　生薑　甘草各一兩

右六味，㕮咀，以水九升煎取二升，分三服，日三。

治嘔噦方

蘆根切三升，以水一斗煮取四升，分四服。

治卒嘔噦厥逆方

飲新汲冷水三升佳。

治乾嘔噦若手足厥冷者橘皮湯方

橘皮四兩　生薑半斤

右二味，㕮咀，以水七升煮取三升，分三服，不止更合服之。

治傷寒後噦乾嘔不下食方

生蘆根切，一升　青竹茹一升　粳米三合　生薑一兩

右四味，㕮咀，以水五升煮取二升，分三服，不止服三劑。

又方

通草　橘皮各二兩　生蘆根切，一升　粳米三合

右四味，㕮咀，以水四升煮取一升半，分三服。

治乾嘔吐逆涎沫出者方

半夏　乾薑各等分

右二味，㕮咀，以漿水一升半煮取七合，頓服之，日三。

治病人乾嘔方

取羊乳汁飲一杯。

治乾嘔方

酒浸馬屎一宿，取汁服之。

乾嘔不止，粥食湯藥皆吐不停，灸手間使三十壯。若四厥脉沈絶不至者，灸之便通，此起死人法。

乾嘔，灸心主尺澤亦佳。

又灸乳下一寸三十壯。

治噦方

煮豉三升，飲汁佳。

又方

空腹飲薑汁一升。

又方

濃煮蘆根汁飲之。

噦，灸承漿七壯，炷如麥大。

又灸臍下四指七壯。

治惡心方

苦瓠瓤并子一升，碎，以酒水三升煮取一升，頓服。須臾吐，并下如蝦蟆衣三升。

又方

服小便百日佳。

又方

麻子一升，熬令香熟，擣，取酒三升熟研，濾取一升，飲盡。日二服，盡一石，差。一切病自能食飲，不能酒，任性多少。

治食已吐其食方

大黃四兩　甘草二兩

右二味，㕮咀，以水三升煮取一升半，分再服。

治食飲輒吐方

頓服生熟湯三升即止。

吐逆嘔不得食，灸心輸百壯。

吐嘔逆不得下食，今日食明日吐者，灸膈輸百壯。

吐變不得下食，灸胸堂百壯。

吐逆不得食，灸巨闕五十壯。

吐逆食不住，灸胃管百壯，三報。

吐逆飲食却出，灸脾募百壯，三報。章門穴也

吐嘔宿汁吞酸，灸神光一名膽募百壯，三報。甲乙經云：日月，膽募也，在期門下五分

吐逆霍亂吐血，灸手心主五十壯。

噫噦膈中氣閉塞，灸腋下聚毛下附肋宛宛中五十壯。

噦噫嘔逆，灸石關百壯。

噎塞第六 論一首 方二十八首

五噎丸，主胸中久寒嘔逆，逆氣食飲不下，結氣不消方。古今錄驗云：五噎者，氣噎、憂噎、勞噎、食噎、思噎。氣噎者，心悸，上下不通，噎噦不徹，胸脇苦痛；憂噎者，天陰苦厥逆，心下悸動，手足逆冷；勞噎者，苦氣膈，脇下支滿，胸中塡塞，令手足逆冷，不能自溫；食噎者，食無多少，惟胸中苦塞，常痛不得喘息；思噎者，心悸動，喜忘，目視䀮䀮。此皆憂恚嗔怒，寒氣上入胸脇所致也

乾薑　蜀椒　食茱萸　桂心

人參各五分　細辛　白术　茯苓

附子各四分　橘皮六分

右十味，末之，蜜和丸如梧子大，以酒服三丸，日三服。不知，稍加至十丸。

五噎丸，主五種之氣皆令人噎方。

人參　半夏　桂心　防風一作防葵

小草　附子　細辛　甘草各二兩

紫菀　乾薑　食茱萸　芎藭

烏頭各六分　枳實一兩

右十四味，末之，蜜丸，以酒服如梧子五丸，日三。不知，加至十五丸。烏頭、半夏相反，但去一味合之。

竹皮湯，治噎聲不出方。

竹皮一方用竹葉　細辛各二兩　甘草　生薑

通草　人參　茯苓　麻黃

桂心　五味子各一兩

右十味，㕮咀，以水一斗煮竹皮，減二升，去竹皮，下藥，煮取三升，分三服。

乾薑湯，主飲食輒噎方。

乾薑　石膏各四兩　栝樓根集驗作栝樓

人參　桂心各二兩　半夏一升　吳茱萸二升

小麥一升　甘草一兩　赤小豆三十粒

右十味，㕮咀，以酒五升、水一斗煮棗二十枚，去滓，合煮取三升，分三服。集驗名半夏湯

通氣湯，主胸滿氣噎方。

半夏八兩　生薑六兩　桂心三兩　大棗三十枚

右四味，㕮咀，以水八升煮取三升，分五服，日三夜二服。

羚羊角湯，治氣噎不通不得食方。

羚羊角　通草　橘皮各二兩　厚朴

乾薑　吳茱萸各三兩　烏頭五枚

右七味，㕮咀，以水九升煮取三升，分三服，日三。

又方

杏人　桂心各三兩

右二味，末之，蜜丸如棗大，稍稍咽之，臨食先含彌佳。

治卒噎方。

滿口著蜜食之即下

又方　捻取飯盆邊零飯一粒食之即下

又方　刮舂杵頭細糠含之即下神驗

治諸噎方

常食乾粳米飯即不噎

又方　末火炭蜜丸如彈子大含少少咽即下

又方　老牛涎棗核大水中飲之終身不復噎

論曰凡療病者皆以其類至如治哽之法豈宜以鸕鷀主骨哽狸虎治魚哽耶至於竹篾薤白爵筋綿蜜等事乃可通爲諸哽用耳

治諸哽方

取鹿筋漬之令濡合而縈之大如彈丸以線繫之持筋端呑之入喉推至哽處徐徐引之哽著筋出

又方　作竹篾刮令滑綿裹内咽中令至哽處可進退引之哽即隨出

又方　用綿二兩以蜜煎使熱灼灼從外薄哽所在處灼瓠以熨綿上若故未出復煑一叚綿以代前并以皂莢屑少少吹鼻中使得嚏哽出（肘後方云治哽百日不出者）

又方　煑薤白令半熟小嚼之以線繫薤中央捉線呑薤下喉至哽處牽引哽即出矣

治哽咽方

以虎骨末若狸骨服方寸匕

又方　瞿麥末服方寸匕

治魚骨哽方

鸕鷀屎服方寸匕

又方　口稱鸕鷀鸕鷀則下

又方　服橘皮湯

又方　服沙糖水

又方　燒魚網灰服方寸匕（必效方云取魚網覆頭立下）

治骨鯁在喉衆治不出方

取粭糖丸如雞子黄呑之不去更呑漸大作丸可至十九止

又方　呑猪膏如雞子不差更呑差止

又方　燒虎狼屎服之

治食中呑髮咽不去繞喉方

取乱髮燒末酒服一錢匕

治呑錢方

艾蒿五兩以水五升煑取一升頓服之即下

又方　末火炭酒服方寸匕水服亦得

又方　服蜜二升即出

治呑金銀鐶及釵方

白糖二斤一頓漸漸食之多食益佳也

又方　呑水銀一兩再服之

悞呑鐶及指彄方

燒鴈毛二七枚末服之鵝羽亦得

悞呑釵方

暴韮令萎蒸熟勿切食一束即出或生麥葉筋纏如韮法皆可用但力意多食自消

悞呑銅鐵而哽者方

燒銅弩牙令赤，內酒中飲之，立愈。

悞吞釘針及箭鏃等方。

但多食脂肥肉，令飽，自裹出。

治悞吞針方。

取懸針磁石末，飲服方寸匕，即下。古今錄驗云：令吞針在喉中而服磁石末入腹，若含磁石口中，或吸針出耳。

脹滿第七 論一首 方八首 灸法十一首

論曰：病者腹滿，按之不痛者為虛，按之痛者為實也。夫腹中滿不減，減不驚人，此當下之。舌黃未下者，下之，黃自去。腹滿時減，復如故，此為寒，當得溫藥。腹滿，口中苦乾燥，腹間有水，是飲。趺陽脉微弦，法當腹滿，不滿者必下部閉塞，大便難，兩胠下疼痛，此虛寒氣從下向上，當以溫藥服之取差。腹滿轉痛，來趨少腹，為欲自下利也。一云：腹中痛若轉氣下趨少腹，為欲自利。

溫胃湯，主胃氣不平，時脹欬，不能食方。

附子　當歸　厚朴　人參　橘皮

芍藥　甘草各一兩　乾薑五分　蜀椒三合

右九味，㕮咀，以水九升，煮取三升，分三服。

大半夏湯，主胃中虛冷，腹滿塞，下氣方。

半夏一升　大棗二十枚　甘草　附子　當歸

人參　厚朴各二兩　桂心五兩　生薑八兩　茯苓

枳實各二兩　蜀椒二百粒

右十二味，㕮咀，以水一斗，煮取三升，分三服。

附子粳米湯，主腹中寒氣脹滿，腸鳴切痛，胸脅逆滿，嘔吐方。

附子一枚　半夏　粳米各半升　甘草一兩　大棗十枚

右五味，㕮咀，以水八升，煮米熟，去滓，一服一升，日三。集驗加乾薑二兩。

厚朴七物湯，治腹滿氣脹方。仲景云：治腹滿發熱數十日，脉浮數，飲食如故者。

厚朴半斤　甘草　大黃各三兩　大棗十枚

枳實五枚　桂心二兩　生薑五兩

右㕮咀，以水一斗，煮取五升，去滓，內大黃，煮取四升，服八合，日三。嘔逆者加半夏五合，利者去大黃，寒多者加生薑至半斤。

厚朴三物湯，治腹滿發熱數十日，脉浮而數，飲食如故方。

厚朴半斤　大黃四兩　陳枳實大者五枚

右㕮咀，以水一斗二升，煮取五升，內大黃，煎取三升，去滓，服一升。腹中轉動者勿服，不動者更服。一方加芒消二兩。

治久寒胸脅逆滿，不能食，吴茱萸湯方。

吴茱萸　半夏　小麥各一升　甘草

人參　桂心各一兩　大棗二十枚　生薑八兩

右八味，㕮咀，以酒五升，水三升，煮取三升，分三服。

治虛羸胸膈滿，大桂湯方。

桂心一斤　半夏一升　生薑一斤　黃耆四兩

右四味，㕮咀，以水一斗半，煮取五升，分五服，日三夜二。

治男子卒勞內傷，汗出中風，腹脹大飢，食不下，心痛，小便赤黃時白，大便不利方。

大黃　葶藶　寒水石　栝樓根

苦參　黃連各等分

右六味，末之，蜜丸，以豉汁和飲服如梧子二丸，日三，加至十丸。

臚脹脅腹滿，灸膈俞百壯，三報。

胸滿心腹積聚痞痛，灸肝俞百壯，三報。

脹滿水腫，灸脾俞，隨年壯，三報。

腹中氣脹引脊痛，食飲多，身羸瘦，名曰食晦，先取脾俞，後取季脇。

藏腑積聚脹滿羸瘦不能飲食，灸三焦輸，隨年壯。

脹滿雷鳴，灸大腸輸百壯，三報。

脹滿氣聚寒冷，灸胃管百壯，三報。穴在鳩尾下三寸。

腹脹滿遶臍結痛，堅不能食，灸中守百壯。穴在臍上一寸，一名水分。

脹滿瘕聚滯下疼冷，灸氣海百壯。穴在臍下一寸，忌不可針。

脹滿氣如水腫狀，小腹堅如石，灸膀胱募百壯。穴在中極臍下四寸。

脹滿腎冷，瘕聚洩利，灸天樞百壯。穴在臍傍相對，橫去臍兩傍各二寸。

痼冷積熱第八 論四首 方三十首 灸法一首

論曰：凡人中寒者，喜欠，其人清涕出，發熱色和者，善嚏。凡瞻病者，未脉望之，口燥清涕出，善嚏欠，此人中寒。其人下利，以裏虛故也。欲嚏不能，此人腹中痛。凡寒脉沈弦，脉雙弦者，寒也。弦脉狀如張弓弦，按之不移。脉數弦者，當下其寒。脉雙弦而遲者，心下堅。脉大而緊者，陽中有陰，可下之。右手寸口脉弦者，即脅下拘急而痛，其人濇濇惡寒。師曰：遲者爲寒，澀爲無血。寸口脉微，尺中緊而澀，緊即爲寒，微即爲虛，澀即爲血不足，故知發汗而復下之。大露宿丸主寒冷百病，方在第十七卷中。

匈奴露宿丸，治寒冷積聚方。

礜石　桂心　附子　乾薑各二兩

右四味，末之，蜜丸如梧子，一服十丸，日三服，稍加之。

露宿丸，主遇冷氣，心下結緊，嘔逆，寒食不消，并主傷寒，晨夜觸寒冷惡氣方。

附子　烏頭　桂心　礜石各四兩

右四味，末之，蜜丸，以酒服如胡豆三丸，日三，加至十丸。藥耐寒冷，忌熱食近火，宜冷食飲。

治痼冷風眩，寒中，手足冷，胃口寒，臍下冷，百病，五勞七傷。第一令人能食，二強盛，三益氣，四有子，神驗方。

生地黃十五斤，取汁　烏頭一百五十枚　大豆三升

右三味，以㕮咀烏頭，以酒一斗半和地黃汁浸烏頭，至破日絞去滓，内豆藥汁中，至除日出暴之，有汁更浸而暴之，至汁盡藥成。初服從二豆起，可至二十豆，酒服之。有病空腹服，無病食後服。四時合並得，二月三月爲上時。藥令人能食，益氣強盛，有子，髮白更黑，齒落更生。先病熱人不可服。

治心腹痼冷，百治不差方。

麴末一升　白术五兩　乾薑　桂心各三兩　吳茱萸　蜀椒各二兩

右六味，治下篩，以米飲服方寸匕，日二。不過五劑，諸冷頓愈。無忌，空腹服之。

治積年冷病方。

蜀椒二兩　香豉一升

右二味，擣椒爲末，和豉更擣二千杵，酒服如彈丸大七丸，日一服，食前服。

治諸冷極，醫所不治方。

馬藺子九升，淨治去土，空腹服一合，日三，飲及酒下之。服訖須臾，以食壓之，服取差乃止。

赤丸，主寒氣厥逆方。

茯苓　桂心各四兩　細辛一兩　烏頭　附子各二兩　射罔加大棗一枚

右六味末之，內眞朱為色，蜜丸如麻子，空腹酒服一丸，日再，夜一服，不知，加至二丸，以知為度。一方用半夏四兩，而不用桂。

治胷滿有氣，心腹中冷，半夏湯方。

半夏一升　桂心四兩　生薑八兩

右三味，㕮咀，以水七升，煮取二升，一服七合，日三服。

溫中下氣生薑湯方。

生薑一斤　甘草三兩　桂心四兩

右三味，㕮咀，以水六升，煮取一升半，服五合，日三服。

甘草湯，主虛羸惙惙氣欲絕方。

甘草　生薑　五味子各二兩　人參一兩　吳茱萸一升

右五味，㕮咀，以水四升，煮茱萸令小沸，去滓，內藥，煮取一升六合，分二服，服數劑佳。

茱萸消石湯，主久寒不欲飲食，數十年澼飲方。

吳茱萸八合　消石一升　生薑一斤

右三味，以酒一斗，水解令得二斗，煮藥取四升，服二升，病即下，去勿更服也。初下如泔，後如汙泥，若如沫滓吐者，更可服之，養如乳婦法。

大建中湯，主心胷中大寒大痛，嘔不能飲食，飲食下咽自知偏從一面下流，有聲決決然，若腹中寒氣上衝，皮起出見有頭足，上下而痛，其頭不可觸近方。

蜀椒二合　乾薑四兩　人參二兩　粭糖一升

右四味，㕮咀，以水四升，煮取二升，去滓，內糖，微火煮令得一升半，分三服，服湯如炊三斗米久，可飲粥二升許，更服當一日食糜，溫覆之。

大黃附子湯，治脅下偏痛發熱，其脈緊弦，此寒也，當以溫藥下之方。

大黃三兩　附子三枚　細辛三兩

右三味，㕮咀，以水五升，煮取二升，分再服。

論曰：寸口脈弦而緊，弦即衛氣不行，衛氣不行即惡寒，緊則不欲飲食，弦緊相搏即為寒疝。趺陽脈浮而遲，浮即為風虛，遲即為寒疝。凡瘦人繞臍痛，必有風冷，穀氣不行而反下之，其氣必衝，不衝者心下則痞。

寒疝繞臍苦痛，發即白汗出，手足厥寒，其脈沈弦，大烏頭湯主之方。

烏頭十五枚，熬黑，不切，以水三升，煮取一升，去滓，內白蜜二斤，煎令水氣盡，得二升，強人服七合，羸人五合，一服未差，明日更服，日止一服，不可再也。仲景名二物烏頭煎

烏頭桂枝湯，主大寒疝，腹中痛，逆冷，手足不仁，若一身盡痛，灸刺諸藥不能治方。

秋乾烏頭實中者五枚，除去角　白蜜一斤

右二味，以蜜煎烏頭，減半，去滓，以桂枝湯五合解之，令得一升許，初服二合，不知，更進三合，復不知，加至五合，其知者如醉狀，得吐者為中病也。其桂枝湯方在傷寒中。外臺方云以水二升半煮桂取一升以桂汁和蜜煎令煎之得一升許服又云范汪方去以桂枝湯和煎烏頭煎服

論曰：凡人患大熱，皆須候脈，若大大熱者，不得一準方用藥，皆準病用藥。大熱不可那者，當兩倍三倍，大大熱者，乃至十倍用之，乃可制之爾。有人苦熱不已，皆由服石所致，種種服餌不能制止，惟朴消煎可以定之。武德中有貴高人師市奴謂之金石凌，非也。此方直用二消、寒水石、石膏可也，即不勞金。有金者，貴高人所加也。

朴消煎方。

朴消一斤　芒消八兩　寒水石四兩　石膏二兩　金二兩

右五味。先內二消於八升湯中。攪之令消。以紙密封一宿。澄取清。內銅器中。別擣寒水石石膏碎如豆粒。以絹袋盛之。內汁中。以微火煎之。候其上有漠起。以筋投中。著筋如凌雪凝白。急下瀉著盆中。待凝取出。烈日暴乾。積熱困悶不已者。以方寸匕白蜜一合和冷水五合。攪和令消。頓服之。日三。熱定即止。

五石湯。主胃間熱。熱病後不除。煩悶口中乾渴方。

寒水石　消石　赤石脂　龍骨
牡蠣　甘草　黃芩　栝樓根各五分
知母　桂心　石膏各三分　大黃二分

右十二味。㕮咀。以水七升。煮取三升。分四服。日三夜一。諸本只有四硝

竹葉湯。主五心熱。手足煩疼。口乾脣燥。胸中熱方。

竹葉　小麥各一升　知母　石膏各三兩
黃芩　麥門冬各二兩　人參一兩半　生薑五兩
甘草　栝樓根　半夏各一兩　茯苓二兩

右十二味。㕮咀。以水一斗二升。煮竹葉小麥。取八升。去滓。內藥。煮取三升。分三服。老小五服。

半夏湯。主胸中客熱。心下煩滿。氣上。大小便難方。

半夏一升　生薑八兩　前胡四兩　茯苓五兩
甘草一兩　黃芩　人參各二兩　杏人
枳實各三兩　白朮五兩

右十味。㕮咀。以水九升。煮取三升。分三服。胸中大熱者。沈冷服之。大小便澀。加大黃三兩。一方用梔子人二兩。爲十一味。

承氣湯。主氣結胸中。熱在胃管。飲食嘔逆渴方。

前胡　枳實　桂心　大黃
寒水石　知母　甘草各一兩　消石
石膏　栝樓根各二兩

右十味。㕮咀。以水一斗。煮取三升。分三服。

治熱氣手足心煩熱如火方。

竹葉二升　枳實三兩　青葙子　白前各一兩
吳茱萸　黃芩各二分　栝樓根　麥門冬各二兩
生薑六兩　前胡一作芎藭　半夏各五兩

右十一味。㕮咀。以水八升。煮取二升。分三服。

地黃煎。主熱方。

地黃汁四升三合　茯神　知母　萎蕤各四兩
栝樓根五兩　竹瀝三合一方用竹葉　生薑汁
白蜜　生地骨皮切各二升　石膏八兩
生麥門冬汁一升

右十一味。㕮咀。以水一斗二升。先煮諸藥。取汁三升。去滓。下竹瀝地黃麥門冬汁。微火煎四五沸。下蜜薑汁。微火煎取六升。初服四合。日三夜一。加至六七合。四月五月作散服之。

治積熱方。

枳實　黃芩　大黃　黃連各三兩　芒消二兩

右五味。末之。蜜丸空心酒服。如梧子大三十丸。加至四十丸。日一服。

治膈上熱方。

苦參十兩　玄參五兩　麥門冬三兩　車前子二兩

右四味。末之。以蜜丸如梧子。一服十五丸。日二服。

細丸主客熱結塞不流利方。

大黃 葶藶(各三兩熬) 香豉(三合) 杏人 巴豆(各三分)

右五味，末之，蜜丸，飲服如梧子二丸，日一服，以利為度。

治骨蒸熱羸瘦煩悶短氣喘息鼻張日西即發方。

龍膽 黃連 栝樓根(各四分) 芒消(二分)

梔子(十枚) 苦參 大黃 黃芩

芍藥 青葙子(各二兩)

右十味，末之，蜜丸，飲服如梧子二丸，日二，以知為度。一方無苦參，已下止五味。(張文仲為散，飲服方寸匕)

治骨蒸方。

天靈蓋如梳大，炙令黃，碎，以水五升，煮取二升，分三服。起死人神方。

又方 水服芒消一方寸匕，日二服，神良。

又方 取人屎灰，以酒服方寸匕，日二服。

五藏熱及身躰熱，脉弦急者，灸第十四椎與臍相當五十壯。老小增損之，若虛寒至百壯，橫三間寸灸之。

備急千金要方卷第十六

備急千金要方卷第十七 肺藏

朝奉郎守太常少卿充秘閣校理判登聞檢院護軍賜緋魚袋臣林億等校正

肺藏脉論第一

論曰：肺主魄，魄藏者任物之精也，為上將軍使在上行，所以肺為五藏之華蓋。并精出入謂之魄，魄者肺之藏也。鼻者肺之官，肺氣通於鼻，鼻和則能知香臭矣。循環紫宮，上出於頰，候於鼻下，迴肺中，榮華於髮，外主氣，内主胸，與乳相當，左乳庚，右乳辛。肺重三斤三兩，六葉兩耳，凡八葉，有十四童子、七女子守之，神名鳥鴻，主藏魄，號為魄藏，隨節應會，故云肺藏氣，氣舍魄，在氣為欬，在液為涕。肺氣虚則鼻息利少氣，實則喘喝，胸憑仰息。肺氣虚則夢見白物，見人斬血藉藉，得其時則夢見兵戰；肺氣盛則夢恐懼哭泣。厥氣客于肺，則夢飛揚，見金鐵之器奇物。

凡肺藏象金，與大腸合為腑，其經手太陰，與陽明為表裏。其脉浮，相於季夏，王於秋。秋時萬物之所終，宿葉落，柯葉萎，枝條其杌然，獨在。其脉為微浮，衛氣遲，榮氣數，數則在上，遲則在下，故名曰毛。陽當陷而不陷，陰當昇而不昇，為邪所中（一氣感激故為風寒所中）。陽中邪則捲，陰中邪則緊，捲則惡寒，緊則為慄，寒慄相薄，故名曰瘧。弱則發熱，浮乃來出，旦中旦發，暮中暮發。藏有遠近，脉有遲疾，周有度數，行有漏刻。遲在上，傷毛采；數在下，傷下焦。中焦有惡則見，有善則匿。陽氣下陷，陰氣則溫，陽反在下，陰反在巔，故名曰長而且留。

秋脉如浮，秋脉肺也，西方金也，萬物之所以收成也，故其氣來輕虚而浮，來急去散，故曰浮。反此者病。何如而反？其氣來毛而中央堅，兩傍虚，此謂太過，病在外；其氣來毛而微，此謂不及，病在中。太過則令人氣逆而背痛，慍慍然；不及則令人喘，呼吸少氣而欬，上氣見血，下聞病音。

肺脉來厭厭聶聶，如落榆莢，曰肺平。秋以胃氣為本。肺脉來不上不下，如循雞羽，曰肺病（巢源無不字）。肺脉來如物之浮，如風吹毛，曰肺死。

真肺脉至，大而虚，如以毛羽中人膚，色白赤不澤，毛折乃死。

秋胃微毛曰平，毛多胃少曰肺病，但毛無胃曰死，毛而有弦曰春病，弦甚曰今病。

肺藏氣，氣舍魄，喜樂無極則傷魄，魄傷則狂，狂者意不存人，皮革焦，毛悴色夭，死于夏。

手太陰氣絶則皮毛焦，太陰者行氣溫皮毛者也，氣弗營則皮毛焦，皮毛焦則津液去，津液去則皮節傷，皮節傷者則爪（一作皮）枯毛折，毛折者則氣先死，丙篤丁死，火勝金也。

肺死藏，浮之虚，按之弱如葱葉，下無根者死。秋金肺王，其脉微濇而短曰平，反得大而緩者，是脾之乘肺，母之歸子，為虚邪，雖病易治；反得沈濡而滑者，是腎之乘肺，子之乘母，為實邪，雖病自愈；反得浮大而洪者，是心之乘肺，火之剋金，為賊邪，大逆，十死不治；反得弦細而長者，是肝之乘肺，木之陵金，為微邪，雖病即差。肝乘肺必作虚。

右手關前寸口陰絶者，無肺脉也。苦短氣欬逆，喉中塞，噫逆，刺手陽明治陽。

右手關前寸口陰實者，肺實也。苦少氣，胷中滿膨膨，與肩相引，刺手太陰治陰。

肺脉來泛泛輕如微風吹鳥背上毛，再至曰平，三至曰離經病，四至脫精，五至死，六至命盡，手太陰脉也。

肺脉急甚爲癲疾，微急爲肺寒熱，怠墮，欬唾血，引腰背胷，若鼻息肉不通；緩甚爲多汗，微緩爲痿漏風（一作偏風），頭已下汗出不可止；大甚爲脛腫，微大爲肺痺，引胷背，起腰内；小甚爲飧泄，微小爲消癉；滑甚爲息賁上氣，微滑爲上下出血；濇甚爲嘔血，微濇爲鼠瘻，在頸肢掖之間，下不勝其上，其能喜酸。

肺脉搏堅而長，當病唾血；其濡而散者，當病漏（一作灌）汗，至今不復散發。

白脉之至也，喘而浮，上虛下實，驚，有積氣在胷中，喘而虛，名曰肺痺，寒熱，得之醉而使内也。

黄帝問曰：經脉十二，而手太陰之脉獨動不休，何也？（手太陰本在寸口中）岐伯對曰：足陽明胃脉也。胃者，五藏六腑之海（胃脉在足趺上大指間上行三寸骨解中是），其精氣上清注於肺，肺氣從太陰而行之，其行之也以息往來，故人一呼脉再動，一吸脉亦再動，呼吸不已，脉動不止。

黄帝問曰：氣口何以獨爲五藏主？岐伯曰：胃者，水穀之海，六腑胃居其大，五味入於口，藏於胃，以養五藏氣，氣口者，太陰是也。藏腑之氣味，皆出於胃，變見於氣口，氣口屬腑藏主，即呼寸口者也。

扁鵲曰：肺有病則鼻口張，實熱則喘逆，胷憑仰息；其陽氣壯則夢恐懼等；虛寒則欬息下利，少氣；其陰氣壯則夢涉水等。

肺在聲爲哭，在變動爲欬，在志爲憂，憂傷肺，精氣并於肺則悲，味主秋，結滿而血者，病在胷及以飲食不節得病者，取之合，故命曰味主合。

病先發於肺，喘欬，三日之肝，脅痛支滿，一日之脾，閉塞不通，身痛體重，五日之胃，腹脹，十日不已，死，冬日入，夏日出。

病在肺，下晡慧，日中甚，夜半靜。

假令肺病，南行若食馬肉及麞肉得之。不者，當以夏時發，得病以丙丁日也，宜赤藥。

凡肺病之狀，必喘欬逆氣，肩息背痛，汗出，尻陰股膝攣，髀腨胻足皆痛；虛則少氣不能報息，耳聾嗌乾，取其經手太陰足太陽之外厥陰内少陰血者。

肺脉沉之而數，浮之而喘，苦洗洗寒熱，腹滿腸中熱，小便赤，肩背痛，從腰已上汗出，得之房内汗出當風。

肺病其色白，身體但寒無熱，時時欬，其脉微遲爲可治，宜服五味子大補肺湯、瀉肺散。春當刺少商，夏刺魚際，皆瀉之；季夏刺大淵，秋刺經渠，冬刺尺澤，皆補之。又當灸膻中百壯，背第三椎二十五壯。

邪在肺，則皮膚痛，發寒熱，上氣氣喘，汗出，欬動肩背，取之膺中外輸，背第三椎之傍，以手痛按之快然，乃刺之，取之缺盆中以越之。

形寒寒飲則傷肺，以其兩寒相感，中外皆傷，故氣逆而上行。

肺傷，其人勞倦則欬唾血，其脉細緊浮數，皆吐血，此爲躁擾嗔怒得之，肺傷氣擁所致也。

肺中風者，口燥而喘，身運而重，冒而腫脹。

肺中寒者，其人吐濁涕。

肺水者，其人身體腫而小便難，時時大便鴨溏。

肺脹者，虛而滿，喘欬，目如脫狀，其脉浮大。

趺陽脉浮緩。少陽脉微緊。微爲血虚。緊爲微寒。此爲鼠乳。診得肺積脉浮而手按之辟易。脅下時時痛。逆背相引痛。少氣善忘目瞑。結癰皮膚寒。秋愈夏劇。主皮中時痛如虱緣之狀。甚者如針刺之狀。時癢。色白也

肺之積名曰息賁。在右脅下。覆大如杯。久久不愈。病洒洒寒熱。氣逆喘欬。發肺癰。以春甲乙日得之。何也。心病傳肺。肺當傳肝。肝適以春王。王者不受邪。肺復欲還心。心不肯受。因留結爲積。故知息賁以春得之

肺病。身當有熱。欬嗽短氣。唾出膿血。其脉當短濇。今反浮大。其色當白而反赤者。此是火之剋金。爲大逆。十死不治。

商音。人者主肺。聲也。肺聲哭。其音磬。其志樂。其經手太陰。厥逆陽明。則榮衛不通。陰陽反祚。陽氣內擊。陰氣外傷。傷則寒。寒則虚。虚則厲風所中。噓吸戰掉。語聲嘶塞而散。下氣息短。憊。四肢僻弱。面色青葩。遺失便利。甚則不可治。依源麻黃續命湯主之。方在第八卷中。

又言音喘急。短氣好唾。此爲火剋金。陽擊陰。陰氣沉。陽氣昇。昇則實。實則熱。熱則狂。狂則閉眼悸言。非常所說。口赤而張。飲無時度。此熱傷肺。肺化爲血。不治。若面赤而鼻不欹。可治也。

肺病爲瘧者。令人心寒。寒甚則熱。熱間善驚。如有所見者。恒山湯主之。方在第十卷中。若其人本來語聲雄烈。忽爾不亮。拖氣用力。方得出言。而反於常人。呼共語。直視不應。雖曰未病。勢當不久。此則肺病聲之候也。察觀疾病。表裏相應。依源審治。乃不失也。

白爲肺。肺合皮。白如豕膏者吉。肺主鼻。鼻是肺之餘。其人金形。相比於上商。白色小頭方面。小肩背。小腹。小手足。發動身輕。精瘦。急心。靜悍。性喜爲吏。治秋冬。不耐春夏。春夏感而生病。主壬。太陰廉廉然。肩膺厚薄正竦。則肺應之。正白色。小理者則肺小。小則少飲。不病喘喝。粗理者則肺大。大則虚。虚則寒。喘鳴。多飲。善病胸喉痺。逆氣。巨肩反膺陷喉者則肺高。高則實。實則熱。上氣肩息。欬逆。合腋張脅者則肺下。下則逼賁迫肝。善脅下痛。鼻塞或壅而涕生息肉。好肩背厚者則肺堅。堅則不病欬上氣。肩背薄者則肺脆。脆則易傷於熱。喘息鼻衄。肩膺好者則肺端正。端正則和利難傷。膺偏欹者則肺偏傾。偏傾則病胸偏痛。鼻亦偏疾。凡人分部陷起者。必有病生。大腸陽明爲肺之部。而藏氣通於內外。部亦隨而應之。沉濁爲內。浮清爲外。若外病內入。則所部起。內病裏出。則所部陷。外入前治陽。後治陰。內出前治陰。後治陽。實瀉虚補。陽主外。陰主內。凡人死生休否。則藏神前變形于外。人肺前病。鼻則爲之孔開焦枯。若肺前死。鼻則爲之梁折孔閉。青黑色。若天中等分墓色應之。必死不治。看色深淺。斟酌賒促。遠不出一年。促不延時月。肺疾少愈而卒死。何以知之。曰。赤黑如拇指靨點見顔頰上。此必卒死。肺絶三日死。何以知之。口張。但氣出而不還。面白目青。是謂亂經。飲酒當風。風入肺經。膽氣妄泄。目則爲青。雖有天救。不可復生。面黃目白。如枯骨死。吉凶之色在於分部。順順而見。赤白入鼻。必病。不出其年。若年上不應。三年之中禍必應也

秋金肺脉色白。主手太陰脉也。秋取經輸。秋者金始治。肺將收殺。金將勝火。陽氣在合。陰氣初勝。濕氣及體。陰氣未盛。未能深入。故取輸以瀉陰邪。取合以虚陽邪。陽氣始衰。故取於合。其脉本在寸口之中。掌後兩筋間二寸中。應在腋下動脉。其脉根于太倉。太倉在臍上三寸。一夫是也。

其筋起於手大指之上。循指上行。結於魚後。行寸口外側上

循臂結肘中上臑內廉入腋下上出缺盆結肩髃前上結缺盆下結胷裏散貫賁下抵季脅

其脉起於中焦下絡大腸還循胃口上膈屬肺從肺系橫出腋下下循臑內行少陰心主之前下肘中後循臂內上骨下廉入寸口上魚循魚際出大指之端其支者從腕後直次指內廉出其端合手陽明為表裏陽明之本在肘骨中同會于手太陰

太陰之别名列缺起於腋下分間並太陰之經直入掌中散入於魚際别走手陽明主肺生病病實則大腸熱熱則手兌掌起起則陽病陽脉反逆大於寸口三倍病則欬上氣喘喝煩心胷滿臑臂內前廉痛掌中熱氣盛有餘則肩背痛風汗出中風虛則大腸寒寒則欠欬小便遺數數則陰病陰脉反小於寸口一倍病則肩背寒痛少氣不足以息季脅空痛尿色變卒遺失無度

秋三月者主肺大腸白氣狸病也其源從太陽擊手太陰太陰受淫邪之氣則經絡擁滯毛皮堅豎發泄邪生則藏腑傷溫隨秋受厲其病相反若腑虛則為陰邪所傷乍寒乍熱損肺傷氣暴嗽嘔逆若藏實則為陽毒所損體熱生斑氣喘引飲故曰白氣狸病也

扁鵲云灸心肺二輸主治丹毒白狸病當依源為療調其陽理其陰則藏腑之病不生矣

肺虛實第二 脉四條 灸法二首 方一十首

肺實熱

右手寸口氣口以前脉陰實者手太陰經也病苦肺脹汗出若露上氣喘逆咽中塞如欲嘔狀名曰肺實熱也

治肺實熱胷憑仰息泄氣除熱方

枸杞根皮切二升 石膏八兩 白前 杏人各三兩
橘皮 白术各五兩 赤蜜七合

右七味㕮咀以水七升煮取二升去滓下蜜煮三沸分三服

治肺熱言音喘息短氣好唾膿血方

生地黃切二升 石膏八兩 麻黃五兩 杏人四兩
淡竹茹雞子大一枚 升麻 羚羊角 芒消各三兩
赤蜜一升

右九味㕮咀以水七升煮取二升去滓下蜜煮兩沸分三服

治肺熱悶不止胷中喘急驚悸客熱來去欲死不堪服藥泄胷中喘氣方

桃皮 芫花各一升

右二味㕮咀以水四斗煮取一斗五升去滓以故布手巾內汁中薄胷溫四肢不盈數日即歇

治肺熱氣上欬息奔喘橘皮湯方

橘皮 麻黃各三兩 乾紫蘇 柴胡各二兩
宿薑 杏人各四兩 石膏八兩

右七味㕮咀以水九升煮麻黃兩沸去沫下諸藥煮取三升去滓分三服不差與兩劑

治肺熱喘息鼻衄血方

羚羊角 玄參 射干 雞蘇
芍藥 升麻 柏皮各三兩 淡竹茹雞子大一枚
生地黃切一升 梔子人四兩

右十味㕮咀以水九升煮取三升分三服須利者下芒消三兩更煮三沸

治肺熱飲酒當風風入肺膽氣妄泄目青氣喘方

麻黃四兩 五味子 甘草各三兩 杏人五十枚

母薑五兩 淡竹葉切一升

右六味㕮咀以水七升先煮麻黃去沫下諸藥煮取二升去滓分三服

瀉肺散治酒客勞倦或出當風喜怒氣舍於肺面目黃腫起即頭眩欬逆上氣時忽忽欲絕心下弦急不能飲食或吐膿血胷痛引背支滿欲嘔方

百部 五味子各二兩半 茯苓 附子

蓯蓉 當歸 石斛 遠志

續斷各一兩 細辛 甘草各七分 防風

蜀椒 紫菀 桂心 款冬花

乾薑各一兩半 桃人六十枚 杏人三十枚

右十九味治下篩以酒服方寸匕日三稍加至二匕

肺脹氣搶脅下熱痛灸陰都隨年壯穴在俠胃管兩邊相去一寸胃管在心下三寸

肺脹脅滿嘔吐上氣等病灸大椎并兩乳上第三肋間各止七

肺與大腸俱實

右手寸口氣口以前脉陰陽俱實者手太陰與陽明經俱實也病若頭痛目眩驚狂喉痺痛手臂捲脣吻不收名曰肺與大腸俱實也

治肺與大腸俱實令人氣憑滿煮散方

茯苓 麻黃各六分 黃耆 大青

桂心各三分 細辛 杏人各五分 石膏二兩

丹參一兩半 五味子 甘草 貝母

橘皮 芎藭各一兩 枳實三枚

右十五味治下篩爲麤散帛裹一方寸匕半井華水一升五合煮取七合爲一服日再

肺虛冷

右手寸口氣口以前脉陰虛者手太陰經也病苦少氣不足以息嗌乾不津液名曰肺虛冷也

治肺虛冷聲嘶傷語言用力戰掉緩弱虛瘠風入肺方

防風 獨活 芎藭 秦椒

乾薑 黃耆各四十二銖 天雄 麻黃

五味子 山茱萸 甘草各三十六銖 秦艽

桂心 署預 杜仲 人參

細辛 防己各三十銖 紫菀 甘菊花各二十四銖

貫衆二枚 附子七分

右二十二味治下篩以酒服方寸匕日二服一方有石膏六分當歸五分

治肺虛寒厲風所傷語聲嘶塞氣息喘憊欬唾酥蜜膏酒止氣嗽通聲方

酥 崖蜜 飴糖 薑汁

百部汁 棗肉 杏人各一升研 甘皮五具末

右八味合和微火煎常攪三上三下約一炊久取薑汁等各減半止溫酒一升服方寸匕細細咽之日二夜一

又方

猪胰三具 大棗百枚

右二味以酒五升漬之秋冬七日春夏五日出布絞去滓七日服盡二七日忌鹽羊胰亦得治欬嗽胷脅支滿多喘上氣尤良附後方治久欬上氣二十年諸治不差者

治肺寒損傷氣嗽及涕唾鼻塞方

棗肉二升研作脯 杏人一升熬研爲脂 酥 生薑汁

白糖 生百部汁 白蜜各一升

右七味合和以微火煎常攪作一炊久下之細細溫清酒

服二合日二。

補肺湯治肺氣不足逆滿上氣咽中悶塞短氣寒從背起口中如含霜雪言語失聲甚者吐血方

五味子二兩　乾薑　桂心　款冬花各二兩

麥門冬一升　大棗一百枚　粳米一合　桑根白皮一斤

右八味㕮咀以水一斗先煮桑白皮五沸下藥煮取三升分三服

又方

黄耆五兩　甘草　鍾乳　人參各二兩

桂心　乾地黄　茯苓　白石英

厚朴　桑白皮　乾薑　紫菀

橘皮　當歸　五味子　遠志

麥門冬各三兩　大棗二十枚

右十八味㕮咀以水一斗四升煮取四升分五服日三夜一。

補肺湯治肺氣不足欬逆上氣牽繩而坐吐沫唾血不能食飲方

蘇子一升　桑白皮五兩　半夏六兩　紫菀

人參　甘草　五味子　杏人各二兩

射干　款冬花各一兩　麻黄　乾薑

桂心各三兩　細辛一兩半

右十四味㕮咀以水一斗二升煮取三升半分五服日三夜二。

補肺湯治肺氣不足欬逆短氣寒從背起口中如含霜雪語無音聲而渴舌本乾燥方

五味子　蘇子各一升　白石英　鍾乳各三兩

竹葉　款冬花　橘皮　桂心

桑白皮　茯苓　紫菀各二兩　粳米二合

生薑五兩　杏人三十枚　麥門冬四兩　大棗十枚

右十六味㕮咀以水一斗三升先煮桑白皮粳米大棗米熟去滓內諸藥煮取五升分六服日三

補肺湯治肺氣不足心腹支滿欬嗽喘逆上氣唾膿血胷背痛手足煩熱惕然自驚皮毛起或哭或歌或怒乾嘔心煩耳中聞風雨聲面色白方

款冬花　桂心各二兩　桑白皮一斤　生薑

五味子　鍾乳各三兩　麥門冬四兩　粳米五合

大棗十枚

右九味㕮咀以水一斗二升。先煮粳米棗令熟去之內藥煎取二升分三服溫服之一方用白石英二兩。廣濟用紫菀人參各二兩名紫菀湯

治肺氣不足欬唾膿血氣短不得卧麻子湯方

麻子一升　桂心　人參各二兩　阿膠

紫菀各一兩　生薑三兩　乾地黄四兩　桑白皮一斤

餳一斤

右九味㕮咀以酒一斗五升水一斗五升。合煮取四升。分五服

治肺氣不足咽喉苦乾宜服餳煎方

作餳任多少。取乾棗一升去核熟擣水五升和使相得絞去滓澄去上清取濁內飴中攪火上煎勿令堅。令連連服如雞子漸漸吞之日三夜二。

凡肺風氣痿絕四肢滿脹喘逆胷滿灸肺輸各二壯肺輸對乳引繩度之在第三椎下兩傍相去各一寸五分。

肺與大腸俱虛

右手寸口氣口以前脉陰陽俱虛者。手太陰與陽明經俱虛也。病苦耳鳴嘈嘈。時妄見光明。情中不樂。或如恐怖。名曰肺與大腸俱虛也

治肺與大腸俱不足。虛寒乏氣。小腹拘急。腰痛羸瘠百病。小建中湯方

大棗十二枚　生薑三兩　甘草二兩　桂心三兩

芍藥六兩

右五味。㕮咀。以水八升煮取三升。去滓。内糖八兩。煮三沸。分三服。肘後用黄耆人參各二兩。名黄耆建中湯

肺勞第三　論一首　方三首　灸法一首

論曰。凡肺勞病者。補腎氣以益之。腎王則感於肺矣。人逆秋氣則手太陰不收。肺氣焦滿。順之則生。逆之則死。順之則治。逆之則乱。反順為逆。是謂關格。病則生矣

肺勞實。氣喘鼻張。面目苦腫。麻黄引氣湯方

麻黄　杏人　生薑　半夏各五分

石膏八兩　紫蘇四分　白前　細辛

桂心各三分　竹葉切一升　橘皮二分

右十一味。㕮咀。以水一斗煮取三升。去滓。分三服

治肺勞虛寒。心腹冷。氣逆遊氣。胷脅氣滿。從胷達背痛。憂氣往來。嘔逆。飲食即吐。虛乏不足。半夏湯方

半夏一升　生薑一斤　桂心四兩　甘草

厚朴各二兩　人參　橘皮　麥門冬各三兩

右八味。㕮咀。以水一斗煮取四升。分四服。腹痛加當歸二兩。

治肺勞風虛冷。痰澼水氣。晝夜不得臥。頭不得近枕。上氣胷滿。喘息氣絶。此痰水盛溢。厚朴湯方

厚朴　麻黄　桂心　黄芩

石膏　大戟　橘皮各二兩　枳實

甘草　秦艽　杏人　茯苓各三兩

細辛一兩　半夏一升　生薑十兩　大棗十五枚

右十六味。㕮咀。以水一斗三升煮取四升。分為五服

喉痹氣逆欬嗽。口中涎唾。灸肺輸七壯。亦可隨年壯至百壯。

氣極第四　論一首　方六首　灸法二首

論曰。凡氣極者。主肺也。肺應氣。氣與肺合。又曰。以秋遇病為皮痹。皮痹不已。復感於邪。内舍於肺。則寒濕之氣客於六腑也。若肺有病則先發氣。氣上衝胷。常欲自恚。以秋庚辛日傷風邪之氣為肺風。肺風之狀。多汗。若陰傷則寒。寒則虛。虛則氣逆欬。欬則短氣。暮則甚。陰氣至濕氣生。故甚。陰畏陽氣。晝日則差。若陽傷則熱。熱則實。實則氣喘息上。胷臆甚則唾血也。然陽病治陰。陰是其裏。陰病治陽。陽是其表。是以陰陽表裏衰王之源。故知以陽調陰。以陰調陽。陽氣實則決。陰氣虛則引。善治病者。初入皮毛肌膚筋脉則治之。若至六腑五藏。半死矣。

扁鵲曰。氣絶不治。喘一作奔而冷汗出。二日死。氣應手太陰。太陰氣絶則皮毛焦。氣先死矣。

治氣極虛寒。陰畏陽氣。晝差暮甚。氣短息寒。鍾乳散。亦治百病。令人丁強能食飲。去風冷方

鍾乳別研　乾薑　桔梗　茯苓

細辛　桂心　附子　人參各一兩六銖

白朮一兩　防風　牡蠣　栝樓根各二兩半

右十二味。治下篩。以酒服方寸匕。日三。漸加至二匕。五十以上可數服。得力乃止。千金翼云。有冷加椒。有熱加黄芩各三兩

治氣極虛寒。皮毛焦。津液不通。虛勞百病。氣力損乏。黄耆湯方

黄耆二兩 人參 白术 桂心各二兩

大棗十枚 附子三十銖 生薑八兩

右七味，㕮咀，以水八升，煮取三升，去滓，分四服。一方不用附子。

治氣極虛寒，皮痺不已，內舍於肺，寒氣入客於六腑，腹脹虛滿，寒冷積聚，百病，大露宿丸方。

礜石（後作礬石） 乾薑 桂心 皂莢

桔梗 附子各三兩

右六味，末之，蜜丸，酒服如梧子十丸，日三，漸加之，慎熱及近火等。

治氣極虛寒，澼飲，胸中痰滿，心腹痛，氣急，不下飲食，硫黄丸方。

硫黄 礜石 乾薑 附子

烏頭 桂心 細辛 白术

桔梗 茯苓各二兩

右十味，末之，蜜丸如梧子，酒服十丸，日三，漸加之，以知爲度。（肘後無白术、桔梗、茯苓，用吳茱萸、蜀椒、人參、皂莢、當歸十一種爲丸，用治人八冷，夏月溫飲食不解衣者。）

治氣極傷熱，喘息衝胸，常欲自恚，心腹滿痛，內外有熱，煩嘔不安，大前胡湯方。

前胡八兩 半夏 麻黄 芍藥各四兩

枳實四枚 生薑五兩 黄芩三兩 大棗十二枚

右八味，㕮咀，以水九升，煮取三升，去滓，分溫三服。

治氣極傷熱，氣喘，甚則唾血，氣短乏，不欲食，口燥咽乾，竹葉湯方。

竹葉二升 麥門冬 小麥 生地黄各一升

生薑六兩 麻黄三兩 甘草一兩 石膏六兩

大棗十枚

右玖味，㕮咀，以水一斗，煮取三升，去滓，分三服。

嘔吐上氣，灸尺澤，不三則七壯。尺澤者，在腕後肘中橫文。

腹中雷鳴相逐，食不化，逆氣，灸上管下一寸，名太倉，七壯。

積氣第五（論二首 方五十一首 灸法二十四首）

論曰：七氣者，寒氣、熱氣、怒氣、恚氣、喜氣、憂氣、愁氣。凡七種氣積聚，堅大如杯，若柈在心下腹中，疾痛，飲食不能，時來時去，每發欲死，如有禍祟，此皆七氣所生。寒氣即嘔逆惡心；熱氣即說物不竟而迫；怒氣即上氣不可忍，熱痛上搶心，短氣欲死，不得息；恚氣即積聚在心下，不得飲食；喜氣即不可疾行，不能久立；憂氣即不可閉作，暮臥不安；愁氣即喜忘，不識人語，置物肆方，還取不得，去處若聞急，即肆肢胕腫，手足筋攣，捉不能舉。如得病，此是七氣所生。男子卒得，飲食不時所致；婦人即產後中風諸疾也。

七氣丸方

烏頭 大黄各七分 紫菀 半夏

前胡 細辛 丹參 茯苓

芎藭 桃人（胡洽作杏人） 昌蒲（一作芍藥） 石膏

吳茱萸 桂心 桔梗各三分 人參

甘草 防葵各一兩 乾薑 蜀椒各半兩

右二十味，末之，蜜丸，酒服如梧子三丸，日三，加至十丸。壹方去半夏，加甘遂三分。（胡洽無丹參、甘草）

七氣丸，主七氣。七氣者，寒氣、熱氣、怒氣、恚氣、喜氣、憂氣、愁氣。此之爲病，皆生積聚，堅牢如杯，心腹絞痛，不能飲食，時去時來，發則欲死。凡寒氣狀，吐逆心滿；熱氣狀，恍惚眩冒，失精；怒氣狀，不可當，熱痛上盪心，短氣欲絕，不得息；恚氣狀，積聚心滿，不得食飲；喜氣狀，不可疾行，久立；憂氣狀，不可苦作，臥不安席，愁氣狀平，故如怒，喜忘，四肢胕腫，不得舉止。亦治產後中風餘疾方。

大黃二兩半　人參　半夏　吴茱萸
柴胡　乾薑　細辛　桔梗
昌蒲各二分　茯苓　芎藭　甘草
石膏　桃人　蜀椒各三分一方用桂心

右十五味，末之，蜜丸如梧子大，每服酒下三丸，日進三服，漸加至十丸。千金翼十味無茯苓芎藭甘草石膏桃人

七氣湯，主憂氣、勞氣、寒氣、熱氣、愁氣，或飲食為膈氣，或勞氣內傷，五藏不調，氣衰少力方。

乾薑　黃芩　厚朴深師作桂心　半夏
甘草　栝樓根深師作橘皮　芍藥　乾地黃各一兩
蜀椒三兩深師作桔梗　枳實五枚　人參一兩　吴茱萸五合

右十二味，㕮咀，以水一斗，煮取三升，分三服，日三。

七氣湯，主虛冷上氣、勞氣等方。

半夏一升　人參　生薑　桂心
甘草各一兩

右五味，㕮咀，以水一斗，煮取三升，分三服，日三。

五膈丸，治憂膈、氣膈、食膈、飲膈、勞膈五病，同藥服。以憂恚思慮、食飲得之，若冷食及生菜，便發。其病苦心滿，不得氣息，引背痛如刺之狀，食即心下堅，大如粉絮，大痛欲吐，吐即差，飲食不得下，甚者及手足冷，上氣欬逆，喘息短氣方。

麥門冬　甘草各五兩　蜀椒　遠志
桂心　細辛各三兩　附子一兩半　人參四兩
乾薑二兩

右九味，末之，蜜和丸，微使淖，先食含如彈丸一枚，細細咽之，喉中、胸中當熱，藥力稍盡，復含一丸，日三夜二，服藥七日愈。延年方云若不能含者可分一大丸作七小丸益服之夏月含益麥門冬甘草人參胡治云亦可梧子大十丸酒服之經心錄以吴茱萸代桂心酒服如梧子五丸空腹服之治寒冷則心痛咽中有物吐之不出咽之不入食飲少者

治結氣冷癥，積在脅下，及腳氣上入少腹，腹中脹滿，百病方。

大蒜去心皮三升，擣令極熟，以水三升和，令調，絞取汁，更擣餘滓，令熟，更以水三升和，令調，絞取汁，更擣餘滓，令熟，更以水三斗和，令調，絞取汁，合得九升，所得滓可桃顆大，棄却，以微火煎取三升，下牛乳三升，合煎取三升，旦起空腹一頓溫服之，令盡，至申時食。三日服一劑，三十日服十劑止。

大蒜煎，治疝瘕積聚，冷癖，痰飲，心腹脹滿，上氣欬嗽，刺風、風癲、偏風，半身不隨，腰疼膝冷，氣息否塞，百病方。

蒜六斤四兩，去皮，切，水四斗，煮取一斗，去滓　酥一升，內蒜汁中　牛乳二升
華撥　胡椒　乾薑各三兩　石蜜
阿魏　戎鹽各二兩　石上昌蒲　木香各一兩
乾蒲桃四兩

右拾二味，末之，合內蒜汁中，以銅器微火煎取一斗，空腹酒下一兩，五日以上稍加至三兩，二十日覺四體安和，更加至六兩。此治一切冷氣甚良。

治氣上下否塞，不能息，桔梗破氣丸方。

桔梗　橘皮　乾薑　厚朴
枳實　細辛　亭藶各三分　胡椒
蜀椒　烏頭各二分　華撥十分　人參
桂心　附子　茯苓　前胡
防葵　芎藭各五分　甘草　大黃
檳榔　當歸各八分　白朮　吴茱萸各六分

右二十四味末之蜜丸如梧子大酒服十九日三有熱者空腹服之

治氣實若積聚不得食息檳榔湯方

檳榔三七枚　細辛一兩　半夏一升　生薑八兩
大黃　紫菀　柴胡各三兩　橘皮
甘草　紫蘇子冬用　茯苓各二兩　附子一枚

右十二味㕮咀以水一斗煮取三升分三服相去如行十里久若有癥結堅實如石加鼈甲二兩防葵二兩氣上加桑白皮切二升枳實厚朴各二兩消息氣力強弱進二劑後隔十日更服前桔梗破氣丸

治積年患氣發作有時心腹絞痛忽然氣絶腹中堅實醫所不治復謂是蠱方

檳榔大者四七枚　柴胡三兩　半夏一升　生薑八兩
附子一枚　橘皮　甘草　桂心
當歸　枳實各二兩

右十味㕮咀以水一斗煮取三升分三服五日一劑服三劑永除根本

治逆氣心腹滿氣上衝胸脅痛寒冷心腹痛嘔逆及吐不下食憂氣結聚半夏湯方

半夏一升　生薑　桂心各五兩　橘皮四兩

右四味㕮咀以水七升煮取三升分四服日三夜一人強者作三服亦治霍亂後吐逆腹痛

治逆氣心中煩滿氣悶不理氣上半夏湯方出第十六卷嘔吐篇四味者是

治上氣咽喉窒塞短氣不得卧腰背痛胸滿不得食面色萎黃貝母湯方

貝母一兩　生薑五兩　桂心　麻黃
石膏　甘草各三兩　杏人三十枚　半夏三合

右八味㕮咀以水一斗煮取三升分為三服日三

治上氣脉浮欬逆喉中水雞聲喘息不通呼吸欲死麻黃湯方

麻黃八兩　甘草四兩　大棗三十枚　射干如博碁子二枚

右四味㕮咀以井花水一斗煮麻黃三沸去沫內藥煮取四升分四服日三夜一

奔氣湯治大氣上奔胸膈中諸病發時迫滿短氣不得卧劇荏便悁欲死腹中冷濕氣腸鳴相逐成結氣方

半夏　吴茱萸各一升　生薑一斤　桂心五兩
人參　甘草各二兩

右六味㕮咀以水一斗煮取三升分四服

枳實湯下氣治胸中滿悶方

枳實三枚　大棗十四枚　半夏五兩　附子二枚
人參　甘草　白术　乾薑
厚朴各二兩

右九味㕮咀以水七升煮取二升半一服八合日三

治氣滿腹脹下氣方

半夏一升　生薑一斤　人參一兩半　橘皮三兩

右四味㕮咀以水七升煮取三升去滓分三服日三一方無人參止三味

治氣兩脅滿急風冷方

杏人　茯苓　防葵各八分　吴茱萸
橘皮　桂心　防風　澤瀉各五分
白术　射干　芍藥　蘇子
桔梗　枳實各六分

右十四味末之蜜丸如梧子大酒服十丸日二加至三十丸

治氣滿閉塞不能食喘息方

訶梨勒十枚末之蜜丸如梧子食後服三丸不忌得利即止

治上氣欬逆方

蘇子一升　五味子五合　麻黄　細辛
紫菀　人參　黄芩　甘草各二兩
桂心　當歸各一兩　生薑五兩　半夏三兩

右十二味㕮咀以水一斗煮取三升分三服

治氣上不得卧神秘方

橘皮　生薑　紫蘇　人參
五味子各五兩 一作桔梗

右五味㕮咀以水七升煮取三升分三服

治熱發氣上衝不得息欲死不得卧方

桂心半兩　白石英　麥門冬　枳實
白鮮皮　貝母　茯神　檳榔人
天門冬各二兩半　車前子一兩　人參　前胡
橘皮　白薇　杏人各一兩半　郁李人三兩
桃人五分

右十七味末之蜜和以竹葉飲服十丸如梧子日二加至三十丸

竹葉飲法

竹葉　紫蘇子各二升　紫菀　白前各三兩
百部　甘草　生薑各三兩

右七味㕮咀以水八升煮取三升温以下前丸藥盡更合之

安食下氣理胷脅并治客熱人參湯方

人參　麥門冬　乾薑　當歸
茯苓　甘草　五味子　黄耆
芍藥　枳實各二兩　桂心三兩　半夏一升
大棗十五枚

右十三味㕮咀以水九升煮取三升去滓一服九合從旦至晡令盡皆熱服慎勿冷

治風虚支滿膀胱虚冷氣上衝肺息奔令咽喉氣悶往來下氣海藻橘皮丸方

海藻　橘皮各三分　杏人　茯苓各二分
人參　吴茱萸　白术　葶藶各一兩
桑根白皮　棗肉　昆布各二兩　芍藥
桂心各五分　白前三分　蘇子五合

右十五味末之蜜丸飲服如梧子大十丸日二加至十五丸以利小便爲度

治氣上方

硇砂　細辛　牛膝各等分

右三味末之氣發酒服方寸匕後三日忌酒餘禁如藥法

治上氣方

上酥一升　獨頭蒜五顆

右二味先以酥煎蒜蒜黄出之生薑汁一合共煎令熟空腹服一方寸匕温服之

治上氣嘔吐方

芥子二升末之蜜丸寅時井花水服如梧子七丸日二服亦可作散空腹服之及可酒浸服并治臍下絞痛

治勞氣方

小芥子三升擣末絹袋盛酒三斗浸之密封七日去滓温

服半升漸至一升半得力更合忌如藥法。

治上氣三十年不差方

大棗一百枚　豉一百二十粒　蜀椒二百粒　杏人一百枚

右四味先擣杏人豉令熟後內棗椒更擣作丸如棗核大含之稍稍咽之日三夜一

治積年上氣不差垂死者方

莨菪子熬色變　熟羊肝薄切暴乾

右二味各擣等分以七月七日神酢拌令相著夜不食空腹服二方寸匕須拾針兩食間以冷漿白粥二匕止之隔日一服永差四十日內得煮飯汁作蕪菁羹食之以外一切禁斷

下氣方

生薑五兩　小麥一升

右二味以水七升煮取一升頓服

又方

紫蘇莖葉切一升　大棗二七枚

右二味以酒三升煮取一升半分再服水煮亦得一方加橘皮半兩肘後方無棗用橘皮

治氣方

桃皮二斤去黃者㕮咀以水五升煮取三升一服一升差即止

又方　酒服驢脂二合日三差止

又方　黃牛乳二升煎取一升和生乳一升空腹服之日二

又方

驢乳初服二合三日後日別五合後至七合七日後至一升忌葵菜猪魚油等

又方　空腹服尿但尿則服之百日止治一切病

又方　空腹服烏牛尿日再至三升止

補氣虛逆方

大棗三升　甘皮十具去脉　乾地黃八兩　乾薑一兩

右四味治下篩酒四升漬棗二宿漉出棗取酒爲炊汁將棗內甑中微火蒸之令棗膏入釜中酒裏煎酒令餘二升許甑中棗俟皮核在上火貯器中將前散及熱下攪之令調大略與糖相似以酒服二合日再非止補氣亦通治一切短氣并形體瘦甚良

大補氣方

羊肚一具治如食　羊腎一具去脂四破　乾地黃五兩　甘草　秦椒各一兩　白朮　桂心　人參　厚朴　海藻各三兩　乾薑　昆布　地骨皮各四兩

右十三味治下篩內羊肚中合腎縫塞肚口蒸極熟爲度及熱木臼合擣取肚腎與藥爲一家暴乾更擣爲散酒服方寸匕日二

白石英散治氣及補五勞七傷無所不治明目利小便方

鍊成白石英十兩白石英無多少以鑽子碓上細碾向明選去黳翳色暗黑黃赤者惟取白淨者為佳擣絹下之瓷器中研令極細熟以生絹袋於銅器中水飛之如作粉法如此三度研訖澄之漸漸去水水盡令石英暴得乾看上有麤惡不淨者去之取中央好者在下有惡者亦去之更研堪用者使熟白絹袋子盛著瓷椀中以瓷椀蓋之於三斗米下蒸之微熟訖出取懸之使乾更以瓷器中研之為成

石斛　蓯蓉各六分　茯苓　澤瀉　橘皮各二兩　菟絲子二兩

右七味治下篩擣於甕器中研令相得重篩之酒服方寸匕日二不得過之忌猪魚鵝鴨蒜冷酢滑

補傷散主肺傷善洩欬善驚恐不能動筋不可以遠行膝不可久立汗出鼻乾少氣喜悲心下急痛痛引背中卧不安席

忽忽喜夢寒熱小便赤黃目不遠視唾血方

天門冬一升　防風　澤瀉　人參各一兩半

白斂兩　大豆卷　前胡　芍藥

栝樓根　石膏　乾薑各二兩　紫菀一兩

桂心　白朮各一兩　甘草　乾地黃

署預　當歸各二兩半　阿膠一兩半

右十九味治下篩食上酒服方寸匕日三

白石英丸補養肺氣方

白石英一作白石脂　磁石　陽起石　蓯蓉

菟絲子　乾地黃各二兩半　石斛　白朮

五味子　栝樓根各一兩　巴戟天五分　桂心

人參各一兩　蛇牀子半兩　防風五分

右十五味末之蜜丸如梧子酒服十五丸加至三十丸日二服

治氣不足理氣丸方

杏人　桂心各一兩　益智子　乾薑各二兩

右四味末之蜜丸如梧子未食服三丸以知爲度

治冷氣氣短方

蜀椒五兩絹袋盛以酒一斗浸之二七日服之任意多少

治讀誦勞極疲乏困頓方

酥　白蜜　油　糖　酒各一升

右五味合於銅器中微火煎二十沸下之準七日七夜服之令盡慎生冷

又方

人參　甘草　茯苓　當歸各一兩

大棗二十枚　地骨皮　芎藭　芍藥

黃耆　乾地黃各三兩

右十味㕮咀以水一斗煮取三升分三服一方用桂心三兩

治卒短氣方

擣韭汁服一升立差肘後方治卒上氣鳴息便欲絕

治乏氣方

枸杞葉　生薑各二兩

右二味㕮咀以水三升煮取一升頓服

治少年房多短氣方

梔子二七枚　豉七合

右二味以水二升煮豉取一升半去豉內梔子煮取八合服半升不差更服

凡上氣冷發腹中雷鳴轉叫嘔逆不食灸太衝不限壯數從痛至不痛從不痛至痛止

上氣厥逆灸胷堂百壯穴在兩乳間

胷膈中氣灸闕輸隨年壯扁鵲云第四椎下兩傍各一寸半名闕輸

心腹諸病堅滿煩痛憂思結氣寒冷霍亂心痛吐下食不消腸鳴泄利灸太倉百壯太倉一穴一名胃募在心下四寸乃胃管下一寸

結氣囊裏針藥所不及灸肓募隨年壯肓募二穴從乳頭邪度至臍中屈去半從乳下行度頭是穴

下氣灸肺輸百壯又灸太衝五十壯

凡臍下絞痛流入陰中發作無時此冷氣灸關元百壯穴在臍下三寸

短氣不得語灸天井百壯穴在肘後兩筋間

又灸大椎隨年壯

又灸肺輸百壯。

又灸肝輸百壯。

又灸尺澤百壯。

又灸小指第四指間交脉上七壯。

又灸手十指頭合十壯。

乏氣灸第五椎下，隨年壯。

少年房多短氣，灸鳩尾頭五十壯。

又塩灸臍孔中二七壯。

論曰：凡卒厥逆上氣，氣攻兩脅，心下痛滿，奄奄欲絶，此爲奔豘氣，即急作湯以浸兩手足，數數易之。

奔豘腹腫，灸章門百壯。章門一名長平，二穴在大横外直臍季肋端。

奔豘灸氣海百壯，穴在臍下一寸半。

又灸關元百壯，穴在臍下三寸。

奔豘搶心不得息，灸中極五十壯。中極一名玉泉，在臍下四寸。

奔豘上下腹中與腰脊相引痛，灸中府百壯，穴在乳上三肋間。

奔豘灸期門百壯，穴直兩乳下第二肋端傍一寸五分。

奔豘上下，灸四滿二七壯，穴俠丹田兩傍相去三寸，即心下八寸臍下横文是也。

肺痿第六 論一首 方五首

論曰：寸口脉數，其人病欬，口中反有濁唾涎沫出，何也？師曰：此爲肺痿之病。何從得之？師曰：病熱在上焦，因欬爲肺痿，或從汗出，或從嘔吐，或從消渴小便利數，或從便難數被駛藥下，重亡津液，故得肺痿。又寸口脉不出而反發汗，陽脉早索，陰脉不濇，三焦踟蹰，入而不出，陰脉不濇，身體反冷，其内反煩，多唾唇燥，小便反難，此爲肺痿，傷於津液，便如爛瓜，下如豚腦，但坐發汗故也。其病欲欬不得欬，欬出乾沫，久久小便不利，其脉平弱。肺痿吐涎沫而不欬者，其人不渴，必遺溺小便數。所以然者，上虚不能制下故也。此爲肺中冷，必眩。師曰：肺痿欬唾，咽燥欲者自愈，自張口者短氣也。

治肺痿多涎唾，小便數，肺中冷必眩，不渴不欬，上虚其下不能制溲，甘草乾薑湯以温其藏。服湯已，小温覆之。若渴者，屬消渴法。甘草乾薑湯方

甘草四兩　乾薑二兩

右二味，㕮咀，以水三升，煮取一升半，去滓，分二服。集驗肘後有大棗十二枚

治肺痿涎唾多出血，心中温温液液，甘草湯方千金翼名温液湯

甘草二兩，㕮咀，以水三升，煮取一升半，去滓，分三服。

治肺痿欬唾涎沫不止，咽燥而渴，生薑甘草湯方

生薑五兩　甘草四兩　人參三兩　大棗十二枚

右四味，㕮咀，以水七升，煮取三升，去滓，分三服。

治肺痿吐涎沫不止，桂枝去芍藥加皂莢湯方

桂枝　生薑各三兩　甘草二兩　皂莢一挺　大棗十二枚

右五味，㕮咀，以水七升，煮取三升，去滓，分三服。

治肺脹欬而上氣，咽燥而喘，脉浮者，心下有水，麻黄湯方

麻黄　芍藥　生薑仲景用乾薑　細辛　桂心各三兩　半夏　五味子各半升　石膏四兩

右八味，㕮咀，以水一斗，煮取三升，分三服。仲景名此爲小青龍加石膏湯，用甘草三兩，爲九味

肺癰第七 論一首 方五首

論曰：病欬唾膿血，其脉數實者屬肺癰，虚者屬肺痿。欬而口中自有津液，舌上胎滑，此爲浮寒，非肺痿。若口中辟辟燥，欬即胷中隱隱痛，脉反滑數，此爲肺癰也。問曰：病者欬逆，師脉

之何以知爲肺癰當有膿血吐之則死後竟吐膿死其脉何類何以別之師曰寸口脉微而數微則爲風數則爲熱微則汗出數則惡寒風中於衛呼氣不入熱過於榮吸而不出風傷皮毛熱傷血脉風舍於肺其人則欬口乾喘滿咽燥不渴多唾濁沫時時振寒熱之所過血爲凝滯蓄結癰膿吐如米粥始萌可救膿已成則難治寸口脉數趺陽脉緊寒熱相搏故振寒而欬趺陽脉浮緩胃氣如經此爲肺癰師曰振寒發熱寸口脉滑而數其人飲食起居如故此爲癰腫病醫反不知而以傷寒治之不應愈也何以知有膿膿之所在何以別知其處師曰假令膿在胸中者爲肺癰其脉數欬唾有膿血設膿未成其脉自緊數緊去但數膿爲已成也

治欬胸中滿而振寒脉數咽乾而不渴時時出濁唾腥臭久久吐膿如粳米粥是爲肺癰桔梗湯方

桔梗（三兩集驗用二兩古今錄驗用一枚）　甘草（二兩）

右二味㕮咀以水三升煮取一升去滓分二服必吐膿血也（一方有款冬花一兩半）

治肺癰喘不得臥葶藶大棗瀉肺湯方

葶藶（三兩末之）　大棗（二十枚）

右二味先以水三升煮棗取二升去棗內藥一棗大煎取七合頓服令盡三日服一劑可服三四劑

治肺癰胸脅脹一身面目浮腫鼻塞清涕出不聞香臭欬逆上氣喘鳴迫塞葶藶大棗瀉肺湯主之用前方先服小青龍湯一劑乃進之小青龍湯方（出第十八卷欬嗽篇中）

治欬有微熱煩滿胸心甲錯是爲肺癰黃昏湯方

黃昏手掌大一片是合昏皮也㕮咀以水三升煮取一升分二服

又方

葦莖（切二升以水二斗煮取五升去滓）　薏苡人（半升）　瓜瓣（半升）　桃人（三十枚）

右四味㕮咀內葦汁中煮取二升服一升當有所見吐膿血

飛尸鬼疰第八（論一首　灸法十二首　方四十五首）

論曰凡諸心腹痛服衆方熱藥入腹寂然不動但益氣息急者此尸疰病也宜先服甘草汁一升消息少時服瞿麥湯盡劑得下便覺寬也并暴癥堅結宿食及女人血堅痛發作無定者神良

五疰湯治卒中賊風遁尸鬼邪心腹刺痛大脹急方

大黃　甘草（各三兩）　當歸　芍藥（各二兩）

烏頭（十枚）　生薑　蜜（各一斤）　桂心（四兩）

右八味㕮咀別漬大黃以水九升煮取三升烏頭別內蜜中煎令得一升投湯中去滓分服三合如人行二十里久更進一服日三不知加至四合

蜈蚣湯治惡疰邪氣往來心痛徹背或走入皮膚移動不定苦熱四肢煩疼羸乏短氣方

蜈蚣（一枚）　牛黃（一分）　大黃（二兩）　丹砂

人參（各三分）　細辛　鬼臼　當歸

桂心　乾薑（各一兩）　黃芩　麝香（各半兩）

附子（四枚）

右十三味㕮咀以水一斗煮取三升去滓下牛黃麝香末分三服

治卒中惡賊風寒冷入腹便絞痛或飛尸遁尸發作無時搶心胸滿脅痛如刀刺口噤者方

甘草　乾薑　乾地黃　茯苓

羊脂　當歸　細辛（各一兩）　芍藥

吳茱萸　桂心各二兩　梔子人十五枚

右十一味㕮咀以水八升煮取三升去滓內脂烊盡分三服欲利者加大黃二兩

治卒中惡風角弓反張或飛尸遁尸心腹絞痛者方

茯苓　芎藭　當歸　乾地黃

甘草各一兩　桂心　吳茱萸　乾薑

芍藥各二兩　梔子人十四枚

右十味㕮咀以水八升煮取三升分三服痛甚者加羊脂三兩當歸人參芍藥各一兩心腹堅急加大黃三兩

桃皮湯治中惡氣心腹痛胷脅脹滿短氣方

桃白皮一握東引者　眞朱　附子各一兩　梔子人十四枚

當歸三兩　豉五合　桂心二兩　吳茱萸五合

右八味㕮咀以水五升煮取二升去滓內眞朱末分作二服一方無當歸以下四味

桃奴湯治中惡毒氣蠱疰心腹卒絞痛方

桃奴　當歸　人參　乾薑各二兩

芎藭　甘草各三兩　丹砂　麝香

茯苓　犀角　鬼箭羽　桂心各一兩

右十二味㕮咀以水九升煮取二升半去滓分三服未食服大便不通腹滿者加大黃三兩芒消二兩胡治有雄黃一兩無丹砂芎藭

治卒中風寒冷溫氣入腹虛脹急滿搶心胷脅叉痛氣息不通脈弦緊汗不出及得傷寒方

吳茱萸　當歸　麻黃　獨活

甘草　桔梗　茯苓各二兩　桂心

青木香　石膏　大黃　犀角各二兩

右十二味㕮咀以水九升煮取六升分三服日三

治風冷氣入腹忽然絞痛堅急如吹大小便閉小腹有氣結如斗大脹滿起其脈弦老者沈遲方

瞿麥　當歸　鬼箭羽　豬苓

桔梗　防己　海藻　吳茱萸

芎藭各二兩　桂心　大黃各三兩

右十一味㕮咀以水九升煮取三升分三服亦可用犀角二兩

治諸雜疰相連續死亦治三十年衆疰方

桃根白皮一斤㕮咀以水二斗煮取一斗去滓分八九服二日服之令盡崔氏用桃根白皮治疰在心腹痛不可忍者

又方　擣桃人二七枚研酒服之

又方　小芥子末之雞子白和傅

尸疰鬼疰者即五尸之中尸疰又挾諸鬼邪爲害者也其變動乃有三十六種至九十九種大略令人寒熱淋瀝沈沈嘿嘿不的知其所苦而無處不惡累年積月漸就頓滯以至於死死後復注易傍人乃至滅門覺如此候者宜急療之方

獺肝一具陰乾治下篩水服一方寸匕日三如一具不差更作

小附著散治飛尸賊風發時急痛不在一處針則移發一日半日乃差須臾復發方

細辛　天雄　甘草各一分作莽勒　桂心三分

附子一兩　烏頭一兩　乾薑一兩　雄黃

眞朱各半兩

右九味治下篩酒服方寸匕不知稍增以知爲度胡治有蜀椒四分不用桂心附子

大附著散治五尸疰忤與前狀同方

黃芩　由跋各一兩　金牙　犀角
麝香　牛黃各一分　天雄　桂心各半兩
椒目　細辛　雄黃　乾薑
黃連各一兩　真朱三分　蜈蚣一枚

右十五味治下篩酒服一錢匕日三。以知為度。

大金牙散主一切疰方在第十二卷中。

金牙散主鬼疰風邪鬼語尸疰或在腰脊胸脅流無常處不喜見人志意不定面目脫色目赤鼻張脣乾甲黃方。

金牙一分　蜈蚣　蜥蜴　附子各一枚
蜣蜋　亭長各七枚　元青　徐長卿
斑貓各十四枚　貝母二枚　人參　狼牙各四分
雄黃　鐵精　野葛　芎藭
大黃　甘草　蛇蛻皮　露蜂房
曾青　真珠　丹砂　蕳茹
乾漆各一分　桔梗　鬼臼　石長生
椒目　烏頭　狼毒　蕪荑
鬼督郵　鬼箭羽　藜蘆　狸骨一作鶴骨
雷丸　鼈甲　滑石各二分一作消石　毒公三分
石膏五分　寒水石　桂心各四分　牛黃
胡燕屎各二分

右四十五味治下篩先食以酒服一刀圭日再不知漸加之蟲隨大小便出崔氏名蜀金牙散

白朮散治風入藏府悶絶常自躁痛或風疰入身令疰鬼疰飛尸惡氣腫起或左或右或前或後或內或外針灸流移無有常處驚悸腹脹氣滿叉心頭痛或恍惚悲懼不能飲食或進或退陰下濕癢。或大便有血小便赤黃房中勞極方

白朮十四枚　附子　秦艽　人參
牡蠣　蜀椒　細辛　黃芩
芎藭　牛膝各三分　乾薑　桂心
防風各五分　茯苓　桔梗　當歸
獨活　柴胡各四分　烏頭　甘草
麻黃　石南　莽草　栝樓根
天雄　杜仲各二分

右二十六味治下篩平旦酒服五分匕訖。如人行七里久勢欲解更飲酒五合為佳

太乙備急散治卒中惡客忤五尸入腹鬼刺鬼排及中蠱疰吐血下血及心腹卒痛腹滿傷寒熱毒病六七日方

雄黃　桂心　芫花各二兩　丹砂
蜀椒各一兩　藜蘆　巴豆各一分　野葛三分
附子五分

右九味巴豆別治如脂餘合治下篩以巴豆合和更擣合和調置銅器中密貯之勿泄有急疾水服錢五匕可加至半錢匕老少半之病在頭當鼻衄在膈上吐在膈下利在四肢當汗出此之所為如湯沃雪手下皆愈方宜秘之非賢不傳

龍牙散治百疰邪氣飛尸萬病方

龍牙　茯苓各二兩半　雄黃　棗膏
芍藥各五分　乾地黃　石斛　胡燕屎各三分
銅鏡鼻　甘草　橘皮　芎藭
鬼督郵　遠志　鼈甲各半兩　狸陰一具
蜈蚣一枚　鬼箭羽　烏頭　羌活
露蜂房　曾青　真珠　桂心

杏人　防風　桃奴　鬼臼

鸛骨(各一兩)　人參　大黃(各一兩半)　蘇子(四合)

白朮(二兩)

右三十三味，治下篩，酒服一刀圭，以知爲度，當有蟲從便出。

治鬼疰蠱疰毒氣變化無常方。

鮫魚皮　犀角　麝香　丹砂

雄黃　蜈蚣　丁香　蘘荷根

鹿角　龍骨　蜀椒　乾薑(各一分)

貝子(十枚)

右十三味，治下篩，酒服方寸匕，加至二匕，日三。

備急散，主卒中惡風氣忤，迷絕不知人方。出第十二卷(三味備急丸是)

治暴心痛，面無顏色，欲死者方。

以布裹鹽如彈丸大，燒令赤，置酒中消，服之，痢即愈。

治蠱疰方。

燒猫兒屎灰，水服之，用雄猫兒。

治卒得惡疰腹脹墨奴丸方。

釜下墨(一合)　鹽(二合)

右二味合，治下，以水一升半，煮取八合，一服使盡，須臾吐下，即差。

治哭疰方

梳齒間刮取垢，水服之。

又方

臘月猪脂(一合)　亂髮(一兩)

右二味，煎髮令消烊，服之，蟲死矣。

又方　熬大豆，帛裹熨之。

治一切病食疰方。

釜下土，雞子大，末之，酢泔清一升和服，行五十步，吐即差。

治凡食上得病，名爲食疰方。

還取本食種數多少相似，各少許，和合，布裹燒灰，取杏人大，水服之。

鸛骨丸，主遁尸、飛尸、積聚，胸痛連背，走無常處，或在藏，或腫在腹，或奄奄然而痛方

鸛骨(三十)　雄黃　莽草　丹砂(一作丹參)

牡蠣(各四分一作牡丹)　藜蘆　桂心　野葛(各二分)

斑猫(十四枚)　巴豆(四十枚)　蜈蚣(一枚)　芫青(十四枚)

右十二味，末之，蜜丸，服如小豆大二丸，日三，以知爲度。

蜥蜴丸，主癥堅水腫，蜚尸、遁尸、寒尸、喪尸、尸注，骨血相注，惡氣鬼忤，蛄毒邪氣往來，夢寤存亡，流飲結積，虎狼所齧，猘犬所咋，鴆毒入人五藏，服藥以殺其毒，毒即消，婦人邪鬼忤亦能遣之方

蜥蜴(二枚)　地膽(五十枚)　䗪虫(四十枚)　杏人(三十枚)

蜣蜋(十四枚)　虻虫(三十枚)　朴消(七分)　澤漆(二分)

芍藥(五分)　虎骨(六分)　甘草(一兩)　桃奴(二分)

犀角(二分)　巴豆(七分)　鬼督郵(二分)　乾薑(四分)

桑赤雞(二分)　款冬花(三分)　甘遂(五分)　蜈蚣(二枚)

右二十味，別治巴豆、杏人如膏，內諸藥末，研調，下蜜擣二萬杵，丸如麻子大，食前服三丸，日一，不下加之，不取吐下者，一丸日服。有人風冷注癖堅二十年，得愈。(與積聚篇重)

治諸疰病，毒疰、鬼疰、食疰、冷疰、痰飲宿食不消、酒癖，桔梗丸

桔梗　藜蘆　皂莢　巴豆

附子(各二兩)

右五味，末之，蜜和擣萬杵，宿不食，旦起飲服二丸如梧子

大仰卧服勿眠至食時膈上吐膈下下去惡物如科斗蝦蟇子或長一二尺下後當大虛口乾可作雞羹飲五合大極飲一升食粥三四日病未盡更服忌如藥法

十疰丸主十種疰氣疰勞疰鬼疰冷疰生人疰死人疰尸疰食疰水疰土疰等方

雄黃　巴豆各二兩　人參　甘草
細辛一作藁本　桔梗　附子　皂莢
蜀椒　麥門冬各一兩

右十味末之蜜丸空腹服如梧子大五丸日二稍加以知爲度

太一神明陷冰丸主諸病破積聚心下支滿寒熱鬼疰長病欬逆唾噫辟除衆惡鬼逐邪氣鬼擊客忤中惡胷中結氣咽中閉塞有進有退繞臍絞痛惻惻隨上下按之挑手心中慍慍如有虫狀毒注相染滅門方

雄黃二兩　元青五枚　桂心二兩　眞珠一兩半
麝香　人參　犀角　鬼臼各一兩
附子一兩半　蜈蚣一枚　烏頭八枚　杏人三十枚
射罔一兩　丹砂二兩　蜥蜴一枚　斑猫七枚
藜蘆　礬石各二兩一作礜石　樗雞七枚　地膽七枚
牛黃一兩　當歸三兩　巴豆一分　大黃二兩

右二十四味末之以蜜和擣三萬杵丸如小豆大先食服二丸日再不知稍增以藥二丸著門上令衆邪不近傷寒服之無不愈若至病家及視病人夜行獨宿服二丸衆鬼不能近也胡洽無元青桂心眞珠麝香人參犀角烏頭射罔蜥蜴樗雞牛黃當歸只十二味与積聚篇重

江南度世丸主萬病癥結積聚伏尸長病寒熱疰氣流行皮中久病著牀肌肉消盡四肢煩熱嘔逆不食傷寒時氣惡疰汗出口噤不開心痛方

蜀椒三兩　人參　細辛　甘草各二兩
茯苓　眞珠　大黃　乾薑
丹砂　野葛　桂心　雄黃
鬼臼　麝香各一兩　烏頭　牛黃各二分
附子　紫菀各六分　巴豆六十枚　蜈蚣二枚

右二十味末之蜜丸飲服小豆大二丸加至四丸日一加獺肝一具尤良

大度世丸主萬病與前狀同方

牛黃　大黃　雄黃　細辛
附子　眞珠　甘草　人參
射罔　丹砂　鬼臼　莽草各一兩
蜀椒　麝香　鬼箭羽　茯苓
桂心　紫菀各二兩　乾薑三兩　野葛一尺
蜥蜴　蜈蚣各一枚　巴豆人八十枚　地膽五十枚
元青二十枚　樗雞二十枚

右二十六味末之蜜丸以飲服如小豆二丸日二先食服之

治疰病相染易及霍亂中惡小兒客忤長病方

獺肝一具　雄黃　莽草　丹砂
鬼臼　犀角　巴豆各一兩　麝香一分
大黃　牛黃各一兩　蜈蚣一枚

右十一味末之蜜丸空腹服如麻子大二丸加至三丸以知爲度

雷氏千金丸主行諸氣宿食不消飲實中惡心腹痛如刺及瘧方

大黃五分　巴豆人六十枚　桂心　乾薑各二兩

消石三分

右五味末之蜜丸擣三千杵服如大豆二丸神驗無比已死者折齒灌之

治卒得尸疰毒痛往來方

亂髮灰　杏人

右二味等分研如脂酒服梧子三丸日三（姚氏以猪膏和丸）

治遁尸尸疰心腹刺痛不可忍者方

桂心　乾薑各一兩　巴豆人二兩

右三味治下篩以上酢和如泥傅病上乾即易之

芥子薄主遁尸飛尸又主暴風毒腫流入四肢頭面方

白芥子一升蒸熟擣以黄丹二兩攪之分作兩分踈布袋盛之更蒸使熱以薄痛上當更迭蒸袋常使熱薄之如此三五度即定

治遁尸尸疰心腹及身有痛處不得近方

取艾小挼令碎著痛上厚一寸餘熱湯和灰令強熱置艾上冷即易不過二三度差

治人皮膚中痛名曰癥疰方

醋和燕窠土傅之

治走疰方

燒車釭令熱暫入水以濕布裹熨病上

治三十年氣疰方

豉心半升　生椒一合

右二味以水二升煑取半升適寒溫用竹筒縮取汁令病者側卧手擘大孔射灌之少時當出惡物此法垂死悉治得差百千不可具說

凡五尸者飛尸遁尸風尸沈尸尸疰也今皆取一方兼治之其狀腹痛脹急不得氣息上衝心胷傍攻兩脇或磥塊踊起或攣引腰背治之法灸乳後三寸男左女右可二七壯不止者多其壯取愈止

又灸兩手大拇指頭各七壯

又灸心下三寸十壯

又灸乳下一寸隨病左右多其壯數

又以細繩量患人兩乳頭內即裁斷中屈之又從乳頭向外量使當肋罅於繩頭灸三壯或七壯男左女右

卒疰忤攻心胷灸第七椎隨年壯

又灸心下一寸三壯

又灸手肘文隨年壯

一切病食疰灸手小指頭隨年壯男左女右

五毒疰不能飲食百病灸心下三寸胃管十壯

水疰口中涌水經云肺來乘腎食後吐水灸肺輸又灸三陰交又灸期門期門在乳下二肋間瀉肺補腎也各隨年壯

一切疰無新久先仰卧灸兩乳邊邪下三寸第三肋間隨年壯可至三百壯又治諸氣神良一名注市

備急千金要方卷第十七

備急千金要方卷第十八　大腸腑

朝奉郎守太常少卿充秘閣校理判登聞檢院上護軍賜緋魚袋臣林億等校正

大腸腑脉論第一

論曰大腸腑者主肺也鼻柱中央是其候也肺合氣於大腸大腸者爲行道傳寫之腑也號監倉掾重二斤十二兩長一丈二尺廣六寸當臍右回疊積還反十二曲貯水穀一斗二升主十二時定血脉和利精神 千金明堂外臺同難經云長二丈一尺大四寸徑一寸之少半十六曲盛穀一斗水七升半 鼻遂以長以候大腸

右手關前寸口陽絶者無大腸脉也苦少氣心下有水氣立秋節即欬刺手大陰治陰在魚際間

右手關前寸口陽實者大腸實也苦腸中切痛如錐刀所刺無休息時刺手陽明治陽在手腕中瀉之

大腸病者腸中切痛而鳴濯濯冬日重感于寒則泄當臍而痛不能久立與胃同候取巨虛上廉

腸中雷鳴氣上衝胸喘不能久立邪在大腸刺肓之原巨虛上廉三里

大腸脹者腸鳴而痛寒則泄食不化

大腸有寒鶩溏有熱便腸垢

大腸有宿食寒慄發熱有時如瘧狀

肺前受病移於大腸肺欬不已欬則遺失便利厥氣客於大腸則夢田野

肺應皮皮厚者大腸厚皮薄者大腸薄皮緩腹裏大者大腸緩而長皮急者大腸急而短皮滑者大腸直皮肉不相離者大腸結

扁鵲云手太陰與陽明爲表裏大腸若病實則傷熱熱則脹滿不通口爲生瘡食下入腸腸實而胃虛食下胃胃實而腸虛所以實而不滿乍實乍虛乍來乍去虛則傷寒寒則腸中雷鳴泄青白之利而發於氣水根在大腸方在治水篇中

大腸絶不治何以知之泄利無度利絶則死

手陽明之脉起於大指次指之端外側循指上廉出合谷兩骨之間上入兩筋之中循臂上廉上入肘外廉循臑外前廉上肩出髃骨之前廉上出柱骨之會上下入缺盆絡肺下膈屬大腸其支者從缺盆直而上頸貫頰入下齒縫中還出俠口交人中左之右右之左上俠鼻孔是動則病齒痛頰腫是主津所生病者目黃口乾鼽衄喉痺肩前臑痛大指次指痛不用氣盛有餘則當脉所過者熱腫虛則寒慄不復盛者則人迎大三倍於寸口虛者則人迎反小於寸口也

大腸虛實第二 脉二條 灸法七首 方二首

大腸實熱

右手寸口氣口以前脉陽實者手陽明經也

病苦腸滿善喘欬面赤身熱喉咽中如核狀名曰大腸實熱也

治大腸實熱腹脹不通口爲生瘡者生薑泄腸湯方

生薑　橘皮　青竹茹　黃芩
梔子人　白术各三兩　桂心一兩　茯苓
芒消各三兩　生地黃十兩　大棗十四枚

右十一味㕮咀以水七升煮取三升去滓下芒消分二服
腸中臚脹不消灸大腸輸四十九壯
大腸有熱腸鳴腹滿俠臍痛食不化喘不能久立巨虛上廉主之

大腸虛冷

右手寸口氣口以前脈陽虛者手陽明經也
病苦胷中喘腸鳴虛渴脣乾目急善驚泄白名曰大腸虛冷也
治大腸虛冷痢下青白腸中雷鳴相逐黃連補湯方

黃連四兩 茯苓 芎藭各三兩 酸石榴皮五片
地榆五兩 伏龍肝雞子大一枚

右六味㕮咀以水七升煮取二升半去滓下伏龍肝末分三服
腸中雷鳴相逐痢下灸承滿五十壯穴在俠巨闕相去五寸巨闕在心下一寸灸之者俠巨闕兩邊各二寸半
食飲不下腹中雷鳴大便不節小便赤黃陽綱主之
腹脹腸鳴氣上衝胷不能久立腹中痛濯濯冬日重感於寒則泄當臍而痛腸胃間遊氣切痛食不化不嗜食身腫俠臍急天樞主之
腸中常鳴時上衝心灸臍中
腸鳴而痛溫留主之

肛門論第三

論曰肛門者主大行道肺大腸候也號爲通事令史重十二兩長一尺二寸廣二寸二分應十二時若藏傷熱則肛門閉塞大行不通或腫縮入生瘡若腑傷寒則肛門開大行洞寫肛門凸出良久乃入熱則通之寒則補之虛實和平依經調之方在第二十四卷中

皮虛實第四 論一首 方二首

論曰夫五藏六腑者內應骨髓外合皮毛膚肉若病從外生則皮毛膚肉關格強急若病從內發則骨髓痛疼然陰陽表裏外皮內髓其病源不可不詳之也皮虛者寒皮實者熱凡皮虛實之應主于肺大腸其病發於皮毛熱則應藏寒則應腑
治皮虛主大腸病寒氣關格蒴藋蒸湯方

蒴藋根葉切三升 昌蒲葉切二升 桃葉皮枝剉三升
細糠一斗 秫米三升

右五味以水一石五斗煮取米熟爲度大盆器貯之於盆上作小竹牀子罩盆人身坐牀中四面周迴將薦蓆障風身上以衣被蓋覆若氣急時開孔對中泄氣取通身接汗可得兩食久許如此三日蒸還溫藥足汁用之若盆裏不過熱盆下安炭火非但治寒但是皮膚一切勞冷悉皆治之
治皮實主肺病熱氣梔子煎方

梔子人 枳實 大青 杏人
柴胡 芒消各二兩 生地黃 淡竹葉切各一升
生玄參五兩 石膏八兩

右十味㕮咀以水九升煮取三升去滓下芒消分爲三服

欬嗽第五 論二首 證七條 方六十首 灸法十四首

論曰經云五藏六腑皆令欬肺居外而近上合於皮毛皮毛喜受邪故肺獨易爲欬也邪客於肺則寒熱上氣喘汗出欬動肩背喉鳴甚則唾血肺欬經久不已傳入大腸其狀欬則遺糞腎欬者其狀引腰背痛甚則欬涎腎欬經久不已傳入膀胱其狀欬則遺尿肝欬者其狀左脇痛甚者不得轉側肝欬經久不已傳入膽其狀欬則清苦汁出心欬者其狀引心痛喉中介介如梗甚者喉痺咽腫心欬經久不已傳入小腸

其狀欬則失氣。脾欬者，其狀右脇痛，陰陰引肩背，甚者不得動，動則欬劇。經久不已，傳入胃，其狀欬而嘔，嘔甚則長蟲出。久欬不已，三焦受之，三焦欬之狀，欬而腹滿，不能食飲，此皆聚於胃，關於肺，使人多涕唾而面浮腫，氣逆也。右順時有風寒冷，人觸冒解脫，傷皮毛間，入腑藏爲欬上氣如此也。有非時忽然暴寒，傷皮膚中，與肺合則欬嗽上氣，或胷脇叉痛，欬唾有血者，是其熱得非時之寒暴薄之，不得漸散，伏結深，喜肺癰也。因欬服温藥，欬尤劇，及壯熱吐膿血，汗出惡寒是也。天有非時寒者，急看四時方也。

問曰：欬病有十，何謂也？師曰：有風欬，有寒欬，有支欬，有肝欬，有心欬，有脾欬，有肺欬，有腎欬，有膽欬，有厥陰欬。問曰：十欬之證，以何爲異？師曰：欲語因欬，言不得竟，謂之風欬。飲冷食寒，因之而欬，謂之寒欬。心下堅滿，欬則支痛，其脉反遲，謂之支欬。欬則引脇下痛，謂之肝欬。欬而唾血，引手少陰，謂之心欬。欬而涎出，續續不止，引少腹，謂之脾欬。欬引頸項而唾涎沫，謂之肺欬。欬則耳無所聞，引腰并臍中，謂之腎欬。欬而引頭痛口苦，謂之膽欬。欬而引舌本，謂之厥陰欬。風欬者不下之。寒欬、支欬、肝欬，刺足太衝。心欬，刺手神門。脾欬，刺足太白。肺欬，刺手太泉。腎欬，刺足太谿。膽欬，刺足陽陵泉。厥陰欬，刺手太陵。

夫久欬爲捒欬，而時發熱，脉在九菽一作卒弦者，非虚也，此爲胷中寒實所致也，當吐之。

夫欬家其脉弦，欲行吐藥，當相人强弱，而無熱乃可吐耳。

欬家其人脉弦，爲有水，可與十棗湯下之。方見下。不能卧出者，陰不受邪故也。留飲欬者，其人欬不得卧，引項上痛，欬者如小兒掣縱狀。夫酒客欬者，必致吐血，此坐久極飲過度所致也。其脉沈者，不可發汗。久欬數歲，其脉弱者可治，實大數者死。其脉虚者，必善冒，其人本有支飲在胷中故也，治屬飲家。上氣汗出而欬，屬飲家。欬而小便利，若失溺，不可發汗，汗出卽厥逆冷。

夫病吐血，喘欬上氣，其脉數，有熱，不得卧者死。寒家欬而上氣，其脉數者死，謂其人形損故也。脉大而散，散者爲氣實而血虚，名曰有表無裏。上氣面胕腫，肩息，其脉浮大，不治，加痢尤甚。上氣躁而喘者，屬肺脹，欲作風水，發汗愈。

欬逆倚息不得卧，小青龍湯主之方。

麻黄　芍藥　細辛　桂心　乾薑　甘草各三兩　五味子　半夏各半升

右八味，㕮咀，以水一斗，先煮麻黄減二升，去上沫，乃内諸藥，煮取三升，去滓，分三服。弱者服半升。若渴，去半夏，加栝樓根三兩。若微痢，去麻黄，加蕘花如雞子大。若食飲噎者，去麻黄，加附子一枚。若小便不利，小腹滿者，去麻黄，加茯苓四兩。若喘者，去麻黄，加杏人半升。

青龍湯下已，多唾口燥，寸脉沈，尺脉微，手足厥冷，氣從少腹上衝胷咽，手足痹，其面翕熱如醉狀，因復下流陰股，小便難，時復冒者，與茯苓桂心甘草五味子湯，治其氣衝方。

茯苓四兩　桂心　甘草各三兩　五味子半升

右四味，㕮咀，以水八升，煮取三升，去滓，分温三服。

衝氣卽低，而反更欬，胷滿者，用茯苓甘草五味子去桂加乾薑細辛，以治其欬滿方。

茯苓四兩　甘草　乾薑　細辛各三兩　五味子半升

右五味，㕮咀，以水八升煮取三升，去滓，溫服半升，日三。欬滿即止，而更復渴，衝氣復發者，以細辛、乾薑爲熱藥也。服之當遂渴，而渴反止者，爲支飲也。支飲法當冒，冒者必嘔，嘔者復內半夏，以去其水方。

半夏半升　茯苓四兩　細辛　乾薑

甘草各二兩　五味子半升

右六味，㕮咀，以水八升煮取三升，去滓，溫服半升，日三服。水去嘔止，其人形腫者，應內麻黃，以其人遂痺，故不內麻黃，內杏人方。

杏人　半夏　五味子各半升　茯苓四兩

細辛　乾薑　甘草各三兩

右七味，㕮咀，以水一斗煮取三升，去滓，溫服半升，日三。若逆而內麻黃者，其人必厥，所以然者，以其人血虛，麻黃發其陽故也。

若面熱如醉，此爲胃熱上衝熏其面，加大黃利之方。

大黃　乾薑　細辛　甘草各三兩

茯苓四兩　五味子　半夏　杏人各半升

右八味，㕮咀，以水一斗煮取三升，去滓，溫服半升，日三。

欬而上氣，肺脹，其脉浮，心下有水氣，脇下痛引缺盆，設若有實者必躁，其人常倚伏，小青龍加石膏湯主之方。

石膏　乾薑　桂心　細辛各二兩　麻黃四兩

芍藥　甘草各三兩　五味子一升　半夏半升

右九味，㕮咀，以水一斗，先煮麻黃減二升，下藥，煮取二升半，強人服一升，羸人減之，小兒四合。仲景用治肺脹，欬而上氣，煩躁而喘，脉浮者，心下有水。外臺同。

夫上氣，其脉沉者，澤漆湯方。

澤漆三斤，細切，以東流水五斗煮取一斗五升，去滓，澄清　半夏半升

紫菀一作紫參　生薑　白前各五兩　甘草

黃芩　桂心　人參各三兩

右九味，㕮咀，內澤漆汁中，煮取五升，一服五合，日三夜一。

大逆上氣，咽喉不利，止逆下氣，麥門冬湯方。

麥門冬汁三升　半夏一升　人參　甘草各三兩

粳米二合　大棗十枚

右六味，㕮咀，以水一斗二升煮取六升，去滓，服半升，日三夜一。

欬而上氣，喉中如水雞声，射干麻黃湯主之方。

射干　紫菀　欵冬花各三兩　麻黃　生薑各四兩

細辛三兩　半夏　五味子各半升　大棗七枚

右九味，㕮咀，以東流水一斗二升，先煮麻黃去上沫，內藥煮取三升，去滓，分三服，日三。

欬而大逆，上氣胷滿，喉中不利如水鷄声，其脉浮者，厚朴麻黃湯方。

厚朴五兩　麻黃四兩　細辛　乾薑各二兩　石膏一兩

杏人　半夏　五味子各半升　小麥一升

右九味，㕮咀，以水一斗二升煮小麥熟，去麥，內藥，煮取三升，去滓，分三服，日三。

治上氣胷滿者，麻黃石膏湯方。

麻黃四兩　石膏一枚，如雞子大　小麥一升　杏人半升　厚朴五兩

右五味，㕮咀，以水一斗，先煮小麥熟，去之，下藥，煮取三升，去滓，分三服。深師方用治久逆上氣，喉中如水雞鳴，名小投杯湯。欬者加五味子、半夏各半升，乾薑三累。

欬逆上氣，時時唾濁，但坐不得卧，皁莢元方。

皁莢八兩，末之，蜜和丸如梧子大，以棗膏和湯服三丸，日三夜一。必效以酥炙皁莢。

夫有支飲家欬煩胷中痛者不卒死至一百日一歲可與十棗湯方

甘遂　大戟　芫花各等分

右三味擣爲末以水一升五合煮大棗十枚取八合去滓內藥末強人一錢匕羸人半錢頓服之平旦服而不下者明旦更加藥半錢下後自補養

欬而引脇下痛者亦十棗湯主之用前方

食飽而欬溫脾湯主之方

甘草四兩　大棗二十枚

右二味㕮咀以水五升煮取二升分三服溫服之若咽中痛聲鳴者加乾薑二兩

治嗽日夜不得臥兩眼突出百部根湯方

百部根　生薑各半斤　細辛　甘草各三兩　貝母　白朮　五味子各一兩　桂心四兩　麻黃六兩

右九味㕮咀以水一斗二升煮取三升去滓分三服古今錄驗用杏人四兩紫菀三兩

欬而下利胷中痞而短氣心中時悸四肢不欲動手足煩不欲食肩背痛時惡寒海藻湯主之方

海藻四兩　半夏　五味子各半升　細辛二兩　杏人五十枚　生薑一兩　茯苓六兩

右七味㕮咀以水一斗煮取三升去滓分三服日三一方無五味子生薑

白前湯治水欬逆上氣身體腫短氣脹滿晝夜倚壁不得臥咽中作水雞鳴方

白前　紫菀　半夏　大戟各二兩

右四味㕮咀以水一斗浸一宿明旦煮取三升分三服

治九種氣嗽欲死百病方

乾薑　半夏　細辛　紫菀　吳茱萸　蕘花一作芫花　茯苓　甘草　甘遂　防葵　人參　烏頭　大黃　杏人各一分　葶藶二分　巴豆　厚朴　白薇各三分　五味子　遠志　前胡　菖蒲　枳實　蜀椒　皂莢　當歸　大戟　桂心各半分

右二十八味末之蜜丸先食服如梧子大二丸日三服以知爲度不知增之

麻黃散主上氣嗽方

麻黃半斤　杏人百枚　甘草三兩　桂心一兩

右四味治下篩別研杏人如脂內藥末和合臨氣上時服一方寸匕食久氣未下更服一方寸匕日至三匕氣發便服即止一方去桂心甘草

太醫令王叔和所撰御服甚良蜀椒丸治上氣欬嗽方

蜀椒五分　烏頭　杏人　菖蒲　皂莢　礜石各一分一云礜石　細辛　款冬花　紫菀　乾薑各三分　吳茱萸　麻黃各四分

右十二味末之蜜丸暮臥吞二丸如梧子治二十年欬不過三十丸

通氣丸主久上氣欬嗽咽中腥臭虛氣攪心痛冷疼耳中嘈嘈風邪毒注時氣食不生肌胷中膈塞嘔逆多唾惡心心下堅滿飲多食少惡疰淋痛病方

飴糖三斤　蜀椒二升　烏頭七分　桂心六分　乾薑　人參各四分　杏人一升　天門冬十分

蜈蚣（五節） 大附子（五枚）

右十味，末之，別治杏人如脂，稍稍內藥末，擣千杵，烊糖內藥末中，令調和，含如半棗一枚，日六七，夜三四服。以胸中溫爲度。若夢與鬼交通及飲食者，全用蜈蚣。食不消，加杏人五合。少腹急腰痛，加天門冬、杜仲。有風，加烏頭三枚、附子一枚。立夏後勿加也。有留飲，加葶藶一兩。

治欬嗽上氣方。

麥門冬（十分） 昆布 海藻 乾薑

細辛（各六分） 海蛤 蜀椒 桂心（各四分）

右八味，末之，蜜丸，飲服如梧子十丸，加至二十丸，日三服。

有人風虛中冷，胸中滿，上氣，喉中如吹管聲，吸吸氣上欲欬，服此方得差。

治欬嗽胸脇支滿，多唾上氣方。

蜀椒（五合） 乾薑（五分） 吳茱萸（四分） 款冬花

紫菀 杏人（各三分） 細辛 黃環（各二分）

礜石（一作礬石） 烏頭（一方不用） 菖蒲（各一分）

右十一味，末之，蜜丸，著牙上一丸如梧子，咽汁，日五六服。劇者常含不止。

又方

酒一升半，浸肥皂莢兩挺，經宿，煑取半升，分三服，七日忌如藥法。若吐多，以酢飯三四口止之。

又方

薑汁（一升半） 沙糖（五合）

右二味，煎薑汁減半，內糖，更煎服之。

又方

白糖（五合） 皂莢（末方寸匕）

右二味，先微煖糖令消，內皂莢末，合和相得，先食服如小豆二丸。

又方

巴豆炮去皮，勿傷破，肉白，飲吞之，初日二枚，二日三枚。

又方

服豆子七丸，以油酒下之。

射干煎，治欬嗽上氣方。

生射干 款冬花（各二兩） 紫菀 細辛

桑白皮 附子 甘草（各二兩） 飴糖（五兩）

生薑汁（一升，一云乾薑五兩） 白蜜（一升） 竹瀝（一升）

右十一味，以射干先內白蜜并竹瀝中，煎五六沸，去之。㕮咀六物，以水一升合浸一宿，煎之七上七下，去滓，乃合飴、薑汁煎如餔，服如酸棗一丸，日三，劇者夜二，不知加之，以知爲度。

治冷嗽上氣，鼻中不利，杏人煎方。

杏人（五合） 五味子 款冬花（各三合） 紫菀（二兩）

甘草（四兩） 乾薑（二兩） 桂心（二兩） 麻黃（一斤）

右八味，以水一斗，煑麻黃，取四升，治末諸藥，又內膠飴半斤、白蜜一斤，合內汁中，攪令相得，煎如飴，先食服如半棗，日三服，不知加之，以知爲度。

治上氣欬嗽，蘇子煎方。

蘇子 白蜜 生薑汁 地黃汁 杏人（各二升）

右五味，擣蘇子，以地黃汁、薑汁澆之，以絹絞取汁，更擣，以汁澆，又絞令味盡，去滓。熬杏人令黃黑，治如脂，又以向汁澆之，絹絞往來六七度，令味盡，去滓，內蜜合和，置銅器中，於湯上煎之，令如飴。一服方寸匕，日三夜一。（崔氏無地黃汁）

又方 乾薑（三兩，末之） 膠飴（一斤）

右二味和，令調，蒸五升米下，冷，以棗大含，稍稍咽之，日五夜二。

治忽暴嗽失聲語不出杏人煎方

杏人　蜜　沙糖　薑汁各一升　桑根白皮五兩　通草　貝母各四兩　紫菀　五味子各三兩

右九味㕮咀，以水九升煑取三升，去滓，內杏人脂、薑汁、蜜、糖和攪，微火煎取四升，初服三合，日再夜一，稍稍加之。

通聲膏方

五味子　通草　款冬花各三兩　人參　細辛　桂心　青竹皮　昌蒲各二兩　酥五升　棗膏三升　白蜜二升　杏人　薑汁各一升

右十三味㕮咀，以水五升微火煎，三上三下，去滓，內薑汁、棗膏、酥、蜜煎令調和，酒服棗大二丸。

治暴熱嗽杏人飲子方

杏人四十枚　柴胡四兩　紫蘇子一升　橘皮一兩

右四味㕮咀，以水一斗煑取三升，分三服，常作飲服。

芫花煎治新久嗽方

芫花　乾薑各二兩　白蜜一升

右三味末之，內蜜中令相和，微火煎令如糜，一服如棗核一枚，日三夜一，以知為度，欲利者多服。深師以治冷飲欬，又治三十年嗽者。

治新久嗽款冬煎方以水五升煑芫花取三升，去滓，內薑加蜜合煎如糜服之

款冬花　乾薑　紫菀各三兩　五味子二兩　芫花一兩，熬令赤

右五味㕮咀，先以水一斗煑三味取三升半，去滓，內芫花、乾薑末，加蜜三升，合投湯中令調，於銅器中微火煎令如糖，一服半棗許，日三。

治三十年欬嗽，或飲或欬，寒氣嗽，雖不同，悉主之方

細辛　款冬花　防風　紫菀各三兩　藜蘆二兩　蜀椒五合

右六味㕮咀，取藜蘆先著銅器中，次紫菀，次細辛，次款冬，次椒，以大棗百枚間著諸藥間，以水一斗二升微火煑令汁盡，出棗暴令燥，雞鳴時取半棗，不知，明旦服一枚，以胷中溫溫為度。若強人欲嗽吐者，可小增服之，便吐膿囊裏結。吐後勿冷飲食，欬愈止藥，藥勢靜乃食，不爾令人吐不已。

治三十年嗽方

百部根二十斤，擣取汁，煎如飴，服一方寸匕，日三服。外臺和飴一斤煎成，以點糜飲調下。深師方以白蜜二升更煎五六沸，服三合

治三十年欬嗽方

白蜜一斤　生薑二斤，取汁

右二味，先秤銅銚知斤兩訖，內蜜復秤知數，次內薑汁，以微火煎令薑汁盡，惟有蜜斤兩在，止。旦服如棗大，含一丸，日三服。禁一切雜食。

治三十年嗽方

紫菀二兩　款冬花三兩

右二味治下篩，先食以飲服一方寸匕，日三服，七日差。

治久嗽不差方

兔屎四十九枚　胡桐律一分　硇砂二分

右三味末之，蜜和服如梧子大三丸，以粥飲下，日三，吐令物盡即差。

治積年欬嗽喉中呀聲一發不得坐臥方

紫菀 桑根白皮 貝母 半夏
五味子 射干 百部各五分 款冬花
皂莢 乾薑 橘皮 鬼督郵
細辛各四分 杏人 白石英各八分 蜈蚣二枚

右十六味末之。蜜丸飲服十丸如梧子大。日再。稍加至二十丸。崔氏無半夏、射干、乾薑、橘皮、鬼督郵、細辛、白石英，用麻黄二兩、芫根白皮二兩半，以煑棗湯送之。

款冬丸治三十年上氣嗽欬唾膿血喘息不得卧方。

款冬花 乾薑 蜀椒 吴茱萸
桂心 菖蒲各三分 人參 細辛
蕘花 紫菀 甘草 桔梗
防風 芫花 茯苓 皂莢各三分

右十六味末之。蜜丸酒服如梧子三丸。日三。

又方

款冬花 紫菀 細辛 石斛
防風 芎藭 人參 當歸
藁本 甘草 蜀椒 白朮
半夏 天雄 菖蒲 鍾乳
桂心 麻黄各三兩 獨活二兩 桃人二十枚
大棗二十五枚 芫花 附子 烏頭各一兩

右二十四味末之。蜜丸酒服如梧子大二十丸。日二服。不知加之。酒漬服亦得。

又方

蜀椒五合 吴茱萸六合 款冬花 乾薑
桂心 紫菀各三分 杏人 皂莢
礜石一作礬石 菖蒲 烏頭各一分 細辛二分

右十二味末之。蜜丸以酒服如梧子大五丸。日三夜一。三十年嗽。不過五十日愈。患欬嗽喉鳴上氣。服一劑永差。

治肺傷欬唾膿血腸澀背氣不能食惡風目暗䀮䀮足脛寒方。

白膠五兩 乾地黄切，半升 桂心二兩 桑白皮切，二升
芎藭 大麻人 飴糖各一升 紫菀二兩
大棗二十枚 人參二兩 大麥二升 生薑五兩

右十二味㕮咀。以水一斗五升煑麥取一斗。去麥下藥。煑取三升。分五服。

治唾中有膿血牽胷脇痛五味子湯方。

五味子 桔梗 紫菀 甘草
續斷各二兩 地黄 桑根白皮各五兩
竹茹三兩 赤小豆一升

右九味㕮咀。以水九升煑取二升七合。分為三服。

竹皮湯治欬逆下血不息方。

生竹皮三兩 紫菀二兩 飴糖一斤 生地黄切，一升

右四味㕮咀。以水六升煑取三升。去滓。分三服。

百部丸治諸嗽不得氣息唾膿血方。

百部根三兩 升麻半兩 桂心 五味子
甘草 紫菀 乾薑各一兩

右七味末之。蜜和服如梧子大三丸。日三。以知為度。

治上氣欬嗽喘息喉中有物唾血方。

杏人 生薑汁各二升 糖 蜜各一升 猪膏二合

右五味。先以猪膏煎杏人黄。出之。以紙拭令淨。擣如膏。合薑汁蜜糖等。合煎令可丸。服如杏核一枚。日夜六七服。漸漸加之。

治一切肺病欬嗽膿血及唾血不止方。

好酥三十斤。三遍鍊。停取凝。當出醍醐。服一合。日三。

服差止一切藥皆不出此神方

又方　三錬酥如雞子黃適寒溫灌鼻中日再夜一

吸散治寒冷欬嗽上氣胷滿唾膿血鍾乳七星散方

鍾乳　礜石　款冬花　桂心各等分

右四味治下篩作如大豆七聚七星形以小筒吸取酒送之先食服之日三不知加之數試大驗又云臨井吸服之

又方

細辛　天雄　紫菀　石膏

鍾乳　款冬花各等分

右六味治下篩取如大豆七聚如前吸之日二只得食粥七日嗽愈乃止若大豆聚不知小益之勿大多

治三十年欬嗽七星散方

桑根白皮　款冬花　紫菀　代赭

細辛　伏龍肝各一

右六味治下篩作七星聚聚如扁豆者以竹筒口當藥上一一吸咽之令藥入腹中先食日三亢服四日日復作七星聚以一臠肉炙令熟以轉展藥聚上令藥悉徧在肉上仰卧咀嚼肉細細咽汁令藥力歆歆割割然毒氣入咽中藥力盡總咽即取差止未差作之如初羊牛鹿肉皆可勿用猪肉

治嗽熏法

以熟艾薄薄布紙上紙廣四寸後以硫黃末薄布艾上務令調勻以荻一枚如紙長卷之作十枚先以火燒纏下去荻煙從孔出口吸煙咽之取吐止明旦復熏之如前日一二止自然差得食白粥餘皆忌之恐是熏黃如硫黃見火必焰矣

又方

熏黃研令細一兩以蠟紙并上熏黃令與蠟相入調勻卷之如前法熏之亦如上法日一二止以吐為度七日將息後以羊肉羹補之

又方

爛青布廣四寸布上布艾艾上布青礬末礬上布少熏黃末又布少鹽又布少豉末急卷之燒令著內燥罐中以紙蒙頭更作一小孔口吸取煙細細咽之以吐為度若心胷悶時略歇煙盡止日一二用用三卷不盡差三七日慎油膩

論曰凡上氣多有服吐藥得差亦有針灸得除者宜深體悟之

嗽灸兩乳下黑白際各百壯即差

又以蒲當乳頭周匝圍身令前後正平當脊骨解中灸十壯

又以繩横量口中折繩從脊灸繩兩頭邊各八十壯三報之三日畢兩邊者是口合度

灸從大椎數下行第五節下第六節上穴在中間隨年壯并主上氣（此即神道穴）

上氣欬嗽短氣氣滿食不下灸肺募五十壯

上氣欬逆短氣風勞百病灸肩井二百壯

上氣短氣欬逆胷背痛灸風門熱府百壯

上氣欬逆短氣胷滿多唾唾惡冷痰灸肺輸五十壯

上氣氣閉欬逆咽冷聲破喉猜猜灸天瞿五十壯一名天突

上氣胷滿短氣氣欬逆灸雲門五十壯

上氣欬逆胷痺背痛灸胷堂百壯不針

上氣欬逆灸亶中五十壯

上氣欬逆胷滿短氣牽背痛灸巨闕期門各五十壯

嗽灸手屈臂中有横文外骨捻頭得痛處十四壯良

逆氣虚勞寒損憂恚筋骨攣痛心中欬逆泄注腹滿喉痺頸項強腸痔逆氣痔血陰急鼻衄骨痛大小便澀鼻中乾煩滿狂走易氣凡二十二病皆灸絕骨五十壯穴在外踝上三寸宛宛中。

痰飲第六 論一首 灸法一首 方四十一首

論曰：夫飲有四，何謂？師曰：有痰飲，有懸飲，有溢飲，有支飲。問曰：四飲之證，何以爲異？師曰：其人素盛今瘦，水走腸間，漉漉有聲，謂之痰飲；飲後水流在脇下，欬唾引痛，謂之懸飲；飲水過多，水行歸於四肢，當汗出而汗不出，身體疼重，謂之溢飲；其人欬逆倚息，短氣不得卧，其形如腫，謂之支飲。

凡心下有水者，築築而悸，短氣而恐，其人眩而癲，先寒即爲虚，先熱即爲實。故水在於心，其人心下堅築築，短氣，惡水而不欲飲；水在於肺，其人吐涎沫，欲飲水；水在於脾，其人少氣，身體盡重；水在於肝，脇下支滿，嚏而痛；水在於腎，心下悸。

夫病人卒飲水多，必暴喘滿。凡食少飲多，水停心下，甚者則悸，微者短氣。脉雙弦者，寒也，皆大下後喜虚耳。脉偏弦者，飲也。肺飲不弦，但喜喘短氣。支飲亦喘而不能眠，加短氣，其脉平也。留飲形不發作，無熱，脉微，煩滿不能食，脉沉滑者，留飲病。病有留飲者，脇下痛引缺盆，欬嗽轉甚，其人欬而不得卧，引項上痛，欬者如小兒掣瘲狀。夫胸中有留飲，其人短氣而渴，四肢歷節痛，其脉沉者，有留飲也。心下有留飲，其人背寒冷大如手。病人肩息上引，此皆有溢飲在胸中。久者缺盆滿，馬刀腫，有劇時，此爲氣飲所致也。膈上之病，滿喘欬吐，發則寒熱，背痛惡寒，目泣自出，其人振振身瞤劇，必有伏飲。病人一臂不隨，時復轉移在一臂，其脉沉細，此非風也，必有飲在上焦。其脉虚者，爲微勞，榮衛氣不周故也，冬自差。一本作久久自差

病痰飲者，當以温藥和之。

病心腹虚冷，游痰氣上，胸脇滿，不下食，嘔逆，胸中冷者，小半夏湯主之方。

半夏一升 生薑一斤 橘皮四兩

右三味，㕮咀，以水一斗，煮取三升，分三服。若心中急及心痛，内桂心四兩；若腹滿痛，内當歸三兩；羸弱及老人尤宜服之。一方用人參二兩。仲景無橘皮人參

又方

半夏一升 生薑一斤 桂心三兩 甘草一兩

右四味，㕮咀，以水七升，煮取二升半，分三服。

心下痰飲，胸脇支滿，目眩，甘草湯主之方。

甘草二兩 桂心 白术各三兩 茯苓四兩

右四味，㕮咀，以水六升，宿漬，煮取三升，去滓，服一升，日三，小便當利。

病懸飲者，十棗湯主之。方在欬嗽篇中。上氣汗出而欬者，此爲飲也，十棗湯主之。若下後，不可與也。

病溢飲者，當發其汗，小青龍湯主之。方在欬嗽篇中。范汪用大青龍湯

膈間有支飲，其人喘滿，心下痞堅，面黧黑，其脉沉緊，得之數十日，醫吐下之不愈，木防己湯主之方。

木防己三兩 桂心二兩 人參四兩 石膏雞子大十二枚

右四味，㕮咀，以水六升，煮取二升，分二服。虚者即愈，實者三日復發，發則復與。若不愈，去石膏，加茯苓四兩、芒消三合，以水六升，煮取二升，去滓，下消令烊，分二服，微下利即愈。一方不加茯苓。

夫酒客欬者，必致吐血，此坐久飲過度所致也。其脉虚者必冒，其人本有支飲在胸中也。支飲胸滿，厚朴大黄湯主之方。

厚朴一尺　大黃六兩　枳實四兩

右三味㕮咀以水五升煮取二升分爲二服溫服之。

支飲不得息葶藶大棗瀉肺湯主之方在肺癰篇中。

嘔家不渴渴者爲欲解本渴今反不渴心下有支飲故也小半夏湯主之宜加茯苓者是先渴却嘔。此爲水停心下小半夏加茯苓湯主之卒嘔吐心下痞膈間有水目眩悸小半夏加茯苓湯主之方。

半夏一升　生薑半斤　茯苓三兩

右三味㕮咀以水七升煮取一升五合。去滓。分溫再服胡洽不用茯苓用桂心四兩

假令瘦人臍下有悸者吐涎沫而癲眩水也五苓散主之方在第九卷中。

腹滿口乾燥此腸間有水氣椒目丸主之方。

椒目　木防已　大黃各一兩　葶藶二兩

右四味末之蜜丸如梧子大先食飲服一丸日三稍增。口中有津液止渴者加芒消半兩。

病者脈伏其人欲自利利者反快雖利心下續堅滿此爲留飲欲去故也甘遂半夏湯主之方。

甘遂大者三枚　半夏十二枚水一升煮取半升　芍藥三枚　甘草一枚如指大水一升煮取半升

右四味。以蜜半升內二藥汁合得一升半。煎取八合。頓服之。

大茯苓湯。主胸中結痰飲澼結臍下弦滿嘔逆不得食亦主風水方。

茯苓　白朮各三兩　當歸　橘皮　附子各二兩

生薑　半夏　桂心　細辛各四兩一作人參

右九味㕮咀以水一斗煮取三升。去滓分三服服三劑良。

茯苓湯。主胸膈痰滿方。

茯苓四兩　半夏一升　生薑一斤　桂心八兩

右四味㕮咀以水八升煮取二升半。分四服。冷極者加大附子四兩。若氣滿者加檳榔三七枚此方與第十六卷嘔吐篇方相重分兩加減法不同

大半夏湯。主痰冷澼飲胸膈中不理方。

半夏一升　白朮三兩　生薑八兩　茯苓

人參　桂心　甘草　附子各二兩

右八味㕮咀以水八升煮取三升。分三服。

半夏湯。主痰飲澼氣吞酸方。

半夏　吳茱萸各三兩　生薑六兩　附子一枚

右四味㕮咀以水五升煮取二升半。分三服。老小各半日三。

乾棗湯。主腫及支滿澼飲方。

芫花　蕘花各半兩　甘草　大戟

甘遂　大黃　黃芩各一兩　大棗十枚

右八味㕮咀以水五升煮取一升六合。分四服空心服以快下爲度。

治留飲宿食不消腹中積聚轉下當歸湯方。

當歸　人參　桂心　黃芩　甘草

芍藥　芒消各二兩　大黃四兩　生薑　澤瀉各三兩

右十味㕮咀以水一斗煮取三升。分三服。

治痰飲飲食不消乾嘔方。

澤瀉　白朮　杏人　枳實各一兩　茯苓

柴胡　生薑　半夏　芍藥各三兩　人參

旋復花　橘皮　細辛各一兩

右十三味㕮咀以水九升煮取二升七合。分三服日三。

治胸中痰飲腸中水鳴食不消嘔吐水方。

檳榔十二枚　生薑　杏人　白朮各四兩

半夏八兩　茯苓五兩　橘皮三兩

右七味，㕮咀，以水一斗，煮取三升，去滓，分三服。

治胷中積冷，心中嘈煩滿汪汪，不下飲食，心胷應背痛，吴茱萸湯方。

吴茱萸三兩　半夏四兩　桂心　人參各二兩

甘草一兩　生薑三兩　大棗十枚

右七味，㕮咀，以水九升，煮取三升，去滓，分三服，日三。

治胷膈心腹中痰水冷氣，心下汪洋嘈煩，或水鳴，多唾，口中清水自出，脇肋急脹痛，不欲食，此皆胃氣弱受冷故也。其脉喜沉弦細遅，悉主之方。

旋復花　細辛　橘皮　桂心

人參　甘草　桔梗各二兩　茯苓四兩

生薑五兩　芍藥三兩　半夏五兩

右十一味，㕮咀，以水一斗，煮取三升，分三服。病先有時喜水下者，用白术三兩，去旋復花；若欲得利者，加大黄二兩；須微調者，用乾地黄。

治冷熱久澼實，不能飲食，心下虚滿如水狀方。

前胡　生薑　茯苓　半夏各四兩

甘草　枳實　白术各三兩　桂心二兩

右八味，㕮咀，以水八升，煮取三升，分三服。

前胡湯，治胷中久寒澼實，隔塞胷痛，氣不通利，三焦冷熱不調，食飲損少無味，或寒熱身重，卧不欲起方。

前胡三兩　黄芩　麦門冬　吴茱萸各一兩

生薑四兩　大黄　防風各一兩　人參

當歸　甘草　半夏各二兩　杏人四十枚

右十二味，㕮咀，以水一斗，煮取三升，去滓，分三服。深師方云若脇

旋復花湯，主胷膈痰結，唾如膠，不下食者方。下滿加大棗十二枚，此則水亦佳。

旋復花　細辛　前胡　甘草　茯苓各二兩

生薑八兩　半夏一升　桂心四兩　烏頭三枚

右九味，㕮咀，以水九升，煮取三升，去滓，分三服。

薑椒湯，主胷中積聚痰飲，飲食減少，胃氣不足，欬逆嘔吐方。

薑汁七分　蜀椒三合　半夏三兩　桂心　附子

甘草各一兩　橘皮　桔梗　茯苓各二兩

右九味，㕮咀，以水九升，煮取二升半，去滓，内薑汁，煮取二升，分三服。服三劑佳。若欲服大散、諸五石丸，必先服此湯及進黄耆丸佳。一方不用甘草。

薑附湯，主痰冷澼氣，胷滿短氣，嘔沫頭痛，飲食不消化方。

生薑八兩　附子四兩，生用，四破

右二味，㕮咀，以水八升，煮取二升，分四服。亦主卒風。

撩膈散，主心上結痰飲實寒冷心悶方。

瓜丁二十八枚　赤小豆二七枚　人參　甘草各一分

右四味，治下篩，酒服方寸匕，日二。亦治諸黄。

斷膈湯，主胷中痰澼方。

恒山三兩　甘草　松蘿各一兩　瓜蔕二十一枚

右四味，㕮咀，以水、酒各一升半，煮取一升半，分三服。後服漸減之，得快吐後，須服半夏湯。半夏湯方見前篇

松蘿湯，治胷中痰積熱，皆除方。

松蘿二兩　烏梅　梔子各十四枚　恒山三兩　甘草一兩

右五味，㕮咀，以酒三升浸藥一宿，平旦以水三升，煮取一升半，去滓，頓服之。亦可分二服，一服得快吐即止。

杜衡湯，主吐百病方。

杜蘅　松蘿(各三兩)　瓜丁(三七枚)

右三味，㕮咀，以酒一升五合漬二宿，去滓，分二服。若一服即吐者止，未吐者更服，相去如行十里久，令藥力盡，服一升，稀糜即定，老小用之亦佳。

蜜煎主寒熱方

恒山　甘草(各一兩)

右二味，㕮咀，以水一斗煮取二升，去滓，內蜜五合，溫服七合，吐即止，不吐更服七合，勿與冷水。一方用甘草半兩，服

又方

蜜(二合)　醋(八合)

右二味，調和，平旦頓服，須臾猥猥然欲吐，擿之，若意中不盡，明旦更服，無不大嘔，安穩。

治卒頭痛如破，非中冷，又非中風，其痛是胸膈中痰厥氣上衝所致，名為厥頭痛，吐之即差方

單煮茗作飲二三升許，適冷煖，飲二升，須臾擿即吐，吐畢又飲，如此數過，劇者須吐膽乃止，不損人而渴則差。

葱白湯，治冷熱膈痰，發時頭痛悶亂，欲吐不得者方

葱白(二七莖)　烏頭　甘草　真朱

恒山(各半兩)　桃葉(一把，一作枇杷葉)

右六味，㕮咀，以水、酒各四升和，煮取三升，去滓，內朱，一服一升，吐即止。

大五飲丸，主五種飲：一曰留飲，停水在心下；二曰澼飲，水澼在兩脇下；三曰淡飲，水在胃中；四曰溢飲，水溢在膈上五藏間；五曰流飲，水在腸間，動搖有聲。夫五飲者，由飲酒後及傷寒飲冷水過多所致方

遠志　苦參　烏賊骨　藜蘆　白术

甘遂　五味子　大黃　石膏　桔梗

半夏　紫菀　前胡　芒消　栝樓根

桂心　芫花　當歸　人參　貝母

茯苓　芍藥　大戟　葶藶　黃芩(各一兩)

恒山　署預　厚朴　細辛　附子(各三分)

巴豆(三十枚)　蓯蓉(一兩)　甘草(三分)

右三十三味，末之，蜜和，丸梧子大，飲服三丸，日三，稍稍加之，以知為度。

旋復花丸，治停痰澼飲，結在兩脇，腹脹滿，羸瘦不能食，食不消化，喜唾，乾嘔，大小便或澀或利，腹中動搖作水聲，腹內熱，口乾好飲水漿，卒起頭眩欲倒，脇下痛方

旋復花　桂心　枳實　人參(各五分)　乾薑

芍藥　白术(各六分)　茯苓　狼毒　烏頭

礜石(各八分)　細辛　大黃　黃芩　葶藶

厚朴　吳茱萸　芫花　橘皮(各四分)　甘遂(三分)

右二十味，末之，蜜丸，酒服如梧子大五丸，日二，加之，以知為度。(延年方無白朮狼毒烏頭礜石細辛黃芩厚朴吳茱萸芫花橘皮甘遂，有皂莢附子各二分，蜀椒防葵杏人各三兩，乾地黃四分)

中軍候黑丸，主澼飲停結，滿悶目暗方(一作黑丸)

芫花(三兩)　巴豆(八分)　杏人(五分)　桂心　桔梗(各四分)

右五味，末之，蜜丸，服如胡豆三丸，日一，稍增，得快下止。

順流紫丸，主心腹積聚，兩脇脹滿，留飲痰澼，大小便不利，小腹切痛，膈上塞方

石膏(五分)　代赭　烏賊骨　半夏(各三分)

桂心(四分)　巴豆(七枚)

右六味末之，蜜丸。平旦服一丸如胡豆，加至二丸。（胡洽有蓯蓉、藜蘆、當歸各三分。范汪方無石膏、半夏，有當歸一分、茯苓三分、蓯蓉二分、藜蘆五分）

治停痰澼飲結在兩脇，腹滿羸瘦，不能飲食，食不消，喜唾乾嘔，大小便或澀或利方

旋復花　大黃　附子　茯苓

椒目　桂心　芫花　狼毒

乾薑　芍藥　枳實　細辛（各八兩）

右十二味末之，蜜丸。飲下如梧子三丸，日三服，漸漸增之。

治風氣膈上痰飲方

不開口苦瓠，湯煮五沸，以物裹熨心膈上。

結積留飲澼囊胷滿，飲食不消，灸通谷五十壯。

九蟲第七（論三首　方四十五首）

論曰：人腹中有尸蟲，此物與人俱生，而為人大害。尸蟲之形，狀似大馬尾，或如薄筋，依脾而居，乃有頭尾，皆長三寸。又有九蟲：一曰伏蟲，長四分；二曰蚘蟲，長一尺；三曰白蟲，長一寸；四曰肉蟲，狀如爛杏；五曰肺蟲，狀如蠶；六曰胃蟲，狀如蝦蟇；七曰弱蟲，狀如瓜瓣；八曰赤蟲，狀如生肉；九曰蟯蟲，至細微，形如菜蟲。伏蟲則群蟲之主也。蚘蟲貫心則殺人。白蟲相生，子孫轉多，其母轉大，長至四五丈，亦能殺人。肉蟲令人煩滿。肺蟲令人欬嗽。胃蟲令人嘔吐，胃逆喜噦。弱蟲又名膈蟲，令人多唾。赤蟲令人腸鳴。蟯蟲居胴腸之間，多則為痔，劇則為癩，因人瘡痍，即生諸癰疽、癬瘻、瘑疥、齲蟲，無所不為。人亦不必盡有，有亦不必盡多，或偏有，或偏無類。婦人常多，其蟲凶惡，人之極患也。常以白筵草沐浴佳，根葉皆可用，既是香草，且是尸蟲所畏也。

論曰：凡欲服補藥及治諸病，皆須去諸蟲并痰飲宿澼，醒醒除盡，方可服補藥，不爾必不得藥力。

治肝勞生長蟲在肝為病，恐畏不安，眼中赤方

雞子（五枚去黃）　乾漆（四兩）　蠟

吳茱萸東行根皮（各二兩）　粳米粉（半升）

右五味，擣茱萸皮為末，和藥銅器中煎，可丸如小豆大。宿勿食，旦飲服一百丸，小兒五十丸，蟲當爛出。（集驗方無茱萸，名雞子丸）

治心勞熱傷心有長蟲，名曰蠱，長一尺，貫心為病方

雷丸　橘皮　石蠶　桃人（各五分，一作桃皮）

狼牙（六分）　貫眾（二枚）　殭蠶（三七枚）　吳茱萸根皮（十分）

蕪荑　青葙　乾漆（各四分）　亂髮（如雞子大，燒）

右十二味末之，蜜丸。飲若酒空腹服如梧子七丸，加至二七丸，日二服。一方無石蠶。

治脾勞熱有白蟲在脾中為病，令人好嘔，茱萸根下蟲方

東引吳茱萸根大者（一尺）　大麻子（八升）　橘皮（二兩）

右三味㕮咀，以水煎服，臨時量之。凡合，禁聲勿語道作藥，蟲當聞便不下，切忌之。

治肺勞熱生蟲在肺為病方

狼牙（三兩）　東行桑根白皮（切，一升）

東行吳茱萸根白皮（五兩）

右三味㕮咀，以酒七升煮取一升，平旦頓服之。

治腎勞熱，四肢腫急，蟯蟲如菜中蟲，在腎中為病方

貫眾（三枚）　乾漆（二兩）　吳茱萸（五十枚）　杏人（四十枚）

蕪荑　胡粉　槐皮（各一兩）

右七味治下篩，平旦井花水服方寸匕，加至一匕半，以差止。

治蟯蟲方

以好鹽末二兩，苦酒半升，合銅器中煮數沸，宿不食

空心頓服之。

又方

眞朱二兩 亂髮雞子大，燒末

右二味，治下篩，以苦酒調，旦起頓服之。肘後以治三蟲

蘼蕪丸，治少小有蚘蟲，結在腹中，數發腹痛，微下白汁，吐悶寒熱，飲食不生肌皮，肉痿黄，四肢不相勝舉方。

蘼蕪 貫衆 雷丸 山茱萸 天門冬 狼牙各八分 雚蘆 甘菊花各四分

右八味，末之，蜜丸如大豆。三歲飲服五丸，五歲以上以意加之，漸至十丸。加雚蘆六分，名雚蘆丸，治老小及婦人等萬病，腹內冷熱不通，急滿痛，胷膈堅滿，手足煩熱，上氣不得飲食，身軀氣腫，腰脚不遂，腹內狀如水雞鳴，婦人月經不調，無所不治。

治蚘蟲方。

雚蘆末，以飲臛和服方寸匕，不覺加之。備急以治蟯蟲

治熱患有蚘蟲懊憹方。

雚蘆十分 乾漆 萹竹各二分

右三味，治下篩，米飲和一合服之，日三。

治蚘蟲在胃中，漸漸羸人方。

醇酒 白蜜 好漆各一升。外臺作好鹽

右三味，內銅器中，微火煎之，令可丸，如桃核一枚，溫酒中，宿勿食，旦服之，蟲必下，未下更服。外臺治蟯蟲

又方

取楝實，淳苦酒中浸再宿，以綿裹內穀道中，入三寸，一日易之。集驗方用治長蟲

治蚘蟲攻心腹痛方

薏苡根二斤，剉之，以水七升，煮取三升，先食服之，蟲即死出。

又方

苦酒空腹服方寸匕，鶴虱佳。

又方

七月七日採蒺藜子，陰乾，燒灰，先食服方寸匕，日三，即差。

治寸白蟲方

榧子四十九枚，去皮，以月上旬旦空腹服七枚，七日服盡，蟲消成水，永差。

又方

吳茱萸細根一把，熟擣 大麻子三升，熬，擣末

右二味，以水三升和搦取汁，旦頓服之，至巳時，與好食令飽，須臾蟲出。不差，明旦更合服之，不差，三日服。肘後治三蟲，以酒漬取汁服

又方

取吳茱萸北陰根，乾，去土，切一升，以酒一升浸一宿，平旦分二服。凡茱萸皆用細根東引北陰者良，若如指以上大，不任用。

又方

用石榴根，如茱萸法，亦可水煮。

又方

蕪荑六分 狼牙四分 白斂二分

右三味，治下篩，以苦酒二合和一宿，空腹服之。

又方

研大麻取汁五升，分五服。亦治小兒蚘蟲

又方

以好油麻二升煎令熟，內葱白三寸，葱白黑便熟，冷頓服之。

又方

熬錫令速速爆，作末，羊肉臛以藥方寸匕內臛中服

又方

桑根白皮切三升。以水七升煮取二升宿勿食空腹頓服之肘後云卒大行中見是腹中已多蟲故也宜速理之

又方

胡麻一升　胡粉一兩

右二味爲末明旦空腹以猪肉臛汁噉盡之即差

又方

檳榔二七枚治下篩以水二升半先煮其皮取一升半去滓內末頻服暖卧蟲出出不盡更合服取差止

宿勿食服之

論曰凡得傷寒及天行熱病腹中有熱又人食少腸胃空虛三蟲行作求食蝕人五藏及下部若齒齗無色舌上盡白甚者唇裏有瘡四肢沉重忽忽喜眠當數看其上唇內有瘡唾血唇內如粟瘡者心內懊憹痛悶此蟲在上蝕其五藏下唇內生瘡者其人喜眠此蟲在下蝕其下部人不能知可服此蝕蟲藥不爾䘌蟲殺人又曰凡患濕䘌者多是熱病後或久下不止或有客熱結在腹中或易水土溫涼氣著多生此病亦有乾䘌不甚泄痢而下部瘡癢不問乾濕久則殺人凡濕得冷而苦痢單煮黃連及艾葉苦參之屬皆可用之若病人齒齗無色舌上白者或喜眠煩憒不知痛癢處或下痢急治下部不曉此者但攻其上不以下部爲意下部生蟲蟲蝕其肛肛爛見五藏便死燒艾於竹筒熏之

治傷寒䘌病方

取生雞子小頭叩出白入漆一合熟和攪令極調當沫出更內著殼中仰吞之食頃或半日乃吐下蟲劇者再服蟲盡熱除病愈

治濕䘌方

黃連　生薑各十兩　艾葉八兩　苦參四兩

右四味㕮咀以水一斗煮取三升分三服久者服三劑良

懊憹散主濕䘌瘡爛殺蟲除䘌方

萹竹半兩　藋蘆　雷丸

青葙　女青　桃人各三兩

右六味治下篩粥汁服方寸匕日三加至二匕亦酒服

青葙散主熱病有䘌下部生瘡方

青葙子一兩　藋蘆四兩　狼牙三分

橘皮　萹竹各二兩　甘草一分

右六味治下篩米飲和一合服之日三不知稍加之小品無甘草

治濕䘌薑蜜湯方

生薑汁五合　白蜜三合　黃連三兩

右三味以水二升別煮黃連取一升去滓內薑蜜更煎取一升二合五歲兒平旦空腹服四合日二

治䘌蝕下部癢穀道中生瘡方

阿膠　當歸　青葙子各二兩　艾葉一把

右四味㕮咀以水八升煮取二升半去滓分三服

治䘌杏人湯方

杏人五十枚　苦酒二升　鹽一合

右三味和煮取五合頓服之小兒以意量服

治蟯蟲蛔蟲及痔䘌蟲食下部生瘡桃皮湯方

桃皮　艾葉各一兩　槐子三兩　大棗三十枚

右四味㕮咀以水三升煮取半升頓服之良

猪膽苦酒湯主熱病有䘌上下攻移殺人方

猪膽一具　苦酒半升和之火上煎令沸三上三下藥成放溫空腹飲三滿口蟲死便愈

治溫病下部有瘡蟲蝕人五藏方

雄黃　皂莢各一分　麝香　朱砂各二分

右四味末之蜜和擣萬杵初得病酒服如梧子大一丸日二若下部有𤺙取如梧子末內下部日二

治下部生𤺙方

濃煮桃皮煎如糖以內下部口中有𤺙含之

治濕䘌方

青黛二兩　黃連　黃蘗　丁香各一兩　麝香二分

右五味治下篩以小棗大內下部中日一重者棗大和單脂二三合灌下部中日二

治時氣病䘌下部生𤺙雄黃兑散方

雄黃半兩　桃人一兩　青葙子　黃連　苦參各三兩

右五味末之綿裹如棗核大內下部亦可棗汁服方寸匕日三

治病䘌蟲方

燒馬蹄作灰末以猪脂和傅綿繩上以內下部中日四五度

治大孔蟲癢方

蒸大棗取膏以水銀和撚長三寸以綿裹宿內大孔中明旦蟲皆出水銀損腸宜慎之

治蟲蝕下部方

胡粉　雄黃

右二味各等分末著穀道中亦治小兒

治濕䘌方

取生薑刮去皮斷理切之極熟研取汁一升半又以水一升半合和相得旦空腹服之仍削生薑二枚如鹵大以楸葉若桃葉數重裹之於塘灰火中燒之令極熱內下部中食頃若濕盛者頻三旦作之無有不差者

治傷寒熱病多睡變成濕䘌四肢煩疼不得食方

羊桃十斤切擣令熟煖湯三斗淹浸之日正午時入中坐一炊久不過三度差

治熱病蛄毒令人喜寐不知痛處面赤如醉下利膿血當數視其人下部大小之孔稷稷然一云搜搜然赤則䘌蟲𤺙者也劇因殺人見人肝肺服藥不差可熏之方

以泥作小罌令受一升竹筒一枚如指大以竹筒一頭橫穿入罌腹中一頭入人穀道中淺入可取熟艾如雞子大著罌中然之於罌口吹煙令入人腹艾盡乃止大人可益艾小兒減之羸者不得多多亦害人日再熏不過三作蟲則死下斷亦可末燒雄黃如此熏之

備急千金要方卷第十八

備急千金要方卷第十九　腎藏

朝奉郎守太常少卿充秘閣校理判登聞檢院護軍賜緋魚袋臣林億等校正

腎藏脉論第一

論曰。腎主精。腎者。生來精靈之本也。爲後宮內官。則爲女主。所以天之在我者德也。地之在我者氣也。德流氣薄而生者也。故生之來謂之精。精者。腎之藏也。耳者。腎之官。腎氣通於耳。耳和則能聞五音矣。腎在竅爲耳。然則腎氣上通於耳。下通於陰也。左腎壬。右腎癸。循環玄宮。上出耳門。候聞四遠。下迴玉海。俠脊左右。與臍相當。經於上焦。榮於中焦。衛於下焦。外主骨。內主膀胱。腎重壹斤壹兩。有兩枚。神名㵉㵉。主藏精。號爲精藏。隨節應會。故云腎藏精。精舍志。在氣爲欠。在液爲唾。腎氣虛則厥逆。實則脹滿。四肢正黑。虛則使人夢見舟船溺人。得其時夢伏水中。若有畏怖。腎氣盛則夢腰脊兩解不相屬。厥氣客於腎。則夢臨淵。沒居水中。

凡腎藏象水。與膀胱合爲腑。其經足少陰。與太陽爲表裏。其脉沈。相於秋。王於冬。冬時萬物之所藏。百蟲伏蟄。陽氣下陷。陰氣上升。陽氣中出。陰氣冽爲霜。遂不上升。化爲霜雪。猛獸伏蟄。蜾蟲匿藏。其脉爲沈。沈爲陰。在裏。不可發汗。發汗則蜾蟲出。見其霜雪。陰氣在表。陽氣在藏。慎不可下。下之者傷脾。脾土弱即水氣妄行。下之者如魚出水。蛾入湯。重客在裏。慎不可熏。熏之逆客。其息則喘。無持客熱。令口爛瘡。陰脉且解。血散不通。正陽遂厥。陰不往從。客熱狂入。內爲結胸。脾氣遂弱。清溲痢通。

冬脉如營。冬脉者。腎也。北方水也。萬物之所以合藏也。故其氣來沈以搏。故曰營。反此者病。何如而反。其氣來如彈石者。此謂太過。病在外。其去如數者。此謂不及。病在中。太過則令人解㑊。脊脉痛而少氣。不欲言。不及則令人心懸如病飢。𦙶中清。脊中痛。少腹滿。小便變赤黃。

腎脉來喘喘累累如鉤。按之而堅。曰平。冬以胃氣爲本。腎脉來如引葛。按之益堅。曰腎病。腎脉來發如奪索。辟辟如彈石。曰腎死。

真腎脉至搏而絕。如以指彈石辟辟然。色黃黑不澤。毛折乃死。冬胃微石曰平。石多胃少曰腎病。但石無胃曰死。石而有鉤曰夏病。鉤甚曰今病。凡人以水穀爲本。故人絕水穀則死。脉無胃氣亦死。所謂無胃氣者。但得真藏脉。不得胃氣也。所謂脉不得胃氣者。肝不弦。腎不石也。

腎藏精。精舍志。盛怒不止則傷志。志傷則善忘其前言。腰脊痛不可以俛仰屈伸。毛悴色夭。死於季夏。

足少陰氣絕則骨枯。少陰者。冬脉也。伏行而濡滑骨髓者也。故骨不濡則肉不能著骨也。骨肉不相親即肉濡而却。肉濡而却。故齒長而垢。髮無澤。髮無澤者。骨先死。戊篤己死。土勝水也。

腎死藏。浮之堅。按之亂如轉丸。益下入尺中者死。

冬腎水王。其脉沈濡而滑曰平。反得微濇而短者。是肺之乘腎母之歸子爲虛邪雖病易治反得弦細而長者是肝之乘腎子之乘母爲實邪雖病自愈反得大而緩者是脾之乘腎土之剋水爲賊邪大逆十死不治反得浮大而洪者是心之乘腎火之陵水爲微邪雖病即差

左手關後尺中陰絶者無腎脉也苦足下熱兩髀裏急精氣竭少勞倦所致刺足太陽治陽左手關後尺中陰實者腎實也苦恍惚健忘目視䀮䀮耳聾悵悵善鳴刺足少陰治陰

右手關後尺中陰絶者無腎脉也苦足逆冷上搶胷痛夢入水見鬼善魘寐黑色物來掩人上刺足太陽治陽

右手關後尺中陰實者腎實也苦骨疼腰脊痛内寒熱刺足少陰治陰

腎脉沉細而緊再至曰平三至曰離經病四至脱精五至死六至命盡足少陰脉也

腎脉急甚爲骨痿癲疾微急爲奔豚沉厥足不收不得前後緩甚爲折脊微緩爲洞下洞下者食不化入咽還出大甚爲陰痿微大爲石水起臍下以至少腹腫垂垂然上至胃管死不治小甚爲洞泄微小爲消癉滑甚爲癃癀微滑爲骨痿坐不能起目無所見視見黑花濇甚爲大癰微濇爲不月水沉痔腎脉搏堅而長其色黄而赤當病折腰其耎而散者當病少血黑脉之至也上堅而大有積氣在少腹與陰名曰腎痺得之沐浴清水而卧

扁鵲曰腎有病則耳聾腎在竅爲耳然則腎氣上通於耳五藏不和則九竅不通陰陽俱盛不得相營故曰關格關格者不得盡期而死也

腎在聲爲呻在變動爲慄在志爲恐恐傷腎精氣并於腎則恐藏主冬病在藏者取之井

病先發於腎少腹腰脊痛脛酸一日之膀胱背膂筋痛小便閉二日上之心心痛三日之小腸脹四日不已死冬大晨夏晏晡

病在腎夜半慧日乘四季甚下晡靜

假令腎病中央若食牛肉及諸土中物得之不者當以長夏時發得病以戊巳日也

凡腎病之狀必腹大脛腫痛喘欬身重寢汗出憎風虛即胷中痛大腹小腹痛清厥意不樂取其經足少陰太陽血者

腎脉沉之而大堅浮之而大緊苦手足骨腫厥而陰不興腰脊痛少腹腫心下有水氣時脹閉時泄得之浴水中身未乾而合房内及勞倦發之

腎病其色黑其氣虛弱吸吸少氣兩耳苦聾腰痛時時失精飲食減少膝以下清其脉沉滑而遲少爲可治宜服内補散建中湯腎氣丸地黄煎春當刺涌泉秋刺伏留冬刺陰谷皆補之夏刺然谷季夏刺太谿皆瀉之又當灸京門五十壯背第十四椎百壯

邪在腎則骨痛陰痺陰痺者撫之而不得腹脹腰痛大便難肩背頸項强痛時眩取之涌泉崑崙視有血者盡取之

有所用力舉重若入房過度汗出如浴水則傷腎

腎中風闕 腎中寒闕

腎水者其人腹大臍腫腰痛不得溺陰下濕如牛鼻頭汗其足逆寒大便反堅(一云面反瘦)

腎脹者腹滿引背央央然腰髀痺井痛

腎著之病其人身體重腰中冷如水狀(一作如水洗狀一作如坐水中形如水狀)反不渴小便自利食飲如故是其證也病屬下焦從身勞汗出衣裏冷濕故久久得之

腎著之爲病從腰以下冷腰重如帶五千錢
診得腎積脉沉而急苦脊與腰相引痛飢則見飽則減少腹裏急口乾咽腫傷爛目䀮䀮骨中寒主髓厥善忘色黑也
腎之積名曰奔豚發於少腹上至心下如豚奔走之狀上下無時久久不愈病喘逆骨痿少氣以夏丙丁日得之何也脾病傳腎腎當傳心心適以夏王王者不受邪腎復欲還脾脾不肯受因留結爲積故知奔豚以夏得之腎病手足逆冷面赤目黃小便不禁骨節煩疼少腹結痛氣衝於心其脉當沉細而滑今反浮大其色當黑而反黃此是土之剋水爲大逆十死不治
羽音人者主腎聲也腎聲呻其音瑟其志恐其經足少陰厥逆太陽則榮衛不通陰陽翻祚陽氣內伏陰氣外昇昇則寒寒則虛虛則厲風所傷語音謇吃不轉偏枯脚偏跛蹇若在左則左腎傷右則右腎傷其偏枯風體從鼻而分半邊至脚緩弱不遂口亦欹語聲混濁便利仰人耳偏聾塞腰背相引甚則不可治腎瀝湯主之方在第八卷中又呻而好恚恚而善忘恍惚有所思此爲土剋水陽擊陰陰氣伏而陽氣起起則熱熱則實實則怒怒則忘耳聽無聞四肢滿急小便赤黃言音口動而不出笑而看人此爲邪熱傷腎甚則不可治若面黑黃耳不應亦可治
腎病爲瘧者令人悽悽然腰脊痛宛轉大便難目眴眴然身掉不定手足寒恒山湯主之方在第十卷中若其人本來不吃忽然謇吃而好嗔恚反於常性此腎已傷雖未發覺已是其候見人未言而前開口笑還閉口不聲舉手柵腹一作把腿此腎病聲之候也虛實表裏浮沉清濁宜以察之逐以治之
黑爲腎腎合骨黑如烏羽者吉腎主耳耳是腎之餘其人水形相比於上羽黑色大頭曲面廣頤小肩大腹小手足發行搖身下尻長背延延也不敬畏善欺紿人戮死耐秋冬不耐春夏春夏感而生病主足少陰汗汗然耳大小高下厚薄偏圓則腎應之正黑色小理者則腎小小即安難傷粗理者則腎大大則虛虛則腎寒耳聾或鳴汗出腰痛不得俛仰易傷以邪耳高者則腎高高則實實則腎熱背急綴痛耳膿血出或生肉塞耳耳後陷者則腎下下則腰尻痛不可以俛仰爲狐疝耳堅者則腎堅堅則腎不受病不病腰痛耳薄者則腎脆脆則傷熱熱則耳吼鬧善病消癉耳好前居牙車者則腎端正端正則和利難傷耳偏高者則腎偏欹偏欹則善腰尻偏痛凡人分部骨陷者必死不免俠膀胱并太陽爲腎之部骨當其處陷也而藏氣通於內外部亦隨而應之沉濁爲內浮清爲外若色從外走內者病從外生部處起若色從內出外者病從內生部處陷內病前治陰後治陽外病前治陽後治陰陽主外陰主內凡人生死休否則藏神前變形于外人腎前病耳則爲之焦枯若腎前死耳則爲之黯黑焦癖若天中等分墓色應之必死不治看應增損斟酌賒促賒不出四百日內促則旬日之間腎病少愈而卒死何以知之曰黃黑色黶點如拇指應耳此必卒死腎絕四日死何以知之齒爲暴黑面爲正黑目中黃腰中欲折白汗出如流面黑目青一作白腎氣內傷病因留積八日當亡是死變也面黃目黑不死黑如炲死吉凶之色天中等分左右發色不正此是陰陽官位相法若不遭官事而應死也其人面目帶黃黑連耳左右年四十以上百日死若偏在一邊最凶必死兩邊有年上無三年之內禍必至矣
冬水腎脉色黑主足少陰脉也少陰何以主腎曰腎者主陰

陰水也，皆生於腎。此脉名曰太衝，凡五十七穴。冬取其井滎，冬者水始治，腎方閉，陽氣衰少，陰氣堅盛，太陽氣伏沉，陽脉乃去，故取井以下陰氣，逆取滎以通陽氣。（素問作實）其脉本在內踝下二寸，應舌下兩脉。其脉根于涌泉。（涌泉在脚心下大拇指筋是）

其筋起於小指之下，入足心，並太陰之筋而邪走內踝之下，結於踵，與太陽之筋合而上結於內輔下，並太陰之筋而上循陰股，結於陰器，循脊內挾膂上至項，結於枕骨，與太陽之筋合。

其脉起於小指之下，斜趣足心，出然骨之下，循內踝之後，別入跟中，以上腨內，出膕中內廉，上股內後廉，貫脊屬腎絡膀胱；其直者從腎上貫肝鬲，入肺中，循喉嚨，挾舌本；其支者從肺出絡心，注胸中，合足太陽為表裏。太陽本在跟以上五寸中，同會于手太陰。

其足少陰之別名曰太鍾，當踝後繞跟，別走太陽；其別者並經上走於心包，下貫腰脊。主腎生病，病實則膀胱熱，熱則閉癃，癃則陽病，陽脉反逆大於寸口再倍，其病則口熱舌乾，咽腫上氣，嗌乾及痛，煩心，心痛，黃癉，腸澼，脊股內後廉痛，痿厥，嗜卧，足下熱而痛，灸則強食而生災，緩帶被髮，大杖重履而步。虛則膀胱寒，寒則腰痛，痛則陰脉反小於寸口，其病則飢而不欲食，面黑如炭色，欬唾則有血，喉鳴而喘，坐而欲起，目䀮䀮無所見，心懸若病飢狀，氣不足則善恐，心惕惕若人將捕之，是為骨厥。

冬三月者，主腎膀胱黑骨溫病也。其源從太陽少陰相搏，蘊積三焦，上下擁塞，陰毒內行，藏腑受客邪之氣則病生矣。其病相反，若腑虛則為陰毒所傷，裏熱外寒，意欲守火而引飲，或腰中痛欲折，若藏實則陽溫所損，胸脅切痛，類如刀刺，不得動轉，熱彭彭，若服冷藥過差而便洞瀉，故曰黑骨溫病也。扁鵲曰：灸脾肝腎三俞，主治丹金毒黑溫之病，當依源為理，調藏理腑，清濁之病不生矣。

腎虛實第二（脉四條　灸法一首）　方四首

腎實熱

左手尺中神門以後脉陰實者，足少陰經也。病苦舌燥咽腫，心煩嗌乾，胸脅時痛，喘欬汗出，小腹脹滿，腰背強急，體重骨熱，小便赤黃，好怒好忘，足下熱疼，四肢黑，耳聾，名曰腎實熱也。（脉經云：腎實熱者，病苦膀胱脹閉，少腹與腰脊相引痛也）

右手尺中神門以後脉陰實者，足少陰經也。病苦痺，身熱，心痛，脊脇相引痛，足逆熱煩，名曰腎實熱也。

治腎實熱，小腹脹滿，四肢正黑，耳聾，夢腰脊離解，及伏水等氣急，瀉腎湯方。

芒消（三兩）　大黃（切，一升水密器中宿漬）　茯苓　黃芩（各三兩）　生地黃汁　昌蒲（五兩）　磁石（八兩，碎如雀頭）　玄參　細辛（各四兩）　甘草（二兩）

右十味，㕮咀，以水九升煮七味，取二升半，去滓，下大黃內藥汁中，更煮減二三合，去大黃，內地黃汁，微煎一兩沸，下芒消，分三服。

治腎熱，好怒好忘，耳聽無聞，四肢滿急，腰背轉動強直方。

柴胡　茯神（外臺作茯苓）　黃芩　澤瀉　升麻　杏人（各一兩）　磁石（四兩，碎）　羚羊角（一兩）　地黃　大青　芒消（各三兩）　淡竹葉（切，一升）

右十二味，㕮咀，以水一斗，煮取三升，去滓，下芒消，分三服。

治腎熱，小便黃赤不出，如梔子汁，或如黃蘗汁，每欲小便即莖頭痛方。

榆白皮（切，一升）　滑石（八兩，碎）　子芩　通草

瞿麥 各三兩　石韋 四兩　冬葵子 一升　車前草 切一升

右八味，㕮咀，以水一斗，先煑車前草取一斗，去滓澄清，取九升，下諸藥，煑取三升五合，去滓，分四服。

腎膀胱俱實

左手尺中神門以後脉陰陽俱實者，足少陰與太陽經俱實也。病苦脊強反折，戴眼，氣上搶心，脊痛不能自反側，名曰腎膀胱俱實也。

右手尺中神門以後脉陰陽俱實者，足少陰與太陽經俱實也。病苦癲疾，頭重與目相引，痛厥欲走，反眼，大風多汗，名曰腎膀胱俱實也。

腎虛寒

左手尺中神門以後脉陰虛者，足少陰經也。病苦心中悶，下重，足腫不可以按地，名曰腎虛寒也。

右手尺中神門以後脉陰虛者，足少陰經也。病苦足脛小弱，惡寒，脉代絕，時不至足，寒，上重下輕，行不可按地，小腹脹滿，上搶胷痛引脇下，名曰腎虛寒也。

治腎氣虛寒，陰痿，腰脊痛，身重緩弱，言音混濁，陽氣頓絕方

生乾地黃 五斤　蓯蓉　白朮　巴戟天

麥門冬　茯苓　甘草　牛膝

五味子　杜仲 各八兩　車前子　乾薑 各五兩

右十二味，治下篩，食後酒服方寸匕，日三服。

治腎風虛寒，灸腎輸百壯，對臍兩邊向後，俠脊相去各一寸五分。

腎膀胱俱虛

左手尺中神門以後脉陰陽俱虛者，足少陰與太陽經俱虛也。病苦小便利，心痛，背寒，時時少腹滿，名曰腎膀胱俱虛也。

右手尺中神門以後脉陰陽俱虛者，足少陰與太陽經俱虛也。病苦心痛若下重，不自收篡，反出，時時苦洞泄，寒中泄，腎心俱痛，名曰腎膀胱俱虛也。

腎勞第三 論一首 方五首

論曰：凡腎勞病者，補肝氣以益之，肝王則感於腎矣。人逆冬氣，則足少陰不藏，腎氣沈濁。順之則生，逆之則死；順之則治，逆之則亂。反順為逆，是謂關格，病則生矣。

治腎勞實熱，小腹脹滿，小便黃赤，末有餘瀝，數而少，莖中痛，陰囊生瘡，梔子湯方

梔子人　芍藥　通草　石韋 各三兩

石膏 五兩　滑石 八兩　子芩 四兩　生地黃

榆白皮　淡竹葉 切，各一升

右十味，㕮咀，以水一斗，煑取三升，去滓，分三服。

治腎勞熱，陰囊生瘡，麻黃根粉方

麻黃根　石硫黃 各三兩　米粉 五合

右三味，治下篩，安絮如常用粉法，搭瘡上，粉濕更搭之。

治腎勞熱，妄怒，腰脊不可俛仰屈伸，煑散方

丹參　牛膝　葛根　杜仲

乾地黃　甘草　豬苓 各二兩半　茯苓

遠志　子芩 各一兩六銖　石膏　五加皮 各三兩

羚羊角　生薑　橘皮 各一兩　淡竹葉 雞子大

右十六味，治下篩，為麤散，以水三升，煑兩方寸匕，帛裹之，時時動，取八合為一服，日二服。

治虛勞，陰陽失度，傷筋損脉，噓吸短氣，漏溢泄下，小便赤黃，陰下濕癢，腰脊如折，顏色隨 一云墮 落方

生地黃　萆薢　棗肉　桂心

杜仲　麥門冬各一

右六味㕮咀，以酒一斗五升漬三宿，出暴乾，復漬，如此候酒盡，取乾，治下篩，食後酒服方寸匕，日三。

治腎勞虛冷，乾枯憂恚內傷，久坐濕地則損腎方。

秦艽　牛膝　芎藭　防風
桂心　獨活　茯苓各四兩　杜仲
側子五枚　石斛六兩　丹參八兩　乾薑一作乾地黃
麥門冬　地骨皮各三兩　五加皮十兩　薏苡人一兩
大麻子二升

右十七味㕮咀，以酒四斗漬七日，服七合，日二服。

精極第四 論一首 灸法十二首 方十九首

論曰：凡精極者，通主五藏六腑之病候也。若五藏六腑衰，則形體皆極，眼視而無明，齒焦而髮落，身體重則腎水生，耳聾，行步不正。凡陽邪害五藏，陰邪損六腑。陽實則從陰引陽，陰虛則從陽引陰。若陽病者主高，高則實，實則熱，眼視不明，齒焦髮脫，腹中滿，滿則歷節痛，痛則宜寫於內。若陰病者主下，下則虛，虛則寒，體重則腎水生，耳聾，行步不正，邪氣入內，行於五藏則欬，欬則多涕唾，面腫氣逆，邪氣逆於六腑，淫虛厥於五藏，故曰精極也。所以形不足溫之以氣，精不足補之以味。善治精者，先治肌膚筋脉，次治六腑，若邪至五藏，已半死矣。扁鵲曰：五陰氣俱絕不可治，絕則目系轉，轉則目精奪，為志先死，遠至一日半日，非醫所及矣。宜須精研，以表治裏，以左治右，以右治左，以我知彼，疾皆差矣。

治精極實熱，眼視無明，齒焦髮落，形衰體痛，通身虛熱，竹葉黃芩湯方。

竹葉切，二升　黃芩　茯苓各三兩　甘草
麥門冬　大黃各二兩　生地黃切，一升　生薑六兩
芍藥四兩

右九味㕮咀，以水九升，煑取三升，去滓，分三服。

治精極，五藏六腑俱損傷，虛熱徧身煩疼，骨中痟痛煩悶方。

生地黃汁二升　麥門冬汁　赤蜜各一升　竹瀝一合
石膏八兩　人參　芎藭　桂心
甘草　黃芩　麻黃各三兩　當歸四兩

右十二味㕮咀，以水七升，先煑八味，取二升，去滓，下地黃等汁，煑取四升，分四服，日三夜一。

治五勞六極虛羸，心驚尫弱，多魘忘湯方。

茯苓四兩　甘草　芍藥　桂心
乾薑各三兩　大棗四十枚　遠志　人參各二兩

右八味㕮咀，以水八升，煑取三升，分三服。

治虛勞少精方

鹿角末，白蜜和，為丸如梧子大，每服七丸，日三，十日大效。

又方

漿水煑蒺藜子令熟，取汁洗陰，二十日知。

棘刺丸，治虛勞諸氣不足，夢洩失精方。

棘刺　乾薑　菟絲子各二兩　天門冬
烏頭　小草　防葵　署預
石龍芮　枸杞子　巴戟天　萆薢
細辛　萎蕤　石斛　厚朴
牛膝　桂心各一兩

右十八味末之，蜜丸如梧子大，酒服五丸，日三。深師方以蜜雞子白各半和丸。若患風痿痹，氣體不便，熱煩滿，少氣消渴，加萎蕤、天門冬、菟絲子；身黃汗，小便赤黃不利，加石龍芮、枸杞子；關節腰背痛，加萆薢、牛膝；寒中氣脹，時泄，數唾，吐嘔，加厚朴、乾薑、桂心；陰囊下濕，精少，小便餘瀝，加石斛。以意

增之古今錄驗以乾地黃代乾薑以麥門冬代天門冬以杜仲代署預以柏子人代枸杞子以蓯蓉代萎蕤用治男子百病小便過多失精

治夢中泄精尿後餘瀝及尿精方

人參　麥門冬　赤石脂　遠志

續斷　鹿茸（各一兩半）　茯苓　龍齒

磁石　蓯蓉（各二兩）　丹參　韭子

柏子人（各一兩六銖）　乾地黃（三兩）

右十四味末之蜜丸如梧子酒服二十丸日再稍加至三十丸

治虛損小便白濁夢洩方

韭子　菟絲子　車前子（各一升）　附子

芎藭（各二兩）　當歸　礬石（各一兩）

桂心（一兩）

右八味末之蜜丸如梧子酒服五丸日三

又方

黃耆　人參　甘草　乾薑

當歸　龍骨　半夏　芍藥（各二兩）

大棗（五十枚）　韭子（五合）

右十味末之蜜丸如梧子酒服五丸日三服

治小便失精及夢泄精韭子散方

韭子　麥門冬（各一升）　菟絲子　車前子（各二合）

芎藭（三兩）　白龍骨（三兩）

右六味治下篩酒服方寸匕日三不知稍增甚者夜一服（肘後用澤瀉一兩半）

棗人湯治大虛勞夢泄精莖核微弱血氣枯竭或醉飽傷於房室驚惕忪悸小腹裏急方

棗核人（二合）　人參（二兩）　芍藥　桂心（各二兩）

黃耆　甘草　茯苓　白龍骨

牡蠣（各二兩）　生薑（二斤）　半夏（一升）　澤瀉（一兩）

右十二味㕮咀以水九升煮取四升一服七合日三若不能食小腹急加桂心六兩

韭子丸治房室過度精泄自出不禁腰背不得屈伸食不生肌兩脚苦弱方

韭子（一升）　甘草　桂心　紫石英

禹餘粮　遠志　山茱萸　當歸

天雄　紫菀　署預　天門冬

細辛　茯苓　昌蒲　殭蠶

人參　杜仲　白朮　乾薑

芎藭　附子　石斛（各一兩半）　蓯蓉

黃耆　兔絲子　乾地黃　蛇牀子（各二兩）

乾漆（四兩）　牛髓（四兩）　大棗（五十枚）

右三十一味末之牛髓合白蜜棗膏合擣三千杵空腹服如梧子大十五丸日再可加至二十丸

治夢洩失精方

韭子一升治下篩酒服方寸匕日再立效

治虛勞尿精方

韭子（二升）　稻米（三升）

右二味以水一斗七升煮如粥取汁六升爲三服精溢同此

又方

石榴皮（外臺作柘白皮）　桑白皮（切各五合）

右二味以酒五升煮取三升分三服

又方

乾膠叁兩末之以酒二升和分温爲三服差止一方用鹿角膠

又方

新韭子二升十月霜後採者好酒八合漬一宿明旦日色好童子向南擣一萬杵平旦温酒五合服方寸匕日二

禁精湯治失精羸瘦痠削少氣目視不明惡聞人聲方

韭子二升　粳米一合

右二味合於銅器中熬之米黄黑及熱以好酒一斗投之絞取汁七升每服一升日三盡二劑

羊骨湯治失精多睡目䀮䀮方

羊骨一具　生地黄　白术各三兩　桂心八兩

麥門冬　人參　芍藥　生薑

甘草各三兩　茯苓四兩　厚朴　阿膠

桑白皮各一兩　大棗二十枚　飴糖一斤

右十五味㕮咀以水五斗煮羊骨取三斗汁去骨煮藥取八升湯成下膠飴令烊平旦服一升後旦服一升

虚勞尿精灸第七椎兩傍各三十壯

又灸第十椎兩傍各三十壯

又灸第十九椎兩傍各二十壯

又灸陽陵泉陰陵泉各隨年壯

夢泄精灸三陰交二七壯夢斷神良內踝上大脈上四指是

丈夫夢失精及男子小便濁難灸腎輸百壯男子陰中疼痛溺血精出灸列缺五十壯

失精五藏虚竭灸屈骨端五十壯陰上横骨中央宛曲如却月中央是也此名横骨

男子虚勞失精陰上縮莖中痛灸大赫三十壯穴在屈骨端三寸

男子腰脊冷疼溺多白濁灸脾募百壯

男子失精膝脛疼痛冷灸曲泉百壯穴在膝内屈文頭

男子虚勞失精陰縮灸中封五十壯

骨極第五　論一首　方一首　灸法二首

論曰骨極者主腎也腎應骨骨與腎合又曰以冬遇病爲骨痺骨痺不已復感於邪内舍於腎耳鳴見黑色是其候也若腎病則骨極牙齒苦痛手足痠疼不能久立屈伸不利身痺腦髓痠以冬壬癸日中邪傷風爲腎風風歷骨故曰骨極若氣陰陰則虚虚則寒寒則面腫垢黑腰脊痛不能久立屈伸不利其氣衰則髮墮齒槁腰背相引而痛痛甚則欬唾甚若氣陽陽則實實則熱熱則面色炲隱曲膀胱不通牙齒腦髓苦痛手足痠痟耳鳴色黑是骨極之至也須精別陰陽審其清濁知其分部視其喘息善治病者始於皮膚筋脉即須治之若入藏腑則半死矣

扁鵲云骨絶不治痟而切痛伸縮不得十日死骨應足少陰少陰氣絶則骨枯髮無澤骨先死矣

治骨極主腎熱病則膀胱不通大小便閉塞顔焦枯黑耳鳴虚熱三黄湯方

大黄切别漬水一升　黄芩各三兩　梔子十四枚　甘草一兩　芒消二兩

右五味㕮咀以水四升先煮三物取一升五合去滓下大黄又煮兩沸下芒消分三服

腰背不便筋攣痺縮虚熱閉塞灸第二十一椎兩邊相去各一寸五分隨年壯

小便不利小腹脹滿虚乏灸小腸輸隨年壯

骨虛實第六 論一首 灸法一首 方六首

論曰骨虛者酸疼不安好倦骨實者苦煩熱凡骨虛實之應主于腎膀胱若其腑藏有病從骨生熱則應藏寒則應腑

治骨虛酸疼不安好倦主膀胱寒虎骨酒方

虎骨一具通炙取黃焦汁盡碎之如雀頭大釀米三石麴四斗水三石如常釀酒法所以加水麴者其骨消麴而飲水所以加之也酒熟封頭五十日開飲之

治骨實苦酸疼煩熱煎方

葛根汁　生地黃汁　赤蜜各一升　麥門冬汁五合

右四味相和攪調微火上煎之三四沸分三服

治骨髓中疼方

芍藥一斤　生乾地黃五斤　虎骨四兩

右三味㕮咀以清酒一斗漬三宿暴乾復入酒中如此取酒盡為度擣篩酒服方寸匕日三

治骨髓冷疼痛方

地黃一石取汁酒二斗相攪重煎溫服日三補髓

治虛勞冷骨節疼痛無力方

豉二升　地黃八斤

右二味再遍蒸暴乾為散食後以酒一升進二方寸匕日再服之亦治虛熱

又方

天門冬為散酒服方寸匕日三一百日差

骨髓冷疼痛灸上廉七十壯三里下三寸是穴

腰痛第七 論一首 方十八首 導引法一首 針灸法七首

論曰凡腰痛有五一曰少陰少陰腎也十月萬物陽氣皆衰是以腰痛二曰風痺風寒著腰是以腰痛三曰腎虛役用傷腎是以腰痛四曰𦜝腰墜墮傷腰是以腰痛五曰取寒眠地地氣所傷是以腰痛痛不止引牽腰脊痛

治腎脉逆小於寸口膀胱虛寒腰痛胷中動通四時用之補瀉

杜仲　乾薑各四兩一云乾地黃　萆薢　羌活

天雄　蜀椒　桂心　芎藭　防風

秦艽　烏頭　細辛各三兩　五加皮

石斛各五兩　續斷　栝樓根　地骨皮

桔梗　甘草各一兩

右十九味㕮咀以酒四斗漬四宿初服五合加至七八合下日再通治五種腰痛

又方

桑寄生　牡丹皮　鹿茸　桂心

右四味等分治下篩酒服方寸匕日三

又方　單服鹿茸與角亦愈

治腎虛腰痛方

牡丹皮二分　萆薢　桂心　白朮各三分

右四味治下篩酒服方寸匕日三亦可作湯服甚良

又方

牡丹皮　桂心各一兩　附子二分

右三味治下篩酒服一刀圭日再甚驗

腎著之為病其人身體重腰中冷如水洗狀不渴小便自利食飲如故是其證也從作勞汗出衣裏冷濕久久得之腰以下冷痛腹重如帶五千錢腎著湯主之方

甘草二兩　乾薑三兩　茯苓　白朮各四兩

右四味㕮咀以水五升煮取三升分三服腰中即溫古今錄驗名甘草湯

腎著散方。

桂心三兩　白术　茯苓各四兩　甘草
澤瀉　牛膝　乾薑各二兩　杜仲三兩

右八味治下篩爲麁散，一服三方寸匕，酒一升煑五六沸，去滓，頓服，日再。

治腰疼不得立方

甘遂　桂心一作附子　杜仲　人參各二兩

右四味治下篩，以方寸匕內羊腎中炙之令熟，服之。

杜仲丸補之方

杜仲二兩　石斛二分　乾地黃　乾薑各三分

右四味末之，蜜丸如梧子，酒服二十丸，日再。

治腰痛并冷痺丹參丸方

丹參　杜仲　牛膝　續斷各三兩
桂心　乾薑各二兩

右六味末之，蜜丸如梧子，服二十丸，日再夜一。禁如藥法。

治腰痛方

萆薢　杜仲　枸杞根各一斤

右三味㕮咀，好酒三斗漬之，內甖中，密封頭，於銅器中煑一日，服之無節度，取醉。

腰背痛者，皆是腎氣虛弱，卧冷濕當風所得也。不時速治，喜流入脚膝，或爲偏枯冷痺緩弱疼重，若有腰痛攣脚重痺急，宜服獨活寄生湯，方在第八卷中。

治腰脊苦痛不遂方

大豆三斗，熬一斗，煑一斗，蒸一斗，酒六斗，甕一口，蒸令極熱，豆亦熱，內甕中，封閉口，秋冬二七日，於甕下作孔，出取服五合，日夜二三服之。

又方　地黃花末，酒服方寸匕，日三。

又方

鹿角去上皮取白者，熬令黃，末之，酒服方寸匕，日三。特禁生魚，餘不禁。新者良，陳者不任服。角心中黃處亦不中服，大神良。

又方　羊腎作末，酒服二方寸匕，日三。

又方

三月三日收桃花取一斗一升，井花水三斗，麴六升，米六斗，炊之一時，釀熟，去糟，一服一升，日三服。若作食飲，用河水，禁如藥法，大神良。

治丈夫腰脚冷不隨不能行方

上醇酒三斗，水三斗，合著甕中，温漬脚至膝，三日止。冷則甕下常著灰火，勿使冷，手足煩者，小便三升盆中温漬手足。

腰腎痛導引法

正東坐，收手抱心，一人於前據躡其兩膝，一人後捧其頭，徐牽令偃卧，頭到地，三起三卧，止便差。

腰腎痛宜針決膝腰句畫中青赤路脉，出血便差。

腰痛不得俛仰者，令患人正立，以竹柱地，度至臍，斷竹，乃以度度背脊，灸竹上頭處，隨年壯，灸訖藏竹，勿令人得知。

腰痛灸脚跟上横文中白肉際十壯，良。

又灸足巨陽七壯，巨陽在外踝下。

又灸腰目窌七壯，在尻上約左右是。

又灸八窌及外踝上骨約中。

腰卒痛灸窮骨上一寸七壯，左右一寸各灸七壯。

補腎第八論一首　灸法一首　方五十九首

論曰補方通治五勞六極七傷虛損。五勞五藏病。六極六腑病。七傷表裏受病。五勞者一曰志勞。二曰思勞。三曰憂勞。四曰心勞。五曰疲勞。六極者一曰氣極。二曰血極。三曰筋極。四曰骨極。五曰髓極。六曰精極。七傷者。一曰肝傷善夢。二曰心傷善忘。三曰脾傷善飲。四曰肺傷善痿。五曰腎傷善唾。六曰骨傷善飢。七曰脉傷善嗽。凡遠思強慮傷人。憂恚悲哀傷人。喜樂過度傷人。忿怒不解傷人。汲汲所願傷人。戚戚所患傷人。寒暄失節傷人。故曰五勞六極七傷也。論傷甚衆。且言其略。此方悉主之也。

建中湯治五勞七傷。小腹急痛。膀胱虛滿。手足逆冷。食飲苦吐酸。痰嘔逆泄下。少氣目眩。耳聾口焦。小便自利方

膠飴（半斤） 黃耆 乾薑 當歸（各三兩）

大棗（十五枚） 附子（一兩） 人參 半夏

橘皮 芍藥 甘草（各二兩）

右十一味㕮咀。以水一斗。煮取三升半。湯成下膠飴烊沸。分四服。（深師有桂心六兩、生薑一斤，無橘皮、乾薑）

建中湯治虛損少氣。腹脹內急。拘引小腹至冷。不得屈伸。不能飲食。寒熱頭痛。手足逆冷。大小便難。或復下痢。口乾。夢中泄精。或時吐逆。恍惚。面色枯瘁。又復微腫。百節疼酸方

人參 甘草 桂心 茯苓

當歸（各二兩） 黃耆 龍骨 麥門冬（各三兩）

大棗（三十枚） 芍藥（四兩） 附子（一兩） 生地黃（一斤）

生薑（六兩） 厚朴（一兩） 飴糖（八兩）

右十五味㕮咀。以水一斗二升。煮取四升。去滓。內飴糖。服八合。日三夜一。欬者加生薑一倍。

建中湯治五勞七傷。虛羸不足。面目黧黑。手足疼痛。久立腰疼。起則目眩。腹中懸急。而有絕傷。外引四肢方。

生薑 芍藥 乾地黃 甘草

芎藭（各五兩） 大棗（三十枚）

右六味㕮咀。以水六升漬一宿。明旦復以水五升。合煮取三升。分三服。藥入四肢百脉似醉狀是效。無生薑。酒漬乾薑二兩一宿用之。常行此方神妙。

大建中湯治虛勞寒澼。飲在脇下。決決有聲。飲已如從一邊下。決決然也。有頭並衝皮起。引兩乳內痛。裏急。善夢失精氣。短目𥉂𥉂。忽忽多忘方

甘草（二兩） 人參（三兩） 半夏（一升） 生薑（一斤）

蜀椒（二合） 飴糖（八兩）

右六味㕮咀。以水一斗。煮取三升。去滓。內糖消。服七合。裏急拘引。加芍藥、桂心各三兩。手足厥。腰背冷。加附子一枚。勞者加黃耆一兩。

大建中湯治五勞七傷。小腹急。臍下彭亨。兩脅脹滿。腰脊相引。鼻口乾燥。目暗𥉂𥉂。憒憒不樂。胸中氣急。逆不下食飲。莖中策策痛。小便黃赤。尿有餘瀝。夢與鬼神交通。去精。驚恐。虛乏之方

飴糖（半斤） 黃耆 遠志 當歸（千金翼無）

澤瀉（各三兩） 芍藥 人參 龍骨

甘草（各二兩） 生薑（八兩） 大棗（二十枚）

右十一味㕮咀。以水一斗。煮取二升半。湯成內糖令烊。一服八合。消息又一服。（深師無飴糖、遠志、澤瀉、龍骨，有桂心六兩、半夏一升、附子一枚）

凡男女因積勞虛損。或大病後不復常。苦四體沈滯。骨肉疼酸。吸吸少氣。行動喘惙。或少腹拘急。腰背強痛。心中虛悸。咽乾脣燥。面體少色。或飲食無味。陰陽廢弱。悲憂慘戚。多臥少

起久者積年，輕者百日，漸致瘦削，五藏氣竭，則難可復振，治之以小建中湯方。

甘草一兩 桂心三兩 芍藥六兩 生薑三兩 大棗十二枚 膠飴一升

右六味，㕮咀，以水九升，煮取三升，去滓，内膠飴，一服一升，日三，間三日復作一劑，後可將諸丸散。仲景云嘔家不可服肘後云加黃耆人參各二兩為佳若患痰滿及溏泄可除膠飴胡洽方有半夏六兩黃耆三兩古今録驗名芍藥湯

前胡建中湯，治大勞虛劣，寒熱嘔逆，下焦虛熱，小便赤痛，客熱上熏，頭痛目疼，骨肉痛，口乾方。

前胡二兩 黃耆 芍藥 當歸 茯苓 桂心各二兩 甘草一兩 人參 半夏各六分 白糖六兩 生薑八兩

右十一味，㕮咀，以水一斗二升，煮取四升，去滓，内糖，分四服。

治虛勞裏急諸不足，黃耆建中湯方。

黃耆 桂心各三兩 甘草二兩 芍藥六兩 生薑三兩 大棗十二枚 飴糖一升

右七味，㕮咀，以水一斗，煮取二升，去滓，内飴令消，溫服一升，日三，間日可作。嘔者倍生薑，腹滿者去棗，加茯苓四兩，佳。仲景集驗古今録驗並同深師治虛勞腹滿食少小便多者無飴糖有人參二兩半夏二升又治大虛不足小腹裏急勞寒拘引臍氣上衝胸短氣言語謬誤不能食吸吸氣之乏乱必効方治虛勞下焦虛冷下甚渴小便數者有人參當歸各二兩若失精加龍骨白斂各一兩古今録驗治虛勞裏急小腹急痛氣引胸脅痛或心痛短氣者以乾薑代生薑加當歸四兩

黃耆湯，治虛勞不足，四肢煩疼，不欲食，食即脹，汗出方。

黃耆 芍藥 桂心 麥門冬各三兩 五味子 甘草 當歸 細辛 人參各一兩 大棗二十枚 前胡六兩 茯苓四兩 生薑 半夏各八兩

右十四味，㕮咀，以水一斗四升，煮取三升，每服八合，日二服。深師方治虛乏四肢沉重或口乾吸吸少氣小便利諸不足者無麥門冬五味子細辛前胡有桑螵蛸一十枚治丈夫虛勞風冷少損或大病後未平復而早牽勞腰背強直腳中疼弱補諸不足者無五味子細辛有遠志桑皮各二兩蜀椒一兩烏頭三枚小品方治虛勞少氣小便過多者無五味子細辛人參前胡茯苓半夏有黃芩一兩地黃二兩以水九升煮取三升治虛勞胸中客氣塞冷癖痞宿食不消吐噫脅間水氣或流飲腸鳴食不生肌肉頭痛上重下輕目䀮䀮忽忽去來躁熱臥不得安小腹急小便赤餘瀝臨事不起陰下濕或小便白濁傷多者無麥門冬五味子當歸細辛前胡茯苓半夏有厚朴二兩胡洽方治五藏内傷者無麥門冬五味子當歸細辛前胡茯苓名大黃耆湯延年秘録方主補虛損強腎氣者無麥門冬五味子細辛前胡有防風芎藭各三兩

樂令黃耆湯，治虛勞少氣，胸心淡冷，時驚惕，心中悸動，手腳逆冷，體常自汗，補諸不足，五藏六腑虛損，腸鳴風濕，榮衛不調，百病，又治風裏急方。

黃耆 人參 橘皮 當歸 桂心 細辛 前胡 芍藥 甘草 茯苓 麥門冬各一兩 生薑五兩 半夏二兩半 大棗二十枚

右十四味，㕮咀，以水二斗，煮取四升，一服五合，日三夜一服。深師方無橘皮細辛前胡甘草麥門冬有烏頭三兩蜀椒二兩遠志二兩胡洽崔氏有蜀椒一兩烏頭五枚崔氏名樂令大黃耆湯

治虛勞損羸乏，欬逆短氣，四肢煩疼，腰背相引痛，耳鳴，面黧黯，骨間熱，小便赤黃，心悸目眩，諸虛乏，腎瀝湯方。

羊腎一具 桂心一兩 人參 澤瀉 甘草 五味子 防風 芎藭 黃耆 地骨皮 當歸各二兩 茯苓 玄參 芍藥 生薑各四兩 磁石五兩

右十六味，㕮咀，以水一斗五升，先煮腎取一斗，去腎入藥，

煎取三升，分三服。可常服之。廣濟方治虛勞百病者，無人參、甘草、芎藭、當歸、芍藥、生薑，玄參有蓯蓉三兩，牛膝、五加皮各二兩。胡洽治大虛傷損，夢寤驚悸，上氣肩息，腎中風濕，小腹裏急，引腰脊，四肢常苦寒冷，大小便澀利無常，或赤或白，足微腫，或昏僻善忘者，無澤瀉、防風、黃耆、玄參、磁石、地骨皮，有黃芩一兩，麥門冬、乾地黃、遠志各三兩，大棗二十枚。崔氏治腎藏虛勞所傷補益者，無芎藭、玄參、磁石、地骨，有黃芩、遠志各二兩，乾地黃三兩，麥門冬四兩，大棗二十枚。治五勞六極八風十二痹補諸不足者，無澤瀉、甘草、五味子、防風、芎藭、生薑、玄參、地骨，有附子、牡丹皮各一兩，乾地黃一兩半，牡荆子、菖蒲、桑螵蛸各二兩。經心錄治腎氣不足耳無所聞者，無澤瀉、甘草、五味子、防風、黃耆、芍藥、生薑、玄參、地骨，有附子、牡丹皮、牡荆子各一兩，乾地黃二兩，大棗十五枚，名羊腎湯。近效方除風下氣，強腰腳，明耳目，除痰飲，理榮衛，永不染時疾諸風著，無當歸、芎藭、磁石，有獨活、牛膝各一兩半，麥門冬二兩，丹參五兩，為散，都分二十四貼，每貼入生薑一分，杏人十四枚，水三升，煑取一升。

又方

羖羊腎一具，切，去脂，以水一斗六升，煑取一斗三升　大棗二十枚

桑白皮六兩　黃耆　五味子　蓯蓉

防風　秦艽　澤瀉　巴戟天

人參　桂心　署預　丹參

遠志　茯苓　細辛　牛膝各三兩

石斛　生薑各五兩　杜仲　磁石各八兩

右二十二味，㕮咀，內腎汁中，煑取三升，分三服，相去如人行五里，再服。

增損腎瀝湯　治大虛不足，小便數，噓吸焦燆，引飲，膀胱滿急，每年三伏中常服此三劑，於方中商量用之。

羊腎一具　人參　石斛　麥門冬

澤瀉　乾地黃　栝樓根　地骨皮各四兩

遠志　生薑　甘草　當歸

桂心　五味子　桑白皮一作桑寄生

茯苓各二兩　大棗三十枚

右十七味，㕮咀，以水一斗五升，先煑腎，取一斗二升，去腎，內藥煑取三升，去滓，分三服。小品方無石斛、栝樓、地骨、桑皮、茯苓，有芎藭、黃連、龍骨各二兩，䗪蟲二十枚。又治腎氣不足，消渴引飲，小便過多，腰背疼痛者，無石斛、栝樓、地骨、桑白皮、甘草，有芎藭二兩，黃芩、芍藥各一兩，桑螵蛸二十枚，雞䏶胵黃皮一兩。崔氏治藏損虛勞，李子豫增損者，無石斛、栝樓、地骨、桑白皮，有黃耆、黃芩、芍藥、防風各二兩。

治左脅氣衝，膈上滿，頭上有風如蟲行，手足頑痺，鼻塞，腳轉筋，申縮不能，兩目時腫痛方。

猪腎一具　防風　芎藭　橘皮

澤瀉　桂心　石斛各一兩　生薑

丹參　茯苓　通草　半夏各二兩

乾地黃三兩

右十三味，㕮咀，以水一斗半，煑腎減三升，去腎，下藥，煑取二升七合，去滓，分三服。

五補湯　治五藏內虛竭，短氣欬逆，傷損，鬱鬱不足，下氣通津液方。

桂心　甘草　五味子　人參各二兩

麥門冬　小麥各一升　狗杞根白皮一斤

薤白一斤　生薑八兩　粳米三合

右十味，㕮咀，以水一斗二升，煑取三升，每服一升，日三。口燥者，先煑竹葉一把，水減一升，去葉，內諸藥煑之。千金翼無生薑。

凝唾湯　治虛損短氣，咽喉凝唾不出，如膠塞喉方。

茯苓　人參各半兩　前胡三兩　甘草一兩

大棗三十枚　麥門冬五兩　乾地黃　桂心

芍藥各一兩

右九味，㕮咀，以水九升，煑取三升，分溫三服。一名茯苓湯。

補湯方

防風　桂心各二兩　車前子二兩　五加皮三兩

丹參　鹿茸　巴戟天　乾地黃

枸杞皮各五

右九味，㕮咀，以水八升，煮取三升，去滓，分三服。

人三湯，治男子五勞七傷，胃中逆滿，害食之氣，嘔逆，兩脅下脹，少腹急痛，宛轉欲死，調中平藏理絶傷方。

人參　麥門冬　當歸　芍藥

甘草　生薑　白糖各二　前胡

茯苓　蜀椒　五味子　橘皮各一

桂心二兩　大棗十五枚　枳實三兩

右十五味，㕮咀，取東流水一斗半，漬藥半日，用三歲陳蘆梢以煎之，取四升，内糖，復上火煎令十沸。年二十以上六十以下，一服一升；二十以下、六十以上，服七八合。雖年盛而久羸者，亦服七八合。日三夜一。不爾，藥力不接，則不能救病也。要用勞水、陳蘆，不則水強火盛猛，即藥力不出也。貞觀初，有人久患羸瘦殆死，余處此方，一劑則差，如湯沃雪，所以録記之。餘方皆爾，不能一一具記。

内補散，治男子五勞六絶。其心傷者，令人善驚，妄怒無常；其脾傷者，令人腹滿喜噫，食竟欲卧，面目痿黃；其肺傷者，令人少精，腰背痛，四肢厥逆；其肝傷者，令人少血面黑；其腎傷者，有積聚，少腹腰背滿痺，欬唾，小便難。六絶之爲病，皆起於大勞，脉虚，外受風邪，内受寒熱，令人手足疼痛，膝以下冷，腹中雷鳴，時時泄痢，或閉或痢，面目腫，心下憒憒，不欲語，憎聞人聲方。

乾地黃五分　巴戟天半兩　甘草　麥門冬

人參　蓯蓉　石斛　五味子

桂心　茯苓　附子各一兩半　菟絲子

山茱萸各五分　遠志半兩　地麥五分

右十五味，治下篩，酒服方寸匕，日三，加至三匕，無所禁。

石斛散，治大風，四肢不收，不能自反覆，兩肩中疼痛，身重脛急筋腫，不可以行，時寒時熱，足腨如似刀刺，身不能自任。此皆得之飲酒中大風，露卧濕地，寒從下入，腰以下冷，不足，無氣，子精虚，衆脉寒，陰下濕，莖消，令人不樂，恍惚時悲。此方除風，輕身益氣，明目强陰，令人有子，補不足方。

石斛十分　牛膝二分　附子　杜仲各四分

芍藥　松脂　柏子人　石龍芮

澤瀉　萆薢　雲母粉　防風

山茱萸　菟絲子　細辛　桂心各三分

右十六味，治下篩，酒服方寸匕，日再。陰不起，倍菟絲子、杜仲；腹中痛，倍芍藥；膝中疼，倍牛膝；背痛，倍萆薢；腰中風，倍防風；少氣，倍柏子人；蹷不能行，倍澤瀉。隨病所在倍三分。亦可爲丸，以棗膏丸如梧子，酒服七丸。

腎瀝散，治虚勞百病方。

羖羊腎一具，陰乾　茯苓一兩半　五味子　甘草

桂心　巴戟天　石龍芮　牛膝

山茱萸　防風　乾薑　細辛各一兩

人參　石斛　丹參　蓯蓉

鍾乳粉　附子　菟絲子各五分　乾地黃二兩

右二十味，治下篩，令鍾乳粉和攪，更篩令勻。平旦清酒服方寸匕，稍加至二匕，日再。

腎瀝散，治男子五勞七傷，八風十二痺，無有冬夏，悲憂憔悴，凡是病皆須服之方。

羊腎一具，陰乾　厚朴　五味子　女萎

細辛　芍藥　石斛　白斂
茯苓　乾漆　礬石　龍膽
桂心　芎藭　蓯蓉　蜀椒
白朮　牡荊子　菊花　續斷
遠志　人參　黃耆　巴戟天
澤瀉　萆薢　石龍芮　黃芩
山茱萸各一兩　乾薑　附子　防風
菖蒲　牛膝各一兩半　桔梗二兩半　署預
秦艽各二兩

右三十七味，治下篩，酒服方寸匕，日三，忌房室。

又方

石龍芮　續斷　桔梗　乾薑
山茱萸　菖蒲　茯苓各二兩　蜀椒
芍藥　人參　龍膽　女萎
厚朴　細辛　巴戟天　萆薢
附子　石斛　黃耆　芎藭
白斂　烏頭　天雄　桂心
肉蓯蓉各一兩半　秦艽　五味子　白朮
礜石一作礬石　牡荊子　菊花　牛膝各一兩
遠志二兩半　羊腎一具，陰乾　署預一兩半　乾漆三兩

右三十六味，治下篩，酒服方寸匕，日三。此方比前方無澤瀉、黃芩、防風，有烏頭、天雄各一兩半，餘並同。

署預散，補丈夫一切病不能具述方。

署預　牛膝　菟絲子各一兩　蓯蓉一兩
巴戟天　杜仲　續斷各一兩，一方用遠志　五味子二分
荊實一兩，一方用枸杞子　山茱萸一分，一方用防風
茯苓一兩，一用茯神　蛇牀人二分

右十二味，治下篩，酒服方寸匕，日二夜一，惟禁醋、蒜，自外無忌。服後五夜知覺，十夜力生，十五夜力壯如盛年，二十夜力倍。若多忘，加遠志、茯苓；體澀，加柏子人。服三兩劑，益肌肉，亦可丸。一服三十丸，日二夜一，以頭面身體暖為度。其藥和平不熱，調五藏，久服健力，不可當。婦人服者，面生五色。

治五勞六極七傷虛損方。

蓯蓉　續斷　天雄　陽起石
白龍骨各七分　五味子　蛇牀子　乾地黃
牡礪　桑寄生　天門冬　白石英各二兩
車前子　地膚子　韭子　菟絲子各五合
地骨皮八分

右十七味，治下篩，酒服方寸匕，日三服。

補五勞方。

五月五日採五加莖，七月七日採葉，九月九日取根。

治下篩，服方寸匕，日三。長服去風勞，妙。

地黃散，主益氣，調中補絕，令人嗜食，除熱方。

生地黃三十斤，細切，暴乾，取生者三十斤，擣取汁，漬之令相得，出暴乾，復如是玖反，暴，擣末，酒服方寸匕。

食後服，勿令絕。

鍾乳散，治五勞七傷，虛羸無氣力，傷極方。

鍾乳六兩，無問麤細，以白淨無赤黃黑為上。銅鐺中可盛三兩斗，并取粟麤糠二合，訖，內鐺中，煑五六沸，乃內乳，煑水欲減，添之如故，一晬時出，以暖水淨淘之，暴乾，玉碓研，不作声止，重密絹水下，澄取之，屬
鐵精一兩　鹿角一兩，白者　蛇牀人三兩　人參
磁石　桂心　殭蠶　白馬莖別研

硫黃研 石斛各一兩

右十一味，末之，以棗膏和擣三千杵，酒服三十丸如梧子，日再。慎房及生冷、酢滑、雞猪魚、陳敗。

寒食鍾乳散，治傷損乏少氣力，虛勞百病，令人丁強，飲食去風冷方，在第十七卷氣極篇中。

三石散，主風勞毒冷，百治不差，補虛方。

鍾乳 紫石英 白石英各五分 人參
栝樓根 蜀椒 乾薑 附子
牡蠣 桂心 杜仲 細辛
茯苓各十分 白术 桔梗 防風各五分

右十六味，治下篩，酒服方寸匕，日三，行十數步至五十步以上，服此大佳。少年勿用之，自餘補方通用，老少皆宜，冬服之。千金翼名更生散，用赤石脂，不用紫石英、蜀椒、杜仲、茯苓，為十三味

黃帝問五勞七傷於高陽負，高陽負曰：一曰陰衰，二曰精清，三曰精少，四曰陰消，五曰囊下濕，六曰腰一作胷脅苦痛，七曰膝厥痛冷不欲行，骨熱，遠視淚出，口乾，腹中鳴，時有熱，小便淋瀝，莖中痛，或精自出，有病如此，所謂七傷。一曰志勞，二曰思勞，三曰心勞，四曰憂勞，五曰疲勞，此謂五勞。黃帝曰：何以治之？高陽負曰：石韋丸主之方。

石韋 蛇牀子 肉蓯蓉 山茱萸
細辛 礜石 遠志 茯苓
澤瀉 柏子人 昌蒲 杜仲
桔梗 天雄 牛膝 續斷
署預各二兩 赤石脂 防風各三兩

右十九味，末之，棗膏若蜜和丸，酒服如梧子三十丸，日三。七日愈，二十日百病除，長服良。崔氏無礜石、茯苓、澤瀉、桔梗、署預，有栝樓根二兩半

云白水侯方

五補丸，治腎氣虛損，五勞七傷，腰脚酸疼，肢節苦痛，目暗䀮䀮，心中喜怒，恍惚不定，夜卧多夢，覺則口乾，食不得味，心常不樂，多有恚怒，房室不舉，心腹脹滿，四體疼痹，口吐酸水，小腹冷氣，尿有餘瀝，大便不利方。悉主之。久服延年不老，四時勿絕，一年萬病除愈方。

人參 五加皮 五味子 天雄
牛膝 防風 遠志 石斛
署預 狗脊各四分 蓯蓉 乾地黃各十二分
巴戟天六分 茯苓 菟絲子各五分 覆盆子
石龍芮各八分 萆薢 石南 蛇牀子
白术各二分 天門冬七分 杜仲六分 鹿茸十五分

右二十四味，末之，蜜丸如梧子，酒服十丸，日三。有風加天雄、芎藭、當歸、黃耆、五加皮、石南、茯神、獨活、柏子人、白术各三分；有氣加厚朴、枳實、橘皮各三分；冷加乾薑、桂心、吳茱萸、附子、細辛、蜀椒各三分；泄精加韭子、白龍骨、牡蠣、鹿茸各三分；泄痢加赤石脂、龍骨、黃連、烏梅肉各三分。春依方服，夏加地黃五分、黃芩三分、麥門冬四分，冷則去此；加乾薑、桂心、蜀椒各三分。若不熱不寒，亦不須增損，直爾服之。三劑以上，即覺庶事悉佳。慎酢、蒜、鱠、陳臭、大冷、醉吐。自外百無所慎，稍加至三十丸，不得增，常以此為度。

治諸虛勞百損無比署預丸方。

署預二兩 蓯蓉四兩 五味子六兩 菟絲子
杜仲各三兩 牛膝 澤瀉 乾地黃
山茱萸 茯神一作茯苓 巴戟天 赤石脂各一兩

右十二味，末之，蜜丸如梧子，食前以酒服二十丸至三十

丸日再。無所忌。惟禁醋蒜陳臭之物。服之七日後。令人健四體潤澤。脣口赤。手足暖。面有光悅。消食。身體安和。音聲清明。是其驗也。十日後長肌肉。其藥通中入腦鼻。必酸疼勿怪。若求大肥。加燉煌石膏二兩。失性健忘。加遠志一兩。體少潤澤。加柏子人一兩。古今録驗有白馬莖二兩。共十六味。治丈夫五勞七傷。頭痛目眩。手足逆冷。或煩熱有時。或冷痺肩疼。腰髖不隨。食雖多不生肌肉。或少食而脹滿。體澀無光澤。陽氣衰絶。陰氣不行。此藥能補十二經脈。起陰陽。通內制外。安魂定魄。開三焦。破積聚。厚腸胃。銷五痔。邪氣除。心內伏熱。強筋練骨。輕身明目。除風去冷。無所不治。補益處廣。常須服餌為佳。七十老人服之。尚有非常力。況少者乎。

大署預丸。主男子女人虛損傷絶。頭目眩。骨節煩痛。飲食微少。羸瘦百病方。

署預　人參　澤瀉　附子各八分。古今録驗作茯苓

黃芩　天門冬　當歸各十分　桔梗

乾薑　桂心各四分　乾地黃十分　白术

芍藥　白斂古今録驗作防風　石膏　前胡各三分

乾漆　杏人　阿膠各二分　五味子十六分

大豆卷五分。古今録驗作黃耆　甘草二十分　大棗一百枚

大黃六分

右二十四味。末之。蜜和棗膏。擣三千杵。丸如梧子。酒服五丸。日三。漸增至十丸。張仲景無附子黃芩石膏乾漆五味子大黃。有神麴十分。芎藭防風各六分。茯苓三分。丸如彈丸。每服一丸。以一百丸為劑。

腎氣丸。治虛勞腎氣不足。腰痛陰寒。小便數。囊冷濕。尿有餘瀝。精自出。陰痿不起。忽忽悲喜方。

乾地黃八分　蓯蓉六分　麥門冬　遠志

防風　乾薑　牛膝　地骨皮

萎蕤　署預　石斛　細辛

甘草　附子　桂心　茯苓

山茱萸各四分　鍾乳粉十分　羖羊腎一具

右十九味。末之。蜜丸。以酒服如梧子十五丸。日三。稍加至三十丸。古今録驗無遠志防風乾薑牛膝地骨萎蕤甘草鍾乳。有狗脊一兩。黃耆四兩。人參三兩。澤瀉乾薑各二兩。大棗一百枚。

腎氣丸。主男子婦人勞損虛羸。傷寒冷乏少。無所不治方。

石斛二兩　紫菀　牛膝　白术各五分

麻人一分　人參　當歸　茯苓

芎藭　大豆卷　黃芩　甘草各六分

杏人　蜀椒　防風　桂心

乾地黃各四分　羊腎一具

右十八味。末之。蜜丸。酒服如梧子十丸。日再。漸增之。一方有蓯蓉六分。

腎氣丸。勝胡公腎氣丸及五石丸方。

乾地黃　茯苓　玄參各五兩　山茱萸

署預　桂心　芍藥各四兩　附子三兩

澤瀉四兩

右九味。末之。蜜丸。酒服如梧子二十丸。加至三十丸。以知為度。千金翼有牡丹皮四兩。為十味。

八味腎氣丸。治虛勞不足。大渴欲飲水。腰痛。小腹拘急。小便不利方。

乾地黃八兩　山茱萸　署預各四兩　澤瀉

牡丹皮　茯苓各三兩　桂心　附子各二兩

右末之。蜜丸如梧子。酒下十五丸。日三。加至二十五丸。仲景云常服去附子加五味子。姚公云加五味子三兩。蓯蓉四兩。張文仲云五味子蓯蓉各四兩。肘後方云地黃四兩。附子澤瀉各一兩。餘各二兩。

腎氣丸。主腎氣不足。羸瘦日劇。吸吸少氣。體重耳聾。眼闇百

病方

桂心（四兩） 乾地黃（一斤） 澤瀉 署預 茯苓（各八兩） 牡丹皮（六兩） 半夏（二兩）

右七味，末之，蜜丸如梧子大，酒服十丸，日三。

黃耆丸　治五勞七傷，諸虛不足，腎氣虛損，目視䀮䀮，耳無所聞方。

黃耆 乾薑 當歸 羌活（一作白朮） 芎藭 甘草 茯苓 細辛 桂心 烏頭 附子 防風 人參 芍藥 石斛 乾地黃 蓯蓉（各二兩） 羊腎（一具） 棗膏（五合）

右十九味，末之，以棗膏與蜜為丸，酒服如梧子十五丸，日二，加至三十丸。一方無乾薑、當歸、羌活、芎藭，止十四味。（古今錄驗無羊腎，有羌活、鍾乳、紫石英、石硫黃、赤石脂、白石脂、礬石各二分，名五石黃耆丸。）

黃耆丸　療虛勞方。

黃耆 鹿茸 茯苓 烏頭 乾薑（各三分） 桂心 芎藭 乾地黃（各四分） 白朮 菟絲子 五味子 柏子人 枸杞白皮（各五分） 當歸（四分） 大棗（三十枚）

右十五味，末之，蜜丸如梧子，旦酒服十丸，夜十丸，以知為度。禁如藥法。

神化丸　主五勞七傷，氣不足，陰下濕癢，或生瘡，小便數，有餘瀝，陰頭冷疼，失精自出，少腹急，繞臍痛，膝重不能久立，目視漠漠，見風淚出，脛痠，精氣衰微，卧不欲起，手足厥冷，調中利食方。

蓯蓉 牛膝 署預（各六分） 山茱萸 續斷 大黃（各五分） 遠志 澤瀉 天雄 人參 柏子人 防風 石斛 杜仲 黃連 菟絲子 栝樓根 白朮 甘草 礜石 當歸（各一兩） 桂心 石南 乾薑 萆薢 茯苓 蛇牀子 細辛 赤石脂 昌蒲 芎藭（各二分）

右三十一味，末之，蜜丸梧子大，酒服五丸，日三，加至二十丸。

三人九子丸　主五勞七傷，補益方。

酸棗人 柏子人 薏苡人 菟絲子 菥蓂子 枸杞子 蛇牀子 五味子 菴䕡子 地膚子 烏麻子 牡荊子 乾地黃 署預 桂心（各二兩） 蓯蓉（三兩）

右十六味，末之，蜜丸如梧子，酒服二十丸，日二夜一。

填骨丸　主五勞七傷，補五藏，除萬病方。

石斛 人參 巴戟天 當歸 牡蒙 石長生 石韋 白朮 遠志 蓯蓉 紫菀 茯苓 乾薑 天雄 蛇牀子 柏子人 五味子 牛膝 牡蠣 乾地黃 附子 牡丹 甘草 署預 阿膠（各二兩） 蜀椒（三兩）

右二十六味，末之，白蜜和丸如梧子大，酒服三丸，日三。

通明丸　主五勞七傷，六極，強力行事，舉重，重病後骨髓未滿，房室所食不消，胃氣不平方。

麥門冬（三斤） 乾地黃 石韋（各一斤） 紫菀

甘草　阿膠　杜仲　五味子
肉蓯蓉　遠志　茯苓　天雄各半兩

右十二味，末之，蜜丸如梧子，食上飲若酒服十丸，日再，加至二十丸。

補虛益精大通丸，主五勞七傷百病方。

乾地黃八兩　天門冬　乾薑　當歸
石斛　肉蓯蓉　白朮　甘草
芎藭　人參各六兩　麻子人一升　大黃
黃芩各五兩　蜀椒二升　防風四兩　紫菀五兩
茯苓　杏人各三兩　白芷一兩

右十九味，末之，白蜜棗膏丸如彈子，空腹服一丸，日三。日效。

赤石脂丸，主五勞七傷，每事不如意，男子諸疾方。

赤石脂　山茱萸各七分　防風　遠志
栝樓根　牛膝　杜仲　署預各四分
蛇牀人六分　柏子人　續斷　天雄
昌蒲各五分　石韋二分　肉蓯蓉二分

右十五味，末之，蜜棗膏和丸如梧子，空腹服五丸，日三。三十日知，久服不老。加菟絲子四分佳。

鹿角丸，補益方。

鹿角　石斛　署預　人參
防風　白馬莖　乾地黃　菟絲子
蛇牀子各五分　杜仲　澤瀉　山茱萸
赤石脂　乾薑各四分　牛膝　五味子
巴戟天各六分　蓯蓉七分　遠志　石龍芮各三分
天雄二分

右二十一味，末之，酒服如梧子三十丸，日二。忌米醋。一方無乾薑、五味子。

治五藏虛勞損傷，陰痿陰下濕癢，或生瘡，莖中痛，小便餘瀝，四肢虛吸，陽氣絕，陽脈傷，蓯蓉補虛益氣方。

蓯蓉　署預各五分　遠志四分　蛇牀子
菟絲子各六分　五味子　山茱萸各七分　天雄八分
巴戟天十分

右九味，末之，蜜丸如梧子，酒服二十丸，日二服，加至二十五丸。

治五勞七傷，六極，藏腑虛弱，食飲不下，顏色黧黑，八風所傷，乾地黃補虛益氣，能食，資顏色，長陽方。

乾地黃七分　蛇牀子六分　遠志十分　茯苓七分
蓯蓉十分　五味子四分　麥門冬五分　杜仲十分
阿膠八分　桂心五分　天雄七分　棗肉八分
甘草十分

右十三味，末之，蜜丸如梧子，酒下二十丸，日再，加至三十丸，常服尤佳。

治虛勞不起，囊下癢，汗出，小便淋瀝，莖中數痛，尿時赤黃，甚者失精，劇苦溺血，目視䀮䀮，得風淚出，莖中冷，精氣衰，兩膝腫，不能久立，起則目眩，補虛方。

蛇牀子　細辛　天雄　大黃
杜仲　柏子人　菟絲子　茯苓
防風　萆薢　昌蒲　澤瀉各四兩
栝樓根二分　桂心　蓯蓉　署預
山茱萸　蜀椒　石韋　白朮各三分
遠志　牛膝各六分

右二十二味，末之，蜜丸如梧子，酒服十五丸，日再，漸加至伍拾丸，拾伍日身體輕，叄拾日聰明，伍拾日可御伍女。

覆盆子丸 主五勞七傷羸瘦，補益令人充健方。

覆盆子拾貳分 蓯蓉 巴戟天 白龍骨
五味子 鹿茸 茯苓 天雄
續斷 署預 白石英各拾分 乾地黃八分
菟絲子拾貳分 蛇牀子伍分 遠志 乾薑各六分

右拾陸味末之，蜜丸如梧子，酒服拾伍丸，日再，細細加至叄拾丸。慎生冷、陳臭。張文仲方無龍骨、鹿茸、天雄、續斷、石英，有石斛、白朮、桂心、枸杞子、人參、柏子人、澤瀉各陸分，牛膝肆分，山茱萸伍分，赤石脂、甘草各捌分，細辛肆分。

治五勞七傷虛羸無氣力傷極方。

菟絲子 五味子各貳兩 蛇牀子壹兩

右叄味末之，蜜丸如梧子，壹服叄丸，日叄，禁如常法。

補益方。

乾漆 柏子人 山茱萸 酸棗人各四分

右肆味末之，蜜丸如梧子大，服貳柒丸，加至貳拾丸，日貳。

曲囊丸 治風冷，補虛弱，亦主百病方。

乾地黃 蛇牀子 署預 牡蠣
天雄 遠志 杜仲 鹿茸
五味子 桂心 鹿藥草 石斛
車前子 菟絲子 雄雞肝 肉蓯蓉
未連蠶蛾

右拾柒味各等分，欲和任意，擣末，蜜丸如小豆大，酒服叄丸，加至柒丸，日叄夜壹。禁如常法，須常有藥氣，大益人。服藥拾日以後少少得強。

翟平世治五勞七傷方。

鍾乳粉 萆薢各一分 乾薑三分，一作乾地黃 巴戟天
菟絲子 蓯蓉各二分

右六味末之，蜜丸如梧子，酒服七丸，日三服。訖，行百步，服酒三合，更行三百步，胸中熱定即食乾飯、牛羊兔肉，任爲羹，去肥膩，餘不忌。

明目益精長志倍力，久服長生耐老方。

遠志 茯苓 細辛 木蘭
菟絲子 續斷 人參 昌蒲
龍骨 當歸 芎藭 茯神

右十二味各五分，末之，蜜丸如梧子，服七丸至十丸，日二，夜一。滿三年益智。

磁石酒 療丈夫虛勞冷，骨中疼痛，陽氣不足，陰下疥一作痛熱方。

磁石 石斛 澤瀉 防風各五兩
杜仲 桂心各四兩 桑寄生 天雄
黃耆 天門冬各三兩 石南二兩 狗脊八兩

右十二味㕮咀，酒四斗浸之，服三合，漸加至五合，日再服。亦可單漬磁石服之。

石英煎 主男子女人五勞七傷，消枯羸瘦，風虛痼冷，少氣力，無顏色，不能動作，口苦咽燥，眠中不安，惡夢驚懼，百病方。

紫石英 白石英各一斤，碎如米，以醇酒九升，銅器中微火煎取三升，以竹篦攪勿住手，去滓澄清 乾地黃一斤 石斛五兩 柏子人
遠志各一兩 茯苓 人參 桂心
乾薑 白朮 五味子 蓯蓉
甘草 天雄 白芷 細辛
芎藭 黃耆 山茱萸 麥門冬
防風 署預各二兩 白蜜三斤 酥一升
桃人三升

右二十四味治下節內煎中如不足加酒取足爲限煎之令可丸丸之酒服三十丸如梧子日三稍加至四十丸爲度無藥者可單服煎令人肥白充實

麋角丸方

取當年新角連腦頂者爲上看角根有斫痕處亦堪用退角根下平者是不堪諸麋角丸方凡有一百一十方此特出衆方之外容成子羔服而羽化夫造此藥取角五具或四具三具兩具一具爲一劑先去尖一大寸即各長七八寸取勢截斷量把鎊得即於長流水中以竹器盛懸浸可十宿如無長流水處即於淨盆中滿著水浸每夜易之即將出削去皺皮以利鎊鎊取白處至心即止以清粟米泔浸之經兩宿初經一宿即乾握去舊水置新絹上暴乾淨擇去惡物麤骨皮及鎊不勻者即以無灰美酒於大白瓷器中浸經兩宿其酒及器物隨藥多少其藥及酒俱入淨釜中初武火煑一食久後即又著火微煎如蟹目沸以柳木篦長四尺闊三指徐攪之困即易人不得住時時更添美酒以成煎爲度煎之皆須平旦下手不得經兩宿仍看屑消似稀膠即以牛乳五大升酥一斤以次漸下後藥

秦艽　人參　甘草　肉蓯蓉

檳榔　麋角一條炙令黃爲散與諸藥同制之　通草

菟絲子酒浸兩宿待乾別擣之各一兩

右擣爲散如不要補即不須此藥共煎又可一食時候藥似稠粥即止火少時歇熱氣即投諸藥散相和攪之相得仍待少時漸稠堪作丸即以新器中盛之以衆手一時丸之如梧子大若不能衆手丸旋煖漸丸亦得如粘手著少酥塗手其服法空腹取三果漿以下之如無三果漿酒下亦得初服叁拾丸日加壹丸至伍拾丸爲度日貳服初服壹百日內忌房室服經壹月腹內諸疾自相驅逐有微痢勿恠漸後多泄氣能食明耳目補心神安藏腑填骨髓理腰脚能久立髮白更黑皃老還少其患氣者加枳實青木香准前各壹大兩若先曾服丹石等藥即以三黃丸食上壓令宣泄如飲酒食麪口乾鼻中氣麤眼澀即以蜜漿飲之即止如不止加以三黃丸使微利諸如此壹度發動已後方始調暢服至貳百日面皺自展光澤壹年齒落更生強記身輕若風日行數百里貳年常令人肥飽少食柒拾已上却成後生叁年腸作筋髓預見未明肆年常飽不食自見仙人叁拾已下服之不輟顏壹定其藥合之時須淨室中不得令雞犬女人孝子等見婦人服之亦佳

五藏虛勞小腹弦急脹熱灸腎輸伍拾壯老小損之若虛冷可至百壯橫叁間寸灸之

備急千金要方卷第十九

備急千金要方卷第二十　膀胱腑

朝奉郎守太常少卿充秘閣校理判登聞檢院護軍賜緋魚袋臣林億等校正

膀胱腑脉論第一

論曰：膀胱者主腎也，耳中是其候也。腎合氣於膀胱，膀胱者津液之腑也，號水曹掾，名玉海，重玖兩貳銖，左回疊積上下縱廣玖寸，受津液玖升玖合，兩邊等，應貳拾肆氣，鼻空在外，膀胱漏泄。

黄帝曰：夫五藏各一名一形，腎乃獨兩，何也？岐伯曰：膀胱為腑有二處，腎亦二形，應腑有二處，藏名一，腑名二，故伍藏陸腑也。一說腎有左右，而膀胱無二，今用當以左腎合膀胱，右腎合叅焦。

左手關後尺中陽絶者，無膀胱脉也，病苦逆冷，婦人月使不調，王月則閉，男子失精，尿有餘瀝，刺足少陰經，治陰，在足内踝下動脉是也。

右手關後尺中陽絶者，無子户脉也，病苦足逆寒，絶産，帶下，無子，陰中寒，刺足少陰經，治陰。

左手關後尺中陽實者，膀胱實也，病苦逆冷，脅下邪氣相引痛，刺足太陽經，治陽，在足小指外側本節後陷中。

右手關後尺中陽實者，膀胱實也，病苦少腹滿，腰背痛，刺足太陽經，治陽。

病先發於膀胱者，背膂筋痛，小便閉，五日之腎，少腹腰脊痛，脛痠，一日之小腸，脹，一日之脾，閉塞不通，身痛體重，二日不已，死，冬雞鳴，夏下晡。一云日夕。

膀胱病者，少腹偏腫而痛，以手按之，則欲小便而不得，肩上熱若脉陷，及足小指外側及脛踝後皆熱，若脉陷，取委中。

膀胱脹者，少腹滿而氣癃。

腎前受病，傳於膀胱，腎欬不已，欬則遺溺。

厥氣客於膀胱，則夢遊行。

腎應骨，密理厚皮者，三焦膀胱厚；粗理薄皮者，三焦膀胱薄；腠理疎者，三焦膀胱緩；急皮而無毫毛者，三焦膀胱急；毫毛美而粗者，三焦膀胱直；稀毫毛者，三焦膀胱結也。

扁鵲云：六腑有病，徵面形。腎膀胱與足少陰太陽為表裏，膀胱總通於五藏，所以五藏有疾即應膀胱，膀胱有疾即應胞囊。傷熱則小便不通，膀胱急，尿苦黄赤；傷寒則小便數，清白，或發石水，根在膀胱，四肢小，其腹獨大也，方在治水篇中。

骨絶不治，齒黄落，十日死。

足太陽之脉，起於目内眥，上額交巔上；其支者，從巔至耳上角；其直者，從巔入絡腦，還出別下項，循肩髆内，俠脊抵腰中，入循膂，絡腎屬膀胱；其支者，從腰中下會於後陰，下貫臀，入膕中；其支者，從髆内左右別下貫胛，一作髖。過髀樞，循髀外後廉，下合膕中，以下貫腨内，出外踝之後，循京骨至小指外側。是動則病衝頭痛，目似脱，項似拔，脊痛，腰似折，髀不可以曲，一作回。膕如結，腨如列，是為踝厥。是主筋所生病者，痔，瘧，狂，癲疾，頭腦項痛，目黄淚出，鼽衄，項背腰尻膕腨脚皆痛，小指不用。盛者則人迎大再倍於寸口，虚者則人迎反小於寸口也。

膀胱虛實第二 脉四條 灸法一首 方六首

膀胱實熱

左手尺中神門以後脉陽實者。足太陽經也。病苦逆滿，胷中痛，不可俛仰，勞也，名曰膀胱實熱也。

右手尺中神門以後脉陽實者。足太陽經也。病苦胞轉不得小便，頭眩痛，煩滿，脊背強，名曰膀胱實熱也。

治膀胱實熱方

石膏八兩　梔子人一作瓜子人　茯苓　知母各三兩
蜜五合　生地黃　淡竹葉各切一升

右七味，㕮咀，以水七升，煮取二升，去滓，下蜜，煮二沸，分三服，須利，加芒消三兩。

治膀胱熱不已，舌乾咽腫方

升麻　大青各三兩　薔薇根白皮
射干　生玄參　黃蘗各四兩
蜜七合

右七味，㕮咀，以水七升，煮取一升，去滓，下蜜，煮二沸，細細含之。

膀胱虛冷

左手尺中神門以後脉陽虛者，足太陽經也，病苦脚中筋急，腹中痛引腰背，不可屈伸，轉筋惡風，偏枯，腰痛，外踝後痛，名曰膀胱虛冷也。

右手尺中神門以後脉陽虛者，足太陽經也，病苦肌肉振動，脚中筋急，耳聾，忽忽不聞，惡風颼颼作聲，名曰膀胱虛冷也。

治膀胱虛冷，飢不欲飲食，面黑如炭，腰脇疼痛方

磁石六兩　黃耆　茯苓各三兩　杜仲
五味子各四兩　白朮　白石英各五兩

右七味，㕮咀，以水九升，煮取三升。分三服。

治膀胱冷，欬唾則有血，喉鳴喘息方。

羊腎一具　人參　玄參　桂心
芎藭　甘草各三兩　茯苓四兩　地骨皮
生薑各五兩　白朮六兩　黃耆三兩

右十一味，㕮咀，以水一斗一升，先煮腎，減三升，去腎，下藥，煮取三升，去滓，分爲三服。

龍骨丸，治膀胱腎冷，坐起欲倒，目䀮䀮，氣不足，骨痿方。

龍骨　柏子人　甘草　防風
乾地黃各五分　桂心　禹餘粮　黃耆
茯苓　白石英各七分　人參　附子
羌活　五味子各六分　玄參　芎藭
山茱萸各四分　磁石　杜仲　乾薑各八分

右二十味，末之，蜜丸如梧子，空腹酒服三十丸，日二，加至四十丸。

治膀胱寒，小便數，漏精稠厚如米白泔方。

赤雄雞腸兩具　雞肶胵兩具　乾地黃三分　桑螵蛸
牡蠣　龍骨　黃連各四分　白石脂五分
蓯蓉六分　赤石脂五分

右十味，治下篩，内雞腸及肶胵中，縫塞，蒸之令熟，暴乾，合擣爲散，以酒和方寸匕，日三服。

治膀胱灸之如腎虛法。

胞囊論第三 論一首 灸法八首 方十六首

論曰：胞囊者，腎膀胱候也，貯津液并尿。若藏中熱病者，胞澀，小便不通，尿黃赤；若腑有寒病，則胞滑，小便數而多白；若至夜則尿偏甚者，夜則内陰氣生，故熱則瀉之，寒則補之，不寒

不熱依經調之則病不生矣

凡尿不在胞中爲胞屈僻津液不通以葱葉除尖頭内陰莖孔中深三寸微用口吹之胞脹津液大通便愈

治腎熱應胞囊澁熱小便黄赤苦不通榆皮通滑泄熱煎方

榆白皮 葵子各一升 車前子五升

赤蜜一升 滑石 通草各三兩

右六味㕮咀以水三斗煑取七升去滓下蜜更煎取三升分三服婦人難産亦同此方

治膀胱急熱小便黄赤滑石湯方

滑石八兩 子芩三兩 榆白皮四兩 車前子 冬葵子各一升

右五味㕮咀以水七升煑取三升分三服

治虚勞尿白濁方

榆白皮切二斤水二斗煑取五升分五服

又方 擣乾羊骨末服方寸匕日二

虚勞尿白濁灸脾輸一百壯

又灸三焦輸百壯

又灸腎輸百壯

又灸章門百壯在季肋端

凡飽食訖忍小便或飽食走馬或忍小便大走及入房皆致胞轉臍下急滿不通治之方

亂髮急纒如兩拳大燒末醋四合和二方寸匕服之訖即炒熟黑豆葉蹲坐上

治胞轉方

榆白皮一升 石韋一兩 鬼箭三兩 滑石四兩

葵子 通草 甘草各一兩

右七味㕮咀以水一斗煑取三升分三服

治丈夫婦人胞轉不得小便八九日方

滑石 寒水石各一斤 葵子一升

右三味㕮咀以水一斗煑取五升分三服

治胞轉小便不得方

葱白四七莖 阿膠一兩 琥珀三兩 車前子一升

右四味㕮咀以水一斗煑取三升分三服

又方 阿膠三兩水二升煑取七合頓服之

又方 豉五合以水三升煑數沸頓服之

又方 麻子煑取汁頓服之

又方 連枷關燒灰水服之

又方 筆頭灰水服之

又方 内白魚子莖孔中

又方 燒死蜣蜋二枚末水服之

又方 酒和猪脂雞子大頓服之

胷痛小便不利苦胞轉灸玉泉七壯穴在關元下一寸大人從心下度取八寸是玉泉穴小兒斟酌以取之

又灸第十五椎五十壯

又灸臍下一寸

又灸臍下四寸各隨年壯

三焦脉論第四

論曰夫三焦者一名三關也上焦名三管反射中焦名霍亂下焦名走哺合而爲一有名無形主五藏六腑往還神道周身貫體可聞不可見和利精氣決通水道息氣腸胃之間不可不知也三焦名中清之腑別號玉海水道出屬膀胱合者雖合而不同上中下三焦同號爲孤腑而榮出中焦衛出上焦榮者絡脉之氣道也衛者經脉之氣道也其三焦形相厚

薄大小，並同膀胱之形云。

三焦病者，腹脹氣滿，小腹尤堅，不得小便，窘急，溢則為水，留則為脹，候在足太陽之外大絡，在太陽少陽之間，亦見于脈，取委陽。

小腹腫痛，不得小便，邪在三焦，約取太陽大絡，視其結脈與厥陰小絡結而血者，腫上及胃管，取三里。

三焦脹者，氣滿於皮膚，殼殼而不堅疼。（一云殼殼而堅。）

久欬不已，傳之三焦，欬而腹滿，不欲飲食也。

手少陽之脈，起於小指次指之端，上出兩指之間，循手表腕，出臂外兩骨之間，上貫肘，循臑外上肩，而交出足少陽之後，入缺盆，交膻中，散絡心胞，下膈，徧屬三焦。其支者，從膻中上出缺盆，上項，俠耳後，直上出耳上角，以屈下額至䪼；其支者，從耳後入耳中，出走耳前，過客主人前，交頰，至目兌眥。是動則病耳聾渾渾焞焞，嗌腫喉痺。是主氣所生病者，汗出，目兌眥痛，頰腫，耳後肩臑肘臂外皆痛，小指次指不用。為此諸病，盛則寫之，虛則補之，熱則疾之，寒則留之，陷下則灸之，不盛不虛，以經取之。盛者人迎大再倍於寸口，虛者人迎反小於寸口也。

三焦虛實第五（論三首　灸法七首）　方十八首

論曰：夫上焦如霧（霧者霏霏起上也），其氣起於胃上管（難經、甲乙、巢源作上口），並咽以上，貫膈，布胷中，走腋，循足太陰之分而行，還注於手陽明，上至舌，下注足陽明，常與榮衛俱行於陽二十五度，行於陰二十五度為一周，日夜五十周身，周而復始，大會於手太陰也。主手少陽心肺之病，內而不出。人有熱則飲食下胃，其氣未定，汗則出，或出於面，或出於背，身中皆熱，不循衛氣之道而出者，何也？此外傷於風，內開腠理，毛蒸理泄，衛氣走之，固不得循其道，此氣慓悍滑疾，見開而出，故不得從其道，名曰漏氣。其病則肘攣痛，食先吐而後下，其氣不續，膈間厭悶，所以飲食先吐而後下也。寒則精神不守，泄下便痢，語聲不出。若實則上絕於心，若虛則引氣於肺也。

治上焦飲食下胃，胃氣未定，汗出面背，身中皆熱，名曰漏氣，通脈瀉熱，澤瀉湯方。

澤瀉　半夏　柴胡　生薑（各三兩）
地骨皮（五兩）　石膏（八兩）　竹葉（五合）　蓴心（一升）
茯苓　人參（各二兩）　甘草　桂心（各一兩）

右十二味，㕮咀，以水二斗，煮取六升，分五服。（一方水一斗，煮取三升，分三服。）

治上焦熱，腹滿而不欲食，或食先吐而後下，肘攣痛，麥門冬理中湯方。

麥門冬　生蘆根　竹茹　廩米（各一升）
生薑（四兩）　白朮（五兩）　蓴心（五合）　甘草
茯苓（各二兩）　橘皮　人參　萎蕤（各三兩）

右十二味，㕮咀，以水一斗五升，取三升，分三服。

胷中膈氣聚痛好吐，灸厥陰俞，隨年壯。穴在第四椎兩邊各相去一寸五分，灸隨年壯。

治上焦虛寒，短氣不續，語聲不出，黃耆理中湯方。

黃耆　桂心（各二兩）　丹參　杏人（各四兩）
桔梗　乾薑　五味子　茯苓
甘草　芎藭（各三兩）

右十味，㕮咀，以水九升，煮取三升，分為三服。

治上焦冷，下痢，腹內不安，食好注下，黃連丸方。

黃連　烏梅肉（各八兩）　桂心（二兩）　乾薑
附子　阿膠（各四兩）　欅皮　芎藭

黃蘗各三兩

右九味，末之，蜜丸如梧子大，飲下二十丸，加至三十丸。

治上焦閉寒，乾嘔，嘔而不出，熱少冷多，好吐白沫清涎，吞酸，厚朴湯方。

厚朴　茯苓　芎藭　白朮　玄參各四兩　生薑八兩　吴茱萸八合　桔梗　附子　人參　橘皮各三兩

右十一味，㕮咀，以水二斗，煮取五升，分五服。

論曰：中焦如漚（漚者在胃中如漚也），其氣起於胃中管（難經作中口，甲乙、巢源作胃口），在上焦之後。此受氣者，主化水穀之味，秘糟粕，蒸津液，化為精微，上注於肺脉，乃化而為血，奉以生身，莫貴於此，故獨得行於經隧，名曰營氣。主足陽明。陽明之别號曰豐隆，在外踝上去踝八寸，别走太陰，絡諸經之脉，上下絡太倉，主腐熟五穀，不吐不下。實則生熱，熱則閉塞不通，上下隔絕；虚則生寒，寒則腹痛洞泄，便痢霍亂。主脾胃之病。夫血與氣異形而同類，衛氣是精，血氣是神，故血與氣異名同類焉。而脱血者無汗，此是神氣；奪汗者無血，此是精氣。故人有兩死（删繁作一死）而無兩生，猶精神之氣隔絕也。若虚則補於胃，實則瀉於脾，調其中，和其源，萬不遺一也。

治中焦實熱閉塞，上下不通，隔絕關格，不吐不下，腹滿膨膨喘急，開關格，通隔絕，大黃瀉熱湯方。

蜀大黃（切，以水一升浸）　黃芩　澤瀉　升麻　芒消各三兩　羚羊角　梔子各四兩　生玄參八兩　地黃汁一升

右九味，㕮咀，以水七升，煮取二升三合，下大黃，更煮兩沸，去滓，下消，分三服。

治中焦熱，水穀下痢，藍青丸方。

藍青汁三升　黃連八兩　黃蘗四兩　烏梅肉　白朮　地榆　地膚子各二兩　阿膠五兩

右八味，末之，以藍青汁和，微火煎，丸如杏仁大，飲服三丸，日二。七月七日合，大良。當併手丸之。

治中焦寒，洞泄下痢，或因霍亂後瀉黃白無度，腹中虚痛，黃連煎方。

黃連　酸石榴皮　地榆　阿膠各四兩　黃蘗　當歸　厚朴　乾薑各三兩

右八味，㕮咀，以水九升，煮取三升，去滓，下阿膠更煎取烊，分三服。

四肢不可舉動，多汗洞痢，灸大横，隨年壯，穴在俠臍兩邊各二寸五分。

論曰：下焦如瀆（瀆者如溝，水決泄也），其氣起胃下管，别回腸，注於膀胱而滲入焉。故水穀者，常并居於胃中，成糟粕而俱下於大腸，主足太陽，灌滲津液，合膀胱，主出不主入，别於清濁，主肝腎之病候也。若實則大小便不通利，氣逆不續，嘔吐不禁，故曰走哺；若虚則大小便不止，津液氣絕。人飲酒入胃，穀未熟而小便獨先下者何？蓋酒者熟穀之液也，其氣悍以滑，故後穀入而先穀出也。所以熱則瀉於肝，寒則補於腎也。

治下焦熱，大小便不通，柴胡通塞湯方。

柴胡　黃芩　橘皮　澤瀉　羚羊角各二兩　生地黃一升　香豉一升（别盛）　梔子四兩　石膏六兩　芒消二兩

右十味，㕮咀，以水一斗，煮取三升，去滓，内芒消，分三服。

治下焦熱，或下痢膿血，煩悶恍惚，赤石脂湯方。

赤石脂八兩　烏梅二十枚　梔子十四枚　白朮

升麻各三兩　稟米一升　乾薑二兩

右七味，㕮咀，以水一斗煮米取熟，去米下藥，煮取二升半，分爲三服。

治下焦熱氣逆不續，嘔吐不禁，名曰走哺，止嘔人參湯方。

人參　萎蕤　黄芩　知母

茯苓各三兩　白术　橘皮　生蘆根

梔子人各四兩　石膏八兩

右十味，㕮咀，以水九升煮取三升，去滓，分三服。

治下焦熱毒痢魚腦雜痢赤血，臍下少腹絞痛不可忍，欲痢不出，香豉湯方。

香豉　薤白各一升　梔子　黄芩

地榆各四兩　黄連　黄蘗　白术

茜根各三兩

右九味，㕮咀，以水九升煮取三升，分三服。

膀胱三焦津液下大小腸中寒熱，赤白泄痢，及腰脊痛，小便不利，婦人帶下，灸小腸俞五十壯。

治下焦虚冷，大小便洞泄不止，黄蘗止泄湯方。

黄蘗　人參　地榆　阿膠各三兩

黄連五兩　茯苓　櫸皮各四兩　艾葉一升

右九味，㕮咀，以水一斗煮取三升，去滓，下膠消盡，分三服。

治下焦虚寒，津液不止，短氣欲絶，人參續氣湯方。

人參　橘皮　茯苓　烏梅

麥門冬　黄耆　乾薑　芎藭各三兩

白术　厚朴各四兩　桂心二兩　吴茱萸二合

右十二味，㕮咀，以水一斗二升煮取三升，分三服。

治下焦虚寒損，腹中瘀血，令人喜忘，不欲聞人語，胸中噎塞而短氣，茯苓丸方。

茯苓　乾地黄　當歸各八分　甘草

人參　乾薑各七分　杏人五十枚　厚朴三分

桂心四分　黄耆六分　芎藭五分

右十一味，末之，蜜丸如梧子，初服二十丸，加至三十丸，爲度，日二，清白飲下之。

治下焦虚寒損，或先見血後便轉，此爲近血，或利不利，伏龍肝湯方。

伏龍肝五合，末　乾地黄五兩，一方用黄蘗　阿膠三兩

髮灰二合　甘草　乾薑　黄芩

地榆　牛膝各三兩，一作牛蒡根

右九味，㕮咀，以水九升煮取三升，去滓，下膠煮消，下髮灰，分爲三服。

治下焦虚寒損，或先便轉後見血，此爲遠血，或利或不利，好因勞冷而發，宜續斷止血方。

續斷　當歸　桂心各一兩　乾薑

乾地黄各四兩　甘草二兩　蒲黄

阿膠各一兩

右八味，㕮咀，以水九升煮取三升半，去滓，下膠取烊，下蒲黄，分三服。

治三焦虚損，或上下發泄，吐唾血，皆從三焦起，或熱損發，或因酒發，宜當歸湯方。

當歸　乾薑　乾地黄　柏枝皮

小薊　羚羊角　阿膠各三兩　芍藥

白术各四兩　黄芩　甘草各二兩　蒲黄五合

青竹茹半升　伏龍肝一雞子大　髮灰一雞子

右十五味㕮咀，以水一斗二升煮取三升半，去滓，下膠取烊，次下髮灰及蒲黄，分三服。

五藏六腑心腹滿，腰背疼，飲食吐逆，寒熱往來，小便不利，羸瘦少氣，灸三焦輸隨年壯。

腹疼腰痛，膀胱寒澼飲注下，灸下極輸隨年壯。

三焦寒熱，灸小腸輸隨年壯。

三焦膀胱腎中熱氣，灸水道隨年壯。穴在俠屈骨相去五寸，屈骨在臍下五寸，屈骨端水道俠兩邊各二寸半。

霍亂第六 論二首 證四條 方二十八首 灸法十八首

論曰：原夫霍亂之爲病也，皆因食飲，非關鬼神。夫飽食豚膾，復飡乳酪，海陸百品，無所不噉，眠卧冷席，多飲寒漿，胃中諸食結而不消，陰陽二氣擁而反戾，陽氣欲升，陰氣欲降，陰陽乖隔，變成吐痢，頭痛如破，百節如解，遍體諸筋皆爲回轉。論時雖小，卒病之中最爲可畏，雖臨深履危，不足以諭之也。養生者宜達其旨趣，庶可免於夭橫矣。

凡霍亂務在温和將息，若冷即遍體轉筋。凡此病定一日不食爲佳，仍須三日少少喫粥，三日已後可恣意食息，七日勿雜食爲佳，所以養脾氣也。

大凡霍亂皆中食膾酪及飽食雜物，過度不能自裁，夜卧失覆，不善將息所致。以此殞命者衆。人生禀命，以五藏爲主，夫五藏者即是五行，内爲五行，外爲五味，五行五味更宜扶抑。所以春夏秋冬逆理之食，喫不可過度。凡飲食於五藏相剋者爲病，相生無他。經曰：春不食辛，夏無食鹹，季夏無食酸，秋無食苦，冬無食甘。此不必全不食，但慎其太甚耳。諺曰：百病從口生，蓋不虛也。四時昏食不得太飽，皆生病耳。從夏至秋分，忌食肥濃，然熱月人自好冷食，更與肥濃，兼食果菜無節極，逐逐冷眠卧，冷水洗浴，五味更相剋賊，雖欲無病，不可得也。所以病苦人自作之，非關運也。書曰：非天夭人，人中自絶命，此之謂也。

凡諸霍乱忌與米飲，胃中得米即吐不止，但與厚朴葛根飲，若冬瓜葉飲沾漬咽喉，而不可多與。若服湯時隨服吐者，候吐定乃止。診脉絶不通，以桂合葛根爲飲。吐下心煩，内熱汗不出，不轉筋，脉急數者，可犀角合葛根爲飲。吐下不止，發熱心煩，欲飲水，可少飲米粉汁爲佳，若不止，可與葛根蘆根飲服之。

問曰：病有霍乱者何？師曰：嘔吐而利，此爲霍乱。

問曰：病者發熱頭痛，身體疼痛，惡寒而復吐利，當屬何病？師曰：當爲霍乱。霍乱吐利止而復發熱也。傷寒其脉微濇，本是霍乱，今是傷寒，却四五日至陰經上，轉入陰必利。本嘔下利者不可治也。霍乱吐多者必轉筋，不渴即臍上築。霍乱而臍上築者，爲腎氣動，當先治其築，治中湯主之，去朮加桂心。去朮者，以朮虛故也；加桂者，恐作賁纯也。霍乱而臍上築，吐多者，若下多者，霍乱而驚悸，霍乱而渴，霍乱而腹中痛，嘔而吐利，嘔而利，欲得水者，皆用治中湯主之。

治中湯　主霍乱吐下，脹滿，食不消，心腹痛方。

人參　乾薑　白朮　甘草各三兩

右四味㕮咀，以水八升煮取三升，分三服，不差頻服三兩劑。遠行防霍乱，依前作丸如梧子，服三十丸；如作散，服方寸匕，酒服亦得。若轉筋者，加石膏三兩。仲景云：若臍上築者，腎氣動也，去朮加桂心四兩；吐多者，去朮加生薑三兩；下多者，復用朮；悸者，加茯苓二兩；渴欲得水者，加朮合前成四兩半；腹中痛者，加人參合前成四兩半；若寒者，加乾薑合前成四兩半；腹滿者，去朮加附子一枚。服湯後一食頃，服熱粥一升，微自温，勿發揭衣被也。

吐利止而身體痛不休者，當消息和解其外，以桂枝湯小和

之方見傷寒中

四順湯治霍亂轉筋肉冷汗出嘔噦者方

人參 乾薑 甘草各三兩 附子一兩

右四味㕮咀以水六升煮取二升分三服范汪云利甚加龍骨二兩妙

四逆湯主多寒手足厥冷脈絶方

吴茱萸二升 生薑八兩 當歸 芍藥 細辛 桂心各三兩 大棗二十五枚 通草 甘草各二兩

右九味㕮咀以水六升酒六升合煮取五升分五服舊方用棗三十枚今以霍亂病法多痞故除之如退棗入葛根二兩佳霍亂四逆加半夏一合附子小者一枚惡寒乃與大附子

吐下而汗出小便復利或下利清穀裏寒外熱脈微欲絶或發熱惡寒四肢拘急手足厥四逆湯主之方

甘草二兩 乾薑一兩半 附子一枚

右三味㕮咀以水三升煮取一升二合温分再服強人可與大附子一枚乾薑至三兩廣濟方若吐之後吸吸少氣及下而腹滿者加人參一兩

吐利已斷汗出而厥四肢拘急不解脈微欲絶通脈四逆湯主之方

大附子一枚 甘草一兩半 乾薑三兩強人四兩

右三味㕮咀以水三升煮取一升二合分二服脈出即愈若面色赤者加葱白九莖腹中痛者去葱加芍藥二兩嘔逆加生薑二兩咽痛去芍藥加桔梗一兩利止脈不出者去桔梗加人參二兩皆與方相應乃服之仲景用通脈四逆加猪膽汁湯

霍亂吐利已服理中四順熱不解者以竹葉湯主之方

竹葉一握 生薑十累 白术三兩 小麥一升 橘皮 當歸 桂心各二兩 甘草 人參 附子 芍藥各一兩

右十一味㕮咀以水一斗半先煮竹葉小麥取八升去滓下藥煮取三升分三服上氣者加吴茱萸半升即差理中四順皆大熱若有熱宜竹葉湯古今録驗無芍藥

治婦人霍亂嘔逆吐涎沫醫反下之心下即痞當先治其涎沫可服小青龍湯涎沫止次治其痞可服甘草瀉心湯方

甘草四兩 半夏半升 乾薑 黄芩各三兩 黄連一兩 大棗十二枚

右六味㕮咀以水一斗煮取六升分六服

治婦人霍亂嘔吐小青龍湯方出第十八卷

霍亂四逆吐少嘔多者附子粳米湯主之方

中附子一枚 粳米五合 半夏半升 乾姜 甘草各一兩 大棗十枚

右六味㕮咀以水八升煮藥取米熟去滓分三服仲景無乾薑

治年老羸劣冷氣惡心食飲不化心腹虚滿拘急短氣霍亂嘔逆四肢厥冷心煩氣悶流汗扶老理中散方

麥門冬 乾薑各六兩 人參 白术 甘草各五兩 附子 茯苓各三兩

右七味治下篩以白湯三合服方寸匕常服將蜜丸酒服如梧子二十丸

人參湯主毒冷霍亂吐利煩嘔轉筋肉冷汗出手足指腫喘息垂死絶語音不出百方不效脈不通者服此湯取差乃止隨吐續更服勿止并灸之方

人參 附子 厚朴 茯苓 甘草 橘皮 當歸 葛根 乾薑 桂心各一兩

右十味㕮咀以水七升煮取二升半分三服

霍亂蠱毒宿食不消積冷心腹煩滿鬼氣方

極鹹塩湯三升熱飲一升刺口令吐宿食使盡不吐更服吐訖復飲三吐乃住靜止此法大勝諸治俗人以為田舍淺近法鄙而不用守死而已凡有此病即須先用之

治霍亂方

藊豆升 香葇升

右二味以水六升煮取二升分服單用亦得

霍亂洞下不止者方

艾一把水三升煮取一升頓服之良

又方

香葇一把水四升煮取一升頓服之青木香亦佳

霍亂吐下腹痛方

以桃葉冬用皮煎汁服一升立止

霍亂引飲飲輙乾嘔方

生薑五兩㕮咀以水五升煮取二升半分二服高良薑大佳

治霍亂杜若丸又將遠行防備方

杜若 藿香 白朮 橘皮 乾薑

木香 人參 厚朴 瞿麥 桂心

薿荷 女萎 回香 吳茱萸 雞舌香

右十五味等分末之蜜丸如梧子酒下二十丸

治霍亂使百年不發丸方

虎掌 薇銜各二兩 枳實 附子 人參

檳榔 乾薑各三兩 厚朴六兩 皂莢三寸 白朮五兩

右十味末之蜜丸如梧子酒下二十丸日三武德中有德行尼名淨明患此已久或一月一發或一月再發發即至死時在朝大醫蔣許甘巢之徒亦不能識余以霍乱治之處此方得愈故疏而記之

凡先服石人因霍乱吐下服諸熱藥吐下得止因即變虛心煩手足熱口乾燥欲得水嘔逆遂悶脉急數者及時行熱病後毒未盡因霍乱吐下仍發熱心胷欲裂者以此解之方

薺苨 人參 厚朴 知母 栝樓根

茯苓 犀角 藍子 枳實 桔梗

橘皮 葛根 黄芩 甘草各一兩

右十四味㕮咀以水一斗煮取三升分三服

中熱霍乱暴利心煩脉數欲得冷水者方

新汲井水頓服一升立愈先患胃口冷者勿服之

治霍乱醫所不治方

童女月經衣合血燒末酒服方寸匕秘之百方不差者用之

治霍亂轉筋方

葜參一把去兩頭以水二升煮取一升頓服之一方作梨葉

又方

燒故木梳灰末之酒服一枚小者永差

又方

車轂中脂塗足心下差

治霍乱轉筋入腹不可柰何者方

極鹹作塩湯於槽中煖漬之

又方

以酢煮青布搨之冷復易之

治轉筋不止者方

若男子以手挽其陰牽之女子挽其乳近左右邊

論曰凡霍乱灸之或時雖未立差終無死憂不可逆灸或但

先腹痛或先下後吐，當隨病狀灸之。

若先心痛及先吐者，灸巨闕七壯，在心下一寸。不效，更灸如前數。

若先腹痛者，灸太倉二七壯，穴在心厭下四寸，臍上一夫。不止，更灸如前數。

若先下利者，灸穀門二七壯，在臍傍二寸，男左女右，一名大腸募。不差，更灸如前數。

若吐下不禁，兩手陰陽脉俱疾數者，灸心蔽骨下三寸，又灸臍下三寸，各六七十壯。

若下不止者，灸大都七壯，在足大指本節後內側白肉際。

若泄利所傷，煩欲死者，灸慈宮二十七壯，在横骨兩邊各二寸半。横骨在臍下横門骨是。

若乾嘔者，灸間使各七壯，在手腕後三寸兩筋間。不差，更灸如前數。

若嘔噦者，灸心主各七壯，在掌腕上約中。吐不止，更灸如前數。

若手足逆冷，灸三陰交各七壯，在足內踝直上三寸廉骨際。未差，更灸如前數。

轉筋在兩臂及胷中者，灸手掌白肉際七壯，又灸亶中、中府、巨闕、胃管、尺澤，并治筋拘頭足，皆愈。

走哺轉筋，灸踵踝白肉際各三七壯，又灸小腹下横骨中央隨年壯。

轉筋四厥，灸兩乳根黑白際各一壯。

轉筋，灸踊泉六七壯，在足心下當拇指大筋上，又灸足大指下約中一壯。

轉筋不止，灸足踵聚筋上白肉際七壯，立愈。

轉筋入腹痛欲死，四人持手足，灸臍上一寸十四壯，自不動，勿復持之。又灸股裏大筋去陰一寸。

霍乱轉筋，令病人合面正卧，申兩手着身，以繩横量兩肘尖頭，依繩下俠脊骨兩邊相去各一寸半，灸一百壯，無不差。一云此華佗法

霍乱已死，有暖氣者，灸承筋，取繩量圍足，從指至跟匝，捻取等折一半，以度令頭至跟踏地處，引綖上至度頭，即是穴，灸七壯，起死人。

又以塩內臍中，灸二七壯。

雜補第七 論一首　方三十首

論曰：彭祖云：使人丁壯不老，房室不勞損氣力，顏色不衰者，莫過麋角。其法刮之為末十兩，用生附子一枚合之，酒服方寸匕，日三，大良。亦可熬令微黄，單服之，亦令人不老，然遲緩不及附子者。又以雀卵和為丸，彌佳。服之二十日大有效。

琥珀散　主虛勞百病，除陰痿，精清，力不足，大小便不利如淋狀，腦門受寒，氣結在關元，強行陰陽，精少餘瀝，要脊痛，四肢重，咽乾口燥，食无常味，乏氣力，遠視䀮䀮，驚悸不安，五藏虛勞，上氣滿悶方。

琥珀一斤　松子　柏子　荏子各三升

蕪菁子　胡麻子　車前子　蛇牀子

菟絲子　枸杞子　菴䕡子　麥門冬各一升

橘皮　松脂　牡蠣　肉蓯蓉各四兩

桂心　石韋　石斛　滑石

茯苓　芎藭　人參　杜蘅

續斷　遠志　當歸　牛膝

牡丹各三兩　通草十四分

右三十味，各治下篩，合擣二千杵，盛以韋囊，先食服方寸匕，日三夜一，用牛羊乳汁煎令熟，長服令人志性強，輕體

益氣消穀能食，耐寒暑，百病除愈，可御十女不勞損，令精實如膏。服後七十日可得行房，久服老而更少，髮白更黑，齒落重生。

蓯蓉散，主輕身益氣，強骨補髓，不足能使陰氣強盛方。

肉蓯蓉一斤　生地黃三十斤取汁　慎火草二升切　楮子二升　乾漆二升　甘草一斤　遠志　五味子各一斤

右八味，以地黃汁浸一宿，出暴乾，復漬令汁盡，爲散。酒服方寸匕，空腹服，日三。三十日力倍常，可御十女。

禿雞散方

蛇牀子　菟絲子　遠志　防風　巴戟　五味子　杜仲　蓯蓉各二兩

右八味，治下篩。酒下方寸匕，日二，常服勿絶，無室勿服。

治五勞七傷，陰痿不起，衰損，天雄散方。

天雄　五味子　遠志各一兩　蓯蓉十分　蛇牀子　菟絲子各六兩

右六味，治下篩。以酒下方寸匕，日三。常服勿止。

治陰下濕癢生瘡，失精陰痿方。

牡蒙　菟絲子　柏子人　蛇牀子　蓯蓉各二兩

右五味，治下篩。以酒下方寸匕，日三。以知爲度。

治陰痿精薄而冷方

蓯蓉　鍾乳　蛇牀子　遠志　續斷　署預　鹿茸各三兩

右七味，治下篩。酒下方寸匕，日二服。欲多房室，倍蛇牀；欲堅，倍遠志；欲大，倍鹿茸；欲多精，倍鍾乳。

治五勞七傷，庶事衰惡方

署預　巴戟天　天雄　蛇牀子各二分　雄蠶蛾十枚　石斛　五味子　蓯蓉各三分　菟絲子　牛膝　遠志各二分

右十一味，治下篩。以酒服方寸匕，日三。

石硫黃散，極益房，補虚損方。

石硫黃　白石英　鹿茸　遠志　天雄　殭蠶　女萎　蛇牀子　五味子　白馬莖　菟絲子各等分

右十一味，治下篩。酒服方寸匕，日三。無房禁服。

又方

蘿摩六兩　五味子　酸棗人　柏子人　枸杞根皮　乾地黃各三兩

右六味，治下篩。酒服方寸匕，日三。

又方

車前子、莖、葉、根，治下篩。服方寸匕，強陰益精。

常餌補方。

蓯蓉　石斛　乾薑各八兩　遠志　菟絲子　續斷各五兩　枸杞子一斤　天雄三兩　乾地黃十兩

右九味，治下篩。酒服方寸匕，日二服。不忌。服藥十日，候莖頭紫色，乃可行房。

治男子陰氣衰，腰背痛，苦寒，莖消少精，小便餘瀝出，失精，囊下濕癢，虚乏，令人充實，肌膚肥悦方。

巴戟天　菟絲子　杜仲　桑螵蛸　石斛

右五味，等分，治下篩。酒服方寸匕，日一。常服佳。

又方

署預　丹參　山茱萸　巴戟

人參各五分　蛇牀子　五味子各四分　天雄

細辛各三分　桂心一分　乾地黃七分

右十一味，治下篩，酒服方寸匕，日二夜一服。

又方

五味子　蛇牀子各二兩　續斷

牛膝各三兩　蓯蓉　車前子各四兩

右六味，治下篩，酒服方寸匕，日二。

治男子羸瘦短氣，五藏痿損，要脊痛，不能房室，益氣補虛杜仲散方。

杜仲　蛇牀子　五味子　乾地黃各六分

木防已五分　菟絲子十分　蓯蓉八分　巴戟天七分　遠志八分

右九味，治下篩，食前酒服方寸匕，日三，長服不絕，佳。

治陽氣不足，陰囊濕癢，尿有餘瀝，漏洩虛損，云為不起，蓯蓉補虛益陽方。

蓯蓉　續斷各八分　蛇牀子九分　天雄

五味子　署預各七分　遠志六分　乾地黃

巴戟天各五分

右九味，治下篩，酒服方寸匕，日三。凡病皆由醉飽之後，并疲極而合陰陽，致成此病也。

白馬莖丸，主空房獨怒，見敵不興，口乾汗出，失精，囊下濕癢，尿有餘瀝，卵偏大，引疼，膝冷脛痠，目中䀮䀮，少腹急，要脊強，男子百病方。

白馬莖　赤石脂　石韋　天雄

遠志　山茱萸　昌蒲　蛇牀子

署預　杜仲　肉蓯蓉　柏子人

石斛　續斷　牛膝　栝樓根

細辛　防風各八分

右十八味，末之，白蜜丸如梧子大，酒服四丸，日再服，七日知，一月日百病愈，加至二十丸。

治陰痿方。

雄雞肝一具　鯉魚膽四枚

右二味，陰乾百日，末之，雀卵和，吞小豆大一丸。

又方

菟絲子一升　雄雞肝二具，陰乾百日

右二味，末之，雀卵和丸，服如小豆一丸，日三。

又方

乾漆　白朮　甘草　菟絲子

巴戟天　五味子　蓯蓉　牛膝

桂心各三兩　石南　石龍芮各一兩　乾地黃四兩

右十二味，末之，蜜和丸如梧桐子，酒服二十丸，日三。

治陽不起方。

原蠶蛾未連者一升，陰乾，去頭足毛羽，末之，白蜜丸如梧子，夜卧服一丸，可行十室。昌蒲酒止之。

又方

蛇牀子　菟絲子　杜仲各五分　五味子四分　蓯蓉八分

右五味，末之，蜜丸如梧子，酒服十四丸，日二夜一。

又方

磁石五斤，研，清酒三斗漬二七日，一服三合，日夜一。

又方

常服天門冬亦佳。

又方

五味子一斤，新好者，治下篩，酒服方寸匕，日三，稍加

至三七無所慎忌食豬魚大蒜大醋服一斤盡即得

九百日已上可御十女服藥常令相續不絕四時勿

廢功能自知

又方

菟絲子　五味子　蛇牀子各等分

右三味末之蜜丸如梧子飲服三丸日三

壯陽道方

蛇牀子末三兩　菟絲子汁二合

右二味相和塗日五遍

冷暖適性方

蓯蓉　遠志各三分　附子一分　蛇牀子三分

右四味末之以唾和丸如梧子安莖頭內玉泉中

一行當百思想不忘方

蛇牀子三分　天雄　遠志各二分　桂心一分　無食子一枚

右五味末之唾丸如梧子塗莖頭內玉泉中稍時遍體熱

陰痿不起方

蜂房灰夜卧傅陰上即熱起無婦不得傅之

備急千金要方卷第二十

備急千金要方卷第二十一（消渴 淋閉 尿血 水腫）

朝奉郎守太常少卿充秘閣校理判登聞檢院上護軍賜緋魚袋臣林億等校正

消渴第一（消中 強中 渴利 不渴而利 渴兼他病）

淋閉第二（遺尿 失禁 尿牀附）

尿血第三

水腫第四

消渴第一（論六首 灸法六首）方五十三首

論曰凡積久飲酒未有不成消渴然則大寒凝海而酒不凍明其酒性酷熱物無以加脯炙鹽鹹此味酒客耽嗜不離其口三觴之後制不由己飲噉無度咀嚼鮓醬不擇酸鹹積年長夜酣興不解遂使三焦猛熱五藏干燥木石猶且焦枯在人何能不渴治之愈否屬在病者若能如方節慎旬月而瘳不自愛惜死不旋踵方書醫藥實多有効其如不慎者何其所慎者有三一飲酒二房室三鹹食及麪能慎此者雖不服藥而自可無他不知此者縱有金丹亦不可救深思慎之又曰消渴之人愈與未愈常須思慮有大癰何者消渴之人必於大骨節間發癰疽而卒所以戒之在大癰也當預備癰藥以防之有人病渴利始發於春經一夏服栝樓豉汁得其力渴漸差然小便猶數甚晝夜二十餘行常至三四升極差不減二升也轉久便止漸食肥膩日就羸瘦喉咽脣口焦燥吸吸少氣不得多語心煩熱兩脚酸食乃兼倍於常故不為氣力者然此病皆由虛熱所為耳治法栝樓汁可長將服以除熱牛乳杏酪善於補此法最有益

治消渴除腸胃熱實方

麥門冬 茯苓 黃連 石膏 萎蕤（各八分）

人參 龍膽 黃芩（各六分） 升麻（四分）

枳實（五分） 枸杞子（外臺用地骨皮） 栝樓根 生薑（各十分）

右十三味末之蜜丸如梧子大以茆根粟米汁服十丸日二若渴則與此飲至足大麻亦得飲方如左

茆根（切一升） 粟米（三合）

右二味以水六升煑取米熟用下前藥

又方

栝樓根 生薑（各五兩） 生麥門冬（用汁） 蘆根（切各二升）

茆根（切三升）

右五味㕮咀以水一斗煑取三升分三服

治胃腑實熱引飲常渴洩熱止渴茯神湯方

茯神（二兩外臺作茯苓） 栝樓根 生麥門冬（各五兩）

生地黃（六兩） 萎蕤（四兩） 小麥（二升）

淡竹葉（切三升） 大棗（二十枚） 知母（四兩）

右九味㕮咀以水三斗煑小麥竹葉取九升去滓下藥煑取四升分四服服不問早晚但渴即進非但正治胃渴通治渴患熱即主之

猪肚丸治消渴方

猪肚（一枚治如食法） 黃連 粱米（各五兩） 栝樓根

茯神（各四兩） 知母（三兩） 麥門冬（二兩）

右七味為末內猪肚中縫塞安甑中蒸之極爛接熱及藥木臼中擣可丸若強與蜜和之丸如梧子飲服三十丸日二加至五十丸隨渴即服之

又方

栝樓根 麥門冬 鉛丹（各八分）

茯神（一作茯苓） 甘草（各六分）

右五味治下篩以漿水服方寸匕日三服（外臺無茯神）

又方

黃耆 茯神 栝樓根 甘草 麥門冬各三兩 乾地黃五兩

右六味，㕮咀，以水八升，煮取二升半，去滓，分三服，日進一劑，服十劑佳。

治消渴浮萍丸方。

乾浮萍 栝樓根等分

右二味，末之，以人乳汁和丸如梧子，空腹飲服二十丸，日三。三年病者三日愈。治虛熱大佳。

治消渴日飲一石水者方。

栝樓根三兩 鉛丹二兩 葛根三兩 附子一兩

右四味，末之，蜜丸如梧子，飲服十丸，日三。渴則服之。春夏減附子。

治渴黃連丸方。

黃連一斤 生地黃一斤張文仲云十斤

右二味，絞地黃取汁，浸黃連，出暴之燥，復內之，令汁盡，乾之，擣末，蜜丸如梧子，服二十丸，日三。食前後無在。亦可為散，以酒服方寸匕。

栝樓粉治大渴秘方。

深掘大栝樓根，厚削皮至白處止，以寸切之，水浸一日一夜，易水，經五日，取出爛擣碎研之，以絹袋濾之，如出粉法，乾之，水服方寸匕，日三四。亦可作粉粥乳酪中食之，不限多少，取差止。

治渴方。

栝樓粉和雞子，暴乾，更杵為末，水服方寸匕，日三。丸服亦得。

又方

水和栝樓散，服方寸匕。亦可蜜丸，服三十丸如梧子大。

又方

取豕家井索近桶口結，燒作灰，井花水服之，不過三服必差。

又方

取豉漬汁，任性多少飲之。

又方

濃煮竹根，取汁飲之，以差止。

又方 以青粱米煮取汁，飲之，以差止。

論曰：尋夫內消之為病，當由熱中所作也。小便多於所飲，令人虛極短氣。夫內消者，食物消作小便也，而又不渴。正觀十年，梓州刺史李文博先服白石英久，忽然房道強盛，經月餘，漸患渴，經數日，小便大利，日夜百行以來，百方治之，漸以增劇，四體羸惙，不能起止，精神恍惚，口舌焦乾而卒。此病雖稀，甚可畏也。利時脈沉細微弱，服枸杞湯即效。但不能長愈，服鉛丹散亦即減。其間將服除熱宣補丸。

枸杞湯方。

枸杞枝葉一斤 栝樓根 石膏 黃連 甘草各三兩

右五味，㕮咀，以水一斗，煮取三升，分五服，日三夜二。劇者多合，渴即飲之。

鉛丹散，主消渴，止小便數，兼消中方。

鉛丹 胡粉各二分 栝樓根 甘草各十分 澤瀉 石膏 赤石脂 白石脂各五分 肘後作貝母

右八味，治下篩，水服方寸匕，日三。壯人一匕半。一年病者一日愈，二年病者二日愈。渴甚者夜二服，腹痛者減之。丸服亦佳，一服十丸。傷多令人腹痛。張文仲云：腹中痛者，宜漿水汁下之。備急方云：不宜酒下，用麥汁下之。古今錄驗方云：服此藥了，經三兩日，宜爛煮羊肝肚，空腹服之，或作羹亦得，宜傷淡食之，候小便得鹹

更即宜服茯苓丸兼煮散將息（茯苓丸及煮散方出外臺第十一卷中）

茯神丸方

茯神　黃耆　栝樓根　麥門冬　人參　甘草
黃連　知母（各三兩）　乾地黃　石膏（各六兩）
菟絲子（三合）　茯苓（四兩）

右十二味末之以牛膽三合和蜜丸如梧子以茆根湯服三十丸日二服漸加至五十丸（集驗名宣補丸治腎消渴小便數者）

口含酸棗丸治口乾燥內消方

酸棗（一升五合）　酢安石榴子（五合乾子）　葛根　覆盆子（各三兩）
烏梅（五十枚）　麥門冬（四兩）　茯苓　栝樓根（各三兩半）
桂心（一兩六銖）　石蜜（四兩半）

右十味末之蜜丸含如酸棗許不限晝夜以口中津液為度盡復更合無忌

消中日夜尿七八升方

鹿角炙令焦末以酒服五分匕日二漸加至方寸匕

又方

漚麻汁服一升佳

又方

葵根如五升盆大兩束（外臺云五大斤）以水五斗煮取三斗宿不食平旦一服三升

論曰強中之病者莖長興盛不交精液自出也消渴之後即作癰疽皆由石熱凡如此等宜服豬腎薺苨湯制腎中石熱也又宜服白鴨通湯（方見下解石毒篇）

豬腎薺苨湯方

豬腎（一具）　大豆（一升）　薺苨　石膏（各三兩）　人參
茯神（一作茯苓）　磁石（綿裹）　知母　葛根
黃芩　栝樓根　甘草（各二兩）

右十二味㕮咀以水一斗五升先煮豬腎大豆取一斗去滓下藥煮取三升分三服渴乃飲之下焦熱者夜輒合一劑病勢漸歇即止

增損腎瀝湯治腎氣不足消渴小便多腰痛方

羊腎（一具）　遠志　人參　澤瀉　乾地黃　桂心
當歸　茯苓　龍骨　黃芩　甘草　芎藭（各二兩）
生薑（六兩）　五味子（五合）　大棗（二十枚）　麥門冬（一升）

右十六味㕮咀以水一斗五升煮羊腎取一斗二升下藥取三升分三服

治下焦虛熱注脾胃從脾注肺好渴利方

小麥　地骨白皮（各一升）　竹葉（切三升）　麥門冬
茯苓（各四兩）　甘草（三兩）　生薑　栝樓根（各五兩）
大棗（三十枚）

右九味㕮咀先以水三斗煮小麥取一斗去滓澄清取八升去上沫取七升煮藥取三升分三服

治渴利虛熱引飲不止消熱止渴方

竹葉（切二升）　地骨皮　生地黃（切各一升）　石膏（八兩）
茯神（一作茯苓）　萎蕤　知母　生薑（各四兩）
生麥門冬（一升半）　栝樓根（八兩）

右十味㕮咀以水一斗二升下大棗三十枚并藥煮取四升分四服

治面黃手足黃咽中乾燥短氣脉如連珠除熱止渴利補養地黃丸方

生地黃汁　生栝樓根（汁各二升）　牛羊脂（三升）
白蜜（四升）　黃連（一斤末之）

右五味合煎令可丸飲服如梧子大五丸日二加至二十

丸。若苦冷而渴，渴差即别服温藥也。

治渴小便數方

貝母六分，一作知母 栝樓根 茯苓各四分 鈆丹一分 雞肶胵中黄皮十四枚

右五味，治下篩，飲服方寸匕，日三。差後常服甚佳。去鈆丹，以蜜丸之，長服勿絶，以麥飲服。

治渴利方

生栝樓根三十斤，切，以水一石煮取一斗半，去滓，以牛脂五合煎，取水盡，以温酒先食服如雞子大，日三服。

治渴小便利復非淋方

榆白皮二斤，切，以水一斗煮取五升，一服三合，日三。

又方

小豆藿一把，擣取汁，頓服三升。

又方

薔薇根水煎服之，佳。肘後治睡中遺尿

又方

三年重鵲巢燒末，以飲服之。肘後治睡中遺尿

又方

桃膠如彈丸，含之咽津。

又方

蠟如雞子大，以酢一升煮之二沸，適寒温頓服之。

論曰：凡人生放恣者衆，盛壯之時不自慎惜，快情縱慾，極意房中，稍至年長，腎氣虚竭，百病滋生。又年少懼不能房，多服石散，真氣既盡，石氣孤立，惟有虚耗，唇口乾焦，精液自洩，或小便赤黄，大便乾實，或渴而且利，日夜一石，或渴而不利，或不渴而利，所食之物皆作小便，此皆由房室不節之所致也。

凡平人夏月喜渴者，由心王也，心王便汗，汗則腎中虚燥，故渴而小便少也；冬月不汗，故小便多而數也，此為平人之證也，名為消渴。但小便利而不飲水者，腎實也。經云：腎實則消，消者不渴而利是也。所以服石之人於小便利者，石性歸腎，腎得石則實，實則能消水漿，故利，利多則不得潤養五藏，藏衰則生諸病。張仲景云：熱結中焦則為堅，熱結下焦則為溺血，亦令人淋閉不通。明知不必悉患小便利，信矣。内有熱者則喜渴，除熱則止渴；兼虚者，須除熱補虚，則差矣。

治不渴而小便大利，遂至於死者方

牡蠣五兩，以患人尿三升煎取二升，分再服，神驗。

治小便不禁，多日便一二斗，或如血色方

麥門冬 乾地黄各八兩 乾薑四兩 蒺藜子 續斷 桂心各二兩 甘草一兩

右七味，㕮咀，以水一斗煮取二升五合，分三服。古今錄驗治消腎脚瘦細小便數。

九房散 主小便多或不禁方

菟絲子 黄連 蒲黄各三兩 消石一兩 肉蓯蓉二兩

右五味，治下篩，并雞肶胵中黄皮三兩，同為散，飲服方寸匕，日三，如人行十里更服之。千金翼有五味子三兩，每服腹空進之

又方

鹿茸二寸 躑躅 韭子各一升 桂心一尺 附子大者三枚 澤瀉三兩

右六味，治下篩，漿服五分匕，日三，加至一匕。

黄耆湯 治消中虚勞少氣小便數方

黄耆 芍藥 生薑 桂心 當歸 甘草各二兩 麥門冬 乾地黄 黄芩各一兩 大棗三十枚

右十味，㕮咀，以水一斗煮取三升，分三服，日三。

棘刺丸 治男子百病小便過多失精方。

棘刺 石龍芮 巴戟天各二兩 麥門冬 厚朴 菟絲子 萆薢外臺作萆薢 柏子人 萎蕤

小草 細辛 杜仲 牛膝 蓯蓉 石斛 桂心 防葵 乾地黃各一兩 烏頭三兩

右十九味，末之，蜜和，更擣五六千杵。以飲服如梧子十丸，日三，加至三十丸，以知爲度。

治尿數而多方。

羊肺一具，作羹，內少羊肉和鹽豉，如食法，任性食，不過三具。

治消渴陰脉絶，胃反而吐食方

茯苓八兩 澤瀉四兩 白术 生薑 桂心各三兩 甘草一兩

右六味，㕮咀，以水一斗煮小麥三升，取三升，去麥，下藥，煮取二升半，服八合，日再服。

又方

取屋上瓦三十年者，碎如雀腦三升，東流水二石，煮取二斗，內藥如左

生白术 乾地黃 生薑各八兩 橘皮 人參 甘草 黃耆 遠志各三兩 桂心 當歸 芍藥各二兩 大棗三十枚

右十二味，㕮咀，內瓦汁中，煮取三升，分四服，單飲瓦汁亦佳。

治熱病後虛熱渴，四肢煩疼方。

葛根一斤 人參 甘草各一兩 竹葉一把

右四味，㕮咀，以水一斗五升，煮取五升，渴即飲之，日三夜二。

治虛勞渴無不效，骨填煎方。

茯苓 菟絲子 山茱萸 當歸 牛膝 附子 五味子 巴戟天 麥門冬 石膏各三兩 石韋 人參 桂心 蓯蓉各四兩，外臺作遠志 大豆卷一升 天門冬五兩

右十六味，爲末，次取生地黃、栝樓根各十斤，擣絞取汁，於微火上煎之，減半，便作數分，內藥，并下白蜜二斤，牛髓半斤，微火煎之，令如糜，食如雞子黃大，日三服，亦可飲服之。

治虛熱四肢羸乏，渴熱不止，消渴，補虛茯神煮散方。

茯神 蓯蓉 萎蕤各四兩 生石斛 黃連各八兩 栝樓根 丹參各五兩 甘草 五味子 知母 人參 當歸各三兩 麥蘗三升，外臺作小麥

右十三味，治下篩，以三方寸匕，水三升，煮取一升，以絹袋盛煮之，日二服，一煮爲一服。

治虛勞口中苦渴，骨節煩熱或寒，枸杞湯方。

枸杞根白皮，切，五升 麥門冬三升 小麥二升

右三味，以水二斗煮麥熟，藥成，去滓，每服一升，日再。

巴郡太守奏三黃丸，治男子五勞七傷，消渴，不生肌肉，婦人帶下，手足寒熱者方。

春三月 黃芩四兩 大黃三兩 黃連四兩

夏三月 黃芩六兩 大黃一兩 黃連七兩

秋三月 黃芩六兩 大黃二兩 黃連三兩

冬三月 黃芩三兩 大黃五兩 黃連二兩

右三味，隨時和擣，以蜜爲丸，如大豆，飲服五丸，日三，不知稍加至七丸，取下而已，服一月病愈，久服走逐奔馬，嘗試有驗。一本云夏三月不服

治熱渴頭痛壯熱，及婦人血氣上衝悶不堪方。

茅根切二升，三擣取汁，令盡，渴即飲之

治嶺南山瘴風熱毒氣入腎中，變寒熱，脚弱虛滿而渴方

黃連不限多少 生栝樓根汁 生地黃汁 羊乳汁

右四味以三汁和黄連末爲丸空腹飲服三十丸如梧子大漸加至四十丸日三重病五日差小病三日差無羊乳牛乳人乳亦得若藥苦難服即煑小麥粥飲服之亦得主虛熱大佳（張文仲名黄連丸 一名羊乳丸）

阿膠湯治虛熱小便利而多服石散人虛熱當風取冷患脚氣喜發動兼渴消腎脉細弱服此湯立減方

阿膠（二挺） 乾薑（二兩） 麻子（一升） 遠志（四兩） 附子（一枚）

右五味㕮咀以水七升煑取二升半去滓内膠令烊分三服說云小便利多白日夜數十行至一石五日頻服良

論曰凡消渴病經百日以上者不得灸刺灸刺則於瘡上漏膿水不歇遂致癰疽羸瘦而死亦忌有所誤傷但作針許大瘡所飲之水皆於瘡中變成膿水而出若水出不止者必死慎之慎之初得患者可如方灸刺之佳

消渴咽喉乾灸胃管下輸三穴各百壯穴在背第八椎下横三寸間寸灸之

消渴口乾不可忍者灸小腸輸百壯横三間寸灸之

消渴欬逆灸手厥陰隨年壯

消渴咽喉乾灸胸堂五十壯又灸足太陽五十壯

消渴口乾煩悶灸足厥陰百壯又灸陽池五十壯

消渴小便數灸兩手小指頭及足兩小指頭并灸項椎佳

又灸當脊梁中央解間一處與腰目上灸兩處凡三處又灸背上脾輸下四寸當俠脊梁灸之兩處凡諸灸皆當隨年壯又灸腎輸二處又灸腰目在腎輸下三寸亦俠脊骨兩傍各一寸半左右以指按取關元一處又兩傍各二寸二處陰市二處在膝上當伏兔上行三寸臨膝取之或三二列灸相去一寸名曰腎系者（黄帝經云伏兔下一寸） 曲泉陰谷陰陵泉復溜此諸穴斷小行最佳不損陽氣亦云止遺溺也太溪中封然谷太白大都趺陽行間大敦隱白涌泉凡此諸穴各一百壯腹背兩脚凡四十七處其腎輸腰目關元水道此可灸三十壯五日一報之各得一百五十壯佳涌泉一處可灸十壯大敦隱白行間此處可灸三壯餘者悉七壯皆五日一報之滿三灸可止也若發如此灸諸陰而不愈宜灸諸陽諸陽在脚表并灸肺輸募按流注孔穴壯數如灸陰家法

小便數而少且難用力輒失精者令其人舒兩手合掌并兩大指令齊急逼之令兩爪甲相近以一炷灸兩爪甲本肉際肉際方後自然有角令炷當角中小侵入爪上此兩指共用一炷也亦灸脚大指與手同法各三炷而已經三日又灸之

淋閉第二（論一首 方五十三首 證二條 灸法十五首）

論曰熱結中膲則爲堅熱結下膲則爲溺血令人淋閉不通此多是虛損之人服大散下膲客熱所爲亦有自然下膲熱者但自少可善候之

凡氣淋之爲病溺難澀常有餘瀝石淋之爲病莖中痛溺不得卒出治之如氣淋也膏淋之爲病尿似膏自出治之如氣淋也勞淋之爲病勞倦即發痛引氣衝下治與氣淋同熱淋之爲病熱即發甚則尿血餘如氣淋方

凡人候鼻頭色黄法小便難也

治下膲結熱小便赤黄不利數起出少莖痛或血出溫病後餘熱及霍亂後當風取熱過度飲酒房勞及行步冒熱冷飲逐熱熱結下膲及散石熱動關格小腹堅胞脹如斗諸有此淋皆悉治之立驗地膚子湯方

地膚子（三兩） 知母 黄芩 猪苓 瞿麥 枳實（一作松實） 升麻 通草 葵子 海藻（各二兩）

右十味㕮咀，以水一斗煮取三升，分三服。大小便皆閉者，加大黄三兩；女人房勞，腎中有熱，小便難不利，小腹滿痛，脉沈細者，加猪腎一具。崔氏云：若加腎，可用水一斗半，先煮腎取一斗汁，然後內藥煎之。小品方不用枳實。

治百種淋，寒淋、熱淋、勞淋，小便澀，胞中滿，腹急痛方

通草 石韋 王不留行 甘草各二兩 滑石

瞿麥 白术 芍藥 冬葵子各三兩

右九味㕮咀，以水一斗煎取三升，分五服。古今錄驗有當歸二兩，治下篩，以麥粥清服方寸匕，日三。

又方

栝樓根 滑石 石韋各二兩

右三味治下篩，大麥飲服方寸匕，日三。

治諸種淋方

葵根八兩 大麻根五兩 甘草一兩 石首魚頭石三兩

通草二兩 茆根三兩 貝子五合

右七味㕮咀，以水一斗二升煮取五升，分五服，日三夜二。亦主石淋。

又方

細白沙三升，熬令極熱，以酒三升淋取汁，服一合。

又方

榆皮一斤 車前子 冬瓜子各一升 鯉魚齒

桃膠 通草 地脉各二兩 瞿麥四兩

右八味㕮咀，以水一斗煮取三升，分三服，日三。

治淋痛方

滑石四兩 貝子七枚，燒碎 茯苓 白术 通草

芍藥各二兩

右六味治下篩，酒服方寸匕，日二。十日差。

又方

葵子五合 茯苓 白术 當歸各二兩

右四味㕮咀，以水七升煮取二升，分三服，日三。

又方

猪脂酒服三合，日三。小兒服一合。臘月者。

治小便不利，莖中疼痛，小腹急痛方

通草 茯苓各三兩 葶藶二兩

右三味治下篩，以水服方寸匕，日三服。

又方

蒲黄 滑石等分

右二味治下篩，酒服方寸匕，日三服。

治小便不通利，膀胱脹，水氣流腫方

水上浮萍暴乾，末，服方寸匕，日三服。

治小便不通方

滑石三兩 葵子 榆白皮各一兩

右三味治下篩，煮麻子汁一升半，取一升，以散二方寸匕和，分二服，即通。

又方

水四升洗甑帶取汁，煮葵子取二升半，分三服。

又方

胡燕屎、豉各一合，和擣丸如梧子，服三丸，日三服。

又方

髮去垢，燒末一升，葵子一升，以飲服方寸匕，日三服。

又方

石首魚頭石末，水服方寸匕，日三。

又方

石槽塞灰土，井華水服之，日三。

又方　鯉魚齒燒灰末，酒服方寸匕，日三。

又方　服車前子末方寸匕，日三，百日止。

治卒不得小便方

車前草一把　桑白皮一兩

右二味，㕮咀，以水三升煎取一升，頓服之。

又方　吞雞子白，立差。葛氏云石黃

治婦人卒不得小便方

杏人二七枚，熬，末，服之，立下。

又方

紫菀末，井華水服三指撮，立通。血出四五度服之。

治黃疸後小便淋瀝方

猪腎一具切　茯苓一斤　瞿麥六兩　車前根切三升　黃芩三兩　澤瀉　地膚子各四兩　椒目三合綿裹

右八味，㕮咀，以水二斗煮車前取一斗六升，去滓，下腎煮取一斗三升，去腎，下藥，煮取三升，分三服。

治氣淋方

水三升，煮船底苔如鴨子大，取二升，頓服。

又方

水三升，煮豉一升，一沸，去滓，内鹽一合，頓服。亦可單煮豉汁服。

又方　水一斗，煮比輪錢三百文，取三升，温服之。

又方　擣葵子末，湯服方寸匕。

又方　空腹單茹蜀葵一滿口止。

又方　熬鹽熱熨少腹，冷復易。亦治小便血。肘後方治小便不通

又方　臍中著鹽，灸之三壯。葛氏云治小便不通

氣淋，灸關元五十壯，又灸俠玉泉相去一寸半三十壯。

治石淋方

車前子二升，絹袋盛，水九升，煮取三升，頓服之，石即出。先經宿不得食。備急方云治熱淋

又方

取浮石使滿一手，下篩，以水三升，酢一升，煮取二升，澄清，服一升，不過三服，石出。亦治嗽，淳酒煮之。

又方

桃膠棗許大，夏以三合冷水，冬以三合湯和，一服，日三。當下石子如豆，石盡止。亦治小便出血。

石淋，臍下三十六種病不得小便，灸關元三十壯，又灸氣門三十壯。

石淋，小便不得，灸水泉三十壯，足大敦是也。

治膏淋方

擣葎草汁二升，酢二合，和，空腹頓服之，當尿小豆汁也。又濃煮汁飲，亦治淋瀝。蘇澀用療尿血

治五勞七傷，八風十二痺，結以爲淋，勞結爲血淋，熱結爲肉淋，小便不通，莖中痛及小腹痛不可忍者方

滑石　王不留行　冬葵子　桂心　通草

車前子各二分　甘遂一分　石韋四分

右八味，治下篩，服方寸匕，以麻子飲五合和服，日三，尿沙石出也。一方加榆白皮三分。

勞淋，灸足太陰百壯，在内踝上三寸，三報之。

治熱淋方

葵根一升，冬用子，夏用苗，切　大棗二七枚

右二味，以水三升煮取一升二合，分二服。熱加黃芩一兩，出難加滑石二兩，末，血者加茜根三兩，痛者加芍藥二兩。

加藥水亦加之。

又方

白茆根切四斤，以水一斗五升，煑取五升，服一升，日三夜二。

又方　常煑冬葵根作飲服之。

治血淋小便磣痛方。

雞蘇二兩　滑石五兩　生地黃半斤　小薊根一兩　竹葉一把　通草五兩

右六味，㕮咀，以水九升，煎取三升，去滓，分溫三服。不利。

治血淋石韋散方。

石韋　當歸　蒲黃　芍藥各等分

右四味，治下篩，酒服方寸匕，日三服。

又方

以水五升，煑生大麻根十枚，取二升，頓服之。亦治小便出血。

又方　以水四升，煑大豆葉一把，取二升，頓服之。

又方

以水三升，煑葵子一升，取汁，日三服。亦治虛勞尿血。

血淋，灸丹田，隨年壯。又灸伏留五十壯。一云隨年壯。

五淋不得小便，灸懸泉十四壯。穴在內踝前一寸斜行小脈上，是中封之別名。

五淋，灸大敦三十壯。

卒淋，灸外踝尖七壯。

淋病不得小便，陰上痛，灸足太衝五十壯。

淋病九部諸疾，灸足太陽五十壯。

腹中滿，小便數數起，灸玉泉下一寸，名尿胞，一名屈骨端，灸二七壯，小兒以意減之。

治遺尿小便澀方。

牡蠣　鹿茸各四兩　桑耳三兩　阿膠二兩

右四味，㕮咀，以水七升，煑取二升，分二服，日二。古今錄驗無桑耳。

又方

防巳　葵子　防風各一兩

右三味，㕮咀，以水五升，煑取二升半，分三服，散服亦佳。

遺溺，灸遺道俠玉泉五寸，隨年壯。又灸陽陵泉，隨年壯。又灸足陽明，隨年壯。

遺溺失禁，出不自知，灸陰陵泉，隨年壯。

治小便失禁方。

以水三升，煑雞腸，取一升，分三服。

小便失禁，灸大敦七壯。又灸行間七壯。

治失禁不覺尿方。

豆醬汁和竈突墨如豆大，內尿孔中。范汪方治胞轉，亦治小兒。

治尿牀方。

取羊肚系盛水令滿，線縛兩頭，熟煑，即開取中水頓服之，立差。

又方　取雞肶胵一具，并腸燒末，酒服，男雌女雄。

又方

取羊胞盛水滿中，炭火燒之盡，肉空腹食之，不過四五頓差。

又方

以新炊熱飯一盞，寫尿牀處，拌之，收與食之，勿令知。

尿牀，垂兩手兩髀上，盡指頭上有陷處，灸七壯。

又灸臍下橫文七壯。

尿血第三 方十三首

治房損傷中尿血方

牡蠣　車前子　桂心　黄芩等分

右四味治下篩，以飲服方寸匕，稍加至二匕，日三服。

治小便血方

生地黄八兩　柏葉一把　黄芩　阿膠各二兩

右四味，㕮咀，以水八升，煮取三升，去滓，下膠，分三服。一方加甘草二兩。

又方

蒲黄　白芷　荆實　菟絲子　乾地黄　芎藭　葵子　當歸　茯苓　酸棗各等分。小品作敗醬

右十味，末之，蜜丸服如梧子，飲送五丸，日三，稍加至十丸。

治溺血方

戎鹽六分　甘草　蒲黄　鹿角膠　芍藥各二兩　礬石三兩　大棗十枚

右七味，㕮咀，以水九升，煮取二升，分三服。

又方

胡麻三升，擣細末，以東流水二升漬一宿，平旦絞去滓，煮兩沸，頓服之。

治小便去血方

龍骨細末之，溫水服方寸匕，日五六服。張文仲云酒服

又方

擣荆葉取汁，酒服二合。

又方

酒三升，煮當歸四兩，取一升，頓服之。

治小便出血方

煮車前根葉子，多飲之爲佳。

又方

刮滑石末，水和傅繞少腹及繞陰際，佳。小品云治小便不通

又方

豉二升，酒四升，煮取一升，頓服。

又方

酒服亂髮灰。蘇澄用水服

又方

酒服葵莖灰方寸匕，日三。

水腫第四 論一首　方四十九首　證八條　灸法二首

論曰：大凡水病難治，差後特須慎於口味，又復病水人多嗜食不廉，所以此病難愈也。代有醫者隨逐時情，意在財物，不本性命，病人欲食肉，於貴勝之處勸令食羊頭蹄肉，如此者未見有一愈者。又此病百脉之中氣水俱實，治者皆欲令瀉之使虚，羊頭蹄極補，那得瘳愈？所以治水藥多用葶藶子等諸藥。本草云：葶藶久服令人大虚，故水病非久虚，不得絶其根本。又有蠱脹，但腹滿不腫；水脹，脹而四肢面目俱腫大。有醫者不善診候，治蠱以水藥，治水以蠱藥，或但見脹滿，皆以水藥，如此者仲景所云愚醫殺之。今録慎忌如左。其治蠱方具在雜方篇第二十四卷中

喪孝　産乳　音樂　房室　諠戲

一切魚　一切肉　生冷　酢滑　蒜

粘食米豆油膩

右以前並禁不得食之，及不得用心。其不禁者並具本方之下。其房室等，猶三年慎之，永不復重發。不爾者，差而更發，重發不可更治也。古方有十水丸，歷驗多利大便而不利小便，所以不能述録也。

黄帝問岐伯曰：水與膚脹、鼓脹、腸覃、石瘕，何以别之？岐伯曰：水之始起也，目果上微腫，靈樞、太素作微擁如新卧起之狀，頸脉動，時欬，陰股間寒，足脛腫，腹乃大，其水已成也。以手按其腹，隨手而起，如裹水之狀，此其候也。膚脹何以候之？膚脹者，寒氣

客於皮膚之間，殼殼然而堅（太素外臺作不堅），腹大身盡腫，皮厚，按其腹陷（太素作脅）而不起，腹色不變，此其候也。鼓脹如何？鼓脹者，腹脹身腫大，大與膚脹等，其色蒼黃，腹脉起，此其候也。腸覃何如？腸覃者，寒氣客於腸外，與胃（太素作衛）氣相薄，正氣不得榮，因有所繫，瘕而內著，惡氣乃起，息肉乃生，始也如雞卵，稍以益大，至其成也，若懷子之狀，久者離歲月，按之即堅，推之則移，月事時下，此其候也。石瘕如何？石瘕者，生於胞中，寒氣客於子門，子宮閉塞，氣不得通，惡血當寫不寫，衃以留止，日以益大，狀如懷子，月事不以時下，皆生於女子，可導而下之。曰：膚脹鼓脹可刺耶？曰：先寫其腹之血絡，後調其經，刺去其血脉。

師曰：病有風水，有皮水，有正水，有石水，有黃汗。風水其脉自浮，外證骨節疼痛，其人惡風。皮水其脉亦浮，外證浮腫，按之沒指，不惡風，其腹如鼓（要略巢源作如女），不滿不渴，當發其汗。正水其脉沈遲，外證自喘。石水其脉自沈，外證腹滿（脈經作痛）不喘。黃汗其脉沈遲，身體發熱，胸滿，四肢頭面並腫，久不愈，必致癰膿。心水者，其人身體重（一作腫）而少氣，不得臥，煩而躁，其人陰大腫。肝水者，其人腹大，不能自轉側，而脇下腹中痛，時時津液微生，小便續通。脾水者，其人腹大，四肢苦重，津液不生，但苦少氣，小便難也。肺水者，其人身體腫而小便難，時時鴨溏。腎水者，其人腹大臍腫，腰痛不得溺，陰下濕如牛鼻上汗，足為逆冷，其面反瘦。師曰：治水者，腰以下腫，當利小便；腰以上腫，當發汗即愈。問曰：有病下利後，渴飲水，小便不利，腹滿因腫，何故？師云：此法當病水。若小便自利及汗出者，自當愈（一作蒲月當愈）。

凡水病之初，先兩目上腫起，如老蠶色，俠頸脉動，股裏冷，脛中滿，按之沒指，腹內轉側有聲，此其候也。不即治之，須臾身體稍腫，腹中盡脹，按之隨手起，水為已成，猶可治也。此病皆從虛損，大病或下利後，婦人產後，飲水不即消，三膲決漏，小便不利，仍相結，漸漸生聚，遂流諸經絡故也。

水有十種，不可治者有五：第一脣黑傷肝，第二缺盆平傷心，第三臍出傷脾，第四背平傷肺，第五足下平滿傷腎。此五傷必不可治。

凡水病忌腹上出水，出水者月死，大忌之。

中軍候黑丸治膽玄水，先從頭面至脚腫，頭眩痛，身虛熱，名曰玄水，體腫，大小便澀，宜此方。方出第十八卷中。

治小腸水，少腹滿，暴腫，口苦乾燥方。

巴豆三十枚，和皮㕮咀，水五升，煮取三升，綿內汁中，拭腫上，隨手減矣。日五六拭，莫近目及陰。（集驗治身體暴腫如吹）

治大腸水，乍虛乍實，上下來去方。

赤小豆（五升） 桑白皮（切，二升） 鯉魚（重四斤） 白朮（八兩）

右四味，㕮咀，以水三斗煮取魚爛，去魚，食取盡，并取汁四升許，細細飲下。魚勿用鹽。

又方

羊肉（一斤） 當陸（切，一升）

右二味，以水二斗煮，令當陸爛，去滓，下肉，為臛，葱豉酢事，事如臛法。（肘後云治卒腫滿，身面洪大）

治膀胱石水，四肢瘦，腹腫方。

桑白皮 穀白皮 澤漆葉（各三升） 大豆（五升） 防己 射干 白朮（各四兩）

右七味，㕮咀，以水一斗五升煮取六升，去滓，內好酒三升，更煮取五升，每日二服，夜一服，餘者明日更服。（集驗無澤漆、防己、射干，以四味）

又方

桑白皮六兩　射干　黃芩　茯苓　白朮各四兩

澤瀉三兩　防己二兩　澤漆切一升　大豆三升

右九味㕮咀以水五斗煮大豆取三斗去豆澄清取汁一斗下藥煮取三升空腹分三服

治胃水四肢腫腹滿方

猪腎一具　茯苓四兩　防己　橘皮　玄參

黃芩　杏人　澤瀉　桑白皮各一兩

猪苓　白朮各三兩　大豆三升

右十二味㕮咀以水一斗八升煮腎桑白皮大豆澤瀉取一斗澄清去滓內藥煮取三升分三服若欬加五味子三兩凡服三劑間五日一劑常用有效

有人患氣虛損久不差遂成水腫如此者衆諸皮中浮水攻面目身體從腰以上腫皆以此湯發汗悉愈方

麻黃四兩　甘草二兩

右二味㕮咀以水五升煮麻黃再沸去沫內甘草取三升分三服取汗愈慎風冷等

治面腫小便澀心腹脹滿方

茯苓　杏人各八分　橘皮　防己　葶藶各五分

蘇子三合

右六味末之蜜丸如小豆以桑白皮湯送十丸日二加至三十丸

治面目手足有微腫常不能好者方

楮葉切二升以水四升煮取三升去滓煮米作粥食如常作勿絶冬則預取葉乾之準法作粥周年永差慎生冷一切食物

治大腹水腫氣息不通命在旦夕者方

牛黃二分　昆布　海藻各十分　牽牛子　桂心各八分

葶藶子六分　椒目三分

右七味末之別擣葶藶如膏合和丸之如梧子飲服十丸日二稍加小便利為度大良正觀九年漢陽王患水醫所不治余處此方日夜尿一二斗五六日即差差後有他犯因爾殂矣計此即是神方崔氏云蜜和爲丸蜜湯服

有人患水腫腹大四肢細腹堅如石。小勞苦足脛腫小飲食便氣急此終身疾不可強治徒服利下藥極而不差宜服此藥將以微除風濕利小便消水穀歲久服之乃可得力耳差後可長服之方

丹參　鬼箭羽　白朮　獨活各五兩　秦艽

猪苓各三兩　知母　海藻　茯苓

桂心各二兩

右十味㕮咀以酒三斗浸五日服五合日三任性量力漸加之

治水腫利小便酒客虛熱當風飲冷水腹腫陰脹滿方

當陸四兩　甘遂一兩　芒消　吳茱萸　芫花各二兩

右五味末之蜜丸服如梧子飲服三丸日三一方有大黃蕘花各二兩無茱萸加麝香猪苓各一兩

治久水腹肚如大鼓者方

烏豆一斗熬令香勿令大熟去皮為細末篩下餳粥皆得服之初服一合稍加之若服初多後即嫌臭服盡則更造取差止不得食肥膩渴則飲羹汁慎酒肉猪雞魚生冷酢滑房室得食漿粥牛羊兔鹿肉此據大飢渴得食之可忍亦勿食也此病難治雖諸大藥

丸散湯膏當時雖差過後發惟此大豆散差後不發終身服之終身不發矣其所禁之食常須少噉莫恣意鹹物諸雜食等

又方

葶藶末二十匕　茗耳子灰二十匕

右二味調和水服之日二

又方　椒目水沈者取熬之擣如膏酒服方寸匕

又方　水煑馬兜零服之

治水氣腫鼓脹小便不利方

葶藶子一升　粘羊肺一具（青羊亦佳）

右二味先洗羊肺湯微渫之薄切暴乾作末以三年大酢漬葶藶子一晬時出熬令變色熟擣如泥和肺末蜜合擣三千杵作丸食後一食久以麥門冬飲服如梧子四丸日三以喉中乾口粘浪語為候數日小便大利佳山連療韋司業得差司業姪雲表所送云數用神驗

麥門冬飲方

麥門冬（二十五枚）　米（二十五粒）

右二味以水一升和煑米熟去滓以下前丸藥每服即作之

徐王煑散治水腫服輒利小便方

防己　羌活　人參　丹參　牛膝　牛角䚡

升麻　防風　秦艽　穀皮　紫菀　杏人

生姜屑　附子　石斛（各三兩）　橘皮（一兩）　桑白皮（六兩）

白术　澤瀉　茯苓　猪苓　黃連　郁李人（各一兩）

右二十三味治下篩為麤散以水一升五合煑三寸匕取一升頓服日再不能者但一服二月三月以前可服主利多而小便澀者用之大驗

褚澄漢防己煑散治水腫上氣方

漢防己　澤漆葉　石韋　澤瀉（各三兩）　白术

丹參　赤茯苓　橘皮　桑根白皮

通草（各三兩）　郁李人（五合）　生薑（十兩）

右十二味治下篩為麤散以水一升半煑散三方寸匕取八合去滓頓服日三取小便利為度

治水腫茯苓丸甄權為安康公處者方

茯苓　白术　椒目（各四分）　木防己　葶藶

澤瀉（各五分）　甘遂（十一分）　赤小豆　前胡

芫花　桂心（各二分）　芒消（七分，別研）

右十二味末之蜜和蜜湯服如梧子五丸日一稍加以知為度

治水腫利小便方

大黃　白术（一作葶藶）　木防己（各等分）

右三味末之蜜丸飲下如梧子十丸利小便為度不知加之

又方

葶藶（四兩，生用）　桂心（一兩）

右二味末之蜜丸飲下梧子大七丸日二以知為度

又方

牽牛子末之水服方寸匕日一以小便利為度

又方

郁李人（末）　麪（各一升）

右二味和作餅子七枚燒熟空腹熱食四枚不知更加一枚不知加之至七枚

又方

水銀（三兩，三日三夜煑）　葶藶子　椒目（各一升）　衣魚（二十枚）

水萍　瓜蔕　滑石各一兩　芒消三兩

右八味擣葶藶令細下水銀更擣令不見水銀止別擣椒目令細擣瓜蔕水萍下篩合和餘藥以蜜和更擣三萬杵成丸初服一丸如梧子次服二丸次服三丸次服四丸次服五丸次服六丸至七日還從一丸起次服二丸如是每至六丸還從一丸起始服藥當咽喉上有歷子腫起頰車腫滿齒齗皆腫唾碎血出勿怪也不經三五日即消所苦皆差亦止服藥若下多停藥以止利藥未至五下止病未差更服病差止此治諸體肉肥厚按之不陷甚者臂麤著衣袖不受及十種大水醫不治者悉主之神良深師集驗陶氏古今錄驗無衣魚水萍瓜蔕滑石

澤漆湯治水氣通身洪腫四肢無力或從消渴或從黃疸支飲內虛不足榮衛不通氣不消化實皮膚中喘息不安腹中響響脹滿眼不得視方

澤漆根十兩　鯉魚五斤　赤小豆二升　生薑八兩
茯苓三兩　人參　麥門冬　甘草各二兩

右八味㕮咀以水一斗七升先煮魚及豆減七升去之內藥煮取四升半一服三合日三人弱服二合再服氣下喘止可至四合晬時小便利腫氣減或小溏下若小便大利還從一合始大利便止若無鯉魚鮦魚亦可用若水甚不得臥臥不得轉側加澤漆一斤渴加栝樓根二兩欬嗽加紫菀二兩細辛一兩款冬花一合桂三兩增魚汁二升胡洽無小豆麥門冬有澤瀉五兩杏人一兩古今錄驗無小豆治水在五藏令人欬逆喘上氣腹大響響兩脚腫目下有臥蠶微渴不得安臥氣奔短氣有頃乃復小便難少而數肺病胷滿隱痛宜利小便水氣迫腫翕翕寒熱

猪苓散主虛滿通身腫利三焦通水道方

猪苓　葶藶　人參　玄參　五味子　防風
澤瀉　桂心　狼毒　椒目　白术　乾薑
大戟　甘草各二兩　蓯蓉二兩半　女麴三合
赤小豆二合

右十七味治下篩酒服方寸匕日三夜一老小一錢匕以小便利為度

治水氣通身洪腫百藥治之不差待死者方

大麻子一石皆取新肥者佳　赤小豆一石不得一粒雜

右二味皆以新精者淨揀擇以水淘洗暴乾蒸麻子使熟更暴令乾貯於淨器中欲服取五升麻子熬令黃香惟須緩火勿令焦極細作末以水五升搦取汁令盡淨密器貯之明旦欲服今夜以小豆一升淨淘浸之至旦乾漉去水以新水煮豆未及好熟即漉出令乾內麻子汁中煮令大爛熟為佳空腹恣意食之日三服當小心悶少時即止五日後小便數或赤而唾粘口乾不足怪之服訖常須微行未得即臥十日後針灸三里絕骨下氣不爾氣不洩盡服藥後五日逆不可下者取大鯉魚一頭先死者去鱗尾等以湯脫去滑淨洗開肚去藏以上件麻汁和小豆完煮令熟作羹葱豉橘皮生薑紫蘇調和食之始終一切斷鹽渴即飲麻汁秋冬煖飲春夏冷飲常食不得至飽止得免飢而已慎房室瞋恚大語高聲酒麪油醋生冷菜茹一切魚肉鹽醬五辛治十十差神驗并治一切氣病服者皆差凡作一月日服之麻子熟時多收新瓷貯擬施人也

又方

吳茱萸　蓽撥　昆布　杏人　葶藶各等分

右五味末之蜜丸如梧子氣急服五丸勿令飽食食訖飽悶氣急服之即散

苦瓠丸主大水頭面徧身大腫脹滿方

苦瓠白穰實捻如大豆以麪裹煑一沸空腹吞七枚至午當出水一升三四日水自出不止大瘦乃差三年内慎口味也苦瓠須好無厭翳細理研淨者不爾有毒不堪用（崔氏用子作餺飥服二七枚若恐虛者牛乳服之如此隔日作服漸加至三七枚以小便利為度小便若太多即一二日停）

治水通身腫方

煎猪椒枝葉如餳空腹服一匕日三癢以汁洗之

又方

苦瓠膜（二分） 葶藶子（五分）

右二味合擣為丸服如小豆大五丸日三

又方

煎人尿令可丸服如小豆大日三

又方

葶藶 桃人（各等分）

右二味皆熬合擣為丸服之利小便一方用杏人

又方

大棗肉七枚苦瓠膜如棗核大擣丸一服三丸如十五里又服三丸水出更服一丸即止

又方

葶藶子生擣酢和服之以小便數為度

又方

燒薑石令赤内黑牛尿中令熱服一升日一

又方

單服牛尿大良凡病水服無不差服法先從少起得下為度

水通身腫灸足第二指上一寸隨年壯又灸兩手大指縫頭七壯

麻黃煎主風水通身腫欲裂利小便方

麻黃 茯苓（各四兩） 防風 澤漆 白术（各五兩）

杏人 大戟 清酒（各一升） 黄耆

猪苓（各三兩） 澤瀉（四兩） 獨活（八兩） 大豆（二升以水七升煑取一升）

右十三味㕮咀以豆汁酒及水一斗合煑取六升分六七服一日一夜令盡當小便極利為度

大豆湯治風水通身大腫眼合不得開短氣欲絶方

大豆 杏人 清酒（各一升） 麻黃 防風 木防巳

猪苓（各四兩） 澤瀉 黄耆 烏頭（各三兩）

生薑（七兩） 半夏（六兩） 茯苓 白术（各五兩）

甘遂 甘草（各二兩）

右十六味㕮咀以水一斗四升煑豆取一斗去之内藥及酒合煑取七升分七服日四夜三得小便快利為度腫消停藥不必盡劑若不利小便者加生大戟一升葶藶二兩無不快利萬不失一（深師方無猪苓澤瀉烏頭半夏甘遂）

治風水腫方

大豆（三升） 桑白皮（五升以水二斗煑取一斗去滓内後藥） 茯苓

白术（各五兩） 防風 橘皮 半夏 生薑（各四兩）

當歸 防巳 麻黃 猪苓（各三兩） 大戟（一兩）

葵子（一升） 鼈甲（三兩）

右十三味㕮咀内前汁中煑取五升一服八合日三服每服相去如人行十里久

麻子湯治徧身流腫方

麻子（五升） 當陸（一斤） 防風（三兩） 附子（一兩） 赤小豆（三升）

右五味㕮咀先擣麻子令熟以水三斗煑麻子取一斗三升去滓内藥及豆煑取四升去滓食豆飲汁

治男子女人新久腫得暴惡風入腹婦人新産上圊風入藏

腹中如馬鞭者噓吸短氣欬嗽大豆煎方

大豆一斗淨擇以水五斗煮取一斗五升澄清內釜中以一斗半美酒內中更煎取九升宿勿食旦服三升溫覆取汗兩食頃當下去風氣腫減慎風冷十日平復也除日合服之若急不可待逐急合服腫不盡加之腫差更服三升若醒醒差勿服之亦可任性飲之常使酒氣相接服後若腫差後渴慎勿多飲

又方

楮皮枝葉一大束切煮取汁隨多少釀酒但服醉為佳不過三四日腫減差後可常服之一方用豬椒皮枝葉

又方

鯉魚長一尺五寸以尿漬令沒一宿平旦以木從口中貫至尾微火炙令微熟去皮宿勿食空腹頓服之不能者分再服勿與鹽

凡腫病須百方內外攻之不可一槩摩膏主表方

生當陸一斤　豬膏一斤煎可得二升

右二味和煎令黃去滓以摩腫亦可服少許并塗以紙覆之燥輒傳之不過三日差

治婦人短氣虛羸遍身浮腫皮膚急人所稀見麝香散方

麝香三銖　雄黃六銖　芫花　甘遂各二分

右四味治下篩酒服錢五匕老小以意增減亦可為丸強人小豆大服七丸小品無雄黃深師以蜜丸如大豆服一丸日三治三焦決漏水在胃外名曰水病腹獨大在腹表用大麝香丸華他方用後有人三二分為丸服

虛勞浮腫灸太衝百壯又灸腎輸

備急千金要方卷第二十一

備急千金要方卷第二十二 丁腫癰疽

朝奉郎守太常少卿充秘閣校理判登聞撿院上護軍賜緋魚袋臣林億等校正

丁腫第壹 論一首 方二十九首 證十五條 灸法一首

論曰。夫稟形之類，須存攝養，將息失度，百病萌生。故四時代謝，陰陽遞興，此之二氣更相擊怒，當是時也，必有暴氣。夫暴氣者每月之中必有，卒然大風大霧大寒大熱，若不時避，人忽遇之，此皆入人四體，頓折皮膚，流注經脉，遂使湊理擁隔，榮衛結滯，陰陽之氣不得宣瀉，變成癰疽丁毒惡瘡諸腫。至於丁腫，若不預識，令人死不逮辰，若著訖乃欲求方，其人已入木矣。所以養生之士須早識此方，凡是瘡痍無所逃矣。凡療丁腫，皆刺中心至痛，又刺肆邊拾餘下令血出，去血傅藥，藥氣得入針孔中佳。若不達瘡裏，療不得力。

又其腫好著口中頰邊舌上，看之赤黑如珠子，碜痛應心是也。是秋冬寒毒久結皮中，變作此疾，不即療之，日夜根長，流入諸脉數道，如箭入身，捉人不得動搖。若不慎口味房室，死不旋踵。經伍陸日不差，眼中見火光，心神惛，口乾心煩即死也。

壹曰麻子丁。其狀肉上起頭，大如黍米，色稍黑，肆邊微赤多癢。忌食麻子及衣布并入麻田中行。

二曰石丁。其狀皮肉相連，色烏黑如黑豆，甚硬，刺之不入，肉內陰陰微疼。忌瓦礫塼石之屬。

三曰雄丁。其狀皰頭黑靨，四畔仰，瘡皰漿起，有水出，色黃，大如錢孔，形高。忌房事。

四曰雌丁。其狀瘡頭稍黃，向裏靨黑，亦似灸瘡，四畔皰漿起，心凹，色赤，大如錢孔。忌房事。

五曰火丁。其狀如湯火燒灼，瘡頭黑靨，四邊有皰漿，又如赤粟米。忌火炙爍。

六曰爛丁。其狀色稍黑，有白斑，瘡中潰潰有膿水流出，瘡形大小如匙面。忌沸熱食爛臭物。

七曰三十六丁。其狀頭黑浮起，形如黑豆，四畔起大赤色，今日生一，明日生二，至三日生三，乃至十。若滿三十六，藥所不能治。如未滿三十六者可治。俗名黑皰。忌嗔怒畜積愁恨。

八曰蛇眼丁。其狀瘡頭黑，皮上浮，生形如小豆，狀似蛇眼，大體硬。忌惡眼人看之，并嫉妒人見及毒藥。

九曰鹽膚丁。其狀大如匙面，四邊皆赤，有黑粟粒起。忌鹹食。

十曰水洗丁。其狀大如錢形，或如錢孔大，瘡頭白，裏黑靨，汁出中硬。忌飲漿水、水洗、渡河。

十一曰刀鐮丁。其狀瘡闊狹如薤葉大，長一寸，左側肉黑如燒爍。忌刺及刀鐮切割、鐵刃所傷，可以藥治。

十二曰浮漚丁。其狀瘡體曲圓，少許不合，長而狹如薤葉大，內黃外黑，黑處刺不痛，內黃處刺之則痛。

十三曰牛拘丁。其狀肉皰起，掐不破。

右十三種瘡，初起必先癢後痛，先寒後熱，熱定則寒，多四肢沈重，頭痛心驚眼花。若大重者則嘔逆，嘔逆者難治。其麻子丁一種，始末惟癢。所錄忌者不得犯觸，犯觸者即難療。其浮漚丁、牛拘丁、雨種。無所禁忌。縱不療亦不能殺人。其狀寒熱與諸丁同。皆以此方療之。萬不失一。欲知犯觸。但脊強瘡痛極甚不可忍者。是犯之狀也。

治十三種丁方。

用枸杞。其藥有四名。春名天精。夏名枸杞。秋名却老。冬名地骨。春三月上建日採枝。夏三月上建日採葉。秋三月上建日採子。冬三月上建日採根。凡四時初逢建日。取枝葉子根等四味並暴乾。若得五月五日午時合和大良。如不得依法採者。但得一種亦得。用緋繒一片以裹藥。取匝爲限。亂髮雞子大。牛黃梧子大。反鉤棘針二十七枚末。赤小豆七粒末。先於緋上薄布亂髮。以牛黃末等布髮上。即卷緋繒作團。以髮作繩十字縛之。熨斗中急火熬之令沸。沸定後自乾。即刮取擣作末。絹篩。以一方寸匕。取枸杞四味合擣絹篩取二匕。和合前一匕。共爲三匕。令相得。又分爲二分。早朝空腹酒服一分。日三。

治凡是丁腫皆用之。此名齊州榮姥方。

白薑石一斤，軟黃者　牡蠣九兩，爛者　枸杞根皮二兩　鍾乳二兩　白石英一兩　桔梗一兩半

右六味各擣。絹篩之。合和令調。先取伏龍肝九升末之。以清酒一斗二升攪令渾渾然。澄取清二升。和藥捻作餅子。大六分。厚二分。其濁滓仍置盆中。布餅子於籠上。以一張紙藉盆上。以泥酒氣蒸之。仍數攪令氣散發。經半日。藥餅子乾。乃內瓦坩中。一重紙一重藥遍布。勿令相著。密以泥封三七日。乾以紙袋貯之。乾處舉之。用法以針刺瘡中心。深至瘡根。并刺四畔。令血出。以刀刮取藥如大豆許內瘡上。若病重困日夜三四度著。其輕者一二度著。重者二日根始爛出。輕者半日一日爛出。當看瘡浮起。是根出之候。若根出已爛者。勿停藥。仍著之。藥甚安穩。令生肌易。其病在口咽及胸腹中者。必外有腫異相也。寒熱不快。疑是此病。即以飲或清水和藥如二杏人許服之。日夜三四服。自然消爛。或以物剔吐根出即差。若根不出亦差。當看精神自覺醒悟。合藥以五月五日爲上時。七月七日次。九月九日。臘月臘日並可合。若急須藥。他日亦得。要不及良日也。合藥時須清淨燒香。不得觸穢。孝子、不具足人、產婦、六畜雞犬等見之。凡有此病。忌房室、猪、雞、魚、牛、生韭、蒜、葱、芸薹、胡荽、酒、醋、麪、葵等。若犯諸忌而發動者。取枸杞根湯和藥服。並如後方。其二方本是一家。智者評論以後最是眞本。

趙娆方

薑石二十五兩　牡蠣十兩，崔氏七兩　枸杞根皮四兩　茯苓三兩

右四味各擣篩。合和。先取新枸杞根合皮切六升。水一斗半。煎取五升。去滓。內狗屎二升（崔氏云屎）。攪令調。澄取清。和前藥熟擣。捻作餅子。陰乾。病者以兩刃針當頭直刺瘡。痛徹拔出針。刮取藥末塞瘡孔中。拔針出即內藥。勿令歇氣。并遍封瘡頭上。即脹起。針挑根出。重者半日已上即出。或以消爛挑根。不出亦自差。勿憂之。其病在內者。外當有腫相應。並皆惡寒發熱。疑有瘡者。以水半盞刮取藥如桐子大五枚。和服之。日夜三度服。即自消也。若須根出。服藥經一日。以雞羽剔吐。即隨吐根出。若不出根。亦自消爛。在外者亦日夜三度傅藥。根出後常傅勿住。即生肉易差。若犯諸忌而發動者。取枸杞根合皮骨切三升。以水五升。煎

取二升，去滓。研藥末一錢匕，和枸杞汁一盞服之，日二三服。并單飲枸杞汁兩盞彌佳。又以枸杞汁攪白狗屎取汁服之更良。合訖即用，不必待乾。所言白狗屎，是狗食骨其屎色如石灰，直言狗白屎也。如預造，取五月五日、七月七日、九月九日、臘月臘日造者，尤良，神驗。或有人忽患喉中痛，乍寒乍熱者，即是其病，當急以此藥療之。無故而痛，惡寒發熱者，亦是此病，但依前服之，立差。前後二方同是一法，用一同，亦主癰疽甚效。

治丁腫病，忌見麻勃，見之即死者方。

胡麻　燭燼　針沙各等分

右三味，末之，以醋和傅之。

又方

針刺四邊及中心，塗雄黃末，立可愈，神驗。一云塗黃土

又方

馬齒菜二分　石灰三分

右二味，擣以雞子白和傅之。

又方　鼠新坌土和小兒尿傅之。

又方　鐵衣末和人乳汁傅之，立可。

又方　以小豆花爲末傅之，差。

又方　以人屎尖傅之，立差。

又方

以四神丹一枚，當頭上安，經宿即根出矣。方在第十二卷中

治一切丁腫方。

蒼耳根、莖、苗、子，但取一色燒爲灰，醋泔淀和如泥塗上，乾即易之，不過十度即拔根出，神良。余以正觀四年，忽口角上生丁腫，造甘子振母爲帖藥，經十日不差。余以此藥塗之，得愈。已後常作此藥以救人，無有不差者，故特論之以傳後嗣也。丁腫方殆有千首，皆不及此方。齊州榮姥方亦不勝此物，造次易得也。

又方　取鐵漿，每飲一升，立差。

又方　麪和臘月豬脂封上，立差。

又方

蔟藜子一升，燒爲灰，釅醋和封上，經宿便差。或針破頭封上更佳。

又方　皂莢子取人作末傅之，五日内差。

正觀初，衢州徐使君訪得治丁腫人王山韓光方。

艾蒿一擔，燒作灰，於竹筒中淋取汁，以一二合和石灰如麪漿，以針刺瘡中至痛，即點之，點三遍，其根自拔，亦大神驗。正觀中治得三十餘人差，故錄之。

魚臍丁瘡，似新火針瘡，四邊赤，中央黑色，可針刺之，若不大痛即殺人，治之方。

以臘月魚頭灰和髮灰等分，以雞溏屎和傅上。此瘡見之甚可而能殺人。外臺不用髮灰，以雞子清和塗

又方　以寒食餳傅之良。又硬者燒灰塗帖即差。

治魚臍瘡，其頭白似腫，痛不可忍者方。

先以針刺瘡上四畔作孔，擣白苣取汁，滴著瘡孔內。

又方　傅水獺屎大良。

治赤根丁方。

熬白粉令黑，蜜和傅之良。

又方　以新坌鼠壤水和塗之，熱則易之。

又方　擣馬牙齒末，臘月豬脂和傅之，拔根出。亦燒灰用。

犯丁瘡方。

蕪菁根　鐵生衣

右二味各等分和擣。以大針刺作孔。復削蕪菁根如針大。以前鐵生衣塗上。刺孔中。又塗所擣者封上。仍以方寸匕。緋帛塗帖上。有膿出易之。須臾拔根出立差。忌油膩生冷醋滑五辛陳臭粘食。

又方

刺瘡頭及四畔令汁極出。擣生栗黃傅上。以麪圍之勿令黃出。從旦至午根拔出矣。

又方

以麪圍瘡如前法。以針亂刺瘡。銅器煮醋令沸。瀉著麪圍中。令容一盞。冷則易之。三度即拔根出。

又方

取蛇蜕皮如雞子大。以水四升煮三四沸。去滓頓服。差。

又方

燒蛇蜕皮灰。以雞子清和塗之。差。

又方

取蒼耳苗擣取汁一二升飲之。滓傅上立差。

丁腫。灸掌後橫文後五指。男左女右。七壯即差。已用得效。丁腫灸法雖多。然此一法甚驗。出於意表也。

癰疽第二

脉七條　論一首　方八十七首　禁法二首　灸法三首

脉數。身無熱。即内有癰。

諸浮數脉。當發熱。而反洗洗惡寒。若有痛處。當結爲癰。

脉微而遲。必發熱。脉弱而數。此爲振寒。當發癰腫。

脉浮而數。身體無熱。其形嘿嘿。胃中微燥。不知痛處。其人當發癰腫。

脉滑而數。滑則爲實。數則爲熱。滑即爲榮。數即爲衛。榮衛相逢。即結爲癰。熱之所過。即爲癰膿。身體有痛處。時時苦有瘡。

問曰。寸口脉微而澀。法當亡血。若汗出。設不汗者當云何。荅曰。若身有瘡。被刀器所傷。亡血故也。

趺陽脉滑而數。法當下重。少陰脉滑而數。婦人陰中生瘡。

論曰。夫癰疽初發至微。人皆不以爲急。此實奇患。惟宜速治。若療稍遲。乃即病成。以此致禍者不一。但發背。外皮薄爲癰。外皮厚爲疽。宜急治之。

凡癰疽始發。或似小癤。或復大痛。或復小痛。或發如米粒大白膿子。此皆微候。宜善察之。見有小異。即須大驚忙。急須攻之及斷口味。速服諸湯。下去熱毒。若無醫藥處。即灸當頭百壯。其大重者。灸四面及中央二三百壯。數灸不必多也。復薄冷藥。種種救療。必速差也。

凡用藥帖。法皆當瘡頭處。其藥開孔。令泄熱氣。亦當頭以火針針入四分即差。

凡癰疽瘤石癰結筋瘰癧。皆不可就針角。針角者。少有不及禍也。

凡癰無問大小。亦覺即取膠如手掌大。煖水浸令軟納納然。稱大小當頭上開一孔如錢孔大。帖腫上令相當。須臾乾急。若未有膿者即定不長。已作膿者當自出。若以鋒針當孔上刺至膿。大好。至差乃洗去膠。

凡腫。根廣一寸已下名癤。一寸已上名小癰。如豆粒大者名皰子。皆始作。急服五香連翹湯下之。數劑取差乃止。

凡癰高而光大者不大熱。其肉正平無尖而紫者。不須攻之。但以竹葉黃耆湯申其氣耳。肉正平爲無膿也。癰卒痛。以八味黃耆散傅之。大癰七日。小癰五日。其自有堅彊者。寧生破。發乳。若熱。手不可得近者。先内服王不留行散。外摩發背膏。若背生破無苦。在乳宜令極熟。候手按之。隨手即起者搶熟也，須針之。針法要得著膿，以意消息，胸背不過一寸。鍼量不得膿，即与食肉膏散著兌頭內癰口中。如體氣熱歇，即服木占斯散。五日後癰欲著痂者，即服排膿內塞散。

凡癰破之後，便綿惙欲死，內寒外熱。腫自有似癰而非者，當以手按腫上無所連，乃是風毒耳，勿針之。宜服升麻湯，外摩膏。破癰口，當令上留三分，近下一分針之，務極令熱，熱便不痛。破後敗壞不差者，作豬蹄湯洗之，日二，夏用二日，冬用六七日。用湯半劑亦可。夫癰壞後有惡肉者，宜豬蹄湯洗去穢，次傅食肉膏散，惡肉盡後，傅生肉膏散及摩四邊，令好肉速生。當斷絕房室，忌風冷，勿自勞煩。待筋脉平復，乃可任意耳。緣新肉易傷，傷則裏潰，潰則重發，發即難救也。慎之慎之。白痂最忌。

凡諸暴腫，一一不同，無問近遠，皆服五香連翹湯，刺去血。小豆末傅之。其間數數以針刺去血。若失療已潰爛者，猶服五香湯及漏蘆湯下之，隨熱多少，依方用之。外以升麻湯搨洗熨之（方在丹毒篇），摩升麻膏（方在丹毒篇）。若生息肉者，以白蕳茹散傅之，青黑肉去盡，即停之，好肉生，傅升麻膏，如肌不生，傅一物黃耆散。若傅白蕳茹，青黑惡肉不盡者，可以漆頭蕳茹散半錢和三錢白蕳茹散，稍稍傅之。其散各取當色單擣篩之，直尔成散用之（此數法集驗肘治緩疽）。

或身中忽有痛處，如似打撲之狀，名曰氣痛。痛不可忍，遊走不住，發作有時，痛則小熱，痛定則寒。此皆由冬時受溫氣，至春暴寒，風來折之，不成溫病，乃作氣痛。宜先服五香連翹湯，摩丹參膏，又以白酒煎楊柳皮及煖熨之。有赤氣點點者，即刺出血也。其五香連翹湯及小竹瀝湯可服數劑，勿以一劑未差便住，以謂無效，即禍至矣。中間將白薇散佳。又有氣腫痛，其狀如癰，腫無頭，虛腫，色不變，但皮急痛不得手近，亦須服此五香湯，次白針寫之，次與蒺藜散傅之。

胸中痛短氣者，當入闇室中，以手中指捺左眼，視若見光者，胸中有結癰；若不見光者，是瘭疽內發出也。

經云：氣宿於經絡中，血氣俱澀不行，擁結為癰疽也。不言熱之所作，其後成癰，又陽氣湊集，寒化為熱，熱盛則肉腐為膿也。由人體有熱，被寒冷搏之，而脉凝結不行，熱氣擁結成癰疽。方有灸法，亦有溫治法，以其中冷未成熱之時，其用冷藥帖薄之，治熱已成，以消熱令不成膿也。赤色腫有尖頭者，藜蘆膏傅之。一云醋和蚌蛤灰塗，乾則易之。

余平生數病癰疽，得效者皆即記之。考其病源，多是藥氣所作，或有上世服石，遂令子孫多有此疾，食中尤不宜食麪及酒蒜，又慎溫牀厚被，能慎之者，可得終身無它。此皆躬自驗之，故特論之也。

五香連翹湯　凡一切惡核瘰癧癰疽惡腫患皆主之方。

青木香　沉香　薰陸香　丁香
麝香　射干　升麻　獨活
寄生　連翹　通草各二兩　大黃三兩

右十二味，㕮咀，以水九升，煮取四升，內竹瀝二升，更煮取三升，分三服，取快利。（肘後方有紫葛、甘草，無通草，治惡肉、惡脉、惡核、風結腫氣痛。要籍喻義有黃耆、甘草、芒消各六分。千金翼云：未差中間常服佳。與小兒篇方相重，小有異處。）

治癰疽發背黃耆竹葉湯方。

黃耆　甘草　麥門冬　黃芩
芍藥各三兩　當歸　人參　石膏
芎藭　半夏各二兩　生薑五兩　生地黃八兩
大棗三十枚　淡竹葉一握

右十四味，㕮咀，以水一斗二升，先煮竹葉，取一斗，去滓，內藥，煮取三升，分四服，相去如人行三十里間食，日三夜一。

八味黄耆散，傅之方。

黄耆　芎藭　大黄　黄連

芍藥　莽草　黄芩　梔子人（各等分）

右治下篩，雞子白和如泥，塗故帛上，隨腫大小傅之，乾則易之。若已開口，封瘡上，須開頭令歇氣。

王不留行散，治癰腫不能潰，困苦無聊賴方。

王不留行子（三合，千金翼作一升）　龍骨（二兩）　野葛皮（半分）

當歸（二兩）　乾薑　桂心（各一兩）

栝樓根（六分）

右七味，治下篩，食訖，溫酒服方寸匕，日三。以四肢習習為度，不知，稍加之，令人安穩，不覺膿自潰，即著瘡痂平復。神良。此浩仲堪方。隋濟闍黎所名，為神散，癰腫即消，極安穩。（千金翼云：治癰疽及諸雜腫已潰，皆服之）

內補散，治癰疽發背，婦人乳癰，諸癤，未潰者便消，不消者令速潰，疾愈方。

木占斯　人參　乾薑（一云乾地黄）　桂心

細辛　厚朴　敗醬　防風

桔梗　栝樓根　甘草（各一兩）

右十一味，治下篩，酒服方寸匕，藥入咽覺流入瘡中。若癰疽灸之不能發壞者，可服之。瘡未壞者去敗醬。已發膿者內敗醬。服藥日七八服，夜二三服，以多為善。若病在下，當膿血出，此為腸癰也。諸病在裏，惟服此藥，即覺其力。痛者即不痛。長服治諸瘡及疽痔。瘡已潰便早愈，醫人不知用此藥。發背無有治者，惟服此耳。若始覺背上有不好而渴者，即勤服之。若藥力行，覺渴止，便消散。若雖已壞，但日夜服之，勿住也。服之腫自消散，不覺去時。欲長服者，當去敗醬。婦人乳癰，宜速服之。一方無桂心，一名木占斯散，主癰腫堅結，若已壞者速愈，未壞者使不成癰便消。（張仲無桂心，劉涓子云此是華佗方）

治大瘡熱退，膿血不止，瘡中肉虛疼痛，排膿內塞散方。

防風　茯苓　白芷　桔梗

遠志　甘草　人參　芎藭

當歸　黄耆（各一兩）　桂心（二分）　附子（二枚）

厚朴（二兩）　赤小豆（五合，酒浸熬之）

右十四味，治下篩，酒服方寸匕，日三夜一。

治癰疽發背，猪蹄湯方。

猪蹄（一具，治如食法）　黄耆　黄連　芍藥（各三兩）

黄芩（二兩）　薔薇根　狼牙根（各八兩）

右七味，㕮咀，以水三斗，煮猪蹄，令熟，澄清取二斗，下諸藥，煮取一斗，去滓，洗瘡一食頃，以帛拭乾，帖生肉膏，日二。如痛，加當歸、甘草（各二兩）。

治癰疽發十指，或起膀胱，及發背後生惡肉者方。

猪蹄（一具，治如食法）　當歸　大黄　芎藭

芍藥　黄芩　獨活　莽草（各一兩）

右八味，㕮咀，以水三斗，煮猪蹄，取八升，去之，內諸藥，煮取四升，去滓，以漬瘡兩食頃，洗之，拭令乾，傅麝香膏。

治癰疽及發背諸惡瘡，去惡肉，麝香膏方。

麝香　雄黄　礬石　䕡茹（各一兩，作眞朱）

右四味，治下篩，以猪膏調如泥，塗之，惡肉盡止，却傅生肉膏。

食惡肉膏方。

大黃　芎藭　莽草　真朱
雌黃　附子生用，各一兩　白斂　礬石
黃芩　藺茹各二兩　雄黃半兩
右十一味㕮咀，以豬脂一升半煎六沸，去滓，內藺茹石末，攪調傅瘡中，惡肉盡乃止。
治癰腫惡肉不盡者方。
蒴藋灰一作藋灰　石灰肘後作白炭灰
右二味各淋取汁，合煎如膏，膏成食惡肉，亦去黑子。此藥過十日後不中用。
又方
生地黃汁煎如膠，作餅子帖之，日四五度。
食惡肉散方。
流黃　馬齒礬　漆頭藺茹　丹砂
麝香　雄黃　雌黃　白礬各二分
右八味治下篩，以粉之，吮食惡肉。千金翼薄帖篇無白礬雌黃，有藜蘆，云亦膏和傅之。又處療癰疽篇無丹砂，廣濟方療癰腫膿潰瘡中有紫肉破不消，以此散兌頭內蝕之。
又方
藺茹　礬石　雄黃　流黃各二分
右四味治下篩，內瘡中，惡肉盡即止，不得過好肉也。
治癰疽發背壞後生肉膏方。
生地黃一斤　辛夷二兩　獨活　當歸
大黃　黃耆　芎藭　白芷
芍藥　黃芩　續斷各一兩　薤白五兩
右十二味㕮咀，以臘月豬脂四升煎，取白芷黃下之，去滓。傅之立差。
生肉膏，治癰疽發背，潰後令生肉方。
甘草　當歸　白芷　蓯蓉
蜀椒　細辛各二兩　烏喙六分，生用　蛇銜一兩
薤白二十莖　乾地黃三兩
右十味㕮咀，以醋半升漬一宿，豬膏二斤煎，令沸，三上三下，膏成，塗之立差。
蛇銜生肉膏，主癰疽金瘡敗壞方。
蛇銜　當歸各六分　乾地黃三兩　黃連
黃耆　黃芩　大黃　續斷
蜀椒　芍藥　白及　芎藭
莽草　白芷　附子　甘草
細辛各一兩　薤白一把
右十八味㕮咀，醋漬再宿，臘月豬脂七升煎，三上三下，醋盡下之，去滓，傅之，日三夜一。崔氏有大戟、獨活各一兩，無地黃、黃連、黃耆、續斷、白及、芎藭、白芷、甘草。
五香湯，主熱毒氣卒腫痛結作核，或似癰癤而非，使人頭痛寒熱氣急者，數日不除殺人方。
青木香　藿香　沈香　丁香　薰陸香各一兩
右五味㕮咀，以水五升煮取二升，分三服，不差更服之，并以滓薄腫上。千金翼以麝香代藿香。
漏蘆湯方。
漏蘆　白及　黃芩　麻黃　白薇
枳實　升麻　芍藥　甘草各二兩　大黃二兩
右十味㕮咀，以水一斗煮取三升，分三服，快下之。無藥處單用大黃下之良。肘後云：治癰疽丹軫毒腫惡肉。千金翼無白薇，劉涓子無芍藥，有連翹，治時行熱毒變作赤色癰疽丹軫毒腫及眼赤痛生瘴瞖。若熱盛者可加芒消二兩。經心錄無白薇，有知母、犀角、芒消各二兩。此方与小兒篇方相重，分兩服法異。

丹參膏方。

丹參　蒴藋　莽草　蜀椒　躑躅各二兩

秦艽　獨活　白及　牛膝　菊花

烏頭　防己各一兩

右十二味㕮咀，以醋二升浸一宿，夏半日，如急要便煎之。猪脂四升煎令醋氣歇，慢火煎之，去滓，用傅患上，日五六度。肘後用防風不用防己，治惡肉惡核瘰瀝風結諸腫，云此膏亦可服。

治氣痛小竹瀝湯方。

淡竹瀝一升　射干　杏人　獨活　枳實

白朮　防己　防風　秦艽　芍藥

甘草　茵芋　茯苓　黃芩　麻黃各二兩

右十五味㕮咀，以水九升，煮取半，下瀝，煮取三升，分四服。

白薇散方。

白薇　防風　射干　白朮各六分　當歸

防己　青木香　天門冬　烏頭　枳實

獨活　山茱萸　萎蕤各四分　麻黃五分　柴胡

白芷各三分　莽草　蜀椒各一分　秦艽五分

右十九味，治下篩，以漿水服方寸匕，日三，加至二匕。

治氣腫痛蒺藜散方。

蒺藜子一升，熬令黃，為末，以麻油和之如泥，炒令焦黑，以傅故熟布上，如腫大小，勿開孔，帖之。無蒺藜，用小豆末和雞子如前，乾易之，甚妙。

治赤色腫有尖頭者，藜蘆膏方。

藜蘆二分　黃連　礬石　雄黃　松脂

黃芩各八分

右六味末之，猪脂二升二合煎令烊，調和以傅上瘑癬頭瘡，極效。又治浅瘡經年，抓搔成癢孔者。

瞿麥散，治癰，排膿止痛，利小便方。

瞿麥一兩　芍藥　桂心　赤小豆酒浸熬

芎藭　黃耆　當歸　白斂

麥門冬各二兩

右九味，治下篩，先食酒下方寸匕，日三。千金翼用細辛、薏苡人、白芷，不用桂心、麥門冬、白斂，治諸癰潰及未潰，瘡中疼痛，膿血不絶，不可忍者。

薏苡人散，治癰腫令自潰長肉方。

薏苡人　桂心　白斂　當歸

蓯蓉　乾薑各二兩

右六味，治下篩，先食溫酒服方寸匕，日三夜再。

癰疽潰後膿太多，虛熱，黃耆茯苓湯方。

黃耆　麥門冬各三兩　芎藭　茯苓

桂心各二兩　生薑四兩　五味子四合　大棗二十枚

右八味㕮咀，以水一斗半，煮取四升，分六服。千金翼有遠志、當歸、人參各二兩，甘草六兩。

內消散，治凡是癰疽皆宜服此方。

赤小豆一升醋浸熬　人參　甘草　瞿麥

當歸　猪苓　黃芩各二兩　白斂

黃耆　薏苡人各三兩　防風一兩　升麻四兩

右十二味，治下篩，以酒服方寸匕，日三夜一，長服取差。

治癰疽膿血內漏，諸漏壞敗，男發背，女乳房及五痔，猬皮散方。

猬皮一具　蜂房一具　地榆　附子

桂心　當歸　續斷各五分　乾薑

蜀椒　藁本各四分　厚朴六分

右十一味，治下篩，空腹以酒服方寸匕，日三，取差。加斑猫七枚益良。

凡患腫皆因宿熱所致，須服冷藥，差後有患冷利不止者方

赤石脂　人參　龍骨　甘草　乾薑各二兩　附子一枚

右六味㕮咀，以水八升煮取二升半，分三服，每服八合。

梔子湯主表裏俱熱，三焦不實，身體生瘡及發癰癤，大小便不利方。

梔子人二七枚　芒消二兩　黃芩　甘草　知母各三兩　大黃四兩

右六味㕮咀，以水五升煮減半，下大黃取一升八合，去滓，內芒消，分三服。

五利湯主年四十已還強壯，常大患熱，發癰疽無定處，大小便不通方。

大黃三兩　梔子人五兩　升麻　黃芩各二兩　芒消一兩

右五味㕮咀，以水五升煮取二升四合，去滓，下芒消，分四服，快利即止。劉涓子名大黃湯

乾地黃丸壯熱人長將服之，終身不患癰疽，令人肥悅耐勞苦方。

乾地黃五兩　芍藥　甘草　桂心　黃耆　黃芩　遠志各二兩　石斛　當歸　大黃各三兩　人參　巴戟天　栝樓根各一兩　蓯蓉　天門冬各四兩

右十五味末之，蜜丸，酒服如梧子大十丸，日三，加至二十丸。

乾地黃丸主虛熱消瘡癤方。

乾地黃四兩　大黃六分　芍藥　茯苓　王不留行　甘草　遠志　麥門冬　人參　升麻　黃芩各三兩　桂心六兩

右十二味末之，蜜和，酒服如梧子十丸，日三，加至二十丸，長服令人肥健。一方有枳實三兩。外臺無甘草、遠志、麥門冬、人參、升麻、黃芩

乾地黃丸主虛勞客熱，數發癰腫瘡癤，經年不除方。

乾地黃四兩　天門冬五兩　黃耆　黃芩　大黃　黃連　澤瀉　細辛各三兩　甘草　桂心　芍藥　茯苓　乾漆各二兩　人參一兩

右十四味末之，蜜丸，酒服如梧子大十丸，日三夜一，加至二十丸，久服延年，終身不發癰疽。凡方中用大黃，薄切，五升米下蒸熟，暴乾用之。熱多倍大黃。要籍喻義無澤瀉

地黃煎補虛除熱，散乳石，去癰癤痔疾，悉宜服之方。

生地黃隨多少，三擣三壓，取汁令盡，銅器中湯上煮，勿蓋，令泄氣，得減半，出之，布絞去麤碎結濁滓穢，更煎之，令如餳，酒服如彈丸許，日三，勿加之，百日癰疽永不發。

枸杞煎主虛勞，輕身益氣，令人有力，一切癰疽永不發方。

枸杞三十斤剉，葉生至未落可用莖，葉落至未生可用根，以水一石煮取五斗，去滓淀，將滓更入釜，與水依前煮取五斗，并前為一斛，澄之去淀，釜中煎之取二斗許，更入小銅鍋子煎，令連連如餳，去或器盛，重湯煮更好。每日早朝服一合半，日再，初服一合，漸漸加之。

主風濕躰痛，不能飲食，兼癰疽後補虛羸方。

薔薇根　枸杞根各一百斤　生地黃　食蜜各十

右四味㕮咀，以水煑二根，令味濃，取二斛，去滓，內地黃煑令爛，絞去滓，微火煎令如粥，內蜜耗令相得，每食後服如彈丸許。

搨腫方。

大黃　黃芩　白蘞　芒消各三分

右四味㕮咀，以水六升，煑取三升汁，故帛四重內汁中，以搨腫上，乾即易之，無度數，晝夜爲之。

治癰疽始作，腫赤焮熱，長甚速方。

青木香　犀角　大黃　升麻
黃芩　梔子人　黃連　甘草
芒消　射干　黃蘗　紫檀香
羚羊角　白蘞各二分　地黃汁五合　麝香二分，研入

右十六味㕮咀，以水五升，煑取二升，小冷，故帛兩重內湯中，搨腫上，乾易之，日夜數百度。

治頸項及背有大腫赤發，即封令不成膿方。

生乾地黃一斤　香豉一斤　朴消五兩

右三味合擣，令地黃爛熟，傅腫上，厚二分，日三四易，至差止。此兼治一切腫。

治癰腫痛煩悶方。

生楸葉十重帖之，以帛包令緩急得所，日二易，上痛兼消腫，蝕膿甚良，勝於衆物。如冬月，先收乾者，用時鹽潤之。亦可薄削楸皮用之。

治癰始覺腫令消方。

大黃　通草　葶藶　莽草各等分

右四味爲末，以水和傅上，乾則易之。

又方

以莨菪末三指撮，水和服之，日三，神良。

治癰方

芫花爲末，膠和如粥，傅之。

治癰疽發腹背陰匿處，通身有數十癰者方。

取乾牛糞燒灰，下篩，以雞子白塗之，乾復易。

若已結膿，使聚長者方。

栝樓根末之，苦酒和，傅上，燥復易。赤小豆亦佳。

治大人小兒癰腫方。

生猪腦傅紙上，帖之，乾則易，日三四度。

又方　芥子末湯和，傅紙上，帖之。千金翼以猪膽和塗之

又方　白薑石末，蒜和擣，傅上，差。

又方　馬鞭草擣，傅上，即頭出。

大人小兒癰腫，灸兩足大拇指奇中，立差，仍隨病左右。

治癤子方。

凡癤無頭者，吞葵子一枚，不得多服。

又方　燒葛蔓灰封上，自消。牛糞灰封之亦佳。

又方　鼠粘根葉帖之。

又方　水和雀屎傅之。

又方

生椒末　釜下土

右二味等分，醋和塗之。千金翼有䕡茹末，爲三味

又方

狗頭骨　芸薹子

右二味等分，末之，醋和傅上。

治癰有膿令潰方。

雞羽三七枚，燒末，服之即潰。

又方 人乳和麪傅上。比曉膿血出並盡。不用近手。

又方 䈥經繩燒末。臘月猪脂和傅下畔。即潰。不須針灸。

治癰腫發背初作、及經十日已上。腫赤焮熱毒氣盛。日夜疼痛。百藥不效方。

毈雞子一枚 新出狗屎如雞子大

右二味攪調和。微火熬。令稀稠得所。捻作餅子。可腫頭堅處帖之。以紙帖上。以帛抹之。時時看之。覺餅子熱即易。勿令轉動及歇氣。經一宿定。如多日患者。三日帖之。一日一易。差止。此方穢惡不可施之貴勝。然其愈疾一切諸方皆不可及。自外諸方還復備員。設儀注而已。覺者當曉斯方。亦備諸急爾。

烏麻膏 主諸漏惡瘡。一十三般丁腫。五色遊腫。癰癤毒熱。狐刺蛇毒。狂犬蟲狼六畜所傷不可識者。二十年漏。金瘡中風。皆以此膏帖之。惡膿盡即差。止痛生肌。一帖不換藥。惟一日一度拭去膏上膿。再帖之。以至差乃止方。

生烏麻油一斤 黃丹四兩 蠟四分皆大兩大升

右三味。以臘日前一日從午内油銅器中。微火煎之。至明旦看油減一分。下黃丹消盡。下蠟令沫消。藥成。至午時下之。惟男子合之。小兒女人六畜不得見之。

治諸腫紫葛帖方。

紫葛十分 大黃五分 白斂 玄參

黃芩 黃連 升麻 榆白皮

由跋各三分 赤小豆一合 青木香一分

右十一味。治下篩。以生地黃汁和如泥。傅腫上。乾易之。無地黃汁與米醋和之。

又帖膏方。

松脂一斤 大黃一兩 猪脂半斤 細辛

防風 黃芩 芎藭 白斂

當歸 白芷 芍藥 莽草

黃蘗 黃連各半兩 白蠟四兩

右十五味。㕮咀。先煎脂蠟令烊。乃内諸藥。三上三下。絞以綿及布。以著水中爲餅。取少許火炙之。油紙上傅之。貼瘡上。千金翼有黃耆一兩

青龍五生膏 治癰疽痔漏惡瘡膿血出。皆以導之方。

生梧桐白皮 生龍膽 生桑白皮

生青竹茹 生柏白皮各五兩 蜂房

猬皮 蛇蛻皮各一具 雄黃

雌黃各一兩 蜀椒 附子

芎藭各五分

右十三味。㕮咀。以三年苦酒二斗浸藥一宿。於炭火上炙乾。擣下細篩。以猪脂二升半於微火上煎。攪令相得如飴。著新未中水白瓷器中盛。稍稍隨病深淺傅之。并以清酒服如棗核。日一。

治癰疽痔漏惡瘡婦人妬乳漆瘡方。

野葛 芍藥 薤白 當歸

通草各二分 附子一分

右六味。㕮咀。醋浸半日。先煎猪脂八合。令煙出。内亂髮二分。令消盡。下之待冷。又内松脂八分。蠟二分。更著火上。令和。即内諸藥。煎令沸。三上三下。去滓。故帛傅藥帖腫上。乾即易之。如春去附子。其髮須洗去垢。不尔令人瘡痛。

治癰腫松脂膏方。

黃芩 當歸 黃耆 黃連

芍藥　大黄　蠟　芎藭各一兩

右八味㕮咀，合松脂一斤半，猪脂一合半，微火煎之三上三下，綿布絞去滓，火炙傅紙上，隨腫大小帖之，日三易之即差。

治諸色癰腫惡瘡差後有瘢，滅瘢膏方。

礬石　安息香一作女萎　狼毒　烏頭

羊躑躅　附子　野葛　白芷

烏賊骨　赤石脂　皂莢　乾地黄

天雄　芍藥　芎藭　大黄

當歸　莽草　石膏　地榆

白术　續斷　鬼臼　蜀椒

巴豆　細辛各一兩

右二十六味擣末，以成煎猪脂四斤和藥，以此爲準，煎之三上三下，以好鹽一大匙下之，膏成須服者與服之，須摩者與摩之。摩之忌近眼，服之忌妊娠人。若滅瘢者，以布揩令傷，傅之。鼻中息肉，取如大豆内鼻中。如瘀血，酒服如棗核大。痔漏，以綿裹如梅子内下部。若中風，摩患上取差。崩中亦内。若滅瘢，取少許和鷹屎白傅之，取臘日合之神效。千金翼有礜石一兩

治膿潰後瘡不合方。

燒鼠皮一枚作末，傅瘡孔中。

又方

熟嚼大豆以傅之。

又方

炒烏麻令黑，熟擣以傅之。

又方

以牛屎傅之，乾即易之。

又方

燒破蒲蓆灰，臘月猪脂和，内孔中。

治癰久不差方。

馬齒菜擣汁，煎以傅之。

治癰癤潰後膿不斷，及諸物刺傷瘡不差方。

石流黄粉二分　筯一片，碾頭碎

右二味，少濕筯，内流黄中，以刺瘡孔，瘡差爲度。

治癰内中如眼，諸藥所不效者方。

取附子削令如棊子，安腫上，以唾帖之，乃灸之，令附子欲焦，復唾濕之，乃重灸之，如是三度，令附子熱氣徹内即差，此法極妙。

治諸瘡著白痂復發方。

大蒜　鼠矢　書墨

右三味等分爲末，傅之，日三。

禁腫法。

凡春初雷始發聲時，急以兩手指雷聲，聲止乃止，後七日勿洗手，於後有一切腫及蠍螫惡注腫瘡，摩之尋手差。

書腫方。

太乙甲一不生　未乙一不成壬癸死

右以丹書閉氣書腫上，立差。

治惡毒腫，或著陰卵，或著一邊，疼痛攣急，引入小腹不可忍，一宿殺人方。

取茴香草擣取汁，飲一升，日三四服，滓薄腫上。冬中根亦可用。此是外國神方，從永嘉年末用之，起死人，神驗。

治風勞毒腫，疼痛攣急，或牽引小腹及腰髀痛方。

桃人一升，研如常法，以酒三升攪和，頓服之，厚衣蓋令汗，不過三劑。

若從脚腫向上至腹者即殺人，治之方。

赤小豆一斗，以水三斗煮令爛，出豆，以汁浸脚至膝，每日一度，差止。若已入腹，不須浸，但煮豆食之。忌鹽、菜、米、麪等，渴飲汁，差乃止。

麻子小豆湯，治毒腫無定處，或赤色惡寒，或心腹刺痛煩悶者，此是毒氣深重方。

麻子　赤小豆各五升　生商陸二升　升麻四兩　附子二兩　射干三兩

右六味，㕮咀，以水四斗先煮四味，取二斗半，去滓，研麻子碎，和汁煮一沸，濾去滓，取汁煮豆爛，取汁，每一服五合，日二夜一，當利小便爲度，腫退即差，并食豆。

治一切毒腫疼痛不可忍者方

取蜱麻子擣傅之，即差。

治癰有堅如石核者，復大色不變，或作石癰，練石散方

麤理黄石一斤　鹿角八兩，燒　白斂三兩

右三味，以醋五升，先燒石令赤，内醋中，不限數，醋半止，揔擣末，以餘醋和如泥，厚傅之，乾則易，取消止，盡更合，諸漏及瘰癧，其藥悉皆用之，仍火針針頭破，傅藥。又單磨鹿角、半夏末和傅之，不如前方佳也。

治石癰堅如石，不作膿者方

生商陸根擣傅之，乾即易之，取軟爲度。又治濕漏諸癰癤。

又方　蜀桑根白皮，陰乾擣末，烊膠，以酒和藥傅腫，即拔出根。

又方　醋和莨菪子末，傅頭上，即拔出根矣。

又方　蛇蜕皮帖之，經宿便差。

又方　櫟子一枚，以醋於青石上磨之，以塗腫上，乾更塗，不過十度即愈。

又方

梁上塵　葵根莖灰等分

右二味，醋和傅之，即差。

凡發腫至堅有根者，名曰石癰，治之法，當上灸之百壯，石子當碎出，如不出，益壯乃佳。

發背第三 論一首　方十五首

論曰：凡發背，皆因服食五石寒食更生散所致，亦有單服鍾乳而發者，又有生平不服而自發背者，此是上代有服之者，其候率多於背兩胛間起，初如粟米大，或痛或癢，仍作赤色，人皆初不以爲事，日漸長大，不過十日遂至於死。其臨困之時，以闊三寸高一寸，瘡有數十孔，以手按之，諸孔中皆膿出，尋時失音。所以養生者，小覺背上癢痛有異，即火急取淨土水和爲泥，捻作餅子，厚二分，闊一寸半，以麤艾大作炷，灸泥上，帖著瘡上灸之，一炷一易餅子。若粟米大時，可灸七餅子，即差。如榆莢大，灸七七餅炷，即差。如錢大，可日夜灸之，不限炷數。仍服五香連翹湯及鐵漿諸藥攻之，乃愈。又法：諸發背未作大膿，可以冷水射之，浸石令冷熨之，日夜莫住，差乃止。此病忌麪、酒、五辛等。亦有當兩肩上發者。

凡服石人，皆須勞役四體，無令自安，如其不爾者，多有發動，亦不得逐便恣意取煖，稱已適情，必須遺欲以取寒凍，雖當時不寧，於後在身多有所益，終無發動之虞耳。

凡腫起背胛中，頭白如黍粟，四邊相連，腫赤黑，令人悶亂，即名發背也。禁房室、酒、肉、蒜、麪。若不灸治，即入内殺人。若灸當瘡上七八百壯。有人不識，多作雜腫治者，皆死。

治發背及癰腫已潰未潰方

香豉三升，少與水和。熟擣成強泥，可腫作餅子，厚三分已上。有孔勿覆孔上。布豉餅，以艾列其上灸之，使溫溫而熱，勿令破肉。如熱痛，即急易之，患當減，快得安穩。一日二度灸之。如先有瘡孔，孔中得汁出，即差。

治發背背上初欲結腫，即服此方。

大黃　升麻　黃芩　甘草各三兩

梔子二七枚

右五味，㕮咀，以水九升，煮取三升，分三服。取快利便止，不通更進。

治癰疽發背已潰未潰及諸毒腫方。

栝樓根　榆白皮　胡鷰窠　鼠坌土

右四味，等分，末之，以女人月經衣，水洗取汁，和如泥，封腫上。乾易。潰者四面封之。亦覺即封，從一日至五日，令差。

內補散，治癰疽發背已潰，排膿生肉方。

當歸　桂心各二兩　人參　芎藭　厚朴　防風　甘草　白芷　桔梗各一兩

右九味，治下篩，酒服方寸匕，日三夜二。未差更服，勿絕。外臺無防風、甘草、白芷。

內補散，治癰瘡發背方。

蜀椒　乾薑各二分　白斂一兩　黃芩　人參各二分　桂心一分　甘草一兩　小豆一合半　附子　防風各一兩　芎藭二兩

右十一味，治下篩，酒服方寸匕，日三夜二。

治癰疽發背及小小瘰癧，李根皮散方。

李根皮一升　通草　白斂　桔梗　厚朴　黃芩　附子各一兩　甘草　當歸各二兩　葛根三兩　半夏五兩　桂心　芍藥各四兩　芎藭六兩　栝樓根五兩

右十五味，治下篩，酒服方寸匕，日三。瘡大困者，夜再服之。

曾有人患骨從瘡中出，兼有三十餘癰癤，服此散得差。

治發背癰腫經年，差後復發，此因大風，或結氣在內，經脈閉塞，至夏月已來，出攻於背，久不治，積聚作膿血，為瘡內漏，大內塞排膿散方。

山茱萸　五味子　茯苓　乾薑各一分　當歸　石韋　芎藭各四分　附子二分　蓯蓉　巴戟天　遠志　麥門冬　乾地黃八分　桂心　芍藥各三分　地膽　菟絲子各三分　石斛　人參　甘草各五分

右二十味，治下篩，酒服方寸匕，日三夜一。稍加之。長服終身不患癰癤。

治發背方。

亂髮灰，酒服方寸匕。亦治瘭疽。

又方　飲鐵漿二升，取利。

又方　三年醋滓，微火煎令稠，和牛脂傅上，日一易。

又方　猪狗牙燒灰，醋和傅上，日三四易之。

又方　猪脂傅上，日四五。亦治發乳。救急方云：取猪羊脂切作片，冷水浸貼上，暖易之。五六十片差。若初帖少許即寒，寒定好眠，甚妙。

又方　蛇頭灰，醋和傅之，日三易。

又方　燒鹿角灰，醋和傅之，日四五。

又方　燒古蚌灰，雞子白和傅之，日三易。

丹毒第四 論一首 方三十八首

論曰。丹毒一名天火。肉中忽有赤如丹塗之色。大者如手掌。甚者偏身有癢有腫。无其定色。有血丹者。肉中腫起。癢而復痛。微虛腫如吹狀。隱軫起也。有雞冠丹者。赤色而起。大者如連錢。小者如麻豆粒狀。肉上粟粟如雞冠肌理也。一名茱萸丹。有水丹者。由偏身熱起。遇水濕搏之結丹。晃晃黃赤色。如有水在皮中。喜著股及陰處。此雖小疾。不治令人至死。治之皆用升麻膏也。

升麻膏方

升麻　白薇（肘後作白蘝）　漏蘆　連翹　芒消　黃芩各二兩　蛇銜　枳實各三兩　梔子四十枚　蒴藋四兩

右十味。微擣之。水三升浸半日。以豬膏五升煎。令水氣盡。去滓膏成。傅諸丹皆用之。日三。及熱瘡腫上。（經心錄無枳實，以治諸毒腫）

治丹毒升麻搨湯方

升麻　漏蘆　芒消各二兩　梔子二十枚　黃芩三兩　蒴藋五兩

右六味。㕮咀。以水一斗浸良久。煮取七升。冷。以故帛染汁搨諸丹毒上。常令濕。搨後須服飲子并漏蘆湯。方並在前癰腫條中。但服之立差。（小品用治丹瘮赤毒腫）

治丹毒單用藥方

水苔　生蛇銜　生地黃　生菘菜　蒴藋葉　慎火草　五葉藤　豆葉　浮萍　大黃　梔子　黃芩　芒消

右十三味。但以一味單擣。塗之立差。大黃已下水和用。

又方　凡天下極冷無過藻菜最冷。但有患熱毒腫并丹等。取渠中藻菜。細切熟擣傅丹上。厚三分。乾易之。

治諸丹神驗方

以芸薹菜熟擣厚封之。隨手即消。如餘熱氣未愈。但三日內封之。陵醒醒好差止。縱乾亦封之勿歇。以絕本。余以正觀七年三月八日於內江縣。飲多至夜睡中覺四體骨肉疼痛。比至曉。頭痛目眩。額左角上如彈丸大腫痛。不得手近。至午時至於右角。至夜諸處皆到。其眼遂閉合不得開。幾至殞斃。縣令周公以種種藥治不差。經七日。余自處此方。其驗如神。故疏之以傳來世云耳。

五色油丹俗名油腫。若犯者多致死。不可輕之方。

縛母豬枕頭臥之。甚良。

又方　牛屎塗之。乾易。

赤流腫丹毒方

取榆根白皮作末。雞子白和傅之。（千金翼又用雞子白和蒲蓆灰傅）

又方　擣大麻子水和傅之。

又方　以羊脂煎了摩之。得青羊脂最良。（集驗方云治人面目身體卒赤黑丹起如疥狀不治日劇遍身即殺人）

治小兒丹毒方

擣馬齒莧一握。取汁飲之。以滓薄之。

又方　擣赤小豆五合。水和。取汁飲之一合良。滓塗五心。

又方　濃煮大豆汁塗之良。差亦無瘢痕。

又方　臘月豬脂和釜下土傅之。乾則易。

治小兒五色丹方。

擣蒴藋葉傅之。

又方 猪槽下爛泥傅之，乾則易。集驗治卒赤黑丹

又方 服黄龍湯二合，并傅患上。

治小兒白丹方。

燒猪屎灰，雞子白和傅之良。

治小兒赤丹方。

芸薹葉汁服三合，滓傅上良。千金翼云：末芸薹以雞子白和塗之

治小兒赤丹斑駮方。

唾和胡粉，從外向内傅之。

又方 銅鐵屎以猪脂和傅之。

又方 屋塵和臘月猪脂傅之。

治小兒火丹，赤如朱，走皮中方。

以醋和豉，研傅之。

又方 鯉魚血傅之良。

又方 擣荏子傅之良。

又方 猪屎水和絞取汁，服少許良。

治小兒天火丹，肉中有赤如丹色，大者如手，甚者偏身，或痛或癢或腫方。

赤小豆二升末之，雞子白和如薄泥傅之，乾則易，便差。一切丹並用此方皆差。

又方 生麻油塗之。

治小兒骨火丹，其瘡見骨方。

擣大小蒜厚封之，著足踝者是。

治小兒殃火丹，毒著兩脇及腋下者方。

伏龍肝末和油傅之，乾則易。若入腹及陰，以慎火草取汁服之。

治小兒尿竈丹，初從兩股起，及臍間，走入陰頭，皆赤色者方。

水二升，桑皮切二升，煑取汁浴之良。

又方 燒李根爲灰，以田中流水和傅之良。

治小兒朱田火丹，病一日一夜即成瘡，先從背起，漸至偏身如棗大，正赤色者方。

濃煑棘根汁洗之，以成瘡者，赤小豆末傅之；未成瘡者，雞子白和小豆末傅之。凡方中用雞子者，皆取先破者用之，完者無力。

治小兒天竈火丹，病從髀間起，小兒未滿百日，犯行路竈君，若熱流下，令陰頭赤腫血出方。

伏龍肝擣末，雞子白和傅之，日三良。

又方

鯽魚肉剉五合 赤小豆末五合

右二味和擣，少水和傅之良。

治小兒野火丹，病偏身皆赤者方。

用油塗之。

治小兒茱萸丹，病初從背起，偏身如細纈，一宿成瘡者方。

赤小豆作末，以粉之；如未成瘡者，雞子白和傅之。

治小兒廢竈火丹，初從足趺起，正赤色者方。

以棗根煑汁沐浴，五六度。

隱軫第五 論一首 灸法一首 方二十九首

論曰：素問云：風邪客於肌中則肌虚，眞氣發散，又被寒搏皮膚，外發湊理，開毫毛，淫氣妄行之則爲癢也。所以有風軫搔癢，皆由於此。又有赤軫者，忽起如蚊蚋啄，煩癢劇者，重沓壟起，搔之逐手起。又有白軫者亦如此。赤軫熱時即

發冷即止。白軫天陰冷即發。白軫宜煮礬石汁拭之，或煮蒴藋和少酒以浴之良。姚氏治赤軫 或煮石南汁拭之良，或水煮雞屎汁，或煮枳實汁拭之良。餘一切如治丹方法，俗呼爲風屎，亦名風尸。

石南湯 治六十四種風淫液走人皮中如蟲行，腰脊強直，五緩六急，手足拘攣，隱軫搔之作瘡，風尸身癢，卒面目腫起，手不得上頭，口噤不得言。方出第八卷中。此方但是隱軫宜服之差。

治風瘙隱軫，心迷悶亂方。

天雄 牛膝 桂心 知母各四分 防風六分 乾薑 細辛各三分 人參二分 栝樓根 白朮各五分

右十味治下篩，酒服半錢匕，加至一匕爲度。

治搔癢皮中風虛方。

枳實三升 獨活 蓯蓉 黃耆 秦艽各四兩 丹參 蒴藋各五兩 松葉切一升

右八味㕮咀，以酒二斗浸六宿，每服二合，日二。稍稍加之。

治風瘙隱軫方。

大豆三升，酒六升，煮四五沸，每服一盞，日三。

又方 牛膝爲末，酒下方寸匕，日三。并治骨疽癩病及瘖瘟。

又方 芥子末，漿水服方寸匕，日三。

又方 白朮末，酒服方寸匕，日三。

又方

白朮三兩 戎鹽 礬石各半兩 黃連 黃芩 細辛 芎藭 茵芋各一兩

右八味㕮咀，以水一斗，煮取三升，洗之良，日五。

又方

馬藺子 蒴藋 茺蔚子 礬石 蒺藜子 茵芋 羊桃 萹竹各二兩

右八味㕮咀，以漿水二斗，煮取一斗二升，内礬石，洗之，日三。

又方

蒴藋 防風 羊桃 石南 茵芋 芫花 蒺藜 礬石

右八味各一兩，㕮咀，以漿水一斗，煮取五升，去滓，内礬石令小沸，温浴之。

治隱軫癢痛方。

大黃 升麻 黃蘗 當歸 防風 芍藥 黃芩 青木香 甘草各二兩 楓香五兩 芒消一兩 地黃汁一升

右十二味㕮咀，以水一斗，煮取三升半，去滓，下芒消令消，帛染搨病上，一炊久，日四五度。

治舉體痛癢如蟲齧，癢而搔之，皮便脫落作瘡方。

蒺藜子三升 蛇牀子 茺蔚子各二升 防風五兩 大戟一斤 大黃二兩 礬石二兩

右七味㕮咀，酒四升，水七升，煮取四升，去滓，内礬石，帛染拭之。

治風瘙腫瘡癢在頭面，大黃搨洗方。

大黃 芒消各四分 莽草二分一作甘草三兩 黃連六分 黃芩八分 蒺藜子五合

右六味㕮咀，以水七升，煮取三升，去滓，下消，以帛染搨之，日一度，勿近目。

治風瘙隱軫方。

蛇牀子二升　防風二兩　生蒺藜二斤

右三味，㕮咀。以水一斗。煮取五升。拭病上。日三五遍。

治身體赤隱軫而癢。搔之隨手腫起方。

莽草二分　當歸　芎藭　大戟

細辛　芍藥　芫花　蜀椒

附子　躑躅各四分　猪膏二升半

右十一味，㕮咀。以酒漬藥一宿。猪膏煎之。候附子色黃膏成。去滓。以傅病上。日三。

青羊脂膏。主風熱赤軫。搔之逐手作瘡方。

青羊脂四兩　甘草　芍藥各三兩　白芷

寒水石　防風　黃芩　白及

黃耆　升麻各四分　石膏一升　竹葉一升切

右十二味，㕮咀。先以水八升。煮石膏竹葉。取四升。去滓。浸諸藥。以不中水猪脂二升。合煎膏成。傅病上。良。

治風搔隱軫方。

石灰淋取汁。洗之。良。

又方　白芷根葉煮汁。洗之。

又方　酪和鹽熟煮。摩之。手下即消。良妙。

治隱軫百療不差者方。

景天一斤。一名慎火草。細擣取汁。傅上。熱炙手摩之。再三度差。

又方　芒消八兩。水一斗。煮取四升。適寒溫綿拭。

又方

黃連　芒消各五兩切

右二味。以水六升。煮取半。去滓。洗之。日四五。

治風搔隱軫。心迷悶亂方。

巴豆二兩。以水七升。煮取三升。故帛染汁拭之。大人小兒加減之。

又方　礬石二兩末。酒三升。漬令消。帛染拭病上。

又方　吳茱萸一升。酒五升。煮取一升半。帛染拭病上。

治暴氣在表。攻皮上隱軫作瘡方。

煮槐枝葉洗之。

治小兒患隱軫入腹。體腫強而舌乾方。

蕪菁子末。酒服方寸匕。日三。

又方　車前子作末。粉之。良。

又方　蠶沙二升。水二升。煮去滓。洗之。良。

又方　鹽湯洗了。以蓼子挼傅之。

舉體痛癢如蟲齧。癢而搔之。皮便脫落作瘡。灸曲池二穴。隨年壯。發即灸之。神良。

瘭疽第六 論一首　方十五條

論曰。瘭疽者。肉中忽生點子如豆粒。小者如黍粟。劇者如梅李。或赤或黑或青或白。其狀不定。有根不浮腫。痛傷之應心。根深至肌。經久便四面悉腫皰。黯熟紫黑色。能爛壞筋骨。若毒散。逐脈入藏殺人。南人名為搨著毒。厚肉處即割去之。亦燒鐵烙之。令焦如炭。或灸百壯。或飲葵根汁。或飲藍青汁。若犀角汁及升麻汁、竹瀝、黃龍湯等諸單方治。專去其熱。取差。其病喜著十指。故與代指相似。人不識之。呼作代指。不急治之。亦逐脈上入藏殺人。南方人得之。皆斬去其指。初指頭先作黯疱。後始腫赤黑黯。瘮痛入心是也。代指者。先腫焮熱痛。色不黯。緣爪甲邊結膿。劇者爪皆脫落。此謂之代指病也。但得一物冷藥汁搨漬之佳。若熱盛服漏蘆湯及搨漬之。傅升麻膏亦可。針去血。不妨洗漬塗膏也。

復有惡肉病者，身上忽有肉如赤豆粒，突出便長，推出如牛馬乳，上如雞冠狀，不治自長出不止，亦不痛癢。此由春冬時受惡風入肌脉中，變成此疾。治之宜服漏蘆湯，外燒鐵烙之，日日爲之，令焦盡，即以升麻膏傅之，積日乃差。

又有赤脉病，身上忽有赤脉絡起，隴聳如死蚯蚓之狀，看之如有水在脉中，長短皆逐脉所處。此由春冬受惡風入絡脉中，其血肉瘀所作也。宜五香連翹湯及竹瀝等治之，刺去其血，仍傅丹參膏，亦用白雞屎塗之良。

惡核病者，肉中忽有核，累累如梅李核，小者如豆粒，皮肉瘮痛，壯熱瘰索惡寒是也。與諸瘡根瘰癧結筋相似，其瘡根瘰癧因瘡而生，是緩無毒；惡核病卒然而起，有毒，若不治，入腹煩悶殺人。皆由冬月受温風，至春夏有暴寒相搏，氣結成此毒也。但服五香湯主之，又以小豆末傅之，亦煮湯漬，時時洗之，消後以丹參膏傅之，令餘核總消盡。凡惡核初似被射工毒，無常定處，多惻惻然痛，或時不痛。人不痛者便不憂，不憂則救遲，遲治即殺人，是以宜早防之。尤忌牛肉、雞、猪、魚、馬、驢等肉。其疾初如粟米，或似麻子，在肉裏而堅似皰，長甚速，初得多惡寒，須臾即短氣。取吳茱萸五合作末，水一升和之，絞取汁，頓服之，以滓傅上，須臾服此汁，令毒散止，即不入腹也。入腹則致禍矣，切慎之。

凡瘑病，喜發四肢，其狀赤脉起如編繩，急痛壯熱。其發於脚，喜從腨起至踝，亦如編繩，故云瘑病也。發於臂，喜著腋下。皆由久勞熱氣盛，爲濕凉所折，氣結筋中成此病也。若不即治，其久潰膿，亦令人筋攣縮也。若不消潰，其熱氣不散，多作𨇤病。漏蘆湯主之，瀉後鋒針數針，去惡血氣，針瀉其根核上，傅小豆末，取消爲度。又用治丹法治之，亦用治癰三味甘草散傅之，若潰，傅膏散如癰法。

惡核、瘑病、瘭疽等，多起嶺表，中土鮮有。南方人所食雜類繁多，感病亦復不一，仕人往彼，深須預防之，防之無法，必遭其毒。惟須五香湯、小豆散、吳茱萸，皆是其要藥。

凡附骨疽者，以其無破（外作故）臺附骨成膿，故名附骨疽。喜著大節解中，丈夫產婦喜著胜中，小兒亦著脊背。大人急著者，先覺痛不得動摇，按之應骨痛，經日便覺皮肉漸急，洪腫如肥狀是也。小兒纔手近便大啼呼，即是肢節有痛候也。大人緩者，先覺肌烘烘然，經日便覺痛痺不隨。小兒四肢不能動摇，亦如不隨狀，看肢節解中若有肌烘烘處，不知是附骨疽，令偏身成腫不至潰，體皆有青黯，大人亦有不别，呼爲賊風風腫，不知是疽也。凡人身體患熱，當風取凉，風入骨解中，風熱相搏，便成附骨疽。其候嗜眠沉重，忽忽耳鳴。又秋夏露卧，爲冷所折，風熱伏結而作此疾。急者熱多風少，緩者風多熱少。小兒未知取風冷，何故而有此疾？由其血盛肌嫩，爲風折之，即使凝結故也。凡初得附骨疽，即須急服漏蘆湯下之，傅小豆散得消，可服五香連翹湯。方在癰疽條中。

凡賊風，其人體卒無熱，中暴風冷，即骨解深痛不廢轉動，按之應骨痛也，久即結痛，或結瘰癧；其附骨疽久即腫而結膿，以此爲異耳。若治附骨作賊風，則增益病深膿多；若治賊風作附骨，即加風冷，遂成瘰癧偏枯攣曲之疾也。療之爲效，都在其始耳，此非天下至精，其孰能與於此。若候附骨與賊風爲異者，附骨之始，未腫但痛而已；其賊風但痛不熱。附骨則其上壯熱，四體乍寒乍熱，小便赤，大便澀而無汗，若得下却熱，并開發湊理，便得消也，縱不消盡，亦得浮淺近外。凡賊風但夜痛，骨不可按抑，不得回轉，痛處不壯熱，亦不乍寒乍熱。多覺身體索索然冷。欲得熱熨痛處即小寬。時復有汗出。此爲賊風證也。宜針灸熨焫。諸服治風藥即愈。方在風條中。

又有風熱毒相搏爲腫。其狀先腫上生瘭漿如火灼處。名曰風熱毒。治之一如丹法。

又有洪燭瘡。身上忽生瘭漿如沸湯灑。劇者徧頭面。亦有胷脊腰腹腫緩。通體如火湯灼瘭起者是也。治之法。急服漏蘆湯下之。外以升麻膏傅之。其間傅升麻膏若無效。一依傅丹方。

凡熱瘡起便生白膿黃爛。瘡起即淺。但出黃汁。名肥瘡。

浸淫瘡者。淺搔之曼延長不止。搔癢者。初如疥。搔之轉生汁相連著是也。

㾈瘡者。初作亦如肥瘡。喜著手足。常相對生。隨月生死。痛癢坼裂。春夏秋冬隨差劇者是也。

有久癰餘瘡。敗爲深疽者。在腨脛間喜生瘡中水惡露寒凍不差。經年成骨疽。亦名胻瘡。深爛青黑。四邊堅強。中央膿血汁出。百藥不差。汁潰好肉處皆虛腫。亦有碎骨出者。可溫赤龍皮湯漬。方見下卷腸癰篇 夏月日日洗。冬天四日一洗。青肉多可傅白蔄茹散。食却惡肉。可三日傅之止。後長傅家猪屎散得差止。取猪屎燒作灰末如粉。致瘡中令滿。白汁出吮去。隨更傅之。差止。若更青肉。復著白蔄茹散如前法。家猪散取平復。

凡骨疽百療不差者。可瘡上以次灸之。三日三夜便差。如瘡不差。差而復發。骨從孔中出者。名爲骨疽。取先死烏雌雞一隻。去肉取骨。熬焦如炭。取三家牛棓木刮取屑。三家甑箄各一兩。皆燒成炭。合導瘡中。碎骨當出數片差。

治瘭疽秘方。世所不傳。神良無比方。

射干　甘草　枳實　乾地黃

升麻　黃芩各二兩　大黃十分　麝香二分

犀角六分　前胡三分

右十味㕮咀。以水九升。煮取三升。下大黃。一沸去滓。內麝香。分三服。差止。不限劑數。外臺無黃芩云翼深師加黃芩麻黃白薇枳實升麻松葉

治瘭疽諸疽。十指頭焮赤痛而癢方。

白芷　大黃　芎藭　黃芩

黃連　甘草　細辛　藁本

當歸　藜蘆　莽草各一兩

右十一味㕮咀。以水二斗。煮猪蹄一具。取一斗。煮藥。取五升。浸瘡即差。千金翼名猪蹄湯

治瘭疽浸淫多汁。日漸大方。

胡粉　甘草　蔄茹各二分　黃連二兩

右四味治下篩。以粉瘡上。日三四。

凡瘭疽著手足肩背。累累如米起。色白。刮之汁出。差後復發方。

黃耆六分　款冬花二分　升麻四分　附子

苦參　赤小豆各一分

右六味治下篩。酒服方寸匕。加之。日三。范汪無苦參

又方

虎屎白者。以馬屎和之。暴乾。燒爲灰。粉之良。

又方

胡粉一兩　青木香　滑石　龍骨各三兩

米粉一升

右五味爲末。稍以粉病上。日三。

又方

竈屋塵　竈突墨　釜下土各一升

右三味合研令勻。以水一斗。煮三沸。取汁洗瘡。日三四度。

治瘭疽著手足肩背。忽發累累如赤豆。剝之汁出者方。

蕪菁子熬擣帛裹展轉傅上良。

又方　以麻子熬作末摩上良。

又方　酒和麪傅之。

又方

鯽魚（長三寸）　亂髮（如雞子大）　猪脂（一升）

右三味煎爲膏傅之。

又方

剥去瘡痂溫醋泔清洗之以胡鷰窠和百日男兒屎如膏傅之。

又方　亂髮灰服方寸匕日三。亦治發背。

又方

煑芸臺菜取汁一升服之并食乾熟芸臺數頓少與鹽醬冬月研其子水和服之。

又方　以猪膽傅之良。

又方　枸杞根葵根葉煑汁煎如糖服之隨意。

又方　臘月糖晝夜浸之數日乃愈。

治疽潰後方

以鹽湯洗拭了燒皂莢灰粉上良。

又方　梁上塵和車釭中脂傅之。

又方　以牛耳中垢傅之良。

又方　以生麻油滓綿裹布瘡上蟲出。

又方　以沸湯灌瘡中三四遍。（湯一作錫）

凡疽似癰而小有異今日去膿了明日還滿膿如小豆汁者方

芸臺熟擣濕布袋盛之埋熱灰中更互熨之即快得安不過再三即差冬用乾者。

又方　皂莢煎湯洗瘡拭乾以蘗皮末傅勿令作痂。

凡疽卒著五指筋急不得屈伸者灸踝骨中央數十壯或至百壯。

治浸淫瘡苦瓠散方。

苦瓠（一兩）　蛇蜕皮　蜂房（各半兩）　梁上塵（一合）

大豆（半合）

右五味治下篩以粉爲粥和傅紙上帖之日三。（古今錄無大豆）

又方　以煎餅承熱搨之亦治細癬。

瘡表裏相當名浸淫瘡方。

猪牙車骨年久者椎破燒令脂出熱塗之。

又方

取苦楝皮若枝燒作灰傅乾者猪膏和塗并治小兒禿瘡及諸惡瘡。

治瘑瘡方。

醋一升溫令沸以生薤一把內中封瘡上差爲度。

又方　擣桃葉和鯉魚鮓糝封之亦可以鮓薄之。

又方　炒臘月糖薄之。

又方　燒故履系末傅之。

又方　燒松根取脂塗之。

治燥瘑方。

醋和灰塗之。

又方　熱牛屎塗之。

治濕瘑方。

燒乾蝦蟆猪脂和傅之。

治瘑疥百療不差方。

楝實（一升）　地榆根　桃皮　苦參（各五兩）

右四味㕮咀以水一斗煑取五升稍溫洗之日一。

治久瘑疥濕瘡浸淫日廣癢不可堪搔之黃汁出差後復發方。

羊蹄根淨去土細切熟熬以醋和熟擣淨洗瘡傅上一時間以冷水洗之日一。又陰乾作末癢時搔汁出以粉之。又以生葱根指之。（千金翼無葱字）

一切瘑瘡灸足大指奇間二七壯灸大指頭亦佳治脚䏶及曲脉中癢搔之黃汁出是風疽方。

以青竹筒一枚徑一寸半長三尺當中著大豆一升以糠馬屎二物燒爲火當竹筒中燒之以器承兩頭取汁。先以泔清和鹽熱洗瘡了。即塗豆汁。不過三度極效。

又方　嚼胡麻傅以綿裹之日一易之神良。

治石疽狀如痤癧而皮厚方。

擣穀子傅之亦治金瘡。

治久癰瘡敗壞成骨疽方。

末龍骨粉瘡四面厚二分以膏著瘡中日二易之。蟲出如髮盡愈膏方如左。

大蝦蟆（壹枚自死者）　亂髮（壹塊雞子大）　猪脂（壹斤）

右三味內脂中煎之二物略消盡下待冷更內鹽一合攪和之充前用。

治瘡久不差差而復發骨從孔中出名爲骨疽方。

以猪膽和楸葉擣封之。

又方　擣白楊葉末傅之。

又方　蕪菁子擣傅之帛裹一日一易。

又方　穿地作坑口小裏大深二尺取乾雞屎二升以艾及荆葉擣碎和雞屎令可然火坑中燒之令煙出內疽於坑中熏之以衣擁坑口勿洩氣半日當有蟲出甚效。

治久疽方。

鯽魚破腹勿損內白鹽於腹中以針縫之於銅器中火上煎之令乾作末傅疽瘡中。無膿者以猪脂和傅之小疼痛無怪也十日差。

治附骨疽方。

槲皮燒末飲服方寸匕。

又方　新剥鼠皮如錢孔大帖腫上即膿出已潰者取猪脊上脂帖之則膿出。

附骨疽灸間使後一寸隨年壯立差。

治諸瘡因風致腫方。

燒白芋灰溫湯和之厚三分傅瘡上乾即易不過五度差。

又方　櫟根皮三十斤剉水三斛煮令熱下鹽一把令的的然熱以浸瘡當出膿血日日爲之差止。

治惡露瘡方。

擣薤菜傅瘡口以大艾炷灸藥上令熱入內即差。

治反花瘡并治積年諸瘡方。

取牛蒡根熟擣和臘月猪脂封上差止并治久不差諸腫惡瘡漏瘡等皆差。

又方　取馬齒菜擣封差止。

又方　取蜘蛛膜帖瘡上數易之差止。

治惡瘡方。

礬石　蠟　松脂　亂髮各二分　猪膏四兩
右五味，煎髮消，内礬石，次内松脂，次内蠟，去滓，先刮洗瘡以塗之，日再三，不痛。久瘡時愈，新瘡遲愈。蝸䗒瘻瘑、頭禿皆即愈，生髮。勝飛黄膏。
又方　燒萹竹灰，和楮白汁塗之。
又方　羊矢、麻根燒煙斷，膏和封，有汁者乾傅之。
又方　麪一升，作餅，大小覆瘡，灸上令熱，汁出盡差。
治惡瘡似火爛洗湯方
白馬屎暴乾，以河水和煮十沸，絞取汁洗之。
治惡瘡名曰馬疥，其大如錢方
以水漬自死蛇一頭，令爛去骨，以汁塗之，手下差。
治身瘡及頭瘡不止方
昌蒲末傅上，日三夜二。
治瘡久不差方
蕪荑　藜蘆各一兩　薑黄　青礬　雄黄各一分　苦參　沙參各三分　附子一枚
右八味，治下篩，先以藍汁洗瘡，去痂，乾拭，傅之。小兒一炊久剥去之，大人半日剥之，再傅，不過三四度愈。
治惡瘡十年不差似癩者方
蛇蜕皮一枚，燒之，末下篩，猪脂和傅之。醋和亦得。
又方
苦瓠一枚，㕮咀，煮取汁洗瘡，日三。又煎以塗癬，甚良。皆先以泔淨洗，乃塗，三日差。
又方　鹽湯洗，擣地黄葉帖之。
又方　燒假猪矢傅之。
又方　燒莨菪子末傅之。
又方　燒鯽魚灰，和醬清傅之。
治諸瘡久不差，并治六畜方
棗膏三升，水三斗，煮取一斗半，數洗取愈。
烏膏主惡瘡方
雄黄　雌黄　芎藭　升麻　烏頭　及巳　竹灰　黄連　黄檗　水銀各二分　杏人三十枚　胡粉一分　巴豆二十枚　松脂　亂髮各如雞子大　蠟三兩
右十六味，㕮咀，以猪膏三升急煎，令髮消，去滓，停小冷，以真朱二錢匕投攪，令相得，以傅之。凡用膏，先淨瘡，拭乾乃傅之。傅訖，以赤石脂黄連散粉之。千金翼無竹灰、水銀、蠟。
烏膏治種種諸瘡不愈者方
水銀一兩　黄連二兩　經墨三分
右三味，治下篩，以不中水猪膏和之，傅上，不過再三愈。神良。若欲多作任人，惟不治金瘡。水銀大須熟研。
治代指方
甘草二兩，㕮咀，水五升，煮取一分半，漬之，若無用芒消代之。
又方
以唾和白硇砂，搜麪作椀子，盛唾著硇砂，如棗許，以爪指著中，一日差。
又方
以毛雜黄土作泥，泥指上，令厚五分，内糖灰中煨之，令熱可忍，泥乾易，不過數度差。
又方　刺指熱飯中二七遍。
又方　以麻沸湯漬之，即愈。

又方　單煑地榆作湯漬之半日。

又方　先刺去膿血灸魚鮓皮令温以纏裹周匝痛止便愈。

又方　以蜀椒四合水一升煑三沸以漬之。

又方　取蔓菁葱葉煑沸漬之。

治指痛欲脱方。

猪脂和鹽煑令消熱内指中食久住。翼和乾薑

治手足指掣痛不可忍方。

醬清和蜜温塗之。

又灸指端七壯立差。

治手足指逆臚方。

此緣厠上搔頭還坐厠上以指到捋二七下即差。

又方

青珠一分　乾薑二分

右二味擣以粉瘡上日三。

治凍指瘃欲墮方。

馬屎三升以水煑令沸漬半日愈。

治手足皴裂逆臚代指方。

酒搦猪胰洗之慎風冷。

治手足皴劈破裂血出疼痛方。

猪脂著熱酒中洗之。

治冬月冒涉凍凌面目手足皴瘃及始熱痛欲瘃者方。

取麥窠煑令濃熱洗之。

治手足皴痛方。

煑茄子根洗之。

又方

芎藭三分　蜀椒二分　白芷　防風　鹽各一兩

右伍味㕮咀以水四升煎濃塗之猪脂煎更良。

治人脚無冬夏常拆裂名曰尸脚方。

雞矢一升水二升煑數沸停小冷漬半日差亦用馬矢。

又方

烊膠膠乾帛帖上。

割甲侵肉不差方。

硇砂礬石末裹之以差爲候。

又方　擣鬼針草苗汁鼠黏草根和臘月猪脂傅之。

備急千金要方卷第二十二

備急千金要方卷第二十三　痔漏

朝奉郎守太常少卿充秘閣校理判登聞檢院上護軍賜緋魚袋臣林億等校正

九漏第一（附瘰癧）

腸癰第二（妬乳 乳癰附）

五痔第三

疥癬第四（瘙易 白癜 赤疵 疣目附）

惡疾第五

九漏第一（論一首 方八十三首 灸法十六首）

論曰：夫九漏之為病，皆寒熱瘰癧在於頸腋者，何氣使生？此皆鼠瘻寒熱之毒氣也，堤留於脉而不去者也。鼠瘻之本，皆根在於藏，其末上出於頸腋之下。其浮於脉中，而未著於肌肉，而外為膿血者，易去。去之柰何？曰：請從其末，引其本，可使衰去而絕其寒熱。審按其道以予之，徐往來以去之。其小如麥者，一刺知，三刺已。決其死生柰何？曰：反其目，視其中，有赤脉從上下貫童子，見一脉，一歲死；見一脉半，一歲半死；見二脉，二歲死；見二脉半，二歲半死；見三脉，三歲死。赤脉不下貫瞳子，可治。

凡項邊腋下先作瘰癧者，欲作漏也。宜禁五辛、酒、麪及諸熱食。凡漏有似石癰，累累然作癧子，有核在兩頸及腋下，不痛不熱，治者皆練石散傅其外，內服五香連翹湯下之。已潰者治如癰法。諸漏結核未破者，火針針使著核結中，無不差者。

何謂九漏？一曰狼漏，二曰鼠漏，三曰螻蛄漏，四曰蜂漏，五曰蚍蜉漏，六曰蠐螬漏，七曰浮沮漏，八曰瘰癧漏，九曰轉脉漏。

治狼漏始發於頸腫，無頭，有根，起於缺盆之上，連延耳根腫大。此得之憂恚，氣上不得下，其根在肝（一作肺），空青主之，商陸為之佐散方。

空青　蝟腦（各二分）　蝟肝一具（干之）　芎藭（半分）
獨活　乳婦蓐草　黃芩　鼈甲　斑猫
乾薑　商陸　地膽　當歸　茴香
礬石（各一分）　蜀椒（三十粒）

右十六味，治下篩，以酒服方寸匕，日三，十五日服之。

治鼠漏始發於頸，無頭尾，如鼷鼠，使人寒熱脫肉。此得之食於鼠毒不去，其根在胃，狸骨主之，知母為之佐散方。

狸骨　鮫鯉甲　知母　山龜殼　甘草
桂心　雄黃　乾薑（各等分）

右八味，治下篩，以飲服方寸匕，日三，仍以蜜和內瘡中，無不差。先灸作瘡，後以藥傅之，已作瘡不用灸。

治螻蛄漏始發於頸項，狀如腫，此得之食瓜果實毒不去，其根在大腸，茬子主之，桔梗為之佐丸方。

茬子　龍骨（各半兩）　附子（一兩）　蜀椒（百粒）　桂心
乾薑　桔梗　礬石　獨活　芎藭（各一分）

右十味，末之，以棗二十枚合擣，醋漿和丸如大豆，溫漿下五丸至十丸。

治蜂漏始發於頸瘰癧，三四處俱相連以潰。此得之飲流水，水有蜂毒不去，其根在脾，雄黃主之，黃芩為之佐散方。

雄黃　黃芩（各一兩）　蜂房（一具）　鼈甲　茴香
吴茱萸　乾薑（各半兩）　蜀椒（二百枚）

右八味，治下篩，傅瘡口上，日一，十日止。

治蚍蜉漏始發於頸，初得如傷寒。此得之因食中有蚍蜉毒不去，其根在腎，礜石主之，防風為之佐散方。

礜石　防風　桃白皮　知母　雌黃
乾地黃　獨活　青黛　斑猫　白芷

松脂（一作柏脂）　芍藥　海藻　當歸（各一分）
白朮　蝟皮（各四分）　蜀椒（百粒）

右十七味，治下篩，飲服一錢匕，日三服。

治蠐螬漏，始發於頸下，無頭尾，如棗核塊累，移在皮中，使人寒熱心滿。此得之因喜怒哭泣，其根在心，礬石主之，白朮爲之佐。散方。

礬石　白朮　空青　當歸（各二分）
細辛（一兩）　蝟皮　斑猫　枸杞
地膽（各一分）　乾烏腦（三大豆許）

右十味，治下篩，服方寸匕，日三，以酢漿服之。病在上，側輪臥；在下，高枕臥，使藥流下。

治浮沮漏，始發於頸，如兩指，使人寒熱欲臥。此得之因思慮憂懣，其根在膽，地膽主之，甘草爲之佐。散方。

地膽　雄黃　乾薑　石決明　續斷
菴䕡根　龍膽（各三分）　細辛（二分）　大黃（半分）　甘草（一分）

右十味，治下篩，傅瘡，日四五度。（古今錄驗無雄黃，有硫黃。）

治瘰癧漏，始發於頸，有根，初苦痛，令人寒熱。此得之因新沐濕結髮，汗流於頸所致，其根在腎，雌黃主之，芍藥爲之佐。丸方。

雌黃　茯苓　芍藥　續斷　乾地黃
空青　礜石　乾薑　桔梗　蜀椒
恒山　虎骨　狸肉　烏腦　斑猫（各一分）
礬石（一分）　附子（一兩）

右十七味，末之，蜜丸，以酒服十丸如大豆，日二。

治轉脉漏，始發於頸，濯濯脉轉，苦驚惕，身振寒熱。此得之因驚臥失枕，其根在小腸（集驗作心），斑猫主之，白芷爲之佐。丸方。

斑猫　白芷　綠青　大黃（各二分）　人參
當歸　桂心（各三兩）　麥門冬　白朮（各一兩）
升麻　鍾乳　甘草　防風
地膽　續斷　麝香　礜石（各一分）

右十七味，末之，蜜丸，酒服十丸如大豆，日三服。勿食菜，慎房室百日。（外臺無大黃、桂心、麥門冬、白朮、鍾乳。）

治九漏方。

空青　商陸　知母　狸骨
桔梗　防風　荏子　礬石
黃芩　白芷　芍藥　甘草
雌黃　白朮　礜石　地膽
斑猫　雄黃（各等分）

右十八味，末之，蜜丸，以酢服如大豆三丸，三十日知，四十日愈，六十日平復，一百日慎房室。（一方爲散，醋服一刀圭，日三，老小半之。）

又方

蝟皮（半枚）　蜀椒　附子　當歸　蜂房
地榆　桂心　通草　乾漆　薏苡人
牡丹　蒺藜子　漏蘆（一作藋蘆）　龍膽（一作龍骨）　土瓜（各二分）
斑猫（四分）　苦參　大黃　雄黃
閭茹　細辛　蛇牀子　蛇蛻皮（各二分）　鸛骨（六分）　鮫鯉甲
樗雞（各四枚）　蜥蜴　蜈蚣（各一枚）

右二十八味，治下篩，酒服五分匕，以知爲度，日二服。

又方

斑猫（七十枚）　蝟皮　真朱　雄黃（各一分）

右四味，治下篩，酒服半錢匕，日三。

又方

末成鍊松脂，填瘡孔令滿，日三四度，七日差，大有神驗。

又方

斑猫（二七枚） 雄黃 桂心 犀角（各一兩）

右四味治下篩，酒服一錢匕，病從小便出，日再。

又方

馬齒莧（陰乾） 臘月燭燼（各等分）

右二味爲末，臘月猪脂和，先以暖泔清洗瘡，拭乾傅之，日三。

又方

乾牛屎 乾人屎

右二味擣，先幕綿瘡上，綿上著屎，蟲聞屎香出，若癢即舉綿去之，更別取屎綿著如前，候蟲出盡乃止。

又方

苦瓠四枚大如盞者，各穿一孔如指大，置湯中煮十數沸，取一竹筒長一尺，內一頭瓠孔中，一頭注瘡孔上。冷則易之，徧止。

治一切漏方

斑猫（四十枚） 豉（四十九枚） 元青（二十枚） 地膽（十枚） 蜈蚣（一寸半） 犀角（棗核大） 牛黃（棗核大） 生大豆黃（十枚）

右八味末之，蜜丸，飲服如梧子二丸，須臾多作酸漿粥，冷飲之，病從小便出，尿盆中看之，如有蟲形狀，又似膠汁，此病出也。隔一日一服，飲粥如常，小弱者隔三四日。候無蟲出，瘡漸差，特忌油膩，一切器物皆須灰洗，乃作食。（崔氏云治九漏。初服藥少食，明旦服二丸，至七日甚虛悶，可煮食蔓菁菜羹，自餘脂膩醋口味果子之類並不得食。人強隔日一服，人弱兩三日一服，差後仍作二十日將息，不能將息便不須服）

又方

煮鹽花，以麪擁病上，內鹽花麪匡中，厚二寸，其下以桑葉三重藉鹽，候冷熱得所，可忍，冷則無益，熱則破肉。一日一度，候瘰癧根株勢消則止。若已作瘡者，擣穄穀爲末粉之。

又方

槲北陰白皮三十斤，剉之，以水一石，煮取一斗，去滓，煎如糖。又取都厠上雌雄鼠屎各十四枚，燒令汁盡，末，內煎中，溫酒一升投煎中，合攪之，羸人五合。服之當有蟲出。

治漏作瘡孔方

末露蜂房，臘月猪脂和，傅孔上。

治漏發心胸以下者方

武都雄黃 松脂（各三兩）

右二味和爲塊，刀子刮爲散，飲服一方寸匕，日二，不差更合。

治漏方

鍛落鐵屑 狗頰車連齒骨（炙） 虎糞 鹿皮（合毛燒灰）

右四味等分，治下篩，以猪膏和，內瘡中，須臾易之，日五六度。

治諸漏方

霜下瓠花，暴乾，末傅之。

又方

擣土瓜根，薄之，燥則易，不限時節。

又方

死蛇去皮肉，取骨末之，合和封瘡上，大痛，以杏人膏摩之止。

又方

死蛇和臘月猪脂合燒作灰，末之，內孔中。

又方

燒死蜣蜋，末，醋和塗。又死蛇灰，醋和傅。

又方

故布裹鹽如彈丸，燒令赤，末，酒服。

又方

服白馬屎汁一升。

又方

正月雄狐屎，陰乾，杵末，水和服。

又方　塩麪和燒灰傅之。

又方　水研杏人服之。

又方　猪脂一升，酒五合，煎沸，頓服之。

治一切冷瘻方。

燒人吐出蛔蟲爲灰，先以甘草湯洗瘡，後著灰，無不差者。慎口味。

治鼠漏瘡差復發，及不愈，出膿血不止方。

以不中水猪脂㕮咀生地黄，内脂中，令脂與地黄足相淹和，煎六七沸，桑灰汁洗瘡，去惡汁，以地黄膏傅瘡上，日一易。

治鼠漏方

得蛇虺所吞鼠，燒末，服方寸匕，日再，不過三服。此大驗，自難遇耳。并傅瘡中。

又方

死鼠一枚，中形者　亂髮如雞子大，一枚

右二味，以臘月猪脂，取令淹鼠髮，煎之，令鼠髮消盡，膏成，分作二分，一分稍稍塗瘡，一分稍稍以酒服之，則差矣。鼠子當從瘡中出。良秘方。

治鼠瘻腫核痛，未成膿方。

以柏葉傅著腫上，熬塩著葉上熨之，令熱氣下即消。

治風漏及鼠漏方。

赤小豆　白斂　黄耆　牡蠣各等分

右四味，治下篩，酒服方寸匕，日三。

治螻蛄瘻方。

槲葉灰，先以泔清煮槲葉，取汁洗，拭乾，内灰瘡中。

治蜂瘻初生時，狀如桃而癢，搔之則引大如雞子，如覆手者方。

熬鹽熨之，三宿四日不差，至百日成瘻。其狀大如四五寸石，廣三寸，中生蜂作孔，乃有數百。以石硫黄隨多少，燃燭燒令汁出，著瘡孔中，須臾間見蜂數十，惟蜂盡差。

治蜂瘻方。

鵶頭灰傅之。

又方　人屎、蛇蛻灰，臘月猪膏和傅之。

又方　蜂窠灰，臘月猪膏和傅孔中。

治蟻漏孔容針，亦有三四孔者。

蝟皮、肝、心灰末，酒服一錢匕。

又方

死蛇腹中鼠，臘月猪脂煎使焦，去滓傅之。

又方

取大鯊鮓，燒耕垡土令赤，以苦酒浸垡土，時合壁土故熱，以鯊鮓着壁土上，展轉令熱，以傅瘡上。

又方　鯪鯉甲二七枚，燒末，猪膏和傅瘡上。

又方　半夏一枚，擣末，以鴨脂和傅瘡上。

瘰癧瘻，横闊作頭，狀若杏人形，亦作瘰癧方。

用雄雞屎灰，臘月猪脂和封之。

治蟯蛝瘻方。

牛屎灰和臘月猪脂傅之。

又方　蟯蛝丸末傅，即蟯蛝所食屎也。

又方　乾牛屎末傅，癢即撥却，更厚封，差乃止。

又方　熱牛屎塗之，數數易，應有蟯蛝出。

治蚯蚓瘻方。

蚯蚓屎　雞屎

右二味末之，用社猪下頷髓和傅之。

治蠍瘻五六孔皆相通者方

擣茅根汁著孔中

治蝦蟆瘻方

五月五日蛇頭及野猪脂同水衣封之佳

治蛇瘻方

蛇蜕皮灰，臘月猪脂和封之

治蛙瘻方

蛇腹中蛙灰封之

治顛當瘻方

擣土瓜根傅，至差，慎口味

治雀瘻方

取母猪屎灰，和臘月猪膏傅，蟲出如雀形

治膿瘻方

桃花末和猪脂封之佳

治石瘻兩頭出者，其狀堅實，令人寒熱方

以大鈹針破之，鼠粘葉二分末，和雞子白一枚封之

又方

擣槐子和井花水封之

灸漏方

葶藶子（二合）　豉（一升）

右二味和擣，令極熟，作餅如大錢，厚二分許，取一枚當瘡孔上，作大艾炷如小指大，灸餅上三炷，一易，三餅九炷，隔三日復一灸之（外臺治瘰癧，古今録驗云不可灸頭瘡，其藥氣入腦殺人）

又方

擣生商陸根，捻作餅子如錢大，厚三分，安漏上，以艾灸上，餅干易之，灸三四升艾差（外臺灸瘰癧）

又方

七月七日日未出時取麻花，五月五日取艾，等分合擣作炷，用灸瘡上百壯（外臺灸瘰癧）

寒熱胷滿頸痛，四肢不舉，腋下腫上氣，胷中有音，喉中鳴，天池主之。

寒熱酸痟痛，四肢不舉，腋下腫瘻，馬刀喉痹，髀膝脛骨揺酸痹不仁，陽輔主之。

胷中滿，腋下腫，馬刀瘻，善自齧舌頰，天牖中腫，寒熱胷脇腰膝外廉痛，臨泣主之。

寒熱頸頷腫，後谿主之。

寒熱頸腋下腫，申脉主之。

寒熱頸腫，丘墟主之。

寒熱頸瘰癧，大迎主之。

腋下腫，馬刀肩腫吻傷，太衝主之。

九漏，灸肩井二百壯。

漏，灸鳩尾骨下宛宛中七十壯。

諸漏，灸瘻周四畔差。

諸惡漏中冷息肉，灸足内踝上各三壯，二年六壯。

治鼠漏及瘰癧五白膏方

白馬　白牛　白羊　白猪　白雞等屎（各升）

漏蘆（二斤）

右六味各於石上燒作灰，研，絹篩之，以猪膏一升三合煎亂髮一兩半，令極沸消盡，乃内諸末，微微火上煎五六沸，藥成，去瘡痂，以鹽湯洗，新帛拭乾，然後傅膏。若無痂，猶須湯洗，日再。若著膏當以帛裹上，勿令中風冷也，神驗。

治寒熱瘰癧及鼠瘻曾青散方

曾青　茬子　礐石（一作礬石）　附子（各半兩）　當歸
防風　栝樓根　芎藭　黃耆　黃芩
狸骨　甘草　露蜂房（各二兩）　細辛　乾薑（各一兩）
斑猫　元青（各五枚）
右十七味，治下篩，以酒服一方寸匕，日再服。

治寒熱瘰癧散方。
連翹　土瓜根　龍膽　黃連　苦參
栝樓根　芍藥　恒山（各一兩）
右八味，治下篩，酒服五分匕，日三服。（千金翼、外臺有狸骨一枚，又千金翼一方有當歸，無栝樓、恒山）

治身體有熱氣瘰癧，及常有細瘡，并口中生瘡，薔薇丸方。
薔薇根（三兩）　石龍芮　黃耆　鼠李根皮
芍藥　黃芩　苦參　白斂
防風（一作防己）　龍膽　栝樓根（各一兩）　梔子人（四兩）
右十二味，末之，蜜丸，飲服如梧子大十五丸，日再服。（千金翼有黃蘗一兩）

治瘰癧方。
白殭蠶，治下篩，水服五分匕，日三服，十日差。
又方　狸頭一枚，炙，擣篩，飲服方寸匕，日二。
又方　故鞋內氈替燒末五匕，和酒一升，旦向日服之，強行須臾吐鼠出，三朝服。（外臺同）
又方　狸頭蹄骨等，炙黃，擣篩為散，飲服一錢匕，日二。
又方　猫兩眼陰乾，燒灰，井花水服方寸匕，日再。
又方　乾猫舌末，傅瘡上。
又方　狼屎灰，傅之。
又方　五月五日取一切種種雜草，煮取汁洗之。
又方　狐頭、狸頭灰，傅上。
又方　猫腦　莽草
右二味，等分為末，著孔中。

灸一切瘰癧在項上及觸處，但有肉結凝似作瘻及癰癤者方。
以獨頭蒜截兩頭，留心，大作艾炷，稱蒜大小，帖癧子上灸之，勿令上破肉，但取熱而已，七壯一易蒜，日日灸之，取消止。
一切瘰癧，灸兩胯裏患癧處宛宛中，日一壯，七日止，神驗。
又灸五里、人迎各三十壯。
又灸患人背兩邊腋下後文上，隨年壯。
又灸耳後髮際直脉七壯。

腸癰第二（論三首　灸法二首）　方三十三首

論曰：卒得腸癰而不曉其病候，愚醫治之，錯則殺人。腸癰之為病，小腹重而彊，抑之則痛，小便數似淋，時時汗出，復惡寒，其身皮皆甲錯，腹皮急如腫狀。其脉數者，小有膿也，（巢源云：洪數者已有膿也）其脉遲緊者，未有膿也。甚者腹脹大，轉側聞水聲，或遶臍生瘡，或膿從臍中出，或大便出膿血。

問曰：官羽林婦病，醫脉之，何以知婦人腸中有膿，為下之即愈？

師曰：寸口脉滑而數，滑則為實，數則為熱，滑則為榮，數則為衛，衛數下降，榮滑上升，榮衛相干，血為濁敗，少腹否堅，小便或澀，或復汗出，或復惡寒，膿為已成。設脉遲緊，即為瘀血，血下則愈。

治腸癰大黃牡丹湯方。
大黃（四兩）　牡丹（三兩）　桃人（五十枚）　瓜子（一升）
芒消（二兩）

右五味㕮咀，以水五升，煮取一升，頓服之，當下膿血。（刪繁方用芒消半合，瓜子五合。劉涓子用消石三合。云：腸癰之病，少腹痞堅，或偏在膀胱左右，其色或白，堅大如掌，熱，小便欲調，時白汗出，其脈遲堅者，未成膿，可下之，當有血；脈數膿成，不復可下。肘後名瓜子湯）

治腸癰湯方。

牡丹　甘草　敗醬　生薑　茯苓各二兩

薏苡人　桔梗　麥門冬各三兩　丹參　芍藥各四兩

生地黃五兩

右十一味㕮咀，以水一斗，煮取三升，分三服，日三。

又方　薏苡人一升　牡丹皮　桃人各三兩　瓜瓣人二升

右四味㕮咀，以水六升，煮取二升，分再服。（姚氏不用桃人，用李人。崔氏有芒消二兩。去腹中疞痛，煩毒不安，或脹滿不思飲食，小便澀。此病多是腸癰，人多不識。婦人產後虛熱者，多成斯病，縱非癰疽，疑是便服此藥，無他損也）

又方　雄雞頂上毛并屎燒作末，空心酒服之。

又方　截取檐頭尖少許，燒作灰，水和服，當作孔出膿血愈。

凡腸癰，其狀兩耳輪文理甲錯，初患腹中苦痛，或繞臍有瘡如粟，皮熱，便膿血出似赤白下，不治必死方。

馬蹄灰雞子白和塗，即拔氣，不過再。

又方　瓜子三升，擣末，以水三升，煮取一升五合，分三服。

又方　死人塚上土作泥塗之。

治內癰未作頭者方。

服伏雞屎即差。

又方　馬牙灰和雞子塗之，乾則易。

腸癰屈兩肘，正灸肘頭銳骨各百壯，則下膿血即差。

論曰：產後宜勤濟乳，不宜令汁畜積，畜積不去，便結不復出，惡汁於內，引熱溫壯，結堅牽掣痛，大渴引飲，乳急痛，手不得近，成妬乳，非癰也。急灸兩手魚際各二七壯，斷癰狀也，不復惡手近，乳汁亦自出，便可手助迮捋之，則乳汁大出，皆如膿狀，內服連翹湯，外以小豆薄塗之，便差。

婦人女子乳頭生小淺熱瘡，癢搔之，黃汁出，浸淫為長，百種治不差者，動經年月，名為妬乳。婦人飲兒者，乳皆欲斷，世謂苟抄乳是也。宜以赤龍皮湯及天麻湯洗之，傅二物飛烏膏及飛烏散佳。若始作者，可傅黃芩漏蘆散及黃連胡粉散並佳。

赤龍皮湯方

槲皮切三升，以水一斗，煮取五升，夏冷用之，冬溫用之，分以洗乳，亦洗諸深敗爛久瘡，洗竟傅膏散。

天麻湯方

天麻草切五升，以水一斗半，煮取一斗，隨寒熱分洗乳，以殺癢也。此草葉如麻，冬生夏著花，赤如鼠尾花也。亦以洗浸淫黃爛熱瘡、癢疽、濕陰蝕、小兒頭瘡，洗竟傅膏散。

飛烏膏方

傾粉（是燒朱砂作水銀上黑烟也，一作湘粉）　礬石各二兩

右二味為末，以甲煎和如脂，以傅乳瘡，日三。傅作散者不須和，汁自著者可用散，亦傅諸熱瘡及黃爛瘡、浸淫汁癢、丈夫陰蝕癢濕瘡、小兒頭瘡、月蝕、口邊肥瘡、瘑瘡等，並傅之。

黃連胡粉散方

黃連二兩　胡粉十分　水銀一兩

右三味，黃連為末，以二物相和，耎皮果熟搜之，自和合也。縱不得成一家，且得水銀細散入粉中也。以傅乳瘡、諸濕瘡、黃爛肥瘡等。若乾，著甲煎為膏。

治妬乳乳生瘡方

蜂房　豬甲中土　車轍中土各等分

右三味末，苦酒和傅之。

婦人乳生瘡頭汁出疼痛欲死不可忍鹿角散方。

鹿角三分　甘草一分

右二味治下篩。和以雞子黃於銅器中置於温處炙上傳之。日再即愈。神驗不傳。

治妬乳方。

取葵莖灰擣篩。飲服方寸匕日三即愈。集驗方直擣為散不為灰

又方

燒自死蛇灰和猪膏塗大良。

妬乳以蒲横度口以度從乳上行灸度頭二七壯

論曰。產後不自飲兒并失兒無兒飲乳。乳蓄喜結癰。不飲兒令乳上腫者。以雞子白和小豆散傳乳房令消結也。若飲兒不泄者。數捻去之。亦可令大孩子含水使口中冷為嗍取滞乳汁吐去之。不含水嗽去熱。喜令乳頭作瘡乳孔塞也

凡女人多患乳癰年四十已下治之多差。年五十已上慎不治。治之多死。不治自得終天年。

治妬乳乳癰連翹湯方。

連翹　芒消各二兩　芍藥　射干　升麻

防巳　杏人　黄芩　大黄　柴胡

甘草各三兩

右十一味㕮咀。以水九升。煑取二升五合。分三服。

治乳癰方。

麥門冬一升　黄芩　芍藥　茯苓各二兩

粘糖八兩　大棗五枚　人參　黄耆

防風　桑寄生　甘草各三兩

右十一味㕮咀。以水一斗。煑取三升。去滓。内糖一沸。分四服

乳癰先服前件湯五日後服此丸即愈方。

天門冬五兩　澤蘭五分　大黄十分　升麻六分　羌活

防風　人參　黄耆　乾地黄　白芷

桑寄生　通草各二分　黄芩　枳實　茯神

天雄　芎藭　當歸　五味子各一兩

右十九味末之。蜜丸。酒服二十丸。日二。加至四十丸。

治乳癰始作方。廣濟方云治乳癰大堅硬赤紫色手不得近痛不可忍者

大黄　楝實　芍藥　馬蹄

右四味等分治下篩。飲服方寸匕。取汁出差。廣濟方云酒服方寸匕覆取汗當睡著覺後腫處散不痛經宿乃消

排膿散治乳癰方。

蓯蓉　鐵精　桂心　細辛　黄芩

芍藥　防巳一作防風　人參　乾薑　芎藭

當歸各三分　甘草五分

右十二味治下篩。酒服方寸匕。日三夜一服。藥十日膿血出多勿怪之。其惡肉除也。

又方

生地黄一升　芒消三合　豉一升

右三味同擣薄之。熱即易之。取差止。一切癰腫皆用之方

單用地黄薄。

治妬乳乳癰腫方。

取研米槌二枚炙令熱。以絮及故帛搶乳上。以槌更互熨之。差止。已用立驗。

治乳癰堅方。

以水罐中盛醋泔清。燒石令熱。内中沸止。更燒如前。少熱内乳漬之。冷更燒石内漬。不過三燒石即愈

又方

黄芩　白斂　芍藥各等分

右三味爲末以漿水飲服半錢匕日三若左乳汁結者即捋去右乳汁若右乳汁結者可捋去左乳汁（小品云治妬乳）

治乳癰方

大黃　鼠屎（新者各一分）　黃連（二分）

右三味擣黃連大黃末合鼠屎共冶以黍米粥清和傅乳四邊痛止即愈無黍米粟米粳米亦得

又方　取葱白擣傅之并絞汁一升頓服即愈

治乳癰二三百日衆療不差但堅紫色青柳根熨方

柳根削取上皮擣令熟熬令溫盛著練囊中熨乳上乾則易之一宿即愈

治乳癰方

大黃　莽草　生薑（各二分）　伏龍肝（十二分）

右四味擣末以酢和塗乳痛即止有效

又方

鹿角下篩以豬脂上清汁服方寸匕不過再服亦可以醋漿水服

婦人乳腫痛除熱蒺藜丸方

蒺藜子　大黃（各一兩）　敗醬（一分）　桂心

人參　附子　薏苡人　黃連

黃耆　雞骨　當歸　枳實

芍藥　通草（各三分）

右十四味末之蜜丸未食以飲服如梧子三丸不知益至五丸日三無所忌一方無大黃敗醬黃連通草爲散酒服方寸匕

五痔第三（論一首　灸法二首　方二十六首）

論曰夫五痔者一曰牡痔二曰牝痔三曰脉痔四曰腸痔五曰血痔牡痔者肛邊如鼠乳時時潰膿血出牝痔者肛腫痛生瘡脉痔者肛邊有瘡癢痛腸痔者肛邊核痛發寒熱血痔者大便清血隨大便汚衣又五痔有氣痔寒溫勞濕即發蛇蜕皮主之牡痔生肉如鼠乳在孔中頗出見外妨於更衣鼈甲主之牝痔（集驗作酒痔）從孔中起外腫五六日自潰出膿血蝟皮主之腸痔更衣挺出久乃縮母豬左足懸蹄甲主之脉痔更衣出清血蜂房主之五藥皆下篩等分隨其病倍其主藥爲三分旦以井花水服半方寸匕病甚者旦暮服之亦可四五服禁寒冷食豬肉生魚菜房室惟得食乾白肉病差之後百日乃通房內又用藥導下部有瘡內藥瘡中無瘡內孔中又用野葛燒末刀圭內藥中服藥五日知二十日若三十日愈痔痛通忌莧菜

治五痔衆醫所不能愈者方

秦艽　白芷　厚朴　紫參

亂髮　紫菀（各一兩）　雷丸　槁本（各二兩）

石南　䗪蟲（各半兩）　貫衆（三兩）　豬後懸蹄（十四枚）

虻蟲（半升）

右十三味合擣下篩以羊髓脂煎和服如梧子空腹飲下十五丸日二若劇者夜一服四日肛邊癢止八日膿血盡鼠乳悉差滿六十日終身不復發久服益善忌魚豬肉等

槐子丸主燥濕痔痔有雄雌皆主之方

槐子　乾漆　吴茱萸根白皮（各四兩）

秦艽　白芷　桂心　黃芩

黃耆　白斂　牡蠣　龍骨

雷丸　丁香　木香　蒺藜

附子（各二兩）

右十六味，末之，蜜丸。飲服二十丸如梧子，日三。千金翼無白斂，深師無黃耆。云：治苦暴有乾燥腫痛者，有崩血無數者，有鼠乳附核者，有腸中煩癢者，三五年皆殺人。主忌飲酒及作勞，犯之即發。

小槐實丸主五痔十年者方。

槐子三斤　白糖二斤　礬石　流黃各一斤

大黃　乾漆　龍骨各十兩

右七味，擣篩四味。其三種石及糖並細切，内銅器中，一石米下蒸之。以綿絞取汁以和藥，令作丸，併手丸之，大如梧子。陰乾。酒服二十丸，日三，稍增至三十丸。

槐子酒主五痔十年不差者方。

槐東南枝細剉，一石　槐東南根剉，三石

槐子二斗

右三味，以大釜中安十六斛水，煮取五斛，澄取清，更煎取一石六斗。炊兩斛黍米，上麴二十斤，釀之，攪令調，封泥七日，酒熟取清，飲適性，常令小小醉。合時更煮滓取汁淘米。洗器不得用水，須知此事，忌生水故也。

治痔猬皮丸方。

猬皮一具　礬石　當歸　連翹

乾薑　附子　續斷　黃耆各三兩

乾地黃五兩　槐子三兩

右十味，末之，蜜丸。飲服如梧子大十五丸，亦冉加至四十丸。亦治漏。集驗方無礬石、地黃。

治痔方。

取槐耳赤雞一斤，爲末。飲服方寸匕，日三。即是槐檽也。

又方

以蒲黃水服方寸匕，日三，良妙。外臺云：治腸痔，每大便常有血者。

又方　取桑耳作羹，空腹飽食之，三日食之。

猬皮丸主崩中及痔方。

猬皮　人參　茯苓　白芷

槐耳　乾地黃　禹餘粮　續斷各三兩

蒲黃　黃耆　當歸　艾葉

橘皮　白斂　甘草各二兩　白馬蹄酒浸一宿，熬令黃

牛角䚡各四兩　鰻鱺魚頭二十枚　猪懸蹄甲二十一枚，熬

右十九味，末之，蜜丸。酒服如梧子二十丸，日再，稍加。

治痔下血及新産漏下方。

好礬石一兩　附子一兩

右二味，末之，白蜜丸。酒服二丸如梧子，日三，稍加，不過數日便斷。百日服之，終身不發。崔氏方有乾薑一兩。

治五痔十年不差方。

塗熊膽取差止，神良。一切方皆不及此。

又方　七月七日多採槐子，熟擣取汁，内銅器中，重綿密蓋，著宅中高門上暴之二十日已上，煎成如鼠屎大，内穀道中，日三。亦主瘻百種瘡。

又方　取生槐白皮十兩，熟擣丸如彈丸，綿裹内下部中。此病常食萹竹葉及煮羹粥大佳。

又方　取三具鯉魚腸，以火炙令香，以綿裹之，内穀道中，一食久蟲當出。食魚腸數數易之，盡三枚差。一方炙腸令香，坐上，蟲出，經用有效。

虎頭　犀角

右二味，各末之，如雞子大，和不中水猪脂，大如雞子，塗瘡上，取差。

治五痔及脱肛方。

槐白皮二兩　薰草　辛夷　甘草

白芷各半兩　野葛六銖　巴豆七枚　漆子十枚

桃人十枚　猪脂半斤

右十味，㕮咀，煎三上三下，去滓，以綿沾膏塞孔中，日四五過，蟲死差，止癢痛大佳。

治外痔方。

真朱　雄黃　雌黃各一兩　竹茹三兩

猪膏一斤

右五味，末之，内猪膏中和調，又和亂髮，切半雞子大，東向煎三上三下，髮焦出，鹽湯洗，拭乾傅之。亦治惡瘡、𤺋瘡。

治五痔方。

取槐根煑洗之。

又方　用桃根煑洗。

又方

猬皮方三指大　熏黃如棗大　熟艾雞子大

右三味，穿地作孔，調和取便熏之，口中熏黃烟氣出爲佳。火氣消盡即停，停三日將息，更熏之，凡三度永差。勿犯風冷，羹臛將補，慎猪、雞等。

治痔下部出膿血，有蟲，傍生孔竅方。

槐白皮一擔，剉，内釜中煑令味極出，置大盆中，適寒温坐其中，如浴狀，蟲悉出，冷又易之，不過二三即差。

治穀道癢痛，繞緣腫起，裏許欲生肉突出方。

槐白皮三升　甘草三兩　大豆三升，以水七升急火煑取四升

右三味，以豆汁煑取二升，浸故帛薄之，冷即易之，日三五度。

治穀道癢痛痔瘡槐皮膏方。

槐皮　楝實各五兩外臺作塵豉　甘草刪繁用蜂房

白芷各一兩　桃人六十枚　當歸三兩

赤小豆二合

右七味，㕮咀，以成煎猪膏一斤，微火煎，白芷黃，藥成，摩瘡上，日再，并道寸下部。刪繁方無當歸，治胃勞虛，或酒醉當風所損，腎藏病所爲，肛門腫生瘡，因酒勞傷，發寫清血，肛門疼痛，蜂房膏。

治穀道痛方。

菟絲子熬黃黑，和雞子黄以傅之，日二。

又方　取杏人熬令黃，擣作脂以傅之。

治大便孔卒痛如鳥啄方。

以大小豆各一斗，和擣，内兩袋中，蒸之令熱，更互坐之，差。

久冷五痔便血，灸脊中百壯。

五痔便血失屎，灸回氣百壯，穴在脊窮骨上。

疥𤻝第四論二首　灸法四首　方六十首

論曰：凡瘡疥，小秦艽散中加烏蛇肉二兩主之，黃耆酒中加烏蛇脯一尺亦大效。千金翼云：黃耆酒中加烏蛇脯一尺，烏頭、附子、茵芋、石南、莽草各等分，大秦艽散中加之，亦有大效。小小疥瘙，十六味小秦艽散亦相當。黃耆酒出第七卷中。

凡諸疥瘙，皆用水銀、猪脂研令極細，塗之。

治凡有瘡疥，腰胯手足皆生疵疥者方。

薔薇根　黃連　芍藥　雀李根皮

黃蘗各三兩　石龍芮　苦參　黃耆

黃芩各二兩　大黃　當歸　續斷各一兩

栝樓根四兩

右十三味末之。蜜丸如梧子。以薔薇飲服二十丸。日三。加至三十丸。瘡疥差乃止。乾疥白癬勿服。千金翼云所長瘙疽皆須服之

治寒熱瘡及風疥。

千年韭根　好礬石　雄黃　藜蘆　瓜蒂

胡粉各一分　水銀三分

右七味。以柳木研水銀使盡。用猪脂一升煮藜蘆韭根瓜蒂三沸去滓。內諸藥和調令相得即成。以傳之神良。救急方用

治癬瘡

藺茹膏方。

藺茹　狼牙　青葙　地榆　藜蘆

當歸　羊蹄根　萹蓄各二兩　蛇牀子　白斂各六分

漏蘆二分

右十一味擣以苦酒漬一宿。明旦以成煎猪膏四升煎之。三上三下膏成絞去滓。內後藥如左。

雄黃　雌黃　硫黃　礬石　胡粉

松脂各二兩　水銀二兩

右七味細研。看水銀散盡。即傾前件膏中。以十隻箸攪數百遍止。用瓷器貯之。密舉勿令泄氣。煎膏法必微火。急即不中用。一切惡瘡疥癬疽漏瘑悉傳之。不可近目及陰。先研雄黃等令細。候膏小冷即和攪傳之。

治疥疽諸瘡方。

水銀　胡粉各六分　黃連　黃蘗各八分　薑黃十分

礬石　蛇牀子　附子　苦參各三分

右九味。水銀胡粉別研如泥。餘爲末。以成煎猪膏合和研。令調以傳之。千金翼無薑黃

治久疥癬方。

丹砂　雄黃　雌黃劉涓子無　亂髮

松脂　白蜜各一兩　藺茹三兩　巴豆十四枚

猪脂二升

右九味先煎髮消盡。內松脂蜜。三上三下去滓。內諸末中更一沸止。以傳之。千金翼用蠟不用蜜

又方

水銀　礜石一作礬石　蛇牀子　黃連各一兩一作雄黃

右四味爲末。以猪脂七合和攪。不見水銀爲熟。傳之。一方加藜蘆一兩。又云藺茹。

治諸瘡疥癬久不差者方。

水銀一斤　臘月猪脂五斤

右二味以鐵器中壘竈。用馬通火七日七夜。勿住火。出之。停冷取膏。去水銀不妨別用。以膏傳一切瘡無不應手立差。千金翼又用水銀粉和猪脂塗之

又方

取特牛尿五升　羊蹄根五升

右二味漬一宿。日暴乾。復內取尿盡止。作末傳諸瘡等。千金翼云和臘脂用更精

又方　拔取生烏頭十枚。切煮汁洗之差。

論曰。凡諸瘡癬初生時或始痛癢。即以種種單方救之。或嚼鹽塗之。又以穀汁傳之。又以蒜墨和傳之。千金翼蒜作酢又以薑黃傳之。又以鯉魚鮓糝傳之。又以牛李子汁傳之。若以此救不差。乃以前諸大方治之。

治細癬方。

蛇牀子　白鹽一作白堊　羊蹄根各一升　赤葛根

苦參　昌蒲各半斤　黃連　莽草各三兩

右八味，㕮咀，以水七升，煑取三升，適寒溫以洗身，如炊一石米頃爲佳，清澄後用，當微溫之，滿三日止。

又方

羊蹄根於磨石上，以苦酒磨之，以傅瘡上，當先刮瘡以火炙乾，後傅四五過。千金翼云：擣羊蹄根，著瓷器中，以白蜜和之，刮瘡令傷，先以蜜和者傅之，如炊一石米久，拭去，更以三年大酢和塗之，若刮瘡處不傷，即不差。

又方

羊蹄根五升，以桑柴灰汁煑四五沸，洗之。凡方中用羊蹄根，皆以日未出採之佳。

又方

昌蒲末五斤，以酒三升漬，釜中蒸之，使味出，先絶酒一日，一服一升，若半升。

又方

用乾荆子燒中央，承兩頭取汁，塗之。先刮上令傷，後傅之。

治癬方

擣刺薊汁服之。

又方　服地黃汁佳。

又方　燒蛇蜕一具，酒服。

又方　服驢尿良。

又方　擣莨菪根，蜜和傅之。千金翼無根字。

又方

熱搨煎餅，不限多少，日一遍薄之，良。亦治浸淫瘡。

又方　醋煎艾塗之。

又方　擣羊蹄根和乳塗之。

又方

淨洗瘡，取醬瓣、雀屎和傅之，差止。千金翼云：取醬瓣、尿和塗之。

又方　水銀、蕪荑和酥傅之。

又方　日中午擣桃葉汁傅之。

治濕癬肥瘡方

用大麻䗪傅之，五日差。

治癬久不差者方

取自死蛇燒作灰，豬脂和塗，即差。

灸癬法

日中時灸病處影上，三姓灸之，呪曰：癬中蟲，毛戎戎，若欲治，待日中。

又法

八月八日日出時，令病人正當東向戶長跪，平舉兩手持戶兩邊，取肩頭小垂際骨解宛宛中灸之，兩火俱下，各三壯，若七壯，十日愈。

治小兒癬方

以蛇牀實擣末，和豬脂以傅之。

治瘙癢方

以水銀和胡粉傅之。

治身體瘙癢白如癬狀方

楮子三枚　豬胆一具　鹽一升　礬石一兩

右四味，以苦酒一升合擣，令熟，以拭身體，日三。

治癧瘍方

以三年醋磨烏賊骨，先布摩肉赤，傅之。

又方

醋磨硫黃塗之，最上。集驗又磨附子、硫黃上，使熟，將卧以布拭病上，乃以藥傅之。

又方

取途中先死蜣蜋擣爛塗之。當揩令熱，封之。一宿差。

又方

白斂　薰陸香

右二味揩上作末水服差。

又方

硫黃　水銀　槲皮燒　蛇蜕一具

右四味各等分擣篩，以清漆合和之，薄塗白處，欲塗時以巴豆半截拭白處皮，微破，然後傅之，不過三兩度。

又方

硫黃　水銀　礬石　竈墨

右四味各等分擣篩，内坩子中，以葱葉中涕和研之，臨卧時傅病上。

九江散，主白殿風及二百六十種大風方。

當歸七分　石南六分　躑躅　秦艽

菊花　乾薑　防風　雄黃

麝香　丹砂　斑猫各四兩　蜀椒

鬼箭羽　連翹　石長生　知母各八分

蜈蚣三枚　蝱蟲　地膽各十枚　附子四兩

鬼臼十一分　人參　石斛　天雄

王不留行　烏頭　獨活　防已

莽草各十二分　水蛭百枚

右三十味，諸蟲皆去足翅，熬炙令熟，爲散，以酒服方寸匕，日再。其病入髮令髮白，服之百日愈，髮還黑。

又方

天雄　白斂　黃芩各三兩　乾薑四兩

附子一兩　商陸　躑躅各一升

右七味治下篩，酒服五分匕，日三。

治白殿方。

礬石　硫黃

右二味各等分爲末，酢和傅之。

又方

平旦以手掉取韭頭露塗之，極效。

又方

以酒服生胡麻油一合，日三，稍稍加至五合，慎生肉猪雞魚蒜等，百日服五斗差。

又方

羅摩草煮，以拭之，亦揩令傷，擿白汁塗之。

又方

石灰松脂酒主之，方在卷末。

又方

以蛇蛻皮熬摩之數百過，弃置草中。

又方

樹空中水洗桂末，唾和塗之，日三。

又方

以水銀拭之令熱，即消差，數數拭之，差乃止。

白殿風，灸左右手中指節去延外宛中三壯，未差報之。

凡身諸處白駮漸漸長似癬，但無瘡可治之方。

鰻鱺魚取脂塗之，先揩病上使痛，然後塗之。

治皮中紫赤疵痣去黶穢方。

乾漆　雌黃　礬石各三兩　雄黃五兩

巴豆十五枚　炭皮一斤

右六味治下篩，以雞子白和塗故帛，帖病上，日二易。

治赤疵方。

用墨大蒜鱓血合塗之。

治贅疵痣方。

雄黃　硫黃　真朱　礬石

巴豆　藺茹　藜蘆略一

右七味，治下篩，以真漆合和如泥，以塗點病上，須成瘡，又去面黖皮中紫，不耐漆人不得用，以雞子白和之。

去疣目方。

七月七日，以大豆一合拭疣目上三遍，病疣人自種豆於南屋東頭第二霤中，豆生四葉，以湯沃殺即差。

又方　松柏脂合和塗之，一宿失矣。

又方　石硫黄揩六七遍。

又方　以猪脂癢處揩之，令少許血出即差，神驗不可加。

又方　每月十五日月正中時，望月以禿條篙掃三七遍，差。

又方　苦酒漬石灰六七日，滴取汁點疣上，小作瘡即落。

又方　杏人燒令黑，研膏塗上。

又方　取牛口中涎數塗，自落。

疣目着艾炷疣目上灸之三壯即除。

惡疾大風第五 論一首 方十一首

論曰：惡疾大風有多種不同，初得雖遍體無異，而眉鬚已落，有遍體已壞而眉鬚儼然，有諸處不異好人，而四肢腹背有頑處，重者手足十指已有墮落，有患大寒而重衣不暖，有尋常患熱不能暫涼，有身體枯槁者，有津汁常不止者，有身體乾癢徹骨，搔之白皮如麩，手下作瘡者（外臺作卒不作瘡），有瘡痍荼毒重疊而生，晝夜苦痛不已者，有直置頑鈍不知痛癢者，其色亦有多種，有青黄赤白黑，光明枯暗，此候雖種種狀兒不同，而難療易療，皆在前人，不由醫者。何則？此病一著，無問賢愚，皆難與語，何則？口順心違，不受醫教，直希望藥力，不能求已，故難療易療，屬在前人，不關醫藥。予嘗手療六百餘人，差者十分有一，莫不一一親自撫養，所以深細諳委之。且共語看，覺難共語，不受入即不須與療，終有觸損，病既不差，乃勞而無功也。又神仙傳有數十人皆因惡疾而致仙道，何者？皆由割棄塵累，懷穎陽之風，所以非止差病，乃因禍而取福也。故余所睹病者，其中頗有士大夫，乃至有異種名人，及遇斯患，皆愛戀妻孥，繫著心髓，不能割捨，直望藥力，未肯近求諸身，若能絶其嗜慾，斷其所好，非但愈疾，因茲亦可自致神仙。余嘗問諸病人，皆云自作不仁之行，久久并爲極猥之業，於中仍欲更作，云爲雖有悔言而無悔心，但能自新受師教命，飡進藥餌，何有不除？余以貞觀年中，將一病士入山，教服松脂，欲至百日，鬚眉皆生，由此觀之，惟須求之於己，不可一仰醫藥者也。然有人數年患身體頑痺，羞見妻子，不告之，令知其後病成，狀兒分明，乃云犯藥卒患，此皆自誤。然斯疾雖大，療之於微，亦可即差。此疾一得，遠者不過十年皆死，近者五六歲而亡，然病者自謂百年不死，深可悲悼。一遇斯疾，即須斷鹽，常進松脂，一切公私物務，釋然皆棄，猶如脱屣，凡百口味，特須斷除，漸漸斷穀，不交俗事，絶乎慶弔，幽隱巖谷，周年乃差，差後終身愼房，犯之還發。茲疾有吉凶二義，得之脩善即吉，若還同俗類，必是凶矣。今略述其由致，以示後之學者，可覽而思焉。

菵豆治惡疾方。

細粒烏豆，擇取摩之皮不落者，取三月四月天雄烏頭苗及根，淨去土，勿洗，擣絞取汁，漬豆一宿，漉出，暴乾，如此七反，始堪服。一服三枚，漸加至六七枚，日一。

禁房室豬魚雞蒜，畢身毛髮即生，犯藥不差。

岐伯神聖散，治萬病癰疽，癩疥癬風痿，骨肉疽敗，百節痛，眉毛髮落，身體淫淫躍躍痛癢，目痛眥爛，耳聾，齒齲，痔瘻方。

天雄　附子　茵芋外臺作茵草　躑躅

細辛　烏頭　石南　乾薑各一兩

蜀椒　防風　昌蒲各二兩　白朮

獨活各三兩

右十三味，治下篩，酒服方寸匕，日三，勿增之。

治惡疾狼毒散方

狼毒　秦艽等分

右二味，治下篩，酒服方寸匕，日三，五十日愈。

又方

煉松脂，投冷水中二十徧，蜜丸，服二兩，飢便服之，日三，鼻柱斷離者，二百日服之，差。斷鹽及雜食房室。又天門冬酒服百日愈。

石灰酒，主生毛髮眉鬚，去大風方。

石灰一石，拌水和濕，蒸令氣足　松脂成煉十斤，末之

上麴一斗二升　黍米一石

右四味，先於大鐺內炒石灰，以木札著灰中，火出為度，以枸杞根剉五斗，水一石五斗，煮取九斗，去滓，以淋石灰三徧，澄清，以石灰汁和漬麴，用汁多少一如釀酒法，訖，封四七日開，服，恒令酒氣相及為度，百無所忌，不得觸風。其米泔及飯糟一事已上，不得使人畜犬鼠食之，皆令深埋却。此酒九月作，二月止。恐熱，膈上熱者，服後進三五口冷飯壓之。婦人不能食飲，黃瘦積年及蓐風，不過一石即差。其松脂末，初酘釀酒，攤飯時均散著飯上，待飯冷乃投之。此酒飯宜冷，不爾即醋，宜知之。

治大風眉鬚落，赤白癩病，八風十二痺，筋急，肢節緩弱，飛尸遁注，水腫，癰疽疥癬惡瘡，腳攣手折，眼闇洞洩，痰飲宿澼，寒冷方。

商陸根二十五斤，馬耳切之　麴二十五斤

右二味，合於瓮中，水一斛漬之，炊黍米一石，釀之如家法，使麴米相淹，三酘畢，密封三七日，開看，麴浮，酒熟，澄清，溫服三升，輕者二升，藥發吐下為佳。宜食弱煮飯、牛羊鹿肉羹，禁生冷醋滑及豬雞魚犬等。

治風身體如蟲行方。

鹽一斗，水一石，煎減半，澄清，溫洗浴三四遍，并療一切風。

又方

以淳灰汁洗面，不過一日。

又方

以大豆漬飯漿水，旦旦溫洗面、洗頭髮，不淨加少麪，勿以水濯之，不過十度洗。

又方

成煉雄黃、松脂等分，蜜和，飲服十丸如梧桐子大，日三，百日愈。慎酒肉鹽豉等。

備急千金要方卷第二十三

備急千金要方卷第二十四 解毒并雜治

朝奉郎守太常少卿充秘閣校理判登聞檢院上護軍賜緋魚袋臣林億等校正

解食毒第一 論一首 方三十九首

論曰：凡人跋涉山川，不諳水土，人畜飲啖，誤中於毒，素不知方，多遭其斃，豈非枉橫也。然而大聖人設其法以救養之，正爲貪生嗜樂，忽而不學，一朝逢遇，便自甘心，竟不識其所以。今述神農黄帝解毒方法，好事者可少留意焉。

治諸食中毒方：

飲黄龍湯及犀角汁，無不治也。飲馬尿亦良。

治食百物中毒方：

掘厠傍地深一尺，以水滿坑中，取厠籌七枚，燒令煙，以投坑中，乃取水汁飲四五升，即愈。急者不可得，但掘地著水，即取飲之。

又方 含貝子一枚，須臾吐食物，差。

又方 服生韭汁數升。

治飲食中毒煩懣方：

苦參三兩，㕮咀，以酒二升半，煮取一升，頓服之，取吐，愈。

治食六畜肉中毒方：

各取六畜乾屎末，水服之，佳。若是自死六畜肉毒，水服黄蘗末方寸匕，須臾復與，佳。

又方 燒小豆一升，末，服三方寸匕，神良。

又方 水服竈底黄土方寸匕。

治食生肉中毒方：

掘地深三尺，取下土三升，以水五升煮土五六沸，取上清飲一升，立愈。

治食牛肉中毒方：

狼牙灰水服方寸匕，良。一作猪牙

又方 温湯服猪脂，良。

又方 水煮甘草汁飲之。

治食牛馬肉中毒方：

飲人乳汁，良。

治食馬肉血洞下欲死方：

豉二百粒 杏人二十枚

右二味，㕮咀，蒸之五升米下，飯熟擣之，再服令盡。

又方 蘆根汁飲，以浴，即解。

治食狗肉不消，心中堅或腹脹，口乾大渴，心急發熱，狂言妄語，或洞下方：

杏人一升，合皮研，以沸湯三升和，絞取汁，分三服，狗肉皆完片出，即静，良驗。

治食猪肉中毒方：

燒猪屎末，服方寸匕。犬屎亦佳。

治食百獸肝中毒方：

頓服猪脂一斤，佳，亦治陳肉毒。

治生食馬肝毒殺人方：

牡鼠屎二七枚，兩頭尖者是，以水研，飲之，不差更作。

治食野菜馬肝肉諸脯肉毒方

取頭垢如棗核大，吞之，起死人。

又方 燒狗屎灰，水和絞取汁，飲之立愈。

又方 燒猪骨末之，水服方寸匕，日三服。

治漏脯毒方張文仲云：茅室漏水沾脯爲漏脯

擣韭汁服之良，大豆汁亦得。

治鬱肉濕脯毒方張文仲云：肉閉在密器中經宿者爲鬱肉

燒狗屎末，水服方寸匕。凡生肉熟肉皆不用深藏，密蓋不泄氣，皆殺人。又肉汁在器中密蓋，氣不泄者亦殺人。

治脯在黍米中毒方

麹一兩，以水一升，鹽兩撮，煑服之良。

治中射罔脯毒方

末貝子，水服如豆，佳，不差又服。食餅臛中毒亦同用之。

人以雉肉作餅臛，因食皆吐下，治之方

服犀角末方寸匕，得靜甚良。

凡食鵝鴨肉成病，胷滿面赤不下食者，治之方

服秫米泔良。

治食魚中毒方

煑橘皮，停極冷，飲之立驗。肘後方云：治食魚中毒面腫煩乱者

治食魚中毒面腫煩亂及食鱸魚中毒欲死者方

剉蘆根，舂取汁，多飲良。并治蟹毒。亦可取蘆葦茸汁飲之愈。

治食魚鱠及生肉住胷膈中不化，吐之不出，便成癥瘕方

厚朴三兩　大黃二兩

右二味㕮咀，以酒二升，煑取一升，盡服立消。人強者加大黃，用酒三升，煑取二升，再服之。

治食魚鱠不消方

大黃三兩，切　朴消二兩

右二味，以酒二升，煑取一升，頓服之。仲景方有橘皮一兩。肘後方云：治食猪肉遇冷不消，必成癥，下之方，亦無橘皮

又方

舂馬鞭草，飲汁一升，即消去也。生薑亦良。肘後方云：亦宜服諸吐藥

又方

鮐魚皮燒灰，水服之。無完皮，壞刀裝取之。一名鮫魚皮。古今錄驗云：治食鯸鮧魚傷毒

又方 燒魚皮灰，水服方寸匕。

又方

燒魚鱗，水服方寸匕。食諸鮑魚中毒亦用之。

治食蟹中毒方

冬瓜汁服二升，亦可食冬瓜。

治食諸菜中毒方

甘草　貝齒　胡粉

右三種各等分，治下篩，以水和服方寸匕。小兒尿、乳汁共服二升亦好。

治食山中樹菌毒方

人屎汁服一升良。

解百藥毒第二 論一首 方十二首 解毒二十八條

論曰：甘草解百藥毒，此實如湯沃雪，有同神妙。有人中烏頭、巴豆毒，甘草入腹即定；中藜蘆毒，葱湯下咽便愈；中野葛毒，土漿飲訖即止。如此之事，其驗如反掌，要使人皆知之。然人皆不肯學，誠可歎息。方稱大豆汁解百藥毒，余每試之，大懸絕，不及甘草，又能加之爲甘豆湯，其驗尤奇。有人服玉壺丸

治嘔不能已。百藥與之不止。藍汁入口即定。如此之事皆須知之。此則成規，更不須試練也。解毒方中條例極多，若不指出一二，學者不可卒知，餘方例爾。

百藥毒
甘草　薺苨　大小豆汁
藍汁及實汁根汁。

石藥毒
白鴨屎　人參汁

雄黃毒
防已

礜石毒
大豆汁　白鵝膏

金銀毒
服水銀數兩即出。鴨血及屎汁。
雞子汁及屎白燒猪脂和服。水淋雞屎汁煮葱汁。

鐵粉毒
磁石

防葵毒
葵根汁

桔梗毒
白粥

甘遂毒
大豆汁

芫花毒
防已　防風　甘草　桂汁

大戟毒
菖蒲汁

野葛毒
雞子清　葛根汁　甘草汁　鴨頭熱血　猪膏
雞屎　人屎

藜蘆毒
雄黃　煑葱汁　温湯

烏頭天雄附子毒
大豆汁　遠志　防風　棗肉　飴糖

射罔毒
藍汁　大小豆汁　竹瀝　大麻子汁
六畜血　貝齒屑　蚯蚓屎　藕芰汁

半夏毒
生薑汁及煑乾薑汁

躑躅毒
梔子汁

莨菪毒
薺苨　甘草　犀角　蟹汁　升麻

狼毒毒
杏人　藍汁　白斂　鹽汁　木占斯

巴豆毒
煑黃連汁·大豆汁　生藿汁肘後云小豆藿
菖蒲汁　煑寒水石汁

蜀椒毒
葵子汁　桂汁　豉汁　人尿　冷水
土漿　蒜　雞毛燒吸煙及水調服

雞子毒

淳醋

斑猫元青毒

猪膏　大豆汁　戎盐　藍汁

鹽湯煑猪膏　巴豆

馬刀毒

清水

杏人毒

藍子汁

野芋毒

土漿　人糞汁

諸菌毒

掘地作坑，以水沃中，攪之令濁，澄清飲之，名地漿。

解一切毒藥發，不問草石，始覺惡即服此方。

生麦門冬　葱白八兩　豉二升

右三味，㕮咀，以水七升，煑取二升半，分三服。

解諸毒雞腸草散方。

雞腸草三分　薺苨　升麻各四分　芍藥　當歸　甘草各一分　藍子一合　坌土一分

右八味，治下篩，水服方寸匕，多飲水爲佳。若爲蜂蛇等衆毒蟲所螫，以針刺螫上血出，著藥如小豆許於瘡中，令濕差。爲射罔箭所中，削竹如釵股，長一尺五寸，以綿纏繞，水沾令濕，取藥内瘡中，隨瘡深淺，令至底止，有好血出即休。若服藥有毒，水服方寸匕，毒解痛止愈。

解毒藥散方。

薺苨一分　藍二分（并花）

右二味，七月七日取藍，陰干，擣篩，水和服方寸匕，日三。

又方　中毒者，取秦鶻毛二七枚，燒灰服。

解一切毒方。

母猪屎水和服之。又水三升三合，和米粉飲之。

解鴆毒及一切毒藥不止煩滿方。

甘草　蜜各四分　粱米粉一升

右三味，以水五升煑甘草，取二升，去滓，歇大熱，内粉湯中，攪令勻調，内白蜜更煎，令熟如薄粥，適寒温，飲一升佳。

治食莨菪悶亂，如卒中風，或似熱盛狂病，服藥即劇方。

飲甘草汁、藍青汁即愈。

治野葛毒以死口噤者方。

取青竹去兩節，柱兩脇臍上，内冷水注之，暖即易之，須臾口開，開即服藥立活，惟須數易水。

治鉤吻毒，困欲死，面青口噤，逆冷身痹方。（肘後方云：鉤吻、茱萸食芹相似，而所生之傍無他草，又莖有毛，誤食之殺人）

薺苨八兩，㕮咀，以水六升，煑取三升，冷如人體，服五合，日三夜二。凡煑薺苨惟令濃佳。

又方　煑桂汁飲之。

又方　啖葱涕。葱涕治諸毒。

治腹中有鐵方。

白折炭，刮取末，井花水服二錢，不過再服。

服藥過劑悶亂者方。

吞雞子黄　飲藍汁　水和胡粉　地漿　蘘荷汁　粳米瀋　豉汁　乾薑　黄連　飴糖　水和葛粉

解五石毒第三（論三首　證二十八條　方三十五首）

論曰：人不服石，庶事不佳，惡瘡疥癬，温疫瘧疾，年年常患

寢食不安興居常惡非止己事不康生子難育所以石在身
中萬事休泰要不可服五石也人年三十已上可服石藥若
素肥充亦勿妄服四十已上必須服之五十已上三年可服
一劑六十已上二年可服一劑七十已上一年可服一劑
又曰人年五十已上精華消歇服石猶得其力六十已上轉
惡服石難得力所以常須服石令人手足溫暖骨髓充實能
消生冷舉措輕便復耐寒暑不著諸病是以大須服凡石皆
熟煉用之凡石之發當必惡寒頭痛心悶發作有時狀如溫
瘧但有此兆無過取冷水淋之得寒乃止一切冷食惟酒須
溫其諸解法備如後說其發背疽腫方在第二十二卷中
又曰凡服石人甚不得雜食口味雖百品具陳終不用重食
其肉諸雜既重必有相賊聚積不消遂動諸石如法持心將
攝得所石藥為益善不可加余年三十八九嘗服五六兩乳
自是以來深深體悉至於將息節度頗識其性養生之士宜
留意詳焉然其乳石必須土地清白光潤羅紋鳥翮一切皆
成乃可入服其非土地者慎勿服之多皆殺人甚於鴆毒紫
石白石極須外內映徹光淨皎然非此亦不可服寒石五石
更生散方舊說此藥方上古名賢無此漢末有何侯者行用
自皇甫士安已降有進餌者無不發背解體而取顛覆余自
有識性已來親見朝野仕人遭者不一所以寧食野葛不服
五石明其大大猛毒不可不慎也有識者遇此方即須焚之
勿久留也今但錄主對以防先服者其方以從煙滅不復須
存為含生害也
鍾乳對朮又對栝樓其治主肺上通頭胸朮動鍾乳胸塞短
氣鍾乳動朮頭痛目疼又鍾乳雖不對海蛤海蛤能動鍾乳
鍾乳動則目疼短氣有時朮動鍾乳直頭痛胸塞然鍾乳與
朮為患不過此也雖所患不同其治一矣發動之始要有所由
始覺體中有異與上患相應便速服此葱白豉湯方

葱白一斤　豉二升　甘草　人參各三兩（外臺用吳茱萸一升）

右四味㕮咀先以水一斗五升煮葱白作湯澄取八升內藥
煮取三升分三服纔服便使人按摩搖動口中嚼物然後
仰臥覆以暖衣汗出去衣服湯熱歇即便冷濤飯燥脯而
已若服此不解復服甘草湯方

甘草三兩　桂心二兩　豉二升　葱白一斤

右四味合服如上法若服此已解肺家猶有客熱餘氣復
服桂心湯方

桂心　麥門冬各三兩　人參　甘草各二兩
葱白半斤　豉二升

右六味合服如前法（此方与大後散發身生瘡麥門冬湯方用重分兩小異）
流黃對防風又對細辛其治主脾腎通主腰腳防風動流黃
煩熱腳疼腰痛或嗔忿無常或下利不禁防風細辛能動流
黃而流黃不能動彼始覺發便服杜仲湯方

杜仲三兩　枳實　甘草　李核人各二兩
梔子人十四枚　香豉二升

右六味合服如上法若不解復服大麥奴湯方

大麥奴四兩　甘草　人參　芒消
桂心各二兩　麥門冬半斤

右六味合服如上法若服此已解脾腎猶有餘熱氣或冷
復服人參湯方

人參　乾薑　甘草　當歸各一兩　附子一枚

右五味合服如上法
白石英對附子其治主胃通主脾腎附子動白石英煩熱腹

脹。白石英動附子。嘔逆不得食。或口噤不開。或言語難。手脚疼痛。如覺發。宜服生麥門冬湯方。

生麥門冬四兩　甘草　麻黃各二兩　豉二升

右四味合服如上法。不解。更服大黃湯方。

大黃三兩　豉二升　甘草一兩　梔子人三十枚

若煩加細辛五兩

右五味合服如上法。頻頻服之。得下便止。不下服盡。若熱勢未除。視瞻高而患渴。復服栝樓根湯方。

栝樓根　大麥奴各四兩　甘草二兩

葱白半斤　豉二升

右五味合服如上法。稍稍一兩合服之。隱約得一升許。便可食少糜。動口。若已解。胃中有餘熱。復服芒消湯方。

芒消　桂心各二兩　通草　甘草各三兩

白术一兩　李核人二十一枚　大棗二十枚

右七味合服如上法。若腹脹。去芒消。用人參二兩。

紫石英對人參。其治主心肝。通主腰脚。人參動紫石英。(外臺云細辛人參動紫石)心急而痛。或驚悸不得眠卧。恍惚忘誤。失性發狂。昏昏欲眠。或憒憒喜嗔。或瘥或劇。乍寒乍熱。或耳聾目闇。又防風雖不對紫石英。紫石英猶動防風。(巢源外臺云防風雖不對紫石英而能動紫石英爲藥中亦有人參緣防風動人參轉相發動令人亦心痛煩熱)頭項強。始覺服此人參湯方。(外臺服麻黃湯)

人參　白术各三兩　甘草(外臺無)　桂心各二兩

細辛一兩　豉三升

右六味合服如上法。若嗔盛。加大黃黃芩梔子各三兩。若忘誤狂發猶未除。服麥門冬湯方。(外臺此方治礜石發)

生麥門冬半斤　甘草三兩　人參一兩

豉二升　葱白半斤

右五味合服如上法。溫牀暖覆。牀下著火。口中嚼物。使徧身汗。一日便解。若心有餘熱。氣更服人參湯方。

人參　防風　甘草各三兩　桂心二兩

生薑　白术各一兩

右六味合服如上法。

赤石脂對桔梗。其治主心。通至胷背。桔梗動石脂。心痛寒噤。手脚逆冷。心中煩悶。赤石脂動桔梗。頭痛目赤。身體壯熱。始覺發。宜溫清酒飲之。隨能否。須酒勢行則解。亦可服大麥麨方。

大麥熬令汗出。燥止。勿令大焦。舂去皮。細擣。絹篩。以冷水和服之。(千金翼云炒去皮淨淘蒸令熟暴乾熬令香乃末之)

礜石無所偏對。其治主胃。發則令人心急口噤。骨節疼強。或節節生瘡。始覺發。即服葱白豉湯方。(外臺云服麥門冬湯)

葱白半斤　豉二升　甘草二兩

右三味。以水六升。煮取二升半。分三服。

若散發身體卒生瘡。宜服生麥門冬湯方。

生麥門冬五兩　甘草三兩　桂心二兩

人參一兩半　葱白半斤　豉二升

右六味服如解鍾乳湯法。

术對鍾乳。术發則頭痛目疼。或舉身壯熱。解如鍾乳法。

附子對白石英。亦對赤石脂。附子發則嘔逆。手脚疼。體強骨節痛。或項強。面目滿腫。發則飲酒服麨自愈。若不愈。與白石英同解。

人參對紫石英。人參發則煩熱。頭項強。解與紫石英同。

桔梗對赤石脂。又對茯苓。又對牡蠣。桔梗發則頭痛目赤。身體壯熱。解與赤石脂同。茯苓發則壯熱煩悶。宜服大黃黃芩湯方。

大黃 黃芩 梔子人各三兩 豉一升 蔥白切一升

右五味，㕮咀，以水六升，煮取二升半，分三服。

牡蠣發則四肢壯熱，心腹煩悶，極渴，解與赤石脂同。乾薑無所偏對。

海蛤對栝樓，海蛤先發則手足煩熱，栝樓先發則噤寒清涕出，宜服栝樓根湯方。

栝樓根 甘草各二兩 大黃一兩 梔子人十四枚

右四味，合服，如解鍾乳法。

石流黃發通身熱，兼腰膝痛。

白石英發先腹脹，後發熱。

紫石英發乍寒乍熱。

赤石脂發心噤，身熱，頭目赤。

礜石發遍身發熱，兼口噤。

牡蠣發頭痛而煩滿熱。

海蛤發心中發熱。

茯苓發直頭痛。

桔梗發頭面熱。

石流黃、礜石、桔梗、牡蠣、茯苓，此五物發宜浴，白石英亦可小浴，其餘皆不宜浴。礜石發宜用生熟湯，茯苓發熱多攻頭，即以冷水洗身漬之。

浴法：初熱先用暖水，後用冷水，浴時慎不可洗頭垂沐，可以二三升灌之。凡藥宜浴便得解即佳，不差可餘治之。

赤石脂、紫石英發宜飲酒，得酒即解。凡藥發或有宜冷，或有宜飲酒，不可一概也。

又一法云：寒食散發動者，云草藥氣力易盡，石性沈滯，獨主胃中，故令數發。欲服之時，以絹袋盛散一匕，著四合酒中，塞其口一宿之後飲盡之。其酒用多少，將御節度自如舊法。此則藥石之勢俱用，石不住胃中，何由而發？事甚驗也。

治食宿飯、陳臭肉及羹宿菜發者，宜服梔子豉湯方。

梔子三七枚 香豉三升 甘草三兩

右三味，㕮咀，以水八升，煎取三升，分三服。亦可加人參、蔥白。

失食發，宜服蔥白豉湯；飲酒過醉發，亦宜服蔥白豉湯方。

蔥白一升 豉二升 乾薑五兩 甘草二兩

右四味，㕮咀，以水七升，煮取三升，分三服。服湯不解，宜服理中湯方。

人參 甘草 白朮各三兩 乾薑二兩

右四味，㕮咀，以水六升，煮取二升半，分三服。

瞋怒太過發，宜服人參湯方。

人參 枳實 甘草各九分

栝樓根 乾薑 白朮各六分

右六味，㕮咀，以水九升，煮取三升，分三服。若短氣者，稍稍數飲。千金翼云：主散發氣逆，心腹絞痛，不得氣息，命在轉爛者

情色過多發，宜服黃芩湯。方本闕

將冷太過發，則多壯熱，以冷水洗浴，然後用生熟湯五六石灌之。已，食少暖食，飲少熱酒，行步自勞。

將熱太過發，則多心悶，時時食少冷食。若夏月大熱之時，散發動，多起於渴飲多所致，水和少麨服之，不差，復作，以差為度。

若大小便秘塞不通，或淋瀝溺血，陰中疼痛，此是熱氣所致，熨之即愈。

熨法：前以冷物熨少腹，已，又以熱物熨之，又以冷物熨之。

若小便數，此亦是取冷所為，暖將理自愈。

若藥發下利者，乾服豉即斷，能多益佳。

凡服散之後，忽身體浮腫，多是取冷過所致，宜服檳榔湯方。

檳榔（三十枚）擣碎，以水八升，煮取二升，分再服。（千金翼云：子擣作末，下篩，㕮咀其皮，以湯七升煮取三升，去滓，內子末，為再服。）

凡散發瘡腫方

蔓菁子（熬）　杏人　黃連

胡粉（各一兩）　水銀（二兩）

右五味，別擣蔓菁子、杏人如膏，以豬脂合研，令水銀滅，以塗上，日三夜一。

散發赤腫者，當以膏摩之方

生地黃（五兩）　大黃（一兩）　杏人（四十枚）　生商陸（三兩）

右四味，切，醋漬一宿，豬膏一升，煎商陸令黑，去滓，摩之，日三夜一。

散發生細瘡方

黃連　芒消（各五兩）

右二味，㕮咀，以水八升，煮黃連取四升，去滓，內芒消令烊，漬布取帖瘡上，數數易之，多少皆著之。

散發瘡痛不可忍方

冷石三兩，下篩，粉瘡上，日五六度，即燥，痛須臾定。

治服散忽發動方

乾薑五兩，㕮咀，以水五升，煮取三升，去滓，內蜜一合，和絞，頓服之，不差重作。

解散除熱鴨通湯方

白鴨通（五升，沸湯二斗半淋之，澄清，取二斗汁）

麻黃（八兩）　豉（三升）　冷石（二兩）

甘草（五兩）　石膏（三兩）　梔子人（二十枚）

右六味，㕮咀，以鴨通汁煮取六升，去滓，內豉三沸，分服五合。若覺體冷，小便快闊，其間若熱，猶盛，小便赤促，服之不限五合，宜小勞之，漸進食，不可令食少，但勿便多耳。

解散治盛熱實，大小便赤方

升麻　大黃　黃連　甘草　黃蘗（各三兩）

芍藥（六兩）　白鴨通（五合）　黃芩（四兩）　梔子人（十四枚）

竹葉（切）　豉（各一升）

右十一味，㕮咀，以水三斗，先煮鴨通、竹葉，取一斗二升，去滓，澄清，取一斗，內藥煮取三升，分三服。若上氣者，加杏人五合；腹滿，加石膏三兩。

下散法，主藥發熱困方。（千金翼云：凡散數發熱無賴，下去之。又云：諸丹及金石等同用之。）

黍米一升，作糜，以成煎豬脂一斤和之，令調，宿不食，旦空腹食之，令飽，晚當下，藥神良，不盡，熱發，更合服之。

又方

肥豬肉（五斤）　蔥白　薤（各半斤）

右三味，治如食法，合煮之，宿不食，頓服之，令盡，不盡，明日更服。

壓藥發動，數數患熱困，下之方

豬腎脂一具，不令中水，以火炙之，承取汁，適寒溫，一服三合，一日夜五六服，多至五六升，二日藥稍稍隨大便下出。

又方

作肥豬肉臛一升，調如常法，平旦空肚頓服，令盡，少時腹中雷鳴，鳴定，藥下，隨下以器盛取，用水濤之得石，不盡，更作，如前服之。

蠱毒第四（論一首　方二十首）

論曰：蠱毒千品，種種不同，或下鮮血，或好臥闇室，不欲光明，或心性反常。乍嗔乍喜。或四肢沈重。百節酸疼。如此種種狀皃。說不可盡。亦有得之三年乃死。急者一月或百日即死。其死時皆於九孔中或於脇下肉中出去。所以出門常須帶雄黃、麝香、神丹諸大辟惡藥。則百蠱、猫鬼、狐狸、老物精魅永不敢著人。養生之家大須慮此。俗亦有灸法。初中蠱。於心下捺便大炷灸一百壯。并主猫鬼。亦灸得愈。又當足小指尖上灸三壯。當有物出。酒上得者有酒出。飯上得者有飯出。肉菜上得者有肉菜出。即愈。神驗。皆於灸瘡上出。

凡中蠱毒。令人心腹絞切痛。如有物齧。或吐下血。皆如爛肉。若不即治。蝕人五藏盡乃死矣。欲驗之法。當令病人唾水。沈者是蠱。不沈者非蠱也。

凡人患積年。時復大便黑如漆。或堅或薄。或微赤者。皆是蠱也。

凡人忽患下血。以斷下方治。更增劇者。此是中蠱也。

凡卒患血痢。或赤或黑。無有多少。此皆是蠱毒。麁醫以斷痢藥處之。此大非也。

世有拙醫。見患蠱脹者。徧身腫滿。四肢如故。小便不甚澀。以水病治之。延日服水藥。經五十餘日。望得痊愈。日復增加。奄至隕歿。如此者不一。學者當細尋方意。消息用之。萬不失一。醫方千卷。不盡其理。所以不可一一備述云耳。

凡人中蠱。有人行蠱毒以病人者。若服藥知蠱主姓名。當使呼喚將去。若欲知蠱主姓名者。以敗鼓皮燒作末。以飲服方寸匕。須臾自呼蠱主姓名。可語令去則愈。又有以蛇涎合作蠱藥著飲食中。使人得瘕病。此一種積年乃死。療之各自有藥。江南山間人有此。不可不信之。

太上五蠱丸　治百蠱吐血。傷中心腹結氣。堅塞咽喉。語聲不出。短氣欲死。飲食不下。吐逆上氣。去來無常。狀如鬼祟。身體浮腫。心悶煩疼。寒戰。夢與鬼交。狐狸作魅。卒得心痛。上叉胸脇痛如刀刺。經年累歲著牀不起。悉主之方。

雄黃　椒目　巴豆　莽草　芫花　眞朱外臺用木香　鬼臼　礬石　藜蘆各四分　斑猫三十枚　蜈蚣二枚　獺肝一分　附子五分

右十三味末之。蜜和。更擣二千杵。丸如小豆。先食飲服一丸。餘密封勿泄藥氣。十丸為一劑。如不中病。後日增一丸。以下痢為度。當下蠱種種狀皃。不可具述。下後七日將息。服一劑。三十年百病盡除。忌五辛。

太一追命丸　治百病。若中惡氣。心腹脹滿。不得喘息。心痛積聚。臚脹疝瘕。宿食不消。吐逆嘔噦。寒熱瘰癧。蠱毒。婦人產後餘疾方。

蜈蚣一枚　丹砂　附子　礬石一作礜石　雄黃　藜蘆　鬼臼各一分　巴豆二分

右八味末之。蜜丸如麻子。一服二丸。日一服。傷寒一二日服一丸。當汗出。綿裹兩丸塞兩耳中。下利服一丸。一丸塞下部。蠱毒服二丸。在外膏和摩病上。在膈上吐。膈下痢。有瘡一丸塗之。毒自出。產後餘疾服一丸。耳聾綿裹塞耳。

治人得藥雜蠱方。

斑猫六枚　桂心如指大　釜月下土如彈丸大　藜蘆如指大

右四味治下篩。水服一錢匕。下蠱蛇蝦蟆蜣蜋毒俱出。

治蠱注。四肢浮腫。肌膚消索。欬逆。腹大如水狀。死後轉易家人。一名蠱脹方。小品名雄黃丸一名萬病丸

雄黃　巴豆　莽草　鬼臼各四分　蜈蚣三枚

右五味末之。蜜和。擣三千杵。密封勿泄氣。勿宿食。旦服如小豆一丸。一炊不知。更加一丸。當先下清水。次下蟲長

數寸及下蛇又下蝦蟇子或白如膏下後作葱豉粥補之百種暖將息

治中蠱毒腹内堅如石面目青黄小便淋瀝病變無常處方肘後古今録驗方倶云用鐵精烏雞肝和丸如梧子以酒服三丸日再甚者不過十日千金用後方疑千金悮

羖羊皮方五寸　犀角　芍藥　黄連

牡丹各一两　梔子人七枚　蘘荷四两半

右七味㕮咀以水九升煑取三升分三服葛氏崔氏同無芍藥牡丹梔子用苦参升麻當歸

犀角丸治蠱毒百病腹暴痛飛尸惡氣腫方

犀角屑　羚羊角屑　鬼臼屑　桂心末各四錢匕

天雄　莽草　眞朱　雄黄各一两

貝子五枚燒　蜈蚣五節　射罔如雞子黄大一枚

巴豆五十枚　麝香二分

右十三味末之合擣蜜丸如小豆服一丸日二含咽不知少增之卒得腹滿蜚尸服如大豆許二丸若惡氣腫以苦酒和塗之縫袋子盛藥繫左臂辟不祥鬼疰蠱毒可以備急

治蠱毒方

茜根　蘘荷根各三两

右二味㕮咀以水四升煑取二升頓服肘後方云治中蠱吐血或下血皆如爛肝者自知蠱主姓名

又方

櫚樹北陰白皮　桃根皮各五两　蝟皮灰

亂髮灰各一方寸匕　生麻子汁五升

右五味先煑櫚皮桃根取濃汁一升和麻子汁髮灰等令匀患人少食旦服大升一升須臾著盆水以雞翎擿吐水中如牛涎犢胎及諸蟲並出

治蠱毒方

櫚樹北陰白皮一大握長五寸水三升煑取一升空腹服即吐蟲出亦治中蠱下血

又方

蝟皮灰水服方寸匕亦出蟲

又方

五月五日桃白皮必效方云以東引者火烘之

大戟各四分　斑猫一分

右三味治下篩旦空腹以水一雞子許服八捻用二指相著如開頓服之若指頭相離取藥太多恐損人矣肘後方云服棗核大不差十日更一服必效方云服半方寸匕其毒即出不出更一服李饒州云若以酒中得則以酒服以食中得以飲服之

蛇毒入菜果中食之令人得病名曰蛇蠱方

大豆末以酒漬絞取汁服半升

治諸熱毒或蠱毒鼻中及口中吐血醫所不治方

取人屎尖七枚燒作火色置水中研之頓服即愈亦解百毒時氣熱病之毒服已温覆取汗勿輕此方極神驗

治蠱吐下血方

欅皮廣五寸長一尺　蘆荻根五寸如足大指小品方用薔薇根

右二味㕮咀以水二升煑取一升頓服極下蠱

治中蠱下血日數十行方

巴豆二七枚　藜蘆　元青　附子　礬石各二分

右五味末之別治巴豆合篩和相得以綿裹藥如大豆内下部中日三差

又方

苦瓠一枚以水二升煑取一升稍稍服之當下蠱及吐蝦蟆蝌蚪之狀一月後乃盡范汪方云苦瓠毒當臨時量用之肘後方云用苦酒一升煑

治下血狀如雞肝腹中攪痛難忍者方

茜根　升麻　犀角（各三兩）　桔梗　黄蘗
黄芩（各一兩）　地榆　白蘘荷（各四兩）

右八味，㕮咀，以水九升，煮取二升半，分三服。此蠱利血用之。

又方

桔梗　犀角

右二味各等分，為末，酒服方寸匕，日三。不能自服，絞口與之，藥下心中當煩，須臾自靜，有頃下。服至七日止，可食猪脾藏自補養。治蠱下血如雞肝，日夜不解，欲死者，皆可用之。

治腸蠱，先下赤，後下黄白沫，連年不差方。

牛膝一兩，搥碎切之，以淳清酒一升漬一宿，旦空腹服之，再服便愈。

北地太守酒，主萬病蠱毒，風氣寒熱方。

烏頭　甘草　芎藭　黄芩　桂心
藜蘆　附子（各四兩）　白斂　桔梗　半夏
柏子人　前胡　麥門冬（各六兩）

右十三味，七月麴十斤，秫米一斛，如醞酒法，㕮咀藥，以絹袋盛之，沉於瓮底，酒熟去糟，還取藥滓，青布袋盛之，沉著酒底，泥頭，秋七日，夏五日，冬十日，空肚服一合，日三，以知為度。藥有毒，故以青布盛之，服勿中止，二十日大有病出，其狀如漆，五十日病悉愈。有婦人年五十，被病連年，腹中積聚，冷熱不調，時時切痛，遶臍絞急，上氣胸滿二十餘年，服藥二七日，所下三四升即愈。又有女人病偏枯絶產，服二十日，吐黑物大如刀帶，長三尺許，即愈，其年生子。又有女人小得癲病，服十八日，出血二升半，愈。有人被杖，崩血內瘀，臥著九年，服藥十三日，出黑血二三升，愈。有人耳聾十七年，服藥三十五日，鼻中出血一升，耳中出黄水五升，便愈。

右方，太熹平二年，北地太守臣光上。然此偏主蠱毒，有人中蠱毒者，服無不愈，極難差不過二七日，所有效莫不備出。曾有一女人年四十餘，偏枯羸瘦，不能起，長臥牀枕，耳聾一無所聞，兩手不收，已經三年。余為合之，遂得平復如舊。有人中蠱毒，而先患風，服茵芋酒，傷多吐，出蠱數十枚，遂愈。何況此酒，而不下蠱也？嘉其功效有異常方，故具述焉。

胡臭漏腋第五（論一首　方十五首）

論曰：有天生胡臭，有為人所染臭者。天生臭者難治，為人所染者易治。然須三年酢傅礬石散勿止，并服五香丸，乃可得差。勿言一度傅藥即差止，可傅藥時暫得一差耳。五香丸在第六卷中。凡胡臭人通忌食芸薹、五辛，治之終身不差。

治胡臭方。

辛夷　芎藭　細辛　杜蘅　藁本（各二分）

右五味，㕮咀，以淳苦酒漬之一宿，煎取汁傅之，欲傅取臨臥時，以差為度。

石灰散，主胡臭方。

石灰（一升）　青木香　楓香（一作阬香）　薰陸香
丁香（各二兩）　橘皮　陽起石（各三兩）　礬石（四兩）

右八味，治下篩，以綿作篡子，粗如指，長四寸，展取藥使著篡上，以絹袋盛著腋下，先以布揩令痛，然後夾之。

又方

青木香　附子　白灰（各一兩）　礬石（半兩）

右四味為散，著粉中，常粉之。（肘後無礬石）

又方

赤銅屑，以酢和，銀器中炒極熱，以布裹熨腋下，冷復易。

又方

槲葉切三升以水五升煮取一升用洗腋下即以白苦瓠燒令煙出熏之數數作

又方

辛夷　細辛　芎藭　青木香各四分

右四味治下篩熏竟粉之

又方

馬齒莧一束擣碎以蜜和作團以絹袋盛之以泥紙裹厚半寸暴干以火燒熟破取更以少許蜜和使熱勿令冷先以生布揩之夾藥腋下藥痛久忍之不能然後以手中勒兩臂

又方

牛脂　胡粉各等分

右二味煎令可丸塗腋下一宿即愈不過三劑（肘後方云合椒以塗）

又方

伏龍肝作泥傅之

又方

三年苦酢和石灰傅之

治漏腋腋下及足心手掌陰下股裏常如汗濕臭者六物傅方

乾枸杞根　乾薔薇根（肘後作畜根）　甘草各半兩　商陸根　胡粉　滑石各一兩

右件藥治下篩以苦酒少少和塗當微汁出易衣復更塗之不過三著便愈或一歲復發發復塗之

又方

水銀　胡粉（外臺作粉霜）

右二味以面脂研和塗之大良驗

又方

銀屑一升（一作銅屑）　石灰三升

右二味合和絹囊盛汗出粉之妙

又方　正旦以尿洗腋下神妙

又方

黃礬石燒令汁盡治末絹袋盛粉之即差

脫肛第六（方十三首　灸法三首）

肛門主肺肺熱應肛門熱則閉塞大行不通腫縮生瘡白蜜三升煎令燥冷水中調可得為丸長六七寸許內肛門中倒身向上頭面下少時取烊斯須即通洞泄

肛門主大腸大腸寒應肛門寒則洞瀉肛門滯出豬肝散方

豬肝一斤熬令燥　黃連　阿膠　芎藭各二兩　烏梅肉五兩　艾葉一兩

右六味治下篩溫清酒一升服方寸匕半日再若不能酒與清白米飲亦得

治肛門滯出壁土散方

故屋東壁土一升碎　皂莢三挺各長一尺二寸

右二味擣土為散挹粉肛頭出處取皂莢炙暖更遞熨取入則止

又方　灸故麻履底按令入頻按令入永差

又方

故敗麻履底　鱉頭各一枚

右二味燒鱉頭擣為散傅肛門滯出頭將履底按入即不出矣

治肛出方

磁石四兩　桂心一尺　蝟皮一枚

右三味治下篩飲服方寸匕日一服即縮慎舉重及急帶衣斷房室周年乃佳（肘後方云治女人陰脫出外用鱉頭一枚為四味）

又方　女萎一升以器中燒坐上熏之即入

治脫肛方

蒲黃二兩，以猪脂和傅肛上，內之，二三愈。

治腸隨肛出，轉廣不可入方

生栝樓根取粉，以猪脂爲膏，温塗，隨手抑按，自得縮入。

治積冷利脫肛方

枳實一枚，石上磨令滑澤，鑽安柄，蜜塗，炙令煖熨之，冷更易之，取縮入止。

又方 鐵精粉內上，按令入，即愈。

治脫肛歷年不愈方

生鐵三斤，以水一斗，煑取五升，出鐵，以汁洗，日再。

又方

用死鼈頭一枚，燒令煙絶，治作屑，以傅肛門上，進以手按之。

病寒冷脫肛出，灸臍中，隨年壯。

脫肛歷年不愈，灸横骨百壯。

又灸龜尾七壯。龜尾即後窮骨是也。

癭瘤第七 方十三首 灸法十一首 證一條

治石癭、氣癭、勞癭、土癭、憂癭等方。

海藻　龍膽　海蛤　通草　昆布
礜石一作礬石　松蘿各三分　麥麴四分　半夏二分

右九味，治下篩，酒服方寸匕，日三。禁食魚、猪肉、五辛、生菜、諸難消之物。十日知，二十日愈。

五癭丸方

取鹿靨，以佳酒浸令没，炙乾，內酒中，更炙令香，含咽汁，味盡更易，盡十具愈。

又方

小麥麪一升　特生礜石十兩　海藻一兩

右三味，以三年米醋漬小麥麪，暴乾，各擣爲散，合和，服一方寸匕，日四五服，藥含極乃咽之。禁薑、五辛、猪、魚、生菜、大吹、大讀誦、大叫語等。

又方

昆布　松蘿　海藻各三兩　桂心
海蛤　通草　白斂各二兩

右七味，治下篩，酒服方寸匕，日三。

又方

海藻　海蛤各三兩　昆布　半夏　細辛
土瓜根　松蘿各一兩　通草　白斂　龍膽各二兩

右十味，治下篩，酒服方寸匕，日再。不得作重用力。

又方，

昆布二兩，洗，切如指大，醋漬，含咽汁，盡愈。

又方

海藻一斤，小品三兩　小麥麪一升

右二味，以三年醋一升溲麪末，暴乾，往反醋盡，合擣爲散，酒服方寸匕，日三。忌努力。崔氏云：療三十年癭瘤。

又方

昌蒲二兩　海蛤　白斂　續斷
海藻　松蘿　桂心　蜀椒
半夏　到掛草各一兩　神麴三兩　羊靨百枚

右十二味，治下篩，以羊牛髓脂爲丸如梧子，日服三丸。

癭上氣短氣，灸肺輸百壯。

癭上氣胸滿，灸雲門五十壯。

癭惡氣，灸天府五十壯。千金翼云：又灸胸堂百壯。

癭勞氣，灸衝陽，隨年壯。

癭灸天瞿三百壯，橫三間寸灸之。

癭氣面腫，灸通天五十壯。

癭灸中封，隨年壯，在兩足趺上曲尺宛宛中。

諸癭灸肩髃左右相對宛宛處，男左十八壯，右十七壯，女右十八壯，左十七壯，或再三取差止。

又灸風池百壯，俠項兩邊。

又灸兩耳後髮際一百壯。

又灸頭衝一作頸衝，頭衝在伸兩手直向前，令臂著頭對鼻所注處，灸之，各隨年壯。千金翼云一名臂臑

凡肉瘤勿治，治則殺人，慎之。肘後方云不得針灸

陷腫散，治二三十年癭瘤及骨瘤、脂瘤、石瘤、肉瘤、膿瘤、血瘤，或息肉大如杯杅升斗，十年不差，致有漏潰，令人骨消肉盡，或堅或輭或潰，令人驚悸，寤寐不安，身體瘈縮，愈而復發方。

烏賊骨　石流黃各一分　白石英　紫石英　鍾乳各二分　丹參三分　琥珀　附子　胡燕屎　大黃　乾薑各四分

右十一味，治下篩，以韋囊盛，勿泄氣，若瘡濕即傅，若瘡乾，猪脂和傅，日三四，以乾爲度，若汁不盡者，至五劑十劑止，藥令人不痛，若不消，加芒消二兩佳。

治癭瘤方。

海藻　乾薑各二兩　昆布　桂心　逆流水柳鬚各一兩　羊靨七枚陰乾

右六味，末之，蜜丸如小彈子大，含一丸咽津。

又方

礬石　芎藭　當歸　大黃　黃連　芍藥　白斂　黃芩各二分　吳茱萸一分

右九味，治下篩，雞子黃和之，塗細故布上，隨瘤大小厚薄帖之，乾則易，著藥熟，常作膿脂細細從孔中出也，探却膿血盡，著生肉膏，若膿不盡，復起如故。

生肉膏，主癰瘤潰漏及金瘡百瘡方。

當歸　附子　甘草　白芷　芎藭各一兩　薤白二兩　生地黃三兩

右七味，㕮咀，以猪脂三升半煎，白芷黃去滓，稍以傅之，日三。

又方

以狗屎䗫雞子傅之，去膿水，如前方說，傅生肉膏取差，方在第二十二卷。

陰㿗第八論二首　灸法十八首　方二十七首

論曰：㿗有四種，有腸㿗、卵脹、氣㿗、水㿗。腸㿗、卵脹難差，氣㿗、水㿗針灸易治。

治㿗丸方。

桃人五十枚　桂心　澤瀉　蒺藜子　地膚子　防風　防葵　橘皮　茯苓　五味子　芍藥各二兩　細辛　牡丹皮　海藻各一兩　狐陰一具　蜘蛛五十枚

右十六味，末之，蜜和，服十丸，如梧子，稍稍加至三十丸。

又方

取楊柳枝腳指大，長三尺，二十枚，水煮令極熱，以故布及氈掩腫處，取熱柳枝更互柱之，如此取差。

治㿗疝卵偏大，氣上一作脹不能動方。

牡丹皮　防風各二兩

右二味，治下篩，酒服方寸匕，日三。肘後方云小品方用桂心鼓鐵精等分爲五味，小兒一刀圭，二十日愈，嬰兒以乳汁和大一豆許與之

治卒癩，以蒲横度口如廣，折之一倍增之，布著少腹大横文，令度中央上當臍，勿使偏僻，炙度頭及中央合二處，隨年壯。好自養，勿舉重大語怒言大笑。又牽陰頭正上，炙莖頭所極。又牽下向穀道，又炙所極。又牽向左右髀直行，炙莖所極，各隨年壯。又炙足厥陰，在左炙右，在右炙左，三壯，在足大指本節間。

卵偏大，上入腹，炙三陰交，在内踝上八寸，隨年壯。

卵偏大癩病，炙肩井，在肩解臂接處，隨年壯。

男癩，炙手季指端七壯，病在右可炙左，左者炙右。

男陰卵偏大癩病，炙關元百壯。

男陰卵大癩病，炙玉泉百壯，報之，穴在屈骨下陰以其處卑。多不炙之，及泉陰穴亦在其外。

男陰卵偏大癩病，炙泉陰百壯，三報，在横骨邊。

癩病陰卒腫者，令並足合兩拇指，令爪相並，以一艾炙兩爪端方角處一丸，令頓上兩爪角，各令半丸上爪指，佳七壯愈。

男陰卵大癩病，炙足太陽五十壯，三報之。

又炙足太陰五十壯，在内踝上一夫。

男陰卵大癩病，炙大敦，在足大指三毛中，隨年壯。

又炙足大拇指内側去端一寸赤白肉際，隨年壯，雙炙之。

又炙横骨兩邊二七壯，俠莖是。

陰癩，炙足大指下理中十壯，隨腫邊炙之。〔肘後方云：炙足大指第二節下横文正中央五壯。姚氏云：炙大指本三壯。〕

男兒癩，先將兒至碓頭，祝之曰：坐汝令兒某甲陰囊癩，故炙汝三七二十一枚。炙訖，便牽小兒令雀頭下向著囊縫，當陰頭炙縫上七壯，即消，已驗。艾炷猬簪頭許。

太凡男癩，當騎碓軸，以莖伸置軸上，齊陰莖頭前，炙軸木上，隨年壯。

論曰：有人自少至長，陰下常有乾癬者，宜依癬方主之。有五勞七傷而得陰下癢濕，搔之黄汁出者，宜用補丸散主之，仍須傅藥治之。亦有患妒精瘡者，以妒精方治之。夫妒精瘡者，男子在陰頭節下，婦人在玉門内，並似甘瘡，作臼齊食之大痛，甘即不痛也。

凡虚熱石熱，當路門冷濕傷肌，熱聚在裏，變成熱，及水病腫滿，腹大氣急，大小便不利，腫如皮紙盛水光晃，如老蠶色，陰莖堅腫爲瘡，水出，此皆腎熱虚損，強取風陰濕傷脾胃故也。治之法，内宜依方服諸利小便藥，外以此蒺藜子湯洗四肢竟，以葱白膏傅之，别以猪蹄湯洗莖上。蒺藜子湯方。

蒺藜子　赤小豆〔各一升〕　菘菜子〔二升〕　巴豆〔一枚，合皮殼〕　葱心青皮〔一升〕　蒴藋〔五升〕

右六味，㕮咀，以水二斗，煑取八升，以淋洗腫處。

猪蹄湯，治服石發熱，因勞損熱盛，當風露卧，莖腫方。

猪蹄〔一雙〕　葶藶子〔五合〕　蒺藜子〔一升，碎〕　黄蘗〔五兩〕　蒴藋〔三升〕

右五味，㕮咀，以水一斗，煑取三升，冷浴陰莖，日三。

葱白膏方。

葱白　菘菜子　葶藶子　蒴藋根　丹參　蒺藜子〔各半升〕　猪膏〔五斤〕

右七味，㕮咀，煎如煎膏法，去滓用之。

治男子陰腫大如升，斗核痛，人所不能療者方。

雄黄〔一兩，研〕　礬石〔二兩，研〕　甘草〔一尺，切〕

右三味，以水五升，煑減半，洗之。〔集驗方無礬石，只二味。〕

治陰腫皮癢方。

熬桃人令香爲末酒服方寸匕日三。

有人陰冷漸漸冷氣入陰囊腫滿恐死日夜疼悶外臺作夜即痛悶不得眠方。

取生椒擇之令淨，以布帛裹著丸囊，裹令厚半寸，須臾熱氣通，日再易之，取消差止。

又方

擣莧菜根傅之。

又方

煑大薊根汁服一升，日三，不過三劑愈。

又方

醋和熱灰熨之。

又方

釜月下土雞子白和傅之。

又方

醋和麪熨之。

又方

末車前子飲服之。

陰腫痛灸大敦三壯。

治卒陰痛如刺汗出如雨方。

小蒜　韭根　楊柳根各一

右三味合燒，以酒灌之，及熱以氣蒸之即愈。

治陰痛方

甘草　石蜜

右二味等分爲末，和乳塗之。

治妬精瘡方

用銀釵綿裹，以臘月猪脂熏黄，火上煖，以釵烙瘡上令熟，取乾槐枝燒湍塗之。

又方

麝香　黄礬　青礬

右三味等分爲末，小便後傅上，不過三度。

治陰蝕瘡方

蒲黄一升　水銀一兩

右二味研之令成粉，傅之即愈，差止，小便後即傅之。

又方

以肥猪肉五斤，水三斗，煑肉令極爛，去肉，以湯令極熱，便以漬瘡中，冷即愈。

又方

狼牙兩把，切，以水五升煑取一升，温洗之，日五度。

治陰蝕生瘡或癢方

雄黄　礬石各二分　麝香半分

右三味治下篩爲粉，粉瘡上即差。

治陰惡瘡方

蜜煎甘草末塗之。葛氏云：比見有人患莖頭腫欲斷者，以猪肉湯漬洗之，并用黄蘗黄連末塗之。

治男女陰瘡方

石流黄末以傅瘡上。

治男女陰癢生瘡方

嚼胡麻傅之佳。

治陰下生瘡洗湯方

地榆　黄蘗各八兩

右二味㕮咀，以水一斗五升煑取六升，去滓，適冷煖用洗瘡，日再。又煑黄蘗汁洗之亦佳。

備急千金要方卷第二十四

備急千金要方卷第二十五　備急

朝奉郎守太常少卿充秘閣校理判登聞檢院上護軍賜緋魚袋臣林億等校正

卒死第一（方九十四首　灸法十首）

卒死無脉無他形候陰陽俱竭故也治之方

牽牛臨鼻上二百息牛舐必差牛不肯舐著鹽汁塗面上即牛肯舐

又方

牛馬矢絞取汁飲之無新者水和乾者亦得（肘後方云乾者以人溺解之此扁鵲法）

又方　灸熨斗熨兩脇下（備急方云又治尸厥）

卒死針間使各百餘息

又灸鼻下人中一名鬼客廳（肘後方云又治尸厥）

治魘死不自覺者方

愼燈火勿令人手動牽牛臨其上即覺若卒不能語取東門上雞頭末之以酒服

治卒魘死方

擣韭汁灌鼻孔中劇者灌兩耳（張仲景云灌口中）

治鬼魘不悟方

末伏龍肝吹鼻中

又方

末皂莢如大豆許吹鼻中嚏則氣通起死人（集驗方云治中惡）

辟魘鬼方

雄黃如棗大係左腋下令人終身不魘（張文仲云男左女右）

魘灸兩足大指叢毛中各二七壯（肘後方云華佗法又救卒死中惡）

治中惡方

葱心黃刺鼻孔中血出愈（肘後方云入七八寸無苦使目中血出佳崔氏云男左女右）

又方　大豆二七粒末雞子黃并酒相和頓服

又方　使人尿其面上愈（肘後方云此扁鵲法）

治中惡并蠱毒方

冷水和伏龍肝如雞子大服之必吐

又方　溫二升猪肪頓服之

又方　車釭脂如雞子大酒服之

中惡灸胃管五十壯愈

治卒忤方（此病即今人所謂中惡者與卒死鬼擊亦相類爲治皆參取而用之）

鹽八合以水三升煮取一升半分二服得吐即愈（備急方云治鬼擊）

若小便不通筆頭七枚燒作灰末水和服之即通

又方

犢子屎半盞酒三升煮服之亦治霍亂（肘後方云治鬼擊大牛亦可用）

又方

臘月野狐腸燒末以水服方寸匕死鼠灰亦佳

又方　書墨末之水服一錢匕

卒忤死灸手十指爪下各三壯餘治同上方（備急方云治卒死而張目反折者）

又灸人中三壯又灸肩井百壯又灸間使七壯又灸巨闕百壯

還魂湯主卒感忤鬼擊飛尸諸奄忽氣絶無復覺或已死絞口噤不開去齒下湯湯入口不下者分病人髮左右捉踏肩引之藥下復增取盡一升須臾立蘇方

麻黃（三兩）　桂心（二兩）　甘草（一兩）　杏人（七十粒）

右四味㕮咀。以水八升。煮取三升。分三服。（肘後方去張仲景方无桂心用三味）

卒中鬼擊及刀兵所傷。血漏腹中不出。煩滿欲絶方。

雄黄粉。酒服一刀圭。日三。血化爲水。

鬼擊之病。得之無漸。卒著人如刀刺狀。胷脇腹内絞急切痛。不可抑按。或即吐血。或鼻口血出。或下血。一名鬼排。治之方

雞屎白（大如棗）　青花麻（一把）

右二味。以酒七升。煮取三升。熱服。須臾發汗。若不汗。熨斗盛火炙兩脇下。使熱汗出。愈。

又方

艾如雞子大三枚。以水五升。煮取一升。頓服之。

又方　吹酢少許鼻中。

鬼擊。灸人中一壯。立愈。不差更灸。

又灸臍上一寸七壯。及兩踵白肉際。取差。又灸臍下一寸三壯。

夫五絶者。一曰自縊。二曰墻壁壓迮。三曰溺水。四曰魘寐。五曰産乳絶。悉治之方

取半夏一兩。細下篩。吹一大豆許内鼻中。即活。心下温者。一日亦可治。

治自縊死方

凡救自縊死者。極須按定其心。勿截繩。徐徐抱解之。心下尚温者。以氍毹覆口鼻。兩人吹其兩耳。

又方

強卧以物塞兩耳。竹筒内口中。使兩人痛吹之。塞口傍無令氣得出。半日死人即噫。噫即勿吹也。

又方　擣皂莢細辛屑如胡豆大。吹兩鼻中。

又方　藍青汁灌之。

又方　刺雞冠血出。滴著口中。即活。男雌女雄。

又方　雞屎白如棗大。酒半盞和。灌口及鼻中。佳。

又方　葱葉吹皂莢末兩鼻中。逆出更吹。

又方　梁上塵如大豆。各内一小竹筒中。四人各捉一筒。同時吹兩耳兩鼻。即活。

又方　雞血塗喉下。

又方

尿鼻口眼耳中。并捉頭髮一撮如筆管大。掣之立活。

自縊死。灸四肢大節陷大指本文。名曰地神。各七壯。

治熱暍方

取道上熱塵土以壅心上。少冷即易。氣通止。

又方

仰卧暍人。以熱土壅臍上。令人尿之。臍中温即愈。

又方

可飲熱湯。亦可内少乾薑橘皮甘草。煮飲之。稍稍咽。勿頓使飽。但以熱土及熬灰土壅臍上。佳。

又方　濃煮蓼取汁三升。飲之即愈。不差更灌。

又方　地黄汁一盞服之。

又方　水半升和麪一大抄服之。

又方

張死人口令通。以煖湯徐徐灌口中。小舉死人頭。令湯入腹。須臾即蘇。

又方　灌地漿一盞即愈。

又方　使人噓其心令煖。易人爲之。

又方　抱狗子若雞，著心上熨之。

又方　屋上南畔瓦熱熨心，冷易之。

治落水死方

以竈中灰布地，令厚五寸，以甑側著灰上，令死人伏於甑上，使頭小垂下，抄鹽二方寸匕，內竹管中，吹下孔中，即當吐水，水下，因去甑，下死人著灰中，壅身，使出鼻口，即活。

又方　掘地作坑，熬數斛灰，內坑中，下死人，覆灰，濕徹即易之，勿令大熱煿人，灰冷更易，半日即活。

又方　取大甑傾之，死人伏其上，令死人口臨甑口，然葦火二七把，燒甑中，當死人心下，令煙出，小入死人鼻口中，鼻口中水出盡則活，火盡復益之，常以手候死人身及甑，勿令甚熱，當令火氣能使死人心下足得暖。卒無甑者，於岸側削地如甑，空下如竈，燒令煖，以死人著上，亦可用車轂為之，勿令隱其腹，令死人低頭，水得出，并炒灰數斛，令暖，以粉身，濕更易溫者。

又方　但埋死人煖灰中，頭足俱沒，惟開七孔。

又方　倒懸死人，以好酒灌鼻中，又灌下部，又酢灌鼻亦得。

又方　綿裹皂莢內下部中，須臾水出。

又方　裹石灰內下部中，水出盡則活。

又方　倒懸，解去衣，去臍中垢，極吹兩耳，起乃止。

又方　熬沙覆死人面上下，有沙但出鼻口耳，沙冷濕即易。

又方　竈中灰二石埋死人，從頭至足，出七孔即可。

又方　屈兩脚著生人兩肩上，死人背向生人背，即負持走行，吐出水便活。

落水死，解死人衣，灸臍中。凡落水經一宿，猶可活。

治冬月落水，凍四肢直，口噤，尚有微氣者方

以大器中熬灰使煖，盛以囊，薄其心上，冷即易，心煖氣通，目得轉，口乃開，可溫尿粥稍稍吞之，即活。若不先溫其心，便持火炙身，冷氣與火爭，即死。

治凍爛瘡方

猪後懸蹄，以夜半時燒之，研細篩，以猪脂和傅，亦治小兒。

治入水手足腫痛方

生胡麻擣薄之。

治酒醉中酒恐爛五藏方

以湯著槽中漬之，冷復易，夏亦用湯。

又法　凡醉不得安臥不動，必須使人搖轉不住，特忌當風席地及水洗，飲水交接。

又方　擣茆根汁，飲一二升。

治飲酒頭痛方

竹茹五兩，以水八升，煮取五升，去滓，令冷，內破雞子五枚，攪勻，更煮二沸，飲二升，使盡，差。

治飲酒腹滿不消方

煑鹽湯，以竹筒灌大孔中。

治飲酒中毒方

煑大豆三沸，飲汁三升。

又方　酒漬乾椹汁服之。

治病酒方。

豉　葱白各一升

右二味以水四升煮取二升頓服之。

治飲酒房勞虛受熱積日不食四月中熱飲酒不已酒入百脉心氣虛令人錯謬失常方。

芍藥　栝樓根　人參　白薇

枳實　知母各二兩　甘草一兩　生地黃八兩

酸棗人半升　茯神三兩外臺作茯苓

右十味㕮咀以水一斗煮取三升分爲三服。

治連月飲酒咽喉爛舌上生瘡方。

大麻人一升　黃芩二兩肘後用黃蘗

右二味末之蜜和丸含之。千金翼用黃蘗二兩

治酒醉不醒方。

葛根汁一斗二升飲之取醒止。肘後方云治大醉連日煩毒不堪

飲酒令人不醉方。

柏子人　麻子人各二兩

右二味治下篩爲一服進酒三倍。

又方

葛花　小豆花各等分

右二味合爲末服三方寸匕飲時仍進葛根汁芹汁及枇杷葉飲並能倍酒。

又方　九月九日菊花末臨飲服方寸匕。

又方　小豆花葉陰乾百日末服之。

又方　五月五日取井中倒生草枝陰乾末酒服之。

飲酒令無酒氣方。

乾蔓菁根二七枚三徧蒸末兩外酒後水服之。

治惡酒健嗔方。

空井中倒生草燒灰服之勿令知。

又方　取其人牀上塵和酒飲之。

斷酒方。

酒七升著缾中熟朱砂半兩著酒中急塞缾口安著猪圈中任猪搖動經十日取酒服飲盡。

又方

臘月鼠頭灰　柳花

右二味等分爲末黃昏時酒服一杯。

又方　正月一日酒五升淋碓頭擣一下取飲之。

又方

故氈中葉耳子七枚燒作灰黃昏時煖一杯酒呪言與病狂人飲也勿令知之後不喜飲酒也。

又方　白猪乳汁一升飲之永不飲酒。

又方　刮馬汗和酒與飲終身不飲。

又方　虎屎中骨燒末和酒與飲。

又方　鸕鷀屎灰水服方寸匕永斷。

又方　取毛鷹一過吐毛水煮去毛頓服。

又方　故紡車絃燒灰和酒與服。

又方　驢駒衣燒灰酒飲方寸匕。

又方　自死蠐螬乾擣末和酒與飲永世聞酒名即嘔神驗。

又方　酒客吐中肉七枚陰乾燒末服之。

又方　酒漬汗靴替一宿旦空腹與即吐不喜見酒。

又方　白狗乳汁酒服之。

又方　臘月馬腦和酒服之。

蛇毒第二（論六首　灸法二首）　方一百三十三首

治因熱逐凉睡熟有蛇入口中挽不出方

以刀破蛇尾內生椒三兩枚，裹著，須臾即出。（肘後方云：艾灸蛇尾即出。若無火，以刀周匝割蛇尾，截令皮斷，乃捋皮倒脫即出）

治蛇入人口并七孔中者方

割母猪尾頭，瀝血著口中即出。

又方

以患人手中指等截三歲大猪尾，以器盛血，傍蛇瀉血口中，拔出之。

治卒爲蛇繞不解方

以熱湯淋之，無湯令人尿之。

治蛇蠍螫方

服小蒜汁，滓薄上。（肘後方云治蝮蛇螫）

又方　熟擣葵取汁服之。

治蛇齧方

人屎厚塗，帛裹即消。

治蛇毒方

消蠟注瘡上，不差更消注之。

又方　以母猪耳中垢傅之。（肘後方云：牛耳中垢亦宜用）

治蝮蛇毒方

令婦人尿瘡上。

又方　令婦人騎度三過，又令坐上。

又方　末薑薄之，乾復易。

又方　以射罔塗腫上，血出即愈。

又方　生麻楮葉合擣，以水絞去滓漬之。

治衆蛇毒方

雄黃　乾薑各等

右二味爲末，和射罔著竹筒中，帶行，有急用之。

又方　雄黃末傅瘡上，日一。

又方　用銅青傅瘡上。

又方　擣大蒜和胡粉傅之。

又方　雞屎二七枚，燒作灰，投酒服之。

又方

以甑團上令童男尿著中，燒鐵令赤，投中，冷復燒著，二三度差。

又方　口嚼大豆葉塗之，良。

又方　猪脂和鹿角灰塗之。

又方　鹽四兩，水一斗，煑十沸，沸定以湯浸，冷易之。

又方　擣紫莧取汁，飲一升，以滓封瘡，以少水灌之。

又方　梳中垢如指大長一寸，尿和傅之。

又方　灸梳汗出熨之。

又方　取合口椒、葫荽苗等分，擣傅之，無不差。

又方　男子陰間毛二七枚，含之，有汁即咽却，秘方。

衆蛇螫，灸上三七壯，無艾以火頭稱瘡孔大小爇之。

入山草辟衆蛇方

乾薑　麝香　雄黃

右三味等分，麤擣，以小絳袋盛帶之，男左女右，蛇毒塗瘡。（集驗方云：如無麝香，以射罔和帶之。救急方云：以蜜和爲膏，傅螫處良）

又方　常燒羖羊角，使煙出，蛇則去矣。

治蛇螫人瘡已愈，餘毒在肉中淫淫痛癢方

大蒜　小蒜各一升

右二味合擣之，熱湯淋，以汁灌瘡，大良。

治蛇骨刺人毒痛方

鐵精如大豆，內管中，吹內瘡中，良。

又方　燒死鼠末，傅之。

治虎咬瘡方

煑葛根令濃，以洗之十徧，飲汁及擣爲散，以葛根汁服方寸匕，日五，甚者夜二。

治虎齧瘡方

青布急卷爲繩，止一物，燒一頭，燃內竹筒中，注瘡口熏瘡，妙。

又方　煑鐵令濃，洗瘡。

又方　嚼粟子塗之，良。

辟虎法

凡入山，燒水牛、羖羊角，虎狼蛇皆走。

論曰：凡見一切毒螫之物，必不得起惡心向之，亦不得殺之，若輒殺之，於後必遭螫，治亦難差，慎之慎之。

治蠍毒方

凡蠍有雌雄，雄者痛止在一處，雌者痛牽諸處。若是雄者，用井底泥塗之，溫則易。雌者用當瓦屋溝下泥傅之。若值無雨，可用新汲水從屋上淋下取泥。

又方

取齒中殘飯傅之。又豬脂封之。又射罔封之。又硇砂和水塗上，立愈。

治蠍螫方

若著手足，以冷水漬之，水微暖則易之。著餘處者，冷水浸故布搨之，小暖則易。

又方　生烏頭末，唾和傅之。

治蜂螫毒方

取瓦子摩其上，唾二七遍，置瓦子故處。

治蜂螫方

蜜五合　蠟二兩　豬脂五合

右三味，和煎如膏，候冷以塗之。

又方　燒牛屎灰，苦酒和塗之。

又方　燒蜂房末，膏和塗之。胡後方云：先煑蜂房洗之，又燒塗之。

又方　酥脂塗之，立愈。

又方　淳酢沃地，取起泥塗之。

又方　齒垢塗之。

又方　嚼鹽塗之。

又方　屎泥塗之。

又方　以人屎新者洗之。

又方　反手捻地上土傅之。

論曰：凡蠼螋蟲尿人影，著處便令人病瘡，其狀身中忽有處㾴痛如芒刺，亦如刺蟲所螫，後起細痦㿔，作聚如茱萸子狀也，四邊赤，中央有白膿如黍粟，亦令人皮肉急，舉身惡寒壯熱，劇者連起竟腰脅胸也。治之法，初得之，摩犀角塗之，止其毒，治如火丹法。余以武德中六月得此疾，經五六日覺心悶不佳，以他法治不愈。又有人教畫地作蠼螋形，以刀子細細盡取蠼螋腹中土，就中以唾和成泥塗之，再塗即愈。將知天下萬物相感，莫曉其由矣。

治蠼螋尿方

羖羊髭燒灰，臘月豬脂和封之。

又方　擣豉封之。

又方　酢和胡粉塗之。

治蠼螋尿瘡方。

燒鹿角爲末，以苦酒和傅瘡上。已有汁者，燒道傍弊蒲薦傅之。

又方

槐白皮半斤，切，以苦酒二升漬半日，刮去瘡處，以洗日五六遍。末赤小豆，以苦酒和傅之，燥復易。小兒以水和。

又方　嚼大麥以傅之，日三。

又方　以猪脂、鷰窠中土和傅之。

又方　熟嚼藜葉，以水和塗，燥復易之。

又方　馬鞭草熟擣以傅之，燥則易之。

又方　取吴茱萸東行根下土，酢和塗之。

治三種射工蟲毒方。

論曰：江南有射工毒蟲，一名短狐，一名蜮，其蟲形如甲蟲，（外臺云：正黑狀如大飛生）有一長角在口前，如弩檐臨其角端，曲如上弩，以氣爲矢，因水勢以射人。人或聞其在水中鈒鈒作聲，要須得水没其口便射人。此蟲畏鵝，鵝能食之。其初始證候，先惡寒噤瘆，寒熱筋急，仍似傷寒，亦如中尸，便不能語，朝旦小蘇，晡夕輒劇，寒熱悶亂，是其證。始得三四日，當急治之，治之稍遲者七日皆死。初未有瘡，但惡寒噤瘆，其成瘡似蠼螋尿，亦似瘭疽瘡。射工中瘡有三種：其一種瘡正黑如黶子，皮周邊悉赤，或衣犯之，如有芒刺痛；其一種作瘡，久久穿，或晡間寒熱；其一種如火灼熛起，此者最急，數日殺人。（備急方云有四種，其一種突起如癰）

治射工中人寒熱，或發瘡偏在一處，有異於常方。

取鬼臼葉一把，内苦酒漬之，熟擣絞取汁，服一升，日三。

又方　犀角二兩　升麻三兩　烏扇根二兩

右三味㕮咀，以水四升煮取一升半，去滓，分再服，相去一炊頃，盡更作。

又方

取生吴茱萸莖葉一握，斷去前後，取握中熟擣，以水二升煮取七合，頓服之。

又方　取葫切帖瘡，灸七壯。

又方　取蜈蚣大者一枚，火炙之，治末，和苦酒以傅瘡上。

又方　赤莧菜擣絞取汁，一服一升，日四五服。

又方　白雞屎取白頭者三枚，湯和塗中毒處。

治射工中人已有瘡者方。

取芥子擣，令熟，苦酒和，厚塗瘡上，半日痛便止。

又方

取狼牙葉，冬取根，擣之令熟，薄所中處，又飲四五合汁。

治射工中三種瘡方。

烏扇根三兩　升麻二兩

右二味㕮咀，以水三升煮得一升，適寒温盡服之，滓薄瘡上。

治江南毒氣惡核射工暴腫生瘡五香散方。

甲香　犀角　鱉甲　薰陸香　升麻

烏翣　丁香　青木香　沈香　黄連

甘草　牡蠣　羚羊角　黄芩各四分　吴茱萸三分

黄蘗六分

右十六味，治下篩，中射工毒及諸毒，皆水服方寸匕，日三。以雞子白和塗腫上，乾易之，并以水和少許洗之。

野葛膏，主射工惡核卒中惡毒方。

野葛一升　茵芋　躑躅　附子　丹砂各一兩

巴豆　烏頭　蜀椒各五合　雄黄　大黄各一兩

右十味治下篩不中水猪膏三斤煎三上三下去滓内丹砂雄黄末攪至凝以棗核大摩痛上勿近眼凡合名膏皆不用六畜産婦女人小兒雞犬見之惟須清淨矣

治沙虱毒方

斑猫二枚熬一枚末服之又燒一枚令烟絶末著瘡中

又方

大蒜十枚止一物合皮安熱灰中炮令熱去皮刀断頭熱拄所著毒處

又方　麝香　大蒜

右二味和擣以羊脂和著小筒中帶欲用取傅瘡上

又方　雄黄　朱砂　恒山

右三味等分五月五日日中時童子合之用傅瘡上

山水中陰濕草木上石蛭著人則穿齧人肌膚行人肉中浸淫墳起如蟲行道治之方

凡行山路草木中常以臘月猪膏和鹽塗脚脛及足指間趺上及著鞋韈蛭不得著人也已著者灸断其道即愈

治水毒方

論曰凡山水有毒蟲人涉水中人似射工而無物其診法初得之惡寒微似頭痛目匡疼心中煩懊四肢振焮腰背百節皆強兩膝痛或翕翕而熱但欲睡旦醒暮劇手足逆冷至肘膝二三日腹中生蟲食人下部肛中有瘡不痛不癢令人不覺不急治過六七日下部出膿潰蟲上食人五藏熱盛毒煩下利不禁八九日良醫不能治矣覺得之急早視其下部若有瘡正赤如截肉者陽毒最急若瘡如鯉魚齒者爲陰毒猶小緩要皆殺人不過二十日也欲知是中水與非者當作五六升湯以小蒜五升㕮咀投湯中消息勿令大熱去滓以浴之是水毒身體當發赤斑無異者非也當以他病治也

治中水毒方

取梅若桃葉擣絞取汁三升許或乾以少水絞取汁飲之小兒不能飲以汁傅乳頭與喫

又方

擣蒼耳汁服一升又以綿裹杖沾汁導下部日二過即差

又方

蓼一把擣以酒和絞取汁一升服之不過三服（外臺肘後作蔾葉）

又方　藍一把擣水解以塗浴面目身體令徧

又方

擣蛇莓根末水飲之并導下部生者用汁凡夏月行常多齎此藥屑入水以方寸匕投水上流無所畏又辟射工凡洗浴以少許投水盆中即無復毒

治人忽中水毒手足指冷或至肘膝者方

浮萍草燒乾末之酒服方寸匕

又方　吴茱萸（一升）　生薑（切一升半）　犀角　升麻　橘皮（各二兩）　烏梅（十四枚）

右六味㕮咀以水七升煮取二升分二服

治猫鬼野道病歌哭不自白方

五月五日自死赤蛇燒作灰以井花水服方寸匕日一針灸方在第十四卷中

又方　臘月死猫兒頭灰水服一錢匕日二

治猫鬼眼見猫狸及耳雜有所聞方

相思子　蓖麻子　巴豆（各一枚）　朱砂末　蠟（各四銖）

右五味合擣作丸，先取麻子許大含之，即以灰圍患人前頭著一斗灰火，吐藥火中沸，即畫火上作十字，其猫鬼並皆死矣。

治蜘蛛咬人方

人尿傅，又油淀傅，又炮薑貼之，又猢猻屎傅之。

又方　烏麻油和胡粉如泥，塗上，乾則易之。

治馬齧人及蹹人作瘡毒腫熱痛方

馬鞭梢長二寸　鼠屎二七枚

右二味合燒末，以猪膏和塗之，立愈。外臺方云：治遂成瘡爛，經久不愈者。肘後方云：用馬鞭皮燒末，猪膏和塗。

治馬齧人陰卵脫出方

推內之，以桑皮細作線縫之，破烏雞取肝細剉以封之，且忍勿小便，即愈。

治犬馬齧及馬骨刺傷人及馬血入舊瘡中方

取灰汁熱漬瘡，常令汁器有火，數易汁，勿令爛人肉。三數日漬之，有腫者炙石熨之，日二，消止。

治馬血入瘡中方

服人糞如雞子，復以糞傅瘡上。

又方　取婦人月水傅之，神良。

治剝死馬馬骨傷人毒攻欲死方

便取馬腸中屎以塗之，大良。外臺方云：取其屎燒灰服方寸匕。

治馬汗馬毛入人瘡中腫痛欲死方

以水漬瘡，數易水便愈，又以石灰傅之。

又方　飲法酒、法醋，時愈。

又方　燒雞毛翎末，以酒服方寸匕。

又方　以沸湯令得所浸洗之，取差。

論曰：凡春末夏初，犬多發狂，必誡小弱持杖以預防之。防而不免者，莫出於灸，百日之中，一日不闕者，方得免難。若初見瘡差痛定，即言平復者，此最可畏，大禍即至，死在旦夕。凡狂犬咬人著訖，即令人狂，精神已別，何以得知？但看灸時，一度火下，即覺心中醒然，惺惺了了，方知咬已即狂。是以深須知此。此病至重，世皆輕之，不以為意，坐之死者，每年常有。吾初學醫，未以為業，有人遭此，將以問吾，吾了不知報答，以是經吾手而死者不一。自此銳意學之，一解已來，治者皆愈，方知世無良醫，枉死者半，此言非虛。故將來學者，非止此法，餘一方皆須沈思，留心作意，殷勤學之，乃得通曉，莫以粗解一兩種法，即謂知訖，極自誤也。聊因方末申此一二言，不盡意耳。

又曰：凡猘犬咬人，七日輒應一發，三七日不發則脫也，要過百日乃得免耳。每到七日，輒當擣韭汁飲之一二升。又當終身禁食犬肉、蠶蛹，食此則發，死不可救矣。瘡未愈之間，禁食生魚及諸肥膩冷食，但於飯下蒸魚，及於肥器中食便發矣。不宜飲酒，能過一年乃佳。集驗方云：若重發者，生食蟾蜍鱠，絕良，亦可燒多食之，不必令其人知，初得齧便為之，則後不發也。

猘犬齧人方

擣地榆絞取汁塗瘡，無生者可取乾者，以水煮汁飲之，亦可末之服方寸匕，日三，兼傅之，過百日止。

又方　頭髮　蝟皮

右二味各等分燒灰，水和飲一杯。口噤者折齒內藥。

又方　擣韭絞取汁，飲一升，日三，瘡愈止。亦治愈後復發者。

又方　以豆醬清塗之，日三四。

又方　刮虎牙若骨，服方寸匕。小品方云：刮狼牙或虎骨末服，已發狂如猘犬者，服之即愈。

治猘犬毒方

燒虎骨傅瘡及熨又微熬杏人擣研取汁服之良又
取燈盞殘油灌瘡口此皆禁酒猪肉魚生菜

又方　用韭根故梳二枚以水二升煮取一升頓服

又方　蝦蟇灰粥飲服之

又方　桃東南枝白皮一握水二升煮取一升分二服吐出
犬子

又方　服莨菪子七枚日一

又方　取猘犬腦傅上後不復發

又方　梅子末酒服之

治狂犬齧人方

蛇脯一枚炙去頭擣末服五分匕日三

又方　青布浸汁服三升

又方　飲驢尿一二升

又方　擣莨菪根和鹽傅日三

凡猘犬所齧未盡其惡血毒者灸上一百壯已後當日灸一
壯若不血出刺出其血百日灸乃止禁飲酒猪犬肉

治凡犬齧人方

熬杏人五合令黑碎研成膏傅之

又方　取竈中熱灰以粉瘡中帛裹繫之

又方　以沸湯和灰壅瘡上

又方　燒犬尾末傅瘡日三

又方　燒自死蛇一枚令焦末內瘡孔中

又方　以頭垢少少內瘡中

又方　鼠屎臘月猪膏和傅之（外臺方云用鼠一枚猪膏煎傅之）

又方　火炙蠟以灌瘡中

又方　飲生薑汁一升（小品方云治狂犬咬）韭汁亦佳（外臺方云亦治已差後復發者）

又方　以熱牛屎塗之佳

又方　以苦酒和灰塗瘡中

又方　水洗瘡任血出勿止之水洗不住取血自止以綿裹
之差

治小兒狗齧方

月一日以水一升灌之勿令狗主打狗若月盡日三
升水灌之

治猪齧方

松脂煉作餅子貼上

又方　屋霤中泥塗上

被打第三（論一首　方九十三首）

論曰凡被打損血悶搶心氣絶不能言可擘開口尿中令下咽
即醒又墮落車馬及車輾木打已死者以死人安著以手袖
掩其口鼻眼上一食頃活眼開與熱小便二升

治被打擊頭眼青腫方

炙肥猪肉令熱搨上（肘後方云治血聚皮膚間不消散者）

又方　炙猪肝貼之

又方　新熱羊肉封之

又方　大豆黄末水和塗之

又方　墻上朽骨唾於石上研摩塗之乾即易

治從高墮下傷折疾痛煩躁啼叫不得卧方

取鼠屎燒末以猪膏和塗痛上急裹之（肘後方云又裹骨破碎）

治從高墮下，及爲木石所迮，或因落馬，凡傷損血瘀凝積，氣絕欲死，無不治之方。

取淨土五升，蒸令溜，分半，以故布數重裹之，以熨病上，勿令大熱，恐破肉，冷則易之，取痛止即已。凡有損傷，皆以此法治之，神效。已死不能言者亦活，三十年者亦差。

治墮車馬間，馬鞍及諸物隱體肉斷方。

以酢和麪塗之。

當歸散，治落馬墮車諸傷，腕折臂脚痛不止方。

當歸　桂心　蜀椒　附子各二分　澤蘭一分　芎藭六分　甘草五分

右七味，並熬令香，治下篩，酒服方寸匕，日三。凡是傷損皆服之，十日愈，小兒亦同。（救急方云：治墜馬落車被打，傷腕折臂，叫喚痛聲不絕，服此散，呼吸之間不復大痛，十三日筋骨相連。）

黄耆散，治腕折方。

黄耆　芍藥各三兩　當歸　乾地黄　附子　續斷　桂心　乾薑　通草各二兩　大黄一兩　蜀椒一合　烏頭半兩

右十二味，治下篩，先食酒服五分匕，日三。（千金翼無大黄）

治折骨斷筋方。

乾地黄　當歸　羌活　苦參各二分

右四味，治下篩，酒服方寸匕，日三。

治腕折骨損，痛不可忍者方。

以大麻根及葉擣取汁，飲一升。無生麻，煮乾麻汁服。亦主墜墮撾打，瘀血心腹滿，短氣。

治被傷筋絕方。

取蟹頭中腦及足中髓，熬之，内瘡中，筋即續生。

治腕折四肢骨碎及筋傷蹉跌方。

生地黄不限多少，熟擣，用薄所損傷處。（肘後方云小品方爛擣熬之，以裹傷處，以竹編夾裹令遍，縛令急，勿令轉動，一日可十易，三日差。若血聚在折處，以刀子破去血。）

治四肢骨碎筋傷蹉跌方。

以水二升漬豉三升，取汁服之。

又方

酒服鹿角散方寸匕，日三。（肘後方治從高墮下，若爲重物所頓迮，得瘀血者。）

又方

羊腦一兩　胡桃脂　髮灰　胡粉各半兩

右四味，擣和調如膏，傅生布裹之。

又方

筋骨傷初破時，以熱馬屎傅之，無瘢。

又方

大豆二升，水五升，煮取二升，以淳酒六七升合和豆汁服之，一日盡，如湯沃雪。（肘後方云：治墮迮瘀血，無大豆，用小豆佳。）

治頭破腦出，中風口噤方。

大豆一斗，熬去腥，勿使太熟，擣末，熟蒸之，氣徧合甑，下盆中，以酒一斗淋之，温服一升，覆取汗，傅杏人膏瘡上。

治被傷風入四體，角弓反張，口噤不能言，或産婦墮胎，凡得此者，用紫湯，大重者不過五劑，方在第八卷中。

治被打傷破，腹中有瘀血方。

蒲黄一升　當歸　桂心各二兩

右三味，治下篩，以酒服方寸匕，日三夜一。

又方

劉寄奴　延胡索　骨碎補各一兩

右三味，㕮咀，以水二升，煎取七合，復内酒及小便各一合。

熱温頓服。

又方　生地黄汁三升。酒一升半。煮取二升七合。分三服。肘後方治從高墮下瘀血脹心面青短氣欲死者

又方　末莨菪子傅瘡上

又方

䗪蟲　虻蟲　水蛭各三十枚　桃人五十枚

桂心二兩　大黄五兩

右六味㕮咀。以酒水合五升。煮取三升。分五服。

治被打腹中瘀血。并治婦人瘀血。消之爲水。白馬蹄散方

白馬蹄燒令煙盡擣篩。酒服方寸匕。日三夜一。

治有瘀血者。其人喜忘。不欲聞人聲。胸中氣塞短氣方。

甘草一兩　茯苓二兩　杏人五十枚

右三味㕮咀。以水二升。煮取九合。分二服。

治被毆擊損傷。聚血腹滿煩悶方

豉一升。以水三升。煮三沸。分再服。不差重作。更取麻子煮如豉法。不差更作豉如上法

治丈夫從高墮下傷五藏。微者唾血。甚者吐血。及金瘡傷經崩中。皆主之方

阿膠　艾葉　乾薑各二兩　芍藥三兩

右四味㕮咀。以水八升。煮取三升。去滓。内膠令消。分二服。羸人三服。兼治女人産後崩傷下血過多。虚喘。腹中絞痛。下血不止者。服之悉愈。

治男子傷絶。或從高墮下傷五藏。微者唾血。甚者吐血。及金瘡傷經者。大膠艾湯方。

阿膠二兩　乾地黄　芍藥各三兩　艾葉

甘草　當歸　芎藭各二兩　乾薑一兩

右八味㕮咀。以水八升。煮取三升。去滓。内膠令烊。分再服。羸人三服。此湯治婦人産後崩傷下血過多。虚喘欲死。腹中激痛。下血不止者。神良。

治墮馬落車及樹。崩血腹滿短氣方

大豆五升。以水一斗。煮取二升。去豆。一服令盡。劇者不過三作。

治腹中瘀血痛。在腹中不出。滿痛短氣。大小便不通方。

荆芥半分　䗪蟲三十枚　大黄　芎藭各三兩　蒲黄五兩

當歸　桂心　甘草各二兩　桃人三十枚

右九味㕮咀。以水一斗。煮取三升。分三服。

桃人湯。治從高墮下。落大木車馬。胸腹中有血。不得氣息方

桃人十四枚　大黄　消石　甘草各一兩

蒲黄一兩半　大棗二十枚

右六味㕮咀。以水三升。煮取一升。絞去滓。適寒温盡服之。當下。下不止。漬麻汁一杯飲之即止。

治墮落瘀血桃人湯方。

桃人五十枚　大黄四兩　芒消三兩　桂心　當歸

甘草各二兩　虻蟲　水蛭各二十枚

右八味㕮咀。以水八升。煮取三升。絞去滓。適寒温服一升。日三服。深師方無芒消

治瘀血湯方。

大黄五兩　桃人五十枚　虻蟲　䗪蟲

水蛭各三十枚　桂心二兩

右六味㕮咀。以酒水各五升。合煎得三升。適寒温飲一升。日三服。

竹皮湯，治爲兵杖所加，木石所迮，血在胷背及脇中，痛不得氣息方。

青竹刮取如雞子大（二枚）　亂髮雞子大（二枚）

右二味，於炭火炙令焦燥，合擣之，下篩，以酒一升煑之三沸止，一服盡之，三服愈。

治腕折瘀血方。

大黃（如揩節大一枚）　桃人（四十枚）　亂髮（一握）

右三味，以布方廣四寸，以繞亂髮燒之，㕮咀大黃、桃人，以酒三升，煑取一升，盡服之，血盡出。（肘後云：仲景方用大黃三兩，緋帛子如手大灰，乱髮如雞子大灰，久用炊單布方一尺灰，桃人肆拾玖枚，敗蒲蓆一握長三寸切，甘草一枚如指大，以童子小便量多少煎湯成，内酒一大盞，次下大黃，分溫爲三服。別剉敗蒲蓆半領，煎湯以浴，衣被蓋覆。服藥須通利數行，痛楚立差。利及浴水赤勿怪，即瘀血也。）

又方

大黃（六兩）　桂心（二兩）　桃人（六十枚）

右三味，㕮咀，以酒六升，煑取三升，分三服，當下血，差。

治從高墮下有瘀血方。

蒲黃（八兩）　附子（一兩）

右二味，爲末，酒服方寸匕，日三，不知增之，以意消息。

從高墮下崩中方。

當歸　大黃（各二分）

右二味，治下篩，酒服方寸匕，日三。

治墮落車馬，心腹積血，唾吐無數方。

乾藕根末，以酒服方寸匕，日三。如無，取新者擣汁服。

治腕折瘀血蒲黃散方。

蒲黃（一升）　當歸（二兩）

右二味，治下篩，先食酒服方寸匕，日三。

治腕折瘀血方。

蝱蟲（二十枚）　牡丹（一兩）

右二味，治下篩，酒服方寸匕，血化爲水。（備急方云：治久宿血在諸骨節及外不去者，二味等分。）

又方　蒲蘭草汁飲之，亦可服子。

又方

凡被打及產後惡血及一切血，皆煑續骨木汁三升飲之。

治杖瘡方。

石灰（一斤）　新猪血（一斗）

右二味，和爲丸，熟燒之破，更丸燒，三徧止，末傅之。

又方　服小便良。

又方　釜月下土，細末，油和塗羊皮上卧之。

治竹木刺在皮中不出方。

羊屎燥者燒作灰，和猪脂塗刺上，若不出，重塗，乃言不覺刺出時，一去用乾羊屎末。

治久刺不出方。

服王不留行，即出，兼取根末貼之。

治刺在人肉中不出方。

煑山瞿麥汁飲之，日三，差止。

又方

用牛膝根莖生者，併擣以薄之，即出。瘡雖已合，猶出也。

又方　温小便漬之。

又方　嚼豉塗之。

又方　嚼白梅以塗之。（肘後方用烏梅）

又方　白茅根燒末，以膏和塗之，亦治瘡因風致腫。

又方　燒鹿角末以水和塗之立出久者不過一夕。

治竹木刺不出方。

薔薇灰水服方寸匕日三十日刺出。

又方　燒鑿柄灰酒服二寸匕。

又方　酸棗核燒末服之。

又方　頭垢塗之即出。

治惡刺方。

苦瓠開口內小兒尿煮兩三沸浸病上。

又方　莨菪根水煮浸之冷復易神方。

又方　濃煮大豆汁漬取差。

又方　李葉棗葉擣絞取汁點之即效。

治惡刺并狐尿刺方。

以烏父驢尿漬之。

又方　白馬尿溫漬之。

凡因瘡而腫痛劇者數日死或中風寒或中水或中狐尿刺治之方。

燒黍穰若牛馬屎若生桑條取得多煙之物燒熏汁出愈。

又方　熱蠟內瘡中新瘡亦善。

又方

以鳧公英草摘取根莖白汁塗之惟多塗爲佳差止。余以貞觀五年七月十五日夜左手中指背觸着庭樹至曉遂患痛不可忍經十日痛日深瘡日高大色如熟小豆色嘗聞長者之論有此治方試復爲之手下則愈痛亦即除瘡亦即差不過十日尋得平復此大神効故疏之蜀人名耳瘷菜關中名苟乳。

治瘡中水腫方。

炭白灰胡粉等分脂和塗瘡孔上水出痛即止。

治卒刺手足中水毒方。

擣韭及藍青置上以火炙熱徹即愈。

治瘡因風致腫方。

櫟木根皮一斤濃煮內鹽一把漬之。

治破傷風腫方。

厚塗杏人膏然麻燭遙炙之。

凡因瘡而腫痛者皆中水及中風寒所作其腫入腹則殺人治之方。

溫桑灰汁漬冷復溫之常令熱神秘。

治刺傷中風水方。

刮箭羽下漆塗之。

又方　燒魚目灰傅之。

又方　服黑牛熱尿一服二升三服即止。

又方　煮韭熟搨之。

又方　蠟一兩熱炙熨薄裹上令水出愈。

凡八月九月中刺手足犯惡露腫殺人不可輕也治之方。

生桑枝三枚內塘灰中推引之令極熱斫斷正以頭柱瘡口上熱盡即易之盡三枚則瘡自爛仍取薤白擣綿裹著熱灰中使極熱去綿取薤白薄瘡上以布帛急裹之若有腫者便取之用薤白第一佳。

治漆瘡方。

生柳葉三斤以水一斗五升細切煮得七升適寒溫洗之日三（肘後方云煮柳皮尤妙）

又方　以磨石下滓泥塗之取差止大驗。

又方　蓮葉燥者一斤以水一斗煮取五升洗瘡上日再

又方　貫衆治末以塗上乾以油和之即愈

又方　羊乳汁塗之

又方　芒消五兩湯浸以洗之

又方　礬石著湯中令消洗之

又方　七姑草擣封之救急方云七姑草和芒消塗之

又方　取猪膏塗之

又方　宜𪕲猪肉𪗋𪖄穀塗之

又方

濃煮鼠查葉以洗漆上亦可擣葉取汁以塗之

火瘡第四論二首　咒法二首　方七十三首

論曰凡火燒損慎以冷水洗之火瘡得冷熱氣更深轉入骨壞人筋骨難差初被火燒急更向火炙雖大痛強忍之一食久即不痛神驗治火燒悶絕不識人以新尿冷飲之及冷水和蜜飲之口噤絞開與之然後治之方

梔子四十枚　白斂　黃芩各五兩

右三味㕮咀以水五升油一升合煎令水氣歇去滓冷之以淋瘡令溜去火熱毒則肌得寛也作二日任意用膏傅湯散治之

治火瘡敗壞方

柏白皮　生地黃　蛇銜　黃芩

梔子人　苦竹葉各一分

右六味㕮咀以羊髓半升煎之三上三下去滓塗瘡上差止

治火爛瘡膏方

柏白皮四兩　竹葉　甘草各二兩

右三味㕮咀以猪脂一斤半煎三上三下去滓冷以傅之

集驗方用生地黃四兩

又方　榆白皮𪗋熟塗之

治火燒瘡方

死鼠頭一枚臘月猪膏煎令消盡以傅乾即傅差不作瘢神効亦治小兒火瘡

又方　丹參無多少以羊脂猪髓腦煎

治火瘡敗壞方

柏白皮切以臘月猪膏合淹相得煮四五沸色變去滓傅瘡上肘後方云桃白皮

治火瘡方

末熬油麻和梔子人塗之惟厚爲佳已成瘡者燒白糖灰粉之即燥立差

治一切湯火所傷方

初著即以女人精汁塗之差

治湯沃人肉爛壞方

杏人　附子各二兩　甘草一兩　羊脂五兩　松脂雞子大

右五味㕮咀以不中水猪膏五兩煎塗之

炙及湯火所損晝夜啼呼止痛滅瘢方

羊脂　松脂各二分　猪膏　蠟各一分

右四味取松脂破銚中切脂𪗋蠟著松明上少傾微火燒諸物皆消以盃承汁傅松明是肥松木節也

治灸瘡方

甘草　當歸各一兩　胡麻外臺用胡粉　羊脂各六分

右四味㕮咀以猪膏五合煎去滓傅之

又方　凡灸瘡不差日別灸上六七壯自差

又方　松脂五兩　蠟三兩

右二味合煎塗紙貼之日三。

又方　塗車缸脂。

又方

石灰一兩細末絹篩猪脂和相得微火上煎數沸以煖湯先洗瘡訖以布裹灰熨瘡上三過便以藥貼瘡上灸之又擣薤傳之。

治灸瘡痛腫急方

擣竈下黃土以水和煮令熱漬之。

治灸瘡薤白膏生肉止痛方

薤白貳兩　羊髓壹斤　當歸貳兩　白芷壹兩

右四味㕮咀合煎以白芷色黃藥成去滓取傅之日三。

灸瘡膿壞不差方。

臘月猪脂壹升　薤白壹握　胡粉壹兩

右三味先煎薤白令黃去之綿裹石灰一兩煎數沸去之入胡粉內膏中令調塗故布貼之日三。

又方　白蜜壹兩　烏賊骨貳枚方壹兩

右二味相和塗之。

治灸瘡中風冷腫痛方。

但向火灸之瘡得熱則瘡快至痛止日六七灸愈。

治針灸瘡血出不止方。

燒人屎灰以傅之。

又方　死蜣蜋末猪脂塗之。

論曰。治金瘡者無大小冬夏及始初傷血出便以石灰厚傅裹之既止痛又速愈無石灰灰亦可用若瘡甚深未宜速合者內少滑石令瘡不時合也凡金瘡出血其人必渴當忍之啖燥食并肥脂之物以止渴慎勿鹹食若多飲粥及漿犯即血動溢出殺人又忌嗔怒大言笑思想陰陽行動作勞多食酸鹹飲酒熱羹臛輩瘡差後猶爾出百日半年乃可復常也。

治金瘡大散方。

五月五日平旦使四人出四方各於五里內採一方草木莖葉每種各半把勿令漏脫一事日正午時細切碓擣并石灰極令爛熟一石草斷一斗石灰先鑿大實中桑樹令可受藥取藥內孔中實築令堅仍以桑樹皮蔽之以麻擣石灰極密泥之令不泄氣又以桑皮纏之使牢至九月九日午時取出陰乾百日藥成擣之日暴令乾更擣絹篩貯之凡一切金瘡傷折出血登時以藥封裹治使牢勿令動轉不過十日即差不腫不膿不畏風若傷後數日始得藥須煖水洗之令血出即傅之此藥大驗平生無事宜多合之以備倉卒金瘡之要無出於此雖突厥質汗黃末未能及之。肘後方云用百草心五月五日作七月七日出

治金瘡方

燒乾梅作炭擣末之傅一宿即差亦治被打傷。

又方　礠石末傅之止痛斷血。

又方　桑白汁塗桑白皮裹或石灰封之妙。

又方　麻葉三斤以水三升熟煮取二升半為一服。

又方　飲麻子汁數升。小品方治毒箭所傷

又方　蚯蚓屎以水服方寸匕日三。

又方　杏人石灰細末猪脂和封亦主犬馬金瘡止痛大良。

地黃膏治金瘡火瘡灸瘡不能差方。

生地黃切壹升擣絞取汁三合　薰陸香　松脂各貳兩　羊腎脂伍合煎

烏麻油貳升　杏人　蠟各貳兩　石鹽壹兩研如粉

右八味先下蠟微火令消次内羊脂令消次下油次下松脂令消次下杏人次下薰陸次下地黄汁次下石塩以微火煎之令地黄汁水氣盡以綿濾停凝一切諸瘡初傷皆傅之日三夜二慎生冷猪肉雞魚此膏治瘡法先食惡肉不著痂先從内差乃至平復無痂不畏風不膿大大要妙

治金瘡血出不止方

煮桑根十沸服一升即止

又方 柳絮封之

又方 擣車前汁傅之血即絶連根収用亦效

又方 以人精塗之

又方 飲人尿三升愈

又方 以蜘蛛幕貼之血即止

治鷩瘡血出不止方

取葱葉炙取汁塗瘡上即止若爲婦人所驚者取婦人中衣火炙令熱以熨瘡上

又方

取豉三升漬熱湯食頃絞去滓内蒲黄三合頓服之及作紫湯方在産婦中

又方 蒲黄一斤 當歸二兩

右二味治下篩酒服方寸匕日二服

治金瘡腹中瘀血二物湯方

大麻子三升 大葱白二十枚

右使數人各擣令熟著九升水煮取一升半頓服之若血出不盡腹中有膿血更合服當吐膿血耳

治金瘡出血多虚竭内補散方

蓯蓉 甘草 芍藥各四兩 蜀椒三兩 乾薑二兩

當歸 芎藭 桂心 黄芩 人參

厚朴 呉茱萸 白及古今録驗作桑白皮 黄耆各一兩

右十四味治下篩以酒服方寸匕日三

又方

當歸三兩 芍藥五分 乾薑三分 辛夷五分 甘草二分

右五味治下篩酒服方寸匕日三夜一

治金瘡内漏方

還自取瘡中血著杯中水和服愈

又方 七月七日麻勃一兩 蒲黄二兩

右二味酒服一錢匕日五夜二

治金瘡内漏血不出方

牡丹皮爲散水服三指撮立尿出血

治金瘡内塞散方

黄耆 當歸 芎藭 白芷

乾薑 黄芩 芍藥 續斷各二兩

附子半兩 細辛一兩 鹿茸三兩

右十一味治下篩先食酒服五分匕日三稍增至方寸匕

治金瘡煩滿方

赤小豆一升以苦酒漬之熬令燥復漬滿三日令色黑服方寸匕日三

治金瘡苦痛方

楊木白皮熬令燥末之服方寸匕日三又末傅瘡中愈

凡金瘡若刺瘡瘡痛不可忍百治不差者方

葱一把以水三升煮數沸漬洗瘡止痛良

治金瘡煩痛大便不利方

大黄 黄芩

右二味等分末之蜜和先食服如梧桐子十丸日三。

治金瘡破腹腸突出欲令入方

取人屎乾之以粉腸即入矣

治金瘡中筋骨續斷散方

續斷五兩　乾地黃　細辛　蛇銜　地榆各四兩

當歸　芎藭　芍藥　蓯蓉各三兩　人參

甘草　附子各一兩　乾薑　蜀椒　桂心各一兩半

右十五味治下篩酒服一方寸匕日三

治被傷腸出不斷者方肘後方云治腸出欲燥而草上著腸者

作大麥粥取汁洗腸推內之常研米粥飲之二十日

稍稍作強糜百日後乃可差耳

治金瘡腸出方

磁石　滑石　鐵精各三兩

右三味末粉腸上後用磁石米飲服方寸匕日五夜二腸即入

治金瘡血不止令唾之法

呪曰某甲今日不良爲某所傷上告天皇下告地王清血莫出濁血莫揚良藥百裹不如熟唾日二七痛唾之即止

又法

我按先師本法男師在左女師在右上白東王公下白西王母北斗七星黃姑織女請制水之法清旦明呪不痕不膿不疼不痛羅肺得肺羅肝得肝羅肉得肉不任軀姹儂夫自來小兒爲日不吉不良某甲爲刀斧槊箭熊虎湯火所傷三唾三呵平復如故急急如律令此法不復須度受但存念稽急歆誦之非止治百毒所傷亦治癰疽隨所患轉後語呼之良驗一切瘡毒並皆用之

治金瘡矢在肉中不出方

白斂　半夏

右二味等分治下篩酒服方寸匕日三淺瘡十日出深瘡二十日出終不住肉中

治箭鏃及諸刀刃在咽喉胷膈諸隱處不出者方

牡丹皮一分　白鹽二分肘後作白斂

右二味治下篩以酒服方寸匕日三出

又方　取栝樓汁塗箭瘡上即出

又方　酒服瞿麥方寸匕日三差

治卒爲弓弩矢所中不出或肉中有聚血方

取女人月經布燒作灰屑酒服之

治卒被毒矢方

擣藍汁一升飲之并薄瘡上若無藍取青布漬絞汁飲之并淋瘡中鏃不出擣死鼠肝塗之鼠腦亦得

又方　內鹽臍中灸之

又方　煎地黃汁作丸服之百日矢當出

又方　煑蘆根汁飲三升

又方　多飲葛根汁并治一切金瘡

治中射罔箭方

藍子五合　升麻八兩　甘草　王不留行各四兩

右四味治下篩冷水服二方寸匕日三夜二又以水和塗瘡乾易之

治毒箭所中方

末雄黃傅之當沸汁出愈

又方　末貝齒服一錢匕大良

又方　擣葛根汁飲之。葛白屑熬黄傅瘡止血。

治針折入肉中方。

刮象牙末水和聚著折針上即出。

又方　以鼠腦塗之。

又方　磁石吸鐵者著上即出。

備急千金要方卷第二十五

備急千金要方卷第二十六　食治

朝奉郎守太常少卿充祕閣校理判登聞檢院護軍賜緋魚袋臣林億等校正

序論第一

仲景曰：人體平和，惟須好將養，勿妄服藥。藥勢偏有所助，令人藏氣不平，易受外患。夫含氣之類，未有不資食以存生，而不知食之有成敗，百姓日用而不知，水火至近而難識。余慨其如此，聊因筆墨之暇，撰五味損益食治篇，以啟童稚，庶勤而行之，有如影響耳。

河東衛汎記曰：扁鵲云：人之所依者，形也；亂於和氣者，病也；理於煩毒者，藥也；濟命扶危者，醫也。安身之本，必資於食；救疾之速，必憑於藥。不知食宜者，不足以存生也；不明藥忌者，不能以除病也。斯之二事，有靈之所要也，若忽而不學，誠可悲夫。是故食能排邪而安藏腑，悅神爽志以資血氣。若能用食平疴，釋情遣疾者，可謂良工。長年餌老之奇法，極養生之術也。夫為醫者，當須先洞曉病源，知其所犯，以食治之，食療不愈，然後命藥。藥性剛烈，猶若御兵，兵之猛暴，豈容妄發，發用乖宜，損傷處眾。藥之投疾，殃濫亦然。高平王熙稱：食不欲雜，雜則或有所犯，有所犯者，或有所傷，或當時雖無災苦，積久為人作患。又食噉鮭肴，務令簡少，魚肉果實，取益人者而食之。凡常飲食，每令節儉，若貪味多餐，臨盤大飽，食訖覺腹中彭亨短氣，或致暴疾，仍為霍亂。又夏至以後迄至秋分，必須慎肥膩餅臛酥油之屬，此物與酒漿瓜果理極相妨。夫在身所以多疾者，皆由春夏取冷太過，飲食不節故也。又魚鱠諸腥冷之物，多損於人，斷之益善。乳酪酥等常食之，令人有筋力膽幹，肌體潤澤，卒多食之，亦令臚脹泄利，漸漸自已。

黃帝曰：五味入於口也，各有所走，各有所病。酸走筋，多食酸令人癃，不知何以然？少俞曰：酸入胃也，其氣澀以收也，上走兩焦，兩焦之氣澀，不能出入，不出即流於胃中，胃中和溫，即下注膀胱，膀胱走胞，胞薄以耎，得酸則縮卷，約而不通，水道不利，故癃也。陰者積（精作）筋之所終聚也，故酸入胃走於筋也。

鹹走血，多食鹹令人渴，何也？答曰：鹹入胃也，其氣走中焦，注於諸脈，脈者血之所走也，與鹹相得即血凝，凝則胃中汁泣（甲乙云凝則胃中汁注注之則胃中竭），竭則咽路焦，焦故舌乾喜渴。血脈者中焦之道也，故鹹入胃走於血（皇甫士安云腎合三焦血脈雖屬肝心而為中焦之道故鹹入而走血也）。

辛走氣，多食辛令人慍心，何也？答曰：辛入胃也，其氣走於上焦，上焦者受使諸氣而營諸陽者也，薑韭之氣熏至營衛，營衛不時受之，卻溜於心下，故慍慍痛也。辛者與氣俱行，故辛入胃而走氣，與氣俱出，故氣盛也。

苦走骨，多食苦令人變嘔，何也？答曰：苦入胃也，其氣燥而涌泄，五穀之氣皆不勝苦，苦入下管，下管者三焦之道，皆閉則不通，不通故氣變嘔也。齒者骨之所終也，故苦入胃而走骨，入而復出，齒必黧疏（皇甫士安云水火相濟故骨氣通於心）。

甘走肉，多食甘令人惡心，何也？答曰：甘入胃也，其氣弱劣，不能上進於上焦，而與穀俱留於胃中，甘入則柔緩，柔緩則蚘動，蚘動則令人惡心，其氣外通於肉，故甘走肉，則肉多粟起而胝（皇甫士安云其氣外通於皮故曰甘入走皮矣皮者肉之蓋皮雖屬肺與肉連體故甘潤肌肉并於皮也）。

黃帝問曰。穀之五味所主。可得聞乎。伯高對曰。夫食風者則有靈而輕舉。食氣者則和靜而延壽。食穀者則有智而勞神。食草者則愚癡而多力。食肉者則勇猛而多嗔。是以肝木青色。宜酸。心火赤色。宜苦。脾土黃色。宜甘。肺金白色。宜辛。腎水黑色。宜鹹。內為五藏。外主五行。色配五方。

五藏所合法。肝合筋。其榮爪。心合脉。其榮色。脾合肉。其榮脣。肺合皮。其榮毛。腎合骨。其榮髮。

五藏不可食忌法。多食酸則皮槁而毛夭。多食苦則筋急而爪枯。多食甘則骨痛而髮落。多食辛則肉胝而脣褰。多食鹹則脉凝泣而色變。

五藏所宜食法。肝病宜食麻犬肉李韭。心病宜食麥羊肉杏薤。脾病宜食稗米牛肉棗葵。肺病宜食黃黍雞肉桃葱。腎病宜食大豆黃卷豕肉栗藿。（素問云肝色青宜食甘粳米牛肉棗葵皆甘心色赤宜食酸小豆犬肉李韭皆酸肺色白宜食苦麥羊肉杏薤皆苦脾色黃宜食鹹大豆豕肉栗藿皆鹹腎色黑宜食辛黃黍雞肉桃葱皆辛）

五味動病法。酸走筋。筋病勿食酸。苦走骨。骨病勿食苦。甘走肉。肉病勿食甘。辛走氣。氣病勿食辛。鹹走血。血病勿食鹹。

五味所配法

米飯甘（素問云粳米甘）　麻酸（素問云小豆酸）　大豆鹹　麥苦　黃黍辛

棗甘　李酸　栗鹹　杏苦　桃辛　牛甘　犬酸　豕鹹

羊苦　雞辛　葵甘　韭酸　藿鹹　薤苦　葱辛

五藏病五味對治法。肝苦急。急食甘以緩之。肝欲散。急食辛以散之。用酸瀉之。禁當風。心苦緩。急食酸以收之。心欲耎。急食鹹以耎之。用甘瀉之。禁溫食厚衣。脾苦濕。急食苦以燥之。脾欲緩。急食甘以緩之。用苦瀉之。禁溫食飽食濕地濡衣。肺苦氣上逆息者。急食苦以泄之。肺欲收。急食酸以收之。用辛瀉之。禁無寒飲食寒衣。腎苦燥。急食辛以潤之。開腠理潤致津液通氣也。腎欲堅。急食苦以結之。用鹹瀉之。无犯焠㶼无熱衣溫食。是以毒藥攻邪。五穀為養。五肉為益。五果為助。五菜為充。精以食氣。氣養精以榮色。形以食味。味養形以生力。此之謂也。神藏有五。五五二十五種。形藏有四。方四時四季。四肢。共為五九四十五。以此輔神。可長生久視也。精順五氣以為靈也。若食氣相惡。則傷精也。形受味以成也。若食味不調。則損形也。是以聖人先用食禁以存性。後制藥以防命也。故形不足者。溫之以氣。精不足者。補之以味。氣味溫補以存形精。岐伯云。陽為氣。陰為味。味歸形。形歸氣。氣歸精。精歸化。精食氣。形食味。化生精。氣生形。味傷形。氣傷精。精化為氣。氣傷於味。陰味出下竅。陽氣出上竅。味厚者為陰。味薄者為陰之陽。氣厚者為陽。氣薄者為陽之陰。味厚則泄。薄則通流。氣薄則發泄。厚則祕塞。（素問作發熱）壯火之氣衰。少火之氣壯。壯火食氣。氣食少火。壯火散氣。少火生氣。味辛甘發散為陽。酸苦涌泄為陰。陰勝則陽病。陽勝則陰病。陰陽調和。人則平安。春七十二日省酸增甘以養脾氣。夏七十二日省苦增辛以養肺氣。秋七十二日省辛增酸以養肝氣。冬七十二日省鹹增苦以養心氣。季月各十八日省甘增鹹以養腎氣。

果實第二（二十九條）

檳榔味辛溫濇無毒。消穀逐水。除淡澼。殺三蟲。去伏尸。治寸白。

豆蔻味辛溫濇无毒。溫中。主心腹痛。止吐嘔。去口氣臭。

蒲桃味甘辛平无毒。主筋骨濕痺。益氣倍力強志。令人肥健。耐飢忍風寒。久食輕身不老延年。治腸間水。調中。可作酒。常飲益人。逐水利小便。

覆盆子味甘辛平无毒。益氣輕身。令髮不白。

大棗味甘辛熱滑无毒。主心腹邪氣。安中養脾氣。助十二經

平胃氣通九竅補少氣津液身中不足大驚四肢重可和百藥補中益氣強志除煩悶心下懸治腸澼久服輕身長年不飢神仙

生棗味甘辛多食令人熱渴氣脹若寒熱羸瘦者彌不可食傷人

藕實味苦甘寒無毒食之令人心歡止渴去熱補中養神益氣力除百病久服輕身耐老不飢延年一名水芝生根寒止熱渴破留血

雞頭實味甘平無毒主濕痺腰脊膝痛補中除暴疾益精氣強志意耳目聰明久服輕身不飢耐老神仙

芰實味甘辛平無毒安中補五藏不飢輕身一名菱黄帝云七月勿食生菱芰作蟯虫

栗子味鹹温無毒益氣厚腸胃補腎氣令人耐飢生食之甚治腰脚不遂

櫻桃味甘平濇調中益氣可多食令人好顏色美志性

橘柚味辛温無毒主胷中瘕熱逆氣利水穀下氣止嘔欬除膀胱留熱停水破五淋利小便治脾不能消穀却胷中吐逆霍亂止瀉利去寸白久服去口臭下氣通神輕身長年一名橘皮陳久者良

津符子味苦平滑多食令人口爽不知五味

梅實味酸平濇無毒下氣除熱煩滿安心止肢體痛偏枯不仁死肌去青黑誌惡疾止下利好唾口乾利筋脉多食壞人齒

柿味甘寒濇無毒通鼻耳氣主腸澼不足及火瘡金瘡止痛

木瓜實味酸鹹温濇無毒主濕痺氣霍亂大吐下後脚轉筋不止其生樹皮無毒亦可煑用

榧實味甘平濇無毒主五痔去三蟲殺蠱毒鬼疰惡毒

甘蔗味甘平濇無毒下氣和中補脾氣利大腸止渴去煩解酒毒

耎棗味苦冷濇無毒多食動宿病益冷氣發欬嗽

芋味辛平滑有毒寬腸胃充肌膚滑中一名土芝不可多食動宿冷烏芋味苦甘微寒滑無毒主消渴癉熱益氣一名藉姑一名水萍三月採

杏核人味甘苦温冷而利有毒主欬逆上氣腸中雷鳴喉痺下氣産乳金瘡寒心奔豘驚癇心下煩熱風氣去來時行頭痛解肌消心下急殺狗毒五月採之其一核兩人者害人宜去之杏實尚生味極酸其中核猶未鞕者採之暴乾食之甚止渴去冷熱毒扁鵲云杏人不可久服令人目盲眉髮落動一切宿病

桃核人味苦甘辛平無毒破瘀血血閉瘕邪氣殺小蟲治欬逆上氣消心下鞕除卒暴声血破癥瘕通月水止心痛七月採凡一切果核中有兩人者並害人不在用其實味酸無毒多食令人有熱黄帝云飽食桃入水浴成淋病

李核人味苦平無毒主僵仆躋瘀血骨痛實味苦酸微温濇無毒除固熱調中宜心不可多食令人虛黄帝云李子不可和白蜜食蝕人五内

梨味甘微酸寒濇有毒除客熱氣止心煩不可多食令人寒中金瘡産婦勿食令人萎困寒中

林檎味酸苦平濇無毒止渴好唾不可多食令人百脉弱

柰子味酸苦寒濇無毒耐飢益心氣不可多食令人臚脹久病人食之病尤甚

安石榴味甘酸濇無毒止咽燥渴不可多食損人肺

枇杷葉味苦平無毒主啘不止下氣正爾削取生樹皮嚼之

少少咽汁亦可煮汁冷服之大佳
胡桃味甘冷滑無毒不可多食動痰飲令人惡心吐水吐食

菜蔬第三 五十八條

枸杞葉味苦平濇無毒補虛羸益精髓諺云去家千里勿食蘿摩枸杞此則言強陽道資陰氣速疾也
蘿摩味甘平一名苦丸無毒其葉厚大作藤生摘之有白汁出人家多種亦可生噉亦可蒸煮食之補益與枸杞葉同
瓜子味甘平寒無毒令人光澤好顏色益氣不飢久服輕身耐老又除胷滿心不樂久食寒中可作面脂一名水芝一名白瓜子即冬瓜人也八月採白冬瓜味甘微寒無毒除少腹水脹利小便止消渴
凡瓜味甘寒滑無毒去渴多食令陰下癢濕生瘡發黃疸黃帝云九月勿食被霜瓜向冬發寒熱及溫病初食時即令人欲吐也食竟心內作停水不能自消或為反胃凡瓜入水沉者食之得冷病終身不差
越瓜味甘平無毒不可多食益腸胃
胡瓜味甘寒有毒不可多食動寒熱多瘧病積瘀血熱
早青瓜味甘寒無毒食之去熱煩不可久食令人多忘
冬葵子味甘寒無毒主五藏六腑寒熱羸瘦破五淋利小便婦人乳難血閉久服堅骨長肌肉輕身延年十二月採葉甘寒滑無毒宜脾久食利胃氣其心傷人百藥忌食心心有毒黃帝云霜葵陳者生食之動五種流飲飲盛則吐水凡葵菜和鯉魚鮓食之害人四季之月土王時勿食生葵菜令人飲食不化發宿病
莧菜實味甘寒濇無毒主青盲白瞖明目除邪氣利大小便去寒熱殺蚘虫久服益氣力不飢輕身一名馬莧一名莫實即馬齒莧菜也治反花瘡
小莧菜味甘大寒滑無毒可久食益氣力除熱不可共鼈肉食成鼈瘕蕨菜亦成鼈瘕
邪蒿味辛溫濇無毒主胷膈中臭惡氣利腸胃
苦菜味苦大寒滑無毒主五藏邪氣厭穀胃痺腸澼大渴熱中暴疾惡瘡久食安心益氣聰察少卧輕身耐老耐飢寒一名荼草一名選一名遊冬冬不死四月上旬採
薺菜味甘溫濇無毒利肝氣和中殺諸毒其子主明目目痛淚出其根主目濇痛
蕪菁及蘆菔菜味苦冷濇無毒利五藏輕身益氣宜久食蕪菁子明目九蒸暴療黃疸利小便久服神仙根主消風熱毒腫不可多食令人氣脹
菘菜味甘溫濇無毒久食通利腸胃除胷中煩解消渴本是蔓菁也種之江南即化為菘亦如枳橘所生土地隨變
芥菜味辛溫無毒歸鼻除腎邪大破欬逆下氣利九竅明耳目安中久食溫中又云寒中其子味辛辛亦歸鼻有毒主喉痺去一切風毒腫黃帝云芥菜不可共兔肉食成惡邪病
苜蓿味苦平濇無毒安中利人四體可久食
荏子味辛溫無毒主欬逆下氣溫中補髓其葉主調中去臭氣九月採陰乾用之油亦可作油衣
蓼實味辛溫無毒明目溫中解肌耐風寒下水氣面目浮腫却癰疽其葉辛歸舌治大小腸邪氣利中益志黃帝云蓼食過多有毒發心痛和生魚食之令人脫氣陰核疼痛求死婦人月事來不用食蓼及蒜喜為血淋帶下二月勿食蓼傷人腎扁鵲云蓼久食令人寒熱損骨髓殺丈夫陰氣少精
葱實味辛溫無毒宜肺辛歸頭明目補中不足其莖白平滑

可作湯主傷寒寒熱骨肉碎痛能出汗治中風面目浮腫喉痹不通安胎殺桂其青葉温辛歸目除肝中邪氣安中利五藏益目精發黄疸殺百藥毒其根鬚平主傷寒頭痛葱中涕及生葱汁平滑止尿血解藜蘆及桂毒黄帝云食生葱即噉蜜變作下利食燒葱并噉蜜擁氣而死正月不得食生葱令人面上起遊風

格葱味辛微温無毒除瘴氣惡毒久食益膽氣強志其子主洩精

薤味苦辛温滑無毒宜心辛歸骨主金瘡瘡敗能生肌肉輕身不飢耐老菜芝也除寒熱去水氣温中散結氣利産婦病人諸瘡中風寒水腫生擣傅之鯁骨在咽不下者食之則去黄帝云薤不可共牛肉作羹食之成瘕疾韭亦然十月十一月十二月勿食生薤令人多涕唾

韭味辛酸温濇無毒辛歸心宜肝可久食安五藏除胃中熱不利病人其心腹有固冷者食之必加劇其子主夢泄精尿色白根煑汁以養髮黄帝云霜韭凍不可生食動宿飲飲盛必吐水五月勿食韭損人滋味令人乏氣力二月三月宜食韭大益人心

白蘘荷味辛微温濇無毒主中蠱及瘧病擣汁服二合日二生根主諸瘡

菾菜味甘苦大寒無毒主時行壯熱解風熱惡毒

紫蘇味辛微温無毒下氣除寒中其子尤善

雞蘇味辛微温濇無毒主吐血下氣一名水蘇

羅勒味苦辛温平濇無毒消停水散毒氣不可久食濇榮衛諸氣

蕪荑味辛平熱滑無毒主五内邪氣散皮膚骨節中淫淫温行毒去三蟲能化宿食不消逐寸白散腹中温温喘息一名無姑一名蕨蓎盛器物中甚辟水蛭其氣甚臭此即山榆子作之凡榆葉味甘平滑無毒主小兒癇小便不利傷暑熱困悶煑汁冷服生榆白皮味甘冷無毒利小便破五淋花主小兒頭瘡

胡荽子味酸平無毒消穀能復食味葉不可久食令人多忘華佗云胡荽菜患胡臭人患口氣臭䘌齒人食之加劇腹内患邪氣者彌不得食食之發宿病金瘡尤忌

海藻味鹹寒滑無毒主癭瘤結氣散頸下鞕核痛者腸内上下雷鳴下十二水腫利小便起男子陰氣

昆布味鹹寒滑無毒下十二水腫癭瘤結氣瘻瘡破積聚

茼蒿味辛平無毒安心氣養脾胃消痰飲

白蒿味苦辛平無毒養五藏補中益氣長毛髮久食不死白兔食之仙

吴葵一名蜀葵味甘微寒滑無毒花定心氣葉除客熱利腸胃不可久食鈍人志性若食之被狗齧者瘡永不差

藿味鹹寒濇無毒宜腎主大小便數去煩熱

香葇味辛微温主霍亂腹痛吐下散水腫煩心去熱

甜瓠味甘平滑無毒主消渴惡瘡鼻口中肉爛痛其葉味甘平主耐飢扁鵲云患脚氣虚脹者不得食之其患永不除

蓴味甘寒滑無毒主消渴熱痹多食動痔病

落葵味酸寒無毒滑中散熱實悦澤人面一名天葵一名蘩露

蘩蔞味酸平無毒主積年惡瘡痔不愈者五月五日日中採之即名滋草一名雞腸草乾之燒作焦灰用扁鵲云丈夫患惡瘡陰頭及莖作瘡膿爛疼痛不可堪忍久不差者以灰一分蚯蚓新出屎泥二分以少水和研緩如煎餅麪以泥瘡上乾則易之禁酒麪五辛并熱食等黄帝云蘩蔞合鱓鮓食之

發消渴病令人多忘別有一種近水渠中溫濕處冬生其狀
類胡荽亦名雞腸菜可以療痔病一名天胡荽
蕺味辛微溫有小毒主蠼螋尿瘡多食令人氣喘不利人脚
多食脚痛
葫味辛溫有毒辛歸五藏散癰疽治䘌瘡除風邪殺蠱毒氣
獨子者最良黃帝云生葫合青魚鮓食之令人腹内生瘡腸
中腫又成疝瘕多食生葫行房傷肝氣令人面無色四月八
月勿食葫傷人神損膽氣令人喘悸脇肋氣急口味多爽
小蒜味辛溫無毒辛歸脾腎主霍亂腹中不安消穀理胃氣
溫中除邪痺毒氣五月五日採暴乾葉主心煩痛解諸毒小
兒丹瘮不可久食損人心力黃帝云食小蒜噉生魚令人奪氣
陰核疼求死三月勿食小蒜傷人志性
茗葉味苦鹹酸冷無毒可久食令人有力悅志微動氣黃帝
云不可共韭食令人身重
蕃荷菜味苦辛溫無毒可久食却腎氣令人口氣香絜主辟
邪毒除勞弊形瘦疲倦者不可久食動消渴病
蒼耳子味苦甘溫葉味苦辛微寒濇有小毒主風頭寒痛風
濕痺四肢拘急攣痛去惡肉死肌膝痛溪毒久服益氣耳目
聰明強志輕身一名胡葈一名地葵一名葹一名常思蜀
人名羊負來秦名蒼耳魏人名隻刺黃帝云戴甲蒼耳不可
共猪肉食害人食甜粥復以蒼耳甲下之成走注又患兩脇
立秋後忌食之
食茱萸味辛苦大溫無毒九月採停陳久者良其子閉口者
有毒不任用止痛下氣除欬逆去五藏中寒冷溫中諸冷實
不消其生白皮主中惡腹痛止齒疼其根細者去三蟲寸白
黃帝云六月七月勿食茱萸傷神氣令人起伏氣咽喉不通

徹賊風中人口僻不能語者取茱萸一升去黑子及合口者
好豉三升二物以清酒和煑四五沸取汁冷服半升日三得小
汗差蠆螫人嚼茱萸封上止
蜀椒味辛大熱有毒主邪氣溫中下氣留飲宿食能使痛者
痒痒者痛久食令人乏氣失明主欬逆逐皮膚中寒冷去死
肌濕痺痛心下冷氣除五藏六腑寒百骨節中積冷溫瘧大
風汗自出者止下利散風邪合口者害人其中黑子有小毒
下水仲景云熬用之黃帝云十月勿食椒損人心傷血脉
乾薑味辛熱無毒主胷中滿欬逆上氣溫中止漏血出汗逐
風濕痺腸澼下利寒冷腹痛中惡霍亂脹滿風邪諸毒皮膚
間結氣止唾血生者尤良
生薑味辛微溫無毒辛歸五藏主傷寒頭痛去淡下氣通汗
除鼻中塞欬逆上氣止嘔吐去胷膈上臭氣通神明黃帝云
八月九月勿食薑傷人神損壽胡居士云薑殺腹内長蟲久
服令人少志少智傷心性
堇葵味苦平無毒久服除人心煩急動痰冷身重多懈墮
芸臺味辛寒無毒主腰脚痺若舊患腰脚痛者不可食必加
劇又治油腫丹毒益胡臭解禁呪之輩出五明經其子主夢
中泄精與鬼交者胡居士云世人呼為寒菜甚辣胡臭人食
之病加劇隴西氐羌中多種食之
竹筍味甘微寒無毒主消渴利水道益氣力可久食患冷人
食之心痛
野苣味苦平無毒久服輕身少睡黃帝云不可共蜜食之作
痔白苣味苦平無毒益筋力黃帝云不可共酪食必作蟲
茴香菜味苦辛微寒濇無毒主霍亂辟熱除口氣臭肉和水
煑下少許即無臭氣故曰茴香醬臭末中亦香其子主蛇咬

瘡久不差擣傅之又治九種瘻

蕓菜味苦寒無毒主小兒火丹諸毒腫去暴熱

藍菜味甘平無毒久食大益腎塡髓腦利五藏調六腑胡居士云河東隴西羌胡多種食之漢地尠有其葉長大厚煮食甘美經冬不死春亦有英其花黄生角結子子甚治人多睡

萹竹葉味苦平濇無毒主浸淫疥瘙疽痔殺三蟲女人陰蝕扁鵲云煑汁與小兒冷服治蛔蟲

蘄菜味苦酸冷濇無毒益筋力去伏熱治五種黄病生擣絞汁冷服一升日二黄帝云五月五日勿食一切菜發百病凡一切菜熟煑熱食時病差後食一切肉幷蒜食竟行房病發必死時病差後未健食生青菜者手足必青腫時病差未健食青菜竟行房病更發必死十月勿食被霜菜令人面上無光澤目濇痛又瘧發心痛腰疼或致心瘧發時手足十指爪皆青困痿

穀米第四 二十七條

薏苡人味甘溫無毒主筋拘攣不可屈伸久風濕痺下氣久服輕身益力其生根下三蟲名醫云薏苡人除筋骨中邪氣不仁利腸胃消水腫令人能食一名贛一名感米蜀人多種食之

胡麻味甘平無毒主傷中虛羸補五内益氣力長肌肉塡髓腦堅筋骨療金瘡止痛及傷寒溫瘧大吐下後虛熱困乏久服輕身不老明耳目耐寒暑延年作油微寒主利大腸産婦胞衣不落生者摩瘡腫生禿髮去頭面遊風一名巨勝一名狗虱一名方莖一名鴻藏葉名青蘘主傷暑熱花主生禿髮七月採最上標頭者陰乾用之

白麻子味甘平無毒宜肝補中益氣肥健不老治中風汗出逐水利小便破積血風毒腫復血脉産後乳餘疾能長髮可爲沐藥久服神仙

粘味甘微溫無毒補虛冷益氣力止腸鳴咽痛除唾血却卒嗽

大豆黄卷味甘平無毒主久風濕痺筋攣膝痛除五藏胃氣結積益氣止毒去黑誌面䵟潤澤皮毛宜腎生大豆味甘平冷無毒生擣淳酢和塗之治一切毒腫幷止痛煑汁冷服之殺鬼毒逐水脹除胃中熱却風痺傷中淋露下瘀血散五藏結積内寒殺烏頭三建解百藥毒不可久服令人身重其熬屑味甘溫平無毒主胃中熱去身腫除痺消穀止腹脹九月採黄帝云服大豆屑忌食猪肉炒豆不得與一歲已上十歲已下小兒食食竟噉猪肉必擁氣死

赤小豆味甘鹹平冷無毒下水腫排膿血一名赤豆不可久服令人枯燥

青小豆味甘鹹溫平濇無毒主寒熱熱中消渴止泄利利小便除吐逆卒澼下腹脹滿一名麻累一名胡豆黄帝云青小豆合鯉魚鮓食之令人肝至五年成乾痟病

大豆豉味苦甘寒濇無毒主傷寒頭痛寒熱辟瘴氣惡毒煩躁滿悶虛勞喘吸兩脚疼冷殺六畜胎子諸毒

大麥味鹹微寒滑無毒宜心主消渴除熱久食令人多力健行作蘖溫消食和中熬末令赤黒擣作麨止泄利和清酢漿服之日三夜一服

小麥味甘微寒無毒養肝氣去客熱止煩渴咽燥利小便止漏血唾血令女人孕必得易作麴六月作者溫無毒主小兒癎食不消下五痔蟲平胃氣消穀止利作麪溫無毒不能消熱止煩不可多食長宿澼加客氣難治

青粱米味甘微寒無毒主胃痺熱中除消渴止泄利利小便

益氣力補中輕身長年
黃粱米味甘平無毒益氣和中止泄利人呼爲竹根米又却當風卧濕寒中者
白粱米味甘微寒無毒除熱益氣
粟米味鹹微寒無毒養腎氣去骨痺熱中益氣
陳粟米味苦寒無毒主胃中熱消渴利小便
丹黍米味苦微温無毒主欬逆上氣霍亂止泄利除熱去煩渴
白黍米味甘辛温無毒宜肺補中益氣不可久食多熱令人煩黃帝云五種黍米合葵食之令人成痼疾又以脯腊著五種黍米中藏儲食之云令人閉氣
陳廩米味鹹酸微寒無毒除煩熱下氣調胃止泄利黃帝云久藏脯腊安米中滿三月人不知食之害人
蘖米味苦微温無毒主寒中下氣除熱
秫米味甘微寒無毒主寒熱利大腸治漆瘡
酒味苦甘辛大熱有毒行藥勢殺百邪惡氣黃帝云暴下後飲酒者膈上變爲伏熱食生菜飲酒莫灸腹令人腸結扁鵲云久飲酒者腐腸爛胃潰髓蒸筋傷神損壽醉當風卧以扇自扇成惡風醉以冷水洗浴成疼痺大醉汗出當以粉粉身令其自乾發成風痺常日未没食訖即莫飲酒終身不乾嘔飽食訖多飲水及酒成痞僻
藊豆味甘微温無毒和中下氣其葉平主霍亂吐下不止
稷米味甘平無毒益氣安中補虚和胃宜脾
粳米味辛苦平無毒主心煩斷下利平胃氣長肌肉温又云生者冷燔者熱
糯米味苦温無毒温中令人能食多熱大便鞕
酢味酸温澁無毒消癰腫散水氣殺邪毒血運扁鵲云多食酢損人骨能理諸藥消毒
喬麥味酸微寒無毒食之難消動大熱風其葉生食動刺風令人身癢黃帝云作麪和猪羊肉熱食之不過八九頓作熱風令人眉鬚落又還生仍希少涇邠已北多患此疾
鹽味鹹温無毒殺鬼蠱邪注毒氣下部䘌瘡傷寒寒熱能吐胸中痰澼止心腹卒痛堅肌骨不可多食傷肺喜欬令人色膚黑損筋力扁鵲云鹽能除一切大風疾痛者炒熨之黃帝云食甜粥竟食鹽即吐或成霍亂

鳥獸第五四十條

人乳汁味甘平無毒補五藏令人肥白悦澤
馬乳汁味辛温無毒止渴
牛乳汁味甘微寒無毒補虚羸止渴入生薑葱白止小兒吐乳補勞
羊乳汁味甘微温無毒補寒冷虚乏少血色令人熱中
驢乳味酸寒一云大寒無毒主大熱黃疸止渴
母猪乳汁平無毒主小兒驚癎以飲之神妙
馬牛羊酪味甘酸微寒無毒補肺藏利大腸黃帝云食甜酪竟即食大酢者變作血瘕及尿血華佗云馬牛羊酪蚰蜒入耳者灌之即出
沙牛及白羊酥味甘微寒無毒除胸中客氣利大小腸治口瘡
牦牛酥味甘平無毒去諸風濕痺除熱利大便去宿食
醍醐味甘平無毒補虚去諸風痺百練乃佳甚去月蝕瘡添髓補中填骨久服增年
熊肉味甘微寒微温無毒主風痺不仁筋急五緩若腹中有積聚寒熱羸瘦者食熊肉病永不除其脂味甘微寒治法與肉同又去頭瘍白秃面䵟黯食飲嘔吐久服強志不飢輕身長年黃帝云一切諸肉煮不熟生不斂者食之成瘕熊及猪二種脂不可作燈其烟氣入人目失明不能遠視

羖羊角味酸苦溫微寒無毒主青盲明目殺疥蟲止寒泄心畏驚悸除百節中結氣及風傷蠱毒吐血婦人產後餘痛燒之殺鬼魅辟虎狼久服安心益氣輕身勿令中濕有毒髓味甘溫無毒主男子女人傷中陰陽氣不足却風熱止毒利血脉益經氣以酒和服之亦可久服不損人

青羊膽汁冷無毒主諸瘡能生人身脉治青盲明目肺平補肺治嗽止渴多小便傷中止虛補不足去風邪肝補肝明目心主憂恚膈中逆氣腎補腎氣虛弱益精髓頭骨主小兒驚癇煑以浴之蹄肉平主丈夫五勞七傷肉味苦甘大熱無毒主煖中止痛字乳餘疾及頭腦中大風汗自出虛勞寒冷能補中益氣力安心止驚利產婦不利時患人頭肉平主風眩瘦疾小兒驚癇丈夫五勞七傷其骨熱主虛勞寒中羸瘦其宿有熱者不可食生脂止下利脫肛去風毒婦人產後腹中絞痛肚主胃反治虛羸小便數止虛汗黃帝云羊肉共酢食之傷人心亦不可共生魚酪和食之害人凡一切羊蹄甲中有珠子白者名羊懸筋食之令人癲白羊黑頭食其腦作腸癰羊肚共飯飲常食之久成反胃作噎病甜粥共肚食之令人多唾喜吐清水羊腦猪腦男子食之損精氣少子若欲食者研之如粉和醋食之初不如不食佳青羊肝和小豆食之令人目少明一切羊肝生共椒食之破人五藏傷心最損小兒彌忌水中柳木及白楊木不得銅器中煑羖羊肉食之丈夫損陽女子絕陰暴下後不可食羊肉髓及骨汁成煩熱難解還動利凡六畜五藏著草自動搖及得鹹酢不變色又墮地不汙又與犬犬不食者皆有毒殺人六月勿食羊肉傷人神氣

沙牛髓味甘溫無毒安五藏平胃氣通十二經脉理三焦約溫骨髓補中續絕傷益氣力止泄利去消渴皆以清酒和煖服之肝明目膽可丸百藥味苦大寒無毒除心腹熱渴止下利去口焦燥益目精心主虛忘腎去濕痺補腎氣益精齒主小兒牛癇肉味甘平無毒主消渴止唾涎出安中益氣力養脾胃氣不可常食發宿病自死者不任食喉嚨主小兒啤

黃犍沙牛黑牯牛尿味苦辛微溫平無毒主水腫腹脚俱滿者利小便黃帝云烏牛自死北首者食其肉害人一切牛盛熱時卒死者揔不堪食食之作腸癰患甲蹄牛食其蹄中拒筋令人作肉刺獨肝牛肉食之殺人牛食蛇者獨肝患疥牛馬肉食令人身體癢牛肉共猪肉食之必作寸白蟲直爾黍米白酒生牛肉共食亦作寸白大忌人下利者食自死牛肉必劇一切牛馬乳汁及酪共生魚食之成魚瘕六畜脾人一生莫食十二月勿食牛肉傷人神氣

馬心主喜忘肺主寒熱莖痿肉味辛苦平冷無毒主傷中除熱下氣長筋強腰脊壯健強志利意輕身不飢黃帝云白馬自死食其肉害人白馬玄頭食其腦令人癲白馬鞍下烏色徹肉裏者食之傷人五藏下利者食馬肉必加劇白馬青蹄肉不可食一切馬汗氣及毛不可入食中害人諸食馬肉心煩悶者飲以美酒則解白酒則劇五月勿食馬肉傷人神氣

野馬陰莖味酸鹹溫無毒主男子陰痿縮少精肉辛平無毒主人馬癇筋脉不能自收周痺肌不仁病死者不任用

驢肉味酸平無毒主風狂愁憂不樂能安心氣病死者不任用其頭燒却毛煑取汁以浸麴釀酒甚治大風動搖不休者皮膠亦治大風

狗陰莖味酸平無毒主傷中丈夫陰痿不起

狗腦主頭風痺下部䘌瘡瘡中息肉肉味酸鹹溫無毒宜腎安

五藏補絶傷勞損久病大虛者服之輕身益氣力黄帝云白犬合海鮋食之必得惡病白犬自死不出舌者食之害人犬春月多狂若鼻赤起而燥者此欲狂其肉不任食九月勿食犬肉傷人神氣

㹠卵味甘温無毒除陰莖中痛驚癇鬼氣蠱毒除寒熱賁豚五癃邪氣攣縮一名㹠顛陰乾勿令敗㹠肉味辛平有小毒不可久食令人遍體筋肉碎痛乏氣大豬後脚懸蹄甲無毒主五痔伏熱在腹中腸癰内蝕取酒浸半日炙焦用之大豬四蹄小寒無毒主傷撻諸敗瘡母豬蹄寒無毒煑汁服之下乳汁甚解石藥毒大豬頭肉平無毒補虛乏氣力去驚癇鬼毒寒熱五癃腦主風眩心平無毒主驚邪憂恚虛悸氣逆婦人産後中風聚血氣驚恐腎平無毒除冷利理腎氣通膀胱肝味苦平無毒主明目豬喙微寒無毒主凍瘡痛癢肚微寒無毒補中益氣止渴斷暴利虛弱腸微寒無毒主消渴小便數補下焦虛竭其肉間脂肪平無毒主煎諸膏藥破冷結散宿血解斑猫元青毒豬洞腸平無毒主洞腸挺出血多者假豬肉味苦酸冷無毒主狂病多日不愈凡豬肉味苦微寒宜腎有小毒補腎氣虛竭不可久食令人少子精發宿病弱筋骨閉血脉虛人肌有金瘡者食之瘡尤甚豬血平澀無毒主卒下血不止美清酒和炒服之又主中風絶傷頭中風眩及諸淋露賁肫暴氣黄帝云凡豬肝肺共魚鱠食之作癰疽豬肝共鯉魚腸魚子食之傷人神㹠腦損男子陽道臨房不能行事八月勿食豬肺及飴和食之至冬發疽十月勿食豬肉損人神氣

鹿頭肉平主消渴多夢妄見者生血治癰腫莖筋主勞損蹄肉平主脚膝骨中疼痛不能踐地骨主内虛續絶傷補骨可作酒髓味甘温主丈夫婦人傷中脉絶筋急痛欬逆以酒和服腎平主補腎氣肉味苦温無毒補中强五藏益氣力肉生者主中風口僻不正細細剉之以薄僻上華佗云和生椒擣薄之使人專看之正則急去之不爾復牽向不僻處角錯取屑一升白蜜五升溲之微火熬令小變色暴乾更擣篩服方寸匕日三令人輕身益氣力强骨髓補絶傷黄帝云鹿膽白者食其肉害人白鹿肉不可和蒲白作羹食發惡瘡五月勿食鹿肉傷人神氣胡居士云鹿性驚烈多别良草恒食九物餘者不嘗群處必依山岡産歸下澤饗神用其肉者以其性烈清淨故也凡餌藥之人不可食鹿肉服藥必不得力所以然者以鹿常食解毒之草是故能制毒散諸藥故也九草者葛葉花鹿葱鹿藥白蒿水芹甘草齊頭蒿山蒼耳薺苨

麞骨微温無毒主虛損泄精肉味甘温無毒補益五藏髓益氣力悦澤人面麞無膽所以怯弱多驚恐黄帝云五月勿食麞肉傷人神氣

麋脂味辛温無毒主癰腫惡瘡死肌寒熱風寒濕痺四肢拘緩不收風頭腫氣通腠理柔皮膚不可近男子陰令痿一名宮脂十月取黄帝云生麑肉共蝦汁合食之令人心痛生麑肉共雉肉食之作固疾

虎肉味酸無毒主惡心欲嘔益氣力止多唾不可熱食壞人齒虎頭骨治風邪虎眼睛主驚癇

豹肉味酸温無毒宜腎安五藏補絶傷輕身益氣久食利人

狸肉温無毒補中輕身益氣亦治諸注黄帝云正月勿食虎豹狸肉傷人神損壽

兔肝主目闇肉味辛平濇無毒補中益氣止渴兔無脾所以能走蓋以屬二月建卯木位也木剋土故無脾焉馬無脾亦

能走也黃帝云兔肉和獺肝食之三日必成遁尸共白雞肝心食之令人面失色一年成癉黃共薑食變成霍亂共白雞肉食之令人血氣不行二月勿食兔肉傷人神氣

生鼠微溫無毒主踒折續筋補骨擣薄之三日一易

獺肝味甘有小毒主鬼疰蠱毒却魚鯁止久欬皆燒作灰酒和服之獺肉味甘溫無毒主時病疫氣牛馬時行病皆煮取汁停冷服之六畜灌之

狐陰莖味甘平有小毒主女子絕產陰中癢小兒陰㿉卵腫肉并五藏及腸肚味苦微寒有毒主蠱毒寒熱五藏固冷小兒驚癇大人狂病見鬼黃帝云麝肉共鵠肉食之作癥瘕

野猪青蹄不可食及獸赤足者不可食野獸自死北首伏地不可食獸有歧尾不可食家獸自死共鱠汁食之作疽瘡十一月勿食經夏臭脯成水病作頭眩丈夫陰痿甲子日勿食一切獸肉大吉鳥飛投人不肯去者口中必有物開看無者拔一毛放之大吉一切禽獸自死無傷處不可食三月三日勿食鳥獸五藏及一切果菜五辛等物大吉

丹雄雞肉味甘微溫無毒主女人崩中漏下赤白沃補虛溫中能愈久傷乏瘡不肯差者通神殺惡毒黃雌雞肉味酸鹹平無毒主傷中消渴小便數而不禁腸澼泄利補益五藏絕傷五勞益氣力雞子黃微寒主除熱火灼爛瘡痓可作虎魄神物卵白汁微寒主目熱赤痛除心下伏熱止煩滿欬逆小兒泄利婦人產難胞衣不出生吞之白雄雞肉味酸微溫無毒下氣去狂邪安五藏傷中消渴烏雄雞肉味甘溫無毒補中止心痛黑雌雞肉味甘平無毒除風寒濕痺五緩六急安胎黃帝云一切雞肉合魚肉汁食之成心瘕雞具五色者食其肉必狂若有六指四距玄雞白頭家雞及野雞鳥生子有文八字雞及野鳥死不伸足爪此種食之害人雞子白共蒜食之令人短氣雞子共鼈肉蒸食之害人雞肉獺肉共食作遁尸注藥所不能治食雞子噉生葱變成短氣雞肉犬肝腎共食害人生葱共雞犬肉食令人穀道終身流血烏雞肉合鯉魚肉食生癰疽雞兔犬肉和食必泄利野雞肉共家雞子食之成遁尸尸鬼纏身四肢百節疼痛小兒五歲已下飲乳未斷者勿食雞肉二月勿食雞子令人常惡心丙午日食雞雉肉丈夫燒死目盲女人血死妄見四月勿食暴雞肉作內疽在胸腋下出漏孔丈夫少陽婦人絕孕虛勞乏氣八月勿食雞肉傷人神氣

雉肉酸微寒無毒補中益氣止泄利久食之令人瘦觜主蟻瘻黃帝云八月建酉日食雉肉令人短氣八月勿食雉肉損人神氣

白鵝脂主耳卒聾消以灌耳毛主射工水毒肉味辛平利五藏

鶩肪味甘平無毒主風虛寒熱肉補虛乏除客熱利藏腑利水道黃帝云六月勿食鶩肉傷人神氣

鴛鴦肉味苦微溫無毒主瘻瘡清酒浸之炙令熱以薄之亦炙服之又治夢思慕者

鴈肪味甘平無毒主風攣拘急偏枯血氣不通利肉味甘平無毒久服長髮鬚鬢眉益氣不飢輕身耐暑黃帝云六月勿食鴈肉傷人神氣

越鷰屎味辛平有毒主殺蠱毒鬼注逐不祥邪氣破五癃利小便熬香用之治口瘡肉不可食之入水為蛟龍所殺黃帝云十一月勿食鼠肉鷰肉損人神氣

石蜜味甘平微寒無毒主心腹邪氣驚癇痓安五藏治諸不足益氣補中止腹痛解諸藥毒除眾病和百藥養脾氣消

心煩食飲不下止腸澼去肌中疼痛治口瘡明耳目久服強志輕身不飢耐老延年神仙一名石飴白如膏者良是今諸山崖處蜜也青赤蜜味酸嶮食之令人心煩其蜂黑色似蝱黃帝云七月勿食生蜜令人暴下發霍亂蜜蠟味甘微溫無毒主下利膿血補中續絕傷除金瘡益氣力不飢耐老白蠟主久泄澼差後重見血者補絕傷利小兒久服輕身不飢生於蜜房或木石上惡芫花百合此即今所用蠟也

蝮蛇肉平有毒釀酒去癩疾諸九瘻心腹痛下結氣除蠱毒其腹中吞鼠平有小毒主鼠瘻

原蠶雄蛾味鹹溫有小毒主益精氣強男子陽道交接不倦甚治泄精不用相連者

鯸魚味甘無毒主百病

鰻鱺魚味甘大溫有毒主五痔瘻殺諸蟲

鱓魚肉味甘大溫黑者無毒主補中養血治瀋脣五月五日取頭骨平無毒燒服止久利

鱓魚徒河反平無毒主少氣吸吸足不能立地黃帝云四月勿食蛇肉鱓肉損神害氣

烏賊魚骨味鹹微溫無毒主女子漏下赤白經汁血閉陰蝕腫痛寒熱癥瘕無子驚氣入腹腹痛環臍丈夫陰中痛而腫令人有子肉味酸平無毒益氣強志

鯉魚肉味甘平無毒主欬逆上氣癉黃止渴黃帝云食桂竟食鯉魚肉害人腹中宿癥病者食鯉魚肉害人

鯽魚味甘平無毒主一切瘡燒作灰和醬汁傅之日二又去腸癰黃帝云魚白目不可食之魚有角食之發心驚害人魚無腸膽食之三年丈夫陰痿不起婦人絕孕魚身有黑點不可食魚目赤作鱠食成瘕病作鮓食之害人一切魚共菜食之作蛔蟲蟯蟲一切魚尾食之不益人多有勾骨著人咽害人魚有角白背不可食凡魚赤鱗不可食魚無腮不可食魚無全腮食之發癰疽鯆魮魚不益人其尾有毒治齒痛鯸鮧魚有毒不可食之二月庚寅日勿食魚大惡五月五日勿以鯉魚子共豬肝食必不消化成惡病下利者食一切魚必加劇致困難治穢飯鯘肉臭魚不可合食之害人三月勿食鮫龍肉及一切魚肉令人飲食不化發宿病傷人神氣失氣恍惚

鼈肉味甘平無毒主傷中益氣補不足療腳氣黃帝云五月五日以鼈子共鮑魚子食之作癉黃鼈腹下成五字不可食鼈肉兔肉和芥子醬食之損人鼈三足食之害人鼈肉共莧蕨菜食之作鼈瘕害人

蟹殼味酸寒有毒主胸中邪熱宿結痛喎僻面腫散漆燒之致鼠其黃解結散血愈漆瘡養筋益氣黃帝云蟹目相向足斑者食之害人十二月勿食蟹鼈損人神氣又云龜鼈肉共豬肉食之害人秋果菜共龜肉食之令人短氣飲酒食龜肉并菰白菜令人生寒熱六甲日勿食龜鼈之肉害人心神螺蚌共菜食之令人心痛三日一發蝦鱠共豬肉食之令人常惡心多唾損精色蝦無鬚腹下通烏色者食之害人大忌勿輕十一月十二月勿食蝦蚌著甲之物

備急千金要方卷第二十六

備急千金要方卷第二十七 養性

朝奉郎守太常少卿充秘閣校理判登聞檢院護軍賜緋魚袋臣林億等校正

養性序第一（十條）

扁鵲云黃帝說晝夜漏下水百刻凡一刻人百三十五息十刻一千三百五十息百刻一萬三千五百息人之居世數息之間信哉嗚呼昔人歎逝何可不爲善以自補邪吾常思一日一夜有十二時十日十夜百二十時百日百夜一千二百時千日千夜一萬二千時萬日萬夜一十二萬時此爲三十年若長壽者九十年只得三十六萬時百年之內斯須之間數時之活朝菌蟪蛄不足爲喻焉可不自攝養而馳騁六情孜孜汲汲追名逐利千詐萬巧以求虛譽没齒而無厭故養性者知其如此於名於利若存若亡於非名非利亦若存若亡所以没身不殆也余慨時俗之多僻皆放逸以殞亡聊因暇日粗述養性篇用獎人倫之道好事君子與我同志焉

夫養性者欲所習以成性性自爲善不習無不利也性既自善内外百病皆悉不生禍亂災害亦無由作此養性之大經也善養性者則治未病之病是其義也故養性者不但餌藥湌霞其在兼於百行百行周備雖絕藥餌足以遐年德行不克縱服玉液金丹未能延壽故夫子曰善攝生者陸行不遇虎兕此則道德之祜也豈假服餌而祈遐年哉聖人所以藥餌者以救過行之人也故愚者抱病歷年而不修一行纏痾没齒終無悔心此其所以岐和長逝彭跗永歸良有以也嵇康曰養生有五難名利不去爲一難喜怒不除爲二難聲色不去爲三難滋味不絕爲四難神慮精散爲五難五者必存雖心希難老口誦至言咀嚼英華呼吸太陽不能不迴其操不夭其年也五者無於胷中則信順日躋道德日全不祈善而有福不求壽而自延此養生之大旨也然或有服膺仁義無甚泰之累者抑亦其亞歟

黃帝問於岐伯曰余聞上古之人春秋皆度百歲而動作不衰今時之人年至半百而動作皆衰者時代異邪將人失之也岐伯曰上古之人其知道者法則陰陽和於術數飲食有常節起居有常度不妄作勞故能形與神俱而盡終其天年度百歲乃去今時之人則不然以酒爲漿以妄爲常醉以入房以欲竭其精以耗散其真不知持滿不時御神務快其心逆於生樂起居無節故半百而衰也夫上古聖人之教也下皆爲之虛邪賊風避之有時恬憺虛無真氣從之精神守内病安從來是以其志閑而少欲其心安而不懼其形勞而不倦氣從以順各從其欲皆得所願故甘其食美其服（素問作美其食任其服）樂其俗高下不相慕故其民日朴是以嗜欲不能勞其目淫邪不能惑其心愚智賢不肖不懼於物合於道數故皆能度百歲而動作不衰者以其德全不危也是以人之壽夭在於撙節若消息得所則長生不死恣其情欲則命同朝露也岐伯曰人年四十而陰氣自半也起居衰矣年五十體重耳目不聰明也年六十陰痿氣力大衰九竅不利下虛上實涕

泣俱出故曰知之則強不知則老同出名異智者察同愚者察異愚者不足智者有餘有餘則耳目聰明身體輕強年老復壯壯者益理是以聖人爲無爲之事樂恬淡之味能縱欲快志得虛無之守故壽命無窮與天地終此聖人之治身也

春三月此謂發陳天地俱生萬物以榮夜卧早起廣步於庭被髮緩形以使志生生而勿殺與而勿奪賞而勿罰此春氣之應養生之道也逆之則傷肝夏爲寒爲變奉長者少

夏三月此謂蕃秀天地氣交萬物華實夜卧早起毋厭於日使志無怒使華英成秀使氣得泄若所愛在外此夏氣之應養長之道也逆之則傷心秋爲痎瘧則奉收者少冬至重病

秋三月此謂容平天氣以急地氣以明早卧早起與雞俱興使志安寧以緩秋刑收斂神氣使秋氣平毋外其志使肺氣清此秋氣之應養收之道也逆之則傷肺冬爲飧泄則奉藏者少

冬三月此謂閉藏水冰地坼無擾乎陽早卧晚起必待日光使志若伏若匿若有私意若已有得去寒就温毋泄皮膚使氣亟奪此冬氣之應養藏之道也逆之則傷腎春爲痿厥則奉生者少

天有四時五行以生長收藏以寒暑燥濕風人有五藏化爲五氣以生喜怒悲憂恐故喜怒傷氣寒暑傷形暴怒傷陰暴喜傷陽故喜怒不節寒暑失度生乃不固人能依時攝養故得免其夭枉也

仲長統曰王侯之宮美女兼千卿士之家侍妾數百晝則以醇酒淋其骨髓夜則房室輸其血氣耳聽淫聲目樂邪色讌内不出遊外不返王公得之於上豪傑馳之於下及至生産不時字育太早或童孺而擅氣或疾病而搆精精氣薄惡血脉不充既出胞藏養護無法又蒸之以綿纊爍之以五味胎傷孩病而脆未及堅剛復縱情欲重重相生病病相孕國無良醫醫無審術姦佐其間過謬常有會有一疾莫能自免當今少百歲之人者豈非所習不純正也

抱朴子曰或問所謂傷之者豈色欲之間乎荅曰亦何獨斯哉然長生之要其在房中上士知之可以延年除病其次不以自伐若年當少壯而知還陰丹以補腦采七益於長俗一作谷者不服藥物不失一二百歲也但不得仙耳不得其術者古人方之於凌盃以盛湯羽苞之蓄火又且才所不逮而強思之傷也力所不勝而強舉之傷也深憂重恚傷也悲哀憔悴傷也喜樂過度傷也汲汲所欲傷也戚戚所患傷也久談言笑傷也寢息失時傷也挽弓引弩傷也沈醉嘔吐傷也飽食即卧傷也跳足喘乏傷也懽呼哭泣傷也陰陽不交傷也積傷至盡盡則早亡盡則非道也是以養性之士唾不至遠行不疾步耳不極聽目不極視坐不久處立不至疲卧不至懻先寒而衣先熱而解不欲極飢而食食不可過飽不欲極渴而飲飲不欲過多飽食過多則結積聚渴飲過多則成痰澼不欲甚勞不欲甚佚不欲流汗不欲多唾不欲奔走車馬不欲極目遠望不欲多啖生冷不欲飲酒當風不欲數數沐浴不欲廣志遠願不得規造異巧冬不欲極温夏不欲窮涼不欲露卧星月不欲眠中用扇大寒大熱大風大霧皆不欲冒之五味不欲偏多故酸多則傷脾苦多則傷肺辛多則傷肝鹹多則傷心甘多則傷腎此五味刻五藏五行自然之理也凡言傷者亦不即覺也謂久即損壽耳是以善攝生者卧起有四時之早晚興居有至和之常制調利筋骨有偃仰之方祛疾閑邪有吐納之術流行榮衛有補寫之法節宣勞逸有

與奪之要忍怒以全陰抑喜以養陽然後先服草木以救虧缺後服金丹以定無窮養性之理盡於此矣夫欲快意任懷自謂達識知命不泥異端極情肆力不勞持久者聞此言也雖風之過耳電之經目不足喻也雖身枯於留連之中氣絕於綺紈之際而甘心焉亦安可告之以養性之事哉匪惟不納乃謂妖訛也而望彼信之所謂以明鑒給矇瞽以絲竹娛聾夫者也

魏武與皇甫隆令曰聞卿年出百歲而體力不衰耳目聰明顏色和悅此盛事也所服食施行道引可得聞乎若有可傳想可密示封內降上疏對曰臣聞天地之性惟人為貴人之所貴莫貴於生唐荒無始劫運無窮人生其間忽如電過每一思此罔然心熱生不再來逝不可追何不抑情養性以自保惜今四海垂定太平之際又當須展才布德當由萬年萬年無窮當由修道道甚易知但莫能行臣常聞道人蒯京已年一百七十八而甚丁壯言人當朝朝服食玉泉琢齒使人丁壯有顏色去三蟲而堅齒玉泉者口中唾也朝旦未起早嗽津令滿口乃吞之琢齒二七遍如此者乃名曰練精

嵇康云穰歲多病饑年少疾信哉不虛是以關中土地俗好儉嗇廚膳餚羞不過菹醬而已其人少病而壽江南嶺表其處饒足海陸鮭肴無所不備土俗多疾而人早夭北方仕子遊宦至彼遇其豐贍以為福祐所臻是以尊卑長幼恣口食噉夜長醉飽四體熱悶赤露眠臥宿食不消未逾朞月大小皆病或患霍亂腳氣脹滿或寒熱瘧痢惡核丁腫或癰疽痔漏或偏風猥退不知醫療以至於死凡如此者比肩皆是惟云不習水土都不知病之所由靜言思之可謂太息者也學者先須識此以自誡慎

抱朴子曰一人之身一國之象也胷腹之位猶宮室也四支之列猶郊境也骨節之分猶百官也神猶君也血猶臣也氣猶民也知治身則能治國也夫愛其民所以安其國惜其氣所以全其身民散則國亡氣竭則身死死者不可生也亡者不可存也是以至人消未起之患治未病之疾醫之於無事之前不追於既逝之後夫人難養而易危也氣難清而易濁也故能審威德所以保社稷割嗜欲所以固血氣然後真一存焉三一守焉百病卻焉年壽延焉

道林養性第二

真人曰雖常服餌而不知養性之術亦難以長生也養性之道常欲小勞但莫大疲及強所不能堪耳且流水不腐户樞不蠹以其運動故也養性之道莫久行久立久坐久臥久視久聽蓋以久視傷血久臥傷氣久立傷骨久坐傷肉久行傷筋也仍莫強食莫強酒莫強舉重莫憂思莫大怒莫悲愁莫大懼莫跳踉莫多言莫大笑勿汲汲於所欲勿悁悁懷忿恨皆損壽命若能不犯者則得長生也故善攝生者常少思少念少慾少事少語少笑少愁少樂少喜少怒少好少惡行此十二少者養性之都契也多思則神殆多念則志散多慾則志昏多事則形勞多語則氣乏多笑則藏傷多愁則心懾多樂則意溢多喜則忘錯昏亂多怒則百脉不定多好則專迷不理多惡則憔悴無懽此十二多不除則榮衛失度血氣妄行喪生之本也惟無多無少者幾於道矣是知勿外緣者真人初學道之法也若能如此者可居溫疫之中無憂疑矣既屏外緣會須守五神（肝心脾肺腎）從四正（言行坐立）言最不得浮思妄念心想欲事惡邪大起故孔子曰思無邪也常當習黃帝內視法存想思念令見五藏如懸磬五色了了分明勿輟也仍

可每日初起面向午展兩手於膝上心眼觀氣上入頂下達涌泉旦旦如此名曰迎氣常以鼻引氣口吐氣小微吐之不得開口復欲得出氣少入氣多每欲食送氣入腹每欲食氣爲主人也凡心有所愛不用深愛心有所憎不用深憎並皆損性傷神亦不用深讃亦不用深毁常須運心於物平等如覺偏頗尋改正之居貧勿謂常貧居富莫謂常富居貧富之中常須守道勿以貧富易志改性識達道理似不能言有大功德勿自矜伐美藥勿離手善言勿離口亂想勿經心常以深心至誠恭敬於物愼勿詐善以悅於人終身爲善爲人所嫌勿得起恨事君盡禮人以爲諂當以道自平其心道之所在其德不孤勿言行善不得善報以自怨仇居處勿令心有不足若有不足則自抑之勿令得起人知止足天遺其禄所至之處勿得多求多求則心自疲而志苦若夫人之所以多病當由不能養性平康之日謂言常然縱情恣欲心所欲得則便爲之不拘禁忌欺罔幽明無所不作自言適性不知過後一一皆爲病本及兩手摸空白汗流出口唱皇天無所逮及皆以生平麤心不能自察一至於此但能少時内省身心則自知見行之中皆長諸痾將知四百四病身手自造本非由天及一朝病發和緩不救方更誹謗醫藥無效神仙無靈故有智之人愛惜性命者當自思念深生耻愧誡勤身心常修善事也至於居處不得綺靡華麗令人貪婪無厭乃患害之源但令雅素淨潔無風雨暑濕爲佳衣服器械勿用珍玉金寶增長過失使人煩惱根深厨膳勿使脯肉豐盈常令儉約爲佳然後行作鵝王步語作含鍾聲眠作師子卧（右脇著地坐脚也）每日自詠歌云美食須熟嚼生食不麤呑問我居止處大宅總林村胎息守五藏氣至骨成仙又歌曰日食三箇毒不嚼而自消錦繡爲五藏身着糞掃袍修心既平又須愼言語凡言語讀誦常想聲在氣海中（臍下也）每日初入後勿言語讀誦寧待平旦也旦起欲專言善事不欲先計校錢財又食上不得語語而食者常患胷背痛亦不用寢卧多言笑寢不得語言者言五藏如鍾磬不懸則不可發聲行不得語若欲語須住乃語行語則令人失氣冬至日止可語不可言自言曰言荅人曰語言有人來問不可不荅自不可發言也仍勿觸冷開口大語爲佳言語既愼仍節飲食是以善養性者先飢而食先渴而飲食欲數而少不欲頓而多則難消也常欲令如飽中飢飢中飽耳蓋飽則傷肺飢則傷氣鹹則傷筋酢則傷骨故每學淡食食當熟嚼使米脂入腹勿使酒脂入腸人之當食須去煩惱（暴數爲煩侵觸爲惱）如食五味必不得暴嗔多令人神驚夜夢飛揚每食不用重肉喜生百病常須少食肉多食飯及少葅菜并勿食生菜生米小豆陳臭物勿飲濁酒食麪使塞氣孔勿食生肉傷胃一切肉惟須煑爛停冷食之食畢當漱口數過令人牙齒不敗口香熱食訖以冷酢漿漱口者令人口氣常臭作䘌齒病又諸熱食鹹物後不得飲冷酢漿水喜失聲成尸咽凡熱食汗出勿當風發痙頭痛令人目澀多睡每食訖以手摩面及腹令津液通流食畢當行步躊躇計使中數里來行畢使人以粉摩腹上數百遍則食易消大益人令人能飲食無百病然後有所修爲爲快也飽食即卧乃生百病不消成積聚飽食仰卧成氣痞作頭風觸寒來者寒未解食熱食成刺風人不得夜食又云夜勿過醉飽食勿精思爲勞苦事有損餘虚損人常須日在巳時食訖則不須飲酒終身無干嘔勿食父母本命所屬肉令人命不長勿食自己本命所屬肉令人魂魄飛揚勿食一切腦大損人茅屋

漏水陰諸脯肉上食之成瘕結凡暴肉作脯不肯干者害人祭神肉無故自動食之害人飲食上蜂行住食之必有毒害人腹内有宿病勿食陵鯉魚肉害人濕食及酒漿臨上看之不見人物影者勿食之成卒注若已食腹脹者急以藥下之每十日一食葵葵滑所以通五藏擁氣又是菜之主不用合心食之又飲酒不欲使多多則速吐之爲佳勿令至醉即終身百病不除久飲酒者腐爛腸胃漬髓蒸筋傷神損壽醉不可以當風向陽令人發強又不可當風卧不可令人扇之皆即得病也醉不可露卧及卧黍穰中發癩瘡醉不可強食或發癰疽或發瘖或生瘡醉飽不可以走車馬及跳躑醉不可以接房醉飽交接小者面皯欬嗽大者傷絶藏脉損命凡人飢欲坐小便若飽則立小便慎之無病又忍尿不便膝冷成痺忍大便不出成氣痔小便勿努令兩足及膝冷大便不用呼氣及強努令人腰疼目澀宜任之佳凡遇山水塢中出泉者不可久居常食作癭病又深陰地冷水不可飲必作痎瘧飲食以調時慎脱着凡人旦起着衣反者便着之吉衣光者當戸三振之曰殃去吉濕衣及汗衣皆不可久着令人發瘡及風瘙大汗能易衣佳不易者急洗之不爾令人小便不利凡大汗勿偏脱衣喜得偏風半身不遂春天不可薄衣令人傷寒霍亂食不消頭痛脱着既時須調寢處凡人卧春夏向東秋冬向西頭勿北卧及墻北亦勿安床凡欲眠勿歌詠不祥起上床坐先脱左足卧勿當舍脊下卧訖勿留燈燭令魂魄及六神不安多愁怨人頭邊勿安火爐日久引火氣頭重目赤睛及鼻乾夜卧當耳勿有孔吹人即耳聾夏不用露面卧令人面皮厚喜成癬或作面風冬夜勿覆其頭得長壽凡人眠勿以脚懸踏高處久成腎水及損房足冷人每見十步直墻勿順墻卧風利吹人發癲及體重人汗勿跂床懸脚久成血痺兩足重腰疼又不得晝眠令人失氣卧勿大語損人氣力暮卧常習閉口口開即失氣且邪惡從口入久而成消渴及失血色屈膝側卧益人氣力勝正偃卧按孔子不尸卧故曰睡不厭踧覺不厭舒凡人舒睡則有鬼痛魔邪凡眠先卧心後卧眼人卧一夜當作五度反覆常逐更轉凡人夜魘勿燃燈喚之定死無疑闇喚之吉亦不得近而急喚夜夢惡不須説旦以水面東方噀之呪曰惡夢著草木好夢成寶玉即無咎矣又夢之善惡並勿説爲吉衣食寢處皆適能順時氣者始盡養生之道故善攝生者無犯日月之忌無失歲時之和須知一日之忌暮無飽食一月之忌晦無大醉一歲之忌暮無遠行終身之忌暮無燃燭行房暮常護氣也凡氣冬至起於涌泉十一月至膝十二月至股正月至腰名三陽成二月至膊三月至項四月至頂純陽用事陰亦放此故四月十月不得入房避陰陽純用事之月也每冬至日於北壁下厚鋪草而卧云受元氣每八月一日巳後即微火煖足勿令下冷無生意常欲使氣在下勿欲泄於上春凍未泮衣欲下厚上薄養陽收陰繼世長生養陰收陽禍則滅門故云冬時天地氣閉血氣伏藏人不可作勞出汗發泄陽氣有損於人也又云冬日凍腦春秋腦足俱凍此聖人之常法也春欲晏卧早起夏及秋欲侵夜乃卧早起冬欲早卧而晏起皆益人雖云早起莫在雞鳴前雖言晏起莫在日出後凡冬月忽有大熱之時夏月忽有大凉之時皆勿受之人有患天行時氣者皆由犯此也即須調氣息使寒熱平和即免患也每當臘日勿歌舞犯者必凶常於正月寅日燒白髮吉凡寅日剪手甲午日剪足甲又燒白髮吉

居處法第三

凡人居止之室必須周密勿令有細隙致有風氣得入小覺有風勿強忍之久坐必須急急避之久居不覺使人中風古來忽得偏風四肢不隨或如角弓反張或失音不語者皆由忽此耳身既中風諸病捴集邪氣得便遭此致卒者十中有九是以大須周密無得輕之慎焉慎焉所居之室勿塞井及水瀆令人聾盲

凡在家及外行卒逢大飄風暴雨震電昏暗大霧此皆是諸龍鬼神行動經過所致宜入室閉戶燒香靜坐安心以避之待過後乃出不尔損人或當時雖未苦於後不佳矣又陰霧中亦不可遠行

凡家中有經像行來先拜之然後拜尊長每行至則峻坐焉

凡居家不欲數沐浴若沐浴必須密室不得大熱亦不得大冷皆生百病冬浴不必汗出霡霂沐浴後不得觸風冷新沐髮訖勿當風勿濕縈髻勿濕頭卧使人頭風眩悶髮秃面黑齒痛耳聾頭生白屑飢忌浴飽忌沐沐訖須進少許食飲乃出夜沐髮不食即卧令人心虛饒汗多夢又夫妻不用同日沐浴常以晦日浴朔日沐吉凡炊湯經宿洗人體成癬洗面無光洗脚即疼痛作甑畦瘡熱泔洗頭冷水濯之作頭風飲水沐頭亦作頭風時行病新汗解勿冷水洗浴損心包不能復

凡居家常戒約内外長幼有不快即須早道勿使隱忍以為無苦過時不知便為重病遂成不救小有不好即按摩挼捺令百節通利泄其邪氣凡人無問有事無事常須日別蹋脊背四肢一度頭項苦令熟蹋即風氣時行不能著人此大要妙不可具論

凡人居家及遠行隨身常有熟艾一升備急丸辟鬼丸生肌藥甘濕藥丁腫藥水銀大黃芒硝甘草乾薑桂心蜀椒不能更畜餘藥此等常不可闕少及一兩卷百一備急藥方并帶辟毒蛇蜂蠍毒藥隨身也

凡人自覺十日已上康健即須灸三數穴以泄風氣每日必須調氣補寫按摩導引為佳勿以康健便為常然常須安不忘危預防諸病也灸法當須避人神（人神禁忌法在第二十九卷中）凡畜手力細累春秋皆須與轉寫藥一度則不中天行時氣也

按摩法第四（法二首）

天竺國按摩此是婆羅門法

兩手相捉紐捩如洗手法

兩手淺相叉翻覆向胸

兩手相捉共按脛左右同

兩手相重按髀徐徐捩身左右同

以手如挽五石力弓左右同

作拳向前築左右同

如拓石法左右同

作拳却頓此是開胸左右同

大坐斜身偏欹如排山左右同

兩手抱頭宛轉髀上此是抽脇

兩手據地縮身曲脊向上三舉

以手反搥背上左右同

大坐伸兩脚即以一脚向前虛掣左右同

兩手拒地迴顧此是虎視法左右同

立地反拗身三舉

兩手急相叉以脚踏手中左右同

起立以脚前後虛踏左右同

大坐伸兩脚，用當相手勾所申脚，著膝中，以手按之，左右同。

右十八勢，但是老人日別能依此三徧者，一月後百病除，行及奔馬，補益延年，能食，眼明輕健，不復疲乏。

老子按摩法

兩手捺脞，左右捩身二七遍。

兩手捻脞，左右紐肩二七遍。

兩手抱頭，左右紐腰二七遍。

左右挑頭二七遍。

一手抱頭，一手托膝三折，左右同。

兩手托頭三舉之。

一手托頭，一手托膝，從下向上三遍，左右同。

兩手攀頭下向，三頓足。

兩手相捉頭上過，左右三遍。

兩手相叉，托心前，推却挽三遍。

兩手相叉著心三遍。

曲腕築肋挽肘，左右亦三遍。

左右挽，前後拔，各三遍。

舒手挽項，左右三遍。

反手著膝，手挽肘，覆手著膝上，左右亦三遍。

手摸肩，從上至下使遍，左右同。

兩手空拳築三遍。

外振手三遍，內振三遍，覆手振亦三遍。

兩手相叉反覆攪各七遍。

摩紐指三遍。

兩手反搖三遍。

兩手反叉，上下紐肘無數，單用十呼。

兩手上聳三遍。

兩手下頓三遍。

兩手相叉頭上過，左右申肋十遍。

兩手拳反背上，掘脊上下亦三遍。掘，揩之也。

兩手反捉，上下直脊三遍。

覆掌搦腕，內外振三遍。

覆掌前聳三遍。

覆掌兩手相叉交橫三遍。

覆手橫直，即聳三遍。

若有手患冷，從上打至下，得熱便休。

舒左脚，右手承之，左手捺脚，聳上至下，直脚三遍；右手捺脚亦爾。

前後捩足三遍。

左捩足，右捩足，各三遍。

前後却捩足三遍。

直脚三遍。

紐脞三遍。

內外振脚三遍。

若有脚患冷者，打熱便休。

紐脞以意多少，頓脚三遍。

却直脚三遍。

虎據，左右紐肩三遍。

推天托地，左右三遍。

左右排山、負山、拔木，各三遍。

舒手直前，頓申手三遍。

舒兩手兩膝，亦各三遍。

舒脚直反頓申手三遍

捩內脊外脊各三遍

調氣法第五

彭祖曰：道不在煩，但能不思衣食，不思声色，不思勝負，不思曲直，不思得失，不思榮辱，心無煩，形勿極，而兼之以導引，行氣不已，亦可得長年，千歲不死。凡人不可無思，當以漸遣除之。

彭祖曰：和神導氣之道，當得密室，閉戶，安牀煖席，枕高二寸半，正身偃卧，瞑目，閉氣於胷膈中，以鴻毛著鼻上而不動，經三百息，耳無所聞，目無所見，心無所思。如此則寒暑不能侵，蜂蠆不能毒，壽三百六十歲，此鄰於眞人也。每旦夕旦夕者是陰陽轉換之時。凡旦五更初暖氣至，頻申眼開，是上生氣至，名曰陽息而陰消；暮日入後冷氣至，凜凜然時乃至牀坐睡倒，是下生氣至，名曰陽消而陰息。且五更初暖氣至，暮日入後冷氣至，常出入天地日月山川河海人畜草木一切万物身中，代謝往來，無一時休息。一進一退，如晝夜之更迭，如海水之朝夕，是天地消息之道也。面向午，展兩手於脚膝上，徐徐按捺肢節，口吐濁氣，鼻引清氣。凡吐者，去故氣，亦名死氣；納者，取新氣，亦名生氣。故老子經云：玄牝之門，天地之根，綿綿若存，用之不勤。言口鼻天地之門，可以出納陰陽死生之氣也。良久，徐徐乃以手左托、右托、上托、下托、前托、後托，瞋目張口，叩齒，摩眼，押頭，拔耳，挽髮，放腰，欬嗽，發陽振動也。雙作隻作，反手為之，然後掣足仰振，數八十、九十而止。仰下徐徐定心，作禪觀之法：閉目存思，想見空中太和元氣，如紫雲成蓋，五色分明，下入毛際，漸漸入頂，如雨初晴，雲入山，透皮入肉，至骨至腦，漸漸下入腹中，四肢五藏皆受其潤，如水滲入地。若徹，則覺腹中有声汩汩然。意專思存，不得外緣，斯須即覺元氣達於氣海，須臾則自達於涌泉，則覺身體振動，兩脚踡曲，亦令牀坐有声拉拉然，則名一通。一通、二通，乃至日別得三通、五通，則身體悅懌，面色光輝，鬢毛潤澤，耳目精明，令人食美，氣力強健，百病皆去。五年、十歲，長存不忘，得滿千万通，則去仙不遠矣。人身虛無，但有遊氣，氣息得理，即百病不生；若消息失宜，即諸痾競起。善攝養者，須知調氣方焉。調氣方療萬病大患，百日生眉鬚，自餘者不足言也。

凡調氣之法：夜半後、日中前氣生，得調；日中後、夜半前氣死，不得調。調氣之時，則仰卧，牀鋪厚軟，枕高下共身平，舒手展脚，兩手握大母指節，去身四五寸，兩脚相去四五寸，數數叩齒，飲玉漿，引氣從鼻入腹，足則停止，有力更取。久住氣悶，從口細細吐出，盡，還從鼻細細引入。出氣一准前法。閉口，以心中數數，令耳不聞，恐有誤乱，兼以手下籌，能至千，則去仙不遠矣。若天陰霧、惡風、猛寒，勿取氣也，但閉之。

若患寒熱及卒患癰疽，不問日中，疾患未發前一食間即調，如其不得好差，明日依式更調之。

若患心冷病，氣即呼出；若熱病，氣即吹出；若肺病，即噓出；若肝病，即呵出；若脾病，即唏出；若腎病，即呬出。夜半後八十一，鷄鳴七十二，平旦六十三，日出五十四，辰時四十五，巳時三十六。欲作此法，先左右導引三百六十遍。

病有四種：一冷痺，二氣疾，三邪風，四熱毒。若有患者，安心調氣，此法無有不差也。

凡百病不離五藏，五藏各有八十一種疾，冷熱風氣，計成四百四病，事須識其相類，善以知之。

心藏病者，體冷熱。相法：心色赤，患者夢中見人著赤衣，持赤刀杖火來怖人。療法：用呼吹二氣，呼療冷，吹治熱。

肺藏病者，胷背滿脹，四肢煩悶。相法：肺色白，患者喜夢見美女美男，詐親附人，共相抱持，或作父母兄弟妻子。療法：用噓氣出。

肝藏病者，憂愁不樂，悲思喜頭眼疼痛。相法：肝色青，夢見人著青衣從青刀杖或師子虎狼來恐怖人療法用呵氣出脾藏病者體上遊風習習遍身痛煩悶相法脾色黃通土色夢或作小兒擊歷人邪猶人或如旋風團欒轉治法用唏氣出腎藏病者體冷陰衰面目惡瘘相法腎色黑夢見黑衣及獸物捉刀杖相怖用呬氣出

冷病者用大呼三十遍細呼十遍呼法鼻中引氣入口中吐氣出當令聲相逐呼字而吐之熱病者用大吹五十遍細吹十遍吹如吹物之吹當使字氣聲似字肺病者用大噓三十遍細噓十遍肝病者用大呵三十遍細呵十遍脾病者用大唏三十遍細唏十遍腎病者用大呬五十遍細呬三十遍此十二種調氣法若有病依此法恭敬用心無有不差皆須左右導引三百六十遍然後乃為之

服食法第六 論一首 方二十四首

論曰凡人春服小續命湯五劑及諸補散各一劑夏大熱則服腎瀝湯三劑秋服黃耆等丸一兩劑冬服藥酒兩三劑立春日則止此法終身常爾則百病不生矣俗人見淺但知鉤吻之殺人不信黃精之益壽但識五穀之療飢不知百藥之濟命但解施瀉以生育不能秘固以頤養故有服餌方焉郄愔曰夫欲服食當尋性理所宜審冷暖之適不可見彼得力我便服之初御藥皆先草木次石是為將藥之大較也所謂精麤相代階粗以至精者也夫人從少至長體習五穀卒不可一朝頓遺之凡服藥物為益遲微則無充飢之驗然積年不已方能骨髓填實五穀俱然而自斷今人多望朝夕之效求目下之應府藏未充便以絕粒穀氣始除藥未有用又將御女形神與俗無別以此致斃胡不怪哉服餌大體皆有次第不知其術者非止交有所損卒亦不得其力故服餌大法必先去三蟲三蟲既去次服草藥好得藥力次服木藥好得力訖次服石藥依此次第乃得遂其藥性庶事安穩可以延齡矣

去三蟲方

生地黃汁三斗東向竈葦火煎三沸內清漆二升以荆匕攪之日移一尺內真丹三兩復移一尺內瓜子末三升復移一尺內大黃末三兩微火勿令焦候之可丸先食服如梧子大一丸日三濁血下鼻中三十日諸蟲皆下五十日百病愈面色有光澤

又方

漆二升 蕪菁子三升末 大黃六兩末 酒一升半

右四味以微火合煎可丸先食服如梧子三丸十日濁血下出鼻中三十日蟲皆爛下五十日身老澤一年行及奔馬消息四體安穩乃可服草藥其餘法在三蟲篇中備述 三蟲篇在第十八卷中

服天門冬方

天門冬暴乾擣下篩食後服方寸匕日三可至十服小兒服尤良與松脂若蜜丸服之益善惟多弥佳

又方

擣取汁微火煎取五斗下白蜜一斗胡麻炒末二升合煎攪之勿息可丸即止火下大豆黃末和為餅徑三寸厚半寸一服一枚日三百日已上得益此方最上妙包眾方法釀酒服始傷多無苦多即吐去病也方在第十四卷中蒯道人年近二百而少常告皇甫隆云但取天門冬去心皮切乾之酒服方寸匕日三令人不老補中益氣愈百病也天門冬生奉高山

谷在東嶽名淫羊食在中嶽名天門冬在西嶽名管松在南嶽名百部在北嶽名無不愈在原陸山阜名顛棘雖然處處有之異名其實一也在北陰地者佳取細切烈日乾之久服令人長生氣力百倍治虛勞絶傷年老衰損羸瘦偏枯不隨風濕不仁冷痺心腹積聚惡瘡癰疽腫癩疾重者周身膿壞鼻柱敗爛服之皮脱蟲出顔色肥白此無所不治亦治陰痿耳聾目闇久服白髮黑齒落生延年益命入水不濡服二百日後恬泰疾損拘急者緩羸劣者強三百日身輕三年走及奔馬三年心腹固疾皆去

服地黄方

生地黄五十斤擣之絞取汁澄去滓微火上煎減過半内白蜜五升棗脂一升攪之令相得可丸乃止服如雞子一枚日三令人肥白

又方

地黄十斤細切以淳酒二斗漬三宿出暴乾反復内之取酒盡止與甘草巴戟天厚朴乾漆覆盆子各一斤擣下篩食後酒服方寸匕日三加至二匕使人老者還少強力無病延年

作熟乾地黄法

採地黄去其鬚葉及細根擣絞取汁以漬肥者著甑中土若米無在以蓋上蒸之一時出暴燥更内汁中又蒸汁盡止便乾之亦可直切蒸之半日數以酒灑之使周匝至夕出暴乾可擣蜜丸服之

種地黄法

先擇好地黄赤色虛軟者深耕之臘月逆耕凍地彌好擇肥大好地黄根切長四五分至一二寸許一斛可種一畝二三月種之作畦畔相去一尺生後隨鋤壅數芸之至九月十月視其葉小衰乃掘取一畝得二十許斛擇取大根水淨洗其細根乃剪頭尾輩亦洗取之日暴令極燥小脇乃以竹刀切長寸餘許白茅露甑下蒸之密蓋上亦可囊盛土塡之從旦至暮當黑不盡黑者明日又擇取蒸之先時已擣其細碎者取汁銅器煎之如薄飴於是以地黄内汁中周匝出暴乾又内盡汁止率百斤生者令得一二十斤取初八月九月中掘者其根勿令大老強蒸則不消盡有筋脉初以地黄内甑中時先用銅器承其下以好酒淋地黄上令匝汁後下入器中取以併和煎汁佳

黄精膏方

黄精一石去鬚毛洗令淨潔打碎蒸令好熟押得汁復煎去上游水得一斗内乾薑末三兩桂心末一兩微火煎之看色鬱鬱然欲黄便去火待冷盛不津器中酒五合和服二合常未食前日二服舊皮脱顔色變光花色有異鬢髮更改欲長服者不須和酒内生大豆黄絶穀食之不飢渴長生不老

服烏麻法

取黑皮眞檀色者烏麻隨多少水拌令潤勿過濕蒸令氣遍即出下暴之使乾如此九蒸九擣去上皮末食前和水若酒服二方寸匕日三漸漸不飢絶穀久服百病不生常服延年不老

飲松子方

七月七日採松子過時即落不可得治服方寸匕日

三四一云一服三合百日身輕三百日行五百里絕穀服昇仙渴飲水亦可和脂服之若丸如梧桐子大服十丸

餌柏實方

柏子人二升擣令細淳酒四升漬攪之如泥下白蜜二升棗膏三升擣令可丸入乾地黄末白术末各一升攪和丸如梧子日二服每服三十丸二十日萬病皆愈

服松脂方

百鍊松脂下篩以蜜和内筩中勿令中風日服如博棊一枚博棊長二寸方一寸日三漸漸月別服一斤不飢延年亦可淳酒和白蜜如餳日服一二兩至半斤凡取松脂老松皮自有聚脂者最第一其根下有傷折處不見日月者得之名曰陰脂彌良惟衡山東行五百里有大松皆三四十圍乃多脂又法五月刻大松陽面使向下二十四株株可得半升亦煮其老節根處者有脂得用仙經云常以三月入衡山之陰取不見日月松脂煉而餌之即不召而自來服之百日耐寒暑二百日五藏補益服之五年即見西王母仙經又云諸石所生三百六十五山其可食者滿谷陰懷中松脂耳其谷正從衡山嶺直東四百八十里當横捷正在横嶺東北行過其南入谷五十里窮穴有石城白鶴其東方有大石四十餘丈狀如白松松下二丈有小穴東入山有丹砂可食其南方陰中有大松大三十餘圍有三十餘株不見日月皆可取服之

採松脂法

以日入時破其陰以取其膏破其陽以取其脂脂膏等分食之可以通神靈鑿其陰陽爲孔令方五寸深五寸還以皮掩其孔無令風入風入則不可服以春夏時取之取訖封塞勿洩以泥塗之東北行丹砂穴有陰泉水可飲此弘農車君以元封元年入北山食松脂十六年復下居長安東市在上谷牛頭谷時往來至秦嶺上年常如三十者

煉松脂法

松脂七斤以桑灰汁一石煮脂三沸接置冷水中疑復煮之凡十遍脂白矣可服今谷在衡州東南攸縣界此松脂與天下松脂不同

餌茯苓方

茯苓十斤去皮酒漬密封之十五日出之取服如博棊日三亦可屑服方寸匕凡餌茯苓皆湯煮四五沸或以水漬六七日

茯苓酥方

茯苓五斤灰汁煮十遍漿水煮十遍清水煮十遍　松脂五斤煮如茯苓法每次煮四十遍
生天門冬五斤去心皮暴乾作末　牛酥三斤鍊三十遍
白蜜三斤煎令沫盡　蠟三斤煉三十遍

右六味各擣篩以銅器重湯上先内酥次蠟次蜜消訖内藥急攪之勿住務令大均内瓷器中密封之勿洩氣先一日不食欲不食先須吃好美食令極飽然後絕食即服二兩二十日後服四兩又二十日後八兩細丸之以咽中下爲度第二度以四兩爲初二十日後八兩又二十日二兩第三度服以八兩爲初二十日二兩二十日四兩合一百

八十日藥成。自後服三丸將補，不服亦得。恒以酥蜜消息之。美酒服一升爲佳。合藥須取四時王相日，特忌刑殺厭及四激休廢等日，大凶。此彭祖法。

茯苓膏方（千金翼名凝靈膏）

茯苓（淨去皮） 松脂（二十四斤） 松子人 柏子人（各十二斤）

右四味，皆依法煉之，松柏人不煉，擣篩，白蜜二斗四升内銅器中，湯上微火煎一日一夕，次第下藥，攪令相得，微火煎七日七夜止。丸如小棗，每服七丸，日三。欲絶穀，頓服取飽，即得輕身明目不老。（此方後一本有茯苓酥、杏人酥、地黃酥三方，然諸本並無，又千金翼中已有，更不添錄）

服枸杞根方（主養性遐齡）

枸杞根（切）一石，水一石二斗，煮取六斗，澄清，煎取三升，以小麥一斗乾淨擇，内汁中漬一宿，曝乾，往返令汁盡，曝乾擣末，酒服方寸匕，日二。一年之中以二月、八月各合一劑，終身不老。

枸杞酒方

枸杞根一百二十斤，切，以東流水四石煮一日一夜，取清汁一石，漬麴一如家醞法，熟取清，貯不津器中，内乾地黃末二斤半，桂心、乾薑、澤瀉、蜀椒末各一升，商陸末二升，以絹袋貯，内酒底，緊塞口，埋入地三尺，堅覆上。三七日沐浴，整衣冠，再拜，平曉向甲寅地日出處開之，其酒赤如金色。旦空腹服半升，十日萬病皆愈，三十日瘢痕滅。惡疾人以水一升和酒半升，分五服愈。（千金翼又云：若欲服石者，取河中青白石如棗杏大者二升，以水三升煮一沸，以此酒半合置中，須臾即熟可食）

餌雲母水方（療萬病）

上白雲母二十斤，薄擘，以露水八斗作湯，分半洮洗雲母，如此再過。又取二斗作湯，内芒消十斤，以雲母木器中漬之，二十日出，絹袋盛，懸屋上，勿使見風日，令燥。以水漬鹿皮爲囊，揉挺之，從旦至中，乃以細絹下篩，滓復揉挺，令得好粉五斗，餘者棄之。取粉一斗，内崖蜜二斤，攪令如粥，内生竹筒中，薄削之，漆固口，埋北垣南岸下，入地六尺，覆土。春夏四十日，秋冬三十日出之，當如澤爲成。若洞洞不消者，更埋三十日出之。先取水一合，内藥一合，攪和盡服之，日三。水寒温盡自在。服十日，小便當變黄，此先療勞氣風疹也；二十日，腹中寒癖消；三十日，齲齒除，更新生；四十日，不畏風寒；五十日，諸病皆愈，顔色日少，長生神仙。吾目驗之，所以述録。

鍊鍾乳粉法

鍾乳一斤，不問厚薄，但取白淨光色好者，即任用，非此者不堪用。先泥鐵鐺，可受四五斗者爲竈，貯水令滿，去口三寸，内乳著金銀甕甕中，任有用之，乃下鐺中，令水沒甕上一寸餘即得，常令如此，勿使出水也。微火燒之，日夜不絶，水欲竭即添成煖水，每一周時，輒易水洗鐺，并洮乳。七日七夜出之，淨洮乾，内瓷鉢中，玉椎縛格，少著水研之一日一夜，急著水攪令大濁，澄取濁汁。其乳麤者自然著底，作末者即自作濁水出，即經宿澄取，其麤著底者，准前法研之。凡五日五夜，皆細逐水作粉，好用澄鍊取，暴乾，即更於銀鉢中研之一日，候入肉水洗不落者佳。

鍾乳散，治虚羸不足，六十已上人瘦弱不能食者百病方。

成鍊鍾乳粉三兩 上黨人參 石斛 乾薑各三分

右四味擣下篩，三味與乳合和相得，均分作九貼，平旦空腹溫淳酒服一貼，日午後服一貼，黃昏後服一貼。三日後準此服之。凡服此藥法，皆三日一劑，三日內止食一升半飯、一升肉，肉及飯惟爛，不得服葱豉。問曰：何故三日少食勿得飽也？荅曰：三夜乳在腹中熏補藏府，若此飽食，即推藥出腹，所以不得飽食也。何故不得生食？由食生故即損傷藥力，藥力既損，脂肪亦傷，所以不得食生食也。何故不得食葱豉？葱豉殺藥，故不得食也。三日服藥既盡，三日內須作羹食補之，任意所便，仍不用葱豉及硬食也。三日補訖，還須準式服藥，如前盡此一斤乳訖，其氣力當自知耳。不能具述，一得此法，其後服十斤、二十斤，任意方便可知也。

西嶽真人靈飛散方

雲母粉一斤 茯苓八兩 鍾乳粉 柏子人 人參千金翼作白朮 續斷 桂心各七兩 菊花十五兩 乾地黃十二兩

右九味為末，生天門冬十九斤取汁溲藥，內銅器中蒸一石二斗黍米下，米熟暴乾為末。先食飲服方寸匕，日一。三日力倍，五日血脈充盛，七日身輕，十日面色悅澤，十五日行及奔馬，三十日夜視有光，七十日白髮盡落，故齒皆去。更取二十一匕，白蜜和擣二百杵，丸如梧子大，作八十一枚，暴乾，丸皆映徹如水精珠。欲令髮齒時生者，吞七枚，日三，即出。髮未白齒不落者，但服散五百年乃白。如前法服已白者，餌藥至七百年乃落。入山日吞七丸，絕穀不飢。余得此方以來，將逾三紀，頃者但美而悅之，疑而未敢措手。積年詢訪，屢有好名人曾餌得力，遂服之一如方說，但能業之不已，功不徒棄耳。

黃帝雜忌法第七

旦起勿開目洗面，令人目澀失明饒淚。清旦常言善事，勿言聞惡事，即向所來方三唾之吉。又勿嗔怒，勿叱咤咄呼，勿嗟歎，勿唱奈何，名曰請禍。勿立膝坐而交臂膝上，勿令髮覆面，皆不祥。勿舉足向火，勿對竈罵詈。凡行立坐，勿背日，吉。勿面北坐久思，不祥起。凡欲行來，常存魁綱在頭上，所向皆吉。若欲征戰，存斗柄在前以指敵，吉。勿面北冠帶，凶。勿向西北唾，犯魁綱神，凶。勿咳唾，唾不用遠，成肺病，令人手足重及背痛咳嗽。亦勿向西北大小便。勿殺龜蛇。勿怒目視日月，喜令人失明。行及乘馬不用迴顧，則神去人。不用鬼行踏粟。凡過神廟，慎勿輒入，入必恭敬，不得舉目恣意顧瞻，當如對嚴君焉，乃享其福耳。不爾，速獲其禍。亦不得返首顧視神廟。忽見龍蛇，勿興心驚怪，亦勿注意瞻視。忽見鬼怪變異之物，即強抑之勿怪。呪曰：見怪不怪，其怪自壞。又路行及眾中見殊妙美女，慎勿熟視而愛之，此當魑魅之物，使人深愛。無問空山曠野、稠人廣眾之中，皆亦如之。凡山水有沙虱處，勿在中浴，害人。欲渡者，隨驢馬後急渡，不傷人。有水弩處，射人影即死。欲渡水者，以物打水，其弩即散，急渡不傷人。諸山有孔云入採寶者，惟三月九月，餘月山閉氣交，死也。凡人空腹不用見尸，臭氣入鼻，舌上白起，口常臭。欲見尸者，皆須飲酒，見之能辟毒。遠行觸熱，途中逢河，勿洗面，生烏䵟。

房中補益第八

論曰：人年四十已下多有放恣，四十已上即頓覺氣力一時衰退，衰退既至，眾病蜂起，久而不治，遂至不救。所以彭祖曰：以人療人，真得其真。故年至四十，須識房中之術。夫房中術者其道甚近而人莫能行其法一夜御十女閉固而已此房中之術畢矣兼之藥餌四時勿絶則氣力百倍而智慧日新然此方之作也非欲務於淫佚苟求快意務存節欲以廣養生也非苟欲強身力幸女色以縱情意在補益以遣疾也此房中之微旨也是以人年四十巳下即服房中之藥者皆所以速禍慎之慎之故年未滿四十者不足與論房中之事貪心未止兼餌補藥倍力行房不過半年精髓枯竭惟向死近少年極須慎之人年四十巳上常服錬乳散不絶可以不老又餌雲母足以愈疾延年人年四十巳上勿服瀉藥常餌補藥大佳昔黄帝御女一千二百而登仙而俗人以一女伐命知與不知豈不遠矣其知道者御女苦不多耳凡婦人不必須有顔色妍麗但得少年未經生乳多肌肉益也若足財力選取細髮目精黑白分明體柔骨軟肌膚細滑言語聲音和調四肢骨節皆欲足肉而骨不大其陰及掖皆不欲有毛有毛當軟細不可極於相者但蓬頭蠅面槌項結喉雄聲大口高鼻麥齒目精渾濁口頷有毛骨節高大髮黄少肉隱毛多而且強又生逆毛與之交會皆賊命損壽也凡御女之道不欲令氣未感動陽氣微弱即以交合必須先徐徐嬉戲使神和意感良久乃可令得陰氣陰氣推之須臾自強所謂弱而内迎堅急出之進退欲令疎遲情動而止不可高自投擲顛倒五藏傷絶精脉生致百病但數交而慎密者諸病皆愈年壽日益去仙不遠矣不必九一三五之數也能百接而不施瀉者長生矣若御女多者可採氣採氣之道但深接勿動使良久氣上面熱以口相當引取女氣而吞之可疎疎進退意動便止緩息眠目偃卧道引身體更強可復御他女也數數易女則得益多人常御一女陰氣轉弱為益亦少陽道法火陰家法水水能制火陰亦消陽久用不止陰氣逾陽陽則轉損所得不補所失但能御十二女而不復施瀉者令人不老有美色若御九十三女而自固者年萬歲矣凡精少則病精盡則死不可不思不可不慎數交而一瀉精氣隨長不能使人虚也若不數交交而即瀉則不得益瀉之精氣自然生長但遲微不如數交接不瀉之速也凡人習交合之時常以鼻多内氣口微吐氣自然益矣交會畢蒸熱是得氣也以昌蒲末三分白粱粉傅摩令燥既使強盛又濕瘡不生也凡欲施瀉者當閉口張目閉氣握固兩手左右上下縮鼻取氣又縮下部及吸腹小偃脊膂急以左手中兩指抑屏翳穴長吐氣并琢齒千遍則精上補腦使人長生若精妄出則損神也仙經曰令人長生不老先與女戲飲玉漿玉漿口中津也使男女感動以左手握持思存丹田中有赤氣内黄外白變為日月徘徊丹田中俱入泥垣兩半合成一因閉氣深内勿出入但上下徐徐咽氣情動欲出急退之此非上士有智者不能行也其丹田在臍下三寸泥垣者在頭中對兩目直入内思作日月想合徑三寸許兩半放形而一謂日月相揜者也雖出入仍思念所作者勿廢佳也又曰男女俱仙之道深内勿動精思臍中赤色大如雞子形乃徐徐出入情動乃退一日一夕可數十為定令人益壽男女各息意共存思之可猛念之御女之法能一月再泄一歲二十四泄皆得二百歲有顔色無疾病若加以藥則可長生也人年二十者四日一泄三十者八日一泄四十者十六日一泄五十者二十日一泄六十者閉精勿泄若體力猶壯者一月一泄凡人氣力自有強盛過人者亦不可抑忍久而不泄致生癰疽若年過六十而有數旬不得交合意中平平者自可閉固也昔正觀初有

一野老年七十餘詣余云數日來陽氣益盛思與家嫗晝寢春事皆成未知垂老有此爲善惡耶余荅之曰是大不祥子獨不聞膏火乎夫膏火之將竭也必先暗而後明明止則滅今足下年邁桑榆久當閉精息欲玆忽春情猛發豈非反常耶竊謂足下憂之子其勉歟後四旬發病而死此其不慎之効也如斯之輩非一且疏一人以勗將來耳所以善攝生者凡覺陽事輒盛必謹而抑之不可縱心竭意以自賊也若一度制得則一度火滅一度增油若不能制縱情施瀉即是膏火將滅更去其油可不深自防所患人少年時不知道知道亦不能信行之至老乃知道便以晚矣病難養也晚而自保猶得延年益壽若年少壯而能行道者得仙速矣或曰年未六十當閉精守一爲可爾否曰不然男不可無女女不可無男無女則意動意動則神勞神勞則損壽若念真正無可思者則大佳長生也然而萬無一有強抑鬱閉之難持易失使人漏精尿濁以致鬼交之病損一而當百也其服食藥物見第二十卷中

御女之法交會者當避丙丁日及弦望晦朔大風大雨大霧大寒大暑雷電霹靂天地晦冥日月薄蝕虹蜺地動若御女者則損人神不吉損男百倍令女得病有子必顛癡頑愚瘖瘂聾聵攣跛盲眇多病短壽不孝不仁又避日月星辰火光之下神廟佛寺之中井竈圊廁之側塚墓尸柩之傍皆悉不可夫交合如法則有福德大智善人降託胎中仍令性行調順所作和合家道日隆祥瑞競集若不如法則有薄福愚癡惡人來託胎中仍令父母性行凶險所作不成家道日否殃咎屢至雖生成長家國滅亡夫禍福之應有如影響此乃必然之理可不再思之若欲求子者但待婦人月經絶後一日三日五日擇其王相日及月宿在貴宿日以生氣時夜半後乃施瀉有子皆男必壽而賢明高爵也以月經絶後二日四日六日施瀉有子必女過六日後勿得施瀉既不得子亦不成人

王相日

春甲乙　夏丙丁　秋庚辛　冬壬癸

月宿日

正月一日　六日　九日　十日　十一日　十二日
十四日　二十一日　二十四日　二十九日

二月四日　七日　八日　九日　十日　十二日
十四日　十九日　二十二日　二十七日

三月一日　二日　五日　六日　七日　八日
十日　十七日　二十日　二十五日

四月三日　四日　五日　六日　八日　十日
十五日　十八日　二十二日　二十八日

五月一日　二日　三日　四日　五日　六日　十二日
十五日　二十日　二十五日　二十八日　二十九日　三十日

六月一日　三日　十日　十三日　十八日　二十三日
二十六日　二十七日　二十八日　二十九日

七月一日　八日　十一日　十六日　二十一日　二十四日
二十五日　二十六日　二十七日　二十九日

八月五日　八日　十日　十三日　十八日　二十一日
二十二日　二十三日　二十四日　二十五日　二十六日

九月三日　六日　十一日　十六日　十九日　二十日
二十一日　二十二日　二十四日

十月一日　四日　九日　十日　十四日　十七日

宋本缺據元版補刊

十八日 十九日 二十日 二十二日 二十三日 二十九日
十一月一日 六日 十一日 十四日 十五日 十六日
十七日 十九日 二十六日 二十九日
十二月四日 九日 十一日 十三日 十四日 十五日
十七日 二十四日

若合春甲寅乙卯 夏丙午丁巳 秋庚申辛酉
冬壬子癸亥與此上件月宿日合者尤益。
黄帝雜禁忌法曰。人有所怒血氣未定因以交合。令人發癰疽。又不可忍小便交合。使人淋莖中痛面失血色。及遠行疲乏來入房。為五勞虛損。少子。且婦人月事未絕而與交合。令人成病。得白駮也。水銀不可近陰。令人消縮。鹿猪二脂不可近陰。令陰痿不起。

備急千金要方卷第二十七

備急千金要方卷第二十八　平脉

朝奉郎守太常少卿充秘閣校理判登聞檢院護軍賜緋魚袋臣林億等校正

平脉大法第一

論曰。夫脉者。醫之大業也。既不深究其道。何以爲醫者哉。是以古之哲醫。寤寐俯仰。不與常人同域。造次必於醫。顛沛必於醫。故能感於鬼神。通於天地。可以濟衆。可以依憑。若與常人混其波瀾。則庶事墮壞。使夫物類將何仰焉。由是言之。學者必當摒棄俗情。凝心於此。則和鵲之功。因兹可得而致也。經曰。診脉之法。常以平旦。陰氣未動。陽氣未散。飲食未進。經脉未盛。絡脉調均。氣血未亂。故乃可診有過之脉。脉經云過此非也切脉動靜而視精明。察五色。觀五藏有餘不足。六腑彊弱。形之盛衰。可以此參伍。訣生死之分也。

又曰。平脉者。皆於平旦。勿食勿語。消息體氣。設有所作。亦如食頃。師亦如之。既定。先診寸口。初重指切骨。定畢便漸舉指。令指不厚不薄。與皮毛相得。如三菽之重。於輕重之間。隨人彊弱肥瘦。以意消息進退。舉按之宜。稱其浮沉。諸類應於四時五行。與人五藏相應。不爾者。以其輕重相薄。尋狀論寒暑得失。

凡人稟形氣。有中適。有躁靜。各各不同。氣脉潮動。亦各隨其性韻。故一呼而脉再至。一吸而脉再至。呼吸定息之間。復一至。合爲五至。此爲平和中適者也。春秋日夜正等。無餘分時也。其餘日則其呼而脉至多。吸而脉至少。或吸而脉至多。呼而脉至少。此則不同。如冬夏日夜長短之異也。凡氣脉呼吸法晝夜。變通倣四時。然於呼吸定息應五至之限。無有虧僻。猶晷刻與四時有長短。而歲功日數無遺也。若人有羸有壯。其呼吸雖相壓遏。而晝夜息度隨其漏刻。是謂呼吸象晝夜。變通倣四時。

夫診脉當以意先自消息。壓取病人呼吸以自同。而後察其脉數。計於定息之限。五至者爲平人。若有盈縮。尋狀論病源之所宜也。

問曰。何謂三部脉。答曰。寸關尺也。凡人修短不同。其形各異。有尺寸分三關之法。從肘腕中橫文至掌魚際後文。却而十分之。而入取九分。是爲尺。從魚際後文却還度取十分之一。則是寸。寸十分之而入取九分之中。則寸口也。此處其骨自高。故云陰得尺内一寸。陽得寸内九分。從寸口入却行六分爲關分。從關分又入行六分爲尺分。

又曰從魚際至高骨却行一寸其中名曰寸口從寸口至尺名曰尺澤故曰尺寸寸後尺前名曰關陽出陰入以關爲界如天地人爲三界寸主射上焦頭及皮毛竟手上部關主射中焦腹及腰中部尺主射下焦小腹至足下部此爲三部法象三才天地人頭腹足爲三元也夫十二經皆有動脉獨取寸口以訣五藏六腑死生吉凶之候者何謂也然寸口者脉之大會手太陰之動脉也人一呼脉行三寸一吸脉行三寸呼吸定息脉行六寸人一日一夜凡一万三千五百息脉行五十度周於其身漏水下百刻榮衛行陽二十五度行陰亦二十五度爲一周晬時也故五十度而復會於手太陰太陰者寸口也即五藏六腑之所終始故法取於寸口人有三百六十脉法三百六十日也

診五藏脉輕重法第二

初持脉如三菽之重與皮毛相得者肺部也金秋三月庚辛之氣

如六菽之重與血脉相得者心部也火夏三月丙丁之氣

如九菽之重與肌肉相得者脾部也土王四季季夏六月戊己之氣

如十二菽之重與筋平者肝部也木春三月甲乙之氣

按之至骨舉之來疾者腎部也水冬三月壬癸之氣

心肺俱浮何以別之然浮而大散者心也象火浮散浮而短濇者肺也法金濇

腎肝俱沉何以別之然牢而長者肝也如卉生苗吐穎按之耎舉指來實者腎也如水濡弱舉重勝船

脾者中州故其脉在中是陰陽之脉也千金翼云遲緩而長者脾也

指下形狀第三

浮脉舉之有餘按之不足浮於指下

沉脉舉之不足按之有餘重按之乃得

濇脉細而遲往來難且散或一止復來一曰浮而短一曰短而止或如散

滑脉往來前却流利展轉替替然與數相似一曰浮中如有力一曰漉漉如欲脫

洪脉極大在指下一曰浮而大

細脉小大於微常有但細耳

微脉極細而輭或欲絶若有若無一曰小也一曰手下快一曰薄一曰按之如欲盡也

弦脉舉之無有按之如張弓弦狀一曰如張弓弦按之不移又曰浮緊乃爲弦也

緊脉數如切繩狀一曰如轉索之無常

遲脉呼吸三至去來極遲一曰舉之不足按之盡牢一曰按之盡牢舉之無有

數脉去來促急一曰一息六七至一曰數者進之名

緩脉去來亦遲小駃於遲一曰浮大而輭陰與陽同等

弱脉極輭而沉細按之欲絶指下一曰按之乃得舉之即無

動脉見於關上無頭尾大如豆厥厥動搖

伏脉極重指著骨乃得一曰手下裁動一曰按之不足舉之無有一曰關上沉不出名曰伏

芤脉浮大而輭按之中央空兩邊實一曰指下無兩傍有

輭脉極輭而浮細一曰按之無有舉之有餘一曰細小如輭千金翼輭作濡

虛脉遲大而輭按之不足隱指豁豁然空

實脉大而長微彊按之隱指愊愊然一曰沉浮皆得

促脉來去數時一止

結脉往來緩時一止復來脉結者生

代脉來數中止不能自還因而復動脉代者死

散脉大而散散者氣實血虛有表無裏

革脉有似沉伏實大而長微弦千金翼以革爲牢

弦與緊相類　浮與芤相類一曰浮與洪相類

耎與弱相類　微與濇相類

沉與伏相類　緩與遲相類又曰輭與遲相類

革與實相類千金翼作牢與實相類　滑與數相類

五藏脉所屬第四

心部在左手關前寸口。亦名人迎
肝部在左手關上。
腎部在左手關後尺中。
肺部在右手關前寸口。亦名氣口
脾部在右手關上。
腎部在右手關後尺中。

脉法讚云

肝心出左　脾肺出右　腎與命門
俱出尺部　魂魄穀神　皆見寸口
左主司官　右主司府　左大順男
右大順女　關前一分　人命之主
左爲人迎　右爲氣口　神門決斷
兩在關後　人無二脉　病死不愈
諸經損減　各隨其部　三陰三陽一云按察陰陽
誰先誰後　陰病治官官藏內也　陽病治府府外也
奇邪所舍　如何捕取　審而知者
針入病愈
脉有三部　陰陽相乘　榮衛氣血
而行人躬　呼吸出入　上下於中
因息遊布　津液流通　隨時動作
斂象形容　春弦秋浮　冬沈夏洪
察色觀脉　大小不同　一時之間
變無經常　尺寸參差　或短或長
上下乖錯　或存或亡　病輒改易
進退低昂　心迷意惑　動失紀綱
願爲縷陳　令得分明　師曰子之所問
道之根源　脉有三部　尺寸及關
榮衛流行　不失衡銓　腎沈心洪
肺浮肝弦　此自常經　不失銖分
出入升降　漏刻周旋　水下二刻
脉一周身　旋復寸口　虛實見焉
變化相乘　陰陽相干　風則浮虛
寒則緊弦　沈潛水畜　支飲急弦
動弦爲痛　數洪熱煩　設有不應
知變所緣　三部不同　病各異端
太過可怪　不及亦然　邪不空見
終必有姧　審察表裏　三焦別分
知邪所舍　消息診看　料度腑藏
獨見若神

分别病形狀第五

脉數則在腑，遲則在藏。
脉長而弦，病在肝。脉經作出於肝
脉小血少，病在心。扁鵲云脉大而洪出於心
脉下堅上虛，病在脾胃。
脉滑一作澁而微浮，病在肺。
脉大而堅，病在腎。扁鵲云小而緊
脉滑者多血少氣。
脉澁者少血多氣。
脉大者血氣俱多。又云脉來大而堅者，血氣俱實。
脉小者血氣俱少。又云脉來細而微者，血氣俱虛。沈細滑疾者熱。

遲緊為寒（脉經云：洪數滑疾為熱，濇遲沉細為寒）

脉盛滑緊者，病在外熱。

脉小實而緊者，病在內冷。

脉小弱而濇，謂之久病。

脉滑浮而疾者，謂之新病。

脉浮滑，其人外熱風走刺，有飲難治。

脉沉而緊，上焦有熱，下寒，得冷即便下。

脉沉而細，下焦有寒，小便數，時苦絞痛，下利重。

脉浮緊且滑直者，外熱內冷，不得大小便。

脉洪大緊急，病速進在外，苦頭發熱癰腫。

脉細小緊急，病速進在中，寒為疝瘕積聚，腹中刺痛。

脉沉重而直前絕者，病血在腸間。

脉沉重而中散者，因寒食成癥。

脉直前而中散絕者，病消渴（一云病浸淫瘡）。

脉沉重前不至寸口，徘徊絕者，病在肌肉遁尸。

脉左轉而沉重者，氣徵陽在胷中。

脉右轉出不至寸口者，內有肉癥。

脉累累如貫珠不前至，有風寒在大腸，伏留不去。

脉累累如止不至寸口輭者，結熱在小腸膜中，伏留不去。

脉直前左右彈者，病在血脉中衃血也。

脉後而左右彈者，病在筋骨中也。

脉前大後小，即頭痛目眩。

脉前小後大，即胷滿短氣。

上部有脉，下部無脉，其人當吐，不吐者死。

上部無脉，下部有脉，雖困無所苦。

夫脉者，血之府也。長則氣治，短則氣病，數則煩心，大則病進，上盛則氣高，下盛則氣脹，代則氣衰，細（太素作滑）則氣少，濇則心痛。渾渾革革至如涌泉，病進而危；弊弊綽綽其去如弦絕者死。短而急者病在上，長而緩者病在下，沉而弦急者病在內，浮而洪大者病在外，脉實者病在內，脉虛者病在外。在上為表，在下為裏，浮為在表，沉為在裏，滑為實為下（又為陽氣衰），數為虛為熱，浮為風為虛，動為痛為驚，沉為水為實（又為鬼疰），弱為虛為悸，遲則為寒，濇則少血，緩則為虛，洪則為氣（一作熱），緊則為寒，弦數為瘧，瘧脉自弦，弦數多熱，弦遲多寒，微則為虛，代散則死，弦為痛痹（一作浮為風疰），偏弦為飲，雙弦則脇下拘急而痛，其人濇濇惡寒。脉大寒熱在中，伏者霍亂，安臥脉盛謂之脫血。凡亡汗，肺中寒，飲冷水，欬嗽，下利，胃中虛冷，此等其脉並緊。

浮而大者，風。

浮大者，中風，頭重鼻塞。

浮而緩，皮膚不仁，風寒入肌肉。

滑而浮散者，攤緩風。滑為鬼疰。

濇而緊，痺病。

浮洪大長者，風眩癲疾。

大堅疾者，癲病。

弦而鈎，脅下如刀刺，狀如蜚尸，至困不死。

緊而急者，遁尸。

洪大者，傷寒熱病。

浮洪大者，傷寒，秋吉春成病。

浮而滑者，宿食。

浮滑而疾者，食不消，脾不磨。

短疾而滑，酒病。

浮而細滑，傷飲。

遲而濇中寒有癥結

駃而緊積聚有擊痛

弦急疝瘕小腹痛又爲癖病（一作痺病）

遲而滑者脹

盛而緊曰脹

弦小者寒澼

沈而弦者懸飲內痛

弦數有寒飲冬夏難治

緊而滑者吐逆

小弱而濇胃反

遲而緩者有寒

微而緊者有寒

沈而遲腹藏有冷病

微弱者有寒少氣

實緊胃中有寒苦不能食時時利者難治（一作時時嘔穡難治）

滑數心下結熱盛

滑疾胃中有熱

緩而滑曰熱中

沈而急病傷暑暴發虛熱

浮而絕者氣

辟大而滑中有短氣

浮短者其人肺傷諸氣微少不過一年死法當嗽也

沈而數中水冬不治自愈

短而數心痛心煩

弦而緊脅痛藏傷有瘀血（一作有寒血）

沈而滑爲下重亦爲背膂痛

脉來細而滑按之能虛因急持直者僵仆從高墮下病在內

微浮秋吉冬成病

微數雖甚不成病不可勞

浮滑疾緊者以合百病久易愈

陽邪來見浮洪

陰邪來見沈細

水穀來見堅實

脉來洪大嫋嫋者祟

脉來乍大乍小乍長乍短者爲祟

脉來沈沈澤澤四肢不仁而重土祟

脉與肌肉相得久持之至者可下之

弦小緊者可下之

緊而數寒熱俱發必下乃愈

弦遲者宜溫藥

緊數者可發其汗

三關主對法第六

諸浮諸弦諸沈諸緊諸濇諸滑若在寸口膈以上病（頭部）若在關上胃以下病（腹部）若在尺中腎以下病（腰腳部）

平寸口脉主對法

寸口脉滑而遲不沈不浮不長不短爲無病左右同法

寸口太過與不及寸口之脉中手短者曰頭痛中手長者曰足脛痛中手促上擊者曰肩背痛

寸口脉沈而堅者曰病在中

寸口脉浮而盛者曰病在外

寸口脉沈而弱者曰寒熱及疝瘕少腹痛（熱一作氣又作中）

寸口脉沈而弱髮必墮落

寸口脉沈而緊苦心下有寒時時痛有積邪
寸口脉沈而滑者胷中有水氣面目腫有微熱爲風水
寸口脉沈大而滑沈即爲血實滑即爲氣實血氣相搏入藏即死入腑即愈
寸口脉沈胷中短氣
寸口脉沈而喘者寒熱
寸口脉浮而滑頭中痛
寸口脉浮大按之反濇尺中亦微而濇故知有滯氣宿食
寸口脉弦而緊弦即衛氣不行衛氣不行即惡寒水流走腸間
寸口脉緊或浮膈上有寒肺下有水氣
脉緊上寸口者中風風頭痛亦如之（翼云亦爲傷寒頭痛）
脉弦上寸口者宿食降者頭痛
寸口脉弦大婦人半生漏下男子亡血失精
寸口脉微而弱微即惡寒弱則發熱當發不發骨節疼煩當煩不煩與極汗出
寸口脉微而弱氣血俱虛男子吐血婦人下血嘔汁出
寸口脉動而弱動即爲驚弱即爲悸
寸口脉緩而遲緩即爲虛遲即爲寒虛寒相搏則欲温食食冷即咽痛
寸口脉遲而緩遲則爲寒緩即爲氣寒氣相搏則絞而痛
寸口脉遲而濇遲即爲寒濇爲少血
脉來過寸入魚際者遺尿脉出魚際逆氣喘息
寸口脉但實者心勞
寸口脉瀫瀫如羹上肥陽氣微連連如蜘蛛絲陰氣衰
兩手前部陽絶者苦心下寒毒喙中熱
寸口脉偏絶則臂偏不遂其人兩手俱絶者不可治

寸口脉來暫大暫小者陰絡也苦陰風痺應時自發身洗洗也
寸口脉來暫小暫大者陽絡也苦皮膚病汗出惡寒下部不仁
寸口脉浮中風發熱頭痛宜服桂枝湯葛根湯針風池風府向火灸身摩治風膏覆令汗出
寸口脉緊苦頭痛是傷寒宜服麻黄湯發汗針眉衝顳顬摩傷寒膏
寸口脉微苦寒爲衄宜服五味子湯麻黄茱萸膏令汗出
寸口脉數即爲吐以有熱在胃管熏胷中宜服藥吐之及針胃管服除熱湯若傷寒七八日至十日熱在中煩滿渴者宜服知母湯
寸口脉洪大胷脇滿宜服生薑湯白薇丸亦可紫菀湯下之針上管期門章門
寸口脉緩皮膚不仁風寒在肌肉宜服防風湯以藥薄熨之佳灸諸治風穴
寸口脉滑陽實胷中壅滿吐逆宜服前胡湯針太陽巨闕寫之
寸口脉弦心下愊愊微頭痛心下有水氣宜服甘遂丸針期門寫之
寸口脉弱陽氣虛弱自汗出宜服茯苓湯内補散將適飲食消息勿極勞針胃管補之
寸口脉濇是胃氣不足宜服乾地黄湯自養調和飲食針胃管（一作三里）補之
寸口脉芤吐血微芤者衄血空虛去血故也宜服竹皮湯黄土湯灸膻中
寸口脉伏胷中逆氣噎塞不通是諸氣上衝胷中宜服前胡湯大三建丸針巨闕寫之
寸口脉沈胷中引脇痛胷中有水氣宜服澤漆湯針巨闕寫之

寸口脉軟弱自汗出是虚損病宜服乾地黄湯署預丸內補散牡蠣散并粉針太衝補之

寸口脉遲上焦有寒心痛咽酸吐酸水宜服附子湯生薑湯茱萸丸調和飲食以暖之

寸口脉實即生熱在脾肺嘔逆氣塞虚則生寒在脾胃食不消化熱即宜服竹葉湯葛根湯寒即茱萸丸生薑湯

寸口脉細發熱嘔吐宜服黄芩龍膽湯吐不止宜服橘皮桔梗湯灸中府

平關脉主對法

關上脉浮而大風在胃中張口肩息心下澹澹食欲嘔

關上脉微浮積熱在胃中嘔吐蚘蟲心健忘

關上脉滑而大小不均必吐逆是爲病方欲來不出一二日復欲發動其人欲多飲飲即注利如利止者生不止者死

關上脉緊而滑者蚘動

關上脉弦而長（翼作大）有痛如刀刺之狀在臍左右上下（脉經云有積在臍左右上下）

關上脉澁而堅大而實按之不減有力爲中焦實有伏結在脾肺氣塞實熱在胃中

關上脉襜襜大而尺寸細者其人必心腹冷積癥瘕結聚欲熱飲食

關上脉時來時去乍大乍小乍踈乍數者胃中寒熱羸劣不欲飲食如瘧狀

關上脉浮腹滿不欲食浮為虚滿宜服平胃丸茯苓湯生薑前胡湯針胃管先寫後補之

關上脉緊心下苦滿痛脉緊爲實宜服茱萸當歸湯又加大黄二兩佳（脉經云又大黄湯兩治之佳）針巨闕下管寫之

關上脉微胃中冷心下拘急宜服附子湯生薑湯附子丸針巨闕補之

關上脉數胃中有客熱宜服知母湯（一作丸）除熱湯針巨闕上管寫之

關上脉緩不欲食此脾胃氣不足宜服平胃丸補脾湯又針章門補之

關上脉滑胃中有熱滑爲熱實氣滿故不欲食食即吐逆宜服朴消麻黄湯平胃丸（一作宜服紫菀湯人參大平胃丸）針胃管寫之

關上脉弦胃中有冷心下厥逆脉弦胃氣虚宜服茱萸湯溫調飲食針胃管補之

關上脉弱胃氣虚胃中有客熱脉弱爲虚熱作病且說云有熱不可大攻之熱去即寒起正宜服竹葉湯針胃管補之

關上脉細虚腹滿宜服生薑湯茱萸蜀椒湯白薇丸針灸三管

關上脉澀血氣逆冷脉澀爲血虚宜服乾地黄湯四補散針足大衝上補之

關上脉芤大便去血宜服生地黄并生竹皮湯灸膈輸若重下去血針關元甚者服龍骨丸（關元一作巨闕）

關上脉伏有水氣溏泄宜服水銀丸針關元利小便止溏泄便止

關上脉洪胃中熱必煩滿宜服平胃丸針胃管先寫後補之

關上脉沉心下有冷氣苦滿吞酸宜服白薇丸茯苓丸附子湯針胃管補之

關上脉輭苦虚冷脾氣弱重下病宜服赤石脂湯女萎丸針關元補之

關上脉遲胃中寒宜服桂枝丸茱萸湯針胃管補之

關上脉實胃中痛宜服梔子湯茱萸烏頭丸針胃管補之

關上脉牢脾胃氣塞盛熱即腹滿響響宜服紫菀丸瀉脾丸針灸胃管瀉之

平尺脉主對法

尺脉浮者客陽在下焦

尺脉弱下焦冷無陽氣上熱衝頭面

尺脉弱寸強胃絡脉傷

尺脉偏滑疾面赤如醉外熱則病

尺脉細微溏泄下冷利（素問云尺寒脉細謂之後泄）

尺脉虛小者足脛寒痿痺脚疼

尺脉澀下血不利多汗（素問云尺澀脉滑謂之多汗）

尺脉沈而滑者寸白虫

尺脉細而急者筋攣痺不能行

尺脉大者熱在脬中小便赤痛

尺脉麤常熱者謂之熱中腰胯疼小便赤熱

尺脉按之不絶婦人血閉與關相應和滑者男子氣血實婦人即爲姙娠

尺脉來而斷絶者男子小腹有滯氣婦人月水不利

尺寸俱輭弱内慍熱手足逆冷汗出

尺寸俱沈關上無有者苦心下喘

尺寸俱沈關上若有苦寒心下痛隂中冷脚痺

尺寸俱微少心力不欲言血氣不足其人脚弱短氣

尺寸俱數手足頭面有熱俱遲有寒手足頭面有冷風

尺脉浮下熱風小便難宜服瞿麥湯滑石散針橫骨關元瀉之

尺脉緊臍下痛宜服當歸湯灸天樞針關元補之

尺脉微厥逆小腹中拘急有寒氣宜服小建中湯針氣海

尺脉數惡寒臍下熱痛小便赤黄宜服雞子湯白魚散針橫骨瀉之

尺脉緩脚弱下腫（一無此四字）小便難有餘瀝宜服滑石湯瞿麥散針橫骨瀉之

尺脉滑血氣實經脉不利宜服朴消煎大黄湯下去經血針關元瀉之

尺脉弦小腹疼小腹及脚中拘急宜服建中湯當歸湯針氣海瀉之

尺脉弱氣少發熱骨煩宜服前胡湯乾地黄茯苓湯針關元補之

尺脉澀足脛逆冷小便赤宜服附子四逆湯針足太衝補之

尺脉芤下焦虛小便去血宜服竹皮生地黄湯灸丹田關元

尺脉伏小腹痛癥疝水穀不化宜服大平胃丸桔梗丸針關元補之

尺脉沈腰背痛宜服腎氣丸針京門補之

尺脉輭脚不收風痺（一無此五字）小便難宜服瞿麥湯白魚散針關元瀉之

尺脉牢腹滿隂中急宜服葶藶子茱萸丸針丹田關元中極

尺脉遲下焦有寒宜服桂枝丸針氣海關元瀉之

尺脉實小腹痛小便不禁宜服當歸湯加大黄一兩利大便針關元補之

五藏積聚第七

夫病有積有聚有穀氣（穀一作繫）夫積者藏病終不移也聚者府病發作有時展轉痛移爲可治也穀氣者脇下牽痛按之則愈愈復發爲穀氣夫病以愈不得復發今病復發即爲穀氣也諸積大法脉來而細輭附骨者爲積也寸口結積在胷中微出寸口積在喉中關上結積在臍傍微下關者積在少腹

尺中結積在氣衝上關上積在心下脈出在左積在左脈出在右積在右脈兩出積在中央各以其部處之寸口沈而橫者脇下及腹中有橫積痛其脈弦腹中急痛腰背痛相引腹中有寒疝瘕

脈弦緊而細微者癥也夫寒痺癥瘕積聚之脈狀皆弦緊若在心下即寸弦緊在胃管即關弦緊在臍下即尺弦緊一曰關脈長弦有積在臍左右上下

又脈癥法左手脈橫癥在左右手脈橫癥在右脈頭大在上頭小在下

又一法橫脈見左積在右見右積在左偏得洪實而滑亦爲積弦緊亦爲積爲寒痺爲疝痛內有積不見脈難治見一脈相應爲易治諸不相應爲不合治也左手脈大右手脈小上病在左脅下病在左足右手脈大左手脈小上病在右脅下病在右足脈弦而伏者腹中有癥不可轉也必死不治脈來細而沈時直者身有癰腫若腹中有伏梁脈來沈而虛者泄注也脈來小沈實者胃中有積聚不可下食即吐

陰陽表裏虛實第八

弦爲少陽緩爲陽明洪爲太陽三陽也微爲少陰遲爲厥陰沈爲太陰三陰也

脈有一陰一陽一陰二陽一陰三陽有一陽一陰一陽二陰一陽三陰如此言之寸口有六脈俱動耶然經言如此者非有六脈俱動也謂浮沈長短滑濇也凡脈浮滑長者陽也沈濇短者陰也所以言一陰一陽者謂脈來沈而滑也一陰二陽者謂脈來沈滑而長也一陰三陽者謂脈來浮滑而長時一沈也所以言一陽一陰者謂脈來浮而濇也一陽二陰者謂脈來長而沈濇也一陽三陰者謂脈來沈濇而短時一浮也各以其經所在言病之逆順也

脈有陽盛陰虛陰盛陽虛何謂也然浮之損小沈之實大故曰陰盛陽虛沈之損小浮之實大故曰陽盛陰虛是謂陰陽虛實之意也凡脈浮大數動長滑陽也沈濇弱弦短微陰也陽病見陰脈者逆也主死陰病見陽脈者順也主生關前爲陽關後爲陰陽數即吐陰微即下陽弦則頭痛陰弦即腹痛以依陰陽察病也又尺脈爲陰陰脈常沈而遲寸關爲陽脈但浮而速有表無裏邪之所止得鬼病何謂表裏寸尺爲表關爲裏兩頭有脈關中絕不至也尺脈上不至關爲陰絕寸脈下不至關爲陽絕陰絕而陽微死不治呼爲表屬腑吸爲裏屬藏陽微不能呼陰微不能吸呼吸不足肖中短氣弱反在關濡反在巔微在其上濇反在下微即陽氣不足沾熱汗出濇即無血厥而且寒

諸腑脈爲陽主熱　諸藏脈爲陰主寒　陽微則汗　陰浮自下（脈經作陰微）　陽數口生瘡　陰數加微必惡寒而煩擾不得眠　陽芤吐血（脈經作陽數則吐血）　陰芤下血（脈經作陰濇即下血）　無陽即厥　無陰即嘔

寸口脈浮大而疾者名曰陽中之陽病苦煩滿身熱頭痛腹中熱

寸口脈沈細者名曰陽中之陰病苦悲傷不樂惡聞人聲少氣時汗出陰氣不通（不通一作併）臂不能舉（巢源作臂偏不舉）

尺脈沈細者名曰陰中之陰病苦兩脛酸疼不能久立陰氣衰小便餘瀝陰下濕癢

尺脈滑而浮大者名曰陰中之陽病苦小腹痛滿不能溺溺即陰中痛大便亦然

尺脈牢而長關上無有此爲陰干陽其人苦兩脛重少腹引

腰痛。

寸口壯大。尺中无有。此爲陽干陰。其人苦腰背痛。陰中傷。足脛寒。

人有三虛三實者。何謂也。然。有脉之虛實。有病之虛實。有診之虛實。脉之虛實者。脉来濡者爲虛。牢者爲實也。病之虛實者。出者爲虛。入者爲實。言者爲虛。不言者爲實。緩者爲虛。急者爲實也。診之虛實者。癢者爲虛。痛者爲實。外痛內快爲外實內虛。內痛外快爲內實外虛。故曰虛實也。

問曰。何謂虛實。荅曰。邪氣盛則實。精氣奪則虛。何謂重實。所謂重實者。大熱病。氣熱。脉滿。是謂重實也。

脉盛。皮熱。腹脹。前後不通。悶瞀。爲五實。

脉細。皮寒。氣少。洩痢注。前後。飲食不入。爲五虛。

何時得病第九

何以知人露卧得病。陽中有陰也。何以知人夏月得病。諸陽入陰也。何以知人春得病。無肝脉也。無心脉。夏得病。無肺脉。秋得病。無腎脉。冬得病。無脾脉。四季之月得病。

扁鵲華佗察聲色要訣第十

病人五藏已奪。神明不守。聲嘶者死。

病人循衣縫。譫言者。不可治。

病人陰陽俱絶。掣衣掇空。妄言者死。

病人妄語錯乱。及不能語者。不治。熱病者可治。

病人陰陽俱絶。失音不能言者。三日半死。

病人兩目眥有黃色起者。其病方愈。

病人面黃目青者。不死。青如草滋死。

病人面黃目赤者。不死。赤如衃血死。

病人面黃目白者。不死。白如枯骨死。

病人面黃目黑者。不死。黑如炲死。

病人面目俱等者。不死。

病人面黑目青者。不死。

病人面青目白者死。

病人面赤目青者。六日死。

病人面黃目青者。九日必死。是謂乱經。飲酒當風。邪入胃經。膽氣妄泄。目則爲青。雖有天救。不可復生。

病人面赤目白者。十日死。憂恚思慮。心氣內索。面色反好。急求棺槨。

病人面白目黑者死。此謂榮華已去。血脉空索。

病人面黑目白者。八日死。腎氣內傷。病因留積。

病人面青目黃者。五日死。病人著牀。心痛短氣。脾竭內傷。百日復愈。能起傍徨。因坐於地。其立倚牀。能治此者。可謂神良。

病人面無精光。若土色。不受飲食者。四日死。

病人目無精光。及牙齒黑色者。不治。

病人耳目鼻口有黑色起。入于口者。必死。

病人耳目及顴頰赤者。死在五日中。

病人黑色出於額上髮際。下直鼻脊兩顴上者。亦死在五日中。

病人及健人黑色若白色起。入目及鼻口者。死在三日中。

病人及健人面忽如馬肝色。望之如青。近之如黑者死。

病人面黑目直視。惡風者死。

病人面黑脣青者死。

病人面青脣黑者死。

病人面黑兩脅下滿。不能自轉反者死。

病人目回回直視。肩息者。一日死。

病人陰結陽絶。目精脫。恍惚者死。

病人陰陽絕竭，目眶陷者，死。
病人眉系傾者，七日死。
病人口如魚口，不能復閉，而氣出多不返者，死。
病人口張者，三日死。
病人脣青，人中反者，三日死。
病人脣反，人中滿者，死。
病人脣口忽乾者，不治。
病人脣腫齒焦者，死。
病人齒忽變黑者，十三日死。
病人舌卷卵縮者，必死。
病人汗出不流，舌卷黑者，死。
病人髮直者，十五日死。
病人髮如乾麻，善怒者，死。
病人髮與眉衝起者，死。
病人爪甲青者，死。
病人爪甲白者，不治。
病人手足爪甲下肉黑者，八日死。
病人榮衛竭絕，面浮腫者，死。
病人卒腫，其面蒼黑者，死。
病人手掌腫，無文者，死。
病人臍腫反出者，死。
病人陰囊莖俱腫者，死。
病人脉絕，口張足腫者，五日死。
病人足趺腫，嘔吐頭重者，死。
病人足趺上腫，兩膝大如斗者，十日死。
病人臥遺屎不覺者，死。
病人尸臭者，不可治。
肝病皮白，肺之日庚辛死。
心病目黑，腎之日壬癸死。
脾病脣青，肝之日甲乙死。
肺病頰赤目腫，心之日丙丁死。
腎病面腫脣黃，脾之日戊己死。
青欲如蒼璧之澤，不欲如藍。
赤欲如帛裹朱，不欲如赭。
白欲如鵝羽，不欲如鹽。
黑欲如重漆，不欲如炭。
黃欲如羅裹雄黃，不欲如黃土。

診五藏六腑氣絕證候第十一

病人肝絕，八日死。何以知之？面青，但欲伏眠，目視而不見人，汗（一作泣）出如水不止。（一曰二日死）

病人膽絕，七日死。何以知之？眉為之傾。

病人筋絕，九日死。何以知之？手足爪甲青，呼罵不休。（一曰八日死）

病人心絕，一日死。何以知之？肩息回視，立死。（一曰目亭亭，二日死）

病人腸（一云小腸）絕，六日死。何以知之？髮直如乾麻，不得屈伸，白汗不止。

病人脾絕，十二日死。何以知之？口冷足腫，腹熱臚脹，泄利不覺，出無時度。（一曰五日死）

病人胃絕，五日死。何以知之？脊痛腰中重，不可反覆。（一曰腓腸平，九日死）

病人肉絕，六日死。何以知之？耳乾舌皆腫，溺血，大便赤泄。（一曰足腫，九日死）

病人肺絕，三日死。何以知之？口張，但氣出而不還。（一曰鼻口虛張短氣）

病人大腸絕，不治。何以知之？泄利無度，利絕則死。

病人腎絶，四日死。何以知之？齒爲暴枯，面爲正黒，目中黄色，腰中欲折，白汗出如流水。一日人中平，七日死。

病人骨絶，齒黄落，十日死。

諸浮脉無根者皆死。已上五藏六腑爲根也。

診四時相反脉第十二

春三月木王，肝脉治，當先至，心脉次之，肺脉次之，腎脉次之，此爲王相順脉也。到六月土王，脾脉當先至而反不至，反得腎脉，此爲腎反脾也，七十日死。何謂腎反脾？夏火王，心脉當先至，肺脉次之，而反得腎脉，是謂腎反脾，期五月六月，忌丙丁。脾反肝，三十日死。何謂脾反肝？春肝脉當先至而反不至，脾脉先至，是謂脾反肝，期正月二月，忌甲乙。腎反肝，三歲死。何謂腎反肝？春肝脉當先至而反不至，腎脉先至，是謂腎反肝，期七月八月，忌庚辛。腎反心，二歲死。何謂腎反心？夏心脉當先至而反不至，腎脉先至，是謂腎反心，期六月，忌戊己。此中不論肺金之氣，疎略未諭指南，又推五行亦頗顚倒，待求別録上。

凡療病，察其形皃、神氣、色澤、脉之盛衰、病之新故，乃可治之。形氣相得，色澤以浮，脉從四時，此爲易治；形氣相失，色夭不澤，脉實堅甚，脉逆四時，此爲難治。

逆四時者，春得肺脉，夏得腎脉，秋得心脉，冬得脾脉，其至皆懸絶澀者，曰逆。春夏沈澀，秋冬浮大，病熱脉静，泄痢脉大，脱血脉實，病在中脉堅實，病在外脉不實，名逆四時，皆難療也。

凡四時脉皆以胃氣爲本，雖有四時王相之脉，無胃氣者難差也。何謂胃脉？來弱以滑者是也，命曰易治。

診脉動止投數疎數死期年月第十三

脉一動一止，二日死。一經云一日死。

脉二動一止，三日死。

脉三動一止，四日死，或五日死。

脉四動一止，六日死。

脉五動一止，七日死，或五日死。

脉六動一止，八日死。

脉七動一止，九日死。

脉八動一止，十日死。

脉九動一止，九日死，又云十一日死，一經云十三日死，若立春死。

脉十動一止，立春死。一經云立夏死。

脉十一動一止，立夏死。一經云夏至死，又云立秋死。

脉十二動、十三動一止，立秋死。一經云立冬死。

脉十四動、十五動一止，立冬死。一經云立夏死。

脉二十動一止，一歲死，若立秋死。

脉二十一動一止，二歲死。

脉二十五動一止，二歲死。一經云一歲死，又云立冬死。

脉三十動一止，二歲死，若三歲死。

脉三十五動一止，三歲死。

脉四十動一止，四歲死。

脉五十動一止，五歲死。不滿五十動一止，五歲死。

五行氣畢，陰陽數同，榮衛出入，經脉通流，晝夜百刻，五德相生，脉來五十投而不止者，五藏皆受氣，即無病也。

脉來四十投而一止者，一藏無氣，却後四歲春草生而死。

脉來三十投而一止者，二藏無氣，却後三歲麥熟而死。

脉來二十投而一止者，三藏無氣，却後二歲桑椹赤而死。

脉來十投而一止者，四藏無氣，歲中死，得節不動，出清明死。

遠不出穀雨死矣

脉來五動而一止者五藏無氣却後五日而死

脉一來而久住者宿病在心主中治

脉二來而久住者病在肝枝中治

脉三來而久住者病在脾下中治

脉四來而久住者病在腎間中治

脉五來而久住者病在肺枝中治

五脉病虛羸人得此者死所以然者藥不得而治針不得而及盛人可治氣全故也

扁鵲診諸反逆死脉要訣第十四

扁鵲曰夫相死脉之氣如羣鳥之聚一馬之馭系水交馳之狀如懸石之落出筋之上藏筋之下堅關之裏不在榮衛伺候交射不可知也

脉病人不病脉來如屋漏雀啄者死屋漏者其來既絕而止時時復起而不相連屬也雀啄者脉來甚數而疾絕止復頻來也又經言得病七八日脉如屋漏雀啄者死脉彈人手如黍米也脉來如彈石去如解索者死彈石者辟辟急也解索者動數而隨散亂無復次緒也

脉困病人脉如蝦之游如魚之翔者死蝦游者苒苒而起尋復退沒不知所在久乃復起起輒遲而沒去速者是也魚翔者似魚不行而但掉尾動頭身搖而久住者是也

脉如懸薄卷索者死脉如轉豆者死脉如偃刀者死脉涌涌不去者死

脉忽去忽來暫止復來者死脉中侈者死脉分絕者死上下分散也

脉有表無裏者死經名曰結去即死何謂結

脉在指下如麻子動搖屬腎名曰結去死近也

脉五來不復增減者死經名曰代何謂代脉五來一止也脉七來是人一息半時不復增減亦名曰代正死不疑

經言病或有死或有不治自愈或有連年月而不已其死生存亡可切脉而知之耶然可具知也設病者若閉目不欲見人者脉當得肝脉弦急而長而反得肺脉浮短而濇者死

病若開目而渴心下牢者脉當得緊實而數反得沈滑而微者死

病若吐血復鼽衄者脉當得沈細而反得浮大牢者死

病若譫言妄語身當有熱脉當洪大而反得手足四逆脉反沈細微者死

病若大腹而洩脉當微細而濇反得緊大而滑者死此之謂也

經言形脉與病相反者死奈何然病若頭痛目痛脉反短濇者死

病若腹痛脉反浮大而長者死

病若腹滿而喘脉反滑利而沈者死

病若四肢厥逆脉反浮大而短者死

病若耳聾脉反浮大而濇者死千金翼云脉大者生沈遲細者難治

病若目䀮䀮脉反大而緩者死

左有病而右痛右有病而左痛下有病而上痛上有病而下痛此為逆逆者死不可治

脉來沈之絕濡浮之不止推手者半月死一作半日

脉來微細而絕者人病當死

人病脉不病者生脉病人不病者死

人病尸厥呼之不應脉絕者死脉當大反小者死

肥人脉細小如絲欲絕者死

羸人得躁脉者死

人身澀而脉來往滑者死

人身滑而脉來往澀者死

人身小而脉來往大者死。

人身大而脉來往小者死。

人身短而脉來往長者死。

人身長而脉來往短者死。

尺脉上應寸口太遲者半日死。脉經云：尺脉不應寸時如馳，半日死。

診五藏六腑十二經脉皆有相反，有一反逆，即爲死候也。

診百病死生要訣第十五

凡診脉，當視其人大小長短及性氣緩急，脉之遲速大小長短皆如其人形性者吉，反之者凶。

診傷寒熱盛，脉浮大者生，沉小者死。傷寒已得汗，脉沉小者生，浮大者死。

温病三四日以下不得汗，脉大疾者生，脉細小難得者死不治。

温病時行大熱，其脉細小者死。脉經時行作穰穰。

温病下利，腹中痛甚者死不治。

温病汗不出，出不至足者死。厥逆汗出，脉堅彊急者生，虚緩者死。

熱病二三日，身體熱，腹滿頭痛，食飲如故，脉直而疾者八日死。四五日頭痛腹痛而吐，脉來細彊，十二日死。八九日頭不疼，身不痛，目不赤，色不變而反利，脉來牒牒，按之不彈手，時大，心下堅，十七日死。

熱病七八日，脉不輭一作喘不散一作數者，當瘖，瘖後三日温汗不出者死。

熱病七八日，其脉微細，小便不利，加暴口燥，脉代，舌焦乾黑者死。

熱病未得汗，脉盛躁疾，得汗者生，不得汗者難差。

熱病已得汗，脉靜安者生，脉躁者難治。

熱病脉躁盛而不得汗者，此陽之極也，十死不治。

熱病已得汗，脉常躁盛，陰氣之極也，亦死。太素作陽極。

熱病已得汗，常大熱不去者亦死。大一作專。

熱病已得汗，熱未去，脉微躁者，慎不得刺治也。

熱病發熱甚者，其脉陰陽皆竭，慎勿刺，不汗出必下利。

診人被風不仁痿蹷，其脉虚者生，堅急疾者死。巢源云：虚數者生。

診癲病，虚則可治，實則死。

癲疾脉實堅者生，脉沉細小者死。

癲疾脉搏大滑者久久自已，其脉沉小急實不可治，小堅急亦不可療。

診頭痛目痛，久視無所見者死。久視一作卒視。

診人心腹積聚，其脉堅彊急者生，虚弱者死。又實彊者生，沉者死。其脉大，腹大脹，四肢逆冷，其人脉形長者死。腹脹滿，便血，脉大時絶，極下血，脉小疾者死。

心腹痛，痛不得息，脉細小遲者生，堅大疾者死。

腸澼便血，身熱則死，寒則生。

腸澼下白沫，脉沉則生，浮則死。

腸澼下膿血，脉懸絶則死，滑大則生。

腸澼之屬，身熱，脉不懸絶，滑大者生，懸濇者死，以藏期之。

腸澼下膿血，脉沉小流連者生，數疾且大有熱者死。

腸澼筋攣，其脉小細安靜者生，浮大緊者死。

洞泄食不化，下膿血，脉微小者生，緊急者死。

泄注脉緩時小結者生，浮大數者死。

䘌蝕陰疰，其脉虚小者生，緊急者死。

欬嗽脉沉緊者死，浮直者生，浮輭者生，小沉伏匿者死。

欬嗽羸瘦，脉形堅大者死。

欬脫形發熱脉小堅急者死。肌瘦下脫形熱不去者死。
欬而嘔腹脹且洩其脉弦急欲絶者死。
吐血衄血脉滑小弱者生實大者死。
汗出若衄其脉小滑者生大躁者死。
唾血脉緊彊者死滑者生。
吐血而欬上氣其脉數有熱不得卧者死。
傷寒家欬而上氣其脉數散者死謂其人形損故也。
上氣脉數者死謂其形損故也。
上氣喘息低昂其脉滑手足溫者生脉澀四肢寒者死。
上氣面浮腫肩息其脉大不可治加利必死。一作又甚
上氣注液其脉虛寧寧伏匿者生堅弦者死。
寒氣上攻脉實而順滑者生實而逆澀則死。太素云寒氣暴上脉滿實何如曰實而滑則生實而逆則死其形盡滿何如曰舉形盡滿者脉急大堅尺滿而不應如是者順則生逆則死何謂順則生逆則死曰所謂順者手足溫也所謂逆者手足寒也
消渴其脉數大者生細小浮短者死。
瘠癉脉實大病久可治脉懸小堅急病久不可治。
消渴脉沉小者生實堅大者死。
水病脉洪大者可治微細者不可治。
水病脹閉其脉浮大輭者生沉細虛小者死。
水病腹大如鼓脉實者生虛者死。
卒中惡吐血數升脉沉數細者死浮大疾快者生。
卒中惡腹大四肢滿脉大而緩者生緊而浮者死緊細而微者亦生。
病瘡腰脊彊急瘈瘲者皆不可治。
寒熱瘈瘲其脉代絶者死。
金瘡血出太多其脉虛細者生數實大者死。
金瘡出血脉沉小者生浮大者死。
斫瘡出血一二石脉來大二十日死。
斫刺俱有病多少血出不自止斷者脉止脉來大者七日死。
從高頓仆内有血腹脹滿其脉堅彊者生小弱者死。
人爲百藥所中傷脉微細者死洪大而速者生。脉經速作遲
人病甚而脉不調者難差。
人病甚而脉洪易差。
人陰陽俱結者見其上齒如熟小豆其脉躁者死。一作晧蹋
人内外俱虛身躰冷而汗出微嘔而煩擾手足厥逆躰不得安靜者死。
脉實滿手足寒頭熱春秋生冬夏死。
老人脉微陽羸陰彊者生脉焱大加息者死。
陰弱陽彊脉至而代奇月而死。
尺脉濇而堅爲血實氣虛也其發病腹痛逆滿氣上行此爲婦人胞中絶傷有惡血久成結瘕得病以冬時黍穄赤而死。
尺脉細而微者血氣俱不足細而來有力者是穀氣不充病得節輒動棗葉生而死此病秋時得之。
左手寸口脉偏動乍大乍小不齊從寸口至關關至尺三部之位處處動揺各異不同其人病仲夏得之此脉桃花落而死。一作花葉
右手寸口脉偏沉伏乍小乍大朝來浮大暮夜沉伏浮大即太過上出魚際沉伏即下不至關中往來無常時時復來者榆葉枯落而死。一作荚葉
右手尺部脉三十動一止有頃更還二十動一止乍動乍疎不與息數相應其人雖食穀猶不愈蘩草生而死。
左手尺部脉四十動而一止止而復來來逆如循直木如循

張弓弦，絙絙然如兩人共引一索，至立春而死。脉經作至立冬死

診三部脉虛實訣死生第十六

凡三部脉大都欲等，只如小人、細人、婦人脉小軟。小兒四五歲者，脉呼吸八至，細數吉。千金翼云：人大而脉細，人細而脉大，人樂而脉實，人苦而脉虛，性急而脉緩，性緩而脉躁，人壯而脉細，人羸而脉大，此皆爲逆，逆則難治，反此爲順，順則易治。凡婦人脉常欲濡弱於丈夫。小兒四五歲者，脉自駛疾，呼吸八至也。

三部脉或至或不至，冷氣在胃中，故令脉不通。

三部脉虛，其人長病得之死。虛而濇，長病亦死。虛而滑亦死。虛而緩亦死。虛而弦急，癲病亦死。

三部脉實而大，長病得之死。實而滑，長病得之生，卒病得之死。實而緩亦生。實而緊亦生。實而緊急，癲病可治之。

三部脉彊，非稱其人，病便死。

三部脉羸，非其人，得之死。

三部脉麄，長病得之死，卒病得之生。

三部脉細而軟，長病得之生。細而數亦生。微而緊亦生。

三部脉微而伏，長病得之死。

三部脉軟，長病得之不治自愈，治之死，卒病得之生。

三部脉浮而結，長病得之死。浮而滑，長病亦死。

三部脉浮而數，長病風得之生，卒病得之死。

三部脉芤，長病得之生。

三部脉弦而數，長病得之生，卒病得之死。

三部脉革，長病得之死，卒病得之生。

三部脉堅而數，如銀釵股，蠱毒病必死。數而軟，蠱毒病得之生。

三部脉㶇㶇如羹上肥，長病得之死，卒病得之生。

三部脉連連如蜘蛛絲，長病得之死，卒病得之生。

三部脉如霹靂，長病得之死。

三部脉如角弓，長病得之死。

三部脉累累如貫珠，長病得之死。

三部脉如水淹然流，長病不治自愈，治之反死。

三部脉如屋漏，長病十四日死。脉經云十日死

三部脉如雀啄，長病七日死。

三部脉如釜中湯沸，朝得暮死，夜半得日中死，日中得夜半死。

三部脉急切，腹間病又婉轉腹痛，針上下差。

備急千金要方卷第二十八

備急千金要方卷第二十九 針灸上

朝奉郎守太常少卿充秘閣校理判登聞檢院上護軍賜緋魚袋臣林億等校正

明堂三人圖第一

三陰三陽流注第二上下

針灸禁忌第三

五藏六腑傍通第四

用針略例第五

灸例第六

大醫針灸宜忌第七

明堂三人圖第一（仰人十四門 側人六門 伏人十門）

夫病源所起，本於藏腑，藏腑之脉，並出手足，循環腹背，無所不至，往來出沒，難以測量，將欲指取其穴，非圖莫可，備預之要，非灸不精。故經曰：湯藥攻其內，針灸攻其外，則病無所逃矣。方知針灸之功，過半於湯藥矣。然去聖久遠，學徒蒙昧，孔穴出入，莫測經源，濟弱扶危，臨事多惑。余慨其不逮，聊因暇隙，鳩集今古名醫明堂，以述針灸經一篇，用補私闕，庶依圖知穴，按經識分，則孔穴親疎，居然可見矣。舊明堂圖，年代久遠，傳寫錯悞，不足指南，今一依甄權等新撰爲定云耳。若依明堂正經，人是七尺六寸四分之身，今半之爲圖，人身長三尺八寸二分，其孔穴相去亦皆半之，以五分爲寸，其尺用夏家古尺，司馬六尺爲步，即江淮吴越所用八寸小尺是也。其十二經脉，五色作之，奇經八脉以緑色爲之，三人孔穴共六百五十穴，圖之於後，亦觀之便令了耳。仰人二百八十二穴，背人一百九十四穴，側人一百七十四穴，穴名共三百四十九，單穴四十八名，雙穴三百一名。

仰人明堂圖（十四門一百五十七穴，內三十二穴單，一百二十五穴雙）

仰人頭面三十六穴遠近法第一

頭部中行上星在顱上直鼻中央入髮際一寸陷容豆。

顖會在上星後一寸陷者中。

前頂在顖會後一寸半骨陷中。

百會在前頂後一寸半頂中心。

頭第二行五處在頭上去上星傍一寸半。

承光在五處後一寸，不灸。（一本言一寸半）

通天在承光後一寸半。

頭第三行臨泣在目上眥直上入髮際五分陷者中。

目窻在臨泣後一寸。　正營在目窻後一寸。

正面部中行神庭在髮際直鼻，不刺。

素窌在鼻柱端。　水溝在鼻柱下人中。

兊端在脣上端。　齗交在脣內齒上齗縫。

承漿在頤前下脣之下。　廉泉在頷下結喉上舌本。

面部第二行曲差俠神庭傍一寸半，在髮際。

攢竹在眉頭陷中。　精明在目內眥外。

巨窌俠鼻傍八分直瞳子。　迎香在和窌上一寸鼻孔傍。

禾窌直鼻孔下俠水溝傍五分。

面部第三行陽白在眉上一寸直瞳子。

承泣在目下七分直瞳子，不灸。　四白在目下一寸。

地倉俠口傍四分。　大迎在曲頷前一寸二分骨陷中動脉。

面部第四行本神俠曲差傍一寸半在髮際，一云直耳上入髮際四分。　絲竹空在眉後陷中，不灸。

瞳子窌在目外去眥五分。（一名太陽，一名前關）

面部第五行頭維在額角髮際本神傍一寸半，不灸。

顴窌在面鼽骨下下廉陷中。

上關在耳前上廉起骨開口取之。一名客主人
下關在客主人下耳前動脉下空下廉合口有空張口則閉。
頰車在耳下曲頰端陷者中。
胷部中央直下七穴遠近法第二
天突在頸結喉下五寸宛宛中。
旋機在天突下一寸陷中仰頭取之。
華蓋在旋機下一寸陷中仰而取之。
紫宮在華蓋下一寸六分陷中仰而取之。
玉堂在紫宮下一寸六分陷中。　亶中在玉堂下一寸六分
横直兩乳間。　中庭在亶中下一寸六分陷中。
胷部第二行六穴遠近法第三。
俞府在巨骨下去旋機傍各二寸陷者中仰而取之。
或中在俞府下一寸六分陷中仰卧取之。
神藏在或中下一寸六分陷中仰而取之。
靈墟在神藏下一寸六分陷中仰卧取之。墟或作墻
神封在靈墟下一寸六分。
步郎在神封下一寸六分陷中仰而取之。
胷部第三行六穴遠近法第四。
氣户在巨骨下俠俞府兩傍各二寸陷中仰而取之。
庫房在氣户下一寸六分陷中仰而取之。
屋翳在庫房下一寸六分陷中仰而取之。
膺窻在屋翳下一寸六分。　乳中禁不灸刺。
乳根在乳下一寸六分陷中仰而取之。
胷部第四行六穴遠近法第五。
雲門在巨骨下俠氣户兩傍各二寸陷中動脉應手舉臂
取之。

中府在雲門下一寸。一云一寸六分。乳上三肋間動脉應手
陷中。　周榮在中府下一寸六分陷中仰而取之。
胷鄉在周榮下一寸六分陷中仰而取之。
天谿在胷鄉下一寸六分陷中仰而取之。
食竇在天谿下一寸六分舉臂取之。
腹中第一行十四穴遠近法第六。
鳩尾在臆前蔽骨下五分不灸刺。　巨闕在鳩尾下一寸。
上管在巨闕下一寸去蔽骨三寸。　中管在上管下一寸。
建里在中管下一寸。　下管在建里下一寸。
水分在下管下一寸臍上一寸。　臍中禁不刺。
陰交在臍下一寸。　氣海在臍下一寸半。
石門在臍下二寸女子不灸。　關元在臍下三寸。
中極在臍下四寸。　曲骨在横骨之上中極下一寸毛際陷中。
腹第二行十一穴遠近法第七。
幽門在巨闕傍半寸陷中。心藏卷云俠巨闕兩邊相去各一寸
通谷在幽門下一寸。　陰都在通谷下一寸。
石關在陰都下一寸。一名石闕　商曲在石關下一寸。一名高曲
肓輸在商曲下一寸直臍傍各五分。
中注在肓輸下五分。　四滿在中注下一寸。胇藏卷云俠丹田
氣穴在四滿下一寸。婦人方上卷云在關元左邊二寸是右二寸名子户
大赫在氣穴下一寸。腎藏卷云在屈骨端三寸
横骨在大赫下一寸。腎藏卷云名屈骨在陰上横骨中央宛曲如却月中央是
腹第三行十二穴遠近法第八。
不容在幽門傍各一寸五分去任脉二寸直四肋端相去四寸。
承滿在不容下一寸。　梁門在承滿下一寸。
關門在梁門下一寸太一上。　太一在關門下一寸。

滑肉門在太一下一寸。天樞一名長谿，去肓輸一寸半，直臍傍二寸。脾藏卷云一名長谷，挾臍相去五寸，一名循際

外陵在天樞下半寸，大巨上。

大巨在臍下一寸兩傍各二寸，長谿下二寸。

水道在大巨下三寸。歸來在水道下二寸。外臺作三寸

氣衝在歸來下一寸，鼠鼷上一寸。素問刺熱論注云在腹臍下橫骨兩端鼠鼷上一寸動脉應手

腹第四行七穴遠近法第九。

期門在第二肋端不容傍各一寸半，上直兩乳。

日月在期門下五分。腹哀在日月下一寸半。

大橫在腹哀下二寸，直臍傍。甲乙云三寸

腹結在大橫下一寸三分。府舍在腹結下三寸。

衝門上去大橫五寸，在府舍下橫骨兩端約中。

手太陰肺經十穴第十。

少商在手大指端內側，去爪甲角如韭葉。

魚際在手大指本節後內側散脉中。

大泉在手掌後陷者中。此即太淵也，避唐祖名，當時改之，今存此名不改正，恐後人將為別是一穴也

經渠在寸口陷者中，不灸。

列鈌在腕上一寸半，手太陰胳別走陽明。

孔最在腕上七寸，手太陰郄也。尺澤在肘中約上動脉。

俠白在天府下，去肘五寸動脉。天府在腋下三寸，不灸。

臑會在臂前廉，去肩頭三寸。甲乙此穴在肩部，外臺屬大腸，銅人經屬三焦

手厥陰心主經八穴第十一。

中衝在手中指端，去爪甲如韭葉陷者中。

勞宮在掌中央動脉。大陵在掌後兩骨間。

內關在掌後去腕二寸，外臺作五寸手心主胳別走少陽。

間使在掌後三寸兩筋間。

郄門在掌後去腕五寸，外臺云去內關五寸手厥陰郄也。

曲澤在肘內廉下陷者中，屈肘得之。

天泉在腋下二寸，舉腋取之。

手少陰心經八穴第十二。

少衝在手小指內廉之端，去爪甲如韭葉。

少府在手小指本節後陷者中，直勞宮。大節又作本節

神門在掌後兊骨端陷者中。

陰郄在掌後動脉中，去腕半寸，手少陰郄也。

通理在腕後一寸，手少陰胳別走太陽。

靈道在掌後一寸半。少海在肘內廉節後陷中。

極泉在腋下筋間動脉入胷。

足太陰脾經十一穴第十三。

隱白在足大趾端內側，去爪甲如韭葉。

大都在足大趾內本節後陷中。脾藏卷云在足大趾本節內側白肉際

太白在足大趾內側核骨下陷中。

公孫在足大趾本節後一寸，足太陰胳別走陽明。

商丘在足內踝下微前陷中。

三陰交在內踝上八寸骨下陷中。

漏谷在內踝上六寸骨下陷中，太陰胳。銅人經云亦名太陰胳

地機一名脾舍，在膝下五寸，足太陰郄也。

陰陵泉在膝下內側輔骨下陷者中，伸足得之。

血海在膝臏上內廉白肉際二寸半。一作三寸

箕門在魚腹上筋間動應手，陰市內。

足陽明胃經十五穴第十四。

厲兊在足大趾次趾之端，去爪甲角如韭葉。

內庭在足大趾次趾外間。

陷谷在足大指次指外間本節後去內庭二寸。
衝陽在足趺上五寸骨間去陷谷三寸。一云二寸
解谿在衝陽後一寸半。
豐隆在外踝上八寸足陽明絡別走太陰。
下廉一名下巨虛在上廉下三寸。　條口在下廉上一寸。
巨虛上廉在三里下三寸。　三里在膝下三寸䯒骨外。
犢鼻在膝髕下䯒上俠解大筋中。
陰市一名陰鼎在膝上三寸伏兔下。第二十卷云在膝上當伏兔下行二寸臨膝取之
伏兔在膝上六寸不灸。　髀關在膝上伏兔後交分中。
梁丘在膝上二寸兩筋間或云三寸足陽明郄也。
伏人明堂圖。十門一百五穴內十六穴單八十九穴雙
伏人頭上第一行五穴遠近法第一
後頂在百會後一寸半。　強間在後頂後一寸半。
腦戶在枕骨上彊間後一寸半不灸。
風府在項後入髮際一寸大筋內宛宛中不灸。
瘖門在項後髮際宛宛中不灸。
頭上第二行三穴遠近法第二。
絡却在通天後一寸半。
玉枕在絡却後七分半俠腦戶傍一寸三分起肉枕骨上入髮際三寸。
天柱俠項後髮際大筋外廉陷者中。
頭上第三行三穴遠近法第三。
承靈在正營後一寸半。
腦空在承靈後一寸半俠玉枕傍枕骨下陷中一名顳顬。
風池在顳顬後髮際陷中。
伏人耳後六穴遠近法第四。
顱息在耳後青脉間。
瘈脉在耳本雞足青脉不灸。
完骨在耳後入髮際四分。　竅陰在完骨上枕骨下。
浮白在耳後入髮際一寸。　翳風在耳後陷中按之引耳中。
脊中第一行十一穴遠近法第五
大椎在第一椎上陷中。　陶道在大椎下節間。
身柱在第三椎下節間　神道在第五椎下節間
至陽在第七椎下節間。　筋縮在第九椎下節間。
脊中在第十一椎下節間不灸。
懸樞在第十三椎下節間。　命門在第十四椎下節間。
膂輸在第二十一椎下節間。　長彊在脊骶端。
脊中第二行二十一穴遠近法第六
大杼在項後第一椎下兩傍各一寸半陷中。
風門一名熱府在第二椎下兩傍各一寸半。
肺輸在第三椎下兩傍各一寸半。肺藏卷云對乳引繩度之
心輸在第五椎下兩傍各一寸半。
膈輸在第七椎下兩傍各一寸半。
肝輸在第九椎下兩傍各一寸半。第八卷云第九椎節脊中
膽輸在第十椎下兩傍各一寸半
脾輸在第十一椎下兩傍各一寸半。第八卷云脾輸無定所隨四季月應病即灸藏
輸是脾穴　胃輸在第十二椎下兩傍各一寸半。
三焦輸在第十三椎下兩傍各一寸半。
腎輸在第十四椎下兩傍各一寸半。
大腸輸在第十六椎下兩傍各一寸半。
小腸輸在第十八椎下兩傍各一寸半。
膀胱輸在第十九椎下兩傍各一寸半。

中膂輸在第二十椎下兩傍各一寸半。
白環輸在第二十一椎下兩傍各一寸半。
上窌在第一空要髁下一寸俠脊兩傍。
次窌在第二空俠脊陷中。　中窌在第三空俠脊陷中。
下窌在第四空俠脊陷中。　會陽在陰尾骨兩傍。
脊中第三行十三穴遠近法第七。
附分在第二椎下附項內廉兩傍各三寸。
䰟戶在第三椎下兩傍各三寸。
神堂在第五椎下兩傍各三寸。
譩譆在肩髆內廉俠第六椎下兩傍各三寸。
膈關在第七椎下兩傍各三寸。
䰟門在第九椎下兩傍各三寸。（外臺云十椎下）
陽綱在第十椎下兩傍各三寸。（外臺云十一椎）
意舍在第十一椎下兩傍各三寸。（外臺云九椎下）
胃倉在第十二椎下兩傍各三寸。
肓門在第十三椎下兩傍各三寸。
志室在第十四椎下兩傍各三寸。
胞肓在第十九椎下兩傍各三寸。
秩邊在第二十一椎下兩傍各三寸。
手少陽三膲經十七穴第八。
關衝在手小指次指之端去爪甲角如韭葉。
掖門在小指次指間陷者中。
中渚在小指次指本節後間陷中。
陽池在手表腕上陷者中。
外關在腕後二寸陷中手少陽胳別走心主。
支溝在腕後三寸兩骨間陷中。

會宗在腕後三寸空中手少陽郄也。
三陽胳在臂上大交脉支溝上一寸。不刺
四瀆在肘前五寸外廉陷中。
天井在肘後外大骨後一寸兩筋間陷者中屈肘得之。
清冷泉在肘上三寸伸肘舉臂取之。（泉亦是淵字）
消濼在肩下臂外開腋斜肘分下行。
天宗在秉風後大骨下陷中。（外臺屬小腸經）
臑輸俠肩窌後大骨下胛上廉陷下。
肩外輸在肩胛上廉去脊三寸陷者中。
肩中輸在肩胛內廉去脊二寸陷者中。
曲垣在肩中央曲胛陷者中按之應手痛。
手太陽小腸經九穴第九。
少澤在手小指端外側去爪甲一分陷中。
前谷在手小指外側本節前陷中。
後谿在小指外側本節後陷中。
腕骨在手外側腕前起骨下陷中。
陽谷在手外側腕中兌骨之下陷中。
養老在手踝骨上一空在後一寸陷者中。手太陽郄也。
支正在腕後五寸手太陽胳別走少陰。
小海在肘內大骨外去肘端五分。
肩貞在肩曲胛下兩骨解間肩髃後陷者中。（外臺在三膲經）
足太陽膀胱經十七穴第十。
至陰在足小指外側去爪甲角如韭葉。
通谷在足小指外側本節前陷中。
束骨在足小指外側本節後陷中。
京骨在足外側大骨下赤白肉際陷中。

申脉陽蹻所生在外踝下陷中容爪甲。
金門在足外踝下陷中一名關梁足太陰郄也。
僕參一名安耶在足跟骨下陷中。
崑崙在足外踝後跟骨上陷中。
承山一名魚腹一名傷山一名肉柱在兊腨腸下分肉間陷者中。 飛揚一名厥陽在外踝上七寸足太陽絡別走少陽。
承筋一名腨腸一名直腸在脛後從脚跟上七寸腨中央陷中不刺。 合陽在膝約中央下三寸。
委中在膕中央約文中動脉。
委陽在足太陽之前少陽之後出於膕中外廉兩筋間扶承下六寸。 浮郄在委陽上一寸展足得之。
殷門在肉郄下六寸。 扶承一名肉郄一名陰關一名皮部在尻臀下股陰下文中。（一云尻臀下橫文中）

側人明堂圖（六門八十七穴雙）

側人耳頸二十穴遠近法第一

頷厭在曲周顳顬上廉。 懸顱在曲周顳顬中。
懸釐在曲周顳顬下廉。 天衝在耳上如前三寸。
率谷在耳上入髮際一寸半。 曲鬢在耳上髮際曲隅陷中。
角孫在耳郭中間開口有空。 和窌在耳前兊髮下動脉。
耳門在耳前起肉當耳缺。 聽會在耳前陷中張口得之。
聽宮在耳中珠子大如赤小豆。 天容在耳下曲頰後。
天牖在頸筋缺盆上天容後天柱前完骨下髮際上一寸。
缺盆在肩上橫骨陷中。 扶突在氣舍後一寸半。
天窻在曲頰下扶突後動應手陷中。
天鼎在頸缺盆直扶突曲頰下一寸人迎後。
人迎在頸大脉應手俠結喉傍以候五藏氣不灸。
水突在頸大筋前直人迎下氣舍上。（一本云水突在曲頰下一寸近後）
氣舍在頸直人迎俠天突陷中。

側脇十穴遠近法第二

章門一名長平在大橫文外直臍季肋端。
京門在監骨腰中季肋本俠脊。
帶脉在季肋下一寸八分。
五樞在帶脉下三寸。一云在水道下一寸半。
維道在章門下五寸三分。
居髎在長平下八寸三分監骨上。
泉腋在腋下三寸宛宛中舉臂得之。（中風卷云腋門在腋下攢毛中一名泉腋即淵腋是也） 大包在泉腋下三寸。
輒筋在腋下三寸復前行一寸著脇。
天池在乳後一寸腋下著脇直腋撅肋間。

側人手陽明大腸經二十穴遠近法第三

商陽在手大指次指内側去爪甲角如韭葉。
二間在手大指次指本節前内側陷者中。
三間在手大指次指本節後内側陷者中。
合谷在手大指次指岐骨間。
陽谿在腕中上側兩筋間陷中。
偏歷在腕後三寸手陽明絡別走太陰。
溫留在腕後小士五寸大士六寸（一作小上大上） 手陽明郄也。
下廉在輔骨下去上廉一寸。 上廉在三里下一寸。
三里在曲池下二寸按之肉起兊肉之端。
曲池在肘後轉屈肘曲骨之中。
肘窌在肘大骨外廉陷中。
五里在肘上行向裏大脉中不刺。

臂臑在肘上七寸䐃肉端。
肩髃在肩端臑上斜舉臂取之。
秉風俠天窌外肩上髃後舉臂有空。
肩井在肩上陷解中缺盆上大骨前。
天窌在肩缺盆中上毖骨之際陷者中。
肩髃在肩端兩骨間。（脉極篇云在肩外頭近後以手按之有解宛宛中外臺名偏骨）
巨骨在肩端上行兩叉骨間陷中。

足少陽膽經十五穴遠近法第四

竅陰在足小指次指之端去爪甲如韭葉。
俠谿在足小指次指歧間本節前。
地五會在足小指次指本節後不灸。
臨泣在足小指本節後間陷者中去俠谿一寸半。
丘墟在足外踝如前陷者中去臨泣三寸。
付陽在外踝上三寸太陽前少陽後筋骨間。
懸鍾一名絕骨在外踝上三寸動者中足三陽絡。
陽輔在外踝上輔骨前絕骨端如前三分許去丘墟七寸。
光明在足外踝上五寸足少陽絡別走厥陰。
外丘在外踝上七寸足少陽郄也少陽所生。
陽交一名別陽一名足窌陽維郄在外踝上七寸邪屬三陽分肉間。（一本云踝上三寸）
陽陵泉在膝下一寸外廉陷中。
關陽在陽陵泉上三寸犢鼻外。（一本云關陵）
中瀆在髀骨外膝上五寸分肉間。
鐶銚在髀樞中。

足厥陰肝經十一穴第五

大敦在足大指端去爪甲如韭葉及三毛中。
行間在足大指間動應手陷中。
太衝在足大指本節後二寸或一寸半陷中。
中封在足內踝前一寸仰足取之伸足乃得。
蠡溝在足內踝上五寸足厥陰絡別走少陽。
中郄在內踝上七寸胻骨中與少陰相值一名中都。
膝關在犢鼻下三寸陷者中足厥陰郄也。（甲乙銅人經云二寸甲乙又以中郄為厥陰郄）
曲泉在膝輔骨下大筋上小筋下陷中屈膝乃得。
陰包在膝上四寸股內廉兩筋間。
五里在陰廉下二寸。
陰廉在羊矢下去氣衝二寸動脉。

足少陰腎經十一穴第六

涌泉一名地衝在足心陷中屈足捲指宛宛中。（肝藏卷云在腳心大指下大筋）
然谷一名龍泉在足內踝前起大骨下陷者中。（婦人方上卷云在內踝前直下一寸）
大谿在足內踝後跟骨上動脉陷者中。
大鍾在足跟後衝中足少陰絡別走太陽。
水泉在大谿下一寸內踝下足少陰郄也。
照海陰蹻脉所生在足內踝下。
伏留一名昌陽一名伏白在足內踝上二寸陷中。
交信在內踝上二寸少陰前太陰後廉筋骨間。
築賓在內踝上腨分中。
陰谷在膝內輔骨之後大筋之下小筋之上按之應手屈膝而得之。
會陰一名屏翳在大便前小便後兩陰間。
已上三人圖共三百四十九穴。

手三陰三陽穴流注法第二上

凡孔穴所出為井　所流為滎　所注為輸
所過為源　所行為經　所入為合

灸刺大法

春取滎　夏取輸　季夏取經
秋取合　冬取井

肺出少商爲井手太陰脉也流於魚際爲滎注於大泉爲輸過於列缺爲源行於經渠爲經入於尺澤爲合

心出於中衝爲井心包胳脉也流於勞宫爲滎注於大陵爲輸過於内關爲源行於間使爲經入於曲澤爲合

心出於少衝爲井手少陰脉也流於少府爲滎注於神門爲輸過於通里爲源行於靈道爲經入於少海爲合

大腸出於商陽爲井手陽明脉也流於二間爲滎注於三間爲輸過於合谷爲源行於陽谿爲經入於曲池爲合

三焦出於關衝爲井手少陽脉也流於腋門爲滎注於中渚爲輸過於陽池爲源行於支溝爲經入於天井爲合

小腸出於少澤爲井手太陽脉也流於前谷爲滎注於後谿爲輸過於腕骨爲源行於陽谷爲經入於小海爲合

足三陰三陽穴流注法第二下

胃出於厲兑爲井足陽明脉也流於内庭爲滎注於陷谷爲輸過於衝陽爲源行於解谿爲經入於三里爲合

膽出於竅陰爲井足少陽脉也流於俠谿爲滎注於臨泣爲輸過於丘墟爲源行於陽輔爲經入於陽陵泉爲合

膀胱出於至陰爲井足太陽脉也流於通谷爲滎注於束骨爲輸過於京骨爲源行於崑崙爲經入於委中爲合

脾出於隱白爲井足太陰脉也流於大都爲滎注於太白爲輸過於公孫爲源行於商丘爲經入於陰陵泉爲合

肝出於大敦爲井足厥陰脉也流於行間爲滎注於太衝爲輸過於中封爲源行於中郄爲經入於曲泉爲合

腎出於涌泉爲井足少陰脉也流於然谷爲滎注於太谿爲輸過於水泉爲源行於伏留爲經入於陰谷爲合

針灸禁忌法第三

針禁忌法

大寒無刺（素問云天寒無刺天温無疑）　月生無瀉

月滿無補　月郭空無治

新内無刺　已刺無内

大怒無刺　已刺無怒

大勞無刺　已刺無勞

大醉無刺　已刺無醉

大飽無刺　已刺無飽

大飢無刺　已刺無飢

大渴無刺　已刺無渴

乘車來者卧而休之如食頃乃刺之

步行來者坐而休之如行十里頃乃刺之

大驚大恐必定其氣乃刺之

刺中心一日死其動爲噫

刺中肺三日死其動爲欬

刺中肝五日死其動爲語

刺中脾十五日死其動爲吞

刺中腎三日死其動爲嚏（刺中五藏死日變動出素問刺禁篇又診要經終篇云中心者環死中脾者五日死中腎者七日死中肺者五日死又四時刺逆從篇云中心一日死其動爲噫中肝五日死其動爲語中肺三日死其動爲欬中腎六日死其動爲嚏欠中脾十日死其動爲吞王冰注云此三論皆岐伯之言而不同者傳之誤也）

刺中膽一日半死其動爲嘔

刺中膈爲傷中不過一歲必死

刺趺上中大脉血出不止死

刺陰股中大脉出血不止死

刺面中流脉不幸爲盲

刺客主人内陷中脉爲内漏爲聾

刺頭中腦戶入腦立死

刺膝髕出液爲跛

刺舌下中脉太過血出不止爲瘖

刺臂太陰脈，出血多立死。　刺足下布絡中脈，血不出為腫。
刺足少陰脈，重虛出血，為舌難以言。
刺郄中大脈，令人仆脫色。　刺膺中陷中肺，為喘逆仰息。
刺氣衝中脈，血不出，為腫鼠鼷。　刺脊間中髓，為傴。
刺肘中內陷，氣歸之，為不屈伸。
刺陰股下三寸內陷，令人遺溺。
刺乳上，中乳房，為腫根蝕。　刺腋下脇間內陷，令人欬。
刺缺盆中內陷，氣泄，令人喘欬逆。
刺少腹中膀胱，溺出，令人少腹滿。
刺手魚腹內陷，為腫。　刺腨腸內陷，為腫。
刺目匡上陷骨中脈，為漏為盲。
刺關節中，液出不得屈伸。
神庭禁不可刺。　上關刺不可深。
缺盆刺不可深。　顱息刺不可多出血。
臍中禁不可刺。　左角刺不可久留。
雲門刺不可深。經云雲門刺不可深，今則鄗忌不刺，學者宜詳悉之。
五里禁不可刺。　伏兔禁不可刺。按甲乙足陽明經伏兔刺入五分，則不當禁。
三陽絡禁不可刺。　伏留刺無多見血。
承筋禁不可刺。　然谷刺無多見血。
乳中禁不可刺。　鳩尾禁不可刺。
灸禁忌法。
頭維禁不可灸。　承光禁不可灸。
腦戶禁不可灸。　風府禁不可灸。
瘖門禁不可灸。　陰市禁不可灸。
下關耳中有干適低無灸。
耳門耳中有膿及適低無灸。
人迎禁不可灸。　陽關禁不可灸。
絲竹空灸之，不幸使人目小及盲。　承泣禁不可灸。
脊中禁不可灸。　乳中禁不可灸。
瘈脈禁不可灸。　石門女子禁不可灸。
白環輸禁不可灸。　氣衝灸之，不幸不得息。
泉腋灸之，不幸生膿蝕。　天府禁不可灸。
經渠禁不可灸。　伏兔禁不可灸。
地五會禁不可灸。　鳩尾禁不可灸。

五藏六腑變化傍通訣第四

凡五藏六腑變化無窮，散在諸經，其事隱沒難得，具知今纂集相附，以為傍通，令學者少留意推尋，造次可見矣。

五藏	腎一水	心二火	肝三木	肺四金	脾五土	
六腑	膀胱	小腸	膽	大腸	胃	三膲
五藏經	足少陰	手少陰	足厥陰	手太陰	足太陰	
六腑經	足太陽	手太陽	足少陽	手陽明	足陽明	手少陽
五藏脈	沈濡	洪盛	弦長	浮短	緩大	
五藏斤兩	一斤一兩又云一斤兩	十二兩七孔三毛	四斤四兩左三葉右四葉	三斤三兩六葉兩耳	二斤三兩	
六腑斤兩	九兩二銖	二斤十四兩	三兩三銖	二斤十二兩	二斤十四兩	
六腑丈尺	縱廣七寸又云九寸	長二丈四尺廣二寸四分	三寸三分	一丈二尺廣六寸	大一尺五寸	
六腑所受	九升二合又云九升九合	二斗四升	一合難經作三合	一斗二升	三斗五升	
五藏官	後宮列女	帝王	上將軍又為郎官	大尚書又為將軍	諫議大夫	
六腑官	水曹掾	監倉吏	將軍決曹吏	監倉掾	內嗇吏	
五藏輸	十四椎	五椎	九椎	三椎	十一椎	
六腑輸	十九椎	十八椎	十椎	十六椎	十二椎	十三椎
五藏募	京門	巨闕	期門	中府	章門	
六腑募	中極	關元	日月	天樞	中管	石門

五藏脉出涌泉 中衝（心胞絡經出中衝） 大敦 少商 隱白
流（甲乙作留） 然谷 勞宮（心經流少府） 行間 魚際 大都
注 大溪 大陵（心經注神門） 大衝 大泉 太白
過 水泉 內關（心經過通里） 中封 列缺 公孫
行 伏留 間使（心經行靈道） 中郄 經渠 商丘
入 陰谷 曲澤（心經入少海） 曲泉 尺澤 陰陵泉
六腑脉出至陰 少澤 竅陰 商陽 厲兌 關衝（三焦經出）
流 通谷 前谷 俠谿 二間 內庭 腋門
注 束骨 後溪 臨泣 三間 陷谷 中渚
過 京骨 腕骨 丘墟 合谷 衝陽 陽池
行 崑崙 陽谷 陽輔 陽溪 解溪 支溝
入 委中 小海 陽陵泉 曲池 三里 天井
五竅 耳（陰二） 舌（口） 目 鼻 脣
五養 骨（精） 血（脉） 筋 皮毛（氣） 肉
五液 唾 汗 淚 涕 涎
五聲 呻（噫） 言 呼 哭 歌
六氣 呬 吹呼 呵 噓 嘻
五神 志（精） 神（性又作脉神） 血（魂） 氣（魄） 意（智又作營意）
五有餘病 脹滿 笑不止 怒 喘喝仰息 涇溲不利
五不足病 厥逆 憂（一作悲） 恐 息利少氣 四肢不用
六情 惡哀 怵慮（一作惠好） 好喜（一作喜靜） 威怒 樂惠
貪狼 廉貞 陰賊 寬大 公正 姦邪
八性 欲忌 友愛 慈（悲惠） 氣（正） 公私（怨）
五常 智（謀） 禮（哲） 仁（肅） 義（乂） 信（聖）
五事 聽（聰） 視（明） 皃（恭） 言（從） 思（睿）
五咎 急 豫 狂 僭 蒙

五音 吟詠 肆呼 諷 唱 歌
五聲 羽（四十八絲） 徵（五十四絲） 角（六十四絲） 商（七十二絲） 宮（八十一絲）
五色 黑 赤 青 白 黃
五味 鹹 苦 酸 辛 甘
五臭 腐 焦 羶（臊） 腥 香
五宜 酸（子扶母來） 甘 苦 鹹 辛
五惡 甘（惡味之） 鹹 辛 苦 酸
五惡 燥（惡氣之） 熱 風 寒 濕
五數 一六 二七 三八 四九 五十
五行 水 火 木 金 土
五時 冬 夏 春 秋 季夏
五形（外臺云應五行之形，內法五藏之象） 曲 兌 直 方 圓
五畜 豕（外臺云豕鼠） 羊（外臺云蛇馬） 雞（外臺云虎兔） 犬（外臺云雞猴） 牛（外臺云龍羊犬牛）
五穀 大豆 麥 麻 稻黃 稷
五果 栗 杏 李 桃 棗
五菜 藿 薤 韭 葱 葵

論曰：假令人腎心肝肺脾爲藏，則膀胱小腸膽大腸胃爲腑。足少陰爲腎經，足太陽爲膀胱經。下至五藏、五果、五菜皆爾。觸類長之，他皆倣此。（外臺續添二十三條，本非千金之舊，今更不附入）

用針略例第五

夫用針刺者，先明其孔穴，補虛瀉實，送堅付濡，以急隨緩，榮衛常行，勿失其理。夫爲針者，不離乎心，口如銜索，目欲內視，消息氣血，不得妄行。針入一分，知天地之氣；針入二分，知呼吸出入，上下水火之氣；針入三分，知四時五行，五藏六腑逆順之氣。針皮毛腠理者，勿傷肌肉；針肌肉者，勿傷筋脉；針筋脉者，勿傷骨髓；針骨髓者，勿傷諸絡。

東方甲乙木主人肝膽筋膜魂
南方丙丁火主人心小腸血脉神
西方庚辛金主人肺大腸皮毛魄
北方壬癸水主人腎膀胱骨髓精志
中央戊己土主人脾胃肌肉意智
針傷筋膜者令人愕視失魂
傷血脉者令人煩乱失神
傷皮毛者令人上氣失魄
傷骨髓者令人呻吟失志
傷肌肉者令人四肢不收失智
此爲五乱因針所生若更失度者有死之憂也所謂針能殺生人不能起死人謂愚人妄針必死不能起生人也
又須審候与死人同狀者不可爲醫与亡國同政者不可爲謀雖聖智神人不能活死人存亡國也故曰危邦不入乱邦不居凡愚人貪利不曉於治乱存亡危身滅族彼此俱喪亡國破家亦醫之道也
凡用針之法以補寫爲先呼吸應江漢補寫校升斗經緯有法則陰陽不相干震爲陽氣始（火生於寅）兌爲陰氣終（戌爲土墓）坎爲太玄華（冬至之日夜半一陽爻生）離爲太陽精（爲中女之象）欲補從卯南（補不足地戶至巽爲地虛）欲寫從酉北（天門在乾）針入因日明（向寅至午）針出隨月光（從申向午午爲日月光之位）如此思五行氣以調榮衛用以將息之是曰隨身寶
凡用鋒針針者除疾速也先補五呼刺入五分留十呼刺入一寸留二十呼隨師而將息之刺急者深内而久留之刺緩者淺内而疾發針刺大者微出其血刺滑者疾發針淺内而久留之刺澁者必得其脉隨其逆順久留之疾出之壓其穴勿出其血諸小弱者勿用大針然氣不足宜調以百藥餘三針者正中破癰堅瘤結息肉也亦治人疾也火針亦用鋒針以油火燒之務在猛熱不熱即於人有損也隔日一報三報之後當膿水大出爲佳
巨闕太倉上下管此之一行有六穴忌火針也大癥塊當停針轉動須臾爲佳
每針常須看脉脉好乃下針脉惡勿乱下針也下針一宿發熱惡寒此爲中病勿恠之

灸例第六

凡孔穴在身皆是藏腑榮衛血脉流通表裏往來各有所主臨時救難必在審詳人有老少躰有長短膚有肥瘦皆須精思商量准而折之无得一槩致有差失其尺寸之法依古者八寸爲尺仍取病者男左女右手中指上第一節爲一寸亦有長短不定者即取手大拇指第一節橫度爲一寸以意消息巧拙在人其言一夫者以四指爲一夫又以肌肉文理節解縫會宛陷之中及以手按之病者快然如此子細安詳用心者乃能得之耳
凡經云橫三間寸者則是三灸兩間一寸有三灸灸有三分三壯之處即爲一寸黄帝曰灸不三分是謂徒寃炷務大也小弱炷乃小作之以意商量
凡點灸法皆須平直四躰无使傾側灸時孔穴不正無益於事徒破好肉耳若坐點則坐灸之卧點則卧灸之立點則立灸之反此亦不得其穴矣
凡言壯數者若丁壯遇病病根深篤者可倍多於方數其人老小羸弱者可復減半依扁鵲灸法有至五百壯千壯皆臨時消息之明堂本經多云針入六分灸三壯更無餘論曹氏

灸法有百壯者有五十壯者小品諸方亦皆有此仍須準病輕重以行之不可膠柱守株

凡新生兒七日以上周年以還不過七壯炷如雀屎大

凡灸當先陽後陰言從頭向左而漸下次後從頭向右而漸下先上後下皆以日正午已後乃可下火灸之時謂陰氣未至灸無不著午前平旦穀氣虛令人癲眩不可針灸也慎之其大法如此卒急者不可用此例

灸之生熟法腰已上為上部腰已下為下部外為陽部榮內為陰部衛故藏腑周流名曰經絡是故丈夫四十已上氣在腰老嫗四十已上氣在乳是以丈夫先衰於下婦人先衰於上灸之生熟亦宜撙而節之法當隨病遷變大法外氣務生內氣務熟其餘隨宜耳頭者身之元首人神之所法氣口精明三百六十五絡皆上歸於頭頭者諸陽之會也故頭病必宜審之灸其穴不得亂灸過多傷神或使陽精玄熟令陰魄再卒是以灸頭正得滿百脊背者是體之橫梁五藏之所繫著太陽之會合陰陽動發冷熱成疾灸太過熟大害人也臂腳手足者人之枝幹其神繫於五藏六腑隨血脈出能遠近採物臨深履薄養於諸經其地狹淺故灸宜少灸過多即內神不得入精神閉塞否滯不仁即臂不舉故四肢之灸不宜太熟也然腹藏之內為性貪於五味無厭成疾風寒結痼水穀不消宜當熟之然大杼脊中腎輸膀胱八窌可至二百壯心主手足太陰可至六七十壯三里太谿太衝陰陽二陵泉上下二廉可至百壯腹上下管中管太倉關元可至百壯若病重者皆當三報之乃愈病耳若治諸沉結寒冷病莫若灸之宜熟若治諸陰陽風者身熱脈大者以鋒針刺之間日一報之若治諸邪風鬼注痛處少氣以毫針去之隨病輕重用之表針內藥隨時用之消息將之與天同心百年永安終無橫病此要略說之非賢勿傳秘之凡微數之脈慎不可灸傷血脈焦筋骨凡汗已後勿灸此為大逆脈浮熱甚勿灸

頭面目咽灸之最欲生少手臂四肢灸之欲須小熟亦不宜多胷背腹灸之尤宜大熟其腰脊欲須少生大體皆須以意商量臨時遷改應機千變萬化難以一準耳其溫病隨所著而灸之可百壯餘少至九十壯大杼胃管可五十壯手心主手足太陽可五十壯三里曲池太衝可百壯皆三報之乃可愈耳風勞沉重九部盡病及毒氣為疾者不過五十壯亦宜三報之若攻藏腑成心腹疹者亦宜百壯若卒暴百病鬼魅所著者灸頭面四肢宜多灸腹背宜少其多不過五十其少不減三五七九壯凡陰陽濡風口喎僻者不過三十壯三日一報報如前微者三報重者九報此風氣濡微細入故宜緩火溫氣推排漸抽以除耳若卒暴催迫則流行細入成固疾不可愈也故宜緩火凡諸虛疾水穀沉結流離者當灸腹背宜多而不可過百壯大凡人有卒暴得風或中時氣凡百所苦皆須急灸療慎勿忍之停滯也若王相者可得無佗不爾漸久後皆難愈深宜知此一條凡人吳蜀地遊官體上常須三兩處灸之勿令瘡暫差則瘴癘溫瘧毒氣不能著人也故吳蜀多行灸法有阿是之法言人有病痛即令捏其上若裏當其處不問孔穴即得便快成痛處即云阿是灸刺皆驗故曰阿是穴也

太醫針灸宜忌第七

論曰欲行針灸先知行年宜忌及人神所在不與禁忌相應即可今具如左

木命人行年在木則不宜針及服青藥火命人行年在火則

不宜汗及服赤藥。土命人行年在土則不宜吐及服黃藥。金命人行年在金。則不宜灸及服白藥。水命人行年在水。則不宜下及服黑藥。凡醫者不知此法下手即困。若遇年命厄會深者。下手即死。

推天醫血忌等月忌及日忌傍通法。

月傍通	正	二	三	四	五	六	七	八	九	十	十一	十二	
天醫	卯	寅	丑	子	亥	戌	酉	申	未	巳	午	辰	呼師治病吉
血忌	丑	未	寅	申	卯	酉	辰	戌	巳	亥	午	子	忌針灸
月厭	戌	酉	申	未	午	巳	辰	卯	寅	丑	子	亥	忌針灸
四激	戌	戌	戌	丑	丑	丑	辰	辰	辰	未	未	未	忌針灸
月殺	戌	巳	午	未	寅	卯	辰	亥	子	丑	申	酉	不可舉百事凶千金翼外臺云丑戌未辰丑戌未辰丑戌未辰
月刑	巳	子	辰	申	午	丑	寅	酉	未	亥	卯	戌	不療病
六害	巳	辰	卯	寅	丑	子	亥	戌	酉	申	未	午	不療病

右天醫上呼師避病吉。若刑害上凶。

推行年醫法。

年至	子	丑	寅	卯	辰	巳	午	未	申	酉	戌	亥
天醫	卯	戌	子	未	酉	亥	辰	寅	巳	午	丑	申

求歲天醫法。

常以傳送加太歲太一下爲天醫。

求月天醫法。

陽月以大吉。陰月以小吉。加月建功曹下爲鬼道。傳送下爲天醫。

推避病法。

以小吉加月建登明下爲天醫。可於此避病。

推治病法。

以月將加時天醫加病人年治之差。

喚師法。

未　卯　巳　亥　酉鬼所在喚師凶

推行年人神法。

臍	心	肘	咽	口	頭	脊	膝	足
一	二	三	四	五	六	七	八	九
十	十一	十二	十三	十四	十五	十六	十七	十八
十九	二十	二十一	二十二	二十三	二十四	二十五	二十六	二十七
二十八	二十九	三十	三十一	三十二	三十三	三十四	三十五	三十六
三十七	三十八	三十九	四十	四十一	四十二	四十三	四十四	四十五
四十六	四十七	四十八	四十九	五十	五十一	五十二	五十三	五十四
五十五	五十六	五十七	五十八	五十九	六十	六十一	六十二	六十三
六十四	六十五	六十六	六十七	六十八	六十九	七十	七十一	七十二
七十三	七十四	七十五	七十六	七十七	七十八	七十九	八十	八十一
八十二	八十三	八十四	八十五	八十六	八十七	八十八	八十九	九十

右九部行神歲移一部。周而復始不可針灸。

推十二部人神所在法。

心辰	喉卯	頭寅	眉丑千金翼作肩	背子	腰亥	腹戌	項酉	足申	膝未	陰午	股巳
一	二	三	四	五	六	七	八	九	十	十一	十二
十三	十四	十五	十六	十七	十八	十九	二十	二十一	二十二	二十三	二十四
二十五	二十六	二十七	二十八	二十九	三十	三十一	三十二	三十三	三十四	三十五	三十六
三十七	三十八	三十九	四十	四十一	四十二	四十三	四十四	四十五	四十六	四十七	四十八
四十九	五十	五十一	五十二	五十三	五十四	五十五	五十六	五十七	五十八	五十九	六十
六十一	六十二	六十三	六十四	六十五	六十六	六十七	六十八	六十九	七十	七十一	七十二
七十三	七十四	七十五	七十六	七十七	七十八	七十九	八十	八十一	八十二	八十三	八十四
八十五	八十六	八十七	八十八	八十九	九十	九十一	九十二	九十三	九十四	九十五	九十六

右十二部人神所在並不可針灸及損傷慎之。

日辰忌。

一日足大指。　二日外踝。
三日股内。　四日腰。
五日口舌咽懸癰。　六日足小指。(外臺云手小指)
七日内踝。　八日足腕。
九日尻。　十日背腰。
十一日鼻柱。(千金翼云及眉)　十二日髮際。
十三日牙齒。　十四日胃管。
十五日遍身。　十六日胷乳。
十七日氣衝(千金翼云及脇)　十八日腹内。
十九日足趺。　二十日膝下。
二十一日手小指。　二十二日伏兔。
二十三日肝輸。　二十四日手陽明兩脇。
二十五日足陽明。　二十六日手足。
二十七日膝。　二十八日陰。
二十九日膝脛顳顬。　三十日關元下至足心(外臺云足趺上)

十干十二支人神忌日。

甲日頭　乙日項　丙日肩臂　丁日胸脇　戊日腹
己日背　庚日肺　辛日脚　壬日腎　癸日足
又云甲乙日忌寅時頭。　丙丁日忌辰時耳。
戊己日忌午時髮。　庚辛日忌申時(闕文)
壬癸日忌酉時足。
子日目。　丑日耳　寅日口。(外臺云面)
卯日鼻。(外臺云在脾)　辰日腰。　巳日手。(外臺云頭口)
午日心。　未日足。(外臺云兩足心)　申日頭。(外臺云在肩)
酉日背。(外臺云脛)　戌日項。(外臺云咽喉)　亥日頂。(外臺云臂脛)
建日申時頭。(外臺云足)　除日酉時膝。(外臺云眼)
滿日戌時腹。　平日亥時腰背。
定日子時心。　執日丑時手。
破日寅時口。　危日卯時鼻。
成日辰時脣。　收日巳時足。(外臺云頭)
開日午時耳。　閉日未時目。
右件時不得犯其處殺人。

十二時忌。

子時踝。　丑時頭。　寅時目。　卯時面耳。(外臺云在項)
辰時項口(外臺云在面)　巳時肩(外臺云在乳)　午時胷脇。　未時腹。
申時心。　酉時背胛(外臺云在腋)　戌時腰陰。　亥時股。
又立春春分脾。立夏夏至肺。立秋秋分肝。立冬冬至心。四季十八日腎。已上並不得醫治凶。
凡五藏主時不得治及忌針灸其經絡凶。
又正月丑　二月戌　三月未　四月辰
五月丑　六月戌　七月未　八月辰
九月丑　十月戌　十一月未　十二月辰
又春左脇。秋右脇。夏在臍。冬在腰皆凶。
又每月六日十五日十八日二十二日二十四日小盡日療病令人長病。
戊午甲午。此二日大忌刺出血。服藥針灸皆凶。(千金翼云不出月凶)
甲辰　庚寅　乙卯　丙辰　辛巳此日針灸凶。
壬辰　甲辰　己巳　丙午　丁未此日男忌針灸。
甲寅　乙卯　乙酉　乙巳　丁巳此日女人特忌針灸。
甲子　壬子　甲午　丙辰　丁巳　辛卯　癸卯

乙亥此日忌針灸外臺云甲子日天子會壬子日百王會甲午日太子會丁巳日三公會丙辰日諸侯會辛卯日大夫會癸卯日大人會乙亥日已上郡會

又男避除女避破男忌戊女忌巳。

凡五辰　五酉　五未　及八節先後各一日皆凶

論曰此等法並在諸部不可尋究故集之一處造次易知所以省披討也

備急千金要方卷第二十九

備急千金要方卷第三十 針灸下

朝奉郎守太常少卿充秘閣校理判登聞檢院護軍賜緋魚袋臣林億等校正

孔穴主對法

論曰：凡云孔穴主對者，穴名在上，病狀在下，或一病有數十穴，或數病共一穴，皆臨時斟酌作法用之。其有須針者，即針刺以補寫之；不宜針者，直爾灸之。然灸之大法，但其孔穴與針無忌，即下白針若溫針訖，乃灸之，此為良醫。其腳氣一病，最宜針之。若針而不灸，灸而不針，皆非良醫也。針灸而藥，藥不針灸，尤非良醫也。但恨下里間知針者鮮耳，所以學者深須解用針，燔針、白針皆須妙解，知針知藥，固是良醫。

頭面第一 項、目、鼻、耳、口、舌、齒、咽喉附

心腹第二 胷脇、脹滿、大小便、泄利、消渴、水腫、不能食、嘔吐、吐血、欬逆上氣、賁豚附

四肢第三 手臂、腰脊、腳、肩背、膝附

風痺第四 癲癇、尸厥、中惡、尸注附

熱病第五 黃疸、霍亂、瘧附

癭瘤第六 痔漏、癩疝、陰病附

雜病第七

婦人第八 小兒附

頭面第一

頭病

神庭 水溝主寒熱頭痛，喘渴，目不可視。

頭維 大陵主頭痛如破，目痛如脫。甲乙云：喘逆煩滿，嘔吐流汗難言

崑崙 曲泉 飛揚 前谷 少澤 通里主頭眩痛。

竅陰 強間主頭痛如錐刺，不可以動。

腦戶 通天 腦空主頭重痛。

消濼主寒熱痺頭痛。

攢竹 承光 腎輸 絲竹空 和窌主風頭痛。

神庭主風頭眩，善嘔煩滿。

上星主風頭眩，顏清。

顖會主風頭眩頭痛，顏清。

上星主風頭引頷痛。

天牖 風門 崑崙 關元 關衝主風眩頭痛。

瘈脈主風頭耳後痛。

合谷 五處主風頭熱。

前頂 後頂 頷厭主風眩偏頭痛。

王枕主頭半寒痛。甲乙云：頭眩目痛頭半寒

天柱 陶道 大杼一作本神 孔最 後谿主頭痛。

目窻 中渚 完骨 命門 豐隆 太白 外丘 通谷 京骨 臨泣 小海 承筋 陽陵泉主頭痛，寒熱汗出，不惡寒。

項病

少澤 前谷 後谿 陽谷 完骨 崑崙 小海 攢竹主項強急痛，不可以顧。

消濼 本神 通天 強間 風府 瘖門 天柱 風池 齗交 天衝 陶道 外丘 通谷 玉枕主項如拔，不可左右顧。

天容 前谷 角孫 腕骨 支正主頸腫項痛，不可顧。

天容主頸項癰，不能言。

飛陽 涌泉 頷厭 後頂主頸項疼，歷節汗出。

角孫主頸頷柱滿。

面病

攢竹　齗交　玉枕主面赤頰中痛。

巨窌主面惡風寒頰腫痛。

上星　顖會　前頂　腦户　風池主面赤腫。

天突　天窻主面皮熱。

腎輸　内關主面赤熱。

行間主面蒼黑。

大衝主面塵黑。

天窻主頰腫痛。

中渚主顳顬痛頷顱熱痛面赤

懸釐主面皮赤痛。

目病

大敦主目不欲視大息。

大都主目眩。

承漿　前頂　天柱　腦空　目窻主目眩瞑。

天柱　陶道　崑崙主目眩又目不明目如脱。

腎輸　内關　心輸　復留　大泉　腕骨　中渚　攢竹

精明　百會　委中　崑崙　天柱　本神　大杼　頷厭

通谷　曲泉　後頂　絲竹空　胃輸主目䀮䀮不明惡風寒。

陽白主目瞳子痛癢遠視䀮䀮昏夜無所見。

掖門　前谷　後谿　腕骨　神庭　百會　天柱　風池

天牖　心輸主目泣出。

至陰主目翳。

丘墟主視不精了目翳瞳子不見。

後谿主眥爛有翳。

前谷　京骨主目中白翳。

京骨主目反白白翳從内眥始。

精明　齗交　承泣　四白　風池　巨窌　瞳子窌

上星　肝輸主目淚出多眵䁾内眥赤痛癢生白膚翳。

天牖主目不明耳不聰。

照海主目痛視如見星。

肝輸主熱病差後食五辛多患眼闇如雀目。

陽白　上星　本神　大都　曲泉　俠谿　三間　前谷

攢竹　玉枕主目系急目上插。

絲竹空　前頂主目上插增風寒。

承泣主目瞤動與項口相引。甲乙云目不明淚出目眩瞢瞳子癢遠視䀮䀮昏夜無見目瞤動与項口參相引喎僻口不能言

申脉主目反上視若赤痛從内眥始。

三間　前谷主目急痛。

大衝主下眥痛。

陽谷　大衝　崑崙主目急痛赤腫。

曲泉主目赤腫痛。

束骨主眥爛赤。

陽谿　陽谷主目痛赤。

商陽　巨窌　上關　承光　童子窌　絡却主青盲无所見。

顴窌　内關主目赤黄。

掖門主目澀暴變。

期門主目青而嘔。

二間主目眥傷。

風池　腦户　玉枕　風府　上星主目痛不能視先取譩譆後取天牖風池。

大泉主目中白睛青。
俠谿主外眥赤痛逆寒泣出目癢。

鼻病

神庭 攢竹 迎香 風門 合谷 至陰 通谷 主鼻鼽清涕出。
曲差 上星 迎香 素窌 水溝 齗交 通天 禾窌 風府主鼻窒喘息不利鼻喎僻多涕鼽衄有瘡。
水溝 天牖主鼻不收涕不知香臭（甲乙云鼻鼽不得息及衄不止）
齗交主鼻中息肉不利鼻頭額頞中痛鼻中有蝕瘡。
承靈 風池 風門 譩譆 後谿主鼻衄窒喘息不通。
腦空 竅陰主鼻管疽發爲癘鼻。
風門 五處主時時嚏不已。
肝輸主鼻中酸。
中管 三間 偏歷 厲兌 承筋 京骨 崑崙 承山 飛揚 隱白主頭熱鼻鼽衄。
中管主鼻間焦臭。
復留主涎出鼻孔中痛。
京骨 申脉主鼻中衄血不止淋濼。
厲兌 京骨 前谷主鼻不利涕黄。
天柱主不知香臭。

耳病

上關 下關 四白 百會 顱息 翳風 耳門 頷厭 天窻 陽谿 關衝 掖門 中渚主耳痛鳴聾。
天容 聽會 聽宫 中渚主聾嘈嘈若蟬鳴。
天牖 四瀆主暴聾。
少商主耳前痛。
曲池主耳痛。
外關 會宗主耳渾渾淳淳聾無所聞。
前谷 後谿主耳鳴仍取偏歷大陵 腕骨 陽谷 肩貞 竅陰 俠谿主頷痛引耳嘈嘈耳鳴無所聞。
商陽主耳中風聾鳴刺入一分留一呼灸三壯左取右右取左如食頃。

口病

承泣 四白 巨窌 禾窌 上關 大迎 顴骨 强間 風池 迎香 水溝主口喎僻不能言。
頰車 顴窌主口僻痛惡風寒不可以嚼。
外關 内庭 三里 大泉（甲乙云口僻刺大淵引而下之） 商丘主僻噤。
水溝 齗交主口不能禁水漿喎僻。
齗交 上關 大迎 翳風主口噤不開引鼻中。
合谷 水溝主脣吻不收瘖不能言口噤不開。商丘主口噤不開。
曲鬢主口噤。
地倉 大迎主口緩不收不能言。
下關 大迎 翳風主口失欠下牙齒痛。
膽輸 商陽 小腸輸主口舌乾食飲不下。
勞宫 少澤 三間 大衝主口熱口乾口中爛。
兌端 目窻 正營 耳門主脣吻強上齒齲痛。
大谿 少澤主咽中乾口中熱唾如膠。
曲澤 章門主口乾。
陽陵泉主口苦嗌中介介然。
光明 臨泣主喜齧齒頰。
京骨 陽谷主自齧齒脣。（一作頰）

解谿主口痛齧舌。
勞宮主大人小兒口中腫腥臭。

舌病

廉泉　然谷甲乙作通谷陰谷主舌下腫，難言，舌瘲涎出。
風府主舌緩瘖不能言，舌急語難。
扶突　大鍾　竅陰主舌本出血。
魚際主舌上黃，身熱。
尺澤主舌乾脅痛。
關衝主舌卷口乾，心煩悶。
支溝　天窻　扶突　曲鬢　靈道主暴瘖不能言。
中衝主舌本痛。
天突主俠舌縫脉青。　復留主舌卷不能言。

齒病

厲兊　三間　衝陽　偏歷　小海　合谷　內庭
復留主齲齒。
大迎　顴窌　聽會　曲池主齒痛惡寒。
浮白主牙齒痛不能言。
陽谷　正營主上牙齒痛。
陽谷　掖門　商陽　二間　四瀆主下牙齒痛。
角孫　頰車主牙齒不能嚼。
下關　大迎　翳風　完骨主牙齒齲痛。
曲鬢　衝陽主齒齲。

喉咽病

風府　天窻　勞宮主喉嗌痛。
扶突　天突　天谿主喉鳴暴忤氣哽。
少商　大衝　經渠主喉中鳴。
魚際主喉中焦乾。
水突主喉咽腫。
掖門　四瀆主呼吸短氣，咽中如息肉狀。
閭使主嗌中如扼。甲乙作關衝
少衝主酸咽。
少府　蠡溝主嗌中有氣如息肉狀。
中渚　支溝　內庭主嗌痛。
復留　照海　大衝　中封主嗌乾。
前谷　照海　中封主咽偏腫不可以咽。
涌泉　大鍾主咽中痛不可內食。
然谷　大谿主嗌內腫，氣走咽喉而不能言。
風池主喉咽僂引項攣不收。

喉痺

完骨　天牖　前谷主喉痺，頸項腫不可俛仰，頰腫引耳後。
中府　陽交主喉痺，胷滿塞，寒熱。
天容　缺盆　大杼　膈輸　雲門　尺澤　二間　厲兊
涌泉　然谷主喉痺哽咽寒熱。
天鼎　氣舍　膈輸主喉痺哽噎，咽腫不得消，食飲不下。
天突主喉痺咽乾急。
旋機　鳩尾主喉痺咽腫，水漿不下。
三間　陽谿主喉痺咽如哽。
大陵　偏歷主喉痺嗌乾。
神門　合谷　風池主喉痺。
三里　溫留　曲池　中渚　豐隆主喉痺不能言。
關衝　竅陰　少澤主喉痺舌卷口乾。
凡喉痺脅中暴逆，先取衝脉，後取三里、雲門各瀉之。又刺手小指端出血立已。

心腹第二

胷脇

通谷　章門　曲泉　膈輸　期門　食竇　陷谷　石門
主胷脇支滿。
本神　顱息主胷脇相引不得傾側。
大杼　心輸主胷中鬱鬱。
肝輸　脾輸　志室主兩脇急痛。
腎輸主兩脇引痛。
神堂主胷腹滿。
三間主胷滿腸鳴。
期門　缺盆主胷中熱息賁脇下氣上。
陽谿　天容主胷滿不得息。
曲池　人迎　神道　章門　中府　臨泣　天池　旋機
府輸主胷中滿。
支溝主脇腋急痛。
腕骨　陽谷主脇痛不得息。
豐隆　丘墟主胷痛如刺。
竅陰主脇痛欬逆。
臨泣主季脇下支痛胷痺不得息。
陽輔主胷脇痛。
陽交主胷滿腫。
環銚　至陰主胷脇痛無常處腰脇相引急痛。
大白主胷脇脹切痛。甲乙云腸鳴切痛
然骨主胷中寒欬唾有血。
大鍾主胷喘息脹。
膽輸　章門主脇痛不得卧胷滿歐無所出。
大包主胷脇中痛。
華蓋　紫宮　中庭　神藏　靈墟　胃輸　俠谿　步郎
商陽　上廉　三里　氣戶　周榮　上管　勞宮　涌泉
陽陵泉主胷脇柱滿。
膻中　天井主胷心痛。
膺窻主胷脇癰腫。　乳根主胷下滿痛。
雲門主胷中暴逆。
雲門　中府　隱白　期門　肺輸　魂門　大陵主胷中痛。
鳩尾主胷滿欬逆。
巨闕　間使主胷中澹澹。　大泉主胷滿歔呼胷膺痛。
中管　承滿主脇下堅痛。　梁門主胷下積氣。
關元　期門　少商主脇下脹。
經渠　丘墟主胷背急胷中彭彭。
尺澤　少澤主短氣脇痛心煩。　間使主胷痺背相引。
魚際主痺走胷背不得息。　少衝主胷痛口熱。
凡胷滿短氣不得汗皆針補手太陰以出汗。

心病

支溝　大谿　然谷主心痛如錐刺甚者手足寒至節不息
者死。　大都　太白主暴泄心痛腹脹心痛尤甚。
臨泣主胷痺心痛不得反側。甲乙云不得息痛無常處
行間主心痛色蒼蒼然如死灰狀終日不得太息。
通谷　巨闕　大倉　心輸　膻中　神府主心痛。
通里主卒痛煩心心中懊憹數欠頻伸心下悸悲恐。
期門　長強　天突　俠白　中衝主心痛短氣。
尺澤主心痛彭彭然心煩悶亂少氣不足以息。

腎輸　復留　大陵　雲門主心痛如懸。
章門主心痛而嘔　大泉主心痛肺脹胃氣上逆。
建里主心痛上搶心不欲食。
鳩尾主心寒脹滿不得食息賁唾血厥心痛善噦心疝太息。
上管主心痛有三蟲多涎不得反側。
中管主心痛難以俛仰。甲乙云身寒心疝衝冒死不知人
不容　期門主心切痛喜噫酸。
靈道主心痛悲恐相引瘈瘲　肓門主心下大堅。
間使主心懸如飢　然谷主心如懸少氣不足以息。
郄門　曲澤　大陵主心痛　少衝主心痛而寒。
商丘主心下有寒痛又主脾虛令人病不樂好太息。
凡卒心痛汗出刺大敦出血立已。
凡心實者則心中暴痛虛則心煩惕然不能動失智內關主之

腹病

復留　中封　腎輸　承筋　陰包　承山　大敦主小腹痛。
氣海主少腹疝氣遊行五藏腹中切痛。
石門　商丘主少腹堅痛下引陰中。
關元　委中　照海　大谿主少腹熱而偏痛。
膈輸　陰谷主腹脹胃管暴痛及腹積聚肌肉痛。
高曲主腹中積聚時切痛。一名商曲
四滿主腹僻切痛　天樞主腹中盡痛。
外陵主腹中盡疼　崑崙主腹痛喘暴滿。
氣衝主身熱腹痛　腹結主繞臍痛搶心。
衝門主寒氣滿腹中積痛疼淫濼。
間使主寒中少氣　隱白主腹中寒冷氣脹喘。
復留主腹厥痛　鳩尾主腹皮痛搔癢。
水分　石門主少腹中拘急痛。
巨闕　上管　石門　陰蹻主腹中滿暴痛汗出。
中極主腹中熱痛。
行間主腹痛而熱上拄心心下滿。
大谿主腹中相引痛　涌泉主風入腹中少腹痛。
豐隆主胸痛如刺腹若刀切痛。

脹滿病

中極主少腹積聚堅如石小腹滿。
通谷主結積留飲癖囊胸滿飲食不消。
膀胱輸主堅結積聚。
胃管　三焦輸主少腹積聚堅大如盤胃脹食飲不消。
上管主心下堅積聚冷脹。
三里　章門　京門　厲兌　內庭　陰谷　絡却　崑崙
商丘　陰陵泉　曲泉　陰谷主腹脹滿不得息。
隱白主腹脹逆息　尺澤主腹脹喘振慄。
解谿主腹大下重　大鍾主腹滿便難。
肝輸　包肓主少腹滿　水道主少腹脹滿痛引陰中。
日月　大橫主少腹熱欲走太息。
委中主少腹堅腫　關元主寒氣入腹。
懸樞主腹中積上下行　懸鍾主腹滿。
脾輸　大腸輸主腹中氣脹引脊痛食飲多而身羸瘦名曰
食晦先取脾輸後取季肋。
陰市主腹中滿痿厥少氣　丘墟主大疝腹堅。
京門主寒熱䐜脹　高曲主腹中積聚。
肓輸主大腹寒疝甲乙云大腸寒中　天樞主腹脹腸鳴氣上衝胸。
氣衝主腹中大熱不安腹有大氣暴腹脹滿癃淫濼。

大衝主羸瘦恐懼氣不足腹中悒悒

期門主腹大堅不得息脹痺滿少腹尤大

太陰郄主腹滿積聚

衝門主寒氣腹滿腹中積聚疼痛

巨闕　上管主腹脹五藏脹心腹滿

中管主腹脹不通疰大便堅憂思損傷氣積聚腹中甚痛作膿腫往來上下

陰交主五藏遊氣　中極主寒中腹脹

太谿主腹中脹腫　三里　行間　曲泉主腹䐜滿

陷谷主腹大滿喜噫　衝陽主腹大不嗜食

解谿主厥氣上柱腹大　隱白主腹滿喜嘔

五里主心下脹滿而痛上氣

太白　公孫主腹脹食不化鼓脹腹中氣大滿

商丘主腹中滿響響然不便心下有寒痛

漏谷主腸鳴強欠心悲氣逆腹䐜滿急

陰陵泉主腹中脹不嗜食脇下滿腹中盛水脹逆不得臥

蠡溝主數噫恐悸氣不足腹中悒悒

凡腹中熱喜渴涎出是蛔也以手聚而按之堅持勿令得移以大針刺中管久持之中不動乃出針

凡腹滿痛不得息正仰臥屈一膝申一脚並氣衝針入三寸氣至寫之

陰都主心滿氣逆腸鳴

陷谷　温留　漏谷　復留　陽綱主腸鳴而痛

上廉主腸鳴相追逐　胃輸主腹滿而鳴

章門主腸鳴盈盈然　膺窻主腸鳴泄注

太白　公孫主腸鳴　臍中主腸中常鳴上衝於心

陰交主腸鳴濯濯如有水聲

大小便病

豐隆主大小便澀難

長強　小腸輸主大小便難淋癃

水道主三焦約大小便不通　營衝四穴主大小便不利

秩邊　包肓主癃閉下重大小便難

會陰主陰中諸病前後相引痛不得大小便

大腸輸　八窌主大小便利

陽綱主大便不節小便赤黃腸鳴泄注

承扶主尻中腫大便直出陰胞有寒小便不利

屈骨端主小便不利大便泄數并灸天樞

勞宮主大便血不止尿赤

大谿主尿黃大便難　大鍾主大便難

中窌　石門　承山　太衝　中管　大鍾　大谿　承筋主大便難

崑崙主不得大便　肓輸主大便乾腹中切痛

石關主大便閉寒氣結心堅滿

中注　浮郄主少腹熱大便堅

上廉　下廉主小便難黃　腎輸主小便難赤濁骨寒熱

會陰主小便難竅中熱

横骨　大巨　期門主小腹滿小便難陰下縱

大敦　箕門　委中　委陽主陰跳遺小便難

少府　三里主小便不利癃

中極　蠡溝　漏谷　承扶　至陰主小便不利失精

陰陵泉主心下滿寒中小便不利

關元主胞閉塞小便不通勞熱石淋

京門 照海主尿黃水道不通
京門主溢飲水道不通溺黃
包肓 秩邊主癃閉下重不得小便
陰交 石門 委陽主小腹堅痛引陰中不得小便
關元主石淋臍下三十六疾不得小便并灸足太陽
列缺主小便熱痛 大陵主目赤小便如血
承漿主小便赤黃或時不禁
完骨 小腸輸 白環輸 膀胱輸主小便赤黃
中管主小腸有熱尿黃 前谷 委中主尿赤難
陰谷主尿難陰痿不用 中封 行間主振寒溲白尿難痛
關元主傷中尿血
凡尿青黃赤白黑青取井黃取輸赤取滎白取經黑取合
復留主淋 關元涌泉主胞轉氣淋又主小便數
陰陵泉 關元主寒熱不節腎病不可以俛仰氣癃尿黃
氣衝主腹中滿熱淋閉不得尿
曲泉主癃閉陰痿 交信主氣淋
然谷主癃疝 行間主癃閉莖中痛
復留主血淋 懸鍾主五淋
大衝主淋不得尿陰上痛 大敦 氣門主五淋不得尿
曲骨主小腹脹血癃小便難 通里主遺溺
關門 中府 神門主遺尿甲乙中府作委中
陰陵泉 陽陵泉主失禁遺尿不自知

泄痢病

京門 然谷 陰陵泉主洞泄不化
交信主泄痢赤白漏血
復留主腸澼便膿血泄痢後重腹痛如痓狀
脾輸主泄痢不食食不生肌膚
小腸輸主泄痢膿血五色重下腫痛
丹田主泄痢不禁小腹絞痛
關元 大谿主泄痢不止 京門 崑崙主洞泄躰痛
天樞主冬月重感於寒則泄當臍痛腸胃間遊氣切痛
腹哀主便膿血寒中食不化腹中痛
尺澤主嘔泄上下出兩脇下痛 束骨主腸澼泄
太白主腹脹食不化喜嘔泄有膿血
地機主溏瘕腹中痛藏痹 陰陵泉 隱白主胷中熱暴泄
大衝 曲泉主溏泄痢泄下血 長強主頭重洞泄
腎輸 章門主寒中洞泄不化
會陽主腹中有寒泄注腸澼便血
三焦輸 小腸輸 下窌 意舍 章門主腸鳴臚脹欲泄注
中窌主腹脹飧泄 大腸輸主腸鳴腹䐜腫暴洩

消渴

承漿 意舍 關衝 然谷主消渴嗜飲
勞宮主苦渴食不下 意舍主消渴身熱面目黃
曲池主寒熱渴 隱白主飲渴
行間 大衝主嗌乾善渴 商丘主煩中渴

水腫

公孫主頭面腫 水溝主水腫人中滿
胃倉主水腫臚脹食飲不下惡寒
章門主身潤石水身腫 屋翳主身腫皮痛不可近衣
中府 間使 合谷主面腹腫
陰交 石門主水脹水氣行皮中小腹皮敦敦然小便黃氣滿
關元主小腹滿石水 四滿 然谷主大腹石水

關門主身腫身重
天樞　豐隆　厲兑　陷谷　衝陽主面浮腫
氣衝主大氣石水
天府主身脹逆息不得卧風汗身腫喘息多唾
解谿主風水面胕腫顔黑　豐隆主四肢腫身濕
上廉主風水膝腫　三里主水腹脹皮腫
陷谷　列缺主面目癰腫　大敦主大腹腫脹臍腹悒悒
臨泣主腋下腫胷中滿　天牖主乳腫缺盆中腫
丘墟　陽蹻主腋下腫寒熱頸腫
崑崙主腰尻腫腨跟腫　復留　豐隆主風逆四肢腫
曲泉主腹腫　陰谷主寒熱腹偏腫
列缺主汗出四肢腫　完骨　巨窌主頭面氣胕腫
陽陵泉主頭面腫
凡頭目癰腫留飲胷脇支滿刺陷谷出血立已

不能食病

豐隆主不能食　石門主不欲食穀入不化
天樞　厲兑　内庭主食不化不嗜食俠臍急
維道主三焦有水氣不能食　中封主身黄有微熱不嗜食
然谷　内庭　脾輸主不嗜食
胃輸　腎輸主胃中寒脹食多身羸瘦
胃輸主嘔吐筋攣食不下不能食
大腸輸　周榮主食不下喜飲
陽綱　期門　少商　勞宮主飲食不下
章門主食飲不化入腹還出熱中不嗜食苦吞而聞食臭傷飽身黄酸疼羸瘦
中庭　中府主膈寒食不下嘔吐還出
食竇主膈中雷鳴察察隱隱常有水聲
巨闕主膈中不利　上管　中管主寒中傷飽食飲不化
中極主飢不能食
凡食飲不化入腹還出先取下管後取三里瀉之
凡不嗜食刺然谷多見血使人立飢

嘔吐病

商丘主脾虚令人病寒不樂好太息多寒熱喜嘔
俞府　靈墟　神藏　巨闕主嘔吐胷滿
率谷主煩滿嘔吐　天容主欬逆嘔沫
胃輸　腎輸主嘔吐　中庭　中府主嘔逆吐食下還出
曲澤主逆氣嘔涎　石門主嘔吐
維道主嘔逆不止　陽陵泉主嘔宿汁心下澹澹
少商　勞宮主嘔吐　絶骨主病熱欲嘔
商丘　幽門　通谷主喜嘔　大鍾　大谿主煩心滿嘔
魂門　陽關主嘔吐不住多涎　隱白主膈中嘔吐不欲食
巨闕　胷堂主吐食　膈輸主吐食又灸章門胃管
大敦主噦噫又灸石關　内廷主喜頻伸數欠惡聞人音

吐血病

上管　不容　大陵　主嘔血
胷堂　脾輸　手心主　間使　胃管　天樞　肝輸　魚際
勞宮　肩輸　大谿主唾血吐血
郄門主衄血嘔血　大泉　神門主唾血振寒嘔血上氣
手少陰郄主吐血　委中　隱白主衄血劇不止
行間主短氣嘔血胷背痛
大衝主面唇色白時時歐血女子漏血
涌泉主衄不止　然谷主欬唾有血
凡内損唾血不足外無膏澤地五會主之刺入三分特忌灸

凡唾血，瀉魚際，補尺澤。

欬逆上氣

天容　廉泉　魄戶　氣舍　譩譆　扶突主欬逆上氣，喘息，歐沫，齒噤。（甲乙云：陽氣大逆，上滿於胸中，虛肩息，大氣逆上，喘喝坐伏，不得息，取之天容。上氣胸痛，取之廉泉。欬逆上氣，魄戶及氣舍、譩譆主之。咽喉鳴喝，喘息，扶突主之。唾沫，天容主之。）

頭維主喘逆煩滿，歐沫流汗。

缺盆　心輸　肝輸　巨闕　鳩尾主欬唾血。

期門　右手屈臂中橫文外骨上主欬逆上氣。

缺盆　膻中　巨闕主欬嗽。

然谷　天泉　陷谷　胸堂　章門　曲泉　天突　雲門

肺輸　臨泣　肩井　風門　行間主欬逆。

維道主欬逆不止。　天府主上氣喘不得息。

扶突主欬逆上氣，咽中鳴喘。

魄戶　中府主肺寒熱，呼吸不得臥，欬逆上氣，嘔沫，喘氣相追逐。

肺輸　腎輸主喘欬少氣，百病。

或中　石門主欬逆上氣，涎出多唾。

大包主大氣不得息。　天池主上氣喉鳴。

天突　華蓋主欬逆上氣喘暴。

紫宮　玉堂　太谿主欬逆上氣心煩。

膻中　華蓋主短氣不得息，不能言。

輸府　神藏主欬逆上氣，喘不得息。

或中　雲門主欬逆上氣，涎出多唾，呼吸喘悸，坐不安席。

步郎　安都主膈上不通，呼吸少氣，喘息。

氣戶　雲門　天府　神門主喘逆上氣，呼吸肩息，不知食味。

庫房　中府　周榮　尺澤主欬逆上氣，呼吸多唾濁沫膿血。

中府主肺系急，欬輒胸痛。　經渠　行間主喜欬。

鳩尾主噫喘，胸滿欬嘔。

期門主喘逆臥不安席，欬，脅下積聚。

經渠主欬逆上氣，喘，掌中熱。　俠白主欬，乾歐，煩滿。

大陵主欬逆寒熱發。　少海主氣逆呼吸，噫噦嘔。

少商　大陵主欬逆喘。　大泉主欬逆，胸滿，喘不得息。

勞宮主氣逆噫不止。　三里主欬嗽多唾。

支溝主欬，面赤而熱。　肩輸主上氣。

前谷主欬而胸滿。

欬喘，曲澤出血立已。又主卒欬逆逆氣。

欬唾噫，善欬，氣無所出，先取三里，後取太白、章門。賁豚。

章門　石門　陰交主賁豚上氣。（甲乙云：賁豚腹腫，章門主之。賁豚氣上，腹䐜痛，莖腫，先引腰，後引少腹，腰髖少腹堅痛，下引陰中，不得小便，兩丸騫，石門主之。賁豚氣上，腹䐜堅痛，引陰中，不得小便，兩丸騫，陰交主之。）　關元主賁豚寒氣入小腹。

中極主賁豚上搶心，甚則不得息。

天樞主賁豚脹疝。（甲乙云：氣疝煩嘔，面腫賁豚。）

歸來主賁豚卵上入引莖痛。　期門主賁豚上下。

然谷主胸中寒，脉代時不至寸口，少腹脹上搶心。

四肢第三

手病

掖門主手臂痛。　巨闕主手清。

肩貞主手髀小不舉。　陰交主手脚拘攣。

少商主手不仁。　列缺主手臂身熱。

大陵主手攣不伸。　內關主手中風熱。

大陵主手掣。　間使主手痛。

曲澤主手青逆氣。

中衝　勞宮　少衝　大泉　經渠　列缺主手掌熱，肘中痛。

神門　少海主手臂攣　曲池主手不舉
養老主手不得上下　内庭主四厥手足悶
腕骨　中渚主五指掣不可屈伸
尺澤主掣攣痛手不可伸　前腋主臂裏攣急手不上舉
曲池主手不可舉重腕急肘中痛難屈伸
陽谿主臂腕外側痛不舉　心輸　肝輸主筋急手相引

臂肘病

尺澤　關衝　外關　竅陰主臂不及頭
前谷　後谿　陽谿主臂重痛肘攣
臑會　支溝　曲池　腕骨　肘窌主肘節痺臂酸重腋急
痛肘難屈伸
腕骨　前谷　曲池　陽谷主臂腕急腕外側痛脫如拔
天井　外關　曲池主臂痿不仁
太泉　經渠主臂内廉痛　巨骨　前谷主臂不舉
肩窌　天宗　陽谷主臂痛　關衝主肘疼不能自帶衣
魚際　靈道主肘攣柱滿　大陵主肘攣腋腫
間使主肘内廉痛
曲池　關衝　三里　中渚　陽谷　尺澤主肘痛時寒
地五會　陽輔　申脉　委陽　天池　臨泣主腋下腫
中膂輸　譩譆主腋攣

肩背病

氣舍主肩腫不得顧
天井主肩痛痿痺不仁肩不可屈伸肩肉麻木
曲池　天窌主肩重痛不舉
肩貞　關衝　肩髃主肩中熱頭不可以顧
巨骨主肩中痛不能動揺　支溝　關衝主肩臂酸重
清冷泉　陽谷主肩不舉不得帶衣
天宗主肩重臂痛　肩外輸主肩甲痛而寒至肘
曲垣主肩甲周痺　後谿主肩臑痛
腕骨主肩臂疼　養老　天柱主肩痛欲折
涌泉主肩背頸項痛
天牖　缺盆　神道　大杼　天突　水道巨骨主肩背痛
臑輸　譩譆　京門　尺澤主肩背寒痓肩甲内廉痛
前腋主肩腋前痛與胸相引
列缺主肩背寒慄少氣不足以息寒厥交兩手而瞀凡實則
肩背熱背汗出四肢暴腫虛則肩寒慄氣不足以息

腰脊病

神道　谷中　腰輸　長強　大杼　膈關　水分　脾輸
小腸輸　膀胱輸主腰脊急強
腰輸　長強　膀胱輸　氣衝　上窌　下窌　居髎主腰痛
小腸輸　中膂輸　白環輸主腰脊疝痛
次窌主腰下至足不仁
次窌　胞肓　承筋主腰脊痛惡寒
志室　京門主腰痛脊急
三里　陰市　陽輔　蠡溝主腰痛不可以顧
束骨　飛揚　承筋主腰痛如折
申脉　大衝　陽蹻主腰痛不能舉
崑崙主脊強背尻骨重　合陽主腰脊痛引腹
委中主腰痛俠脊至頭几几然凡腰脚重痛於此刺出血久
固宿疹亦皆立已
委陽　殷門（甲乙云腰痛得俛不得仰）　太白　陰陵泉　行間主腰痛不
可俛仰

扶承主腰脊尻臀股陰寒痛。
涌泉主腰脊相引如解。甲乙云腰痛大便難
大鍾主腰脊痛。　陰谷主脊內廉痛。
陽輔主腰痛如錐居中腫痛不可以欬欬則筋縮急諸節痛上下無常寒熱。　附分主背痛引頭。
膈關　秩邊　京骨主背惡寒痛脊強難以俛仰。
京門甲乙云腰痛不可以久立俛仰　石關主脊痓反折。

脚病

崑崙主脚如結踝如別。
京骨　承山　承筋　商丘主脚攣。　行間主厥足下熱。
然谷主足不能安脛酸不能久立。
中都主足下熱脛寒不能久立濕痺不能行。
陰陵泉主足痺痛。
承山　承筋主脚脛酸脚急跟痛脚筋急痛兢兢。
復留主脚後廉急不可前却足跗上痛。
京骨　然谷　腎輸主足寒。　僕參主足跟中踝後痛。
大谿主手足寒至節。　大谿　次窌　膀胱輸主足清不仁。
地倉　大泉主足躄躃不能行。　光明主痿躄坐不能起。
浮白主足緩不收。　天柱　行間主足不任身。
衝陽　三里　僕參　飛揚　復留　完骨主足痿失履不收
條口　三里　承山　承筋主足下熱不能久立。
風府　腰輸主足不仁。
丘墟主腕不收坐不得起髀樞脚痛。
陽輔　陽交　陽陵泉主髀樞膝骨痺不仁。
環銚　束骨　交信　陰交　陰谷主髀樞中痛不可舉。
臨泣　三陰交主髀中痛不得行足外皮痛。
申脉　隱白　行間主脛中寒熱。
太衝　涌泉主脛酸。　付陽主腨外廉骨痛。
飛揚主腨中痛。　復留主脛寒不能自温。
至陰主風寒從足小指起脉痺上下。
至陽主脛疼四肢重少氣難言。
厲兊　條口　三陰交主脛寒不得卧。
內庭　環銚主脛痛不可屈伸。
陽閒　環銚、承筋主脛痺不仁。
涌泉　然谷主五指盡痛足不踐地。
凡髀樞中痛不可舉以毫鍼寒而留之以月生死為息數立已

膝病

風市主兩膝攣痛引脇拘急軃躄或青或焦或枯或黧如腐木。　曲泉主膝不可屈伸。
中封主少氣身重濕膝腫內踝前痛。
大衝主膝內踝前痛。
解谿　條口　丘墟　太白主膝股腫胻酸轉筋
合陽主膝股重。　上廉主風水膝腫。
犢鼻主膝中痛不仁。
梁丘　曲泉　陽關主筋攣膝不得屈伸不可以行。
陰市主膝上伏兎中寒。
髀關主膝寒不仁痿痺不得屈伸
俠谿　陽關主膝外廉痛。
光明主膝痛脛熱不能行手足偏小。
犢鼻主膝不仁難跪。
膝關主膝內廉痛引臏不可屈伸連腹引喉咽痛
凡犢鼻腫可灸不可刺若其上堅勿攻攻之即死。

四肢病

章門主四肢解墮喜怒

曲泉　付陽　天池　大巨　支溝　小海　絶骨

前谷主四肢不舉

五里　三陽絡　天井　厲兌　三間主嗜卧四肢不欲動搖

列缺主四肢厥喜笑

復留　豐隆　大都主風逆四肢腫　照海主四肢淫濼

風痺第四

風病

率谷主醉酒風熱發兩目眩痛（甲乙云不能飲食煩滿嘔吐）

完骨主風頭耳後痛煩心（甲乙云及足不收失履口喎僻頭項搖瘈痛牙車急）

天柱主風眩

天府　曲池　列缺　百會主惡風邪氣泣出喜忘

陽谷主風眩驚手捲泄風汗出腰項急（甲乙手捲作手腕痛）

陰蹻主風暴不知人偏枯不能行　絶骨主風勞身重

解谿主風從頭至足面目赤　臨泣主大風目痛（甲乙云目外眥痛）

俠谿主胷中寒如風狀頭眩兩頰痛　崑崙主狂易大風

付陽主痿厥風頭重痛　涌泉主風入腹中

照海主大風默默不知所痛視如見星

內關主手中風熱　間使主頭身風熱

商陽主耳中風生　關衝主面黑渴風

天井主大風默默不知所痛悲傷不樂

後溪主風身寒　掖門主風寒熱

上關主瘈瘲沫出寒熱痓引骨痛

巨闕　照海主瘈瘲引臍腹短氣

中脘輸　長強　腎輸主寒熱痓反折

脾輸　膀胱輸主熱痓引骨痛

肝輸主筋寒熱痓筋急手相引

天井　神道　心輸主悲愁恍惚悲傷不樂

命門主瘈瘲裏急腰腹相引

魚際主痓上氣失瘖不能言　通理主不能言

濕痺

曲池　列缺主身濕搖時時寒

風市主緩縱痿痺腨腸疼冷不仁

中瀆主寒氣在分肉間痛苦痺不仁

陽關主膝外廉痛不可屈伸脛痺不仁

懸鍾主濕痺流腫髀筋急瘈脛痛

豐隆主身濕

陽陵泉主髀痺引膝股外廉痛不仁筋急

絶骨主髀樞痛膝脛骨搖酸痺不仁筋縮諸節酸折

曲泉主卒痺病引臏下節　漏谷主久濕痺不能行

商丘主骨痺煩滿　中封主瘈厥身體不仁少氣身濕重

臨泣主身痺洗淅振寒

凡身體不仁先取京骨後取中封絶骨皆寫之

癲疾

偏歷　神庭　攢竹　本神　聽宮　上星　百會　聽會

築賓　陽谿　後頂　強間　腦戶　絡却　玉枕主癲疾嘔

攢竹　小海　後頂　強間主痼發瘈瘲狂走不得卧心中煩

兌端　齗交　承漿　大迎　絲竹空　悤會　天柱

商丘　主癲疾嘔沫寒熱痓互引

承漿　大迎主寒熱悽厥鼓頷癲痓口噤

上關主瘈瘲沫出寒熱痓

絲竹空　通谷主風癎癲疾涎沫狂煩滿。
腦戶　聽會　風府　聽宮　翳風主骨痠眩狂瘛瘲口噤
喉鳴沫出瘖不能言。
金門　僕參主癲疾馬癎。
解谿　陽蹻主癲疾。　崑崙主癎瘛口閉不得開。
商丘主癎瘛。　臑會　申脈主癲疾膝氣。
尺澤　然谷主癲疾手臂不得上頭。
列缺主熱癎驚而有所見。
飛揚　太乙　滑肉門主癲疾狂吐舌。
長強主癲疾發如狂面皮敦敦者不治。
偏歷主癲疾多言耳鳴口僻。
溫留　僕參主癲疾吐舌鼓頷狂言見鬼。
曲池　少澤主瘛瘲癲疾。
筋縮　曲骨　陰谷　行間主驚癎狂走癲疾。
間使主善悲驚狂面赤目黃瘖不能言。
陽谿　天井主驚瘛。
天井　小海主癲疾羊癎吐舌羊鳴戾頸。
懸釐　束骨主癲疾互引善驚羊鳴。
天衝主頭痛癲疾互引數驚悸。
身柱主癲疾瘛瘲怒欲殺人身熱狂走讝言見鬼。
風池　聽會　復留主寒熱癲仆。
完骨主癲疾僵仆狂瘧。
通谷主心中憒憒數欠癲心下悸咽中澹澹恐。
天柱主卒暴癎眩。
五處　身柱　委中　委陽　崑崙主脊強反折瘛瘲癲疾
頭痛。

腦空　束骨主癲疾大瘦頭痛。
風府　崑崙　束骨主狂易多言不休。
風府　肺輸主狂走欲自殺。
胳却　聽會　身柱主狂走瘛瘲恍惚不樂。
天柱　臨泣主狂易多言不休目上反。
支正　魚際　合谷　少海　曲池　腕骨主狂言。

驚恐

溫留　掖門　京骨主狂仆。
神門　陽谷主笑若狂。
陽谿　陽谷主吐舌戾頸妄言。
巨闕　築賓主狂易妄言怒罵。
衝陽　豐隆主狂妄行登高而歌棄衣而走。
下廉　丘墟主狂言非常。
勞宮　太陵主風熱善怒心中悲喜思慕歔欷喜笑不止。
曲澤　太陵主心下澹澹喜驚。甲乙作內關
陰交　氣海　大巨主驚不得臥。　大巨主善驚。
陰蹻主臥驚視如見鬼。
大鍾　郄門主驚恐畏人神氣不足。
然谷　陽陵泉主心中怵惕恐如人將捕之。
解谿主瘛瘲而驚。　少衝主大息煩滿少氣悲驚。
少府主數噫恐悸氣不足。　行間主心痛數驚心悲不樂。
厲兌主多臥好驚。　掖門主喜驚妄言面赤。
神門主數噫恐悸不足。　巨闕主驚悸少氣。
三間　合谷　厲兌主吐舌戾頸喜驚。
通里主心下悸。
手少陰　陰郄主氣驚心痛。

後谿主泣出而驚。　腕骨主煩滿驚。

卒尸厥

隱白　大敦主卒尸厥不知人脉動如故。

中極　僕參主恍惚尸厥煩痛。

金門主尸厥暴死。

內庭主四厥手足悶者久持之厥熱腦痛腹脹皮痛者使人久持之。

邪客於手足少陰太陰足陽明之絡此五絡皆會於耳中上絡左角五絡俱竭令人身脉動如故其形無所知其狀若尸刺足大指內側爪甲上去端如韭葉後刺足心後取足中指爪甲上各一痏後取手大指之內去爪甲如韭葉後刺手心主少陰兌骨之端各一痏立已不已以筒吹其兩耳中立已不已拔其左角髮方寸燔治飲以淳酒一杯不能飲者灌之立已。

卒中惡

百會　玉枕主卒起僵仆惡見風寒。

通天　絡却主暫起僵仆。

大杼主僵仆不能久立煩滿裏急身不安席。

飛尸遁注

天府主卒中惡風邪氣飛尸惡注鬼語遁尸。

豐隆主厥逆足卒青痛如刺腹若刀切之狀大便難煩心狂見鬼好笑卒面四肢腫。

旁廷在腋下四肋間高下正與乳相當乳後二寸陷中俗名注市舉腋取之刺入五分灸五十壯主卒中惡飛尸遁注胷脇滿。

九曲中府在旁廷注市下三寸刺入五分灸三十壯主惡風

邪氣遁尸內有瘀血。

熱病第五

熱病

魚際　陽谷主熱病振慄鼓頷腹滿陰痿色不變。

經渠　陽池　合谷　支溝　前谷　內庭　後谿　腕骨

陽谷　厲兌　衝陽　解谿主熱病汗不出。

孔最主臂厥熱痛汗不出皆灸刺之此穴可以出汗。

列缺　曲池主熱病煩心心悶先手臂身熱瘈瘲脣口聚鼻張目下汗出如珠。（甲乙云兩項下三寸堅脇下疼痛）

中衝　勞宮　大陵　間使　關衝　少衝　陽谿　天窌主熱病煩心心悶而汗不出掌中熱心痛身熱如火浸淫煩滿舌本痛。

勞宮主熱病三日已往不得汗怵惕。（甲乙云主熱病煩滿而欲嘔噦三日已往不得汗怵惕胷脇不可反側欬滿溺赤小便血衄不止嘔吐血氣逆噫不止嗌中痛食不下善渴口中爛掌中熱欲嘔）

間使主熱病煩心善噦胷中澹澹善動而熱。

曲澤主傷寒溫病身熱煩心口乾。（甲乙云心澹澹然善驚身熱煩心口干手清逆氣嘔唾肘瘈善搖頭顔清汗出不過肩傷寒溫病曲澤主之）

通理主熱病先不樂數日。

掖門　中渚　通理主熱病先不樂頭痛面熱无汗。

三間主氣熱身熱喘。（甲乙云寒熱口乾身熱喘息眼目急痛善驚）

溫留主傷寒寒熱頭痛噦衄肩不舉。

曲池主傷寒餘熱不盡。

上管　曲差　上星　陶道　天柱　上窌　懸釐　風池

命門　膀胱輸主煩滿汗不出。

飛揚主下部寒熱汗不出軆重。

五處　攢竹　正營　上管　缺盆　中府主汗出寒熱。

承漿主汗出衄血不止。
巨闕主煩心喜嘔。（甲乙云心腹脹噫煩熱善嘔膈中不通）
百會主汗出而嘔痓。
商丘主寒熱好嘔。
懸顱主熱病頭痛身熱。
玉枕　大杼　肝輸　心輸　膈輸　陶道主汗不出悽厥惡寒。
懸釐　鳩尾主熱病偏頭痛引目外眥。
少澤主振寒小指不用頭痛。
大椎主傷寒熱盛煩嘔。
膈輸　中府主寒熱皮肉骨痛，少氣不得臥支滿。
列缺主寒熱掌中熱。
神道　關元主身熱頭痛進退往來。
曲泉主身熱頭痛汗不出。
膈輸主嗜臥怠惰不欲動揺身當濕不能食。
三焦輸主頭痛食不下。
魚際主頭痛不甚汗出。
腎輸主頭身熱赤振慄腰中四肢淫濼欲嘔。
天井主振寒頸項痛。
肩井　關衝主寒熱悽索氣上不得臥。
尺澤主氣隔喜嘔鼓頷不得汗，煩心身痛。
肩貞主寒熱項歷適。（甲乙云耳鳴無聞引缺盆肩中熱痛麻小不舉）
委中主熱病俠脊痛。
大都主熱病汗出且厥足清。（外臺云汗不出厥手足清）
太白主熱病先頭重顏痛煩悶心身熱，熱爭則腰痛不可以俛仰，又熱病滿悶不得臥，身重骨痛不相知。
支正　少海主熱病先腰脛酸，喜渴數飲食，身熱項痛而強振寒寒熱。（甲乙云主振寒寒熱頸項腫實則肘攣頭眩痛虛則生疣小者痂疥）
衝陽主振寒而欠。
復留主寒熱無所安，汗出不止，風逆四肢腫。　後谿主身熱惡寒。
光明主腹足清寒熱汗不出。
凡熱病煩心足寒清多汗，先取然谷，後取大谿大指間動脉，皆先補之。
熱病先腰脛酸，喜渴數飲，身清清則項痛而寒且酸，足熱不欲言，頭痛顛顛然，先取涌泉及太陽井滎。熱中少氣厥寒，灸之熱去，灸涌泉三壯，煩心不嗜食，灸涌泉，熱去四逆喘氣偏風，身汗出而清，皆取俠谿。
凡熱病刺陷谷，足先寒，寒上至膝乃出針，身痺洗淅振寒，季脇支滿痛。
凡溫病身熱五日已上，汗不出，刺大泉，留針一時取針，若未滿五日者，禁不可刺。
凡好太息，不嗜食，多寒熱汗出，病至則喜嘔，嘔已乃衰，即取公孫及井輸，實則腸中切痛，厥頭面腫起，煩心狂，多飲不嗜臥，虛則鼓脹，腹中氣大滿，熱痛不嗜食，霍亂，公孫主之。

黃疸

然谷主黃疸，一足寒，一足熱，喜渴。（甲乙云舌縱煩滿）
章門主傷飽身黃。
中封　五里主身黃時有微熱。（甲乙云不嗜食膝內廉內踝前痛少氣身躰重）
太衝主黃疸熱中喜渴。
脊中主黃疸腹滿不能食。
脾輸主黃疸喜欠，不下食，脇下滿欲吐，身重不欲動。
中管　大陵主目黃振寒。
勞宮主黃疸目黃。

大谿主黄疸。（甲乙云消癉善喘氣走喉咽而不能言手足清大便難嗌中腫痛唾血口中熱唾如膠）
脾輸　胃管主黄疸。
霍亂
巨闕　關衝　支溝　公孫　陰陵泉主霍亂。
期門主霍亂泄注。
太陰　大都　金門　僕參主厥逆霍亂。
魚際主胃逆霍乱。　太白主霍亂逆氣。
三里主霍乱遺矢失氣。　解谿主膝重脚轉筋濕痺。
大泉主眼青轉筋乍寒乍熱缺盆中相引痛。
金門　僕參　承山　承筋主轉筋霍亂。
承筋主瘈瘲脚酸。（甲乙云霍乱脛不仁）
丘墟主脚急腫痛戰掉不能久立附筋足攣。
竅陰主四肢轉筋。
委中　委陽主筋急身熱。
凡霍亂頭痛胷滿呼吸喘鳴窮窘不得息人迎主之。
凡霍亂泄出不自知先取太谿後取太倉之原。
瘧病
列缺　後谿　少澤　前谷主瘧寒熱。
陽谷主瘧脇痛不得息。
飛揚主狂瘧頭眩痛痓反折。
太鍾主多寒少熱。
太谿主熱多寒少。（甲乙云瘧悶嘔甚熱多寒少欲閉戸而處寒厥足熱）
商丘主寒瘧腹中痛。
中封主色蒼蒼然太息振寒。
丘墟主瘧振寒。（甲乙云腋下腫）
崑崙主瘧多汗。（甲乙云腰痛不能俛仰目如脫項如拔）

衝陽主瘧先寒洗淅甚久而熱熱去汗出。
臨泣主瘧日西發。　俠谿主瘧足痛。
然谷主温瘧汗出。　天府主瘧病。
少海主瘧背振寒。（甲乙云頭痛引肘腋腰痛引少腹中四肢不擧）
天樞主瘧振寒熱盛狂言。
少商主振慄鼓頷。
商丘　神庭　上星　百會　完骨　風池　神道　掖門
前谷　光明　至陰　大杼主痎瘧熱。
陰都　少海　商陽　三間　中渚主身熱瘧病。
太泉　太谿　經渠主瘧欬逆心悶不得卧寒熱。
列缺主瘧甚熱。　陽谿主瘧甚苦寒欬歐沫。
大陵　腕骨　陽谷　少衝主乍寒乍熱瘧。
合谷　陽池　俠谿　京骨主瘧寒熱。
譩譆　支正　小海主風瘧。
偏歷主風瘧汗不出。　温留主瘧面赤腫。
三里　陷谷　俠谿　飛揚主痎瘧少氣。
天井主瘧食時發心痛悲傷不樂。
少澤　復留　崑崙主瘧寒汗不出。
厲兑　内庭主瘧不嗜食惡寒。
衝陽　束骨主瘧從脚胻起。

癭瘤第六

癭瘤
天府　臑會　氣舍主瘤癭氣咽腫。（甲乙云天府作天窓）
腦戸　通天　消濼　天突主頸有大氣。
通天主癭灸五十壯。胷堂羊　矢灸一百壯。
痔癢

飛揚主痔篡傷痛。

支溝　章門主馬刀腫瘻。　絶骨主瘻馬刀掖腫。

商丘　復留主痔血泄後重

大迎　五里　臂臑主寒熱頸瘰癧

天突　章門　天池　支溝主漏

天突　天窻主漏頸痛　勞宮主熱痔　會陰主痔與陰相通者死。

俠谿　陽輔　太衝主掖下腫馬刀瘻

承筋　承扶　委中　陽谷主痔痛掖下腫

商丘主痔骨蝕喜魘夢

竅陰主癰疽頭痛如錐刺不可以動動則煩心

太陵　支溝　陽谷　後谿主痂疥

㿗疝

曲泉主㿗疝陰跳痛引臍中不尿陰痿

中都主㿗疝崩中

合陽　中郄主㿗疝崩中腹上下痛腸澼陰暴敗痛

照海主四肢淫濼身悶陰暴起疝

大谿主胞中有大疝瘕積聚與陰相引

商丘主陰股內痛氣癰狐疝走上下引小腹痛不可以俛仰

關元主㿗疝　肩井傍肩解與臂相接處主偏㿗

巨闕主狐疝　大衝主狐疝歐厥

中管主衝疝冒死不知人

臍中　石門　天樞　氣海主少腹疝氣遊行五藏疝繞臍衝冒不得息（甲乙云臍疝繞臍痛衝冒不得息灸臍中臍疝繞臍痛石門主之臍疝繞臍痛時止天樞主之）

石門主腹滿疝積　關元主暴疝痛

大敦主卒疝暴痛陰跳上入腹寒疝陰挺出偏大腫臍腹中邑邑不樂小便難而痛灸刺之立已左取右右取左（甲乙云照海主之）

四滿主臍下疝積（甲乙云胞中有血）

天樞主氣疝歐　大巨主㿗疝偏枯

交信主氣癃㿗疝陰急股樞腨內廉痛

中封主㿗疝癃暴痛痿厥身躰不仁

氣衝主㿗陰腫痛陰痿莖中痛兩丸騫痛不可仰卧

曲泉主㿗疝陰跳痛引莖中不得尿

大陰郄　衝門主疝瘕陰疝

少府主陰痛實時挺長寒熱陰暴痛遺尿偏虛則暴癢氣逆

卒疝小便不利

陰市主寒疝下至腹腠膝腰痛如清水小大（一作腹）諸疝按之下至膝上伏兔中寒疝痛腹脹滿痿少氣

大衝　中封　地機主㿗疝精不足

中極主失精　魚際主陰濕腹中餘疾

五樞主陰疝兩丸上下少腹痛

陰交　石門主兩丸騫

大衝主兩丸騫縮腹堅不得卧（甲乙云環臍痛陰騫兩丸縮腹堅痛不得卧）

大赫　然谷主精溢陰上縮

會陰主陰頭寒　曲泉主陰痿

陰谷主陰痿不用小腹急引陰內廉痛

行間主莖中痛

雜病第七　論一首

膏肓輸無所不治主羸瘦虛損夢中失精上氣欬逆狂惑忘誤取穴法令人正坐曲脊伸兩手以臂著膝前令正直手大指與膝頭齊以物支肘勿令臂得動搖從胛骨上角摸索至胛骨下頭其間當有四肋三間灸中間依胛骨之裏肋間空去胛骨容側指許摩胎肉之表肋間空處按之自覺牽引胷

戶中灸兩胛中各一處。至六百壯。多至千壯。當覺氣下礱礱然如流水狀。亦當有所下出。若無停痰宿疾則無所下也。若病人已困不能正坐。當令側臥。挽上臂令前。求取穴灸之也。求穴大較以右手從右肩上住指頭表所不及者是也。左手亦然。乃以前法灸之。若不能久正坐。當伸兩臂者。亦可伏衣襆上伸兩臂。令人挽兩胛骨使相離。不爾胛骨覆穴不可得也。所伏衣襆當令大小常定。不爾則失其穴也。此灸訖後令人陽氣康盛。當消息以自補養。取身體平復。其穴近第五椎相準望取之。

論曰。昔秦緩不救晉侯之疾。以其在膏之上肓之下。針藥所不及。即此穴是也。時人拙不能求得此穴。所以宿痾難遣。若能用心方便求得灸之。無疾不愈矣。

三里主腹中寒脹滿腸鳴腹痛。胷腹中瘀血。小腹脹皮腫。陰氣不足。小腹堅熱病汗不出。喜嘔口苦壯熱。身反折口噤鼓頷。腰痛不可以顧。顧而有所見喜悲。上下求之。口僻乳腫喉痹不能言。胃氣不足久泄利。食不化脇下柱滿。不能久立。膝痿寒熱中消穀苦飢。腹熱身煩狂言。乳癰喜噫惡聞食臭。狂歌妄笑恐怒大罵。霍亂遺尿失氣。陽厥悽悽惡寒頭眩。小便不利喜噦。凡此等疾皆灸刺之。多至五百壯。少至二三百壯。

涌泉主喜喘喉痹。身熱痛脊脇相引。忽忽喜忘。陰痹腹脹腰痛。大便難。肩背頸項痛時眩。男子如蠱。女子如阻。身體腰脊如解。不欲食喘逆。足下清至膝。咽中痛不可內食。瘖不能言。小便不利。小腹痛風入腸中。癲疾俠臍痛。急胷脇柱滿痛衄不止。五疝指端盡痛。足不踐地。凡此諸疾皆主之。

婦人病第八

少腹堅痛。月水不通。刺帶脉入六分。灸五壯。在季肋端一寸八分。一作端下

漏下若血閉不通。逆氣脹。刺血海入五分。灸五壯。在膝髕上內廉白肉際二寸半。

漏血少腹脹滿如阻。體寒熱腹偏腫。刺陰谷入四分。灸三壯。在膝內輔骨後大筋之下小筋之上。屈膝乃得之。甲乙云漏血小便黃陰谷主之

女子疝瘕。按之如以湯沃兩股中。少腹腫。陰挺出痛。經水來下。陰中腫或癢。漉青汁如葵羹。血閉無子。不嗜食。刺曲泉。在膝內輔骨下大筋上小筋下陷中。屈膝乃得之。刺入六分。灸三壯。

疝瘕按之如以湯沃股內至膝。飧泄陰中痛。少腹痛堅急重下濕。不嗜食。刺陰陵泉入二分。灸三壯。在膝下內側輔骨下陷中。伸足乃得之。

經逆四肢淫濼。陰暴跳疝。小腹偏痛。刺陰蹻入三分。灸三壯。在內踝下容爪甲。即照海穴也

少腹大。字難。嗌乾嗜飲。俠臍疝。刺中封入四分。灸三壯。在內踝前一寸半。伸足取之。

女子不字。陰暴出。經漏。刺然谷入三分。灸三壯。在足內踝前起大骨下陷中。

字難若胞衣不出。泄風從頭至足。刺崑崙入五分。灸三壯。在足外踝後跟骨上。

月事不利。見赤白而有身反敗。陰寒。刺行間入六分。灸三壯。在足大指間動應手。

月閉溺赤。脊強互引反折。汗不出。刺腰輸入二寸。留七呼。灸三壯。在第二十一椎節下間。

絕子瘧寒熱。陰挺出不禁。白瀝。痓脊反折。刺上窌入二寸。留七呼。灸三壯。在第一空腰髁下一寸俠脊。

赤白瀝心下積脹腰痛不可俛仰刺次窌入三寸留七呼灸三壯。在第二空俠脊陷中。

赤淫時白氣癃月事少刺中窌入二寸留七呼灸三壯。在第三空俠脊陷中。

下蒼汁不禁赤瀝陰中癢痛引少腹控胁不可以俛仰刺腰尻交者兩胂上以月生死爲痏數發針立已。一云下窌

腸鳴泄注刺下窌入二寸留七呼灸三壯。在第四空俠脊陷中。

赤白裏急瘈瘲刺五樞入一寸灸五壯在帶脉下三寸。

拘攣腹滿疝月水不下乳餘疾。絶子陰癢賁豚上䐜腹堅痛下引陰中不得小便刺陰交入八分灸五壯在臍下一寸。

腹滿疝積乳餘疾絶子陰癢賁豚上䐜少腹堅痛下引陰中不得小便刺石門入五分在臍下二寸忌灸絶孕。

絶子衃血在內不下。胞轉不得尿小腹滿石水痛刺關元入二寸灸七壯。在臍下三寸又主引脇下脹頭痛身背熱賁豚寒小便數泄不止。

子門不端小腹苦寒陰癢及痛賁豚搶心飢不能食腹脹經閉不通小便不利乳餘疾絶子內不足刺中極入二寸留十呼灸三壯在臍下四寸。

赤白沃陰中乾痛惡合陰陽小腹䐜堅小便閉刺屈骨入一寸半灸三壯在中極下一寸。

月水不通奔泄氣上下引腰脊痛刺氣穴入一寸灸五壯在四滿下一寸。

胞中痛惡血月水不以時休止腹脹腸鳴氣上衝胸刺天樞入五分灸三壯去肓輸一寸半。

少腹脹滿痛引陰中。月水至則腰背痛胞中瘕子門寒大小便不通刺水道入二寸半灸五壯。在大巨下三寸。

月水不利或暴閉塞腹脹滿癃淫濼身熱乳難子上搶心若胞不出衆氣盡亂腹中絞痛不得反息。正仰卧屈一膝伸一膝並氣衝針上入三寸氣至瀉之在歸來下一寸動脉應手。

產餘疾食飲不下賁豚上下傷食腹滿刺期門入四分灸五壯在第二肋端。

乳癰驚痹脛重足跗不收跟痛。刺下廉入三分灸三壯。在上廉下三寸。

月水不利見血而有身則敗乳腫刺臨泣入二分灸三壯在足小指次指間去俠谿一寸半。

女子疝及小腹腫溏泄癃遺尿陰痛面塵黑目下眥痛漏血。刺太衝入三分灸三壯。在足大指本節後二寸中動脉。

女子疝赤白淫下時多時少暴腹痛刺蠡溝入三分灸三壯。在內踝上五寸。

女子無子欬而短氣刺涌泉入三分灸三壯。在足心陷者中。

乳難子上衝心陰疝刺衝門入七分灸五壯。在府舍下上去大横五寸。

女子不下月水痹驚善悲不樂如墮墜汗不出刺照海入四分灸二壯在內踝下四分又主女子淋陰挺出四肢淫濼。

血不通刺會陰入二寸留七呼灸三壯在大便前小便後。

子藏中有惡血內逆滿痛刺石關入一寸灸五壯在陰都下一寸。

肓門主乳餘疾。

俠谿主少腹堅痛月水不通。

神封　膺窗主乳癰寒熱短氣卧不安。

三里主乳癰有熱。

乳根主膺腫乳癰悽索寒熱痛不可按。

天谿　俠谿主乳腫癰潰。大泉主妬乳膺胷痛。
四滿主子藏中有惡血內逆滿痛疝。
中極主拘攣腹疝月水不下。乳餘疾。絕子陰癢。
四滿主胞中有血。大赫主女子赤沃。
氣衝主無子小腹痛。支溝主女人脊急目赤。
陰廉主絕產若未曾產。築賓主大疝絕子。
涌泉　陰谷主男子如蠱。女子如阻。身體腰脊如解不欲食。
水原　照海主不字陰暴出淋漏月水不來而多悶心下痛。
照海主陰挺下血陰中腫或癢漉清汁若葵汁。

小兒病

本神、前頂、囟會　天柱主小兒驚癇。
臨泣主小兒驚癇反視。
顱息主小兒癇喘不得息。
懸鐘主小兒腹滿不能食飲。
瘈脉　長強主小兒驚癇瘈瘲多吐泄注驚恐失精視瞻不明眵䁾。
然谷主小兒臍風口不開善驚。
譩譆主小兒食晦頭痛。

備急千金要方卷第三十

校定備急千金要方後序

臣嘗讀唐令，見其制爲醫者，皆習張仲景傷寒、陳延之小品。張仲景書今尚存于世，得以迹其爲法，莫不有起死之功焉。以類推之，則小品亦仲景之比也。常痛其遺逸無餘。及觀陶隱居百一方、王道外臺秘要，多顯方之所由來，乃得反覆二書，究尋於千金方中，則仲景之法，十居其二三，小品十居其五六。粹乎哉，孫真人之爲書也。既備有漢志四種之事，又兼載唐令二家之學。其術精而博，其道深而通，以今知古，由後視今，信其百世可行之法也。臣今所咏嘆不能已已者，乃其書法也。至於其爲人行事，則盧照鄰嘗云：道洽古今，學殫術數，高談正一，則古之蒙莊子；深入不二，則今之維摩詰。則其爲人賢否，不待今之稱述而可知已。世俗妄人，方區區稱海上龍宮之事，以附致爲奇，何所發明於孫真人哉。

治平三年正月二十五日

進呈訖，至四月二十六日奉

聖旨鏤板施行

朝奉郎守太子右贊善大夫同校正醫書騎都尉賜緋魚袋臣高保衡

朝奉郎守尚書都官員外郎同校正醫書騎都尉臣孫奇

朝奉郎守尚書司封郎中充秘閣校理判登聞檢院上護軍賜緋魚袋臣林億

龍圖閣直學士朝散大夫守尚書工部侍郎兼侍講知審刑院事兼判少府監提舉醴泉觀兼提舉校正醫書上柱國彭城郡開國公食邑二千一百戶食實封三百戶賜紫金魚袋臣錢　象先

推忠協謀同德佐理功臣光祿大夫行尚書吏部侍郎參知政事上柱國天水郡開國公食邑三千五百戶食實封捌伯戶臣趙　槩

推忠協謀同德佐理功臣光祿大夫行尚書吏部侍郎參知政事上柱國樂安郡開國公食邑二千八百戶食實封捌伯戶　臣歐陽　脩

推忠協謀同德守正佐理功臣開府儀同三司行中書侍郎兼戶部尚書同中書門下平章事集賢殿大學士上柱國廬陵郡開國公食邑八千二百戶食實封貳阡陸伯戶　臣曾　公亮

推忠協謀同德守正佐理功臣開府儀同三司行尚書右僕射兼門下侍郎同中書門下平章事昭文館大學士監修國史兼譯經潤文使上柱國魏國公食邑一萬七千七百戶食實封肆阡貳伯戶　臣韓　琦

嘉永紀元江戸醫學
仿宋槧本景摹開彫

影宋本千金方攷異

按宋槧千金方三十卷目錄一卷原帙卽治平三年所鏤版施行者每半葉十三行每行二十三字其版心無題記文字寬裕欄界長大玄匡貞殷讎恒敦等字皆有缺筆是也其原版漫滅或全紙補刊或數字塡入者亦往往有之葢其欵式字樣髣髴相類而版心記甲丙丁卯庚午字者攷其干支始爲元祐補刊其版心擧字數者及欄界狹隘文字緊小者俱玄讎等字不缺筆唯愼字缺筆是乾道淳熙間所補刊也元祐去治平不遠所以略相類若乾淳其相距百餘年展轉摸刻則譌舛亦在所不免也

原本第四卷僅存二葉今覆刻元本以補之第三卷二十一葉五卷上十四葉六卷下十六葉二十三葉七卷十二葉十卷九葉二十葉二十八葉十七卷三十四葉二十五卷二十一葉二十七卷二十三葉三十葉二十九卷六葉幷缺今亦以元本補

凡原本漫滅及空缺處亦皆據元本補塡其佳作隹及作反火作大曰作日升作外之類譌字顯然可知者據元明諸本悉改之

凡木傍字或从手心傍字或从十禾傍字或从示竹冠艸帽互用及鑄作鑢鼠作鼠鼪作

蒙鹽作監逢作逄蟲作虫之類皆六朝已來俗字今皆依舊不敢私改所以存古也顏眞卿干祿字書序云所謂俗者例皆淺近唯籍帳文案券契藥方非涉雅言用亦無爽據此則醫方相沿多用俗字葢有所受之不必皆出宋時俗寫也

元明諸本亦皆原不得不據宋本也而其異文換位往往從臆改易讀不若宋本似難讀而竟存古義也其遇空兩義兼存者則謹取諸本校之

眞本〔皇國所傳李唐遺卷未經宋校者存序並第一卷末云正和四年和氣嗣成以秘本寫是本甚多異同一一巨校今唯摘其要耳〕

元本〔不記梓行年月題曰重刊孫眞人備急千金要方總目後有識語云近得前宋西蜀經進官本不敢私秘重加校正一新繡梓知其原亦出宋本〕

正德本〔行款字數全與元本同綱目後有正德辛巳歲孟秋愼獨齋劉氏刊行記卽覆刻元本者〕

嘉靖本〔喬世寧刊卽抄于道藏中九十三卷者〕

萬曆本〔方中聲據嘉靖本校刊者〕

新校備急千金要方序　乃聖〔諸本乃作明〕

備急千金要方序　自育〔萬曆本育作盲〕

卷第一

治病略例第三　煩悶干驚〔玉函經干驚作驚悸〕

診候第四　蹈大火〔眞本蹈作涉元本正德本作陷〕肺氣盛則夢恐懼哭泣〔眞本作肺氣盛則夢哀六字此下有短虫多乃夢聚衆長虫多〕

乃夢相擊破傷恐懼哭泣飛揚卅二字案長蟲多以上原素問文腎氣盛以下是靈樞文蓋眞人先舉素問要據靈樞補其義者宋人一從靈樞改訂恐失作者之意又案據經文眞本恐懼云云六字疑寫手誤入凡此十二盛者至而瀉之立巳凡此拾伍不足者至而補之立巳眞本无此卅五字

用藥第六　三佐五使眞本作五佐二字　九佐使眞本作九佐與經文合玉石上部眞本無此四字下草木等皆同女萎萎蕤眞本無萎蕤此下有黃精反萵蒲五字牛膝畏車前諸本車作白桔梗節皮爲使醫心方節皮作秦皮蠐螬蜚虫爲使眞本蜚虫作飛蟲元明諸本作蜚蠊或曰自將採取諸本將作解

合和第七眞本無合和門文藏在用藥門中　例曰諸經方用藥眞本別提凡湯中用完物乾棗梔子眞本梔子作括樓子不空入湯酒者蛇膽眞本及醫心方蛇作虵凡丸散云若干分兩者　至　三五兩藥耳眞本无錢匕者　至　竝用五銖錢也眞本无案此皆宋臣所增等凡湯酒膏藥　至　片粒調和也眞本不載案此條亦宋臣據本草序例所加凡云末者謂擣篩如法也眞本无案此句亦宋臣所妄加細末法具于次條凡煮湯極令靜潔諸本靜作淨案淨靜古通用凡擣藥法過多爲佳眞本及醫心方此下有和合巳訖置施佛前案上洛告十方三寶藥王藥藏耆婆菩薩俞附扁鵲一心求請咒願述其本心卽有神助八方生氣充溢四體當以四時王相日造所求皆得攘灾滅惡病皆得差成者要生表針內藥與之令服可謂千金之藥內消無疵之病如此不活者命也百一字今本脫落條宋臣所刪法

服餌第八　凡服丸散　至　可通用也眞本不載凡服補湯眞本別提凡服湯三日眞本別提凡服治風湯眞本別提凡諸惡瘡凡服酒藥眞本無此二條凡服藥忌見眞本不載凡人五十巳上大虛者眞本不載

藥藏第九眞本用藥第六末有藏藥貯擬法與此全同知唐本如此今本抄出用藥門中而剩成第九一篇者益亦出于宋臣手存不忘亾眞本冠論曰二字求民之瘼眞本求作救可貯藥藏眞本貯作立見諸世祿之家眞本別提上冠論曰二字貴畜而賤身誠可羞矣眞本無此九字石藥眞本此下有四十五種字下灰土藥根藥下皆有數種字今不悉校鐵臼木臼眞本作杵臼二字鐺釜銅鐵匙等眞本作鍉鋌銅匙鐵匙各一諸藥未卽用者眞本不提頭

卷第二

求子第一　生熟二藏玉函同嘉靖本萬曆本二藏作五藏外臺引作矣然五藏

姙娠諸病第四　胎動及數墮胎第一　酒服方寸諸本寸下有匕字心腹痛及脹滿第四　合煎食頃服嘉靖本萬曆本頃作頓外臺引食頃作食前頓服入心諸本作乂心服小兒尿諸本服作取傷寒第五　頭豉諸本頭作亘下血第七　一方匕方下諸本有寸字小便病第八　蕪菁子十合諸本作七合取去爪甲諸本去作夫子死腹中第六　熟眞朱諸本朱作珠外臺作眞珠按眞朱卽丹沙其作珠者見後漢書袁安傳云以珠書音義云以朱沙畫之也珠與朱同是與後世作硃者同理與珠玉字不相涉凡與阮河南諸本及外臺凡作此逆生第七　如法上諸本作如上法胞胎不出第八　眞朱諸本朱作珠炊蔽嘉靖本蔽作篩萬曆本作算夫內衣外臺引廣濟內衣作單衣

下乳第九　揩摝原譌揩摝據諸本改外臺引作揩一字去滓作作下諸本有飲字宋本補刻時誤脫耳

卷第三

虛損第一　鹿肉湯茯苓各二兩元本作三兩

虛煩第二　淡竹茹湯煑取一升元本嘉靖本萬曆本作二升正德本作三升

中風第三　鹿肉湯芎藭各一兩諸本作二兩羊肉湯成擇大蒜諸本擇作韠茯神湯桂心各一兩諸本作二兩

心腹痛第四　內補當歸建中湯大棗十枚諸本作十八枚大補中當歸湯益加元本作桂嘉靖本萬曆本作佳治産後腹中如弦當堅痛諸本當作常蒲黃湯苡消一兩諸本作二兩

惡露第五　治産後血瘕痛方秤鐵諸本鐵作鋌外臺引崔氏亦同

下痢第六　桂蜜湯當歸二兩諸本作三兩

淋渴第七　葵根湯冬瓜練七合一作汁外臺引作冬瓜汁

雜治第八　治産勞元本同嘉靖本萬曆本産下有後字外臺引集驗作産後冷

卷第四

補益第一　大澤蘭圓令人有子嘉靖本萬曆本子下有方字

月水不通第二　乾薑圓食不生肌嘉靖本萬曆本肌下有方字當歸圓或在月後嘉靖本萬曆本後下有方字鼈甲圓又方不欲食嘉靖本萬曆本食下有方字桂心酒大麻人竈突墨參升參上恐脫各字或大麻人下分量字缺虎杖煎又方若病去止服止譌但正德本嘉靖本同今據萬曆本改遼東都尉所上圓服中所苦翼方服作腹

赤白帶下崩中漏下第三　是所下之物物譌初正德本嘉靖本同今據萬曆本改雲母芎藭散一方有龍骨乾葛嘉靖本萬曆本乾葛作乾薑生地黃湯又方桑中蝎屎諸本同按姙娠諸病下血第七治胎墮下血不止方桑蝎蟲矢燒灰酒服方寸匕外臺引文同據之蝎即蠍譌而中蝎二字疑蝎蟲誤倒者爾雅注蝎木蠹也本草拾遺有柘蟲屎蓋亦此類

月經不調第四　大黃朴消湯空下之嘉靖本萬曆本之下有方字桃人散如瘧疰狀嘉靖本萬曆本狀下有方字

卷第五上

序例第一　擇乳母法氣軟諸本軟作欬癡瘥外臺引崔氏瘥作瘙醫心方引小品作癬瘙案癡是癬之譌字釋名曰癬徙也浸淫徙處日廣也故青徐謂癬為徙也慧琳一切經音義癬又作癡同私淺反是也自癡字一譌癡其義不通故淺人妄以瘥改瘙今得據醫心方而匡其謬矣

初生出腹第二　小兒生輒死治之法據例似空提頭但諸本皆如此姑錄俟考相兒命短長法諸本別提多夭大翼方無大字是項託諸本託作橐按託橐音通論衡實知篇云項託年七歲教孔子

客忤第四　治少小卒客忤方下便愈諸本便上有咽字

傷寒第五　治小兒時氣方燒雄鼠屎二枚燒

一燒字恐衍 治少小有熱不汗 程衍道云不當作出按不疑大字譌

卷第五下

欬嗽第六　杏人丸則痢 諸本痢作利

癖結脹滿第七　桂心橘皮湯成擇薤 外臺作薤白

小兒雜病第九　治小兒氣癲方當歸 二字脫今據諸本補完 煎取一升 據例煎當煮按煎取一三字屬後人補塡字體鑿痕現然可見然則當歸二字亦補塡時所刪歟 治小兒鼻塞不通足涕出方 萬曆本及外臺足作濁醫心方引產經作有涕二字

卷第六上

目病第一　補肝丸肝痺所損 痺恐脾誤

鼻病第二　治鼻中息肉又方日再息 諸本息作三案息或愈譌

口病第三　熏衣香又方蠶下 諸本此下有篩字 裛衣香方籠下用之 諸本用上有篩字 又方丁香七枚 外臺作一兩 甘松香麝香沈香煎香 分量缺外臺作甘松香麝香沈香各二兩穢香一兩

卷第六下

齒病第六　治齒齗痛又方馬齒一把 馬齒當是馬齒莧本事方治風齒腫痛馬齒莧一把嚼汁漬之即此方耳

喉病第七　治喉痺又方熬令濃熱傳之 諸本熱作熟 治卒咽痛又方燒炊箒 諸本箒作篳

耳病第八　治耳聾方微火炙以汗出 諸本汗作汁案汗此汗一字似後人補塡 治百蟲入耳又方車肛脂 諸本肛作轄醫心方引小品作轂按車釭字从金今作肛者自脂字肉傍傳移者與肛門字自別

面藥第九　治面黕又方蜜各等分 分量缺據諸本補

卷第七

論風毒狀第一　論風毒相貌但覺臍下冷痛 諸本痛作瘖 論得之所由風如擊箭 諸本作急箭 論須瘰緩急或白汗 諸本及外臺作自汗 凡灸八處第四膝眼宛宛中是 翼方是下有炙百壯三字 足太陰伏溜 翼方太陰作太陽本書有足巨陽穴治腰痛穴在外踝下即是 氣不止者可用之 按止恐上譌

湯液第二　治腳弱體痺不仁方烏梅十枚 諸本十作七 防風湯虛風微痓 諸本痓作痙

諸散第三　單服松脂鎗中 諸本鎗作鐺下同按干祿字書鎗鐺聲楚庚反鐺音當今竝以爲鐺釜字更無別體

膏第五　太傅白膏目痛灸緲縹白瞖如珠 諸本作目痛淚出縹白瞖如珠

卷第八

論雜風狀第一　甲乙經云溫臥取汗則巨取之 甲乙經巨下有鍼字按此注譌脫不可讀據例當在溫臥取汗下而云甲乙經作巨鍼取之 肺生氣息 元本正德本生作主 實有外堅充滿 諸本有作者 使人彊上而目脫 經文作冥視新校正引作目眩 神明

白膏丹參亦 諸本亦作膏

諸風第二　常山太守馬灌酒乾薑各一兩 諸本一作三 蠻夷酒礬石 諸本作礜石 心輸穴橫三間 此下六字空諸本接下文

賊風第三　治脾虛寒當歸丸言音沈鼓 據上文沈

下恐脫澀如破三字溫中生薑湯先煎麻黃煎恐煮誤間有經宋
人安改如此者
偏風第四　大理趙卿不能跪起行起下二字空諸本無
行字上窌一穴諸本此上有針字獨活寄生湯皆猶腎
氣虛弱諸本猶作由案由猶古來多通用
風痱第五　論曰古人立方不得與痺風諸本風作
以
風懿第六　治中風口噤云云方瘖瘂不語諸本
瘖瘂作喉痺
卷第九
傷寒例第一　小品曰君子周密諸本周作固或治
不主病諸本主作去傷寒論作對陳廩丘云熱溼之氣諸本
溼作溫數方與桂枝湯諸本方作少論曰當自戒勤
嘉靖本勤改作謹鑿痕可見萬曆本同
發汗散第四　治時病表裏大熱欲死此方據方後少
一味諸本有紫葛共八味
發汗湯第五　麻黃湯甘草各一兩諸本作二兩陽
旦湯膠飴半斤斤恐升譌葛根龍膽湯生薑二兩諸本
二作三
空下第八　生地黃湯大棗二枚諸本及外臺引集驗作二
十枚
發汗吐下後第九　麻黃杏人石膏甘草湯諸本
作四物甘草湯據例麻上空有與字初得病但列火諸本列作烈
卷第十

勞復第二　手足拘拳諸本拳作攣
傷寒不發汗變成狐惑病第四　不欲食聞食
臭上食字恐衍瀉心湯井輸盆腫黃汁出經合外
爛外臺引盆作穴合作絡
傷寒發黃第五　黃耆芍藥桂苦酒湯合煎取
三升　桂枝加黃耆湯煎取三升據例煎字蛀空作煮
小半夏湯半夏半斤金匱作一升斤疑升譌
診谿毒證第七　張口欠欬諸本欬下有嗽字按欬疑欸字乃欠
欬成語淺人臆補嗽字愈不可解
卷第十一
肝虛實第二　肝膽俱虛病如恍惚諸本及脈經如作若
筋極第四　人參酒無所聞諸本作不知
堅癥積聚第五　果膿血諸本及經文果作裹蓋是通用太一
神明陷冰丸礜石嘉靖本萬曆本作礬石消石大丸又
盡一刻有餘一刻諸本無有字土瓜丸水中蠱卵
生諸本蠱作蟲
卷第十二
膽虛實第二　半夏千里流水湯集驗方麥門
冬桂心各二兩諸本及外臺引集驗二兩作三兩治煩悶不
得眠方豉粟米各五合外臺引集驗作三合
吐血第六　先聞腥膜臭諸本膜作臊蓋据經文按說文膜有骨醢
也从肉奄聲蜷蜷然諸本作俺俺然翼方作奄奄然黃土湯方見
次前諸本無次字恐於譌
萬病丸散第七　芫花散習習然爲定此下一字空諸

（本接下文）令使吐下（諸本作令吐下）加齒齗（諸本齗作齗譌按說文齗）
（齒傷酢也从齒所聲讀如楚）令使頻得（元本正德本作令頻數得）太一
神精丹六一泥固際（嘉靖本萬曆本際作濟）

卷第十三

心虛實第二　瀉心湯於釜湯中銚之（諸本銚作煎）

心腹痛第六　治纍心痛方內大豆黃末（元本正德本嘉靖本豆作且萬曆本作加大黃末竝非）

頭面風第八　茯神湯黃耆遠志防風五兩生
薑各三兩（諸本各字在防風下）令髮不生方除日（舊譌又方）
（據醫心方改）又方蜂灰（舊譌令髮不生方據醫心方改）

卷第十四

小腸腑脈論第一　難經甲乙云長二丈二尺（諸本及今本難經甲乙作三丈二尺與經文同）時害之復（經文復作後當從）
主月郎冷（諸本主作王脈經同注云一本作五）

風眩第四　不可以餘方相思雜（諸本無思字）徐氏
方（方字下墨臺諸本直接下文）治語狂錯（諸本語上有言字）

風癲第五　尸厥參服（諸本參服作及鬼）甲粉察之（諸本甲粉作空精竝此本誤空改）虎睛丸千金藥名大鎮心丸（千金藥三字恐有誤諸本藥作巽今攷巽方有大鎮心丸鎮心丸數方與此方異又外臺載千金大鎮心丸主諸癇醫所不救方出第十四卷中然與今本異）續命風引
湯合煎（煎當作煮）十黃散一方有生黃（生恐牛譌）

肉極第四　肉多肌合（諸本作肉與膞合）

卷第十五下

小兒痢第十　黃蘗湯熱痢（諸本作熱劇）

卷第十六

胃腑脈論第一　肉䐃無小果累標緊者胃急（據經文標緊二字衍甲乙經亦有）

反胃第四　設言未止者（言疑吐脈經亦作言）

噎塞第六　竹篾薤白爵筋綿蜜（爵筋未詳或是鹿筋之譌諸本作爵筋疑係臆改）

卷第十七

肺藏脈論第一　其圻然獨在（諸本無其字圻作机）陰陽
反祚（祚似作字之譌然次卷有陰陽翻祚語必別有義且諸本作祚今竝仍舊）精
瘦急心（諸本瘦作瘵經文作清瘵）

積氣第五　不可閑作（諸本閑作劇巢源外臺同）作七小丸
益服之（諸本益作盡）劇荏僾悄欲炊（諸本荏作者）

肺痿第六　欲者自愈（諸本欲下有飲字脈經及外臺引作欲飲水）
自張口者短氣也（按金匱曰息張口短氣者肺痿唾沫據此自字當息字譌）

肺癰第七　古今錄驗用一枚（諸本枚作兩）

飛尸鬼疰第八　墨奴丸（諸本丸作散）婦人邪鬼忤（諸本邪下有氣字）

卷第十八

大腸腑脈論第一　徑一寸之少半（據經文寸字當疊）

欬嗽第五　右順時有風寒冷（右疑有譌或曰右順當作又非）
風欬者不下之（下疑刺譌外臺無不字）不能臥出者（外臺引出作坐）寒家欬而上氣其脈數者炊（辨脈法寒家作傷寒數作散）熏耳面（諸本耳作其）白前湯治水欬逆（外臺引深）

（飼水作久）服豆子七丸（諸本作芥）豆以點摩飲調下（摩恐）

（糜譌諸本作溫粥飲外臺同）

卷第十九

腎藏脈論第一　腰髀痺髀痛（諸本髀下有一作痺注文而無）

（并字按并是一作之壞字此一紙係補刊故有如此譌）强食而生災（經脈）

（篤作强食生肉）

精極第四　治虛損小便白濁夢洩方附子芎

藭各二兩（諸本作三兩）當歸礬石各一兩（諸本作二兩外）

（臺作附子三枚以下三味各三兩）

腰痛第七　杜仲酒七八合下（諸本無下字恐衍）腎著

湯腹重（前腎藏脈論及金匱作腰重）

補腎第八　腎瀝湯煎取三升（據例煎當作煮）諸風著

（諸本著作者）丹三（諸本作丹參）人三湯（諸本三作參）石斛散

巠消（諸本巠作莖）五補丸心中喜怒（諸本怒作怂）無比

署預丸古今錄驗或冷痺肩疼（諸本肩作骨）翟平

世（諸本翟作崔）麋角丸（諸本先出麋角則自餘七味各一兩）

卷第二十

膀胱腑脈論第一　腨如列（據經文列當作裂但諸本皆作列合）

（不妥改）

膀胱虛實第二　治膀胱冷欬水一斗一升（諸本）

（作一斗二升）

胞囊論第三　若腑有寒（諸本有作中）

三焦虛實第五　循足太陰之分（經文無足字甲乙經與本）

（書同）麥門冬理中湯取三升（諸本取上有煮字）論曰秘

糟粕（靈樞甲乙秘作泌）亡續斷止血方（據翼方血下疑脫湯字）

霍亂第六　論時雖小（諸本時作證）以朮虛故也（外臺）

（朮作內）凡先服石人嘔逆遂悶（諸本遂作迷）灸慈宮

二十七壯（諸本無十字恐衍）

雜補第七　石硫黃散菟絲子各等分（各等分三字原）

（脫今據諸本補之）治陽不起又方日夜一（諸本日下有三字）

卷第二十一

消渴第一　鉛丹散古今錄驗方云亡傷淡食

之（嘉靖本萬曆本傷作常案傷常聲音通宋本外臺亦作傷則其誤已久）此諸

穴斷小行最佳（嘉靖本萬曆本行作便）

淋閉第二　治血淋小便磣痛方分溫三服不

利（諸本不利作溫服按不利二字恐衍）淋病九部諸疾（據資生經九字）

（當作下）

水腫第四　按其腹陷太素作脅（諸本脅作窅今本太素同）

（與經文合只甲乙經作陷）其腹如鼓要略巢源作如女（諸本）

（及今本巢源作如故今本要略作如鼓）出水者月炊（諸本月上有一字）

麥門冬飲方米二十五元（諸本元作粒按元字改筆畫恐立字）

（壞）

卷第二十二

丁腫第一　六曰爛丁忌沸熱食（外臺引無沸字）

癰疽第二　枸杞煎如餳去（諸本去作止）搨腫方右

四味咀（諸本咀上有㕮字）

發背第三　治發背及癰腫方可腫作餅子（諸本）

（可作依）

丹毒第四　有血丹者（諸本及外臺引血作白）

瘭疽第六　多作蹫病（巢源作變作瘇病按蹫郎膚字與胕同謂浮腫也足腫之疽故从足作蹫耳戰國策服蹠申而上太行蹄申膝折尾湛胕潰釋文胕音膚是借胕字以爲皮膚字也此借膚字以爲胕腫字蓋互相通用瘇亦足腫字與瘇同）治瘭

疽秘方外臺無黃芩云翼深師加黃芩（外臺翼下有同字）治脚腨及曲脷中（據例宜別提此條諸本皆錯簡是本獨不誤）

卷第二十三

九漏第一　七曰浮沮漏（巢源沮作疽三因作蛆）治蚯蚓

瘻方社猪下頷髓（正德本社作杜衍義作牡宋社恐牡譌）治顛

當瘻方（顛當即窒當蛈蟷瘻見巢源）

腸癰第二　大黃牡丹湯其脈遲堅者（據金匱堅當作緊）治腸癰湯又方姚氏不用桃人用李人（諸本李人作杏人）疑是便服此藥（諸本作但）嚴論曰產後空

勤濟乳（外臺引集驗濟作擠按此用排擠之義濟是借字）斷癰狀也（諸本狀作膿）便可手助迮捋之（外臺引集驗迮捋作將擠）飛烏

膏方傾粉（傾當作澒陶隱居云燒時著釜上灰名汞粉俗呼水銀灰按澒汞古今字說文澒丹沙所化爲水銀也）水銀上黑煙也（按黑字不通疑熏譌）

一作湘粉（諸本湘作細外臺引集驗作細）礬石各二兩（諸本作三兩）

黃連胡粉散方臾皮果熟搜之（諸本果作裹搜作按）

蒺藜丸通草各三分（三字缺據元本嘉靖本補萬曆本作二分）

五痔第三　槐皮膏楝實外臺作塵豉（今本外臺作陳豉）

疥癬第四　治凡有瘡疥方續斷各一分（諸本分作）

附千金翼云所長癰疽（諸本及翼方長作是）治寒熱瘡

及風疥（諸本此下有雜瘡方四字）諸治久疥癬方亂髮（諸本有洗淨二字注文）治細癬又方以酒三升（諸本三作五）灸

瘑法三姓灸之（按姓恐炷譌）

卷第二十四

解五石毒第三　梔子豉湯煎取三升（煎當作煮）

胡臭漏腋第五　主胡臭又方以手中勒兩臂（中疑巾字之訛）

脫肛第六　兊通方到身向上頭面下（元本面下作向下按到倒古通用）

陰㿗第八　當路門冷溼（萬曆本作當露臥冷溼按當路則露字壞訛者門亦臥字訛萬曆本有當字爲贅）

卷第二十五

卒死第一　治飲酒房勞虛受熱方四月中熱（外臺引作四體中虛熱）斷酒又方驢駒衣（外臺引同程衍道云疑是驢胞衣）

火瘡第四　慎以冷水洗之（諸本慎下有勿字）治金瘡

大散方突厥質汗黃末（厥下疑脫白字本草云突厥白味苦主金瘡生肉止血出突厥國色白如灰乃云石灰共諸藥合成之聖惠方黃末作黃丹）

卷第二十六

果實第二　大棗少氣津液（翼方津上亦有少字）杏核人

冷而利（翼方無而字）桃核人卒暴声血（諸本声作擊）

菜蔬第三　胡瓜多瘧病（據醫心方多當作發證類本草引嘉祐亦作多）

穀米第四　青小豆令人肝至（元本作肝黃嘉靖本萬曆本作）

眼黃　粳米長肌肉溫（諸本溫下有中字）

鳥獸第五　沙牛喉嚨主小兒啤（按啤字方書未經見恐呷）譌

卷第二十七

道林養性第二　令人發強（諸本強作狂）

服食法第六　五穀俱然（諸本俱作居）去三蟲又方

身老澤（諸本老作光）採松脂法入北山（諸本北作此）餌

雲母水方從旦至中（諸本至下有日字）

卷第二十八

分別病形狀第五　實緊胃中有寒一作時時

嘔稽難治（萬曆本稽作利非也據脈浮滑下脫畱字）

三關主對法第六　寸口脈微而弱微即惡寒

與極汗出（脈經與作而）

卷第二十九

灸例第六　人神之所法氣口（玉函法作注口作血可從）

太醫針灸宜忌第七　外臺云癸卯日大人會（今本外臺作人臣會）

卷第三十

孔穴主對法　針灸而藥（按而當作不）

頭面第一　崑崙（元本此下有解谿）絲竹空（元本此下有瘈脈）

心腹第二　衝門（甲乙作衝門）營衝四穴（秘澀門衝作衝）大

敦主陰跳遺（據甲乙遺下脫弱字）大敦氣門（氣當作箕）大衝

主溏泄痢泄下血（諸本及甲乙泄作注）肩輸（據甲乙肩下脫中字）

（下文同）天容甲乙云胷中盧（中下空白諸本及今本甲乙有憒字）

（盧作膻）安都（恐有誤）庫房多士澤沫（諸本作多唾濁沫甲乙作）

（多喘濁沫）天樞甲乙云氣疝煩嘔（諸本及甲乙煩作燥）

四肢第三　肩貞主手髓小不舉（甲乙外臺作手臂不舉）

丘墟主腕不收（甲乙腕上有足字）

熱病第五　丘墟附筋足攣（附疑轉譌）

婦人病第八　疝瘕按之堅急重下溼（外臺無溼字）

月水不通奔泄氣（據甲乙奔下脫豚字）水原（據甲乙原當作泉）

影宋本千金方攷異

總閱

侍醫尚藥醫學教諭法印　多紀元堅

西城侍醫醫學教諭兼督務法眼　多紀元昕

內直醫官醫學教諭法眼　小島尚質

校勘

外班直房醫官　奈須信德

外班直房醫官醫學助教　森　當壁

福山醫員　伊澤信重

來里醫員　堀川濟

醫生　森立之

06检